形成外科手術書

【改訂第5版】

実際編②

鬼塚卓彌

著

南江堂

目　次

25章　口唇部・舌部形成術

実際編②

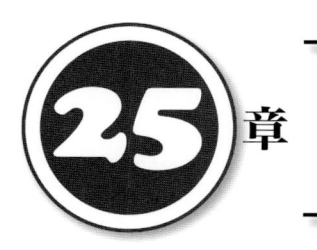

25章

口唇部・舌部形成術
cheilostomatoplasty

口唇，口蓋，舌部に関連する項目のうち，唇裂，口蓋裂は，次項で，独立項目としてまとめた．ここではそれ以外の項目について述べたい．

25・1 口唇部・舌部の解剖学
anatomy of the lips and tongue

A. 口唇の範囲

上口唇皮膚部は，両側鼻唇溝（法令線 [註1]），鼻孔底線，口裂で囲まれた範囲を指し，下口唇皮膚部は両側頬オトガイ溝（マリオネットライン [註2]），口裂，オトガイ唇溝に囲まれた範囲である（吉岡ら 1979）．赤唇縁と口裂の間は赤唇部，赤唇部を除いた口唇皮膚部を白唇部ともいう．赤唇縁は，white skin roll ともいわれる．鼻唇溝周囲には，加齢によって付加溝，口角溝ができる（藤田 1954）．

オトガイ唇溝と下顎縁に囲まれた範囲を，オトガイ部として区別する人もいるが，下口唇部にいっしょに入れる場合が多い．

また，口唇とは，臨床的には，赤唇部および口唇粘膜側もいっしょにして取り扱われることが多い（**図 25-1-1**）．Raphael ら（2013）は，白唇，赤唇の長さを分類して，手術法との関連を報告している．

註1：法令線：中国の面相学における「法令紋」に由来する漢字表記で，豊麗線ともいう．英語表記で smile line，laugh line—Wikipedia より．

註2：マリオネットライン：腹話術に用いる人形（マリオネット）の口元に似ているため．

B. 口唇部の皮膚・粘膜

白唇部は，有毛部であり，特に男性の場合は，遊離植皮すると，無毛になりやすく，かえって目立つことがある．

また，口唇の皮膚には余裕がなく，わずかな切除で口唇外反を起こしやすい．

さらに，皮膚と筋肉が密着しているために剝離しにくく，むしろ皮膚と筋肉を1つの単位として考えたほうがよい．特に皮膚のみを分ける必要がある場合は，鋭的に剝離しなければならない．

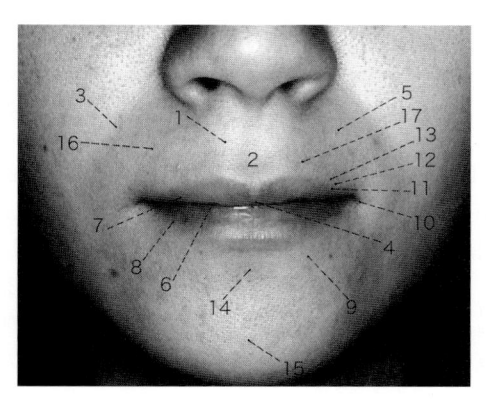

a.

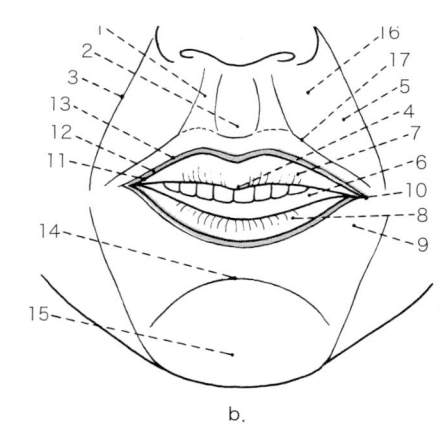

b.

1：人中稜 philtral column
2：人中溝（陥凹部）philtral dimple
3：鼻唇溝 nasolabial groove
4：上口唇結節 upper lip tubercle
5：上口唇 upper lip
6：口裂 mouth fissure
7：上口唇赤唇部 upper lip vermilion
8：下口唇赤唇部 lower lip vermilion
9：下口唇 lower lip
10：唇交連（口角）mouth commissure
11：赤唇彩縁（赤唇縁）red line
12：移行帯 shift area
13：唇稜 vermilion column
14：オトガイ唇溝 mentolabial groove
15：オトガイ mentum, chin
16：鼻唇溝三角部 nasolabial triangular area
17：上口唇溝 upper lip groove
註）1，2，16，17 は著者命名，11，12，13 は著者英訳．オトガイは頤部の解剖学名

図 25-1-1 口唇各部の名称

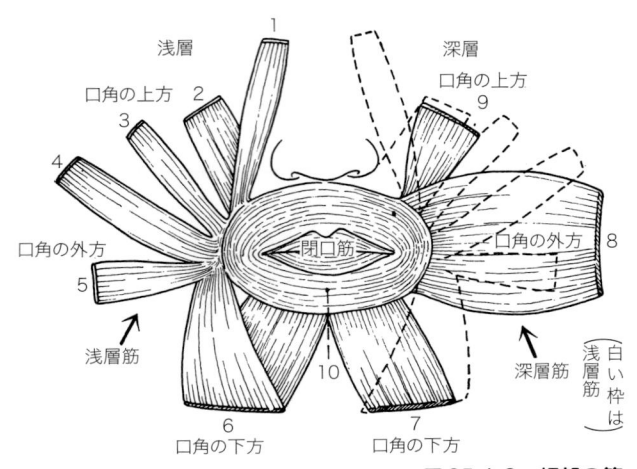

図25-1-2　頬部の筋

1：上唇鼻翼挙筋 levator labii superioris
　　alaeque nasi m.
2：上唇挙筋 levator labii superioris m.
3：小頬骨筋 zygomaticus minor m.
4：大頬骨筋 zygomaticus major m.
5：笑筋 risorius m.
6：口角下制筋 depressor anguli oris m.
7：下唇下制筋 depressor labii inferioris m.
8：頬筋 buccinator m.
9：口角挙筋 levator anguli oris m.
　　（犬歯筋 caninus m.）
10：口輪筋 orbicularis oris m.

（上條雍彦：口腔解剖学：2. 筋学．アナトーム社，1966 より引用）

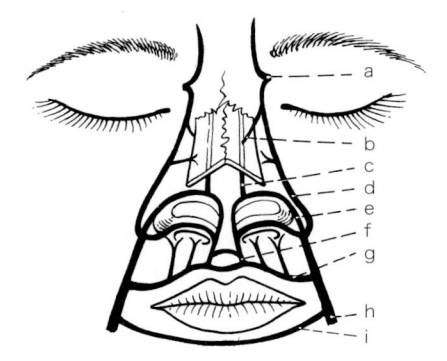

a：眼動脈 ophthalmic a.
b：背側鼻動脈 dorsal nasal a.
c：前篩骨動脈終末枝 terminal br. of anterior
　　ethmoidal a.（外側鼻動脈 external nasal a.）
d：眼角動脈 angular a.
e：外側鼻動脈 lateral nasal a.
f：上口唇動脈上行枝 ascending septal br. of
　　superior labial a.
g：上口唇動脈 superior labial a.
h：顔面動脈 facial a.
i：下口唇動脈 inferior labial a.

図25-1-3　上口唇および外鼻の動脈

（Slaughter WB et al：Plast Reconstr Surg 26：166，1960 を参考に著者作成）

　しかし，頬部になると皮下脂肪が発達して，容易に剥離できる．この事実から頬部と口唇部を分ける方法もある．
　赤唇部 vermillion は，皮膚の一部であり，口腔内に入って口唇粘膜部となる．これは口腔前庭を経て，歯肉 gingiva になり，歯に移行する．歯肉は骨膜に固着している部分である．

C. 筋肉

　運動神経は，すべて顔面神経支配である（**図25-1-2**）．
　口輪筋は，浅層，深層とからなる．浅層は，正中部で交叉，真皮に侵入（Briedis ら 1980），人中を形成，SMAS によって（Pensler ら 1985），口輪筋の末梢で pars marginalis と pars peripheralis に分かれ，その間の皮膚のくぼみが，上口唇溝 upper lip groove となる（鬼塚 1972，Mulliken ら 1993，鎌田 1994）．
　口輪筋単独収縮で，口唇を前方に突き出し口裂が小となるが，口角を外後方に引っ張る頬筋とともに働くことで頬粘膜を歯列に向かって押し付ける（**図25-2-61**，**図25-2-62**）．

D. 血管

　図25-1-3 の動脈のうち，a，b，c，は，内頸動脈の分枝であり，他は，外頸動脈の分枝である．最近，Park ら（1994），Magden ら（2004）の詳細な解剖学的解析の報告がある．
　下口唇の血管系については，Magden ら（2004），Kawai ら（2004）（**図25-1-4**）が，動脈について報告，顔面動脈から直接分岐する以外に，上口唇動脈から分枝するものがあるという．静脈については不明であり，下口唇反転弁の使用の際，注意が必要である．
　Mitchell ら（2008）は，屍体で血管染色の結果，頸動脈注入後，上口唇筋層は染色されるが，人中部はほとんど染色されず，口唇動脈が人中稜に沿って上向し，それから細動脈が皮下に分布しているという．

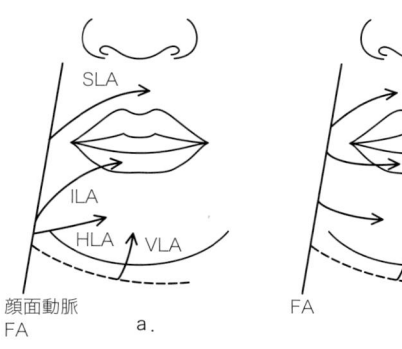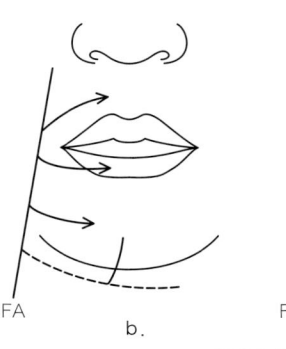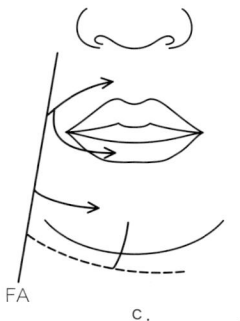

a：下口唇動脈（ILA）は顔面動脈（FA）下方より分岐
b：　〃　　　　　　顔面動脈上方より分岐
c：　〃　　　　　上口唇動脈（SLA）より分岐
その他，口唇動脈水平枝（HLA），垂直枝（VLA）がある．

図25-1-4　下口唇動脈の分岐

(Kawai K et al：Scand J Plast Reconstr Surg Hand Surg 38：135, 2004 より引用)

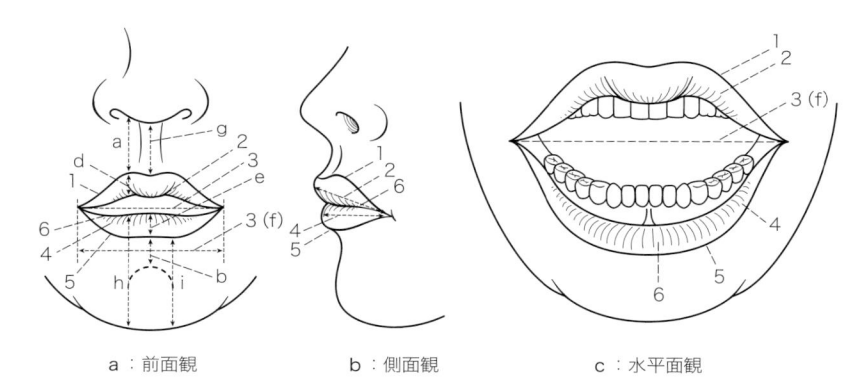

a：前面観　　　　b：側面観　　　　c：水平面観

a：上口唇皮膚部高径	1：上赤唇縁長
b：下口唇皮膚部高径	2：上口唇長
c：口唇部高径	3：口角間長
d：上赤唇高径	4：下口唇長
e：下赤唇高径	5：下赤唇縁長
f：口唇幅径（3．口角間長）	6：口唇自由縁長
g：人中長径	

図25-1-5　口唇の形態と距離

表25-1-1参照．

(鬼塚卓弥：交通医 22：204, 1968 を参考に著者作成)

E. 骨

上顎骨および下顎骨よりなる．

F. 形態学的特徴
morphological consideration

口唇の形態は，人種，性，年齢などによって，様々で，前面観，側面観，水平観からの相対的な形態をも考慮する必要がある（図25-1-5）．しかし，発表論文には新らしいものは少なく，古いものを引用した．

❶口唇前面観 frontal view of lips
a. 口唇の長さ，厚さ

前面観では，各基準点間の距離，および比率が大切で，本告（1941）の日本人青年の平均，内田（1959）の審美的口唇美の数値，鬼塚ら（1968）の一般青年女子の平均値は，**表25-1-1** のようである．また，ボンクール（山崎 1943）は，口唇部の厚さ，膨隆度から，薄，中等，厚，膨出の 4 段階に分類している（**図25-1-6**）．

b. 前面観 frontal view

主な輪郭として，次のようなものがある（**図25-1-1**）．

1) 人中窩 philtral dimple

上口唇中央部の陥凹で，加齢的に浅くなる．

2) 人中稜 philtral column

人中溝（窩）とともに人中とよび，その形には菱型 oblique type（約 60%），平行型 vertical type（約 40%）とがある（Onizuka ら 1991）．

3) 鼻唇溝三角部 nasolabial triangular area

鼻唇溝，鼻翼基部，人中稜で囲まれた平坦な部分（鬼塚 1981）．

表25-1-1　日本人の口唇計測値（単位mm）

	本　告		内　田	鬼　塚
	男　女		女	女
上口唇白唇部高径(a)	24.9	23.4	13〜15	20.5
下口唇白唇部高径(b)	17.9	18.5	−	17.3
赤唇部全高径(c)	18.7	18.2	15〜18	16.0
上赤唇高径(d)	9.4	8.8	5〜8	8.2
下赤唇高径(e)	11.0	10.6	10〜13	9.1
口裂幅径(f)	50.9	44.6	42〜50	46.5
人中長径(g)	18.3	16.7	13〜15	13.7
下口唇オトガイ部高径(h)	−	−	42前後	47.5
皮膚下口唇オトガイ部高径(i)	−	−	30前後	−
各距離間比率(c＝d＋e)	−	−	$\frac{e}{d}=1.5\sim2.5$	−
	−	−	$\frac{f}{d+e}=2.5\sim3.0$	−
	−	−	$\frac{h}{d+e}=2$	−

（鬼塚卓弥：交通医22：204, 1968；内田準一：形成美容外科，金原出版1967；
内田準一：美容外科の実際，金原出版1958より引用）

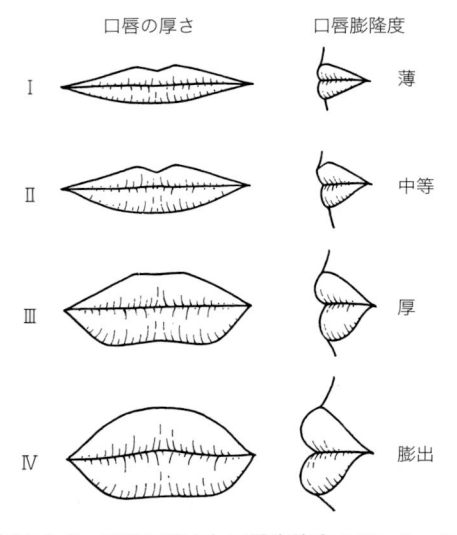

図25-1-6　口唇の厚さと口唇膨隆度（ボンクール）

（本告武人：臨歯13：954, 1941より引用）

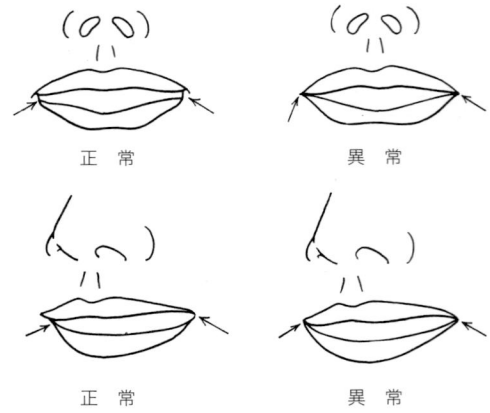

図25-1-7　口角の正常形態

（鬼塚卓弥：交通医22：204, 1968より引用）

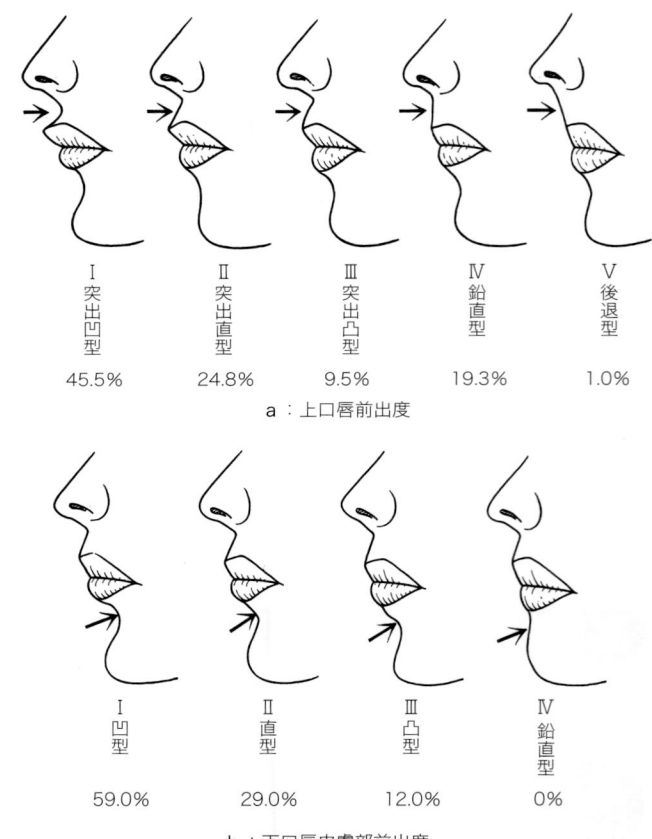

a：上口唇前出度

b：下口唇皮膚部前出度

図25-1-8　口唇側面観

（加藤勤爾：臨歯10：3, 1938より引用）

4）上口唇溝 upper lip groove（鬼塚1972）

　日本人の96％に常在（酒井ら1990）し，その位置は下鼻点より平均12mm，赤唇縁より4.3mmで，上口唇の1/4下方にある（酒井ら1990）．鎌田（1994）は，これを解剖学的に解明した．

c.　口角部 mouth commissure, mouth angle

　前面観で，もうひとつ大切なのは，口角部の形態である

（図25-1-7）．口角部は口唇交連ともいわれ，開口時には上下赤唇縁の交わるあたりで連続してみえるが，閉口時には上下赤唇縁が平面的に口角という一点で交わるのではなく，下口唇赤唇縁は口角の手前で口腔側に入り込み，口角では下口唇側は皮膚になっているため，上口唇赤唇縁と下口唇

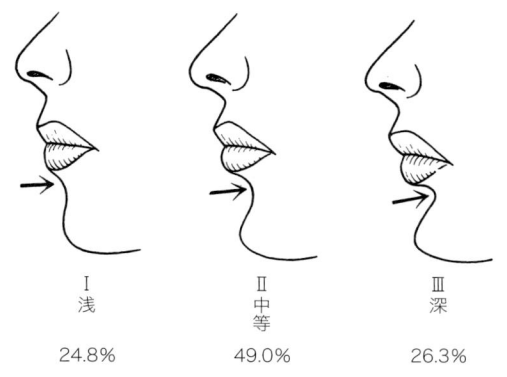

Ⅰ　　　　　Ⅱ　　　　　Ⅲ
浅　　　　　中等　　　　　深
24.8%　　　49.0%　　　26.3%

図25-1-9　オトガイ唇溝の深さ

(加藤勤爾：臨歯10：3, 1938 より引用)

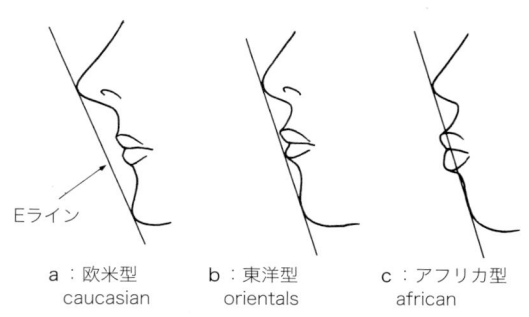

a：欧米型　　b：東洋型　　c：アフリカ型
caucasian　　orientals　　african

図25-1-11　プロフィールにおける人種差

(西田正秋：顔の形態美, 彰考書院, p24, 1948 より引用)

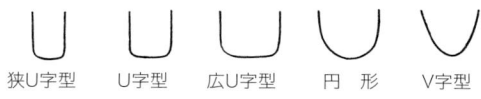

狭U字型　　U字型　　広U字型　　円　形　　V字型

図25-1-12　舌形態の分類

(西嶋典夫ほか：信州医誌5：387, 1956 より引用)

表25-1-2　舌の大きさ

	男	女
長さ（喉頭蓋上端より舌尖）	7.3 cm	7.2 cm
幅（口蓋舌弓の前の幅）	4.9	4.5
厚（舌体, 中部の厚さ）	2.2	2.1

(Kunitomo K：Z Morphol Anthropol 14：339, 1911 より引用)

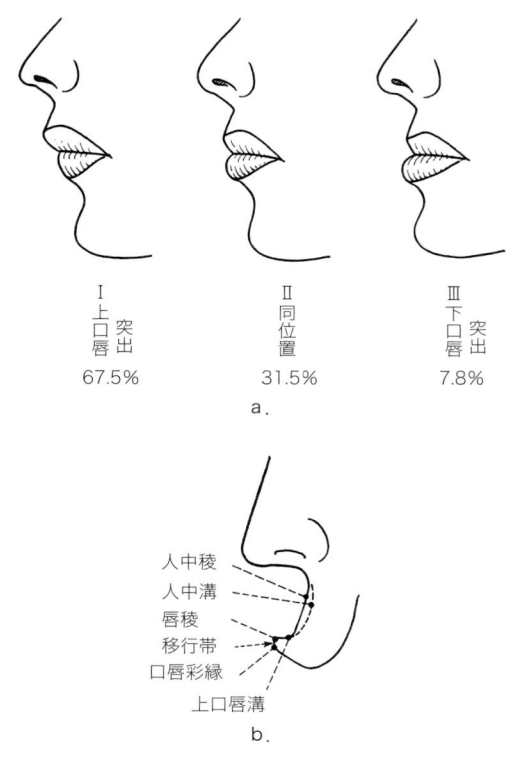

Ⅰ　　　　　Ⅱ　　　　　Ⅲ
上口唇突出　　同位置　　下口唇突出
67.5%　　　31.5%　　　7.8%

a.

人中稜
人中溝
唇稜
移行帯
口唇彩縁
上口唇溝

b.

図25-1-10　上下粘膜口唇の相対的位置関係

(加藤勤爾：臨歯 10：3, 1938 を参考に著者作成)

皮膚が被さった状態になっている（本章-4-A-⑧「巨口症」の項参照）.

❷口唇側面観 lateral view

側面観では, 特に口唇前出度, オトガイ唇溝, 上下口唇の相対的位置関係が大切である.

加藤（1938）によれば, 上口唇は, **図25-1-8a** のように突出凹型, 突出直型, 突出凸型, 鉛直型, 後退型の5型に, 下口唇 **（図25-1-8b）** は, 凹型, 直型, 凸型, 鉛直型の4型に分

類でき, 日本人では突出凹型の上口唇, 凹型の下口唇が多いという.

酒井ら（1990）は, 上口唇溝との関係で8型に分類しており, 上口唇溝の後方凸（前方で凹）の角度は, 上口唇長の下1/4のところで147.4度という.

次に, オトガイ唇溝の深さであるが, この部分は, ほぼ粘膜円蓋部に相当するところであり, 歯や下顎骨の発育によっても大きく左右される. これを浅いもの, 中等度, 深いものに分類すると **（図25-1-9）**, 日本人の約半数が中等度の深さのオトガイ唇溝を持つという.

口唇膨隆度は, 薄, 中等, 厚, 膨出の型に分けられ **（図25-1-6）**, 日本人には中等度が多い. 上下口唇の相対的位置関係については, 加藤（1938）は, 上口唇突出型, 同位置型, 下口唇突出型に分けて, 上口唇突出型が多いと報告している **（図25-1-10）**.

❸口唇水平面観 horizontal view

水平面観で大切なことは, 前述の諸要素のほかに, 赤唇の長さが, 赤唇縁と口唇粘膜よりでは異なっていることであり, また, 口角間距離とも違っていることは, 口唇の手術上で大切なことである.

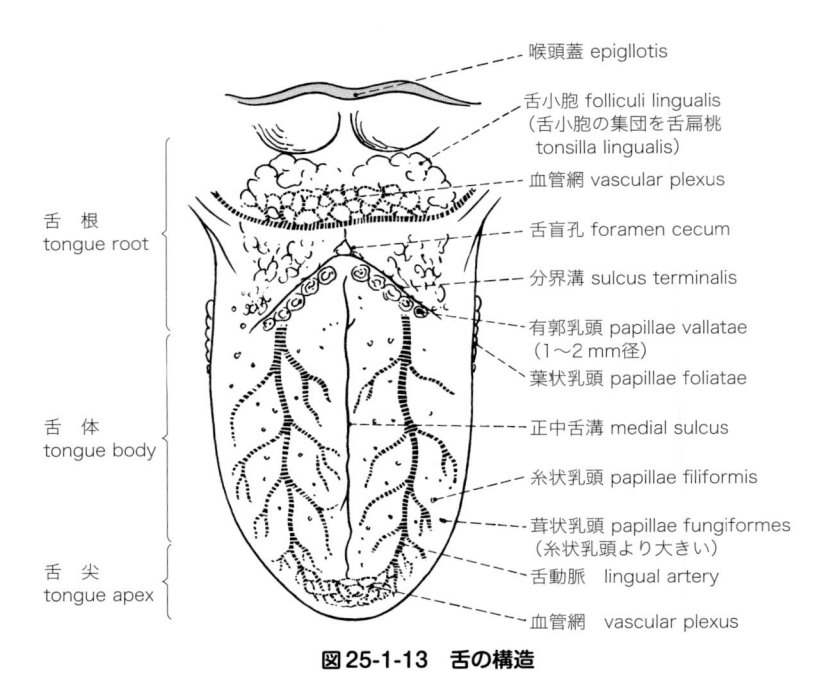

図 25-1-13　舌の構造

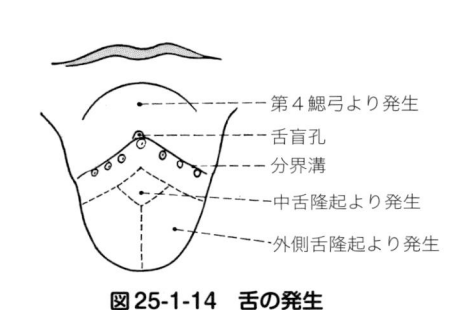

図 25-1-14　舌の発生

（吉岡郁夫ほか：体表解剖学, 南江堂, p69, 1979 より引用）

たとえば, 美容的単位を考えて, 赤唇縁に沿った切開線をおいても瘢痕拘縮で長さが短縮すると, 閉口時にはよくみえても, 開口時には赤唇縁が口腔側に入り込んでしまうことがある. 赤唇縁が拘縮して, 口角間距離に近くなるためである.

❹口唇と周囲組織の形態的相関関係

口唇と外鼻やオトガイ部との相関関係で, 人種的差異が特徴づけられるという（**図 25-1-11**）.

なお, オトガイ隆起は類人猿までは認められず, 旧人（ネアンデルタール人）の一部で, はじめて痕跡的に認められる（吉岡ら 1979）.

❺口唇部の歯科矯正学的形態 orhtodontic consideration

口唇部軟部組織の形態は, その支持組織である上顎骨, 下顎骨および歯列の影響を受けている（第 28 章 -7-B「顎変形の名称」の項参照）.

❻舌 tongue

a.　舌形態

西嶋ら（1956）は, 舌の形態を**図 25-1-12** のように分類している.

b.　舌の大きさ

表 25-1-2 のごとく, Kunitomo（1911）の報告がある.

c.　舌の構造

舌の構造は**図 25-1-13** のごとくである. 舌盲孔は, 日本人では 52％に出現（Kunitomo 1911）, 末高（1958）は, 盲管 3.9％, 盲孔 9.1％, 深窩 6.5％, 浅窩 50.1％, 消失 29.8％という. 甲状舌管遺残 - 正中頸囊胞, 囊瘻で問題となる.

d.　舌の発生

胎生第 4 週に口腔底が形成されたあと, そこから発生する（吉岡ら 1979）（**図 25-1-14**）.

25・2　口唇部の外傷・瘢痕
lip wound and scar

A. 外傷

　口唇の外傷にも，他の部位と同じく，機械的損傷（刺創，切挫創，咬傷など），熱傷，電撃傷，放射線障害などがある．

❶治療法の原則

　治療法の原則は，創郭清術 debridement のあと，創をできるだけ早期に閉鎖することである．なお，この際，解剖学的位置関係，たとえば赤唇縁などがずれないように縫合修復しなければならない（図 25-2-1〜図 25-2-5）．

a.　小範囲の創

　open treatment といって，開放創にしたまま，瘢痕収縮させる方法を用いるか（相原ら 1992），縫縮する．周囲皮下

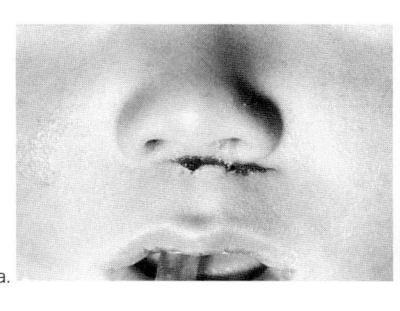
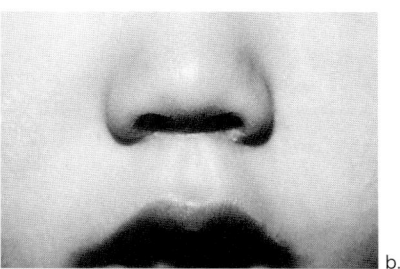
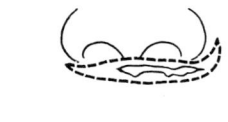
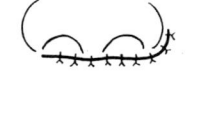
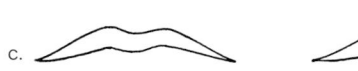

a：術前
b：術後
c：手術法

図 25-2-1　口唇切挫創の手術法

できるだけ輪郭線に沿って縫縮する．そのためには思い切って郭清することも大切である．現在では鼻孔底に皮弁を挿入し，瘢痕が鼻孔底を横切らないようにしている．

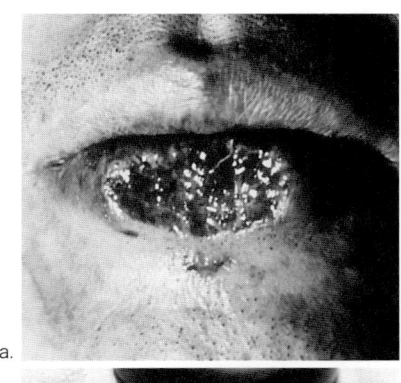
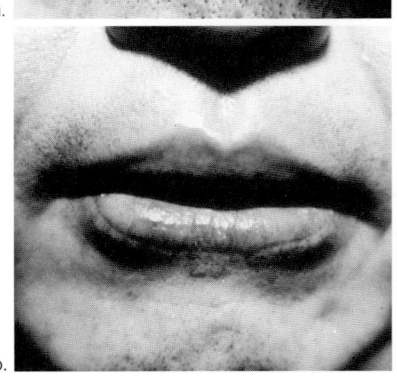
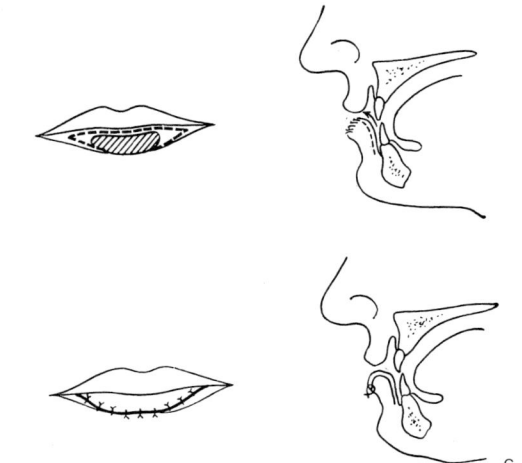

a：術前
b：術後．赤唇縁まで aesthetic unit を考慮して口唇粘膜を移植すれば，境界が目立たなくてよかったかも知れない．
c：手術法．創郭清ののち口腔側粘膜を剝離，外方に引き出して創を閉鎖する．

図 25-2-2　赤唇部咬傷

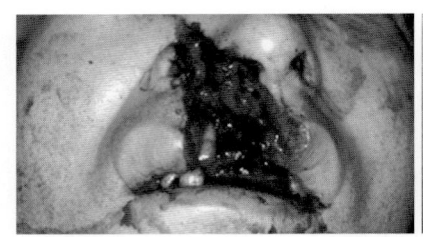
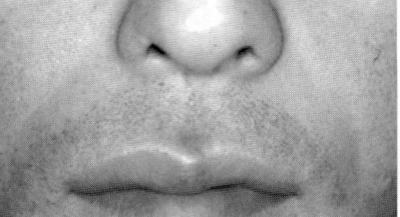

図25-2-3　バイク転倒事故で受傷, 縫合後1年

（小薗喜久夫氏提供）

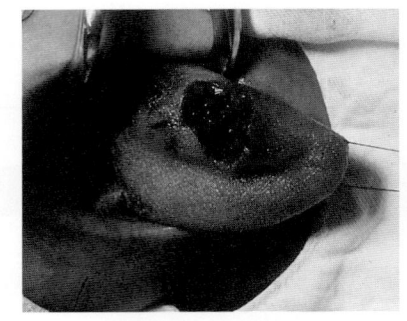

図25-2-4　舌外傷

歩行器とともに高所より落下した際に受傷.
郭清術ののち単純縫縮する.舌は血行良好なため
である.

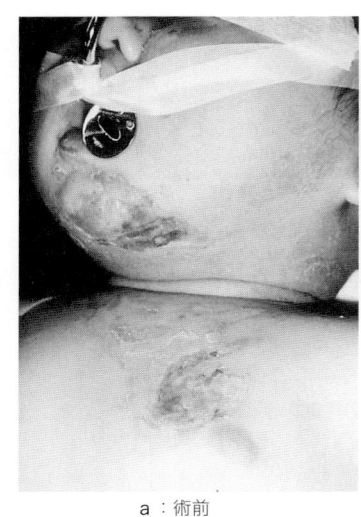

a：術前

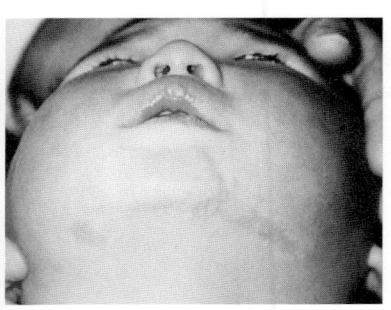

b：術後8ヵ月

**図25-2-5　下口唇から胸部にかけて
の熱傷**

下口唇は単純縫縮した.

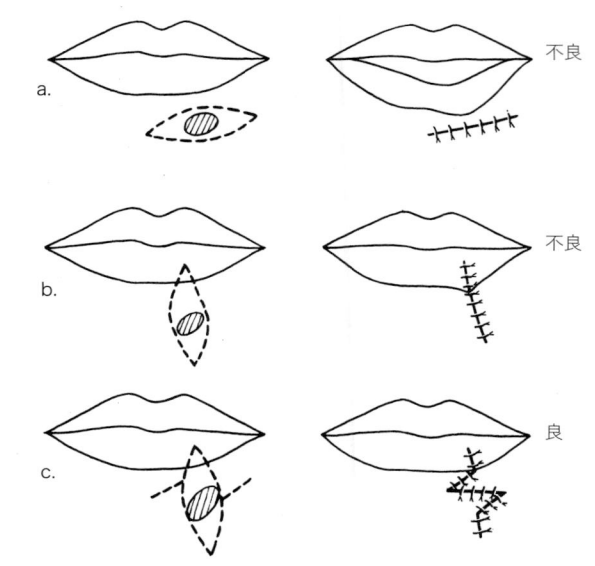

a：上下方向に縫縮すれば, 口唇外反を起こす.
b：左右方向に縫縮しても輪郭線を越えるところでは
　その変形を起こす.
c：Z形成術を追加して輪郭線の変形を防ぐ. Zの方
　向は必ず図のように行う. 反対方向のZでは赤唇
　縁の変形を起こす.
図25-2-6　口唇の瘢痕形成術原則

縫縮の方向は必ず赤唇縁と同方向に行う.

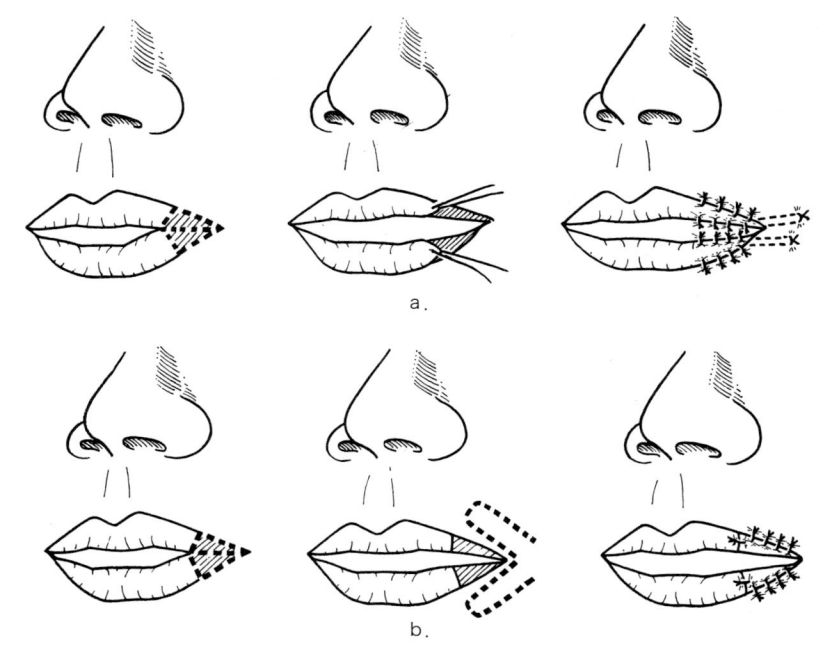

図25-2-7　小口症の手術法
(Converse JM：Reconstructive Plastic Surgery, Saunders, p1573, 1977より引用)

を剝離しても，縫合できない創は，皮下の口唇組織全層を切除すれば，皮膚に余裕が生まれて縫合できるようになる場合もある．

しかし，上口唇にはいろいろな凹凸があるため，切除できないことが多い．切除すれば，上口唇にみられる凹凸，たとえば人中などが，左右不対称になりやすいからである．

この点，下口唇は全幅の1/2まで切除しても，それほど大きな変形は残らない．

b.　広範囲の創

口唇組織を切除しても，縫縮できないような広範囲の皮膚欠損創には，遊離植皮を行う．遊離植皮が不可能な場合は，鼻唇溝部の皮弁を伸展ないし，横転させて口唇部に移植する．さらに広範な欠損には，Seng-Feng Jengら（2004）が，考案しているようなcomposite radial forearm-palmaris longus tendon flapの方法もあるが，できるだけシンプルな再建法がよい．

c.　赤唇部の欠損

口唇粘膜を引き出して被覆するか，あるいは口唇粘膜が不足しているときは，舌弁を用いて修復する．舌弁移植後の口唇粘膜は，てかてか光ってみえ，正常の赤唇のシワ（赤唇紋-指紋のようなもの）は生まれない．

d.　顔面骨骨折を合併する創

骨折の整復とともに，必要があれば顎間固定を行い，口唇部の創は，前述のように閉鎖する．

e.　口唇電撃傷

口唇電撃傷については，本章「口唇の欠損」の項を参照

されたい．

B. 瘢痕

❶瘢痕の治療 scar repair

口唇瘢痕の原則的治療法は，大体，次の項目に分けられる．すなわち，

a.　赤唇縁に平行な線状瘢痕

W形成術を用いる．しかし人中稜，鼻唇溝など輪郭線を越える場合は，そこでZ形成術を併用する．

b.　赤唇縁に直交する線状瘢痕

W形成術を用いるが，赤唇外反，口唇外反がある場合は，Z形成術を併用する．縫合に際しては方向を，必ず左右方向にしないと口唇外反症を起こしやすい（図25-2-6）．

c.　瘢痕が幅広い場合

周囲正常皮下を剝離縫縮するか，鼻唇溝部からの皮弁で修復する．

d.　母床に健常組織がある場合

遊離植皮を利用してもよい．

e.　口角部瘢痕

その特殊な形態を再建することが大切である（図25-2-7〜図25-2-10）．

❷瘢痕性小口症 cicatricial microstomia

小口症は，先天性の場合もあるが，大多数は熱傷，外傷

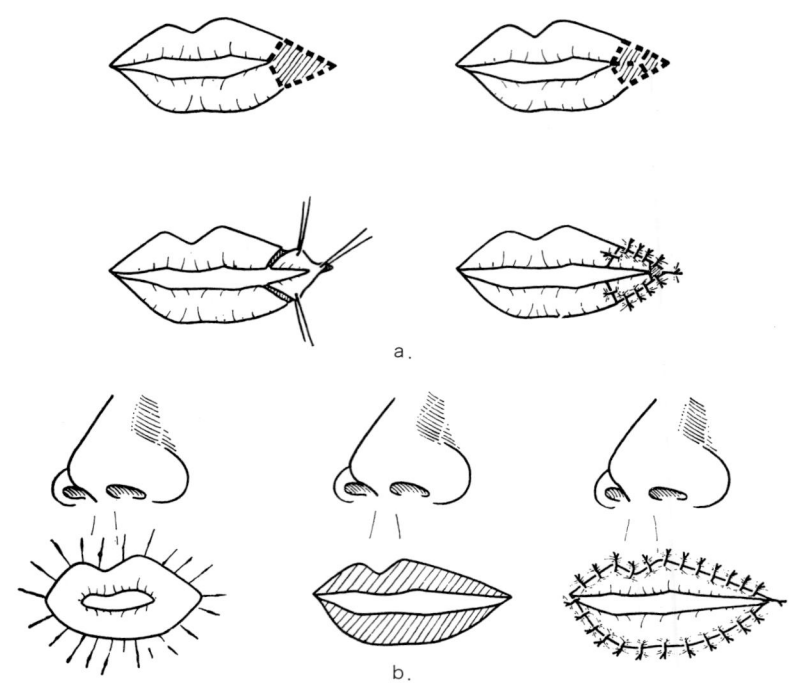

a.

b.

図25-2-8　小口症の手術法

a：（Converse JM：Reconstructive Plastic Surgery, Saunders, p1574, 1977 より引用）
b：（Barsky A J et al：Principles and Practice of Plastic Surgery, McGraw-Hill, p266, 1964 より引用）

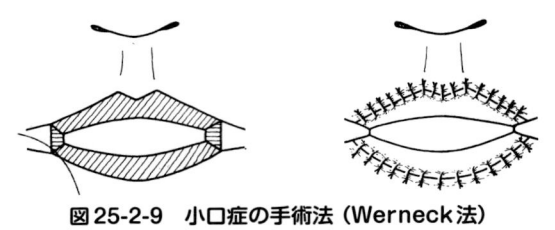

図25-2-9　小口症の手術法（Werneck法）

（Ivy RH et al：Manual of Standard Practice of Plastic and Maxillofacial Surgery, Saunders, p98, 1942 より引用）

などのあとに生じる．いわゆる瘢痕性小口症である．

　小口症治療の原則は，小さくなった口裂を大きくするとともに，赤唇部および口角部の形態を正常に近づける点にある．特に赤唇部は，化粧によってある程度修正できるが，口角部の形態は，前述のように複雑なので，手術以外に矯正することはできない．そのために，次のようないろいろな方法が工夫されている．

a.　Kazanjian法（1959）（図25-2-7）

　口角部の瘢痕と残存している口唇粘膜の量によって，2つの方法がある．

　　①軽度の口角部瘢痕の場合は，口角部の瘢痕を口裂に相当する長さだけ切開し，赤唇部に相当する部分の瘢痕を切除したのち，残った正常の赤唇部を剝離して引き寄せ，被覆する方法を行う．

　　②瘢痕が著明な場合は，前述の赤唇部の代わりに，口唇粘膜を利用する．

　　③口角部形成術に留意したものとして，彼は口唇粘膜をY字型に切開し，この小三角弁で口角を作っている．

b.　Barsky法（1964）（図25-2-8）

　瘢痕が赤唇部のみで，口唇粘膜に及ばないときは，瘢痕を切除した後に口唇粘膜を引き出して赤唇部を作る．同じような方法にSmith法（1950）がある．

c.　Werneck法（1942）（図25-2-9）

　上下赤唇部は，口唇粘膜で修復し，さらに口角部は皮膚弁を口腔側に挿入して作成する．

d.　著者の方法

　口角部の正常形態から考えて，口角部に相当する皮膚に，幾分下がり気味の三角皮弁を作り，これを口腔側に挿入して口唇粘膜に縫合する（図25-2-10〜図25-2-12）．

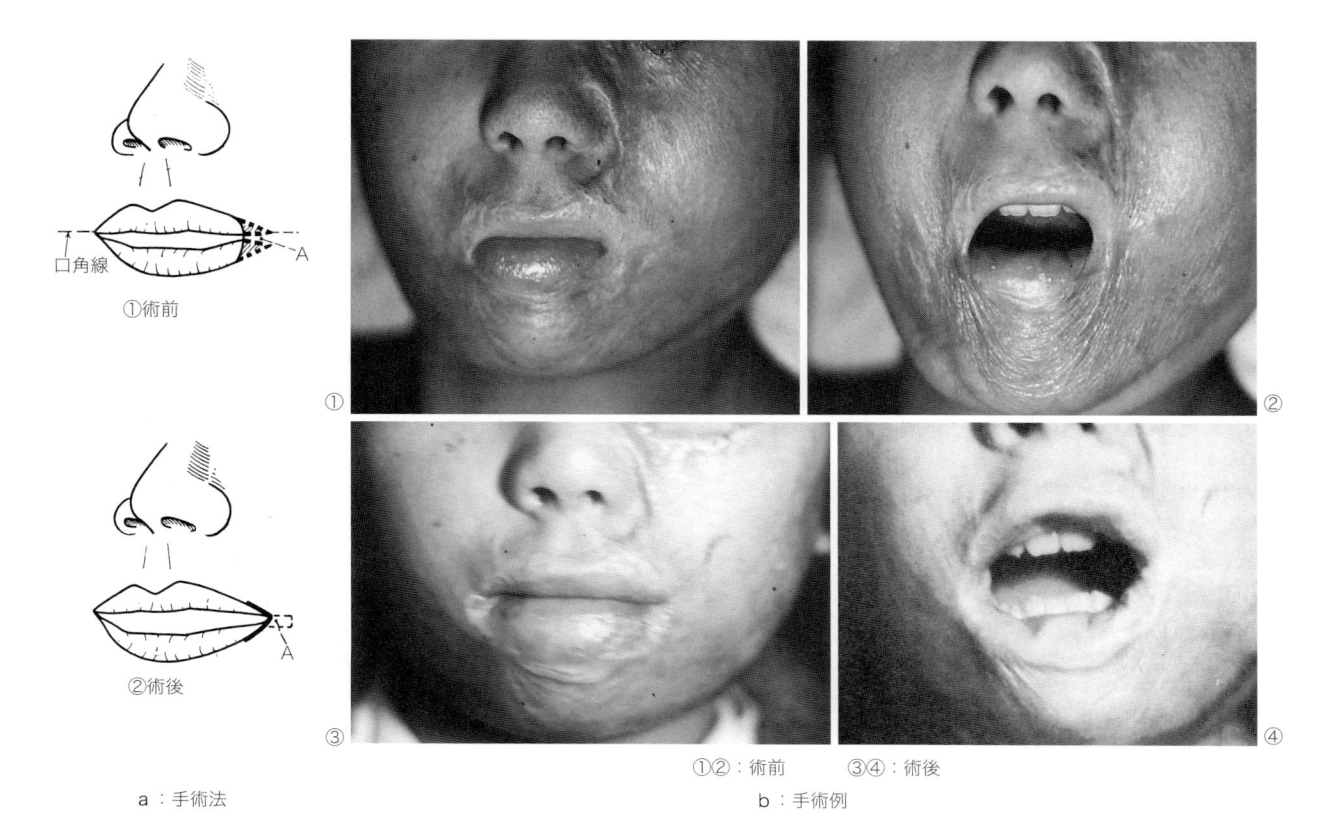

①術前

口角線

②術後

a：手術法

①②：術前　　③④：術後

b：手術例

図25-2-10　小口症の手術法と手術例（鬼塚法）

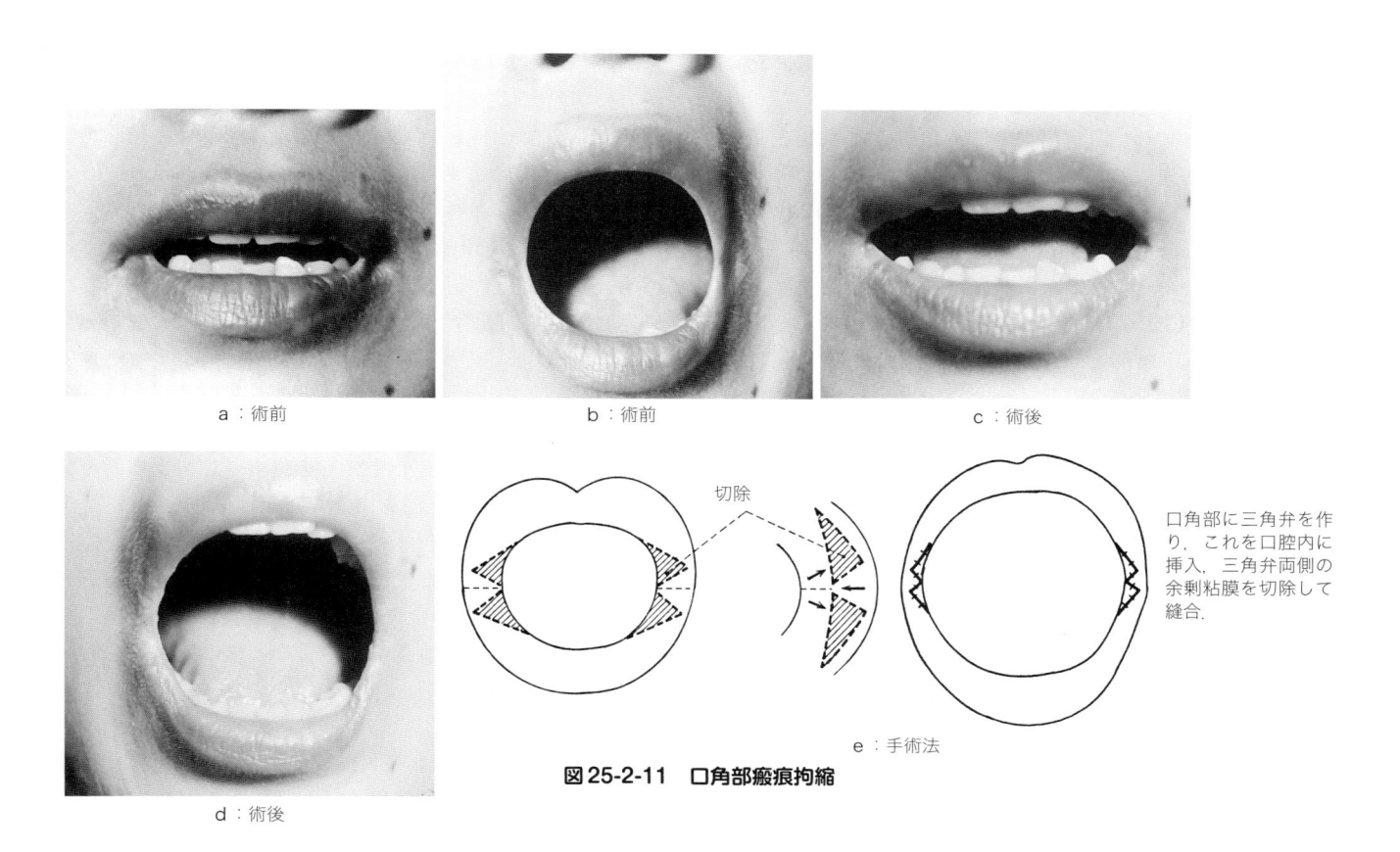

a：術前　　　　　　　　b：術前　　　　　　　　c：術後

切除

口角部に三角弁を作り，これを口腔内に挿入，三角弁両側の余剰粘膜を切除して縫合．

e：手術法

図25-2-11　口角部瘢痕拘縮

d：術後

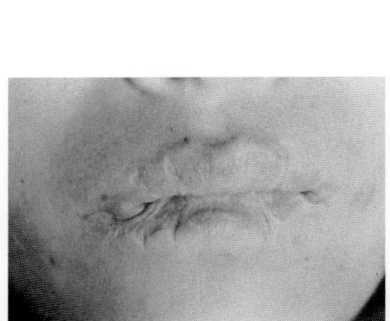
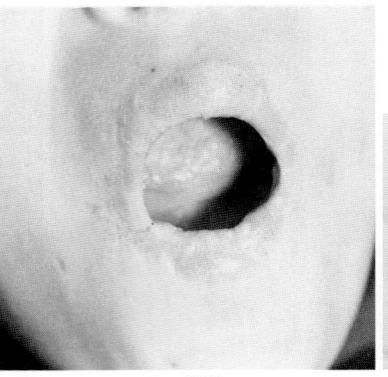
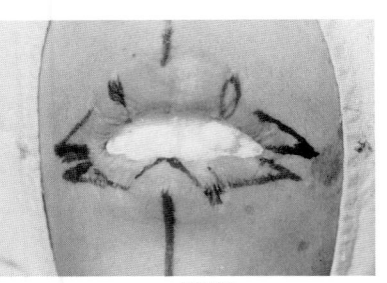

a：術前　　　　　　　　　　b：術前　　　　　　　　　　c：手術法

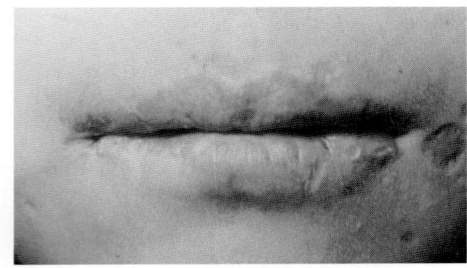
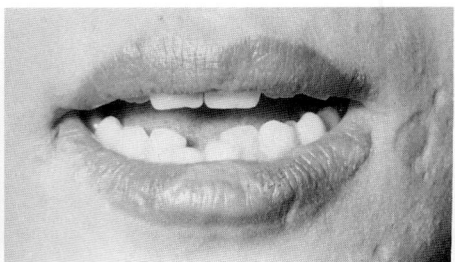

d：術後　　　　　　　　　　e：術後 8 年

図 25-2-12　小口症の手術例
鬼塚法による口角形成.

e.　口角部を Estlander 法や fan flap で形成した場合の小口症を修正する方法

　これらの flap では，口角部がまるくなっているので，口角部を口裂に相当するだけ切開し，口唇および口腔側の粘膜を引っ張って縫合する簡単な方法から (図 25-2-13a)，二重 Z 形成術を行う方法もある (図 25-2-13b). 後者は，手術が複雑過ぎてかえって結果がよくない.

f.　Gillies 法 (1957)

　この方法は，口角部を，上口唇は赤唇部皮膚で，下口唇は口唇粘膜で形成するもので，Barsky ら (1964)，Converse (1977) らも，同様の方法を報告している (図 25-2-13c).

g.　舌弁法

　Bakamjian (1964)，McGregor (1966) らの報告している方法である. 舌端を有茎弁として移植するもので，好結果を期待できる (本章「舌端の利用法」参照).

❸赤唇部の瘢痕 vermilion scar

　赤唇部の瘢痕の形成術は，その瘢痕が白唇部にわたることが多く，また，瘢痕に限らず口唇の手術に際しては，必ず白唇部のことを考慮しなければならない.

a.　V 字型切除法

　小さい瘢痕であれば，赤唇部のみ，大きければ皮膚を含めて V 字型に切除縫合すればよい. 特に下口唇では，その1/2 を切除してもあまり目立つ変形を残さない. しかし，側方の切除では，赤唇の幅が中央側より短くなるため，縫縮後変形をきたすことがあり，口唇粘膜の紡錘型切除を中央部で行う場合もある (図 25-2-14). 図 25-2-15，図 25-2-16 にいろいろな赤唇部瘢痕の修復例を示した.

b.　赤唇部の sliding 法

　赤唇部の瘢痕を切除したのち，健側赤唇部のみを flap 状に赤唇縁で切開縫合する方法であるが，口角部の変形をきたしやすい. 前述の V 字型切除法が用いられないとき適応される (図 25-2-17).

　岡本ら (1991) は，上口唇赤唇の sliding 法は，術後変形をきたしやすいので，下口唇からの唇弁法にて上口唇を修復し，下口唇に sliding 法を用いている.

c.　口唇粘膜の利用法

　横方向に長い瘢痕は，その切除後に口唇粘膜を引き寄せて修復する. 特殊な場合には，反対側口唇粘膜を有茎で移植 (図 25-2-18)，口腔前庭が短くなるときは頬粘膜を移植する (郡司ら 1994).

d.　舌端の利用法

　口唇粘膜のみでなく，筋欠損まで修復する場合に，舌端部を有茎弁にしてする (図 25-2-19 〜図 25-2-21).

e.　術中の注意

　術中の注意は，

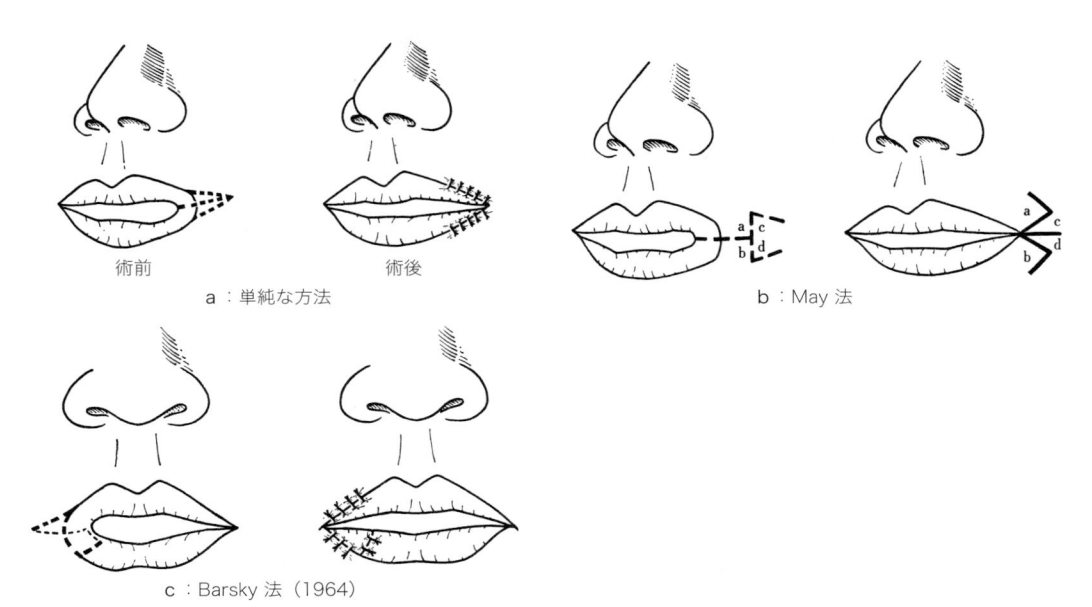

術前　　　　　　術後

a：単純な方法

b：May 法

c：Barsky 法（1964）

図 25-2-13　口角部が丸くなっている場合の形成術

これらの方法には，口角の形態について考慮がない．
（☞図 25-4-10）．
b：（May H：Reconstructive and Reparative Surgery, Davis, p193, 1958 より引用）
c：（Barsky AJ et al：Principles and Practice of Plastic Surgery, McGraw-Hill, p418, 1964 より引用）

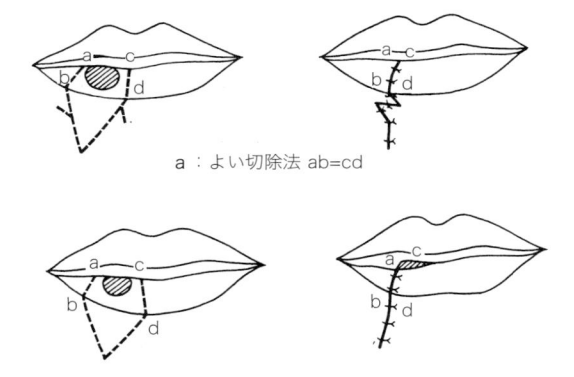

a：よい切除法 ab=cd

b：悪い切除法 ab<cd

赤唇部の幅が異なるためで，図の斜線部分を
さらに切除しなければならない．

図 25-2-14　V 字型切除法

（Barsky AJ et al：Principles and Practice of Plastic Surgery, McGraw-Hill, p424, 1964 より引用）

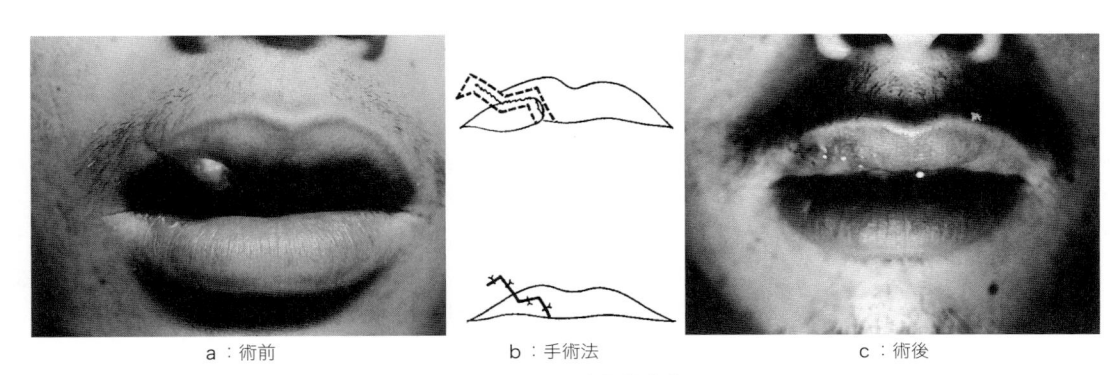

a：術前　　　　　　b：手術法　　　　　　c：術後

図 25-2-15　赤唇部瘢痕

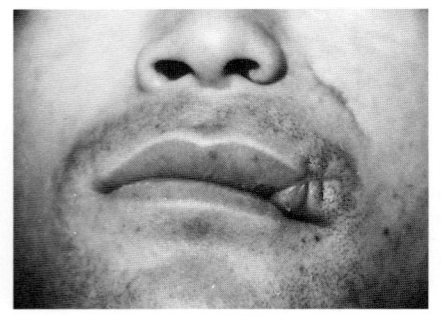
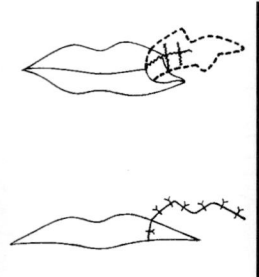
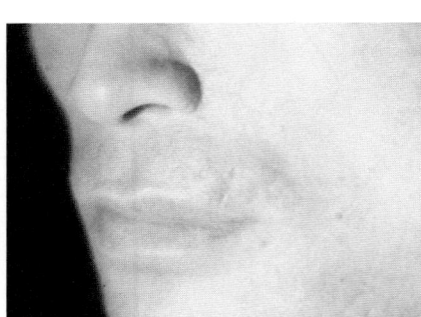

a：術前　　　　　　　　　b：手術法　　　　　　　　　c：術後

図 25-2-16　赤唇部瘢痕

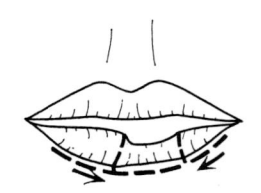
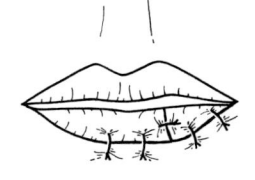

図 25-2-17　sliding 法
(Hunt HL : Plastic Surgery of the Head, Face and Neck, Lea & Febiger,
p341, 1926 より引用)

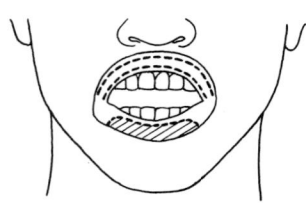
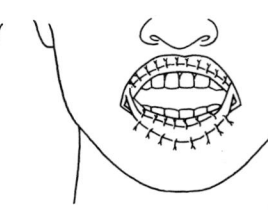
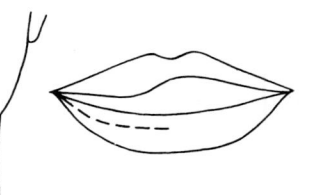
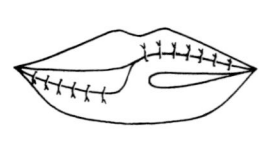

a：上口唇粘膜部を double pedicle flap にして利用
(Barsky AJ et al : Principles and Practice of Plastic Surgery, McGraw-Hill, p422, 1964より引用)

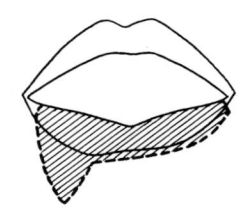
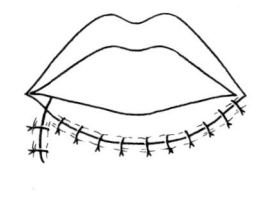
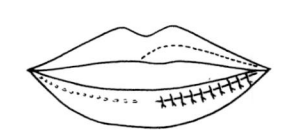

c：赤唇弁, あるいは口唇粘膜弁
(Kawamoto HK Jr : Plast Reconstr Surg 64 : 315, 1979
より引用)

b：下口唇部の粘膜を advancement flap として利用

図 25-2-18　口唇粘膜の利用法

①舌下神経が舌骨舌筋外方を通り, 顎舌骨筋に覆われ, オトガイ舌骨筋外方を前上方へ走るので, これを切除しないように注意すること
②縫合に際して切れやすいこと
③麻酔から覚醒するときに, 歯で舌端を噛み切らないようにすること
などである.

移植後は, 美容的にも優れ, 舌蕾なども扁平になって正常の赤唇部に似てくるが, 正常に比べて, 赤みや光沢が強い. 手術後の舌の短縮, 食物摂取や発音に際しての障害はほとんどない. しかし, 患者には皮弁を切離するまでの間, 相当な無理を強いることになる.

f.　赤唇縁に沿った瘢痕

赤唇縁は特有のたかまり skin roll を有しており, 美容上

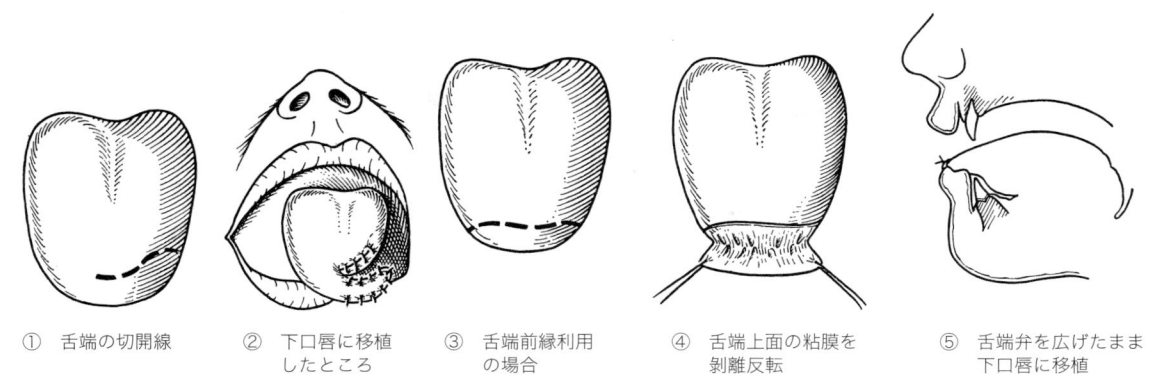

① 舌端の切開線 ② 下口唇に移植 したところ ③ 舌端前縁利用 の場合 ④ 舌端上面の粘膜を 剝離反転 ⑤ 舌端弁を広げたまま 下口唇に移植

図 25-2-19 下赤唇部への舌弁移植法

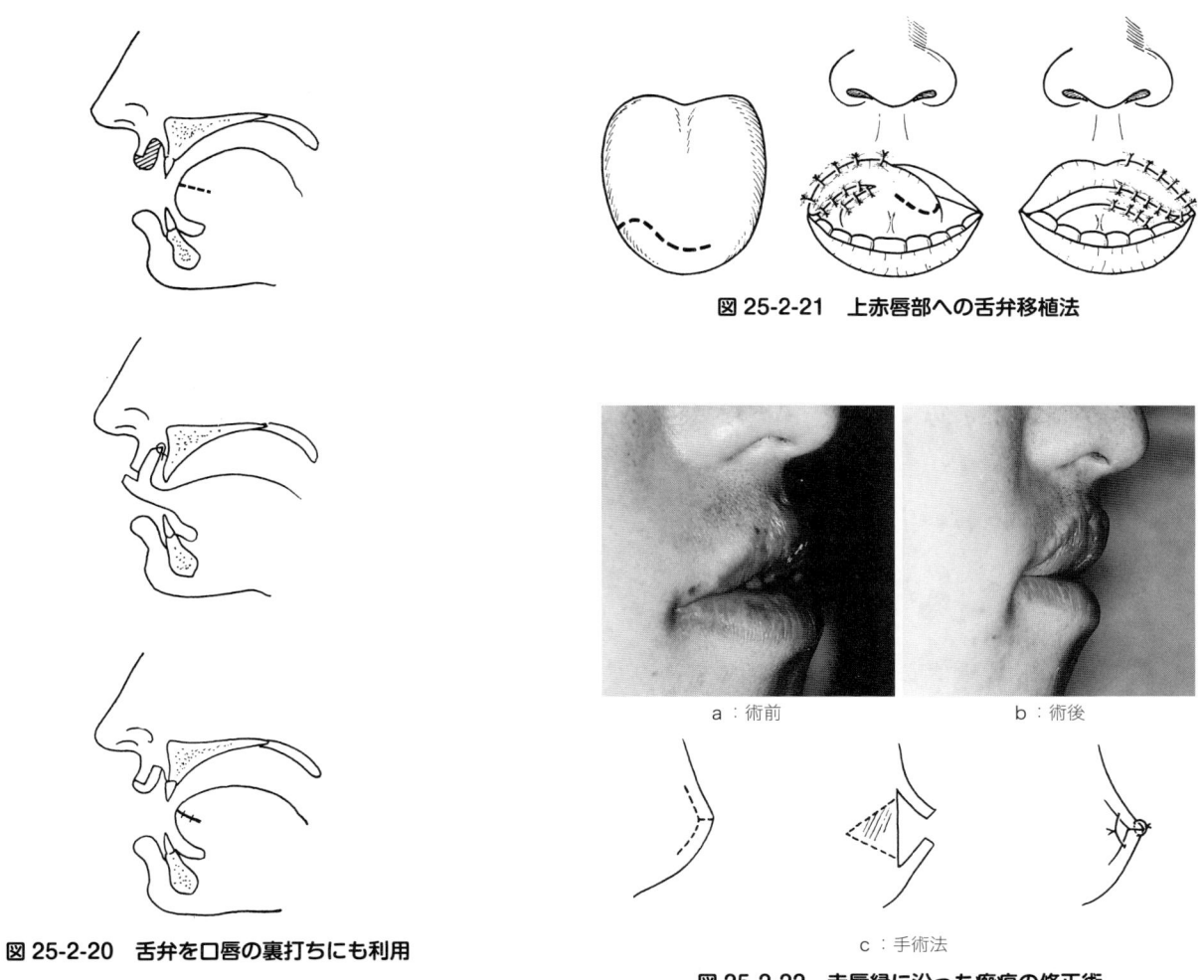

図 25-2-21 上赤唇部への舌弁移植法

a：術前 b：術後

c：手術法

図 25-2-20 舌弁を口唇の裏打ちにも利用

図 25-2-22 赤唇縁に沿った瘢痕の修正術

（鬼塚卓弥：日美容外会報 3：100, 1981 より引用）

極めて大切な要素となっている. したがって赤唇縁に沿った瘢痕ではこのたかまりが消失するため, **図 25-2-22** のように真皮縫合でたかまりを作ることが必要である.

❹口唇皮膚部（白唇部）の瘢痕

a. 上口唇瘢痕

1）線状瘢痕

口唇外反症のある場合は, **図 25-2-23 〜 図 25-2-27** のように, 鼻唇溝部では Z 形成術, その他は直線状または W

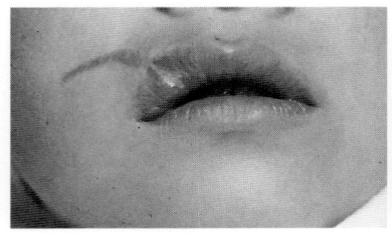
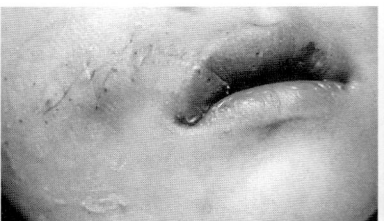
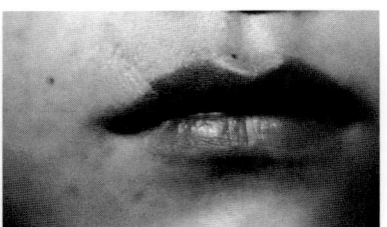

a：術前　　　　　　　　　　b：連続Z形成術後　　　　　　　　c：術後4年
　　　　　　　　　　　　　　　　　　　　　　　　　　　　　　赤唇縁を横切る瘢痕は目立ちやすい.
　　　　　　　　　　　　　　　　　　　　　　　　　　　　　　赤唇縁に再手術を要する例である.

図 25-2-23　上口唇瘢痕性外反症

（鬼塚卓弥：交通医 22：204, 1968 より引用）

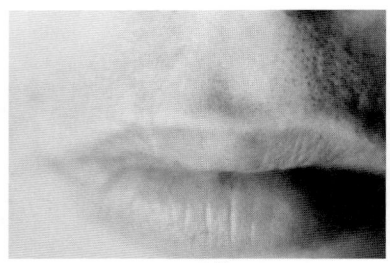
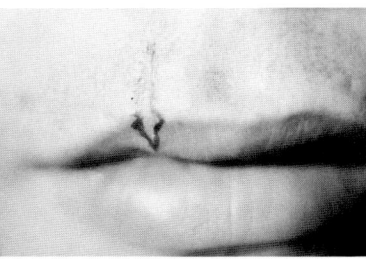
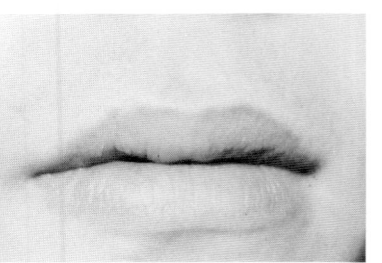

a：術前　　　　　　　　　b：手術法のデザイン　　　　　　　　c：術後

図 25-2-24　赤唇縁と交叉する線状瘢痕

赤唇縁を越える線状瘢痕では，単に縫縮すると術後赤唇縁の瘢痕が陥凹することがある．これを防ぐ方法として，赤唇縁のみW形成術を行う.

（鬼塚卓弥：交通医 22：204, 1968 より引用）

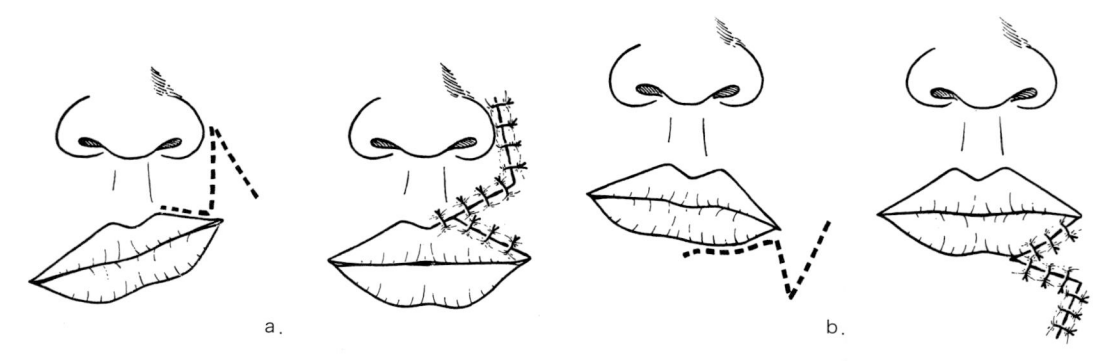

a.　　　　　　　　　　　　　　　　　　　　　　　　　　b.

図 25-2-25　線状瘢痕による口角部の位置異常あるいは口唇外反症の Z 形成術による修復法

（鬼塚卓弥：交通医 22：204, 1968 より引用）

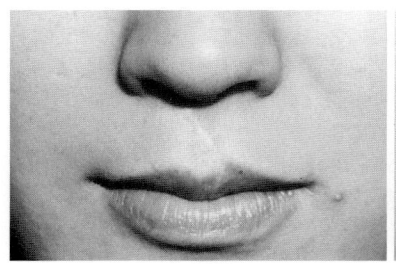
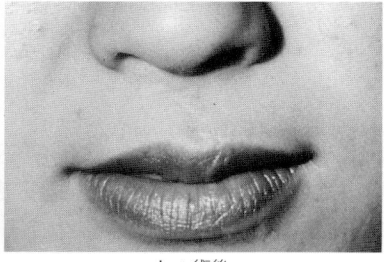
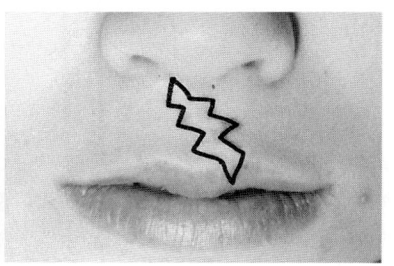

a：術前　　　　　　　　　　b：術後　　　　　　　　c：手術法のデザイン

図 25-2-26　上口唇線状瘢痕の W 形成術による修復

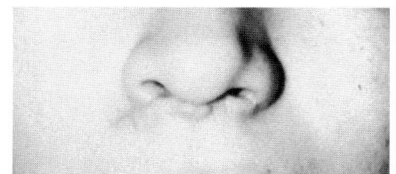 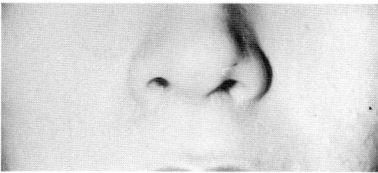 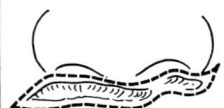

a：術前　　　　　　　　　　　b：術後6ヵ月　　　　　　　　c：手術法

図 25-2-27　上口唇上部の弁状瘢痕

（鬼塚卓弥：日美容外会報 3：100, 1981 より引用）

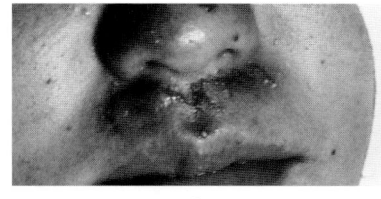 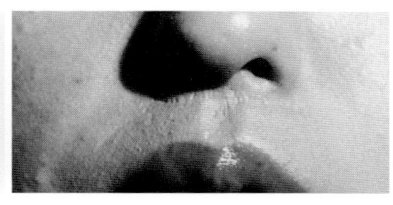 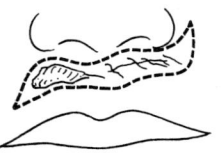 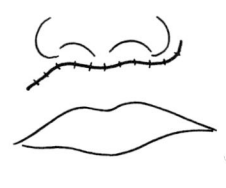

a.　　　　　　　　　　　　　b.　　　　　　　　　　　　c.

a：術前
b：術後1年目．赤唇部が高くなって，いわゆる厚ぼったい赤唇になったが，縫縮による瘢痕は輪郭縁に沿っているため目立たない．
c：広範囲剥離による縫縮

図 25-2-28　上口唇の幅広い肥厚性瘢痕および外傷性刺青

（鬼塚卓弥：日美容外会報 3：100, 1981 より引用）

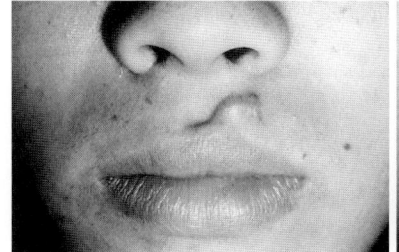 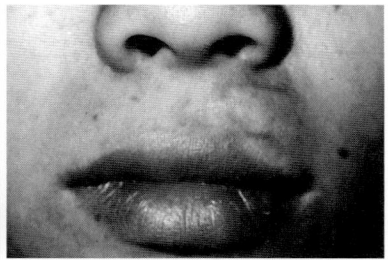 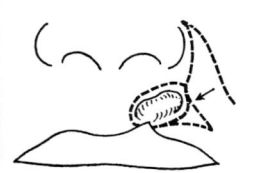

a：術前　　　　　　　b：鼻唇溝皮弁による修復1年後　　　　　c：手術法

図 25-2-29　上口唇肥厚性瘢痕

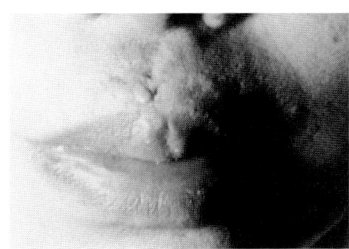 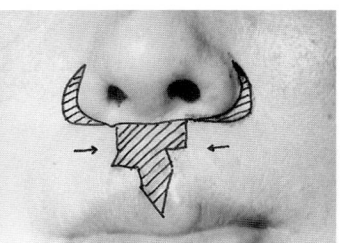 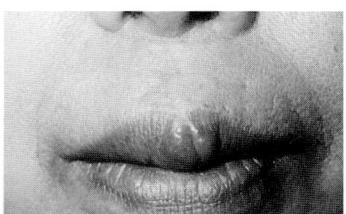

a：術前　　　　　　　b：手術のデザイン　　　　　　　c：術後

図 25-2-30　上口唇中央の瘢痕

型に瘢痕を切除，縫縮する．ただし，術後の瘢痕が唇裂形成術の瘢痕に似ないようにし，口唇外反症のない場合でも，手術によって，これを生じないように注意すべきである．この変形を防ぐには縫合に際して必ず水平方向に縫合することである（**図 25-2-23**, **図 25-2-28**）.

2）比較的幅広い瘢痕
鼻唇溝などの皮弁を用いる（**図 25-2-29 ～図 25-2-33**）.

3）面状瘢痕

a）V 字型切除法
赤唇部に接した小瘢痕は，V字型切除がよいが，広い瘢痕になると下口唇と違って適応がない．

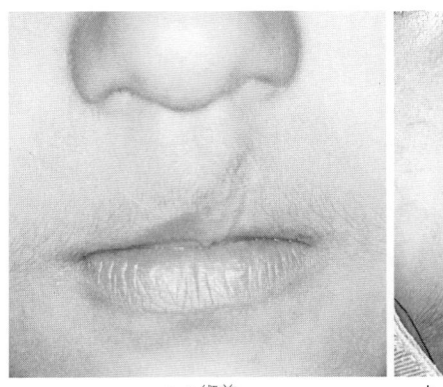

a：術前

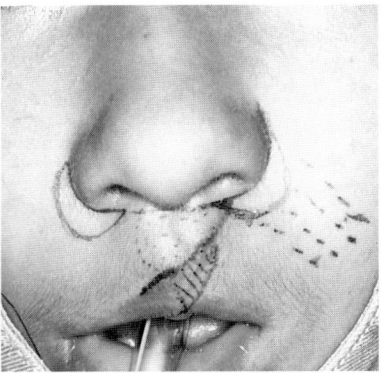

b：皮下茎皮弁による修復のデザイン

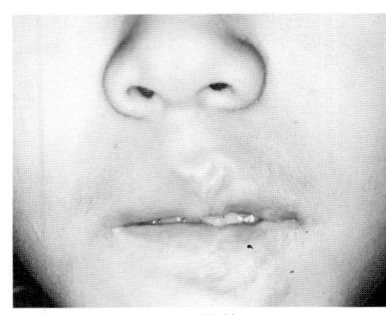

a：術前

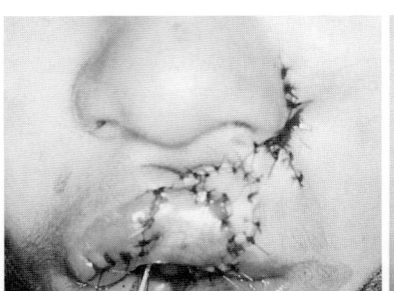

c：術直後

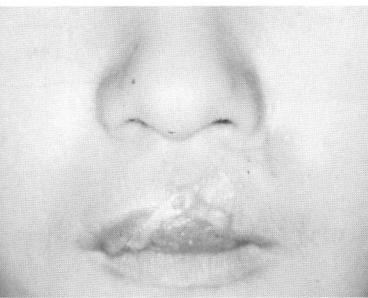

d：術後8ヵ月

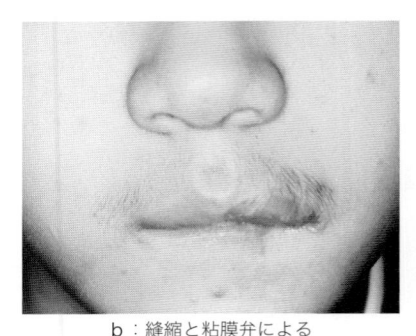

b：縫縮と粘膜弁による
上口唇赤唇部修復

図 25-2-32　上下口唇電撃傷による瘢痕

図 25-2-31　上口唇瘢痕（組織欠損）

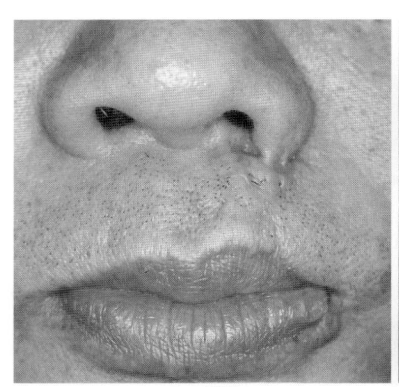

a：術前

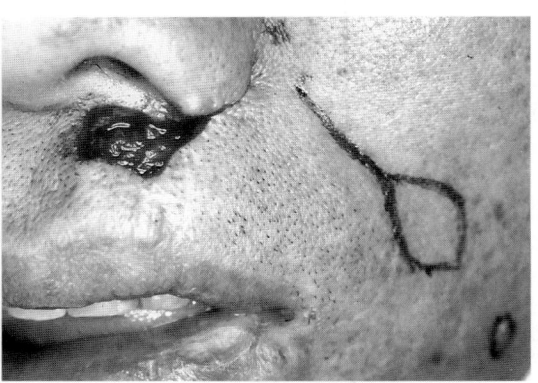

b：鼻唇溝からの皮下茎皮弁を作図

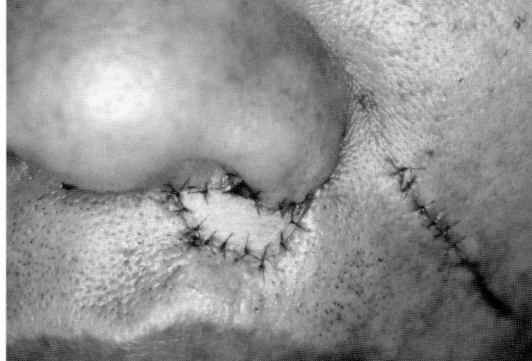

c：術直後の状態

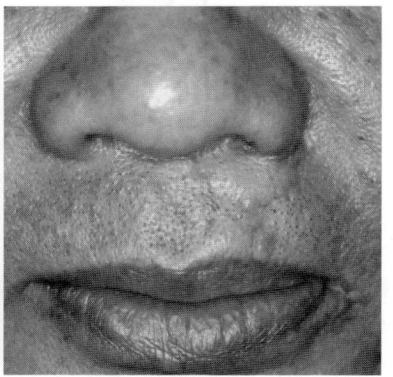

d：術後1年

図 25-2-33　上口唇の瘢痕

ドナーの変形が起こらないよう注意．毛髪にも注意を要する．

（飯田直成氏提供）

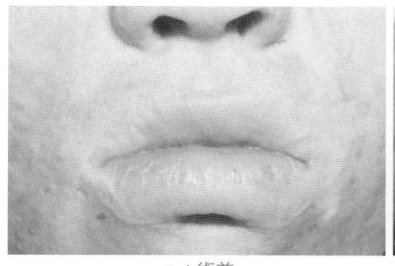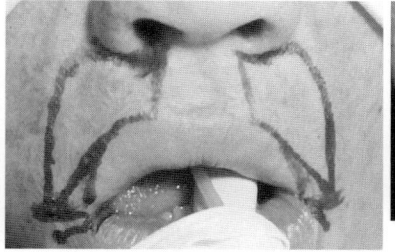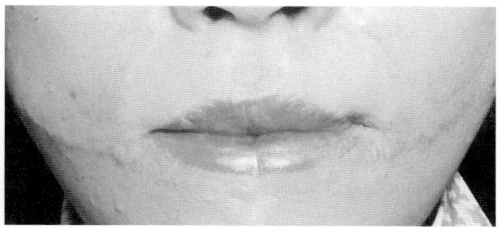

| a：術前 | b：瘢痕切除と植皮範囲 | c：術後5年 |

図 25-2-34　上口唇面状瘢痕

Gonzalez-Ulloa（1956）の aesthetic unit からいえば，上口唇全域に植皮すべきところであるが，人中部の皮膚が正常であったため，b のようなデザインで植皮した．

（鬼塚卓弥：交通医 22：204, 1968 より引用）

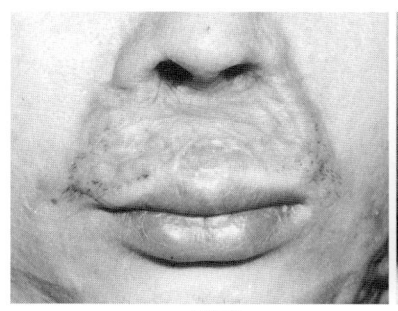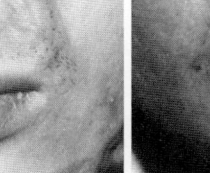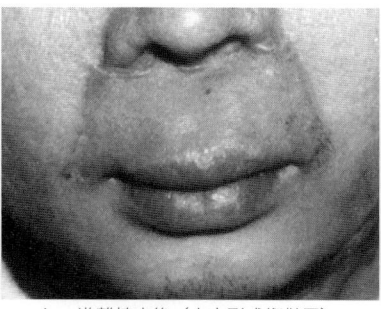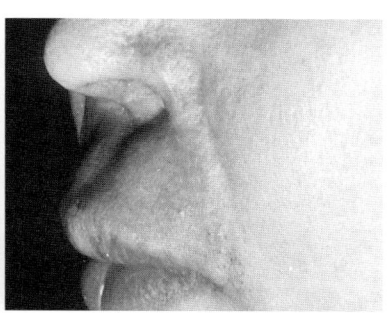

| a：術前 | b：遊離植皮後（人中形成術併用） | c：遊離植皮後（人中形成術併用） |

図 25-2-35　上口唇面状瘢痕

人中形成術を行うことによって，遊離植皮のみでは扁平になりやすい上口唇に自然なアクセントを与えている．

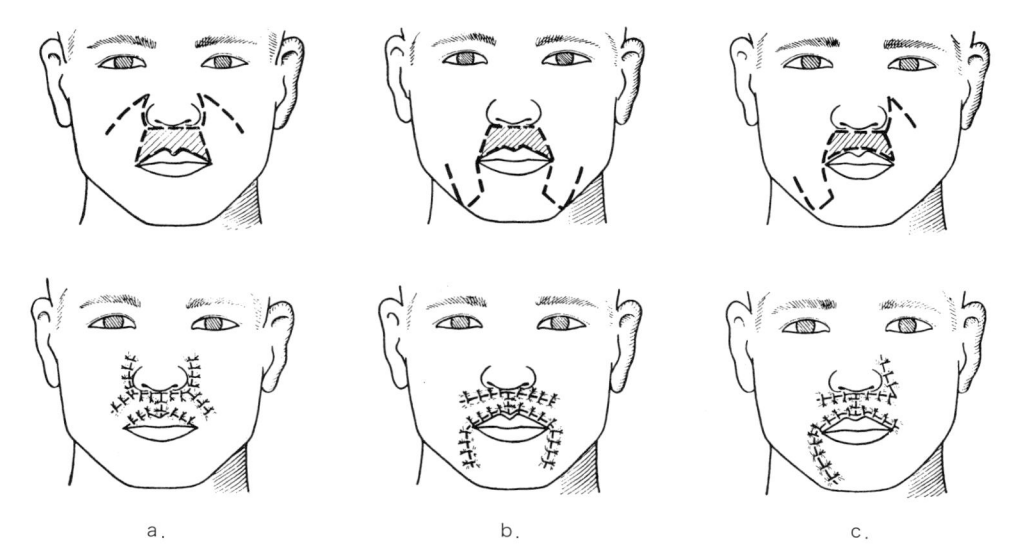

a.　　　　　　　　b.　　　　　　　　c.

図 25-2-36　鼻唇溝皮弁による上口唇皮膚欠損の修復法

（Hunt HL：Plastic Surgery of the Head, Face and Neck, Lea & Febiger, p331, 1926 より引用）

b) 遊離植皮

　有茎皮弁の利用できないときには，遊離植皮を行う．特に片側の場合は，術後の植皮片の色素沈着や境界瘢痕のため醜くみえることもあるので，aesthetic unit に従って全上口唇部に植皮すべきである（図 25-2-34，図 25-2-35）．

　頭部よりの含硬毛遊離植皮を行えば，口ひげの再建をす

ることができる（石田ら 1989）．

c) 鼻唇溝部皮弁

　V 字型切除の適応がない場合は，鼻唇溝部よりの皮弁を用いる．この方法は BC600 年にはすでに用いられた（Pers 1945）．若年者では皮膚に余裕がないので，鼻翼や口角の変形を起こしやすい．したがって，二次的修正を必要とする．

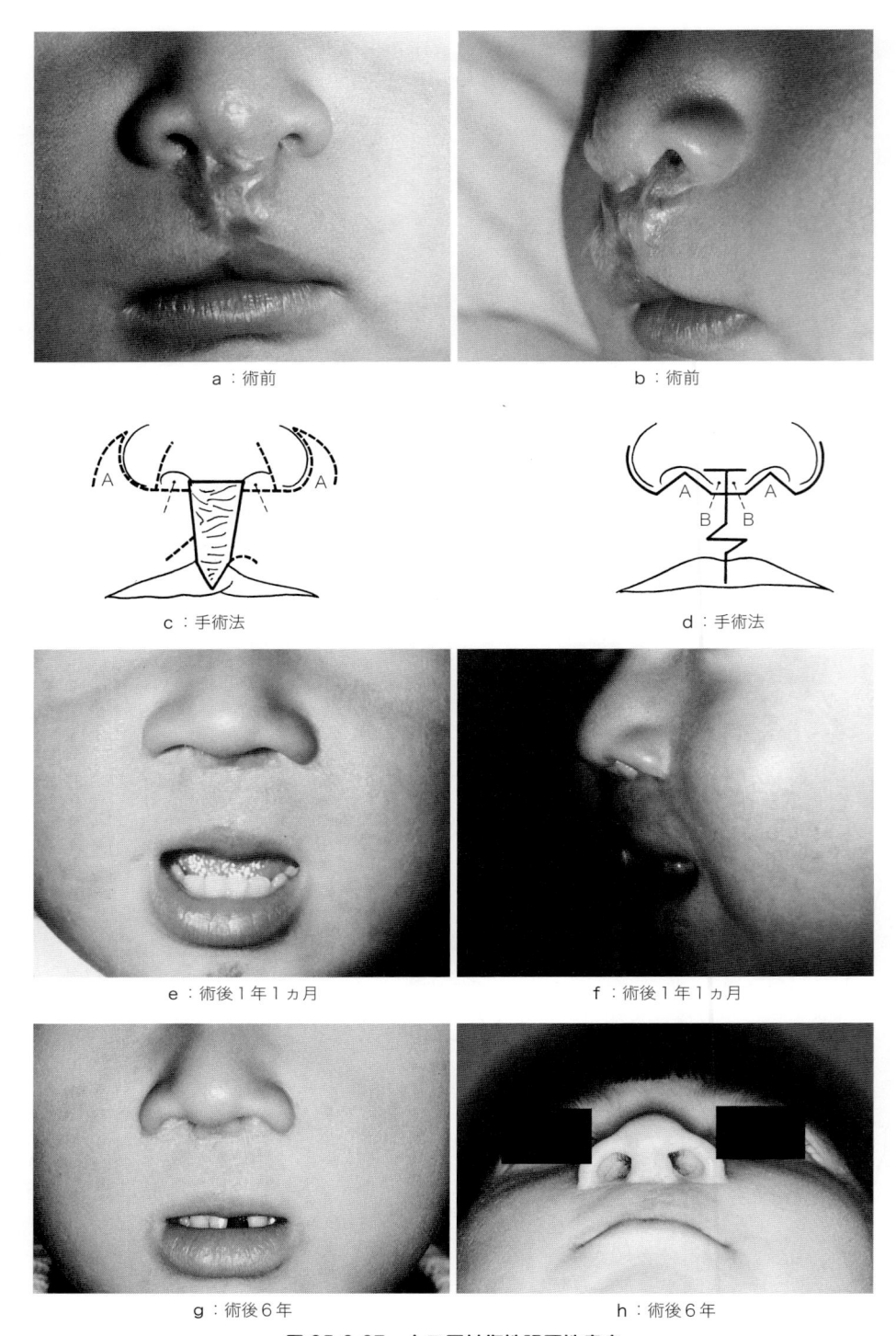

a：術前

b：術前

c：手術法

d：手術法

e：術後1年1ヵ月

f：術後1年1ヵ月

g：術後6年

h：術後6年

図 25-2-37　上口唇外傷性肥厚性瘢痕

もちろん，この方法は採皮部まで瘢痕化している場合には用いられない（**図 25-2-36〜図 25-2-45**）．

この皮弁を動脈神経付き皮弁つまり facial artery の分枝，眼窩下神経の分枝をいれた buccal musculomucosal flap とする idea もある（Zhao ら 2005）．

d) オトガイ下部皮弁

男性のひげの濃い場合に，遊離植皮するとかえって目立つことがある．このようなときには，オトガイ下部よりの双茎有茎皮弁で毛髪を移植する方法がある．ただし，この方法の欠点として術後の採皮部瘢痕が目立つこと，上口唇の移植皮弁がまるくなりやすいことなどがある（**図 25-2-**

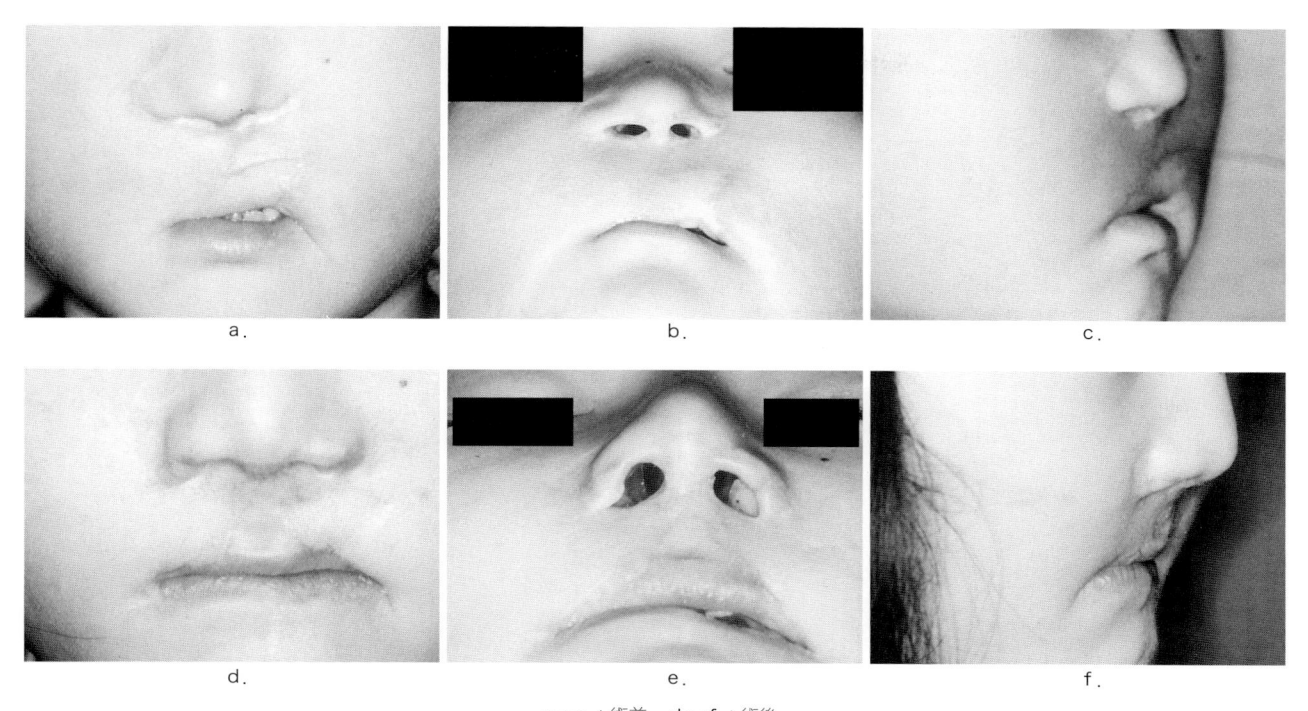

a～c：術前，　d～f：術後

図 25-2-38　下口唇弁反転法による外傷性上口唇組織不足の修復
下口唇弁反転法による上口唇修正と複合移植による鼻翼修正．

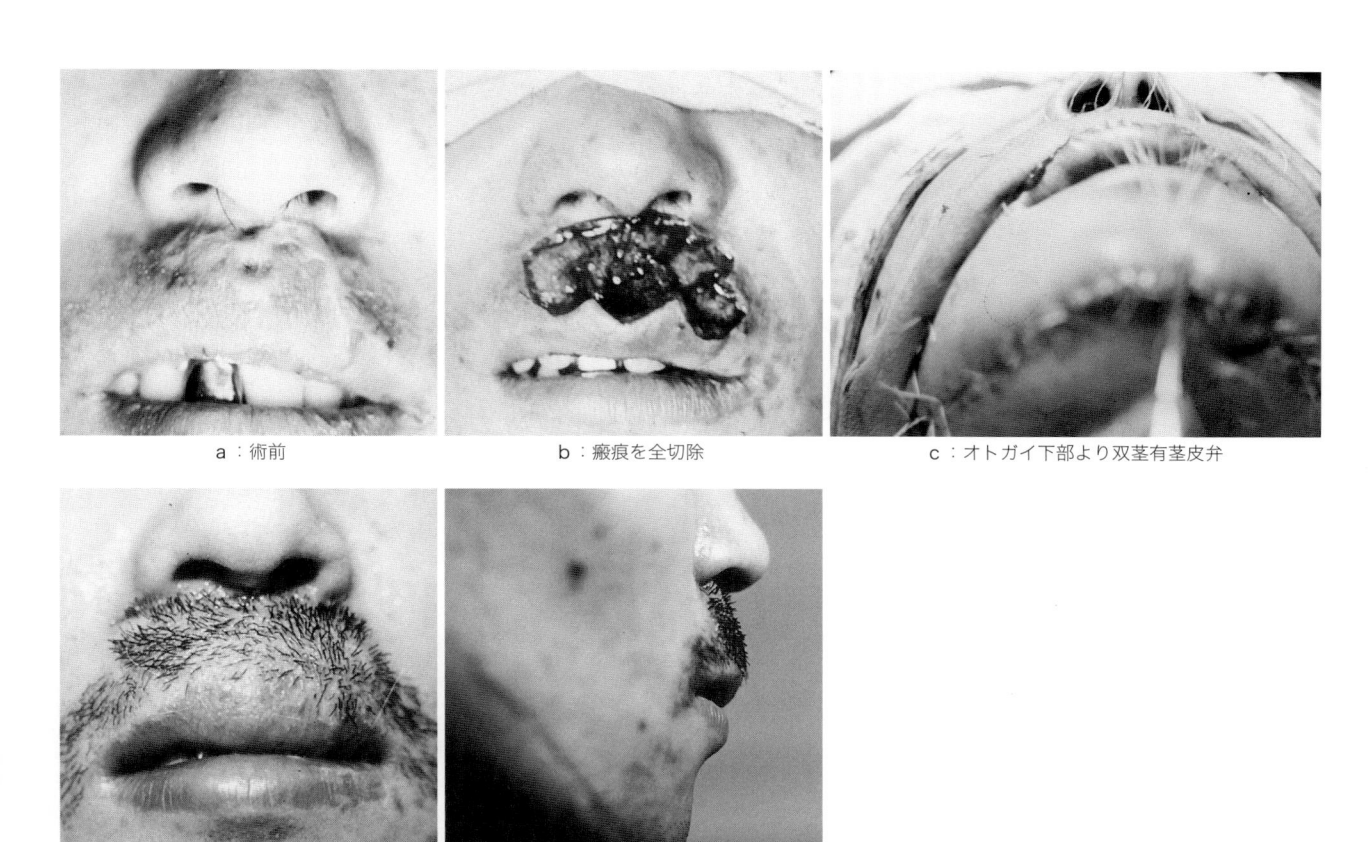

a：術前　　　　　b：瘢痕を全切除　　　　　c：オトガイ下部より双茎有茎皮弁

d：術後　　　　　e：術後

図 25-2-39　上口唇瘢痕
今日では吻合皮弁の適応であるが，吻合する血管がない場合は考慮される．

（鬼塚卓弥：形成外科 6：331，1963 より引用）

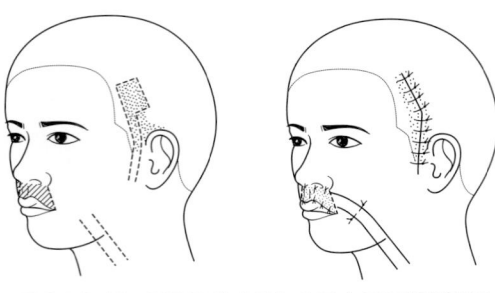

図 25-2-40　頭皮吻合皮弁による上口唇修復法例
側頭動静脈茎を顔面動静脈に吻合.

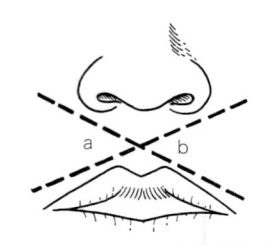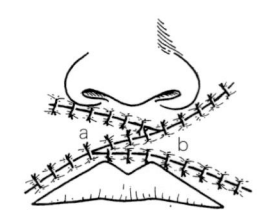

図 25-2-41　Teale 法
(Hunt HL：Plastic Surgery of the Head, Face and Neck, Lea & Febiger, p345, 1926 より引用)

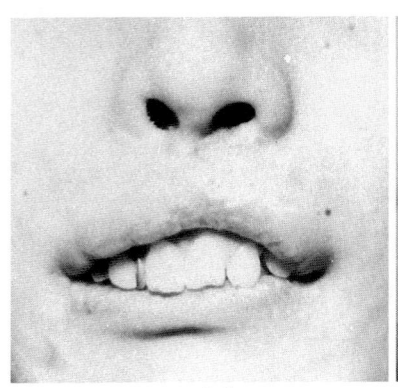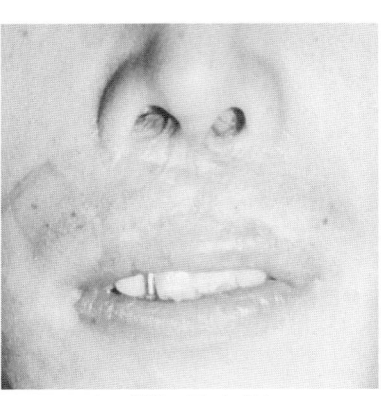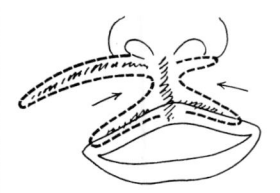

a：術前　　　　　　b：術後　（Teale 法）　　　　　　c：手術法

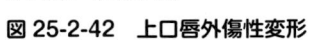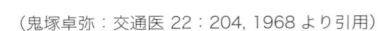

図 25-2-42　上口唇外傷性変形

(鬼塚卓弥：交通医 22：204, 1968 より引用)

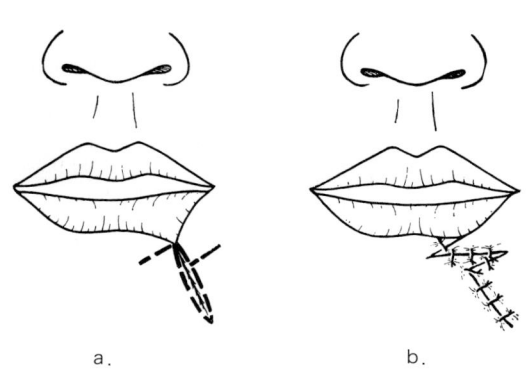

a.　　　　　　b.

図 25-2-43　線状瘢痕による赤唇縁外反症の修復法

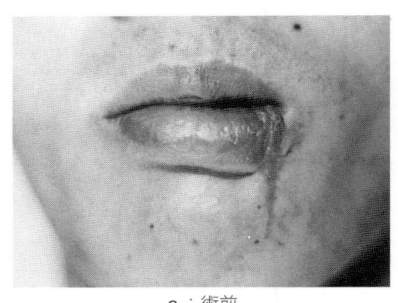

a：術前

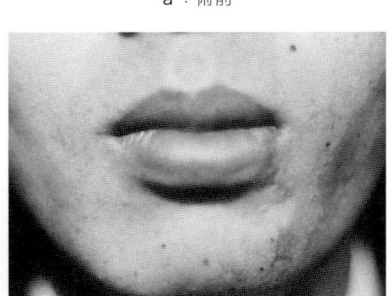

c：術後

b：手術法

Ｚ形成術の切開線の方向に注意. Ｚの方向が逆になると外反を起こしやすい.

図 25-2-44　下口唇瘢痕

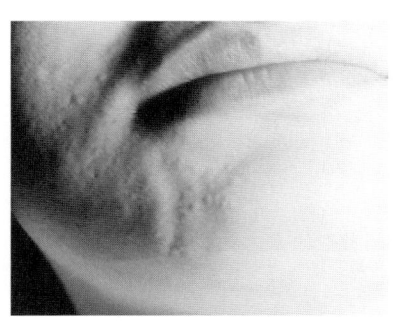

a：術前

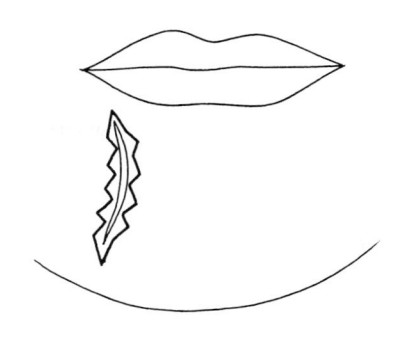

b：手術のデザイン

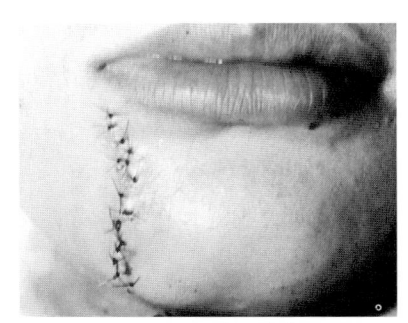

c：dermostitch 直後

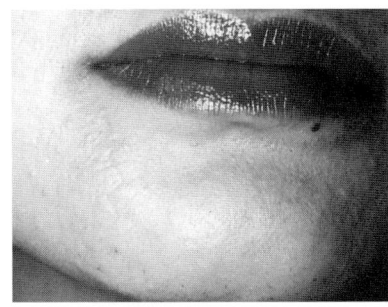

d：術後1年

図 25-2-45　下口唇の陥凹瘢痕

瘢痕がオトガイ唇溝にかからないときは W 形成術でよい.

表25-2-1　種々の口唇形成術の長所・短所

	遊離植皮 free graft	頬部皮弁 sliding flap	オトガイ下顎部皮弁 submental flap	有茎頭部皮弁（吻合皮弁） scalping flap（free flap）
1. 採皮部の瘢痕	目立たない	目立つ	比較的目立たない	目立たない
2. 移植皮膚の症状	採皮部による	上口唇皮膚に類似	類似	厚く硬い
3. 毛髪の性質	無毛に近い	上口唇部毛とほぼ同じ	ほぼ同じ	密生
4. 皮弁の膨らみ	でない	でる	でる	でる
5. 周囲の変形	起こらない	起こる	起こらない	起こらない
6. 治療期間	短い（約10日）	短い（約10日）	比較的短い（3〜4週）	長い（吻合皮弁では短い）
7. 拘縮	起こりやすい	起こりにくい	起こりにくい	起こりにくい
8. 色素沈着	起こりやすい	起こらない	起こらない	起こらない
9. 周囲に瘢痕あるとき	関係なく使用可	不可	使用可	使用可
10. 運動制限	通常なし	なし	なし	起こることあり

39). 島状皮弁, 遊離吻合皮弁も利用される（Demir ら 2003）.

e）頭皮有茎皮弁

オトガイ下部有茎皮弁と同じで, ひげを作る場合に用いられるが, 頭皮は厚みがあり硬いので口唇部にあわないのが難点である. 他は前項と同様である（**図 25-2-40**）. 浅側頭動脈を茎にした頭皮吻合皮弁によるひげの再建法もある（木村ら 1993）. なお, 上口唇皮弁形成術の長所, 短所を表示すると**表25-2-1**のようになる.

f）Teale 法

特殊な伸展皮弁法 advancement flap で, **図25-2-41, 図25-2-42**のように人中部の瘢痕の場合, 左右の三角弁を伸展して修復する方法である（Kazanjian 1959）.

g）遊離吻合皮弁 free flap

オトガイ下部, 頭皮などから採皮される. Ninkovic ら（2007）は, Gracilis muscle flap による修復法を報告している.

4）上口唇面状瘢痕と人中形成術

上口唇面状瘢痕の修正法として, 上述のようにいろいろな方法があるが, いずれにしても, 正常上口唇にみられる人中とか鼻唇溝三角部の形態とかが失われやすい. 特に人中のない上口唇は, 間のびした醜い感じにみえるものである. 唇裂の場合もそうであるが, 人中形成は, 上口唇に彫の深さ, 美しさ, 可愛らしさなどを与え, たとえ瘢痕があっ

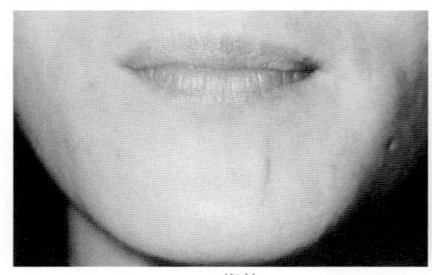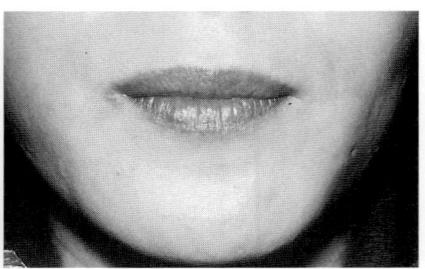

a：術前　　　　　　　　　　　　　b：術後6ヵ月

図25-2-46　下口唇オトガイ瘢痕
W形成術と真皮縫合法による修正.

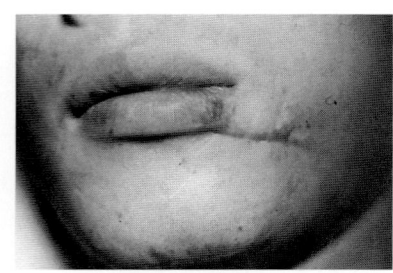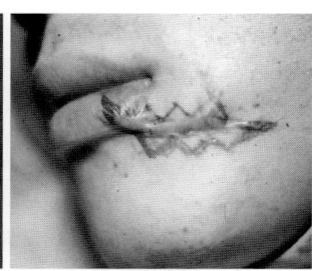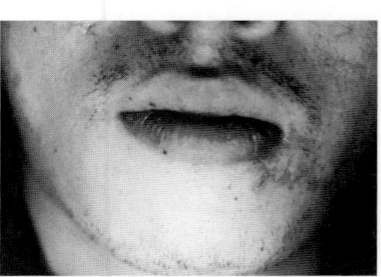

a：術前　　　　　　　　　　　b：W形成術　　　　　　　　　　c：術後
軽度外反症がみられる.

図25-2-47　下口唇瘢痕

（鬼塚卓弥：交通医22：204, 1968より引用）

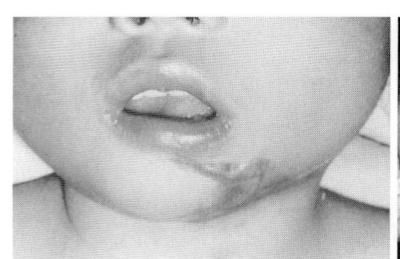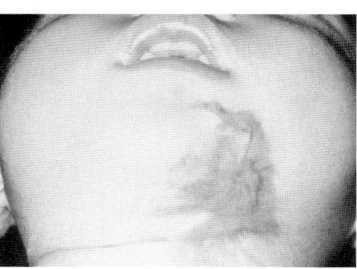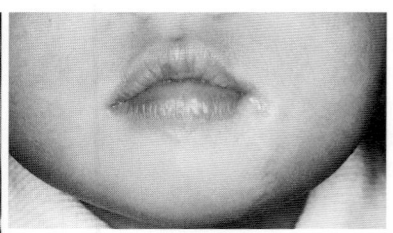

　　　　　　　　　　　　　　　　　　　　　　　　　　c：W形成術後3年

a：術前　　　　　　　　　　　　b：術前

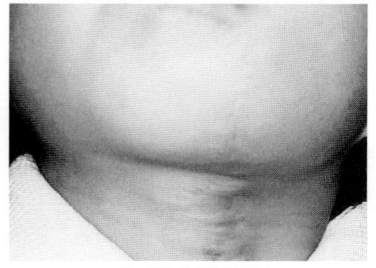

図25-2-48　下口唇から頸部にわたる瘢痕
縫縮術による修正.

d：W形成術後3年

ても，人中のアクセントのゆえに，瘢痕まで目立たなくなることがある（**図25-2-35**）.

　人中形成術の実際は，唇裂の項（第26章「人中形成術」の項参照）で述べたように，口輪筋形成術を行ったり，耳介軟骨を移植したりするが，皮膚に余裕がない場合は遊離植皮を行う.

　あるいは下口唇中央部全層（Abbe法1898）を，口唇動脈を茎にして上口唇に移植するとオトガイ唇溝部が人中部分にきてそれらしくみえる.

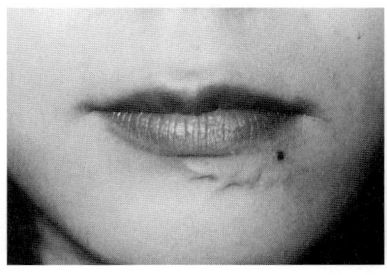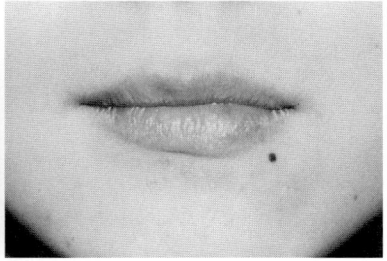

a：術前　　　　　　　　　　　　　　　　b：縫縮術後

図 25-2-49　下口唇瘢痕

瘢痕は綺麗であるが多少赤唇縁の偏位がみられる.

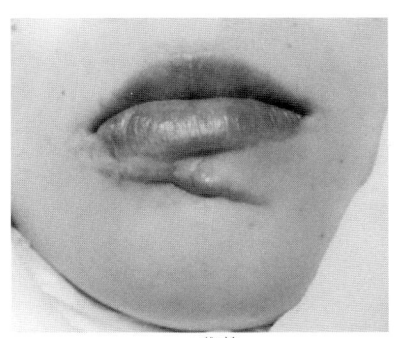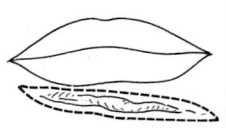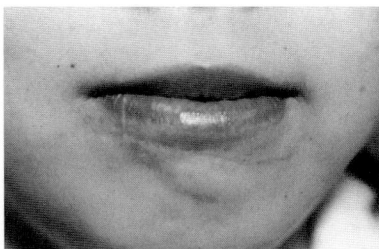

a：術前　　　　b：デザイン　　　　c，d：術後1年　瘢痕はきれいであるが，オトガイ唇溝が消失，膨らみが著明.

図 25-2-50　水平方向の下口唇瘢痕

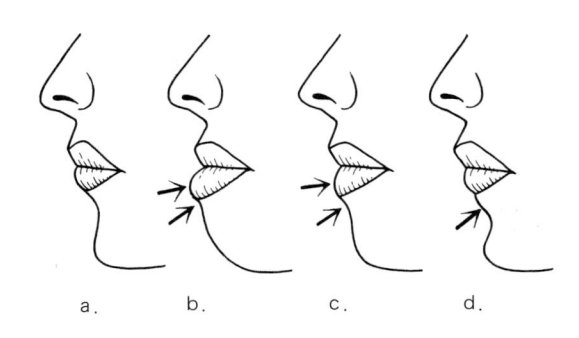

a：正常
b：下口唇肥大，赤唇外反，オトガイ唇溝消失
c：赤唇外反，オトガイ唇溝消失
d：皮膚唇突出

図 25-2-51　下口唇形成術後にみられやすい変形

b. 下口唇瘢痕

1）垂直方向の瘢痕

　赤唇縁とオトガイ唇溝の間では，Z形成術，他は上口唇と同じである（図25-2-43）. Z形成術の切開線方向は，決まっているので，逆切開にならぬよう注意を要する. 図25-2-43〜図25-2-46に，いろいろな線状瘢痕の修復例を示す.

2）水平方向の瘢痕

　図25-2-47〜図25-2-53に，代表的症例を示した. 垂直方向の瘢痕形成と違って，水平方向の場合は，術後の固定に注意しないと，赤唇外反症を起こし，オトガイ溝の消失を起こしやすい（図25-2-50〜図25-2-52）.

　これを防ぐには，瘢痕切除後，筋層も横に，オトガイ溝に沿って切除したのち，皮膚と粘膜の縫合後，皮膚面，粘膜面にガーゼ塊をあて圧迫固定する（図25-2-53g）. しかし，簡便法としては，周囲皮下剝離なしに真皮縫合をしてもよい形が作れる.

3）面状瘢痕

a）Weber 法

　伸展皮弁法である（図25-2-54，図25-2-55）（Barskyら1964）.

b）V 字，菱型切除法

　赤唇部およびこれに接した小瘢痕に適応があるが，上口唇と異なり，下口唇には組織に余裕があるので，下口唇の約1/2まで切除することができ，適応範囲が広い（図25-2-

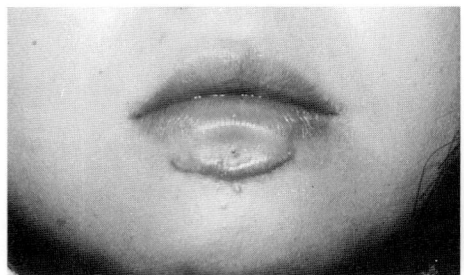

a：術前

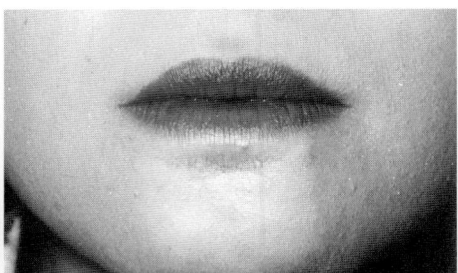

b：術後２年３ヵ月

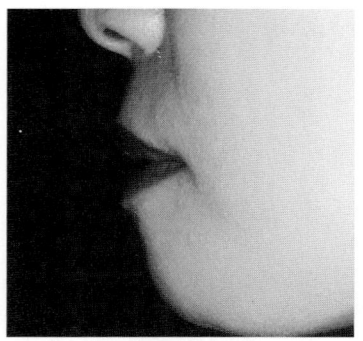

c：術後２年３ヵ月

図25-2-52　下口唇瘢痕
オトガイ部の膨らみは術直後に比べれば扁平化しているが，
なお膨らみがあり，形態的には醜い．
（佐藤兼重，鬼塚卓弥：形成外科24：373,1981より引用）

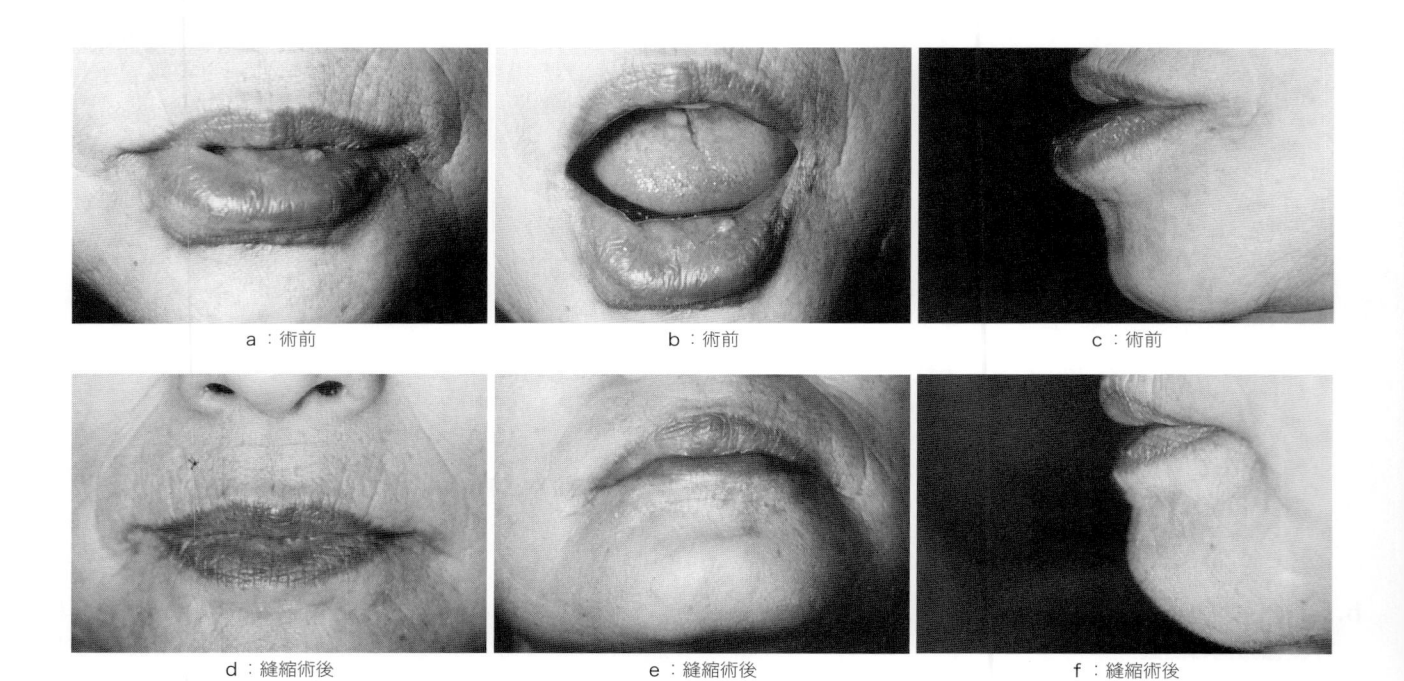

a：術前　　　　　　　　　b：術前　　　　　　　　　c：術前

d：縫縮術後　　　　　　　e：縫縮術後　　　　　　　f：縫縮術後

g：術直後：ガーゼ塊にて皮膚，粘膜を両側より
　　圧迫固定．オトガイ唇溝が形成されている．

図25-2-53　下口唇瘢痕

（佐藤兼重，鬼塚卓弥：形成外科24：373,1981より引用）

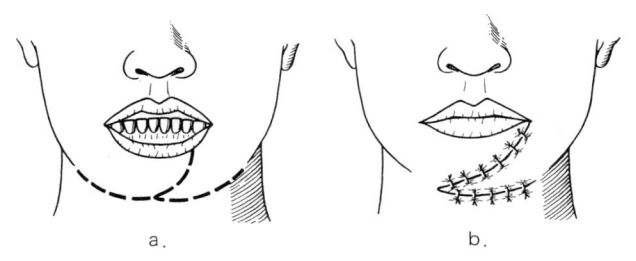

図 25-2-54　Weber 法による下口唇形成術
(Barsky AJ et al : Principles and Practice of Plastic Surgery, McGraw-Hill, p433, 1964 より引用)

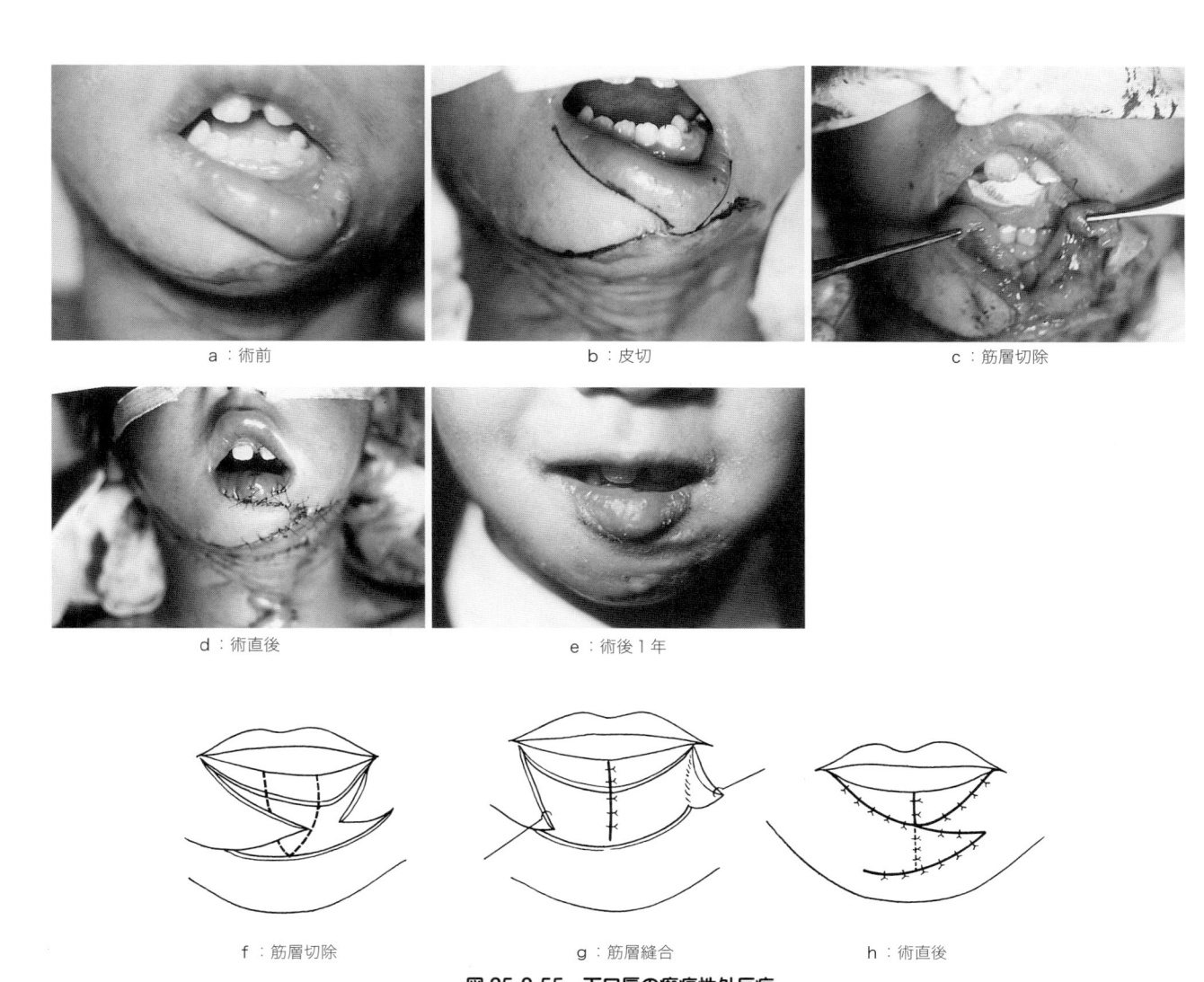

a：術前　　　　　　　　　　b：皮切　　　　　　　　　c：筋層切除

d：術直後　　　　　　　　e：術後1年

f：筋層切除　　　　　　g：筋層縫合　　　　　　h：術直後

図 25-2-55　下口唇の瘢痕性外反症

(鬼塚卓弥：交通医 19：132, 1965 より引用)

55 〜図 25-2-59).

c) W 形成術

　皮膚に余裕がある場合は，単なる W 形成術を行う(図 25-2-60).

d) 遊離植皮

　美容的単位 aesthetic unit からいえば，下口唇部は，赤唇縁とオトガイ唇溝の間，およびオトガイ唇溝よりオトガイ部下顎縁までの2つに分けられるが，植皮法としては，まずオトガイ部を含めて下口唇全体に移植する.症例に

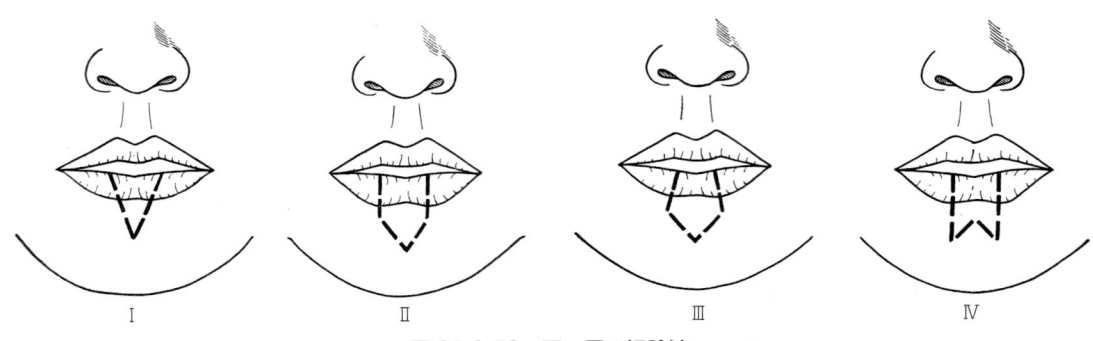

図 25-2-56 下口唇の切除法

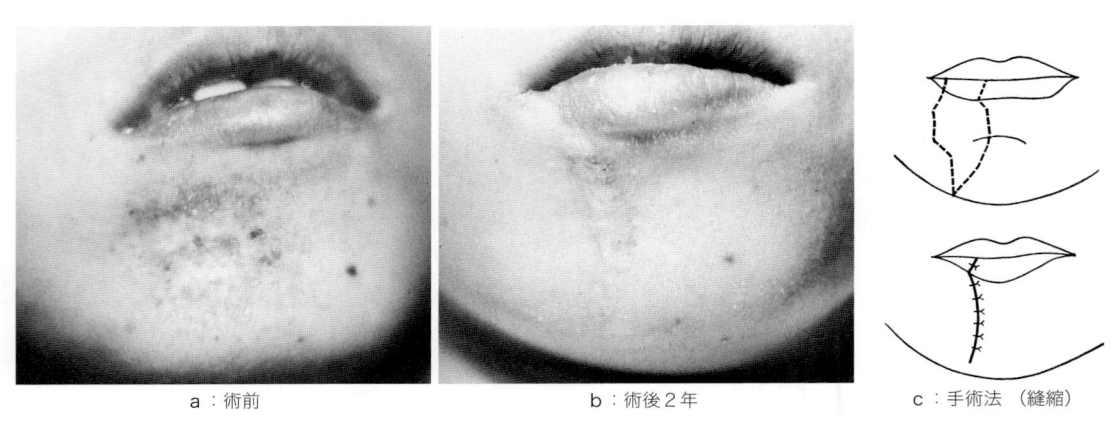

a：術前 b：術後 2 年 c：手術法 （縫縮）

図 25-2-57 下口唇放射線皮膚炎（V 字切除）

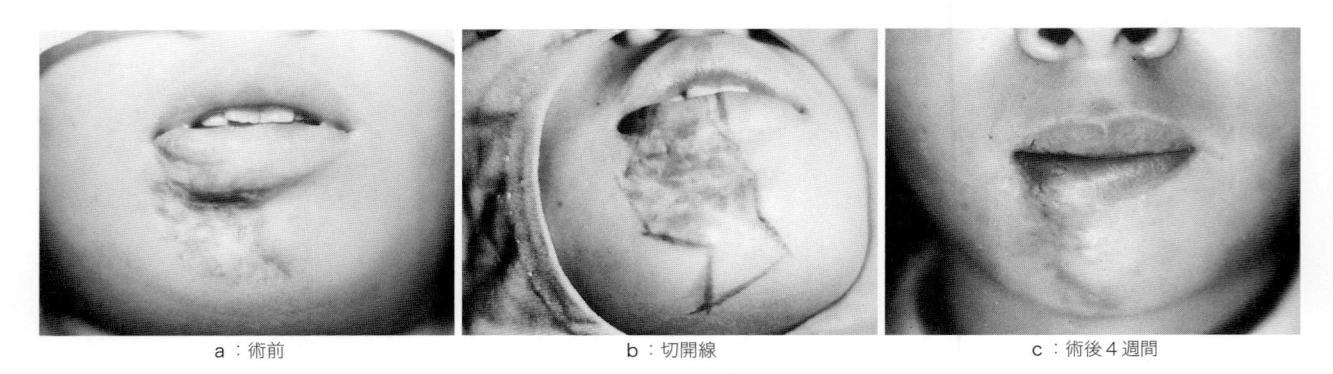

a：術前 b：切開線 c：術後 4 週間

図 25-2-58 下口唇放射線皮膚炎
下口唇が膨らみ，みにくいのでオトガイ唇溝の再形成術を要する．

（鬼塚卓弥：交通医 22：204, 1968 より引用）

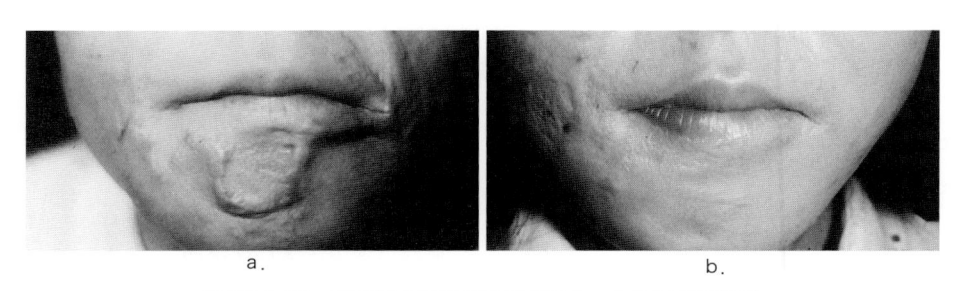

a． b．

図 25-2-59 下口唇の植皮部の境が目立つため V 字型切除

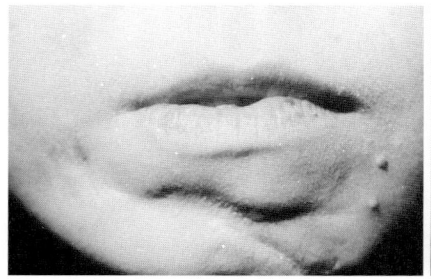
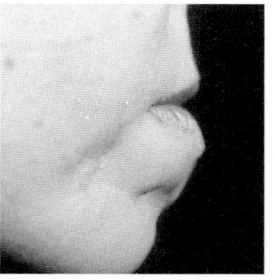

a：術前　　　　　　　　b：術前

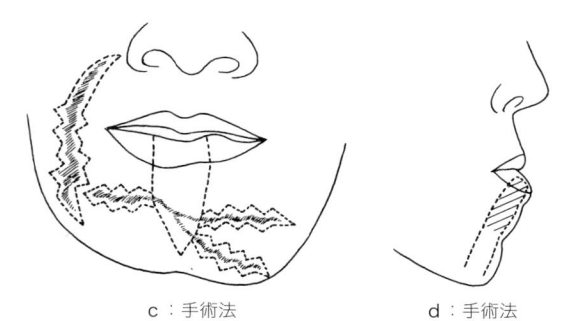

c：手術法　　　　　　d：手術法

W形成術と下口唇突出を修復するため下口唇中央部の筋層を flap としてオトガイ部に翻転，移植する.

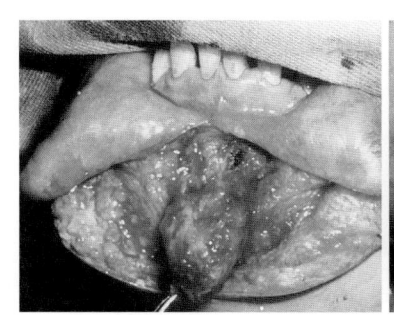
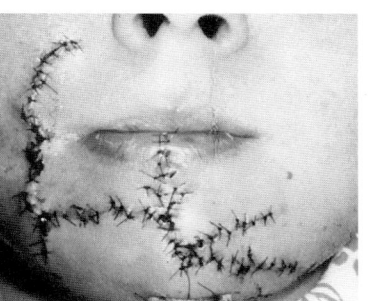

e：下口唇筋弁を翻転したところ　　　　f：術直後

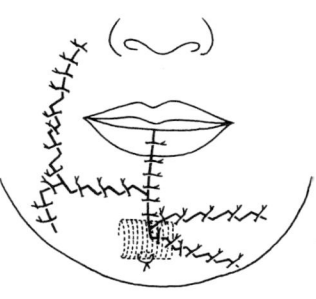
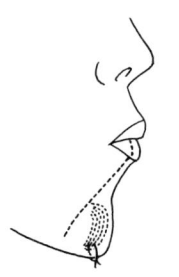

g：術後のシェーマ　　　　h：術後のシェーマ

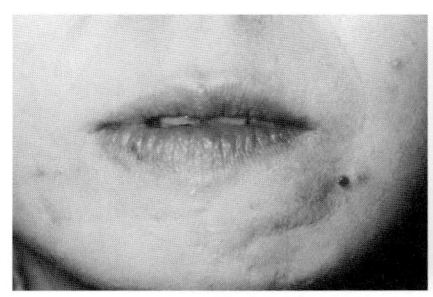
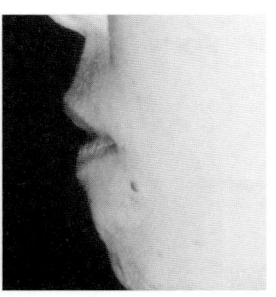

i：術後4年　　　　　　j：術後4年

図 25-2-60　下口唇陥凹瘢痕

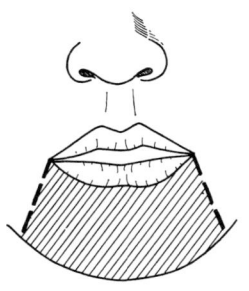
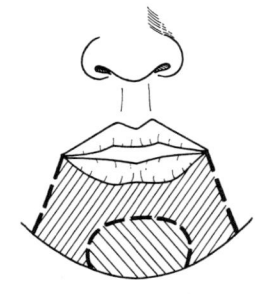

a：下口唇とオトガイ部
　を1枚の皮片で植皮す
　る場合

b：2枚に分けて植皮
　する場合

図 25-2-61　下口唇植皮範囲（aesthetic unit）
（鬼塚卓弥：手術 21：621, 1967 より引用）

表25-2-2　下口唇外反症手術後の変形の原因

A. 口唇側の原因	B. 植皮片側の原因
1. 口唇の運動性	1. 植皮片の収縮
2. 口唇組織の特異性	2. 辺縁瘢痕収縮
3. 支柱組織の欠損	3. その他
4. 口唇組織の歪み	
5. その他	

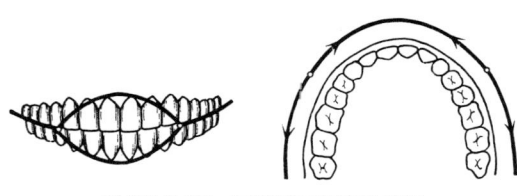

図 25-2-62　口周囲の筋肉の機能
（藤田恒太郎：生体観察, 南山堂, p57, 1954 より引用）

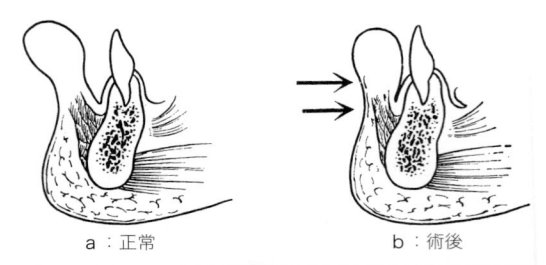

a：正常　　　　　　　　　　b：術後

図 25-2-63　口唇全層組織の V 字型切除手術の影響

(鬼塚卓弥：手術 21：621, 1967 より引用)

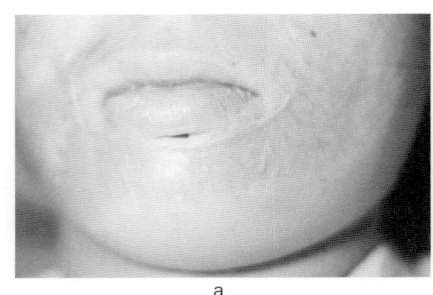 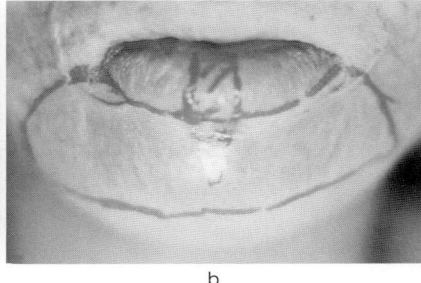 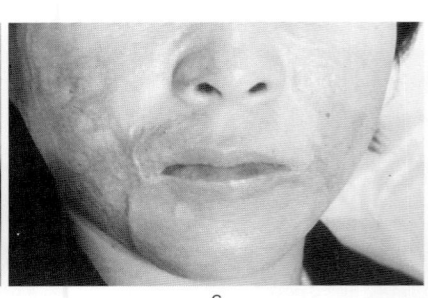

a.　　　　　　　　　　　　b.　　　　　　　　　　　　c.

a：術前
b：瘢痕切除範囲と下口唇中央部組織のV字型切除
c：術後 6 ヵ月

図 25-2-64　下口唇瘢痕 ❶

(鬼塚卓弥：手術 21：621, 1967 より引用)

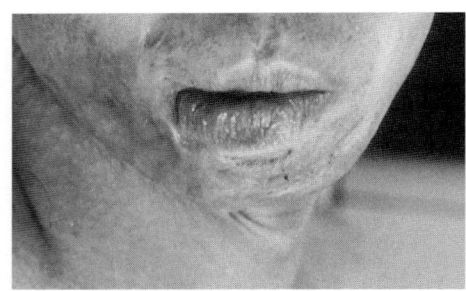 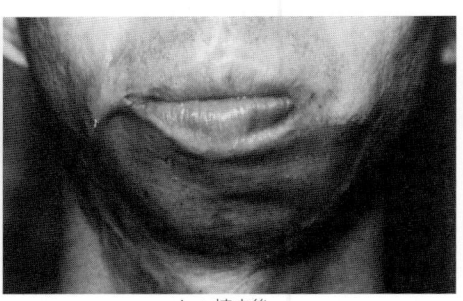

a：術前　　　　　　　　　　　　b：植皮後

図 25-2-65　下口唇から頸部にわたる瘢痕

よっては，植皮片の術後収縮が著明で，赤唇部の外反を起こすことがあるが，この場合には，赤唇縁に沿ってふたたび遊離植皮を行うと，ちょうど aesthetic unit に従ったようになる（**図 25-2-61**）．この場合以外には，無理に 2 枚の皮片を植皮する必要はない．

しかし，1 枚の皮片を植皮した場合は，往々にして**図 25-2-49 ～図 25-2-51** のような，いろいろな術後の変形を起こすことがある．その原因として，**表 25-2-2** のようなことが考えられる．このときに，下口唇中央部を全層にわたって V 字型に切除すると（**図 25-2-56**），下口唇の緊張のために

下口唇の形態を美しくすることができる（**図 25-2-62 ～図 25-2-65**）．理由としては，**図 25-2-62**，**図 25-2-63** のように口周囲の筋肉の緊張力と植皮片の収縮力との均衡ではないだろうか．

e）オトガイ下部よりの有茎皮弁

これには，オトガイ下部より 2 つの皮弁を作って Z 型に縫合移植する方法と，オトガイ下部を剝離して，そのまま口唇部まで引き上げる方法とがあるが，後者はオトガイ部の皮膚が下口唇にくるため，オトガイ部の，もともとのたかまりが，いつまでもとれないので（**図 25-2-66**），下口唇

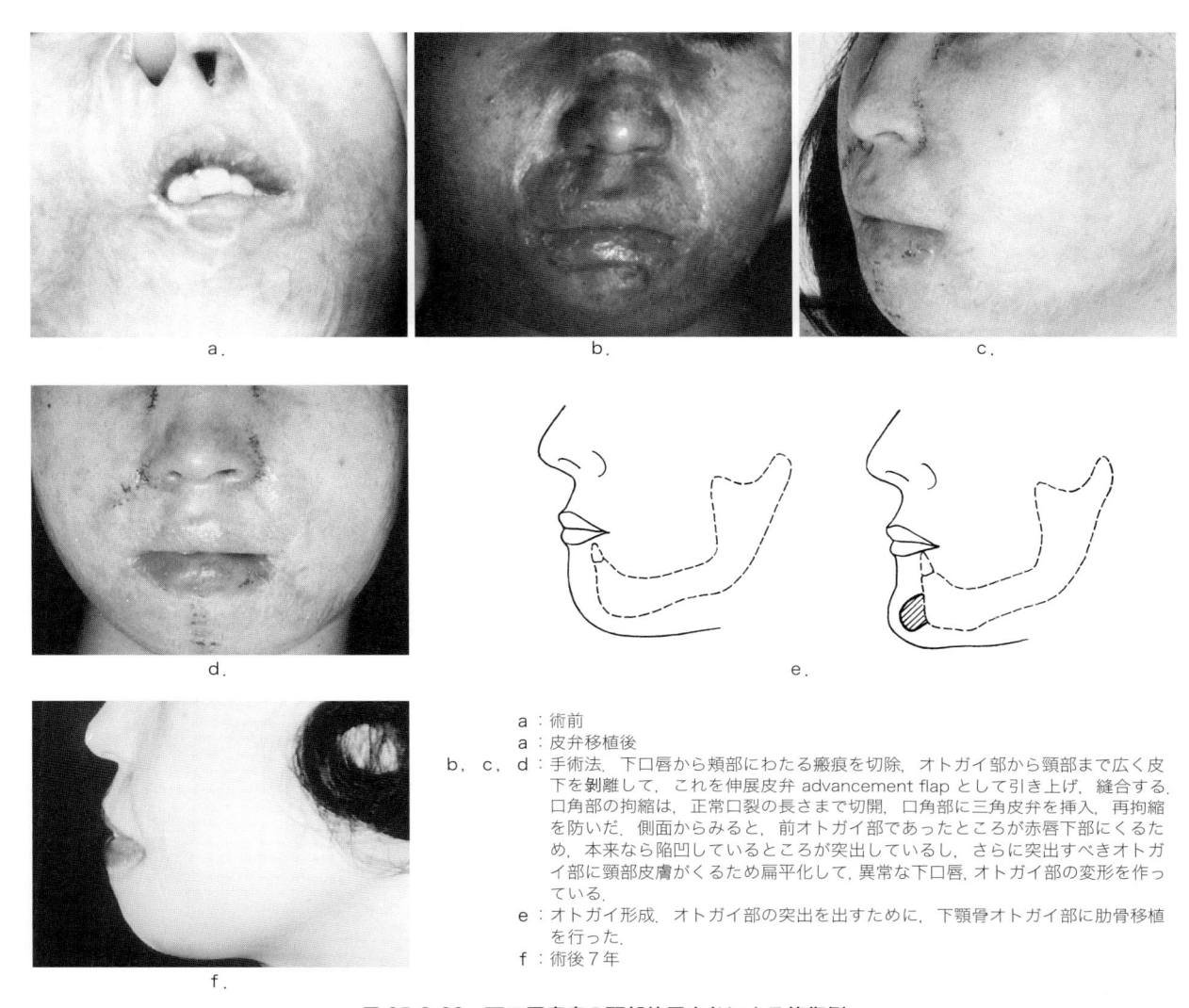

a：術前
a：皮弁移植後
b，c，d：手術法．下口唇から頬部にわたる瘢痕を切除，オトガイ部から頸部まで広く皮下を剥離して，これを伸展皮弁 advancement flap として引き上げ，縫合する．口角部の拘縮は，正常口裂の長さまで切開，口角部に三角皮弁を挿入，再拘縮を防いだ．側面からみると，前オトガイ部であったところが赤唇下部にくるため，本来なら陥凹しているところが突出しているし，さらに突出すべきオトガイ部に頸部皮膚がくるため扁平化して，異常な下口唇，オトガイ部の変形を作っている．
e：オトガイ形成．オトガイ部の突出を出すために，下顎骨オトガイ部に肋骨移植を行った．
f：術後 7 年

図 25-2-66　下口唇瘢痕の頸部伸展皮弁による修復例

（鬼塚卓弥：交通医 22：204，1968 を参考に著者作成）

の形態からいえば，前者のほうが優れている．tissue expander の使用も考慮する．

f) 胸部よりの皮弁

頬部の項で述べたように，tumbler flap 法，あるいは D-P 皮弁で胸部の皮弁を移動する方法がある．

g) 遊離吻合皮弁 free flap

一期的に，手術できないときは，まず吻合皮弁を考える．

c. 口角部瘢痕

口角部は，上下口唇瘢痕のときに同時に修正するが，原則は口角の牽引されている方向によって Z 形成術（**図 25-2-25**）を行う．

C. 口唇，口蓋の欠損
lip defect, palatal defect

❶一般的事項

口唇欠損の修復は，外表としての皮膚ばかりではなく，粘膜側の修復も必要である．この際にはできるだけ粘膜を利用し，どうしても口唇粘膜に余裕がないときは皮膚を用いる．

赤唇の形成は，口唇粘膜あるいは舌端を利用し，それらを利用できない場合は，化粧による．Barsky（1964）は，刺青してもよいというが，日本人には馴染まない．

男性の場合は，皮膚と同時に毛髪も必要である．この場合は，オトガイ下部または頭部よりの皮弁で修復する．

口唇欠損の修復の場合は，周囲採皮部の変形を合併しやすく，これらの二次的修正術が必要であることが多い．

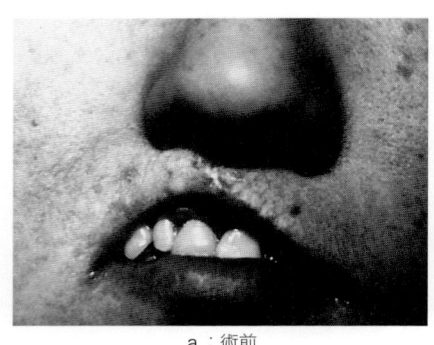
a：術前

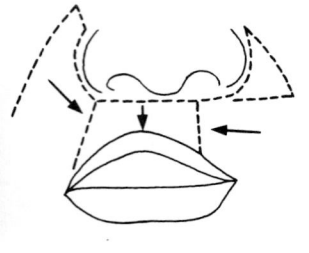
b：手術法

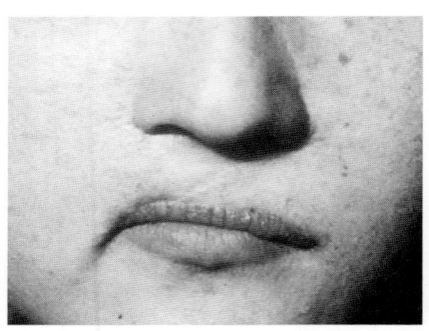
c：術後

図 25-2-67　上口唇放射性皮膚炎

上口唇を点線のごとく切開，反転，口腔側を作り，その上に右鼻唇溝部皮弁と左頬部皮弁を移植して上唇欠損部を修復．赤唇欠損部には tongue flap で舌組織の移植を行った．

(鬼塚卓弥：手術 21：621, 1967 より引用)

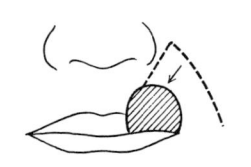
a.

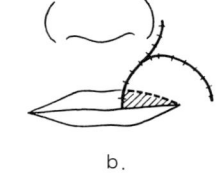
b.

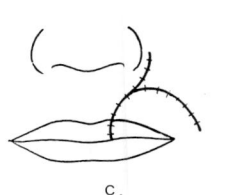
c.

図 25-2-68　鼻唇溝皮弁と口唇粘膜による修復法

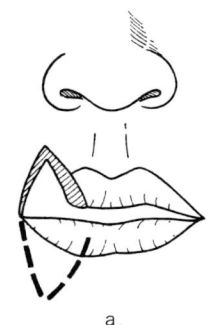
a.

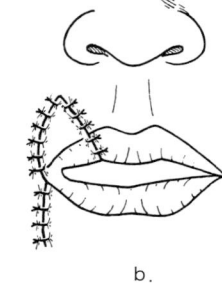
b.

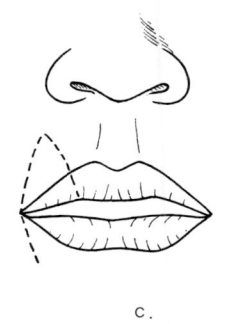
c.

図 25-2-69　逆 Estlander 法

　外傷後，創を一次的に閉鎖するには，あまりに大きい場合は，一時的に創縁を縫合し，二次的に形成術を行う．

　悪性腫瘍摘出後の場合は，その再発を考慮して経過を観察，二次的に形成術を行う場合もあるが，口唇にくる悪性腫瘍は，臨床的には比較的良性である場合が多く，できれば，心理的な面からも，一次的に形成術を行ったほうがよい．

　口唇部の全欠損を皮弁で形成する場合は，形成後の口唇部がまるくなりやすく，

　義歯などによる矯正を必要とすることもある．

　遊離吻合皮弁 free flap は，常に考慮する必要がある．

❷上口唇欠損

a.　側方部欠損

1）鼻唇溝部皮弁

皮膚とともに粘膜をつけたまま移植する（図 25-2-67, 図

25-2-68）. V-Y 皮膚筋粘膜複合皮弁法（中島 1996）.

2）頬部皮弁

頬部よりの伸展皮弁である（図 25-2-67, 図 25-2-68）.

3）下口唇弁（Abbe-Estlander 法）

　Estlander flap の逆方向の皮弁法である（図 25-2-69 ～図 25-2-71）. すなわち，下口唇より皮弁を反転させ，上口唇欠損部を修復する方法で，口角部は二次的に前述の口角形成術を行う（図 25-2-71）.

　Abbe flap 法：唇裂形成術上しばしば用いられる方法で，下口唇を反転させて移植する（図 25-2-72, 図 25-2-73）. Kazanjian (1959) は上口唇赤唇部が残存している場合は，Abbe 法と残存赤唇部を利用し，下口唇の緊張を防ぐ方法を報告している．

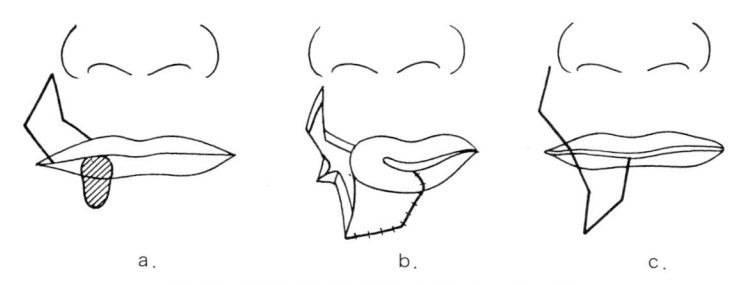

図 25-2-70　口角部を残す Estlander 法

自然な口角を再建することは難しいので，できれば口角部を残した唇弁を作成することが望ましい．

(Balch CR：Plast Reconstr Surg 61：457, 1978 より引用)

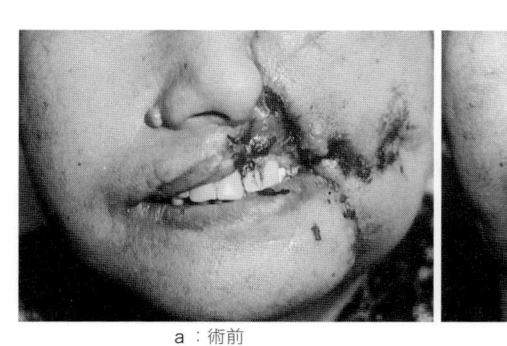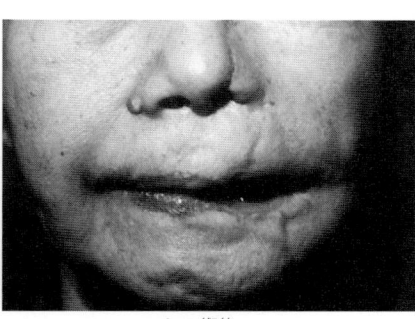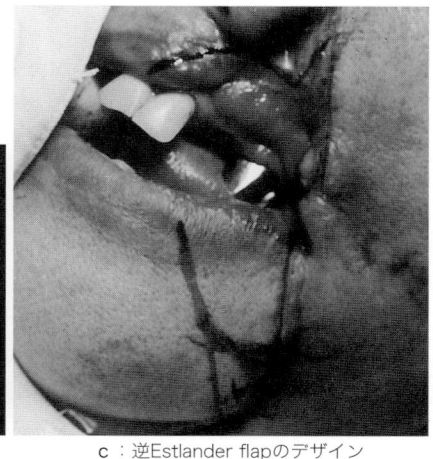

a：術前　　　　　　　　　　b：術後　　　　　　　c：逆Estlander flapのデザイン

図 25-2-71　交通事故による口唇頬部組織欠損の逆 Estlander flap による修復例

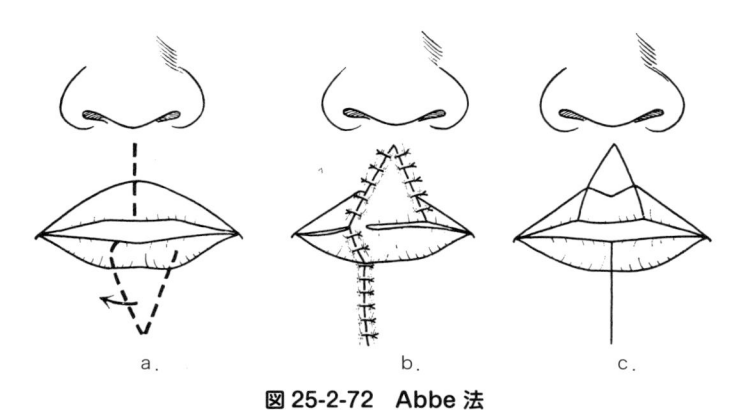

図 25-2-72　Abbe 法

b.　中央部欠損

1）頬部皮弁

図 25-2-74 のように両側頬部よりの伸展皮弁である．これに対して Szymanowski の方法（Barsky ら 1964），Atyekin ら（2003）の方法も，ほぼ同じである（図 25-2-30）．

2）下口唇皮弁

Abbe 法である（図 25-2-72，図 25-2-73）．

3）鼻唇溝部皮弁

図 25-2-36，図 25-2-68，図 25-2-74，図 25-2-75，図 25-2-78 ～図 25-2-80 のような方法である．これに Abbe 法を併用する場合もある（図 25-2-79）．

4）下口唇部皮弁

5）オトガイ下部皮弁

オトガイ下部皮弁を用いる場合は，裏打ちが必要である

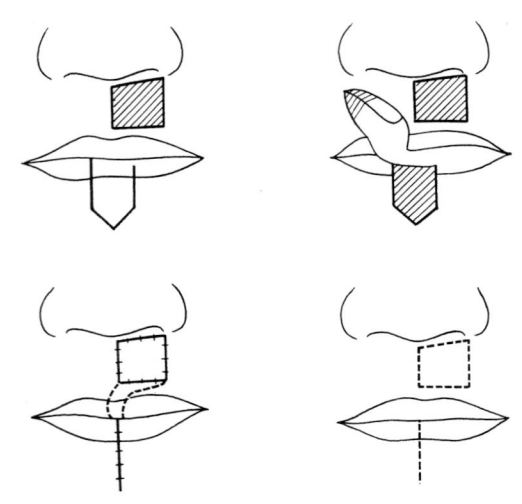

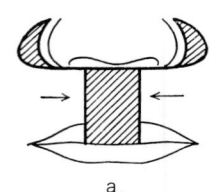 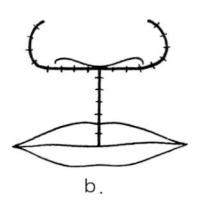

a.　　　　　b.

図25-2-74　鼻唇溝よりの伸展皮弁

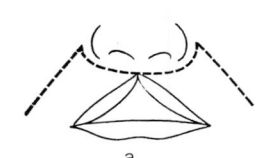 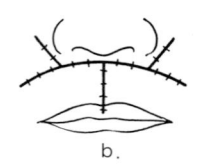

a.　　　　　b.

図25-2-73　特殊なAbbe法
(Converse JM：Plast Reconstr Surg 57：442，1976を参考に著者作成)

図25-2-75　鼻唇溝皮弁による修復法
(Hunt HL：Plastic Surgery of the Head, Face and Neck, Lea & Febiger, p327, 1926より引用)

が，口唇粘膜が利用できない場合は，頬部皮弁を反転して裏打ちとする．

6) 遠隔皮弁

この方法は，辺縁皮弁，隣接区域皮弁が利用できない場合，たとえば周囲が瘢痕化している場合や，周囲に瘢痕が残るのを好まない場合に，頭部や胸部，腹部などの皮弁を用いる．この場合は，筋機能がないことから発声や食事摂取に際して障害を残すことがあるので，その予防として，筋肉のみを鼻唇溝部より移植することがある．

❸下口唇欠損

下口唇欠損は，下口唇横径の1/3から1/2以上の欠損でも縫縮可能である．これより大きい欠損の場合はいろいろな方法で被覆しなければならない（Kazanjian 1959）．

a.　側方部欠損

1) Estlander法（1872）

上口唇外側部を回転移植する方法である．

2) 逆Abbe法

Abbe法を逆に行えばよいが，上口唇の変形も著明になる．

3) Fan flap法

これは上口唇に，図25-2-77，図25-2-80のような切開を行い，下口唇に移動縫合する．採皮部は縫縮可能である．

4) 鼻唇溝部皮弁

図25-2-81は，鼻唇溝部皮弁の一例である．

b.　中央口唇部欠損

次のように，いろいろな方法がある（Kazanjian 1959）．

1) Buck法

側方部の残存口唇皮弁を中央部に移動し，採皮部にEstlander法を行う方法である（図25-2-82）．

2) 二重Estlander法

Estlander法を両側に併用する（図25-3-8）．

3) 逆Abbe法

Abbe法の逆方向の口唇皮弁で修復する方法で，これにはStein法，Kazanjian法などいろいろな変法がある．

4) Weber法

下口唇上方の欠損に用いられ，上口唇におけるTeale法と同じ原理で，両側より三角皮弁を伸展させる（図25-2-54）．

5) 頬部皮弁

欠損部が大きい場合は，頬部よりの皮弁を利用する（図25-2-81，図25-2-83）（Atekinら2003，Rudkinら2003）．

6) 鼻唇溝部皮弁

両側鼻唇溝部皮弁を用いるが，粘膜のない場合は，片側皮弁を裏打ちに利用，他側皮弁で外表を形成する．あるいは，1側の鼻唇溝皮弁と他側の血管柄付き頬部粘膜弁で裏打ちする（瀬野ら1996）．

7) オトガイ下部皮弁

頬部の皮弁を裏打ちに利用し，オトガイ下部の皮弁を外表に移植する．あるいは舌弁と併用する（田中ら2003）．

8) 遠隔皮弁

上口唇と同じく，一応，最後の修復法である．通常，頭部皮弁，頸部皮弁，胸部あるいは腹部皮弁を用いる．もちろん，裏打ちとしては遊離植皮をしておく．

9) 遊離吻合皮弁 free flap

複数回の手術が予測されるときは吻合皮弁の可否を検討すべきである．

Jengら（2005）は，口唇欠損の60％以下では局所皮弁を含めた単純吻合皮弁を，60％以上では長掌筋腱付前腕吻合皮弁，および下顎骨の欠損があれば，大腿筋膜付双茎吻合

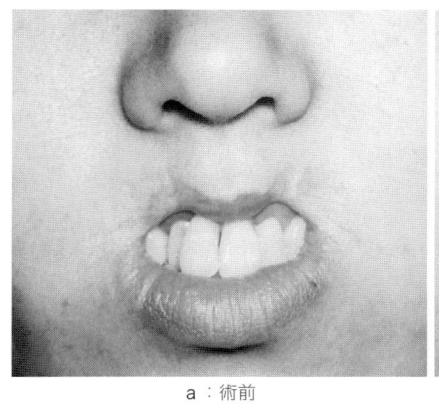

a：術前

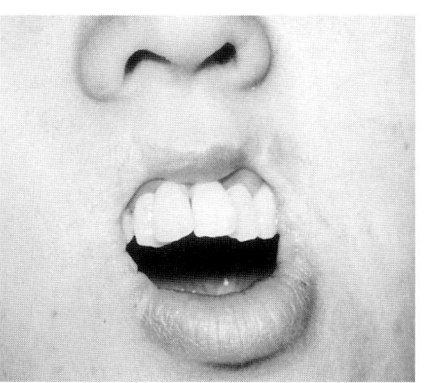

b：術前

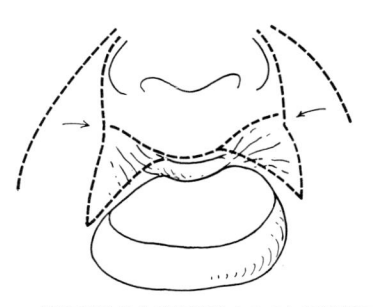

c：瘢痕切除および拘縮除去ののち両側鼻唇
溝部皮弁で上口唇皮膚欠損部を補填
（第1回手術法）

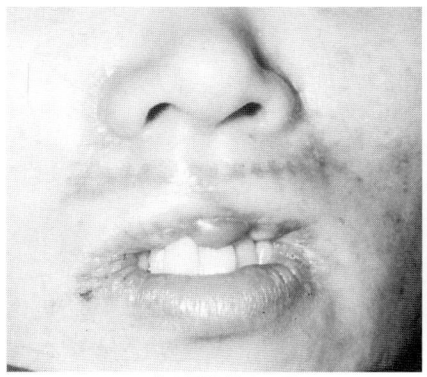

d：第1回術後2ヵ月

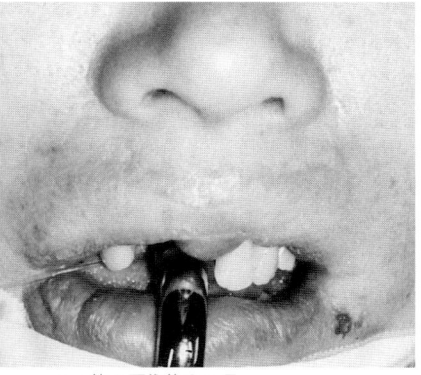

e：第1回術後3ヵ月
赤唇部欠損を舌弁で修正前．

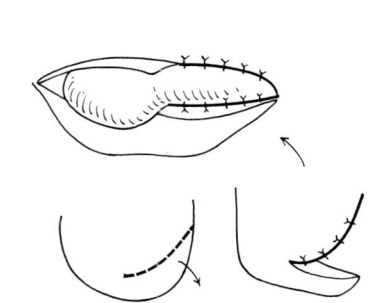

f：舌弁による赤唇部再建法
（第2回手術法）

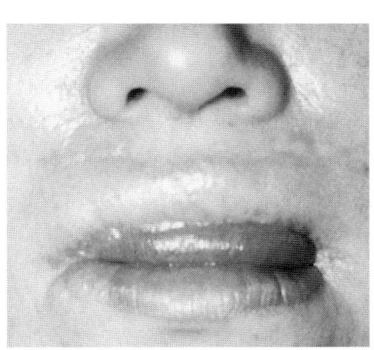

g：第2回術後1ヵ月

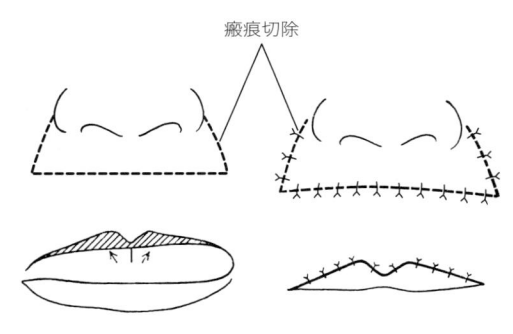

h：第2回術後2ヵ月目に赤唇部の異常なくびれと
膨らみを修正するための手術法　（第3回手術）

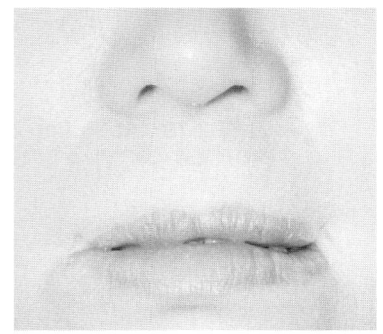

i：第3回術後3年3ヵ月

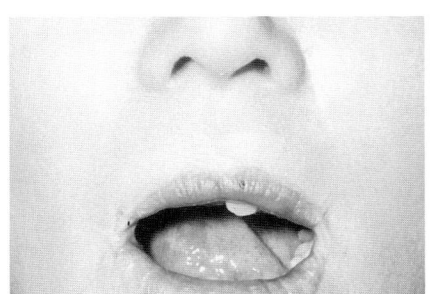

j：第3回術後3年3ヵ月

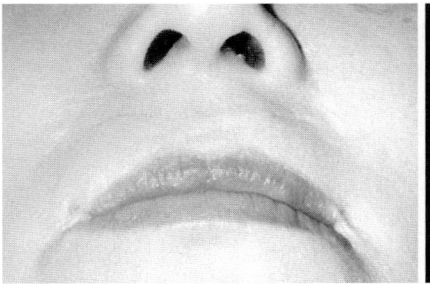

k：第3回術後3年3ヵ月

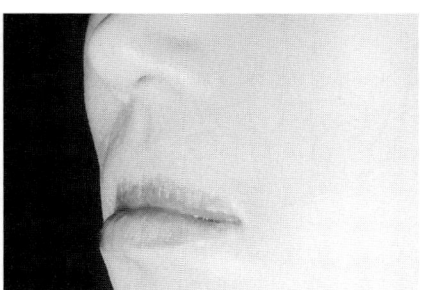

l：第3回術後3年3ヵ月

図 25-2-76　上口唇の水癌による変形

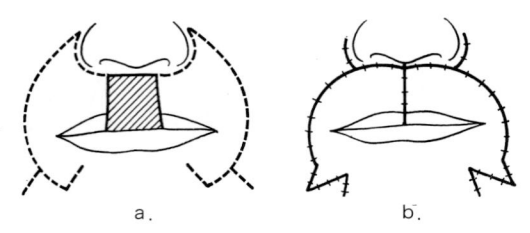

図 25-2-77　fan flap
(Converse JM : Reconstructive Plastic Surgery, Saunders, p1549, 1977 より引用)

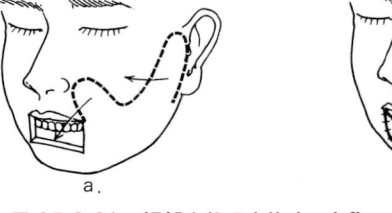

図 25-2-81　頬部よりの bilobed flap による下口唇再建
(Grabb WC : Skin Flaps, Little Brown, p210, 1975 より引用)

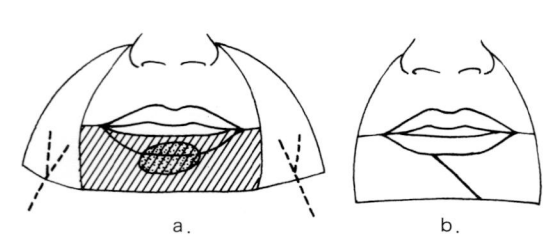

図 25-2-78　gate flap
(Fujimori R: Br J Plast Surg 33 : 340, 1980 より引用)

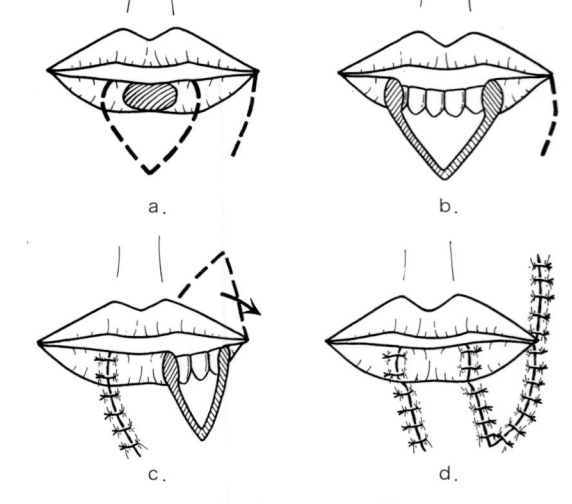

図 25-2-82　Buck 法
(Kazanjian VH et al : The Surgical Treatment of Facial Injuries, Williams & Wilkins, p784, 1959 より引用)

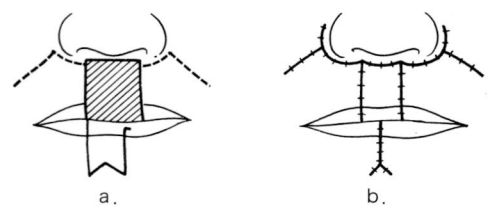

図 25-2-79　Abbe flap と鼻唇溝弁
(Converse JM : Reconstructive Plastic Surgery, Saunders, p1551, 1977 より引用)

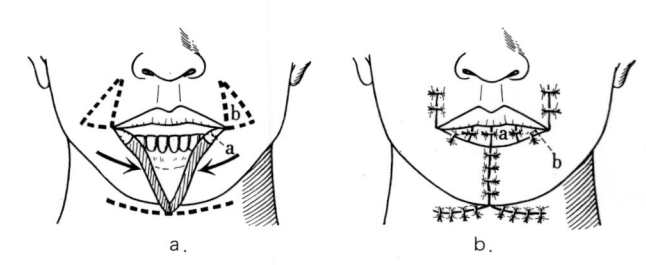

図 25-2-83　頬部よりの伸展皮弁法
(Padgett EC : Plastic and Reconstructive Surgery, Thomas, p436, 1948 より引用)

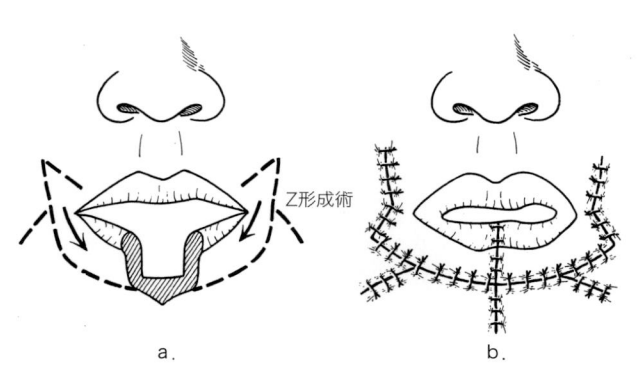

図 25-2-80　fan flap
(Kazanjian VH et al : The Surgical Treatment of Facial Injuries, Williams & Wilkins, p784, 1959 より引用)

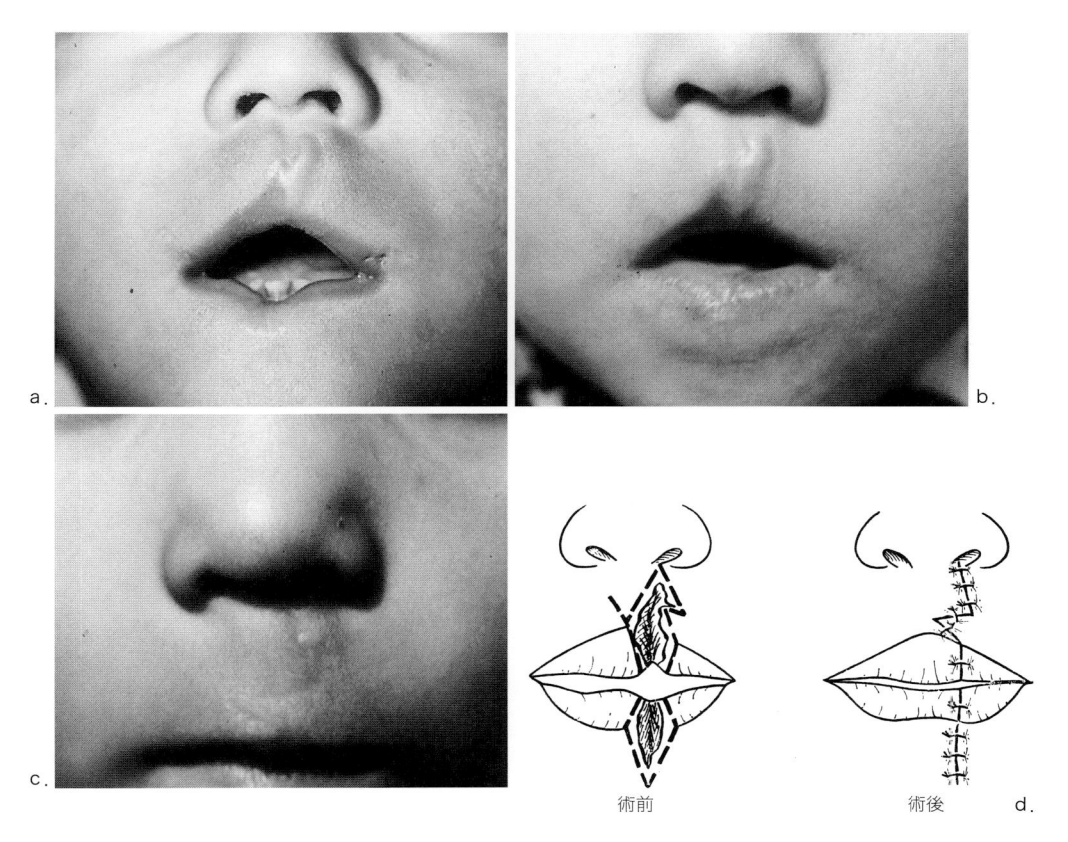

a：術前，b：下口唇術後1年，c：上口唇術後6ヵ月目，d：手術法

図 25-2-84　上下口唇の電撃傷

（鬼塚卓弥：形成外科 9：124, 1966 より引用）

皮弁という algorithm を作っているが，要は，症例毎に，検討すべきであり，拘り過ぎてはいけない．

❹口唇電撃傷 electrical burn of lipb

第3章-6「電撃症」の項参照．

a.　原因

原因としては，裸線，さしこみプラグ，コンセント，ヒューズなどを舐めたことから起こる．この場合，手足など身体の一部が水道や濡れた場所などに接地していると，電流は体内を通過し，口唇電撃傷は少ない．

Thomson ら（1966）は，身体が接地しないと，プラグや電線の両極が口唇粘膜を通ってスパークを起こし，電撃傷を生じるという．すなわち，乾いた皮膚の電気抵抗は，単位面積あたり 40,000～100,000 Ω であるのに，粘膜はわずかに 100 Ω と少ないために，電流は一極から抵抗の少ない粘膜を通って他極に流れやすい．しかも，このときにオームの法則で流れる電流も多くなり，生じるジュール熱も電流の2乗に比例して大きく，組織に高度の損傷を及ぼす．

b.　症状

症状としては，受傷時の感電条件，電気のボルト数，感電時間，感電面積，さらに接地条件や身体的条件などによって様々である．

もし接地していれば，ピリッとする感じから心室細動を起こして死に至るまでいろいろあっても，一般に，口唇電撃傷は起こらない．

接地していないと，感電条件によって，上下口唇，口角部，舌，歯槽，顎部などまで障害され，電撃傷の特徴としての深部組織まで強くおかされるようになる．

局所変化としては，皮膚，筋層，粘膜の壊死，その周囲の発赤，浮腫，口唇，舌の運動障害を起こし，さらに電撃傷のもうひとつの特徴として，血栓形成による受傷範囲の拡大があり，受傷直後に比べて，次第に受傷範囲が大きくなる．

また，血管壁がもろくなり，口唇動脈から二次的出血をきたすこともあって，そのために血液の誤飲とともに舌浮腫などによって，呼吸障害あるいは失血による二次的ショックを起こしやすい．

さらに，適切な治療が加えられないと，瘢痕拘縮による開口障害のために，食物摂取が困難となって，全身衰弱をきたし，舌損傷のために言語障害を起こすことも考えられる．

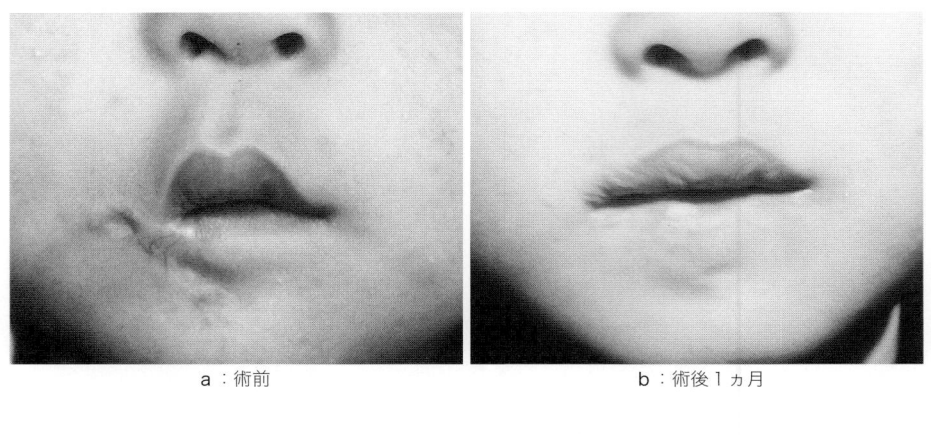

a：術前　　　　　　　　　　b：術後1ヵ月

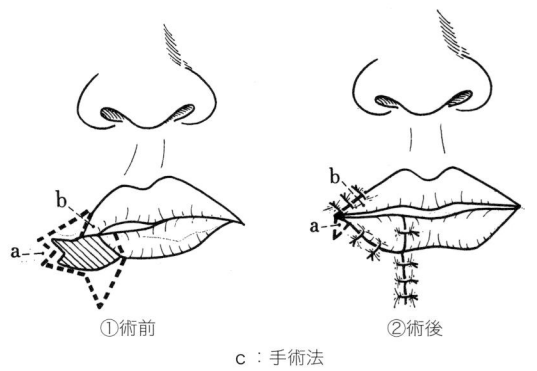

①術前　　　　②術後

c：手術法

図 25-2-85　口角部の電撃傷

（鬼塚卓弥：形成外科 9：124, 1966 より引用）

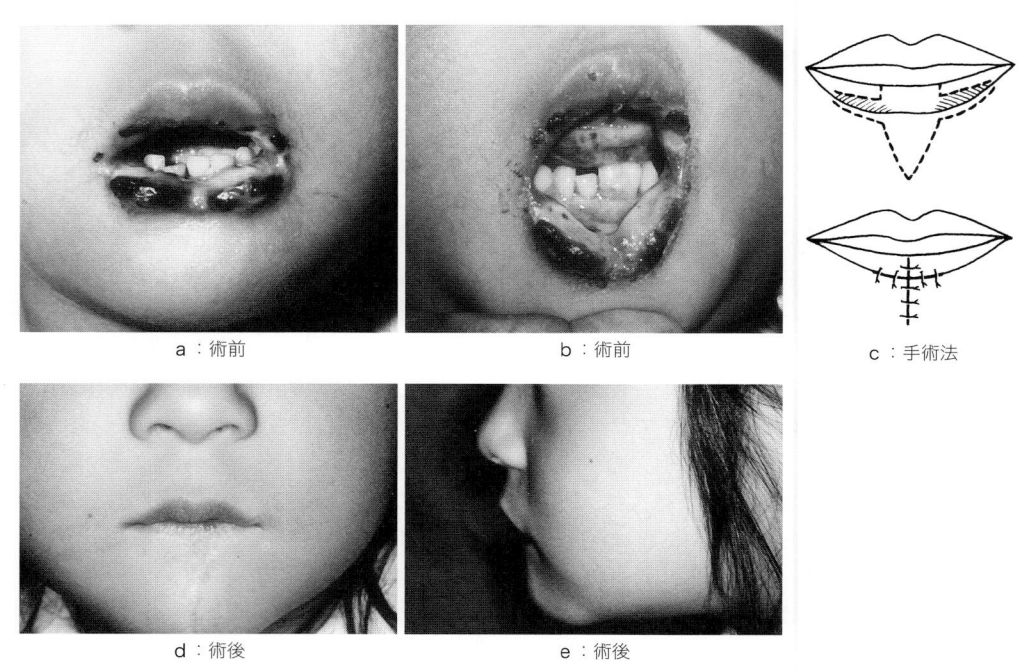

a：術前　　　　　　b：術前　　　　　　c：手術法

d：術後　　　　　　　e：術後

図 25-2-86　口唇電撃傷の V 字型下口唇
切除による修復.

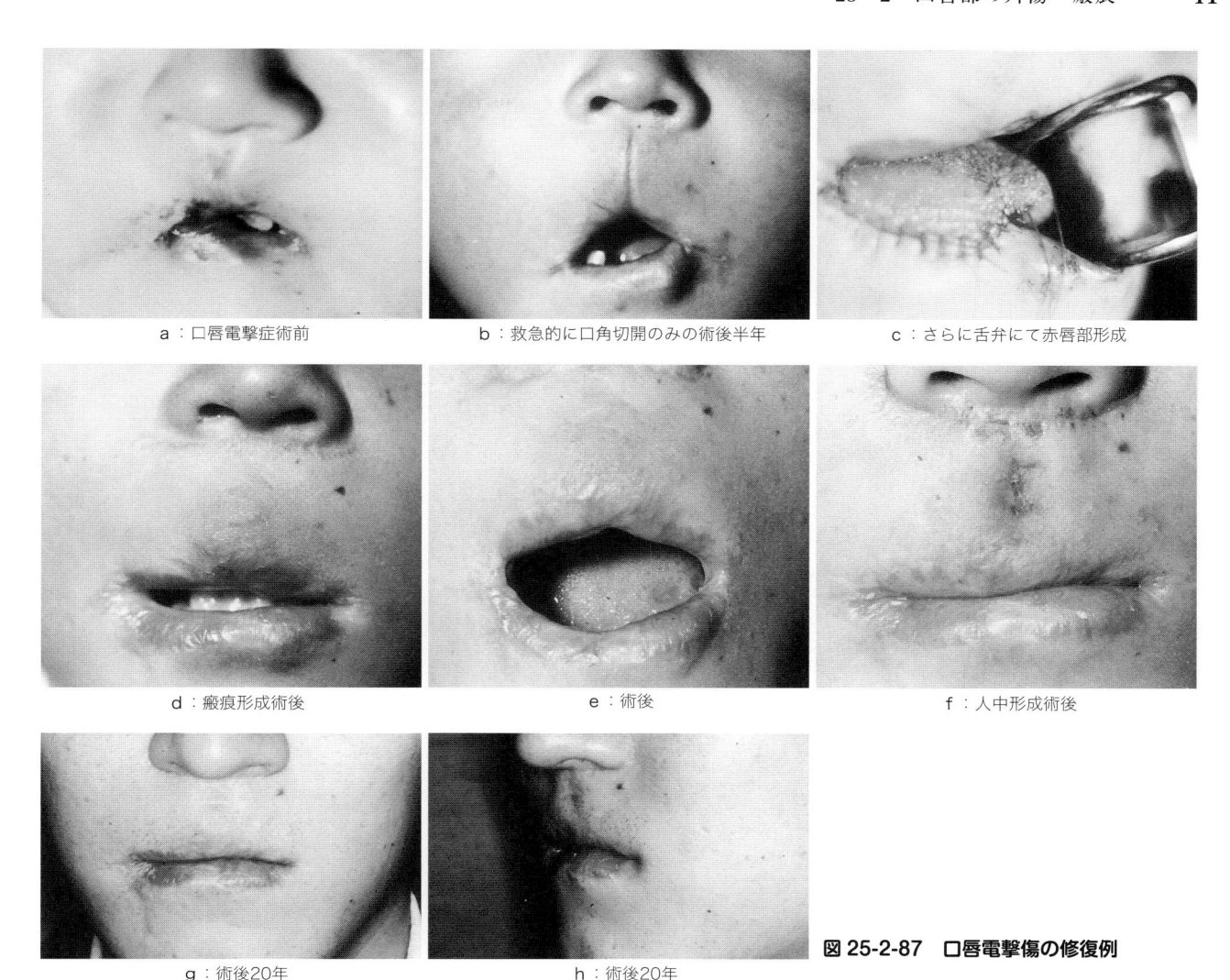

a：口唇電撃症術前　　　b：救急的に口角切開のみの術後半年　　　c：さらに舌弁にて赤唇部形成

d：瘢痕形成術後　　　e：術後　　　f：人中形成術後

g：術後20年　　　h：術後20年

図 25-2-87　口唇電撃傷の修復例

c.　治療
1) 全身療法
　原則として，電気ショックによる全身的影響，特に心臓，呼吸機能への影響を調べ，障害があれば，それぞれ適切な治療を行う．

2) 局所療法
　通常の深部熱傷に対すると同じように行えばよいが，電撃傷の場合は，①受傷後12時間内に手術するという説，②受傷範囲の拡大，二次的出血の危険などからまず保存的治療を行う説とがある．

　しかし，口唇電撃傷の場合は，自然治癒が比較的早く，しかも瘢痕拘縮により，小口症や開口障害を起こしやすく，また，食物摂取不全から全身衰弱をきたすので，状況に応じてできるだけ早くこれらの障害を取り除き，全身状態の改善を図る．

　しかし，本格的口唇形成術は，機能だけでなく形態的改善をはからねばならないので，瘢痕組織のおさまるまで，

手術を延期するほうが好ましい．著者（1966）の症例では，救急手術を除いて，いずれも6ヵ月以降に手術を行った．

　文献的には，薄（1975）は6ヵ月，林（1968），当山ら（1975）は1年後の手術，湊ら（1979）は硬結と緊張のとれる時期としている．

3) 手術法
　原因が電撃傷によるものに関係なく，一般の口唇瘢痕に対する手術法を適応できる．しかし，口唇電撃傷による瘢痕の場合は，前述したように，深達性，拘縮性であるため，表層の瘢痕が小さくても，深部組織は意外に大きく損傷されていることが多い．したがって最初から口唇の全層欠損があるものと考えて，本格的な手術法，しかも，ひとつの方法だけでなく，状況に応じて適切な処置がとれるように，手術法の十分な術前検討が望ましい．

　主な手術法は，次にあげるような諸法である．

　① mucosal flap, advancement flap, sickle flap,

　② mucosal free graft

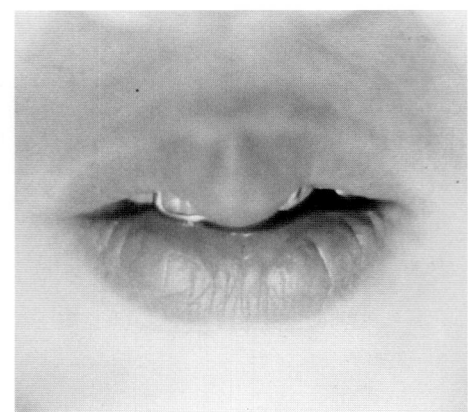

a：術前
上口唇中央部の血管腫.

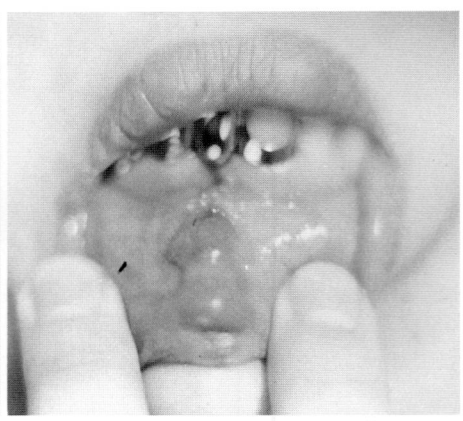

b：上口唇は切除後，下口唇は術前
下口唇の血管腫.

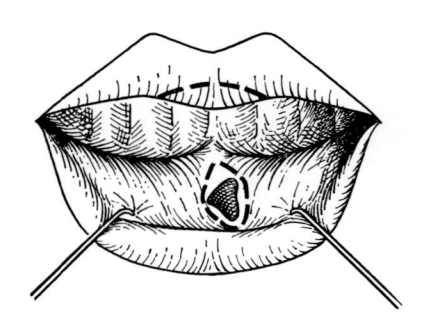

c：手術法
上下口唇の血管腫の切除範囲.

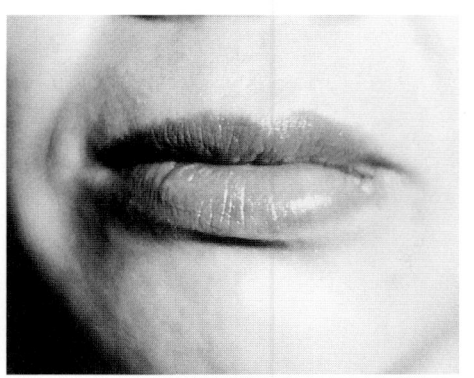

d：術後

図 25-3-1　下口唇血管腫

③ skin or mucosal Z-plasty（**図 25-2-84**）
④ wedge excision（**図 25-2-85, 86**）
⑤ commissuroplasty（**図 25-2-85**）
⑥ commissurotomy（**図 25-2-87**）
⑦ local rotation flap
⑧ Estlander flap, Abbe flap, fan flap
⑨ free skin graft
⑩ V-Y plasty
⑪ free flap

❺口蓋部の欠損

　口蓋部は腫瘍の摘出以外で欠損するのはまれである（三川ら 2004）（本章 -4-C「口蓋の先天異常」の項参照）.

25·3　口唇部・口蓋部の腫瘍
tumors of the lips and palate

A. 口唇部の腫瘍　lip tumors

❶良性腫瘍 benign tumors
a.　種類

　良性の皮膚腫瘍としては，老人性疣贅，類上皮囊腫，粉瘤，多発性丘疹状毛囊表皮腫，脂腺腫，エプーリス epulis（歯槽部にできる 1〜2cm 大の限局性軟腫瘤，刺激による反応性増殖による），線維腫，奇形腫 teratoma，過誤腫 hamartoma（胎生期の線維癒合部に生じやすい），血管腫などがみられる（**図 25-3-1 〜図 25-3-15**）.

　腫瘤型血管腫は，5〜8%にみられ，そのうち 70% 以上は 3 歳までに自然治癒するが，口唇部のそれは治り難い.

　治療は，切除，硬化剤やステロイド注射，凍結，電気凝固，ステロイド内服〔ベタメサゾン 0.4〜0.5 mg 投与，生後 4 ヵ

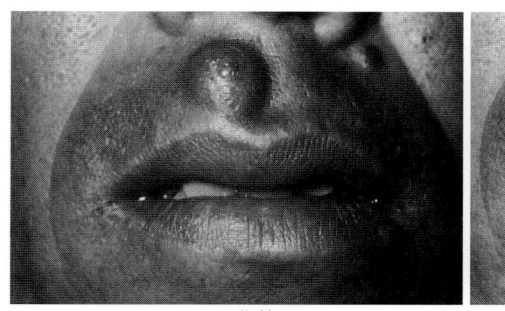
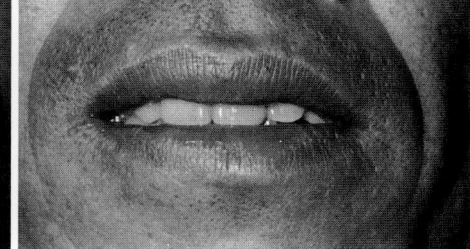

a：術前　　　　　　　　　　　　　　　b：縫縮後2ヵ月

図 25-3-2　上口唇血管腫

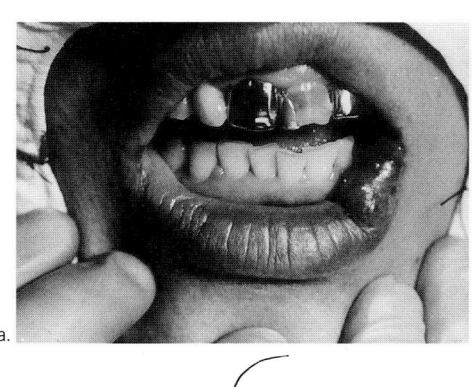
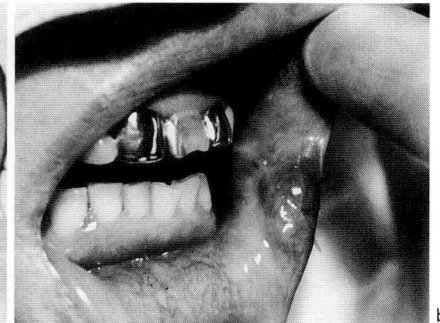

a.　　　　　　　　　　　　　　　　　b.

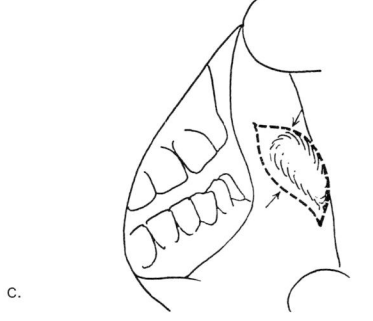
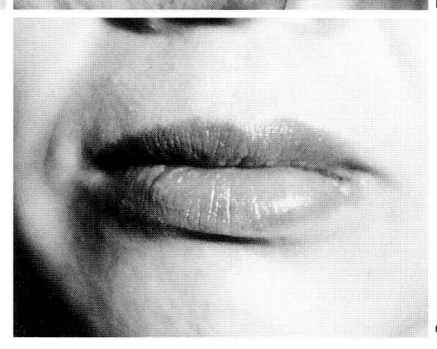

c.　　　　　　　　　　　　　　　　　d.

a，b：術前，　c：手術法のデザイン，　d：術後

図 25-3-3　下口唇血管腫
単純縫縮である．

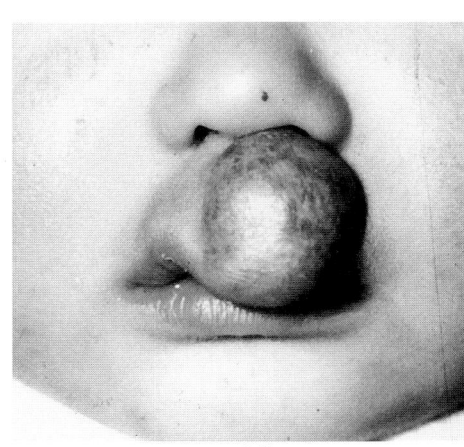
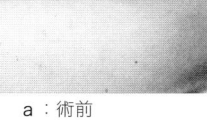
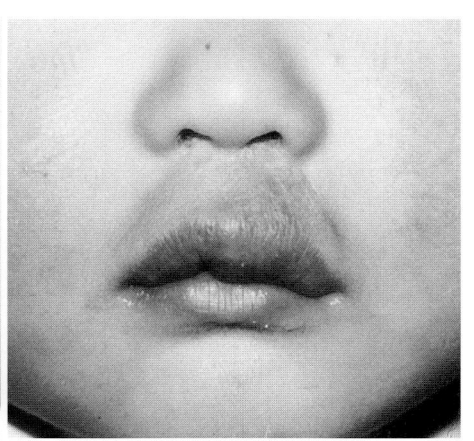

a：術前　　　　　　　　　　　　　　　b：術後

図 25-3-4　上口唇血管腫
単純切除である．

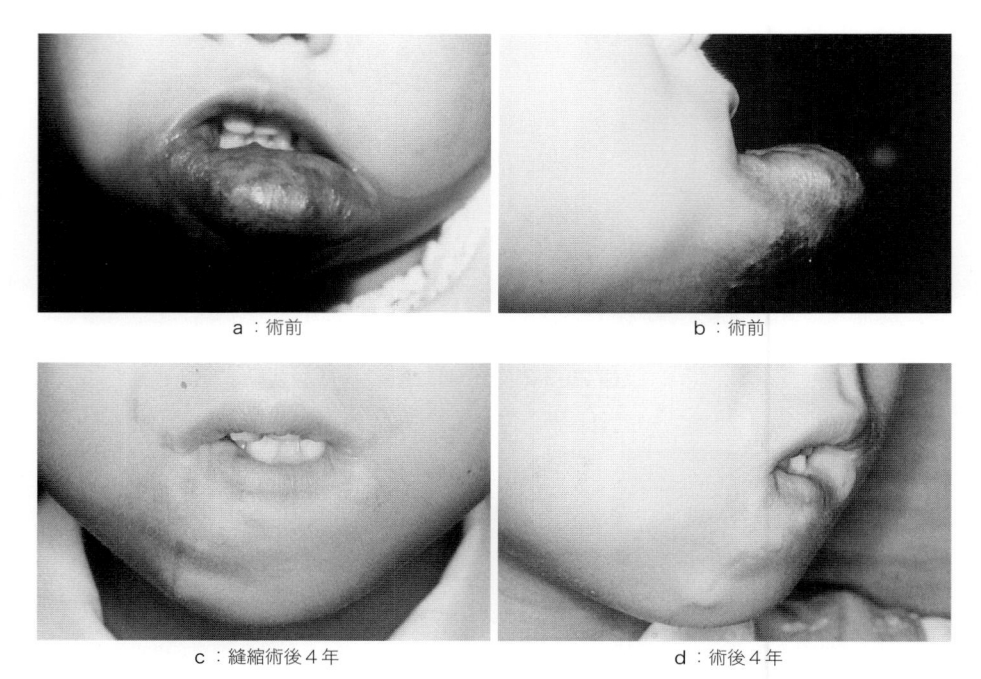

a：術前　　　　　　　　　　　b：術前

c：縫縮術後4年　　　　　　　　d：術後4年

図 25-3-5　下口唇海綿状血管腫

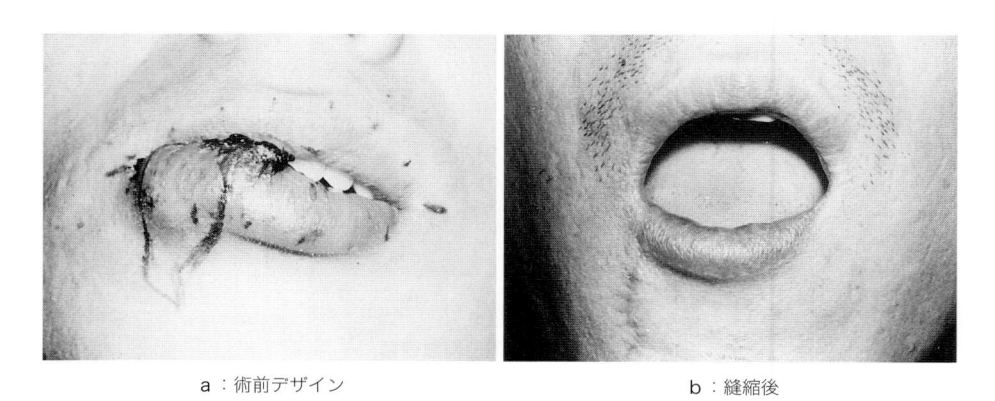

a：術前デザイン　　　　　　　b：縫縮後

図 25-3-6　下口唇血管腫

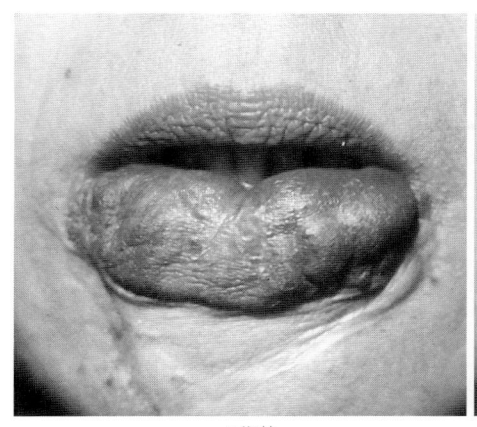
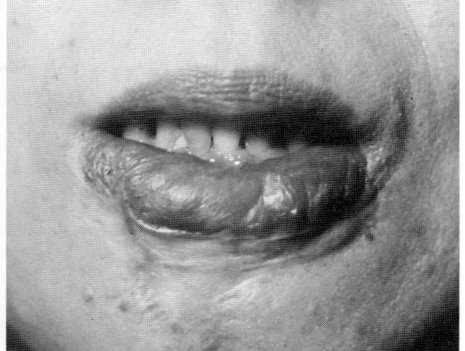
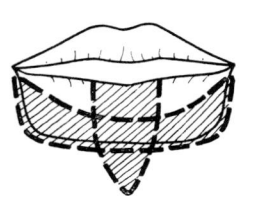

a：術前
某病院で下口唇部に植皮が行われている.

b：第1回手術. 赤唇部切除後

切除範囲

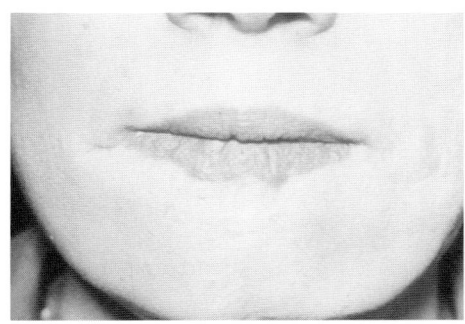
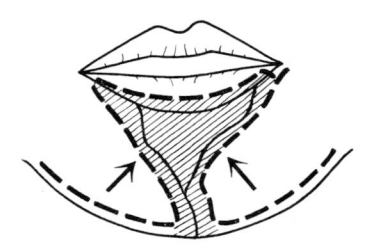

c：第2回手術. 赤唇部の切除およびオトガイ部より transposed flap

図 25-3-7　下口唇血管腫

（鬼塚卓弥：日美容外会報 3：100, 1981 より引用）

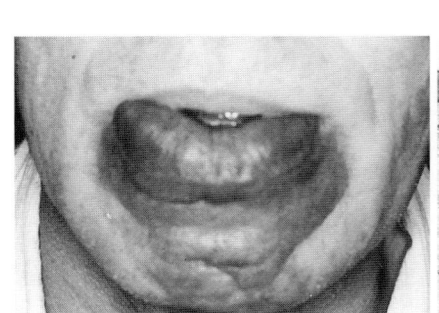
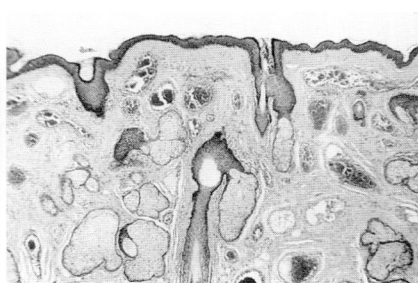
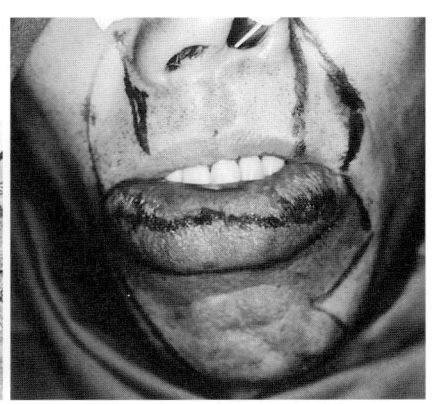

a：術前

b：組織

c：手術デザイン（下口唇切除後上口唇
より2つのEstlander flapにて修復）

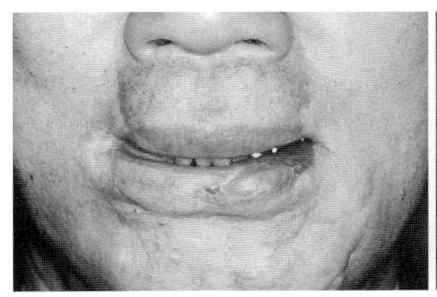
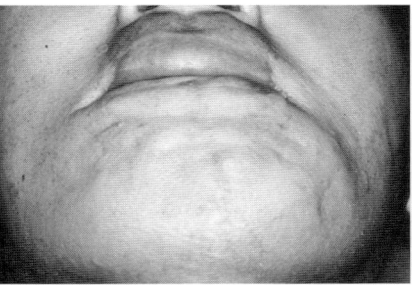
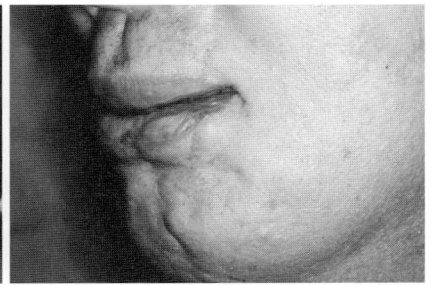

d：術後3年

e：術後3年

f：術後3年

図 25-3-8　下口唇血管腫

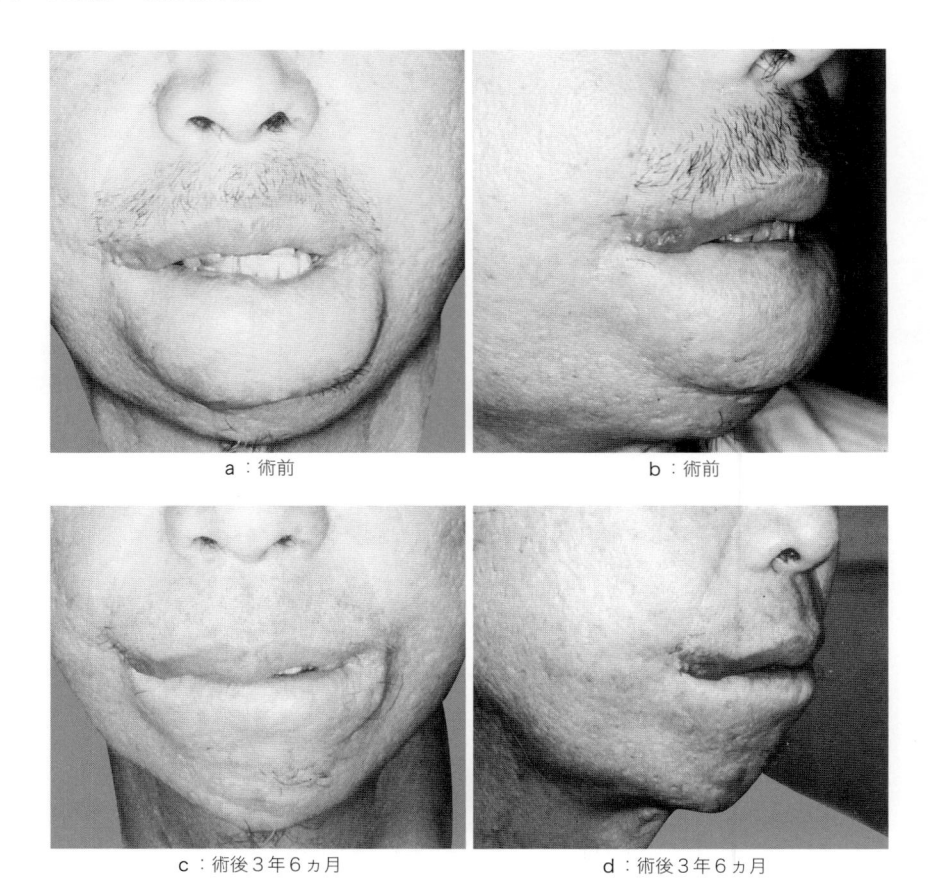

a：術前　　　　　　　　　　b：術前

c：術後3年6ヵ月　　　　　　d：術後3年6ヵ月

図 25-3-9　下口唇海綿状血管腫
くり抜き法にて血管腫切除.

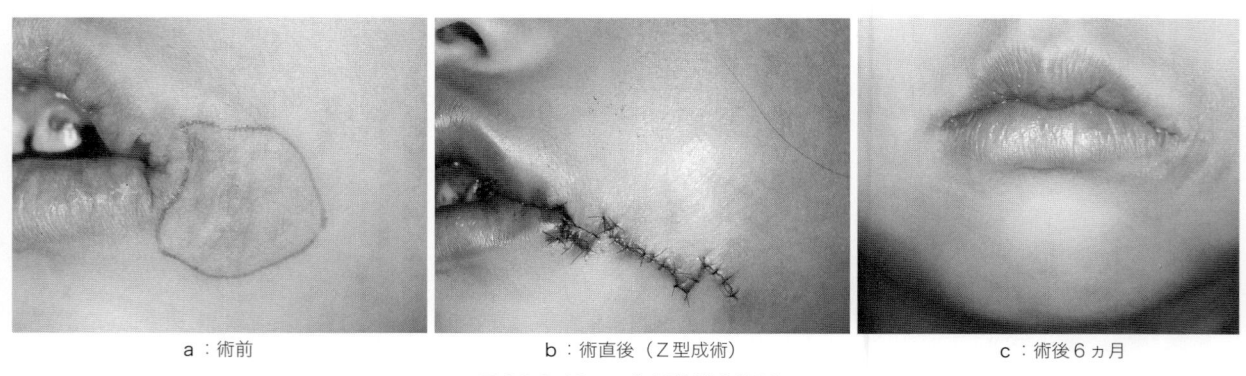

a：術前　　　　b：術直後（Z型成術）　　　　c：術後6ヵ月

図 25-3-10　口角部苺状血管腫

（飯田直成氏提供）

月までが効果がある（大島ら 1982）〕, などを case by case で行う. また, レーザー光線療法もあるが, 血管腫が筋層にまで及んでいることが多く, 適応は限られる（大島ら 1980）.

リンパ管腫も, しばしばみられるが, 口唇のみに限局するのは少なく, 頬部を含めたものが多い（**図 25-3-11**）.

母斑および母斑症としては, 脂腺母斑, 母斑細胞母斑（黒子, 獣皮様母斑などを含む）（**図 25-3-13 〜 図 25-3-15**）, Bourneville-Pringle 病, von Recklinghausen 病, Peutz-Jeghers 症候群などがある. 口唇の色素斑の治療は, Qスイッチレーザーが有効である.

❷悪性腫瘍 malignant tumors
基底細胞癌, 有棘細胞癌などがみられる.

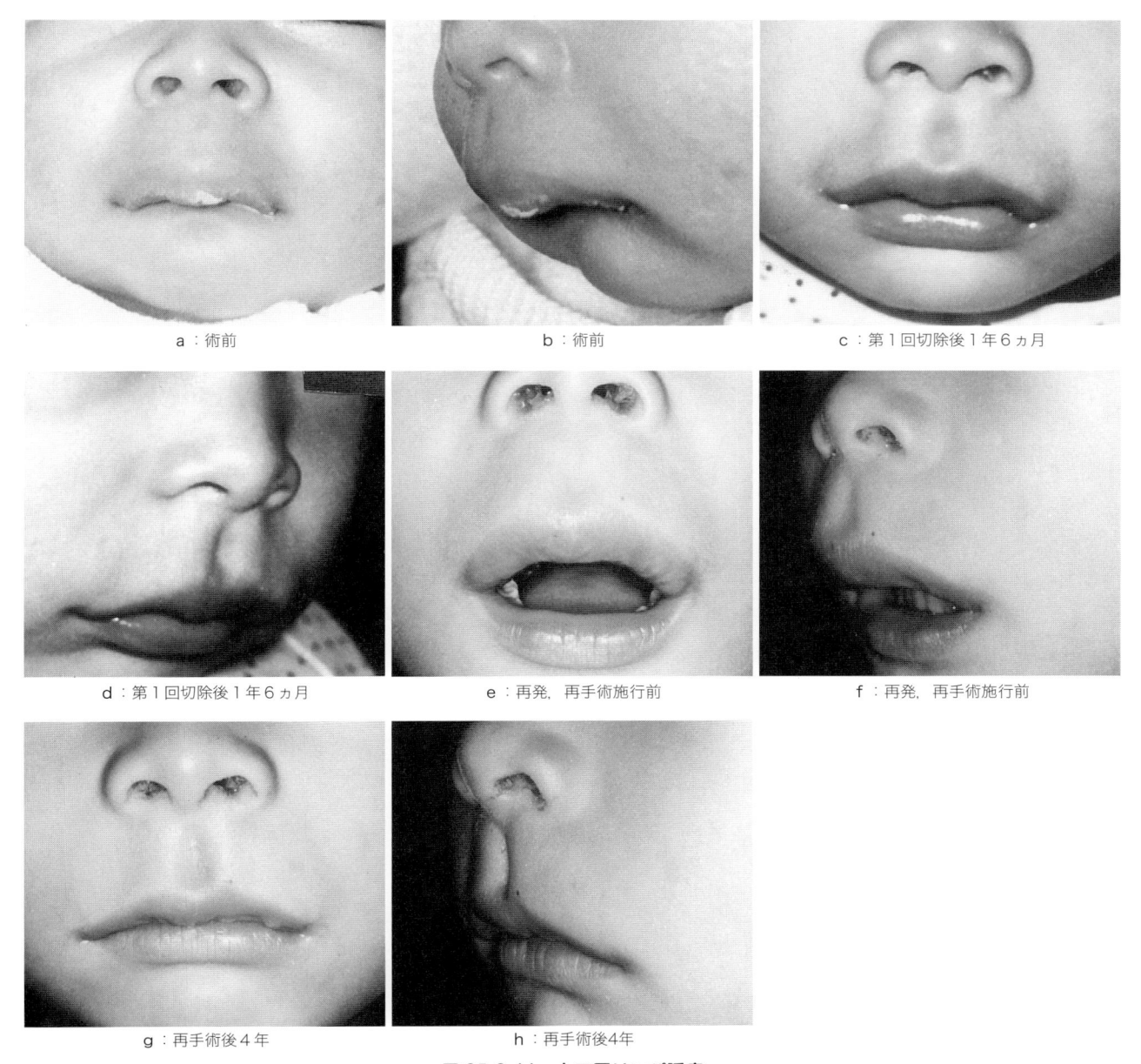

a：術前　　　　　b：術前　　　　　c：第1回切除後1年6ヵ月

d：第1回切除後1年6ヵ月　　　e：再発，再手術施行前　　　f：再発，再手術施行前

g：再手術後4年　　　　h：再手術後4年

図 25-3-11　上口唇リンパ腫瘍
手術法は口唇粘膜側から，できるだけリンパ腫瘍をくり抜き法で切除．第2回目の手術ではくり抜き切除法と人中形成術併用．

口唇に発生する悪性腫瘍の95％以上が，下口唇にみられ，組織学的に90％以上が有棘細胞癌である（Pindborg 1982）．

a.　赤唇

赤唇の悪性腫瘍切除後の欠損に対しては，口腔粘膜，口唇粘膜，舌による有茎皮弁，遊離移植などが報告されている．しかし，いずれの方法も，術後の色調や質感が異なり，欠損が大きい場合には機能的な影響も生じやすい．

b.　上口唇

赤唇を含む上口唇の欠損には，口唇動脈を茎とする皮膚，口輪筋，粘膜を含む Abbe flap がよい適応となる（図 25-3-16～図 25-3-18）．赤唇1/2 までの欠損に対して一期的再建が可能であり，口輪筋を含む筋皮弁であるため口唇のダイナミックな動きも再建できる．また上下口唇に作成可能である（図 25-3-19）（Goldstein 1984）．

c.　下口唇

下口唇全欠損に対する再建法としては，頬部皮弁を下口唇に移動させる cheek advancement 法がある．問題点としては下口唇がタイトになるため上口唇の hanging deformity を生じやすい．また bilateral fan flap は下口唇全欠損の再建に有用であり，赤唇は口腔粘膜弁，舌弁に

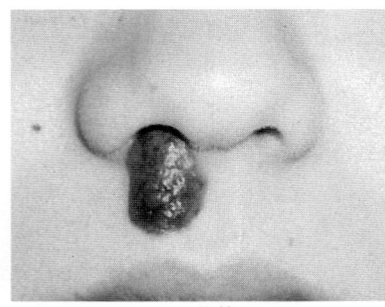
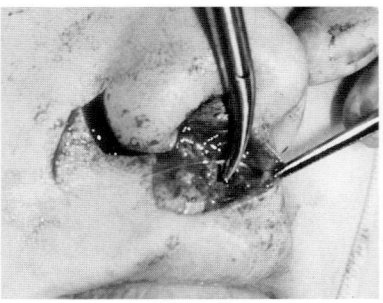
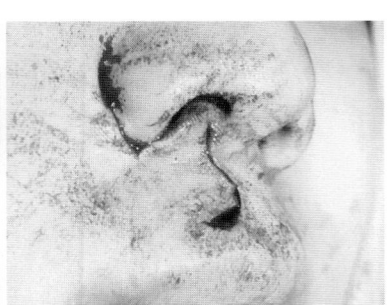

a：術前
上口唇母斑細胞母斑

b：腫瘍切除後
周囲を剥離，一度縫縮を試みるが，
不可能なため鼻唇溝部皮弁を用いる．

c：皮弁移動後

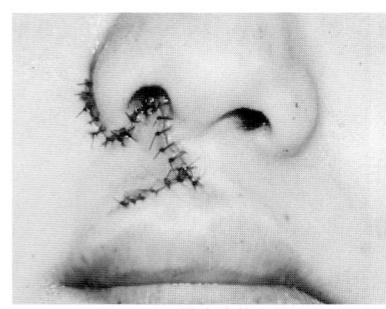
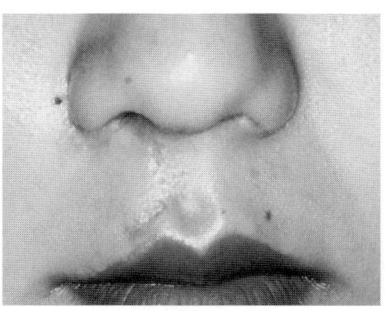

図 25-3-12　上口唇の母斑

d：縫合直後
鼻翼の多少の変形がみられるが，
この程度は経時的に改善される．

e：術後 4 ヵ月

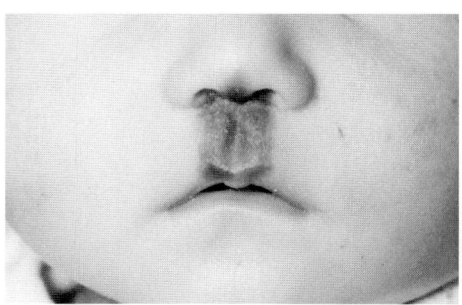
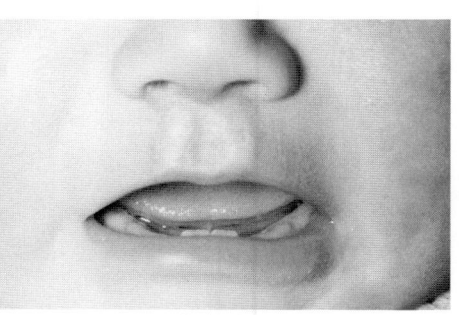

a：術前

b：削皮術後 7 ヵ月

図 25-3-13　上口唇母斑細胞母斑

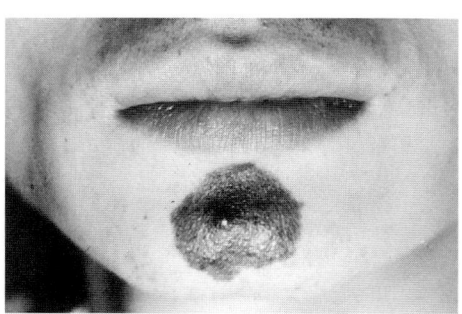
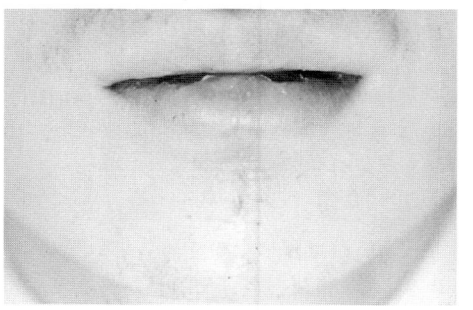

a：術前

b：術後
下口唇の菱形全層切除を行った．

図 25-3-14　下口唇オトガイ部の母斑

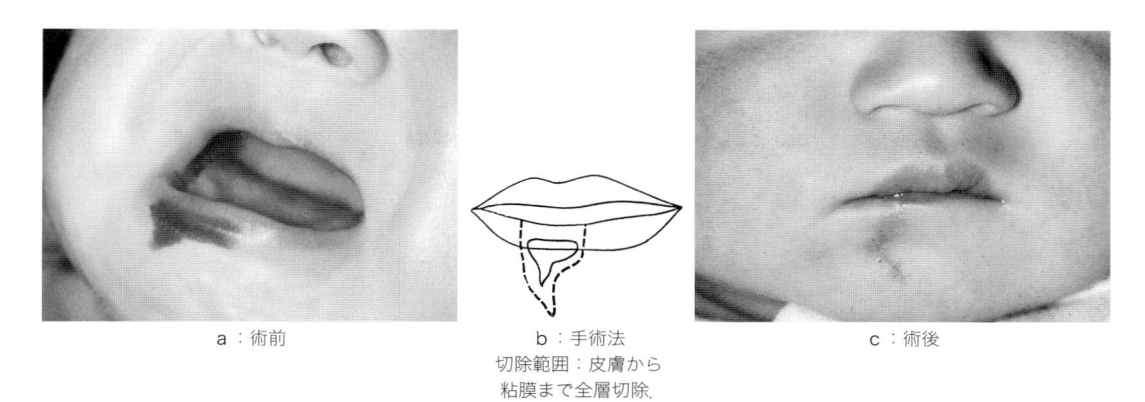

a：術前

b：手術法
切除範囲：皮膚から
粘膜まで全層切除.

c：術後

図25-3-15　下口唇母斑

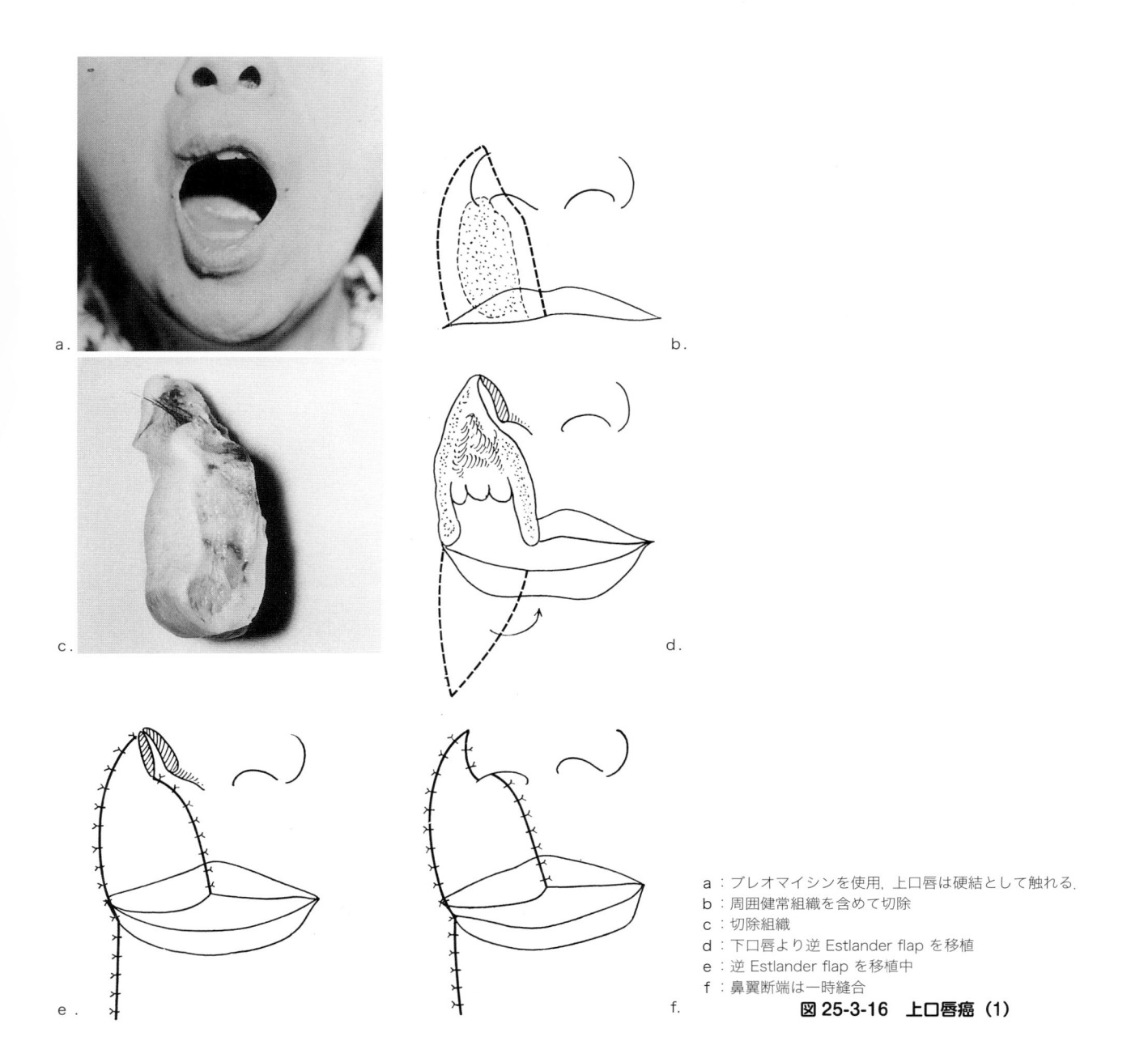

a：ブレオマイシンを使用，上口唇は硬結として触れる.
b：周囲健常組織を含めて切除
c：切除組織
d：下口唇より逆 Estlander flap を移植
e：逆 Estlander flap を移植中
f：鼻翼断端は一時縫合

図25-3-16　上口唇癌（1）

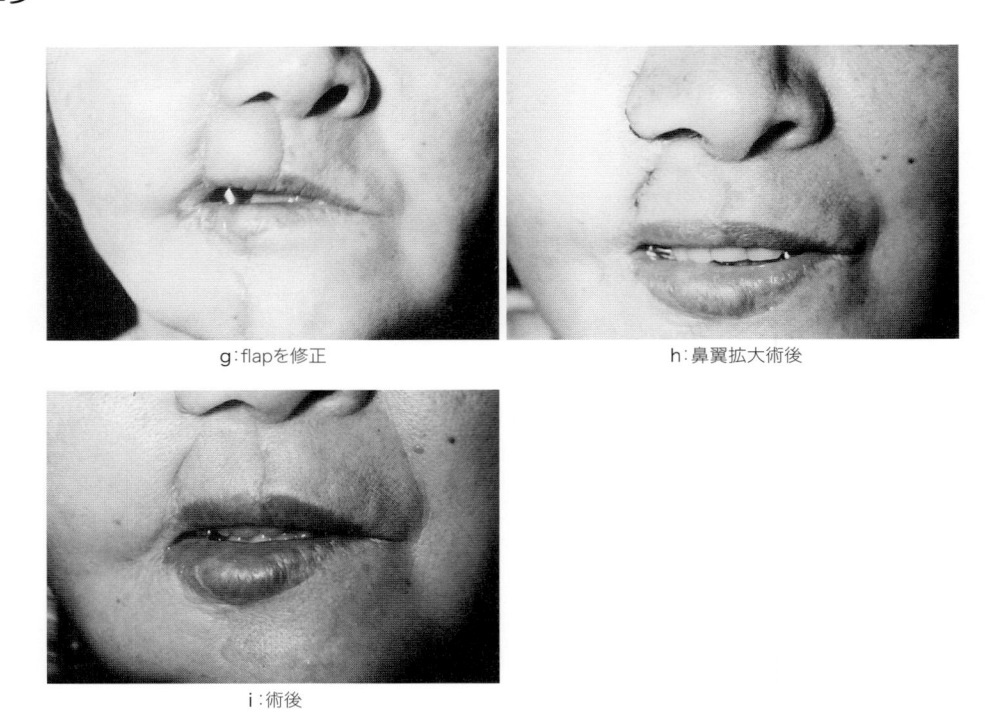

g：flapを修正　　　　　　　　　　h：鼻翼拡大術後

i：術後

図 25-3-17　上口唇癌（2）

（鬼塚卓弥：日美容外会報 3：100, 1981 より引用）

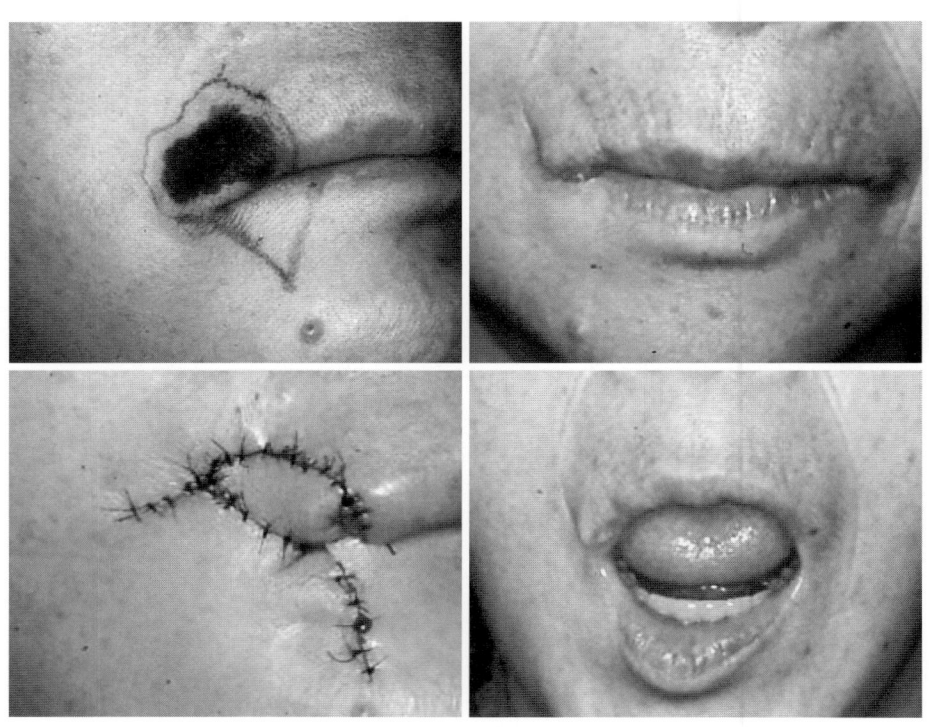

図 25-3-18　上口唇 Paget 腫瘍

（赤井秀実氏提供）

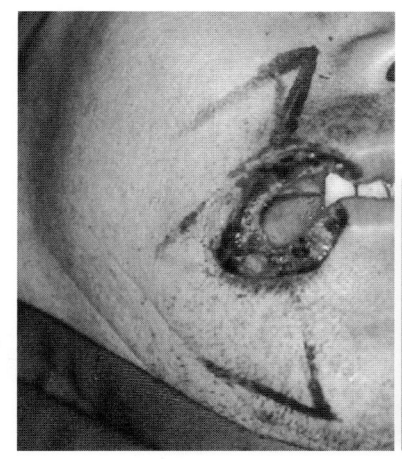
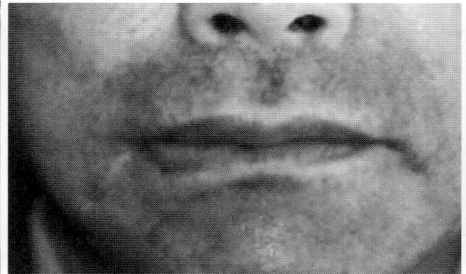
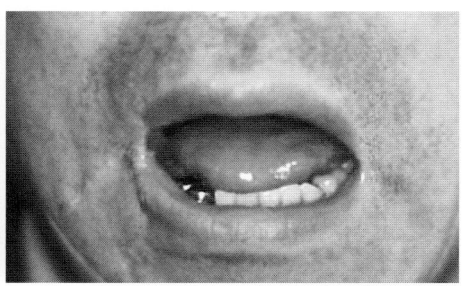

図 25-3-19　右口角部扁平上皮癌

（赤井秀実氏提供）

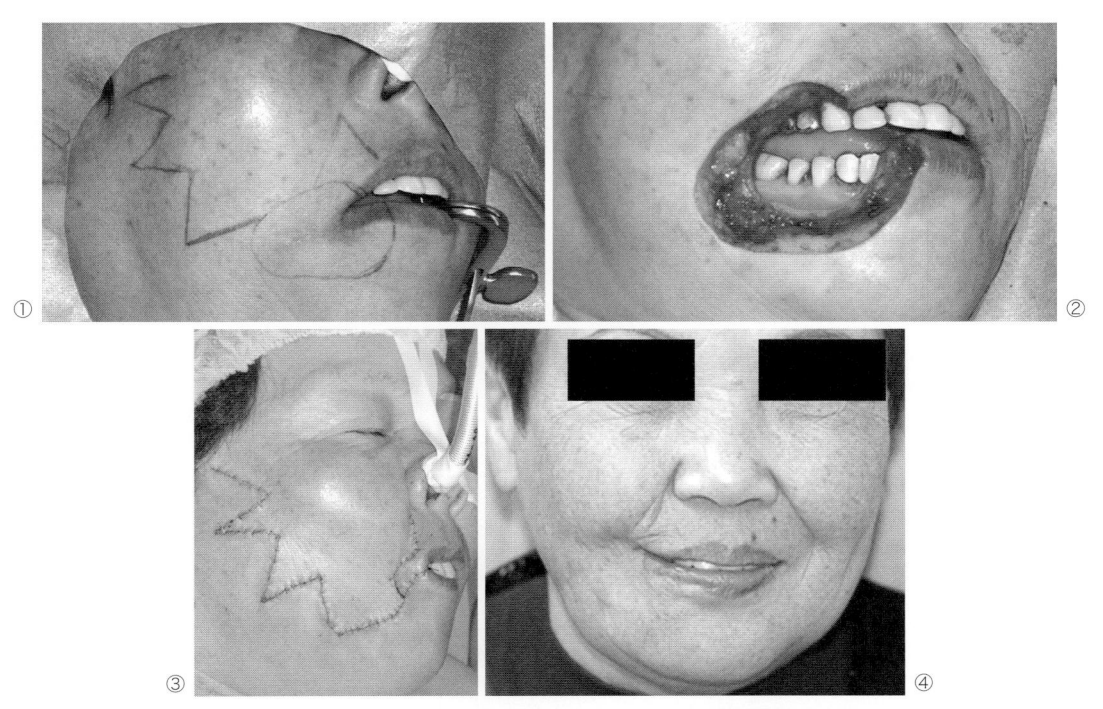

図 25-3-20　microcystic adenexal carcinoma, 縮縮再発例（60 歳代女性）
①：切除デザイン，②：切除後，③：術直後，④：術後，口角変形の修正が必要

（宇佐見泰徳氏提供）

よって再建する（図 25-3-21 ～図 25-3-24）．遊離吻合皮弁もしばしば選択される．

d. 口角部

　口角部も，悪性腫瘍の好発部位であり，口角部を中心に，口唇，皮膚，口腔粘膜に病変が拡大するため，広範囲の切除が必要な場合もある．広範囲の全層欠損の再建には，欠損部の大きさ，切除後の機能的な障害の程度により再建法が異なる（図 25-3-20）．

　欠損幅が，① 40 mm 以下（上下方向）のときには局所皮弁（場合によっては局所粘膜弁も追加する）プラス vermilion flap での再建が可能である．②欠損幅が 40 mm 以上で術後機能障害が予想される場合には遊離吻合皮弁の適応となる．

　頬部の全層欠損の再建には，遊離橈側前腕皮弁が適している（図 25-3-25）．

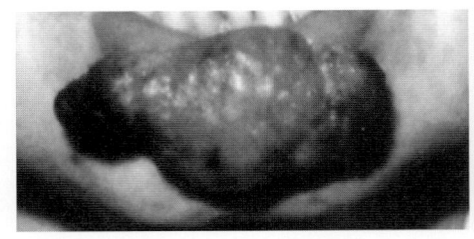
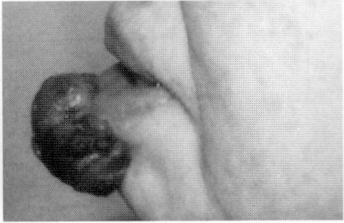
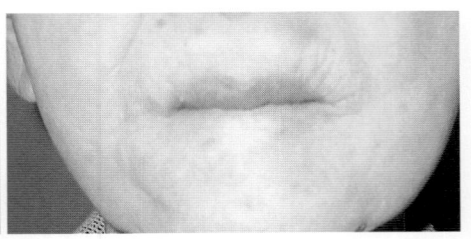

図25-3-21　下口唇扁平上皮癌
下口唇全層切除

（赤井秀実氏提供）

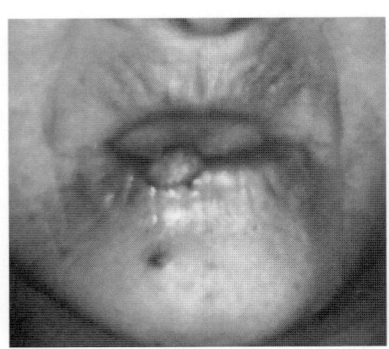
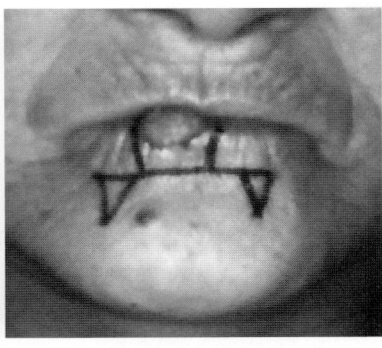
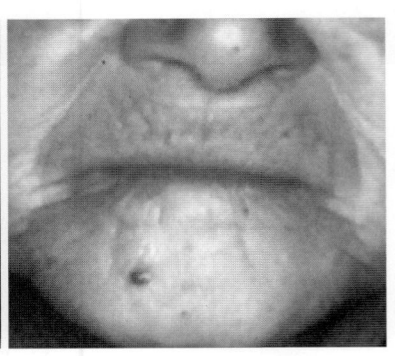

図25-3-22　下口唇腫瘍

（寺内雅美氏提供）

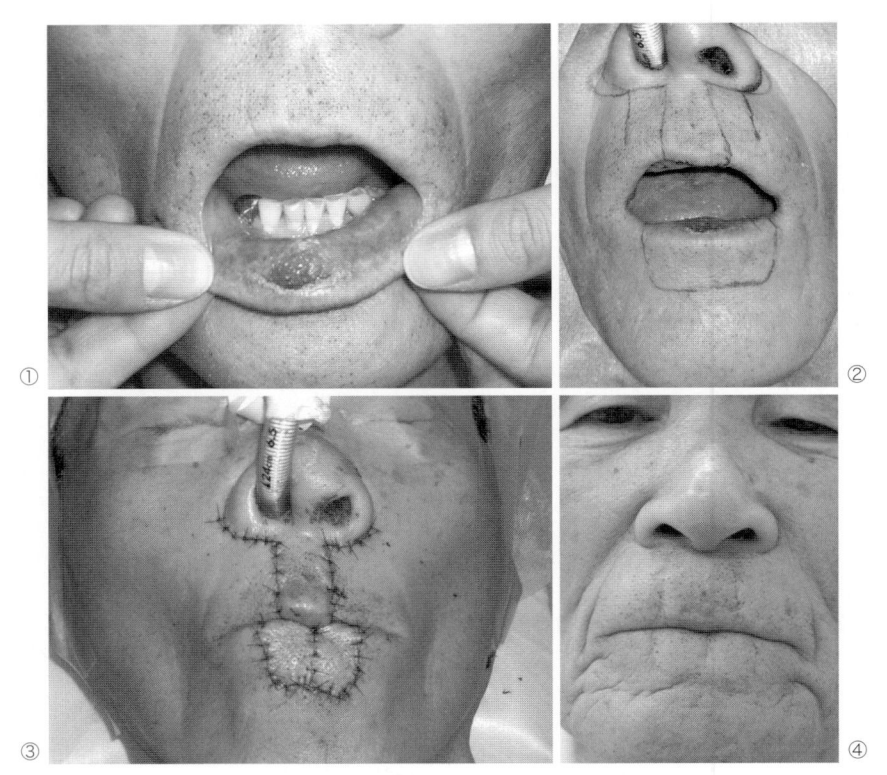

図25-3-23　有棘細胞癌（70歳代男性）
①：術前，②：手術のデザイン，③：術直後，④：術後

（宇佐美泰徳氏提供）

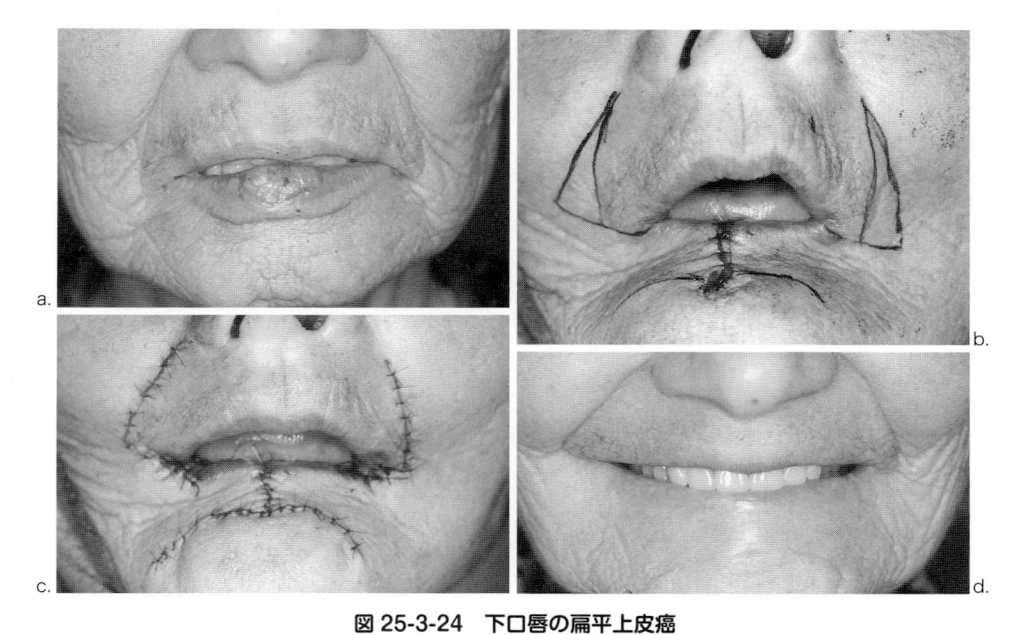

図 25-3-24　下口唇の扁平上皮癌

a：術前，b：腫瘍摘出後の状態および頬部からの伸展皮弁を作図，c：術直後，d：術後 6 ヵ月の状態

（飯田直成氏提供）

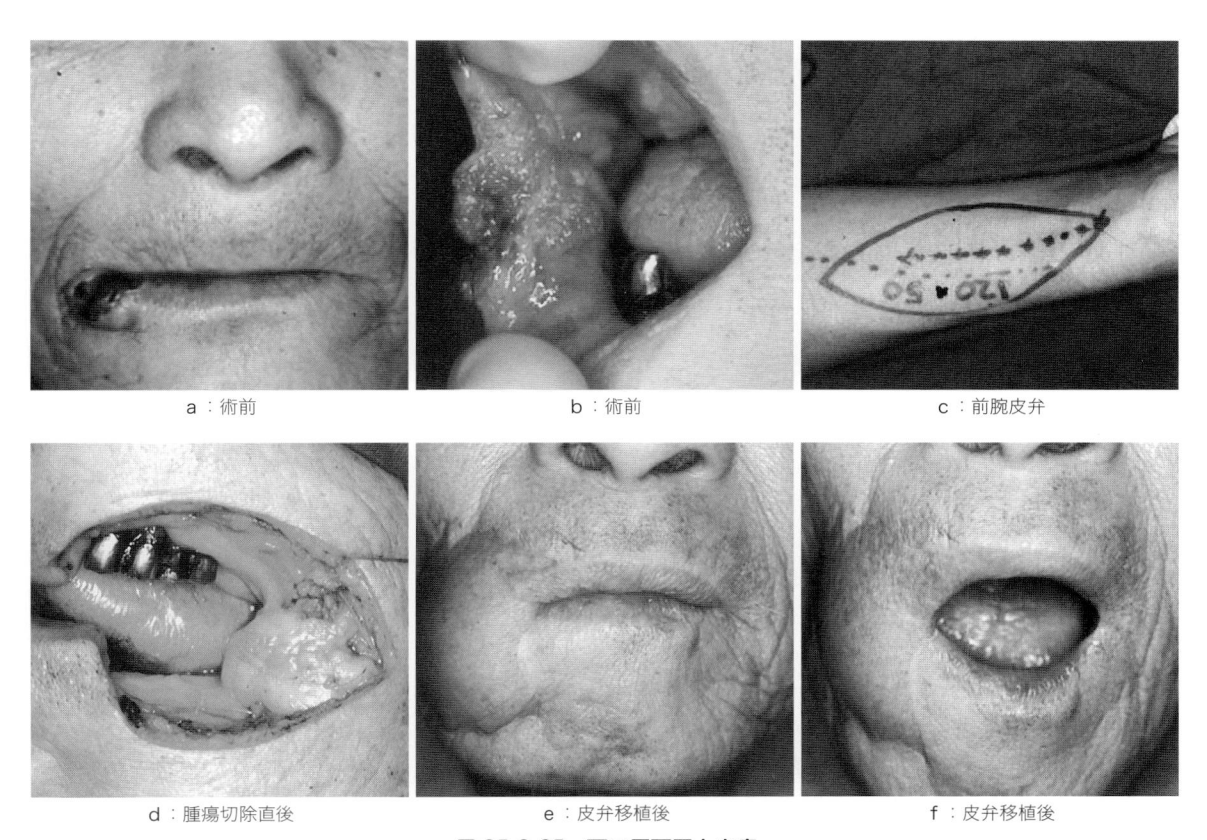

a：術前　　　　　　　　　　　b：術前　　　　　　　　　　　c：前腕皮弁

d：腫瘍切除直後　　　　　　　e：皮弁移植後　　　　　　　　f：皮弁移植後

図 25-3-25　下口唇扁平上皮癌

（赤井秀実氏提供）

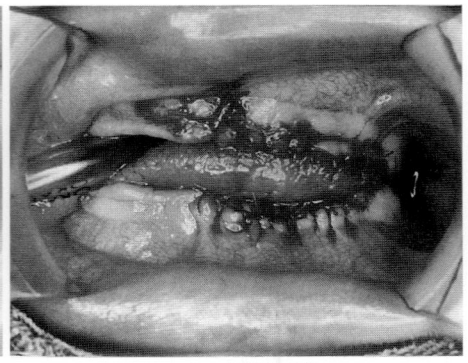

a：術前

b：縫縮術直後

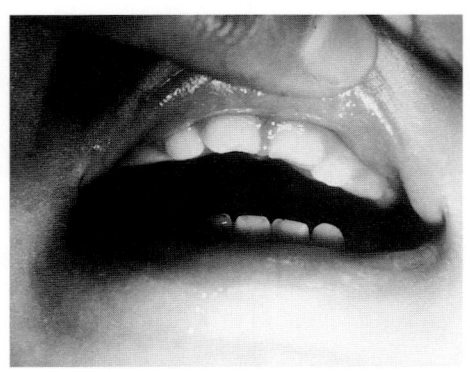

c：術後10ヵ月

図25-3-26　上下顎先天性エプーリス

（福屋安彦氏提供）

B. 口腔腫瘍 palatal tumors

❶良性腫瘍 binign tumors

a. 口腔

1）血管腫 hemangiomas，血管奇形 vascular malformation

　できるだけ切除するが，大きいものではエラスタ針を利用した電気凝固やcryosurgeryの方法がある．cryosurgeryは疼痛が少なく，出血もそれほどないが，術後浮腫が強く，治癒には時間を要する（長谷川ら1977）．レーザー治療，硬化療法が適応になる場合もある．

2）リンパ管腫 lymphangiom

　舌，口唇，頬粘膜に多い（**図25-3-11**）．

　治療法に，一定のガイドラインはない．Edwardsら（2005）によれば，プロトコールとして，気道の確保を第一に，段階的に切除を行い，macrocysticなもの，あるいは再発例には硬化療法を行い，場合によってはレーザーを使用する．巨舌症は，舌切除，出血には栓塞で対応し，時期をみて歯科矯正治療を行うという．

3）粘液囊胞 mucous cyst

　好発部位は，下口唇，頬粘膜，舌下面などで粘液腺排泄管の閉鎖による．症状はほとんどなく，半球状の波動を呈

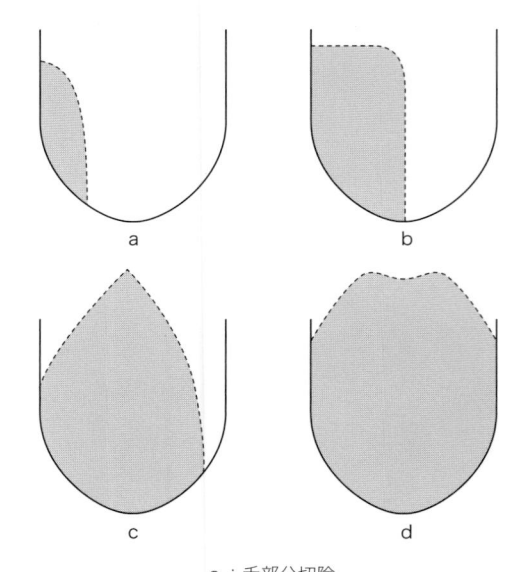

a：舌部分切除
b：舌部半切徐
c：舌亜全摘
d：舌全摘

図25-3-27　舌切除術の一分類法

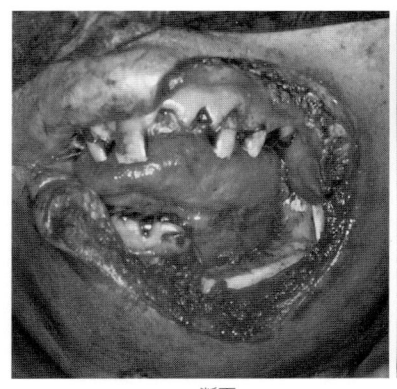
a：断面

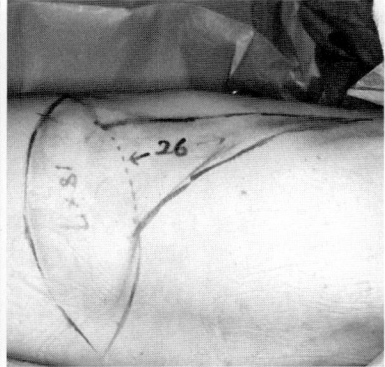
b：広背筋皮弁のデザイン

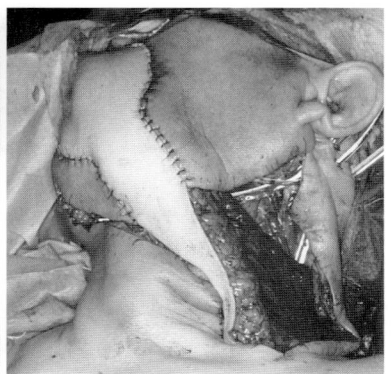
c：術中

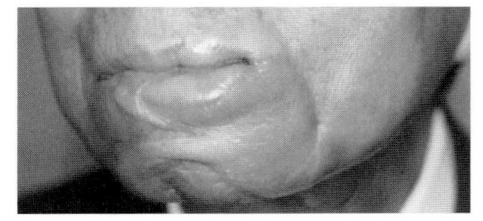
d：術後2年

図 25-3-28　口唇口腔癌
有茎広背筋皮弁による修復.

（一瀬正治氏提供）

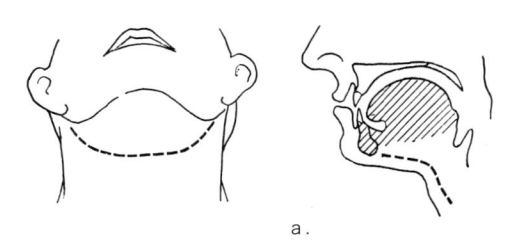
a.

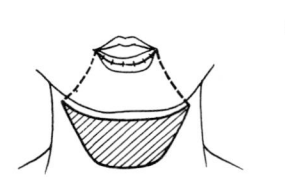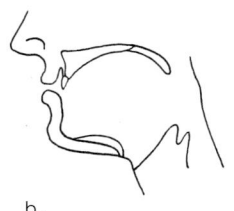
b.

図 25-3-29　前頸部皮弁 submandibular（apron）flap による口腔内組織欠損の修復法

する膨隆として視診される.

4）唾液腺腫

第28章-6-C「主な唾液腺腫瘍および腫瘍様病変」の項参照.

5）がま腫 ranula

唾液腺導管の閉鎖によって生じる. 部位的に, 舌下型, 顎下型, 舌顎下型に区別される. 腫瘍は, 波動を呈し, やわらかく, 内容液を透見できることがある. 大きさによって症状を呈する.

6）類皮嚢胞 dermoid cyst

外胚葉性表皮の迷入によるもので, 舌下部やオトガイ下部の正中位に生じやすい. 内部に表皮のほか, 皮膚付属器を含むが, これら表皮線分のみを含むものに類表皮嚢胞 epidermoid cyst がある.

7）白板症 leukoplakia

前癌状態のものと炎症性変化を伴うものとがある.

男性に多く, 50〜70歳代に多い. 口腔粘膜の角化を伴う. 2.5〜6%が癌化する.

8）先天性エプーリス epulis

これは, Neumann（1871）の報告が始めであり, わが国では, 45例の報告がある. エプーリスは上顎前歯部歯槽堤に多く発生し, 女性に多い. 大きさは1〜2cmで, 上皮性嚢腫, 肉芽腫, 血管腫, 顆粒細胞種などとの鑑別を要する.

組織的には, 顆粒細胞腫と類似した組織像を示す物が多く, 線維腫性構造もある. 再発や悪性化はない.

治療は, 切除である（福屋ら 1985）. 上唇小帯短縮症, 唇裂など合併することがある（**図25-3-26**）.

9）その他

歯原性, 非歯原性顎骨部腫瘍, 薬剤投与など（たとえば, 抗痙攣剤のフェニトインによる腫瘍）（清家ら 2006）.

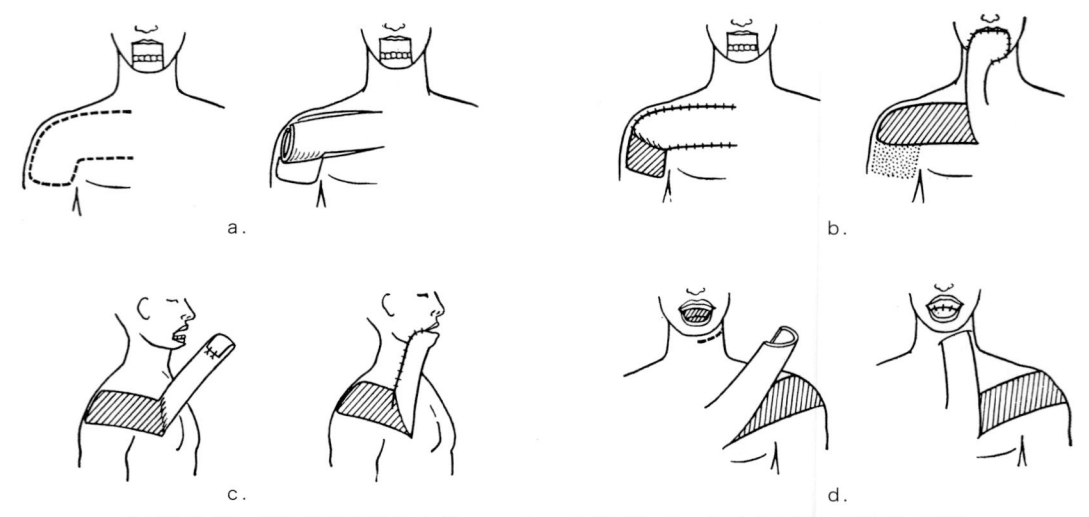

図 25-3-30　筋三角筋部皮弁 delto-pectoral（D-P）flap による口唇，口腔部の再建

❷悪性腫瘍

歯槽癌 gingival carcinoma

C. 舌腫瘍

線維腫（舌背，舌腹にみられる），乳頭腫，平滑筋腫（深部に結節として触れる），血管腫，舌過誤腫 tongue hamartoma（柴田ら 1997），リンパ管腫（加藤ら 2014）：など（本章「巨舌症」の項参照）.

再建は切除後縫縮であるが，広範囲になると皮弁，粘膜弁の利用が必要となる.

特に口腔前庭にわたる再建は義歯装着の面から大切である. 遊離植皮では満足な結果が得られず，小野ら（1991）は，鼻唇溝皮弁を口腔内に途中のトンネルを通して挿入している.

❶悪性腫瘍 malignant tumor

悪性腫瘍の 90％は，扁平上皮癌である. 硬，軟口蓋部，口腔底，舌，歯肉などに生じる. その程度によって，限局性のものから広範囲に浸潤，さらにリンパ転移をきたすものまで，様々である. 診断には，視診のほか Photofrin を用いた蛍光検査法も用いられる（Chang ら 2005）. 確定診断は病理である.

a.　舌癌，口腔底癌

1）頻度，症状

舌癌は，中 1/3 の外縁に多く，次が，後 1/3，前 1/3 の順に発生しやすい. 疼痛，硬結が初発症状で潰瘍へ発展する.

2）治療

a）分類

手術が第一選択肢であるが，放射線は T1～3 には考慮さ

れる（頭頸部癌診療ガイドライン 2013）.

腫瘍を含めて広範囲切除と放射線療法を併用，また抗癌剤の動脈注入なども行われる.

中川（2012）は，手術範囲で，①舌部分切除，②舌可動部半側切除，③舌可動部全摘，④舌半側切除，⑤舌全摘に分類している（図 25-3-27）.

喉頭温存の条件は，関堂ら（2012）によると，①喉頭に浸潤がないこと，②高齢でないこと，③心肺機能が悪くないこと，④上喉頭神経や下顎骨の存在があること，という.

b）手術方針

手術に際しては，頸部リンパ節根治郭清術を併用するのが普通である.

この場合，口腔底つまり下顎下部の全摘が行われ，ときに下顎骨も切除される. したがって，再建術は，根治術の程度によって異なってくるが，再建方法は，遊離吻合皮弁移植や，血管柄付き骨移植が第一選択とされ，状況によっては，皮弁移植が用いられる（図29-3-8）. Shen ら（2008）は，いろいろな筋皮弁を比較している.

腫瘍切除後の再建については，咬合異常，構音異常，嚥下異常をできるだけ防ぐことも大切で，さらに顔面の変形に対する美容的配慮もなされなければならない（今野 1976）.

3）皮弁

皮弁による口腔の再建術については，一瀬ら（1975），桜庭ら（2000）が次のようにまとめている（図 29-3-8，図 29-3-9）.

　　（a）single pedicle cervical flap

　　　　transverse flap（a）

　　　　oblique flap（b）

　　　　vertical flap（c），apron flap（Yii ら 1999，桜庭ら

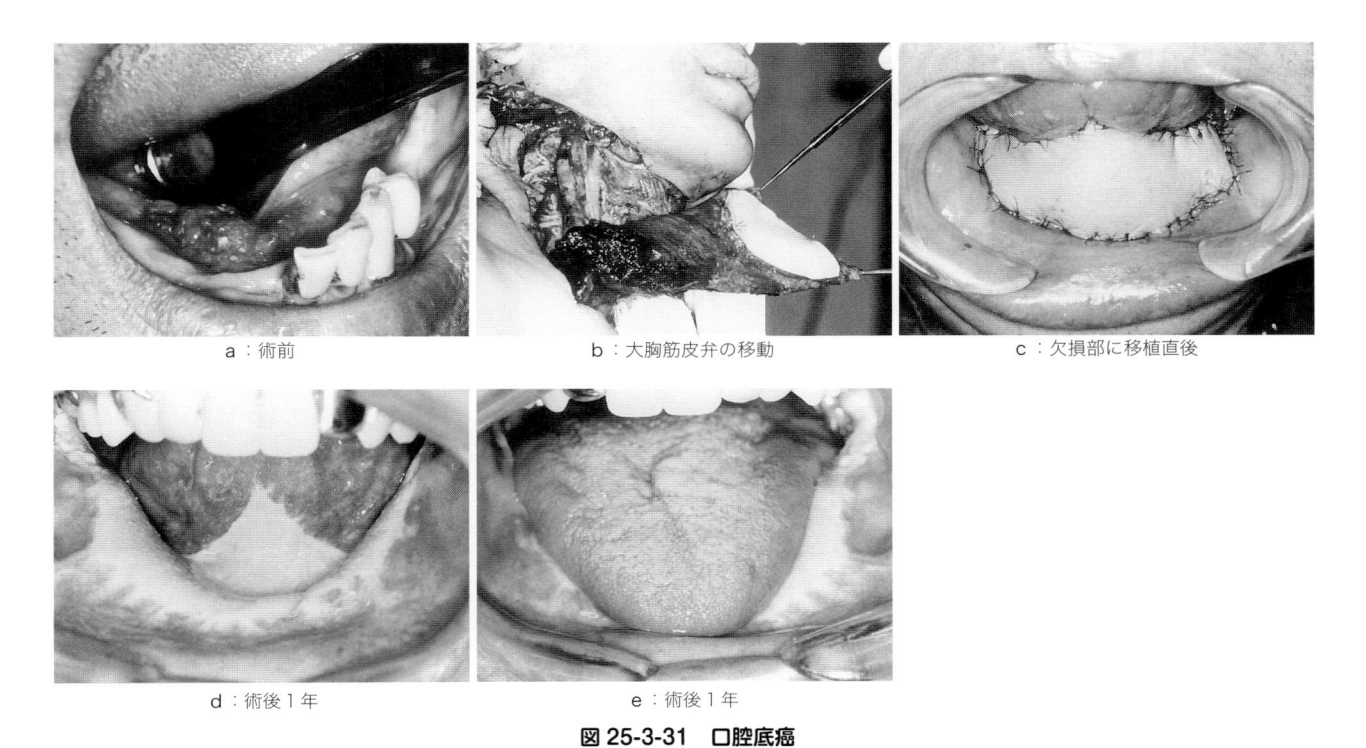

a：術前　　　　　　　　b：大胸筋皮弁の移動　　　　　　c：欠損部に移植直後

d：術後1年　　　　　　　　e：術後1年

図 25-3-31　口腔底癌

（一瀬正治氏提供）

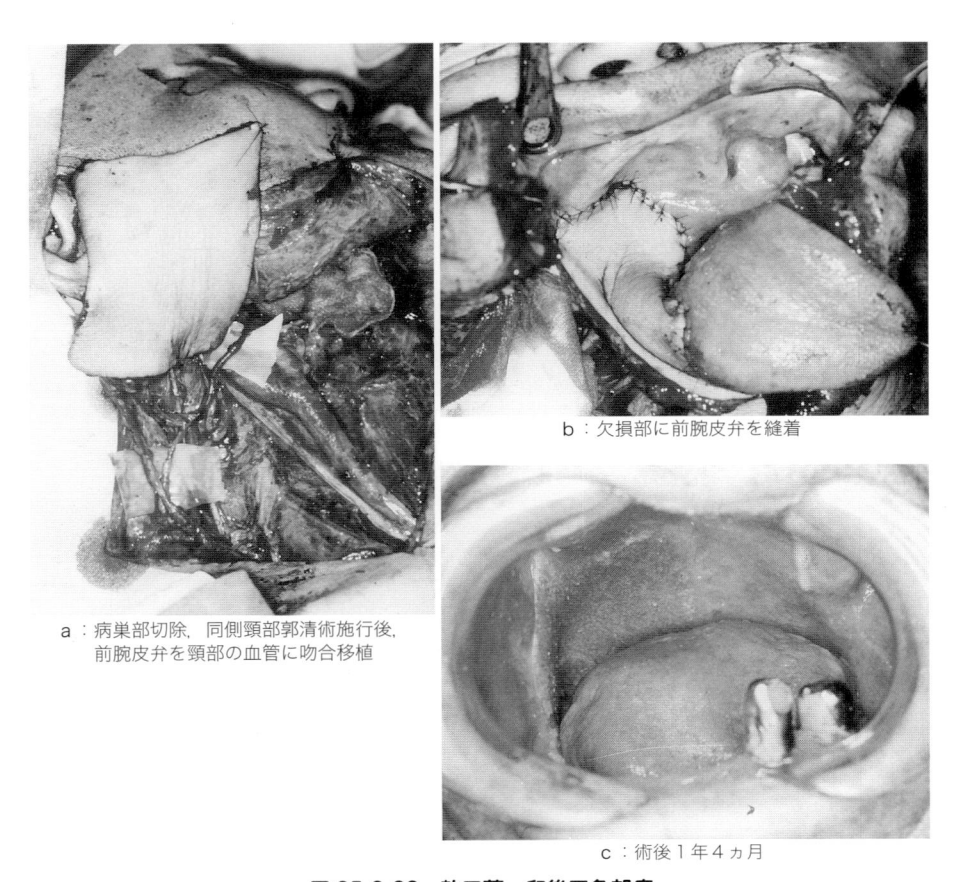

a：病巣部切除，同側頸部郭清術施行後，
　前腕皮弁を頸部の血管に吻合移植

b：欠損部に前腕皮弁を縫着

c：術後1年4ヵ月

図 25-3-32　軟口蓋，臼後三角部癌

（一瀬正治氏提供）

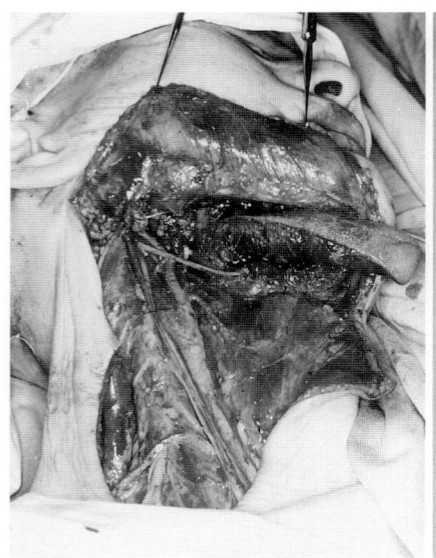

a：舌，口腔前庭半側切除，
右頸部郭清術施行

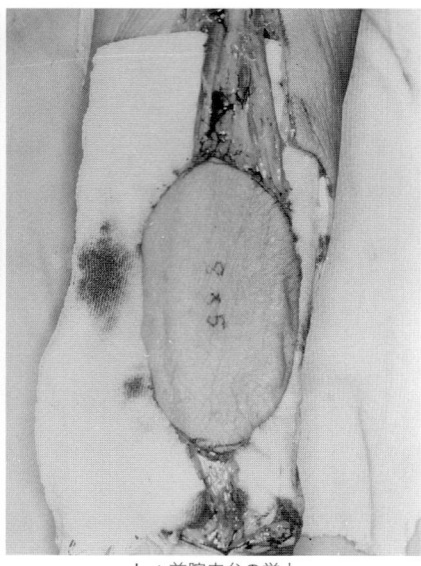

b：前腕皮弁の挙上

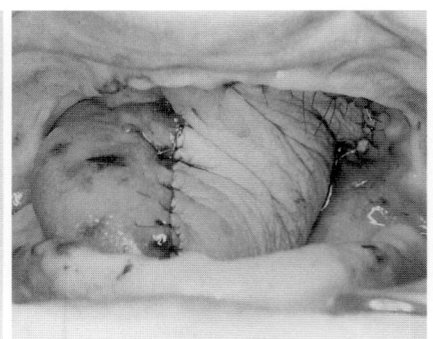

c：前腕皮弁を頸部に血管吻合後，
欠損部に移植直後

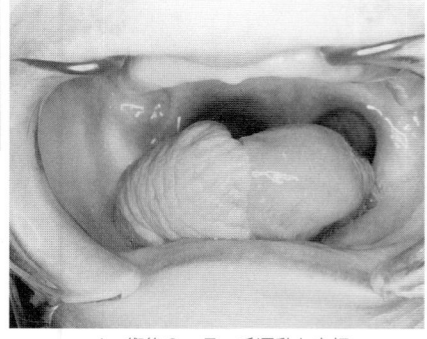

d：術後2ヵ月，舌運動も良好

図 25-3-33　舌癌

（一瀬正治氏提供）

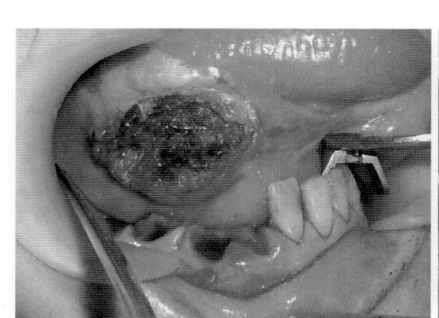

a：術前

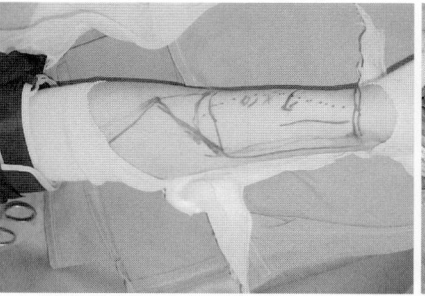

b：前腕皮弁デザイン

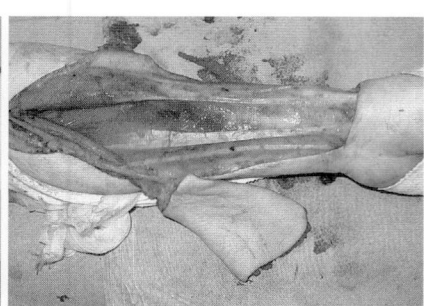

c：前腕皮弁デザイン作成（橈骨動静脈，橈側皮
静脈柄付き）

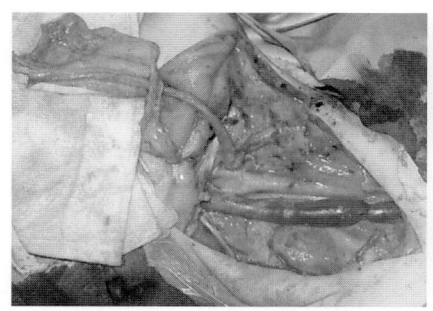

d：橈骨動脈と上甲状腺動脈，橈骨静脈と前頸静
脈分枝を端々吻合

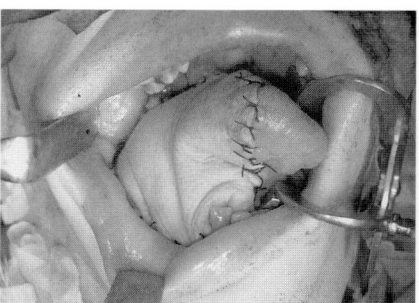

e：術直後，採皮部には全層植皮

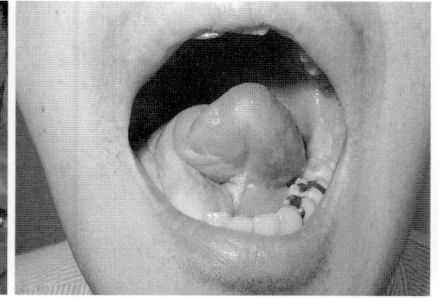

f：術後

図 25-3-34　舌癌

（西野健一氏提供）

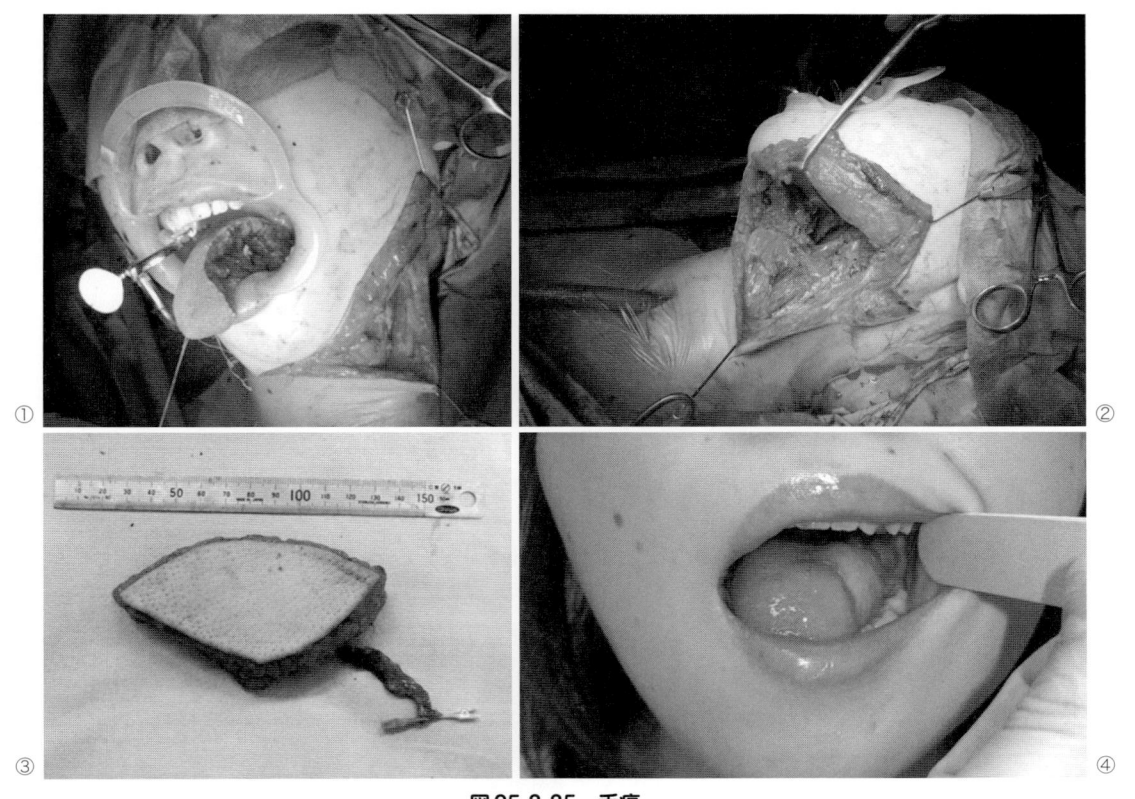

図25-3-35　舌癌
①：左側舌癌，舌半切除，②：頸部より展開，③：左側前外側大腿皮弁を採取，④：術後，舌のvolumeも再建

（藤村大樹氏提供）

2000）

    large cervical pectoral flap（d）

（b）double transposition flap（e）

（c）neck posteriorly based flap（f）

（d）shoulder skin flap（g）

    shoulder delayed flap（h）

（e）compound sternomastoid flap（i

（f）shaved vertical cervical flap

    superiolrly broad based flap（j）

    superiorly based smaller wedge shaped delayed flap（k）

（g）mandible lower border based submental flap（l）

（3）island forehead flap

（4）deltopectoral flap（D-P flap）

（5）大胸筋皮弁

（6）遊離吻合皮弁 free flap

    半切舌再建：前腕皮弁，前外側大腿皮弁

    全切舌再建：腹直筋皮弁，前外側大腿皮弁

4) 手術法

遊離吻合皮弁が第一選択であるが，

①血管としては，(1)上甲状腺動脈，頸横動脈（深部にあるため，郭清の影響を受けない），顔面動脈，舌動脈（動注治療を実施した場合は不適）を，(2)静脈では，内頸静脈，顔面静脈，外頸静脈を，(3)神経では，舌下神経を利用する．

②下顎まで切除した場合は，腓骨皮弁，肩甲骨皮弁，腸骨皮弁などで再建する．しかし，高齢者や無歯顎者では，プレートの使用も考慮する．

③下顎骨を切除しない場合でも，口腔底まで切除した場合は，その再建が必要で，腹直筋などで再建をはかっている（**図25-3-30**，安村ら2012）．

④嚥下機能維持のためには，(1)甲状軟骨舌骨固定術，(2)甲状軟骨舌骨下顎骨固定術，(3)甲状軟骨下顎骨固定術，(4)舌骨下顎骨固定術，などを実施，誤嚥を予防する（兵藤ら2011，関堂2012）．舌全摘後葉，口腔内の容積減少を，皮弁の充填で補充しなくてはならない．

⑤その他，症例によっては，オトガイ下皮弁，鼻唇溝皮弁など今でも用いられる（植村ら2007）．

また，今野（1976）は，額部皮弁は女性に使用すべきでないとしているものの，その安全性，容易さからいっても捨てがたいという．Lewisら（1980）も，額部皮弁の有用性を評価している．

しかし最近では，前腕皮弁か薄層化前外側大腿皮弁が多く（Huangら2004，Hashikawaら2005），大胸筋や広背筋

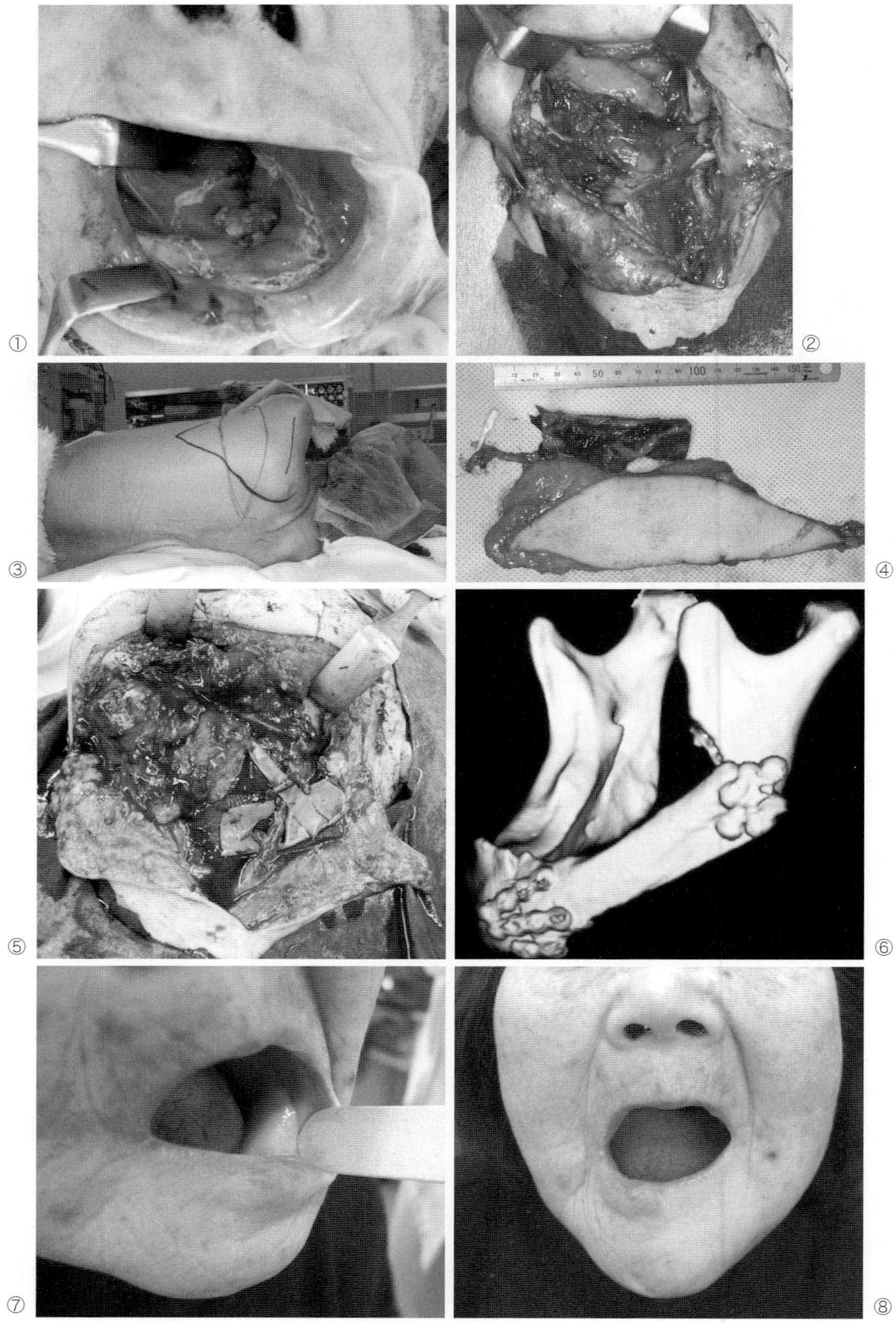

図25-3-36　歯肉癌
①：下顎歯肉癌 (T4N0M0：stage Ⅳ A)，70歳代女性，②：広範囲切除，③：肩甲骨皮弁移植を計画，
④：採取肩甲骨皮弁，⑤：移植肩甲骨をミニプレートで固定，⑥：術後9ヵ月のCT，⑦：術後9ヵ月の口
腔内，⑧：開口は良好

（黒木知明氏提供）

の筋皮弁 myocutaneous flap も多用されている（**図25-3-28 ～図25-3-37**）.

　井上ら（1991）は，前鋸筋皮弁を用い，口腔再建を行っているが，その利点として，①長い茎があるためマイクロを不要とする，②ドーナーの機能損失がない，③ドーナーの一次縫縮が可能，④筋体で carotis など重要なものを cover できる，⑤体位変換を必要としない，などを列挙している.

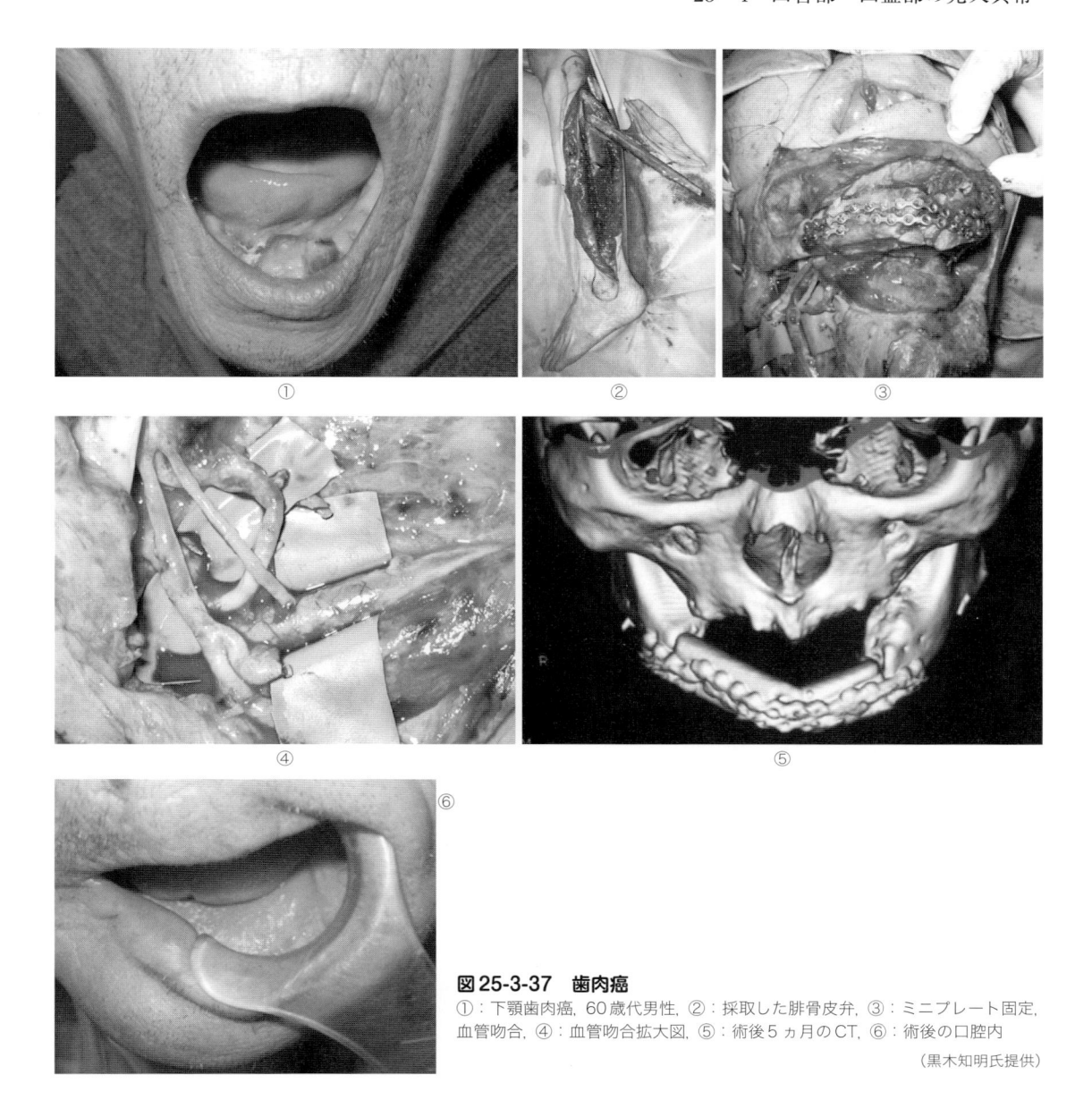

図25-3-37　歯肉癌
①：下顎歯肉癌，60歳代男性，②：採取した腓骨皮弁，③：ミニプレート固定，血管吻合，④：血管吻合拡大図，⑤：術後5ヵ月のCT，⑥：術後の口腔内
（黒木知明氏提供）

25・4 口唇部・口蓋部の先天異常
（唇裂・口蓋裂を除く）
congenital anomalies of the lips and palate

　口唇の先天異常には誰がみても異常と区別できるものと，美容的要素の強いものと，さらに両者の中間的なものと，いろいろな程度がある．そのため，煩雑さを避けるため，唇裂を除く先天異常および美容関係をここに収録した．

A. 口唇部の先天異常 lip anomalies

❶口唇瘻 lip pits, lip sinuses

①これは，1845年Demarquayが，はじめて報告した．唇裂に合併することが多く，0.5％という（榎ら2003）．最近，高田（2012）は，7例の下口唇瘻を報告している．

②名称は，labial humps, labial cyst, labial fistulae, paramedian sinusなどと呼ばれている．

③病態は，下口唇赤唇部で筋層に終わる1cmくらいの深さの，左右対称的に存在するもの（80％）で，まれに片寄ったり中央にひとつであったりするが，文献的には，口角部や上口唇のlip pitsも報告されている

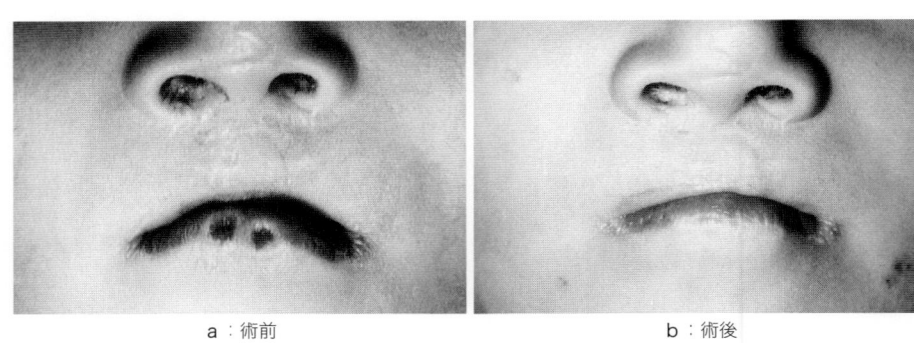

a：術前　　　　　　　　　　　　　　b：術後

図25-4-1　口唇瘻

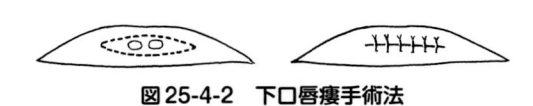

図25-4-2　下口唇瘻手術法

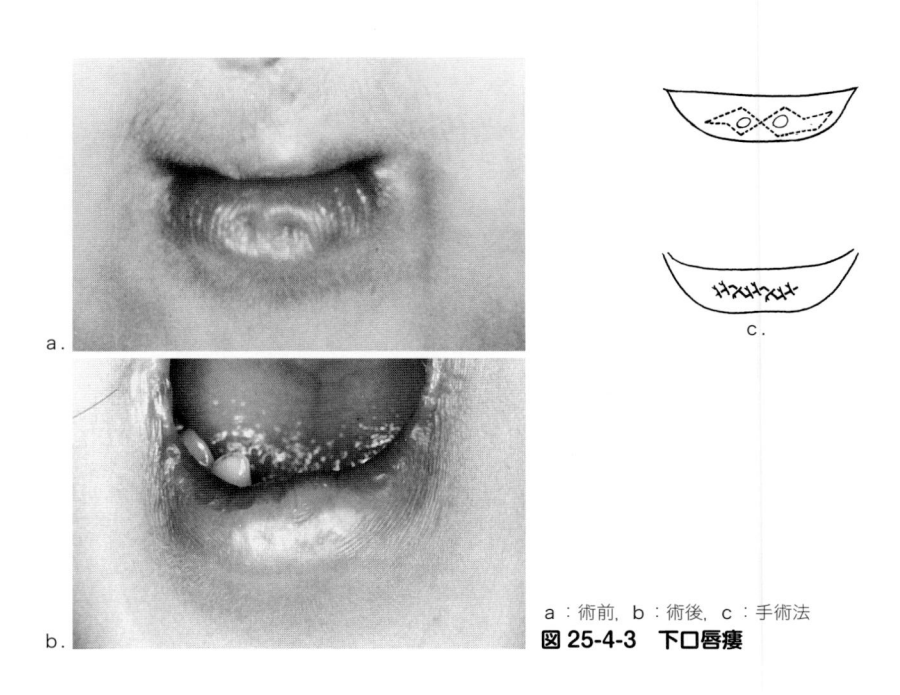

a：術前，b：術後，c：手術法

図25-4-3　下口唇瘻

(Converse 1977).

④性別では女性に多く，口唇瘻の70〜80％は口唇口蓋裂を合併しているという．遺伝性は濃厚である．

⑤病因については，いろいろな説があるが，明確ではない．

⑥下口唇瘻を伴う症候群としては，Asher症候群（三宅1991，藤井ら1994），Van der Wunde syndrome, popliteal pterygium syndrome, ankyloblephalon-ectodermal dysplasia syndrome, oral-facial-digital syndromeなどがある．

⑦治療は，切除である．縦方向の縫縮術より横方向のW形成術がよい（三沢，鬼塚ら1992）．合併症として，mucoid cystや口輪筋力の減弱をあげている人もいる

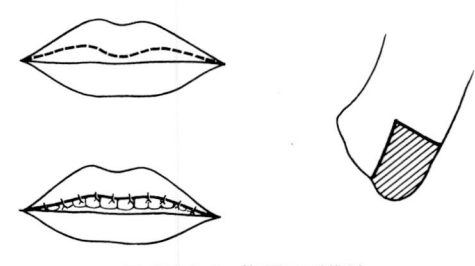

図25-4-4　複唇の手術法

が，経験的にまずない（図25-4-1〜図25-4-3）．

❷複唇 double lip

①複唇は上口唇粘膜が下がって，赤唇部が二重にみえる

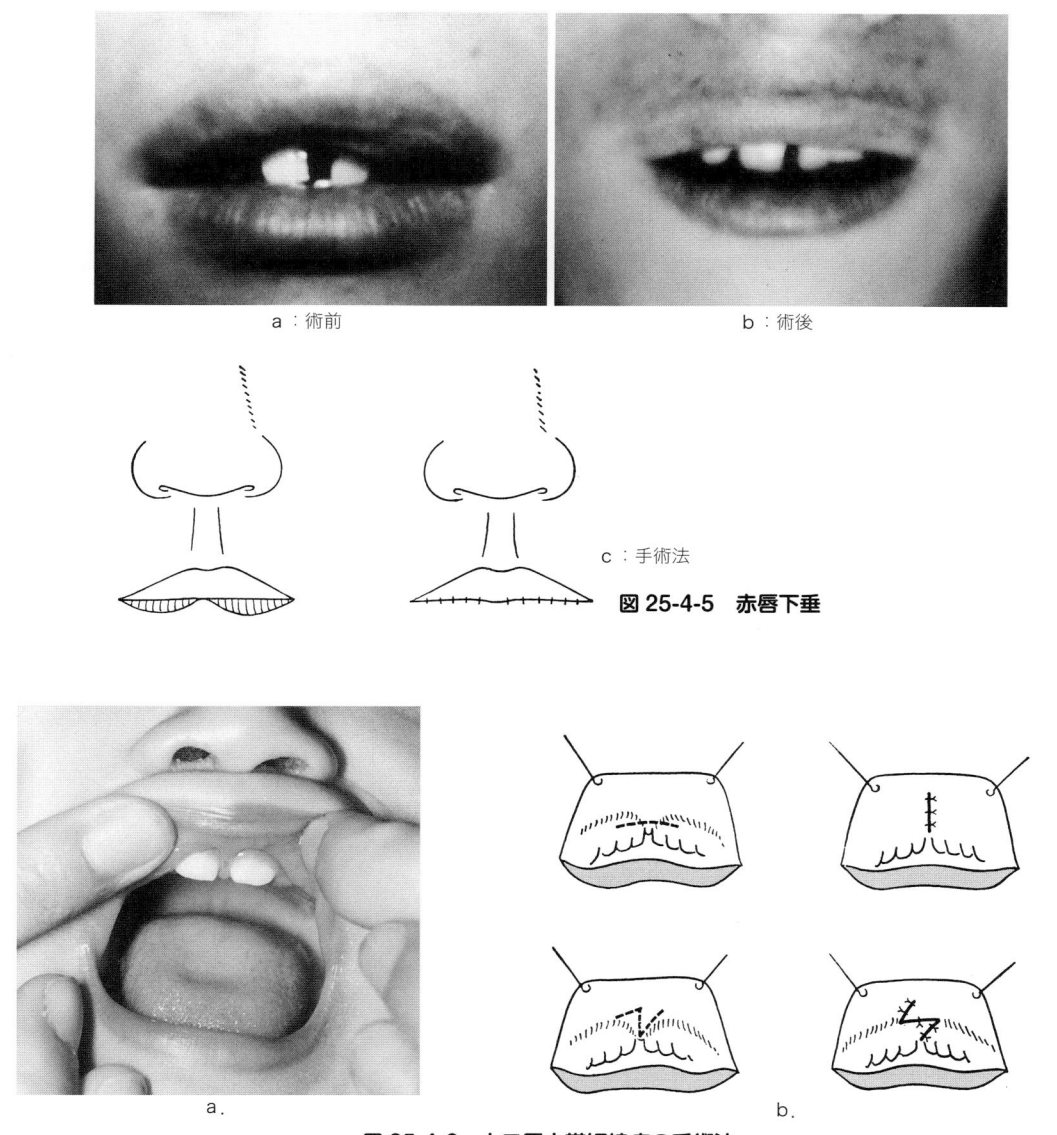

a：術前　　　　　　　　　b：術後

c：手術法

図 25-4-5　赤唇下垂

a.　　　　　　　　　　b.

図 25-4-6　上口唇小帯短縮症の手術法

 もので，胎生期に存在する口唇粘膜の二層，すなわち，皮膚類似の外層 Pars glabra と粘膜類似の内層 Pars villosa のうち，後者が肥厚したものと考えられている．口輪筋は正常である．後者には筋組織はない．

②組織学的には，過形成したブドウ状の唾液腺のほか炎症所見はない（鈴木ら 1987）．

③治療は，切除である．粘膜側を切除するが，上口唇結節を消失しないように注意する．W 型に切除縫合する人（Guerrero-Santos ら 1967，Benmeir ら 1988）もあるが，その必要はない．**図25-4-4** のような単純紡錘型切除で十分である．

❸赤唇下垂 redundant vermilion

赤唇下垂は，上口唇赤唇が正中部を中心として左右対称に下垂するものである．

治療は，下垂部を紡錘形に切除し，縫合するのみでよい（**図 25-4-5**）．

❹上口唇小帯短縮症 shortening of frenulum labii superioris

上口唇小帯は，上口唇粘膜中央が，膜状に張り出して，中切歯間歯槽部にのびている粘膜の異常で，これが異常に大きいものは，上口唇の動きを制限し，中切歯間離開の原因となる．望月の分類や丸山の分類がある（門松ら 2010）．

治療は，上口唇小帯を横切開し，縦方向に縫合する．dog ear を生じる場合は修正をする．また Z 形成術も効果的である（**図 25-4-6**）．

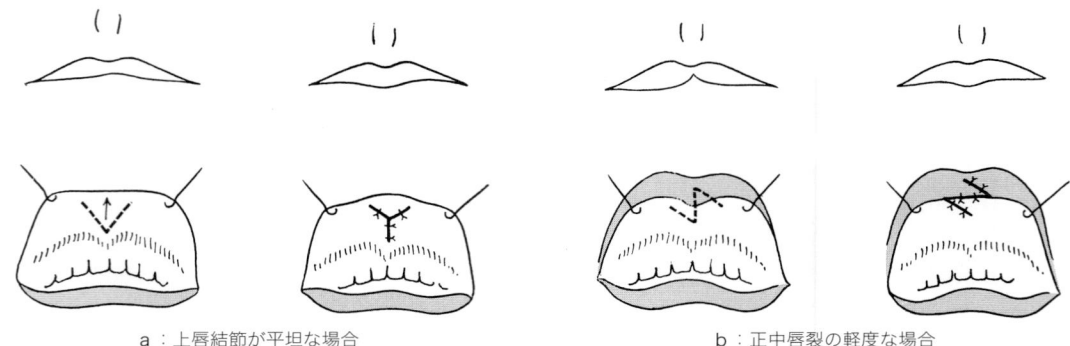

a：上唇結節が平坦な場合　　　　　　　　　　b：正中唇裂の軽度な場合

図 25-4-7　上口唇結節形成術

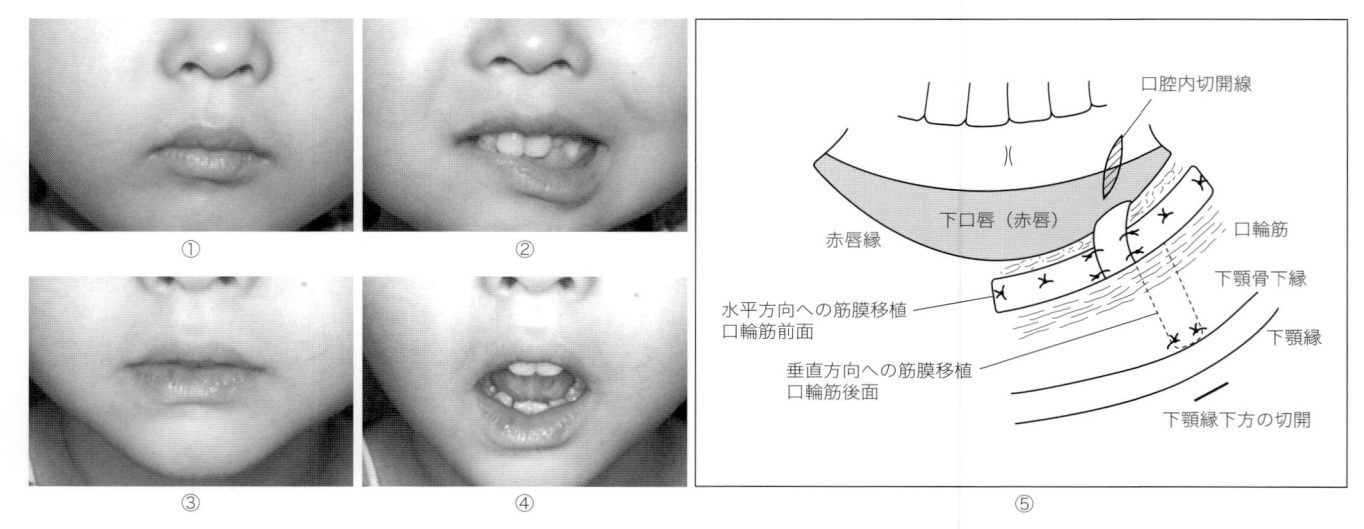

① ② ③ ④

⑤

図 25-4-8　先天性左下口唇麻痺

①②：術前，③④：術後，⑤：手術法

（宇田川晃一氏提供）

❺上唇結節欠損症 defect of upper lip tubercle

上口唇赤唇自由縁中央は，正常では多少とも突出しているが，これが平坦，あるいは逆に陥凹している場合がある．フルート使用の際上手く吹けないという訴えで来院することがある．また正中唇裂の軽度の場合，両側唇裂形成術後の whistling deformity としてみられることが多い．

治療は，

①上結節部が平坦な場合は，V-Y 形成術で粘膜部を押し出すようにする．

②正中唇裂の場合は，Z 形成術を行う．

③両側唇裂の場合は，その程度に応じて種々の方法を組み合せる（**図25-4-7**）（**図26-5-40**参照）．

❻下口唇裂，下顎裂 lower lip cleft, mandibular cleft

下口唇裂は，稀有な先天異常で，はじめての報告は 1819 年 Couronne であり（Monroa 1996）．わが国では佐藤ら（1994）は 10 例，田辺ら（2003）は，66 例の報告があるという．

成因は，Ostrom ら（1996）によると，下顎突起の癒合不全で，下口唇瘻とは異なる．

❼先天性下口唇麻痺

これは，静止時では下口唇形態はほぼ正常にみえるが，開口時に片側下口唇が動かない先天性異常である（**図25-4-8**）．

❽巨口症 macrostomia

a．名称

巨口症は，外傷後や，先天的には第 1 あるいは第 2 鰓裂症候群 first or second branchial syndrome などにみられる．

b．頻度

頻度は，2〜4 万人に一人で（杉原ら 1985），女性に多く，

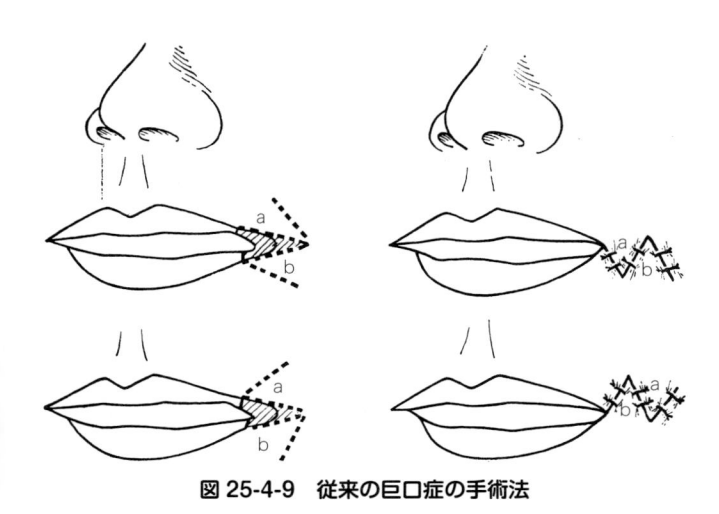

図 25-4-9　従来の巨口症の手術法

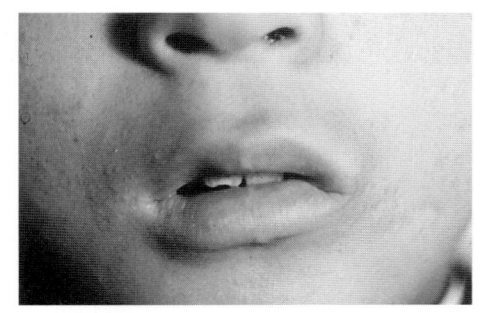

図 25-4-10　従来の巨口症の手術法による術後の口角部変形
Gold fish mouth 様外観といわれる.

a：術前　　　　　b：術後

zygomaticus

orbicularis

risorius

mentalis　　depressor anguli oris

c：筋縫合を確実に行う

図 25-4-11　著者の巨口症の手術法

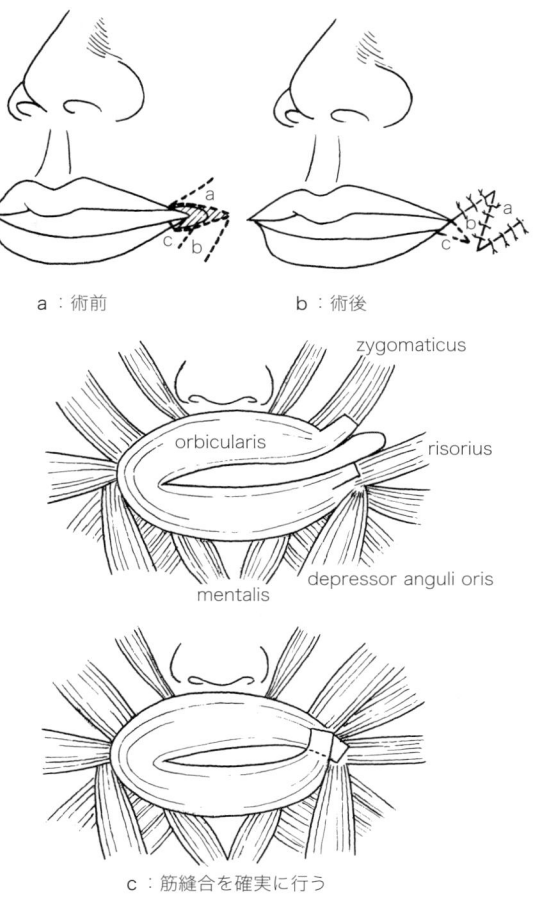

片側性または両側性で, 片側性のときは左側に多く（尾郷 1973）, Gorlin（1976）は, 男性に多く, 左側に多いという. 一方, 新橋ら（1987）は, 性差はなく, 右側に多いと意見がまちまちである.

　出現頻度は, 口唇裂, 口蓋裂に対し50〜80：1であるが（尾郷ら 1973, 藪田ら 1980, 新橋ら 1987）, 500 人に 1 人の報告もある（荒瀬ら 2012）が, 白人は 100-300：1 で日本人より少ない.

c.　症状

　症状も, わずかに大きいものから耳珠に達するものまで様々である. 第一・第二鰓裂症候群, 顔面発育不全, 小耳症の部分症としてくることもある.

d.　成因

　本症の成因については, 定説がない.

e.　治療

　巨口症の形成術は, Z 形成術, W 形成術, 連続 Z 形成術を行うが, それは裂縁を筋層に達するまで連続 Z 状に切開し, 粘膜, 筋層, 皮膚と層々縫合するものである. この手術で大切なことは口角部の処置であり, 術者によって様々な方法が用いられている.

　口角部の形態を整えることは, 手術成功の鍵である.

　口角部の正常形態とは, 無力閉鎖時には上下赤唇縁が平面的に口角という一点で相会するのではなく, 下口唇の赤唇縁は口角の手前で口腔側に入り込み, 口角部は皮膚がまるくなだらかに口腔側へ移行しているようにみえるものである（図 25-1-7）. このような正常形態を出すには, 口角部に小三角弁がくるように形成しなければならない. この点で, 従来の手術法（図 25-4-9, 図 25-4-10）ではよい形態を作ることはできない.

　著者の手術法は, 異常に大きい口裂を, 直線縫合あるいは連続 Z 形術術を行って小さくするのは他と同じであるが, 口角部に小三角弁を挿入する点が異なる（図 25-4-11〜図 25-4-13）.

　さらに大切なのは, 筋層をそのまま縫合するのではなく, 口輪筋を探して, その表層筋を剥離, 縫合する myoplasty を行うことである. Nicolau（1983）は, 正常の口輪筋々層には, 浅層と深層とがあって, 浅層は口裂を囲むように走り, 深層は上下口唇を横走し, 口角部で交わって頬筋に移

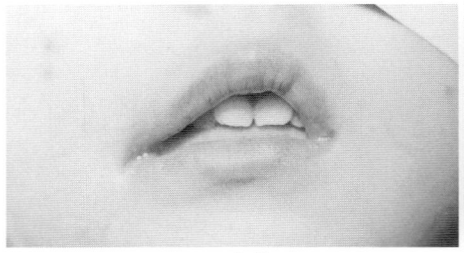

a：術前　　　　　　　　　　　　　　b：術後

図 25-4-12　巨口症の手術例

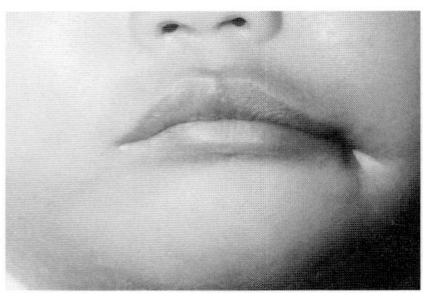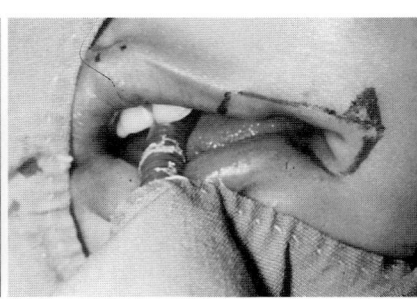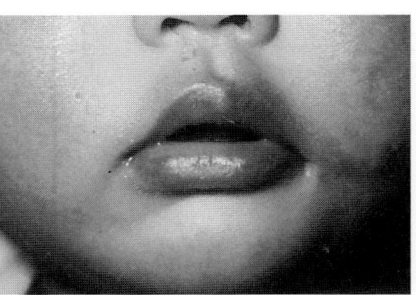

a：術前　　　　　　　　b：手術法　　　　　　　　c：術後

図 25-4-13　巨口症の手術例
Z 形成術を用いないこともある．

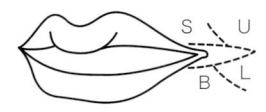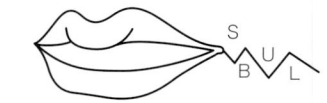

図 25-4-14　巨口症手術法
本法は Z の方向の逆，時に筋層を含ませること，Z の一辺を 8 mm までの
小さいものにすること，患側／健側長比を小さくすることなどの考察を行
っている．

（小宗弘幸ほか：日形会誌 22：182, 2002 より引用）

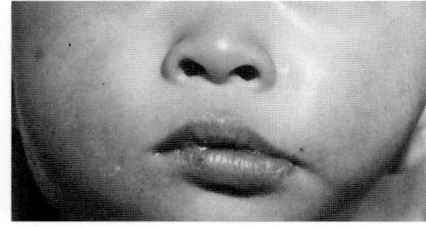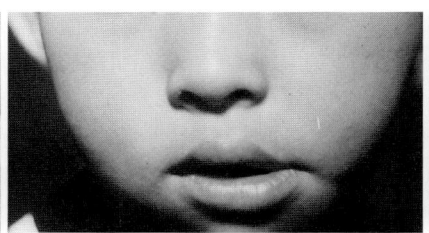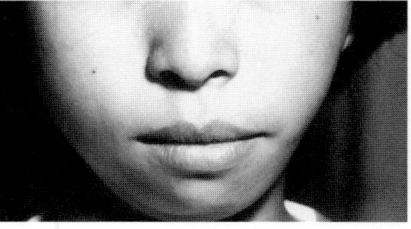

a：初診時　　　　　　　b：3歳　　　　　　　　c：12歳

図 25-4-15　巨口症の未手術例
軽度な変形の場合は手術しないほうがよい場合もある．

行する．新橋ら（1987）は，軽度なものほど術後結果がよい
という．また，小宗ら（2002）は，小三角弁を上口唇に作る
方法もあるが**（図 25-4-14）**，下口唇に作るほうが理論的で
ある．

　Torkut ら（1977）は，口蓋裂における Furlow 法のよう
な double reversing Z-plasty を報告している．Yoshimura
ら（1992）の方法は，直線状切開で口角のみに小三角弁を
挿入する単純な方法であるが意外とよい成績が得られる

（図 25-4-13）．Rogers ら（2007）は，頬部は直線状に縫合，
下赤唇部を一部，口角で折り曲げて上赤唇に縫合する方法
を報告している．

　しかし，**図 25-4-15** にみられるように，口角の変形が軽
度な場合は無理に手術することはない．

❾先天性下口唇形成不全症

　先天的に下口唇が形成不全を起こしたものを報告してい

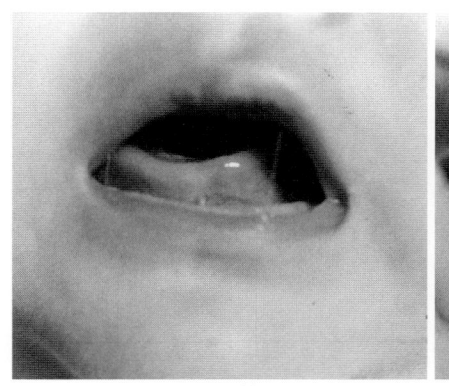
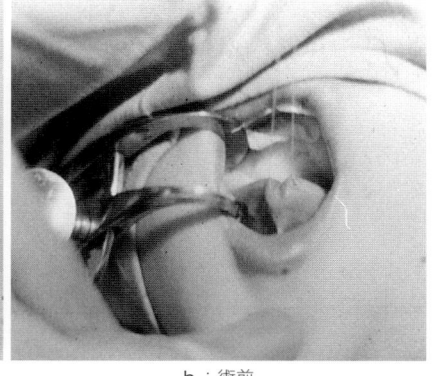

a：術前　　　　　　　　　b：術前
舌尖を糸で引っ張っている.

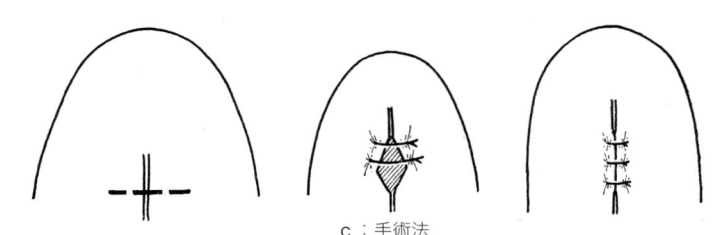

c：手術法
舌小帯を横に切って舌を引き伸ばすと切開部が菱型になる. これをそのまま縫合.

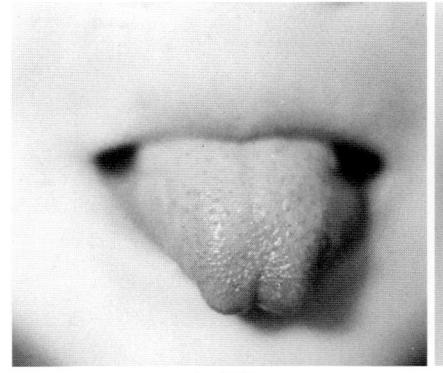
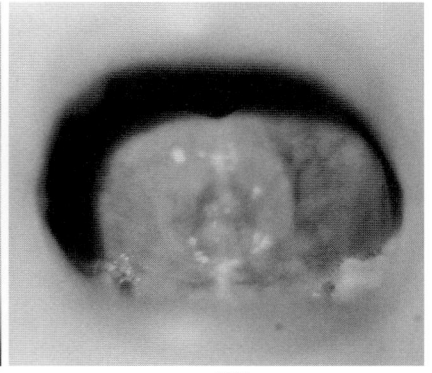

d：術後　　　　　　　　　e：術後

図 25-4-16　舌小帯短縮症

る（田邊 2014）.

B.　舌部の先天異常 anomalies of the tongue

❶舌小帯短縮症 tongue tie, ankyloglossia, 頬小帯 buccal frenum

a.　歯肉小帯

歯槽歯肉粘膜には，上唇小帯，下唇小帯，頬小帯（上下左右）舌小帯の 7 本の小帯がある. これらは，顔面筋や舌筋の顎付着部にあって，口唇，頬部，舌などの運動を制御している（苅部ら 2009）.

b.　症状

舌小帯短縮症は，舌小帯が短く，舌尖端の挙上，前出が不可能で，発声や咀嚼運動異常を起こす.

頬小帯は，上下顎の小臼歯部の歯槽粘膜から頬粘膜の間にある粘膜襞. 通常は気づかれないが，歯磨きの邪魔や入れ歯の装着不全で気づかれて，治療の対象になることがある.

c.　診断

診断については，著者は，舌尖が歯列より前方に出ないものと単純に診断しているが，望月ら（1961），丸山（1999），門松 2003 らは，さらに詳しく報告している. これらをまとめてみると以下のとおりである.

第 1 度：舌小帯が舌尖部まで及び，前方突出でハート型にくびれる.

第 2 度：舌尖挙上が障害されるもの

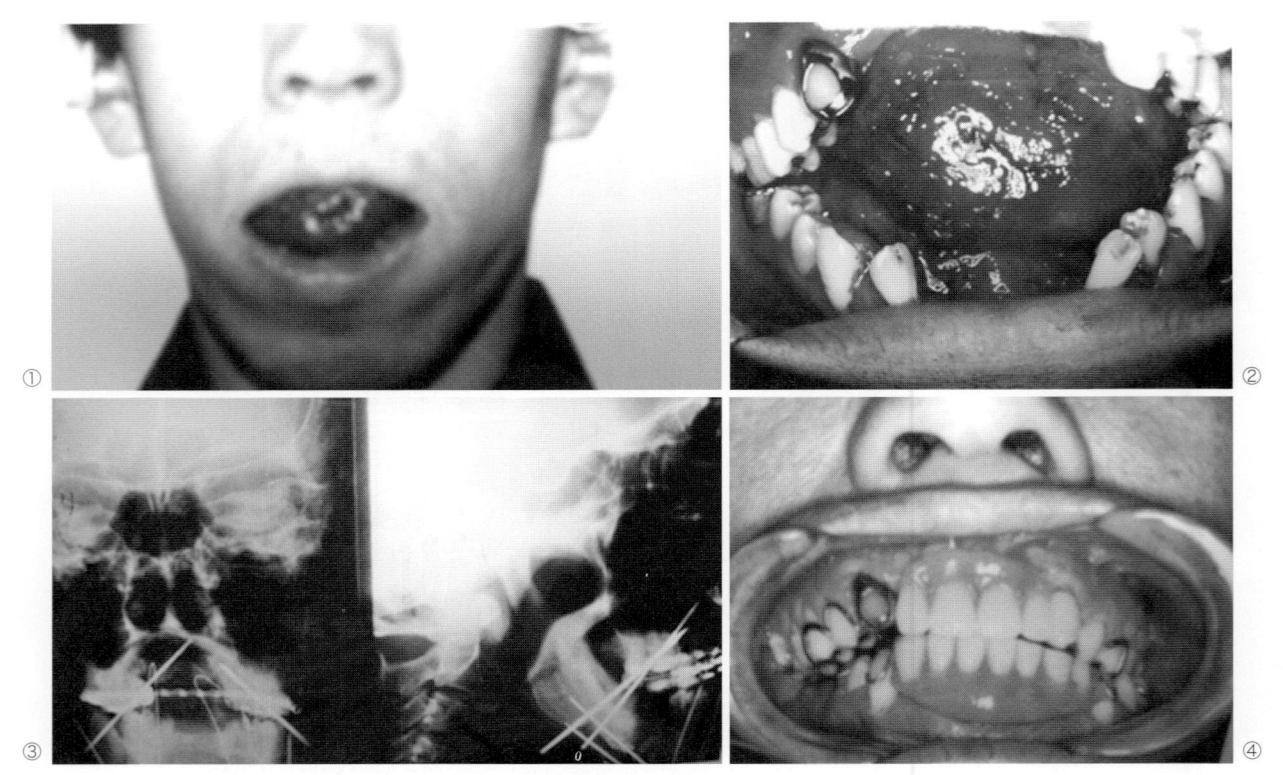

図25-4-17　巨舌症
①：巨舌症，②：舌短縮後，③：術後X線像，④：義歯装着

（四宮茂氏提供）

第3度：舌小帯が歯槽に付着し，前方突出で下方を向き，口腔から外に出ないもの．仁志田（2001）によると，日本小児科学会の舌小帯短縮症に関する委員会では，舌小帯に手術的侵襲を加える正当性を認めていないが，著者は，舌の突出障害があれば構音障害を起こすことや美容上からも手術すべきであると考えている．

d.　治療

治療は，**図25-4-16** のように舌小帯を横に切開，縦に縫合か，Z形成術を行う．

❷巨舌症 macroglossia

先天性巨舌症は，先天的に舌の全体または一部が肥大している場合で，原因のいかを問わないとされている（吉見1976）．これには，筋肉性巨舌症のほか，血管腫，リンパ管腫によるもの，von Recklinghausen 病によるもの，Greig 症候群（眼窩開離症），Wiedemann-Beckwith 症候群の部分症として（広谷1978，橘ら1988，朴ら1992，田邊ら2004）もみられる．腫瘍にも分類される（**図25-4-17**）．

❸巨舌症候群，Wiedemann-Beckwith 症候群

これは，Beckwith（1963），Wiedmann（1964）によって

報告されたもので（岡本ら2001，田邊ら2004），頻度は13,700 人に1人で男女差はない．

臍ヘルニア exomphalos，巨舌症 macroglossia，巨人症 gigantismus を主徴としているため，EMG 症候群といわれ，内臓肥大，膵機能亢進などによる低血糖性痙攣発作，精神障害，Wilms 腫瘍，ときに染色体異常を起こしているものがある．

症状としては，①言語障害（歯音，歯頸音にゆがみ），②摂食障害，③呼吸障害，④齲歯，美容上からの問題（舌が突出するだけでなく，下顎の前突咬合不全などを呈す）などがみられる．

治療時期は，術者によって意見が分かれているが，言語障害，顎変形を防ぐため診断がつき次第に手術するほうがよく，できれば乳歯萌出前（仁木ら2000）に舌切除を行う．

治療法は，舌のV字切除，辺縁切除，中央切除，中央W型切除（Mixter ら1993）などがある．V字切除術は単純な方法であるが，舌の厚みが残るので，Egyedi&Obwegeser（1964），Morgan ら（1996），田邊ら（2004）の方法がよいが，長く硬結が残ることがあり，また，神経障害の合併症もある．

術後の言語訓練も視野にいれなければならない（俗ら1991）．

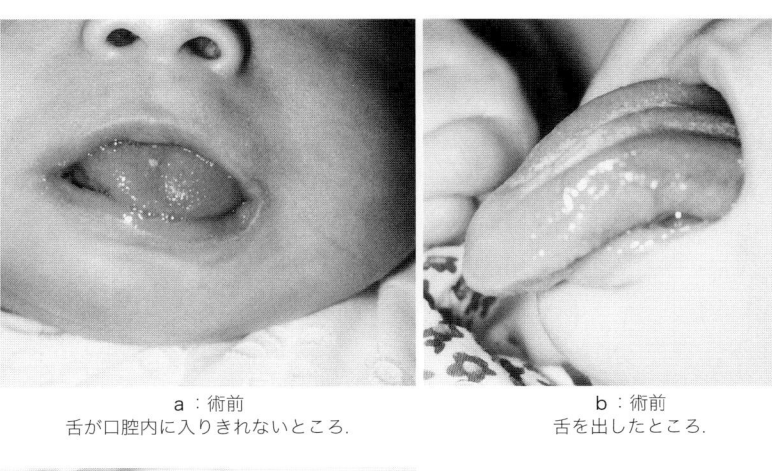

a：術前
舌が口腔内に入りきれないところ.

b：術前
舌を出したところ.

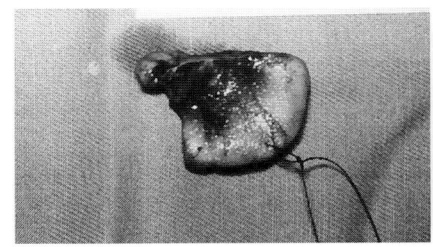

c：術直後

d：手術法

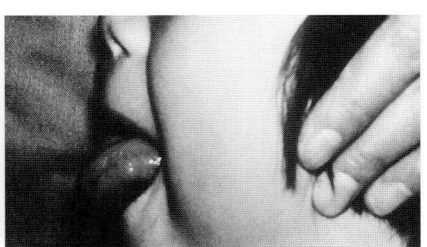

e：切除した舌尖部分

f：術後2年半
舌を出したところ.

図 25-4-18　巨舌症

　味覚への配慮も必要で, 舌尖は甘味, 酸味, 塩味, 苦味のいずれも敏感で, 周辺部は酸味または塩味をより強く感ずることを念頭に手術法を検討しなければならない (Shafer 1968) (図 25-4-17 ～図 25-4-20). Tomlinson ら (2007) によれば, 正常な舌機能, 形態を再建するのは困難であるという.

❹まれな舌の先天性形態異常

　巨舌症もまれではあるが, さらにまれなものとして, 溝舌 furrowed tongue, 地図状舌 geographic tongue, 複舌 double tongue, 無舌症 aglossia, 小舌症 microglossia, 舌裂 tongue cleft がある. 舌は, 胎生4週頃より形成されるが,

舌尖, 舌体部は第1鰓弓下顎突起の外側舌隆起より, 舌根部は第2～4鰓弓由来弓コブラより形成されるという (吉見 1976). 小舌症では呼吸障害, 言語障害などがみられる.
　治療は対症療法である.

C. 口蓋の先天異常 anomalies of the palate

❶口蓋形成不全 palatal hypoplasia

　これは, 口蓋棚の発育異常によると思われるまれな先天異常で, 通常, 片側性, 左側である (奥田, 鬼塚ら 1985, Erdogan ら 1990, 滝ら 1992, 山脇ら 1993, 大守ら 2001).

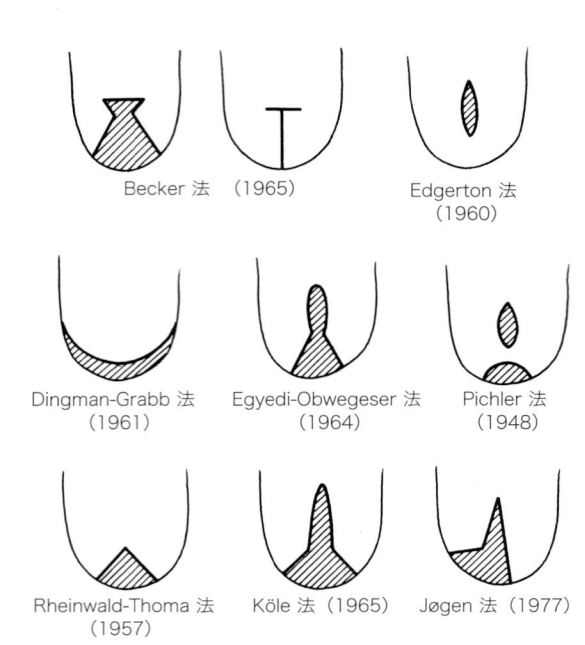

図 25-4-19　舌縮小術のいろいろ
(高井克憲ほか：形成外科 22：690, 1979 より引用)

Becker 法　(1965)
Edgerton 法 (1960)
Dingman-Grabb 法 (1961)
Egyedi-Obwegeser 法 (1964)
Pichler 法 (1948)
Rheinwald-Thoma 法 (1957)
Köle 法 (1965)
Jøgen 法 (1977)

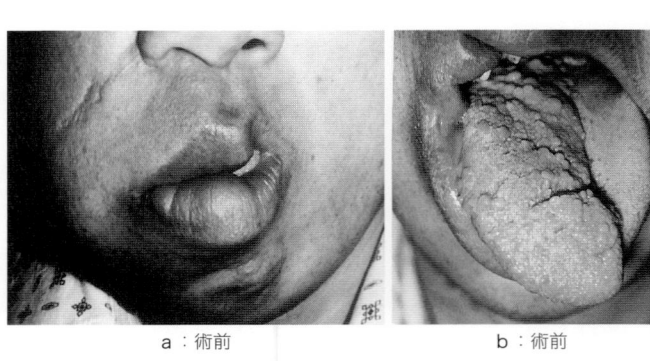

a：術前　　b：術前
c：術後　　d：術後

図 25-4-20　巨舌症 (Recklinghausen 病)
(寺内雅美，鬼塚卓弥ほか：形成外科 23：100, 1980 より引用)

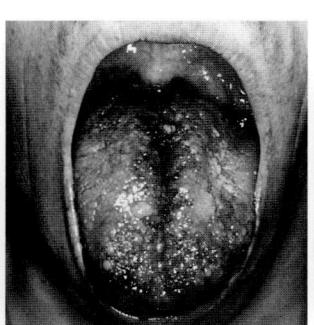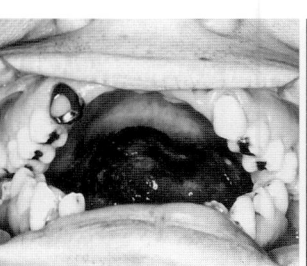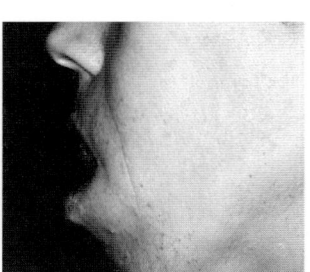
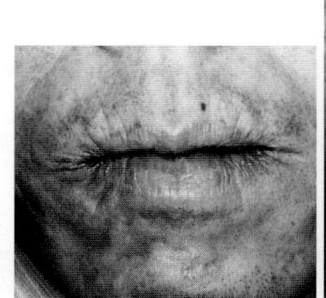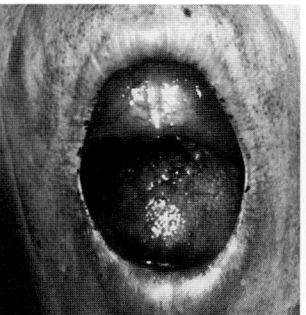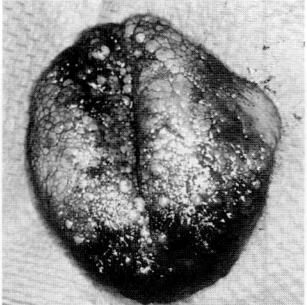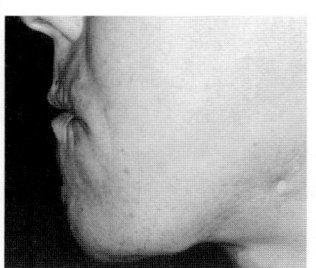

a：術前，閉口不能
b：術前
c：巨舌のための開咬変形 open bite deformity
d：術前，閉口不能
e：術後，閉口可能
f：術後
g：切除舌
h：術後，閉口可能

図 25-4-21　巨舌症成人例

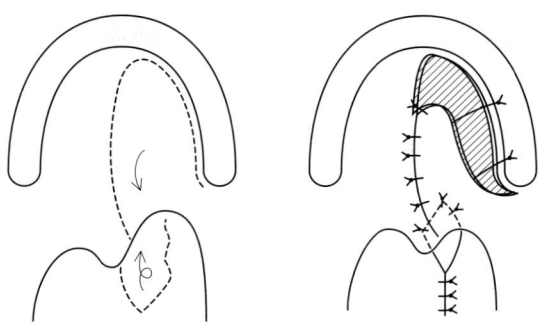

図 25-4-22　口蓋形成不全に対する手術法
（大守　誠ほか：日形会誌 21：454, 2001 より引用）

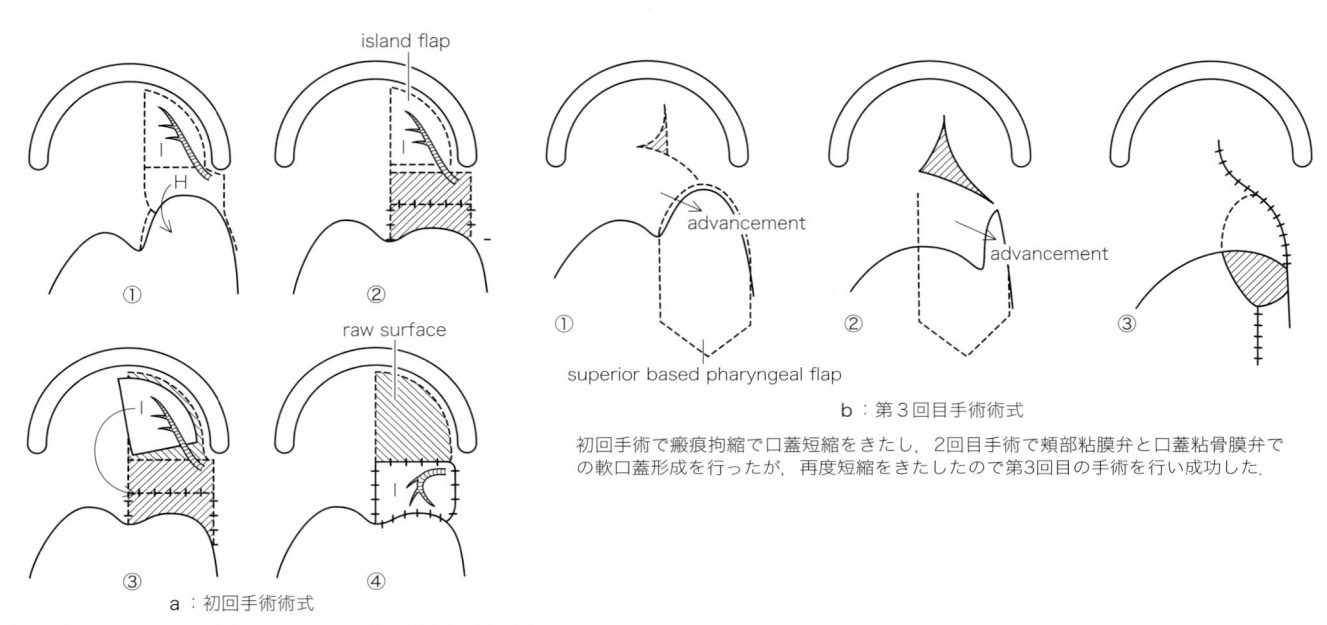

a：初回手術術式
筋組織の連絡がないと拘縮する．muscle sling を作るのが大切．

b：第3回目手術術式
初回手術で瘢痕拘縮で口蓋短縮をきたし，2回目手術で頬部粘膜弁と口蓋粘骨膜弁での軟口蓋形成を行ったが，再度短縮をきたしたので第3回目の手術を行い成功した．

図 25-4-23　口蓋形成不全に対する手術法
（奥田良三，鬼塚卓弥ほか：日形会誌 5：1006, 1985 より引用）

口蓋形成不全としては，斜走口蓋裂（黒住ら 1971），軟口蓋側方破裂（永井 1971），非対称性口蓋裂（森田ら 1975），Nager 症候群（Jackson ら 1989）などと，口蓋裂との関係で報告されているものもあり，混同されている．両側については Peterson-Falzone ら（1976），中川ら（1997）の報告がある．

　治療は，push back 法，咽頭弁法などもあるが，粘骨膜島状弁反転法がよい（Mavili ら 1993）（**図 25-4-21 ～図 25-4-24**）．

❷上顎体 epignathus

　上顎体は，鼻咽腔や口蓋に生じる奇形腫 teratoma で，胎生 4～12 週までにできる．Arnold（1888）が，はじめて報告，その後 Schwalbe（1907），Ewing（1940）らが報告しているが，わが国では吉村ら（1988），三澤ら（2001），木村ら（2004），粕谷ら（2004）など，比較的多くの報告がある．

　頻度は，3 万 5 千人から 20 万人に一人の出生率で，男女比は，1：2 あるいは 1：7 で女子に多い（三沢ら 2001）（**表 25-4-1**）．

　成因は，Arnold（1888）の分離，迷入説，Schwalbe（1907）の二胚種発生説がある（吉村ら 1988，鵜飼ら 1998）．

　治療は，呼吸，摂食障害があれば，切除．出産前診断がつけば，帝切のうえ，緊急手術を行う（稲川ら 2000）．口蓋裂に合併する場合もある（清水ら 1994）．合併異常については，症例ごとに検討して再建を行う．

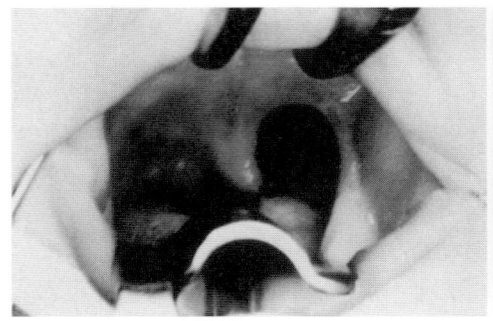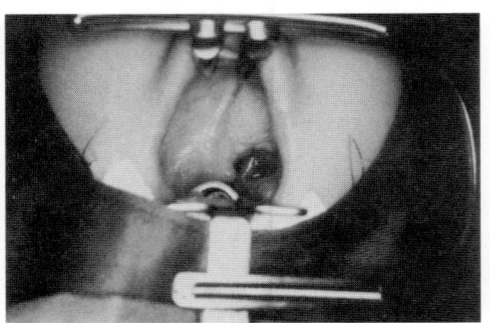

a：初回手術前口腔内所見（1歳）

b：第2回目手術前口腔内所見（3歳）
左側軟口蓋が，拘縮のため短縮し口蓋垂も左側に偏位を
している．

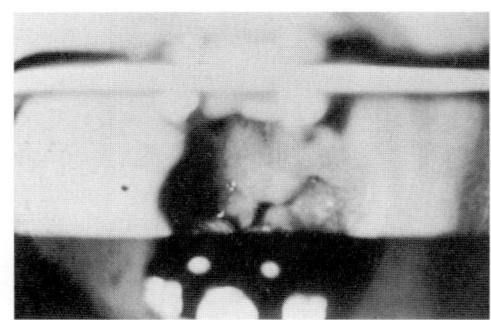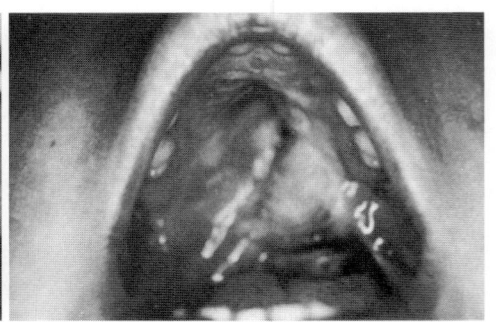

c：第3回目手術前口腔内所見（3歳11ヵ月）
左側軟口蓋が，前回同様拘縮のため短縮している．

d：5歳時，第3回目手術後1年1ヵ月経過した口腔内所
見

図25-4-24　先天性口蓋欠損症に対する手術例

表25-4-1　上顎体の分類

	Arnord（1888）	Schwalbe（1907）	Ewing（1940）	吉村ら（1988）
1型	有茎性の類皮腫．皮膚脂肪などによるもの	双児様寄生胎児が臍帯で主胎児口腔に付着するもの	二胚葉成分からなるもので dermaid, hairy polyp ともいわれる	皮膚，脂肪組織を主成分とし，横紋筋軟骨を含む場合もある二胚葉性の分離腫で有毛性ポリープと呼ばれるもの
2型	口腔より突出する大きな teratom で三胚葉の成分を有するもの	四肢，性器などを有する未分化の寄生胎児が主胎児の口腔から懸垂するもの	三胚葉成分からなり未分化なもの	上記以外に骨，歯，嚢腫，神経組織，消化管様組織などを有する三胚葉性奇形腫
3型	三胚葉性の teratom に歯を有するもの	三胚葉性の teratom	三胚葉成分からなり高分化なもの	分化した器官，四肢を有する寄生体
4型	不完全な二重体で，四肢，指，眼，臍帯などを有するもの	口腔内，口蓋付近の腫瘤が混合腫の構造を有するもの	明確に分化した器官，四肢などを有するもの	

（吉村　久ほか：小児外科20：607 1988；大浜洋一ほか：日新生児会誌 27：345 1991；木村得尚ほか：日形会誌24：236, 2004を参考に著者作成）

❸先天性口蓋隆起

　口蓋正中にみられる骨隆起で，1814年，Fox の報告がはじめという（伊藤ら 2011）．日本人は白人より多く，男女では，38.50％対 56.30％という（Sakai ら 1954）．唇裂口蓋裂に合併した例は，ないという（伊藤ら 2011）．口蓋が狭いと隆起が高く，広いと低いという（Woo, 1959）．多くは無症状のため，治療の対象にはならない．

D. その他の口唇部・舌部の先天異常

　Pierre-Robin 症候群（巨舌，小顎症，口蓋裂を三主徴），Wolf-Hirshhorn 症候群（内眼角隔離症，巨口のギリシャ兜様顔貌），Pitt-Rogers 症候群，4p 症候群，13 トリソミー症候群（小頭症，口唇口蓋裂，眼窩隔離症，耳介変形など），EEC 症候群（指趾欠損 ectrodactyly，外胚葉形成異常 ectodermal dysplasia，口唇口蓋裂 clefting syndrome），CATCH22 症候群（心異常，異常顔貌，口蓋裂，胸郭形成不

全など），Goldenhar 症候群（眼球のデルモイド，眼瞼欠損，唇裂，巨口症など）がある（永竿ら 2005）（**表 26-1-4 参照**）．

顎骨の変形については，（第 28 章 -7「顔面・顎変形」の項参照）．

25・5 口唇部・舌部の美容外科
aesthetic surgery of the lips and palate

A. 口唇部の美容外科 aesthetic surgery of lips

口唇部の美容については，唇裂口蓋裂のところで詳述した（第 26 章 -12「唇裂・口蓋裂形成術の美容外科的検討」の項参照）．

ここでは，正常の範疇と考えられるものであるが，対象者によっては美容の範疇に入るものであろう．

❶小口症 microstomia
先天性に口裂の小さい場合であるが，その治療にあたっては，顔面全体とのバランスを考えて適応を決めるべきである．

❷大口症 macrostomia
口裂の先天性に大きいもので，巨口症とは異なるものである．手術的治療は勧められない．

❸厚い赤唇，厚唇 thick lip, macrocheilia
美容と先天異常との境界にあるものであるが，便宜上ここに入れた．

厚い赤唇とは，内田（1967）の報告している赤唇部高径が，上口唇側 5〜8 mm，下口唇側 10〜13 mm 以上ある場合であるが，口唇が厚いものとして，**表 25-5-1** のようにいろいろなものがある．

治療は，複唇と同様である．

❹薄い赤唇，薄唇 thin vermilion
赤唇部が薄い場合で，厚唇の逆である．あまり赤唇部が薄いと，冷たい感じを与えるため治療を求めてくることがある．加齢によっても薄くなる．

治療法としては，以下のものがある．

a. 赤唇縁切除法
赤唇縁に沿って皮膚を切除し，赤唇部を引き上げて縫合するが（Felman 1993, Guerriss ら 1993, Yoskovitch ら 2003），正常赤唇縁の特徴のある形態が失われる．Yoskovitch ら（2003）は，合併症として，肥厚性瘢痕，非対称，矯正不足を列記している．

表 25-5-1　macrocheilia の分類

A．先天性口唇肥大
1. duplication of the lip
2. hemangioma or lymphangioma of the lip
3. racial hypertrophy

B．後天性口唇肥大
1. macrocheilia due to infection
2. glandular cystic macrocheilia（下口唇限局性扁平上皮癌前駆症）
3. Ascher's syndrome（重複唇，上眼瞼弛緩症，甲状腺腫）
4. Melkersson-Rosenthal syndrome（口唇肥大，反復性顔面神経麻痺，皺襞舌）
（cheilitis granulomatose）
5. multiple mucosal neuromata syndrome（多発性有髄神経腫，甲状腺癌，顔面正中肥大）
6. Crohn's disease（Crohn 病に合併する口唇結節形成）

（黒沢三良：形成外科 22：698, 1979 より引用）

---

b. 鼻孔底切除法
鼻翼基部，鼻孔底の皮膚を切除，上口唇を引き上げる方法がある．前者に比べれば，術後形態がまだ正常にみえる（**図 25-5-1**）が，瘢痕が残るので手術は勧められない．

c. 脂肪注入
現在，第一選択であろう．

d. その他
free dermal graft（Vecchione 1979），粘膜部の伸展法（Samiian 1993），双茎粘膜弁法（Wagner 1994），筋膜移植法もある（**図 25-5-2**）（Lassus 1992）．Haworth（2004）は，粘膜部の切開から粘膜を延長，同時に脂肪移植を行って，口唇を膨らませ pout を作り，大きさや形態を整えている．効果の持続もあるという．表面に瘢痕が残らない利点がある．Trussler ら（2008）は，長掌筋の移植を報告している．

❺膨隆唇 pouty lip
これは，静止開口時に，口唇粘膜が露出するもので，障害はないが女性では口紅を塗るとき赤唇部には口紅がのるが，粘膜部には粘液分泌のため，口紅はのらないことくらいであろう．

治療は，粘膜部分の切除である．厚唇であればあわせてその治療を行う．

❻長い口唇（高口唇）long upper lip
上口唇高径が大きい場合で，俗に鼻の下が長いと称されるものである．顔面の先天性形態異常を合併する場合と，そうでない場合がある．

治療は，鼻翼鼻孔底切開で皮膚と筋肉を，ともに切除，縫縮するか（薄い口唇は皮膚のみの切除する点で治療法が異なる），症例によっては，同様の皮切より入って人中陥凹

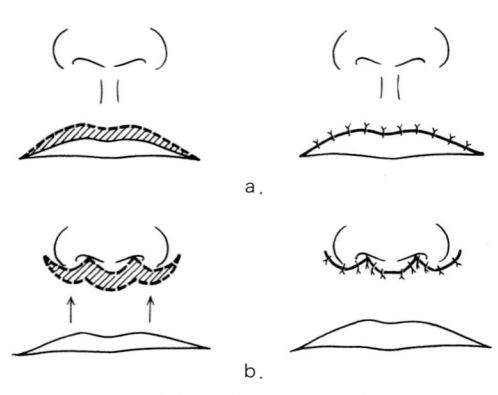

図 25-5-1　薄い赤唇の治療法

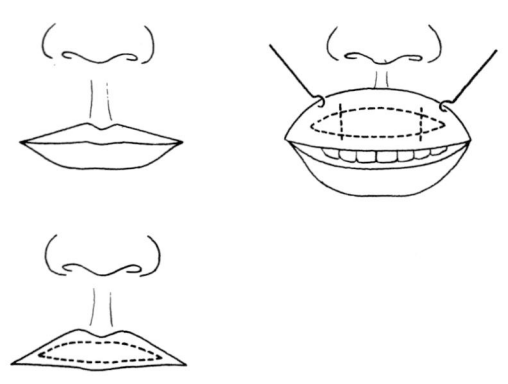

図 25-5-2　薄い赤唇の筋膜移植による治療法
筋膜で赤唇を膨らませる方法である.

部を深くし, 相対的に上口唇高径を小さくする手術を行う. しかし, 術前の醜状と術後残存する瘢痕, 切除し過ぎると gummy smile 状になるなどを考慮して術前に十分に検討することが望ましい.

❼短い口唇 (低口唇) short upper lip

上口唇高径が小さい場合であるが, 鼻翼幅や口裂幅径とのバランスも問題となる. 特に笑ったりしたときなど, 歯肉を出して上口唇が極端に短くみえることがある.

治療は, バランスを変えることであるが, 鼻柱基部に骨, 軟骨移植などを行って鼻唇角を変え, 相対的に上口唇高径を長くみせる. 笑ったときに上口唇高径が小さくなるときは, 口裂周囲筋群の切断を行う. 場合によっては, 鼻唇角形成と筋群切断を同時に行うこともある.

❽人中の異常 philtral dimple deformity

人中溝 (陥凹部, 窩) が, はっきりしない場合, これを深くすると, いわゆる彫の深い口唇, あるいは顔立ちになって, 可愛らしく, また美人にみえるものである.

手術法は, 唇裂形成術の際用いられるものを応用するが,

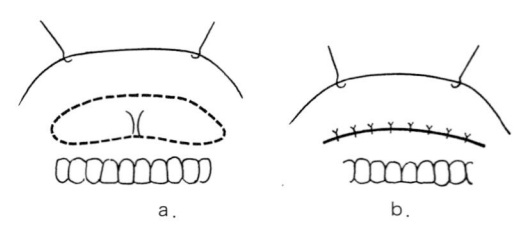

図 25-5-3　歯槽露出症の手術法

正常口唇の場合は, 口唇粘膜に縦切開を入れ, ここから人中相当部の筋層を切除, 皮膚と骨膜あるいは粘膜とを埋没縫合する. 術直後は, 深い人中溝があっても, 経時的に浅くなり, 再び人中消失をきたすことがあるので, 固定を確実にするのが本手術法の鍵となる. また, 口輪筋の動きで固定がはずれやすいので, 口輪筋両側 (中央筋層を切除してあるので, その両側断端) を鼻柱基部あるいは, 鼻中隔に固定することも大切である.

❾歯槽露出症 gum exposure deformity

俗に gummy smile, horse smile ともいわれるもので, 笑ったときなど歯槽粘膜が極端に露出するものである (図25-5-3).

手術法は, 症例に応じて慎重に選択する.
①口唇粘膜と歯槽突起とを縫合して口唇前庭を浅くする,
②上唇挙筋を切断する (Miskinyar 1983).
③上顎骨を切除, 短縮する.
④ボトリヌストキシン注射法
口裂周囲筋を麻痺させる方法である.

B. 口唇ピアス

耳介ピアスほど多くはない.

C. 口唇周囲の若返り rejunevation

皮面形成術の項, 参照 (白壁ら 2013)

25・6　口唇部・舌部に関連のある特殊疾患

A. いびき snoring

いびきは, 肥満男性に多く, 女性は, 閉経後女性ホルモンの低下で出現しやすく, また高血圧, 虚血性心疾患, 脳血管障害の危険因子でもある (巽 2005, 成井 2005). 遺伝

表25-6-1 米国睡眠医学会（AASM）による閉塞型睡眠時無呼吸低呼吸症候群の診断基準，閉塞型呼吸イベントの定義，重症度分類（1999年）

1．診断基準：以下のA＋CあるいはB＋Cを要する
 A．日中傾眠があり，他の因子で説明できないこと
 B．下記のうち2つ以上があり，他の因子で説明できないこと
 ・睡眠中の窒息感やあえぎ呼吸
 ・睡眠中の頻回の覚醒
 ・熟睡感の欠如
 ・日中の倦怠感
 ・集中力の欠如
 C．終夜モニターで睡眠中に1時間に5回以上の閉塞型呼吸のイベントがあること．閉塞型呼吸イベントは閉塞型無呼吸／低呼吸あるいは呼吸努力関連覚醒（RERA）のいずれかの組み合わせによる
2．閉塞型無呼吸／低呼吸の定義：以下のA＋CあるいはB＋Cを要する．無呼吸と低呼吸を区別する必要はない
 A．呼吸振幅がベースラインから50％より大きく減少
 B．呼吸振幅の低下が50％未満であっても，3％より大きい酸素飽和度の低下が覚醒を伴う
 C．イベントの持続は10秒以上
3．呼吸努力関連覚醒（RERA）イベントの定義：呼吸努力の増加により覚醒をきたすが無呼吸／低呼吸の基準を満たさないもので，以下A＋Bを要する
 A．徐々に食道内圧が低下し，突然陰圧の程度が小さくなり，覚醒とともに終了する
 B．イベントの持続は10秒以上
4．重症度の定義：AかBで重症なほうを採用する
 A．眠気による
 1）軽　症：あまり集中力を要しない活動中（テレビ鑑賞，読書，客として乗車中など）に眠ってしまう．社会的，職業的に障害はわずか
 2）中等症：多少集中力を要する活動中（コンサート，会議，発表など）に眠ってしまう．社会的・職業的に中等度の障害となる
 3）重　症：より集中力を要する活動中（食事中，会話中，歩行中，運転中など）に眠ってしまう．社会的・職業的に著明な障害となる
 B．閉塞型呼吸イベントによる
 1）軽　症：1時間に5〜15イベント
 2）中等症：1時間に15〜30イベント
 3）重　症：1時間に30イベントより大

（榊原博樹：日医雑誌130：1687, 2003より引用）

因子と環境因子が関与している．

　いびきは，舌，咽頭の筋の炎症，浮腫などで気道狭窄を起こすと，睡眠時に呼吸圧が上昇し，狭窄部で気流の変化，軟口蓋の振動を起こし，いびきとなる．形成外科では，口蓋裂手術後などにしばしばみられる．診断にあたっては，特に閉塞性無呼吸症候群との鑑別が必要である．

❶保存的治療
　①経鼻的持続陽圧呼吸（nasal CPAP）
　②鼻閉の原因治療

❷手術的治療（咽頭拡大術）
　①アデノイド口蓋扁桃切除術
　②口蓋垂切除，口蓋咽頭弓切除術，口蓋舌弓切除術
　③軟口蓋切除術
　④口蓋垂軟口蓋咽頭形成術
　⑤その他の方法

メス切除，電気メス，炭酸ガスレーザー，Nd:YAGレーザー，超音波切開凝固法などによる．

B. 閉塞性睡眠時無呼吸症候群
obstructive sleep apnea syndrome (OSAS)

❶睡眠時無呼吸症候群とは（表25-6-1）
　これは，睡眠呼吸障害 sleep breathing disorder（SBD）で，1976年 Guillminault らにより概念化されたものである．

　形成外科領域で問題になるとすれば，閉塞性睡眠時無呼吸症候群で，通常は，中年男性に多い（0.5％）とされるが，小児にも認められ，口蓋裂を含む頭蓋顎顔面先天異常に伴うことが多い．また，アデノイドや咽頭弁形成術後などにみられ（Sirois ら 1994），睡眠時に呼吸抵抗が増大し，一晩7時間睡眠中30回以上の10秒を超える無呼吸，または1時間5回以上の10秒にわたる無呼吸とされる．

睡眠時無呼吸は，レムおよびノンレム両方に起こる．原因によって無睡眠期間も変わる（Burwell 1956）．耳鼻科との連携が大切である．

❷原因

睡眠時無呼吸症候群 sleeping apnea syndrome（SAS）は，原因によって中枢性，閉塞性，混合性に分類されていが，OSAS はそのひとつである．

千葉（2004, 2005）によると，重症度に関与するものとして，肥満度，舌骨の位置（顔面軸），口蓋扁桃肥大，年齢をあげ，これらが複雑に絡み合って起こるが，いびき・無呼吸外来患者の約 30％に，何らかの上気道疾患を合併し，また，鼻閉などの鼻腔抵抗の増大者がいることから，耳鼻科的診察の重要性を報告している．

❸症状

症状は，いびき，夜尿，日中の傾眠傾向，注意力散漫，判断力障害，頭痛などがある．いびき snoring，無呼吸 stop breathing，眠気 sleepiness を 3S 特徴とする（巽 2005）．

低酸素，不眠ストレスによる重篤な合併症のほか，仕事上のトラブルを起こす恐れがある．

❹診断

①問診（主として，家族から習慣性いびきの有無，日中の傾眠，集中力欠如など），Epworth sleepiness score でチェックする（巽 2005）．

②視診（肥満，長頭，面長など），

③終夜ポリグラフ nocturnal polysomnography（PSG）で診断される．あるいは精度は落ちるが，家庭用の睡眠簡易モニター portable sleep monitor がある．確定診断は前者による．

④その他，脳血管循環器疾患，甲状腺機能低下症，糖尿病などの内科的疾患やアデノイドを含め，口腔内疾患，鼻腔通気度検査，attention deficit, hyperactivity, 注意力低下，学業成績低下などもチェックする（千葉 2005）．

❺分類

無呼吸指数 apnea hypopnea index（AIP）：睡眠 1 時間あたりの無呼吸，低呼吸の合計回数による分類（Xing Wang ら 2003）が用いられる．

5 以下：正常

5〜20：mild

20〜50：moderate

50 以上：severe

❻治療

a.　保存的療法

1）肥満解消法

食事療法，運動療法，内科的療法，スプリント療法など

2）酸素療法

マウスピースや，下顎前方固定装置，舌牽引装置，経鼻持続陽圧呼吸法 nasal continuous positive airway pressure（シーパップ CPAP 法）などがあるが，シーパップが主流である．

3）薬物療法

b.　外科的療法

①アデノイドの切除，②咽頭弁再手術，③気管切開，④軟口蓋挙上装置，⑤上下顎骨，またはその一方の distraction osteogenesis を含む前方移動術などである（Xing Wang 2003）．⑥最近では高周波粘膜下組織減量術がある（千葉 2005）．

なお，本症の詳細については，榊原（2003），成井（2003），千葉（2005）らの論文がある．

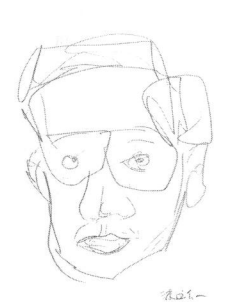

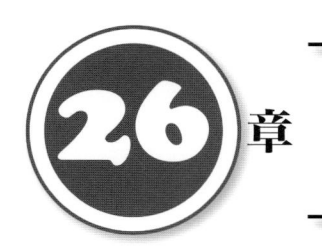

26章 唇裂・口蓋裂形成術
cheilognathopalatournoplasty, cleft lip and palate surgery

26・1 唇裂・口蓋裂一般論
general considerations of the cleft lip and palate

A. 名称

　唇裂は，欧米では labium leporinum（ラ），hare lip（英），cleft lip（英），Hasenscharte（独），bec de lievre（仏）（Pare 1575 がはじめて命名）といわれ，古くはローマ時代に Galen の記載があるともいう．わが国でも兎唇，兎欠，欠唇，欠口，また俗にみつくち，いぐちなどと呼ばれていた．

　口蓋裂は，palatoschisis, uranoschisis, uranostaphyloschisis（ラ），cleft palate（英），wolf's snout（英），Gaumenspalte（独），狼咽（日）などと名づけられている．

　顎裂は，gnathoschisis, cleft alveolus（英），Kieferspalte（独）などといわれる．

　以上のように数多くの名称があり，わが国では現在でも兎唇，狼咽，顎裂と呼んでいる人もいるが，世界的にも cleft lip, cleft palate という傾向にあり，兎の唇，狼の咽と，人間性を無視した擬名で呼ぶよりは，現症をそのまま解剖学的に捉えて，口唇裂（あるいは唇裂），歯槽裂，顎裂，口蓋裂とするほうがより学問的である．なお『歯牙』という名称は，牙がよくないという人もいるが，本著では歯のみ，あるいはわかりやすく歯牙とした．

　現在，日本口蓋裂学会では両者を併せるときは，口唇裂・口蓋裂，あるいは唇顎口蓋裂と呼んでいるが，本書では唇裂口蓋裂，あるいは唇顎口蓋裂を採用している．

B. 唇裂・口蓋裂の発現頻度

❶出産に対する発現率（表26-1-1）

　出産に対する発現率は，人種，統計法，年代などによって，様々な結果が出ている．しかし，古い文献であるが，Fogh-Andersen（Millard 1976）によると，唇裂口蓋裂の発現率は年々増加の傾向にあり（1941 年 1：770，1951 年 1：685，1961 年 1：549，1971 年 1：500），森ら（2000）も増加傾向にあるという．現在 500 人に 1 人の割で本症患者がみられるという（Millad 1976）．この数字は，わが国でも一応同じであると考えてよいが，人種的に白人に多く，黒人に少な

表 26-1-1　唇裂・口蓋裂の人種別頻度

報告者（年）		頻度	地域
〔東洋人〕			
筒　井	（1951）	1：414	大阪
三　谷	（1953）	1：529	東京
塚　本	（1956）	1：487	全国
Neel	（1958）	1：373	広島, 長崎
小　林	（1958）	1：481	東京
黒住ら	（1963）	1：611	岡山
田　中	（1972）	1：558	北海道
宮　崎	（1985）	1：550	日本
Natsume	（1988）	1：685	日本
神　谷	（1994）	1：770	日本
〔白　人〕			
Davis	（1924）	1：916	Baltimore
Peron	（1929）	1：952	Paris
Conway	（1940）	1：700	USA
Fogh-Anderson	（1942）	1：665	Denmark
Grace	（1943）	1：810	Pennsylvania
Carter	（1950）	1：714	London
Ivy	（1950）	1：762	USA
Hixon	（1951）	1：914	Ontario
Loretz et al	（1961）	1：829	California
Woolf et al	（1963）	1：663	Utah
Ingalls et al	（1964）	1：806	Philadelphia
Croen	（1998）	1：667-500	USA
〔アフリカ系米国人〕			
Davis	（1924）	1：1,789	Baltimore
Shapiro et al	（1958）	1：1,005	New York
Loretz et al	（1961）	1：1,656	California
Greene et al	（1964）	1：1,821	California 他
Longenecker	（1964）	1：1,554	New Orleans
Ingalls et al	（1964）	1：1,672	Philadelphia
Altemus and Ferguson	（1965）	1：2,217	Columbia
		1：1,724	
〔ネイティブアメリカン〕			
Miller	（1963）	1：398	USA
Tretsven	（1963）	1：276	USA
Lowry and Renwick	（1969）	1：316	Canada
Niswander and Adams	（1967）	1：507	USA
Niswander et al	（1975）	1：434	USA
		1：400	

（鬼塚卓弥：現代外科手術大系, 中山書店, 1982；赤坂庸子：歯科ジャーナル 19：435, 1984；中島龍夫ほか：口唇口蓋裂の早期総合治療, 医歯薬出版, 1994 を参考に著者作成）

表26-1-2　人種別，裂型別頻度

	総出産数	唇裂（口蓋裂合併を含む）			口　蓋　裂		
		患者数	％	頻度	患者数	％	頻度
日　　本　　人	219,676	338	0.15	1：650	113	0.05	1：1,944
白　　　　　人	3,077,686	2,670	0.09	1：1,153	1,270	0.04	1：2,423
アフリカ系米国人	376,297	129	0.03	1：2,917	110	0.02	1：3,421
ネイティブアメリカン	96,407	182	0.19	1：529	59	0.06	1：1,634

（赤坂庸子：歯科ジャーナル19：435, 1984より改変引用）

表26-1-3　唇裂・口蓋裂の頻度

報　告　書		男　　　　　性			女　　　　　性			計
		唇　裂	唇裂・口蓋裂	口蓋裂	唇　裂	唇裂・口蓋裂	口蓋裂	
Fogh-Andersen	(1946)	174 (17.4)	355 (35.5)	77 (7.7)	101 (10.1)	159 (15.9)	134 (13.4)	1,000 (100)
Fraserら	(1954)	6 (5.9)	37 (36.3)	14 (13.8)	8 (7.8)	19 (18.6)	18 (17.6)	102 (100)
川　島	(1957)	66 (23.2)	49 (17.3)	16 (5.7)	79 (27.8)	55 (19.3)	19 (6.7)	284 (100)
Oldifield	(1964)	164 (14.1)	347 (29.7)	164 (14.1)	103 (8.8)	148 (12.7)	240 (20.6)	1,166 (100)
高原ら	(1966)	49 (11.2)	110 (25.1)	65 (14.9)	65 (14.9)	53 (12.1)	95 (21.8)	437 (100)
大原ら	(1992)	246 (19.4)	283 (22.3)	143 (11.3)	188 (14.8)	166 (13.1)	241 (19.1)	1,267 (100)

（川島　弥：日本外科全書, 13巻, 金原出版, 1957；Oldfield MC：Br J Plast Surg 17：1, 1964；鬼塚卓弥：形成外科12：256, 1969；Onizuka T：Aesthetic Plast Surg 6：85, 1982を参考に著者作成）

いのは特異的である．神谷（1994）の報告によると，唇裂で0.13％，口蓋裂で0.04％という．

しかも，唇裂口蓋裂の頻度は東洋人，白人，アフリカ系米国人の順に少なくなることから，民族差があるが，口蓋裂は1,000人に0.5人の発現率で民族差はないということから，両者にちがいが認められる（McCarthyら1990）．

秦（1998）は，唇裂は0.08％，唇裂口蓋裂は0.08％，口蓋裂は0.03％といい，総合発現率は0.19％（529人に1人）と報告しているし，Croen（1998）は，80年代（1983-1992）のCalifornia州の各人種の唇裂口蓋裂について統計的調査を行い，唇裂口蓋裂で白人，ヒスパニックhispanic，日本人が1.05，アフリカ系米国人で0.62，韓国人0.65と報告を行っている．

さらに，父方，母方の人種，同じ人種でも，生誕地で異なるという．同様のことはCalzolariら（2004）が，欧州各国の口蓋裂の頻度についての調査結果にもみられる．

Natumeら（1988）は出生率0.146（1.46/1000），その内唇裂34.0％，唇裂口蓋裂47.3％，口蓋裂18.7％と報告している．

昭和大学形成外科受診患者での頻度は，唇裂43％，唇裂口蓋裂39.2％，口蓋裂12.6％，粘膜下口蓋裂5.2％である（門松2000）．

以上のように報告者によってかなりの差がみられるが，著者は，一応患者に説明するときは，日本人の場合は500人に1人の発生率と簡略化している．

唇裂口蓋裂のWHOのモニタリングシステムによる統計では，1万人あたり唇裂（含口蓋裂）で16.04児，口蓋裂で4.54児であったというが，国によってかなり差がある（幸地2007）．

Tanakaら（2012）は，米国での頻度は，1万人出生あたり7.75人，国際的に1万人あたり7.94と述べ，米国ではこの5年で変わりはないが，国際的には減少傾向にあるという．

Chenら（2013）によると，1000人あたり，アメリカインディアン3.6，日本人2.1，中国人1.7，白人1.0，アフリカ系米国人0.3と報告している．

❷唇裂・口蓋裂の頻度

唇裂口蓋裂の男女の頻度は，**表26-1-2**，**表26-1-3**のようであり，統計の取り方で差がでるが，著者は，唇裂のみは約1/4でやや男子に多く，口蓋裂のみは約1/4で女子に多く（男30：女70％），唇裂および口蓋裂は約2/4で男子（男63：女37％）に多いと簡略化している．全体として男女比は，6：4位である（鬼塚1996）．なお，昭和大学形成外科での頻度は，男性53.6％，女性46.4％である（門松ら2000）．

❸片側・両側・左右別の頻度

唇裂，口蓋裂ともに，片側の場合が多く，唇裂では，片側が両側のほぼ4倍，口蓋裂では，片側が両側の3倍も多い．

左右別では，唇裂，口蓋裂ともに左側に多く，右側のほぼ2倍で，唇裂で口蓋裂を伴ったものは左側が右側の3倍，唇裂のみでは左右両側ほぼ同じである．

昭和大学形成外科での統計では，左52.5％，右29％，両側19％である（門松ら2000）．

表26-1-4　口唇・口蓋裂の合併異常

A．合併異常の頻度
　口唇口蓋裂に他の異常の合併する頻度
　　口唇裂のみ……3.29%
　　口唇口蓋裂……6.84%
　　口蓋裂のみ……18.63%
　　粘膜下口蓋裂のみ……37.29%
　　全体……6.98%
B．合併異常の種類
　a）頭蓋異常
　　　無脳症
　　　小頭症
　　　無嗅脳症
　　　水頭症
　　　頭蓋早期癒合症
　b）顔面異常
　　　鼻裂症
　　　鼻部腫瘍
　　　眼窩隔離症（hypertelorism）
　　　内眼角蒙古皺襞（内眼角贅皮）
　　　眼球の異常
　　　涙道異常
　　　耳介異常
　　　外耳道閉鎖症
　　　舌小帯，口唇小帯の癒着
　　　口腔内腫瘍
　c）体幹
　　　肋骨異常（漏斗胸，鳩胸など）
　　　脊髄披裂
　　　斜頸
　d）四肢，指趾
　　　指趾異常〔多指症，合指症，短合指症，欠
　　　指症，短指症，裂手（足）症など〕
　　　短肢症（海豹症など）
　　　橈骨，尺骨の異常
　　　先天性股関節脱臼（LCC）
　e）内臓
　　　心奇形（ASD，VSD，動脈開存症，肺動脈
　　　狭窄，Fallot四徴症）
　　　尿道下裂
　　　鎖肛
　　　停留精巣

❹披裂の程度

　片側では，完全披裂が不全披裂の2倍，両側では，完全披裂が2.6倍といわれている．

❺発生学的見地よりの頻度

　飯塚（1979）は，自然流産を除く人工妊娠中絶による胎児を調査した結果，5,117例中22例の口蓋裂を発見し，その頻度は0.43%の高率であり，さらに自然流産胎芽や胎児になると1.88%と高くなるという．

❻他の先天性異常の合併頻度

　唇裂口蓋裂患者は，他の身体部位に，いろいろな先天性異常を合併することが多く，その合併頻度は5〜14%程度であるという．報告された合併異常としては，**表26-1-4**のごとくで，Knoxら（1963）によると，唇裂の2.8%，唇裂・口蓋裂の7.3%，口蓋裂の12.2%に合併があるという．

　伊藤ら（1985）は，合併異常が，唇裂3.03%，唇裂口蓋裂6.25%，口蓋裂18.26%，粘膜下口蓋裂37.29%にみられると報告している．特に口蓋裂，粘膜下口蓋裂に合併異常が多いのが特徴的である．先天性心疾患の合併が，約5%にみられる．

　門松ら（2000）は，唇裂の20%に，唇裂口蓋裂の38%に，口蓋裂の42%に，全体として32%に合併症がみられたという．

　花池ら（2002）は，口唇裂，口唇口蓋裂，口蓋裂の順で，4.34%，7.83%，18.3%，計51例/543例（9.4%），また，藤村ら（2007）は，11.4%，23.3%，37.5%，37.3%，計410例/1,745例（23.5%）と報告している．

　また，吉田ら（2014）は，合併頻度は12.4%，合併異常の多いのは心疾患

　4.1%，四肢異常1.8%，合併症候群は4.5%，ピエールロバン症候群が最多で，第1第2鰓弓症候群，Treacher-Collins症候群であったという．

C. 唇裂口蓋裂と関係のある主な症候群

　唇裂口蓋裂は，いろいろな症候群の一症状としてみられることも多い（**表26-1-5**）（第19章「先天異常」の項参照）．

❶ Cornelia de Lange症候群

　本症は，Brachmann（1916），Cornelia de Lange（1933）が報告して以来，かなりの報告例をみるが，形成外科では，口蓋裂との関係で発見，報告されている．

　本症は，**表26-1-6**のような症状を持つ多発形態異常症候群である．

　口蓋裂の合併は，約10%であるが，高口蓋まで入れると71〜96%と高頻度である．しかし，唇裂の合併は，わが国では2例の報告があるという（今村ら1985）．生命的予後は悪くなく，また，IQ80前後が多い（北野ら1991）．

　形成外科としては，口蓋裂のほか顔面の変形，醜状に対して手術操作を加える．

❷ van der Woude症候群

　これは，多様な表現型を示す疾患で，Murrayが1860年，van der Woudeが1954年に詳細に報告した．本症は，唇裂口蓋裂の0.08〜0.96%にみられ，両側口唇・口蓋裂の合併が43.7%と最も多い（喜多1997）．

表26-1-5　唇裂・口蓋裂を合併する先天異常症候群

1．染色体異常を伴うもの
　　Down症候群（21 trisomy or translocation）
　　E trisomy症候群（18 trisomy）
　　Patau症候群（D_1 trisomy 13-15）
　　Turner症候群（XO症候群）
　　XXXXY Klinefelter症候群
　　autosomal chromosome症候群
　　　（1q＋，3p＋，4p－，4p＋，5p－（Cri-du-chat），9p＋，10q＋，
　　　11p＋，13q－，18p－，18q－，18r, non-mongoloid trisomy
　　　G（trisomy 22），G-deletion, triploidy）
　　Holoprosencephaly（trisomy 13, 13p－，13q－）
2．常染色体優性遺伝（autosomal dominant）
　　Treacher Collins症候群
　　ectrodactyly-ectodermal dysplasia-clefting症候群（EEC
　　症候群）
　　popliteal pterygium症候群
　　cleidocranial dysplasia
　　craniofacial dysostosis (Crouzon)
　　fetal face症候群（Robinow）
　　frontometaphyseal dysplasia
　　hypertelorism-hypospadias症候群（Opitz症候群）
　　hypospadias-dysphagia症候群（G症候群）
　　Marfan症候群
　　Noonan症候群（XX and XY Turner phenotype症候群）
　　oculodentoosseous dysplasia（oculodentodigital症候群）
　　Pfeiffer症候群
　　Saethre-Chotzen症候群（acrocephalosyndactly type 3）
　　multiple nevoid basal cell carcinoma症候群
3．常染色体劣性遺伝（autosomal recessive）
　　Roberts症候群（tetraphocomelia）
　　Larsen症候群
　　Dubowitz症候群
　　Meckel症候群（dysencephalia splanchnocystica, Gruber
　　症候群）
　　multiple pterygium症候群
　　oral-facial-digital症候群Ⅱ（Mohr症候群，OFD Ⅱ症候群）
　　pseudothalidomide症候群
　　Rothmund-Thomson症候群（poikiloderma congenita）
　　Seckel症候群（nanocephalic dwarfism）
　　Smith-Lemli-Opitz症候群
4．autosomal dominant and recessive
　　chondrodysplasia punctata（rhizomelic type）
5．X-linked trait
　　focal dermal hypoplasia症候群（Goltz）
　　oral-facial-digital症候群Ⅰ（OFD Ⅰ症候群）
　　otopalatodigital症候群
6．unknown（sporadic）
　　Pierre Robin症候群
　　Apert症候群
　　Beckwith-Wiedeman症候群（autosomal recessive,
dominant, polygenic, sex-dependentなどの報告もある）

（松田健史：歯ジャーナル7：143, 1978；高見　薫ほか：形成外科40：411,
1997より引用）

表26-1-6　Cornelia de Lange症候群の症状

	症　状	本邦報告例
発　育	発育障害	96％
	骨端発育遅延	78
中枢神経系	精神発達遅帯	92
	初期筋緊張亢進	94
頭　部	小短頭症	88
下顎骨	小顎症	89
	著明な接合部触知	33
鼻	小さい鼻，上向いた鼻孔	100
口	特徴のある口唇と口	100
泣き声	低くうなるような泣き声	95
眼	密生した眉毛	100
	長くカールした睫毛	100
	目の異常	43
皮　膚	全身的多毛症	89
	大理石様皮膚，顔面チアノーゼ	52
	乳頭・臍の形成不全	75
下　肢	小肢症	70
	第2〜3趾合趾症	56
上　肢	小肢症	77
	あざらし肢症，乏指症	22
	第5指斜指症	77
	猿線	84
	母指近位付着	84
	肘関節屈曲拘縮	77

（今村芳子ほか：日形会誌5：289, 1985より引用）

常染色体優性遺伝で，下口唇瘻は，88％に認められ，下口唇瘻に唇裂・口蓋裂の合併が21％あるという（茅野ら2005）．

病因は，Interferon Regulatory Factor 6（IRF 6）遺伝子によるハプロ不全といわれ（Kondoら2002），唇裂口蓋裂，単独口蓋裂と異なる遺伝形式である．

❸ Beckwith-Wiedemann症候群

Beckwith（1963），Wiedemann（1964）の報告によるので，臍異常Exomphalos,，巨舌Macroglossia，巨大児Gigantismを三大主徴trias（EMG症候群ともいわれる）にしたものであるが（70〜90％出現），その他，唇裂・口蓋裂，母斑，内臓肥大（腎，心，膵など），耳介異常，小頭症，筋肥大などみられる．

原因遺伝子座は，11番染色体短腕15.5領域（11p15.5）である（加藤ら2014）．

また，本症候群はWilms腫瘍などの悪性腫瘍を合併しやすいという（Wiedemann 1983）．10,000に一人の割合といわれる（朴2005）．

治療は，対症療法である．

表26-1-7　口唇口蓋裂の環境因子

a）外環境因子
　①疾　　患：梅毒，風疹，トキソプラズマ，インフルエンザ，
　　　　　　　　おたふく風邪，水痘
　②薬　　剤：アルコール，コーヒー，避妊薬，ビタミン剤，
　　　　　　　　ホルモン剤，抗癌剤，タバコ，また，抗痙攣剤，
　　　　　　　　向精神薬，抗アレルギー薬，抗ウイルス薬など
　　　　　　　　の催奇性薬剤
　③Ｘ　　線
　④その他：殺虫剤や他の有機溶剤
b）内環境因子
　　　　貧血，酸素不足，循環障害，出産順位や回数，年齢，妊娠
　　　　中転倒，など

❹CATCH 22症候群

　これも口蓋裂（10%合併），粘膜下口蓋裂（15%合併）との関係で時々報告されている．また，本症は，軟口蓋心臓顔貌症候群 velo-cardio-facial syndrome（VCFS），円錐動脈幹異常顔貌症候群 conotruncal anomaly facial syndrome（CAFS），DiGeorge 症候群など別々に報告されていたが，その成因は，22q11.2 の部分欠失にありとして，cardiac defects, abnormal faces, thymic hypoplasia, cleft palate, hypercalcemia の頭文字をとって CATCH 22 症候群と名づけられた（Wilson ら 1993，長尾 2003）．

　本症は，出生 4,000 人に一人の割合で，Down 症候群の次に頻度が多く，特異顔貌（99%），心疾患（73%），精神発達遅滞（IQ は 65% が 60 以下）などの報告（北野ら 2004）や，統合失調症（分裂病），鎖肛，血小板低下，内耳異常，難聴なども報告されている．なお，22q11.2 の欠失を含むものには，Opitz GBBB 症候群もあり，眼窩隔離症，気管食道異常，尿道下裂などを合併する（長尾 2003）．

❺Binder 様症候群 Binderoid syndrome

　これは，Mulliken ら（2003）の報告によるもので，片側あるいは両側の完全唇顎口蓋裂であるが，その他に hypoplastic septum, small ala cartilage, narrow basilar columella，赤唇縁の異常，矮小な中間顎などがみられるもので，男：女比は，1：2 という．

　両側の場合は，片側と同様であるが，鼻尖部が小さく，球状で，中間唇も小さい．顔面中央の発育不全，前鼻棘欠損，class Ⅲ の咬合，SNA は平均 74 度，SNB は平均 81 度で，側切歯の欠損，両側では一本だけ切歯を有する中間顎が特徴である．その他，hypertelorism もあり，今まで pseudomedian cleft とか，holoprosencephaly などとして取り扱われてきた．

　しかし，本症は，これらと異なり，頭部形状，知能は正常であることから，holoprosencephaly でなく，また Binder's syndrome ではないもので，Binderoid cleft lip/palate と呼称したいという（Mulliken ら 2003）．

❻Russell-Silver 症候群

　江口ら（2003）は，粘膜下口蓋裂を伴った本症候群を報告，まれな症例で，子宮内発育遅延，catch up を伴わない抵身長，相対的大頭を伴う逆三角形の顔貌，口角の下降，薄い上唇，歯列の異常，顔面左右不対称，大泉門閉鎖遅延，などを特徴とする症候群として紹介している．

❼その他の口唇口蓋裂と症候群

　Robin sequence, Taybi（oto-palato-digital）症候群, oral facial digital 症候群, EEC 症候群, Witkop 症候群, Opitz 症候群, Kallman 症候群, Stickler 症候群, Waardenburg 症候群が報告されているが（宮崎，中島 2005，宇田川ら 2005），そのなかには口唇口蓋裂に染色体異常を認めるもの，認めないものがある（第 21 章「頭部形成術」の項参照）．

　なお，最近，口唇口蓋裂で先天性気管狭窄症を合併した症例の報告があるが，手術に際して重大な障害を起こす恐れがあるので，要注意である（中村ら 2015）．

D. 唇裂・口蓋裂の原因

❶環境因子説

　表 26-1-7 のように，母親の受けるいろいろな外因性・内因性因子が影響すると考えられている．

a.　感染

　風疹，トキソプラズマ，インフルエンザ，おたふく風邪 mumps.

b.　薬剤類

　たばこ，アルコール，抗痙攣薬，抗精神薬，など．

c.　その他の催奇性物質

　殺虫剤，農薬などの有機溶剤．

d.　放射線被曝

　注意が必要である．

e.　染色体異常

　先天性症候群の一症状としてくることがあり（表 26-1-5），いろいろな説があるが，正確なところ不明である．22q11.2 欠失症，21 トリソミー，13 トリソミー，18 トリソミーの割合が高い（鈴木ら 2006）．

f.　両親の年齢

　赤坂（1970）によると，父親が 35 歳以上の高齢になると，母親の年齢に無関係に発生しやすくなるというが，母親の年齢にしても，やはり高年齢になると危険度が増加する．

g.　血液型

　口唇口蓋裂の裂型と患児両親の血液型との関係で，A 型の男児は他の血液型に比較し，軽度の症例が多い（江口 1991）．Cerny（1988）によると，A 型は口唇口蓋裂の発生を抑制し，披裂程度を軽減する作用を持ち，胎芽期死亡を

表26-1-8　再現危険率

条　　　　件	口唇裂*再現危険率（%）	口蓋裂再現危険率（%）
両親に裂奇形なし		
第1子に裂奇形あり		
第1子に合併奇形あり	2	2
両親血族結婚	4	–
血族内に他に裂奇形なし	4	2
血族内に他に裂奇形1人	4	7
第1・2子に裂奇形あり	9	1
片親に裂奇形あり		
第1子に裂奇形あり	17	15
第1子に裂奇形なし	4	6

*口唇口蓋裂を含む.

(Curtis EJ et al：Am J Dis Child 102：853, 1961より改変；宮崎　正：口蓋裂—その基礎と臨床, 医歯薬出版, 1982；中島龍夫ほか：口唇口蓋裂の早期総合治療, 医歯薬出版, 1994より引用)

減少させ, 一方, B型は催奇性作用のため胎芽期死亡を増加させるという. しかし, 不明な点が多い.

h.　タバコ喫煙

口唇口蓋裂と両親の喫煙率との関係では, 江（1991）は女児の口唇口蓋裂のみにおいて両親, またはいずれか一方の喫煙習慣があれば完全唇裂が有意に多いという. 喫煙妊婦についての調査では, 喫煙妊婦のほうが非喫煙妊婦に比べて有意に高く口唇口蓋裂が生まれるという意見が多く（Hungら2000）, 1日20本以上の喫煙妊婦は, 非喫煙妊婦の1.7〜2.3倍多いという報告もある（Kelsey 1978）. また, Wyszynskiら（1996）は, 喫煙の影響について警告, Shawら（1996）も, 喫煙の関与が大きい上に, transforming growth factor（TGFα）との相互作用で, 異常児が出生しやすくなるという. 結局, タバコについては能動喫煙 active smoking（Zeigerら2005）, 受動喫煙 passive smoking に限らず重要な因子になりうる（Lettleら2004）.

i.　ビタミン

塚越（1991）は, 動物実験でビタミンA過剰投与発生口蓋裂をビタミンEで予防できることを報告, Shute（1957）によると, ビタミンEは, 精子の遺伝的障害を抑制するのではないかと述べており, ビタミンEの効果が期待されるところであるが, 現在のところいまだ不明といえよう. 玉井（2001）は, マルチビタミン摂取, 葉酸摂取などで発症リスクを低下させるという.

j.　アルコール

Sulikら（1983, 1988）は, アルコールの催奇性について走査電顕を用いて研究しているが, 知能障害のほか, 頭部顔面のいろいろな奇形を起こすという. 特に妊娠初期では（人間では3週頃）, embryoの細胞の死滅に由来するためで, アルコール以外にもいろいろな催奇性物質や酸素不足, fluid imbalance でも起こることを確かめている.

Wyszynskiら（1996）も, fetal alcohol syndrome として飲酒の影響を報告している.

k.　コルチコイド corticoid

母親のコルチコイド投与の影響は大きくないという（Kaellen, 2003）.

❷遺伝説

塚田ら（1998）によると, 遺伝因子が25%（単一遺伝子20%, 染色体異常症3〜5%）, 環境因子が8%, 多因子遺伝が65〜70%と述べている.

a.　家族性発現率

家系のなかに, 患者以外に唇裂, 口蓋裂の現れる率は, 8〜18%という. したがって, 一般人における発現率約0.2%に比べて, かなり高いといわれる.

次いで, 患者の同胞に唇裂, 口蓋裂の発現する率は, 約2.3%, 外国では5%前後と高率である（表26-1-8）.

両親, またはその子が唇裂, 口蓋裂で, 次に生まれる患者の比率は, 両親が正常で子供が患者の場合は5%前後, 両親も患者の場合は15%前後と, 極めて高い.

また, 双生児に現れる率は, 約1%, そのうち1卵性双生児の場合, 2人とも患者の場合が約35%, 2卵性双生児では7%くらいである（赤坂1970, 高橋1996）.

最近, 森ら（2014）は, 同胞発生率を報告, 右唇裂が多く, 両側が多いという.

b.　遺伝形式

一般に, 唇裂, 口蓋裂の遺伝形式は不明確で, いろいろな説がある.

神谷ら（1994）は, 唇裂単独あるいは唇裂口蓋裂と口蓋裂単独とは独立した疾患で閾値のある多因子モデルに従うという. また, 唇裂の遺伝力は62%, 口蓋裂では54%と述べている. しかし, 必ずしも多因子遺伝に適合しないものもあるという（高橋1996）.

Oldfield（1964）は, 母方より父方のほうが, 罹患率が高いと報告, Mathews（1971）は, 唇顎口蓋裂は男性伴性遺伝によるとし, また両側性唇顎口蓋裂はトリソミー13によくみられるという（Moore 1977）. また, 高橋（1996）は, 母親の影響は特別に大きくなく, 両者に差が認められないという. Yoonら（2004）は, 非症候性片側唇裂口蓋裂児と両親の顔面形態との関係を調べ, 正常グループと異なり, 顔の幅が広く, 母親は息子に, 父親は娘と相関があると, genetic inheritance について興味ある報告を行っている.

口蓋裂は, 実験的に動物に作りうることから, 遺伝的要素のほかに胎内環境の諸条件が加わっているといえる.

また, 葉酸（DNAに必要な核酸合成の不可欠酵素）の代謝にMTHFR遺伝子のC677Tが関与するとか, TGFαやTGFβ3が関与する説（Ardinger 1989）, 関与しない説（Passos-Buenoら2004）, Homeobox 7（HOX-7）の関与, レ

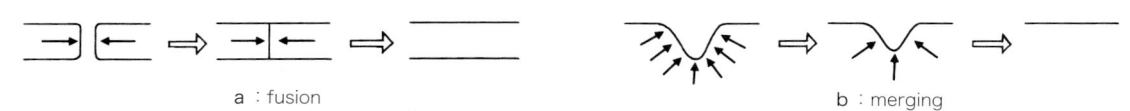

a：fusion　　　　　　　　　　　　　　　　　　b：merging

a：顔面の突起が発育ならびに癒合 fusion して顔面が発生する.
b：組織は，周囲より押し上げ merging するように中胚葉が導入，形成される.

図 26-1-1　顔面発生のメカニズム

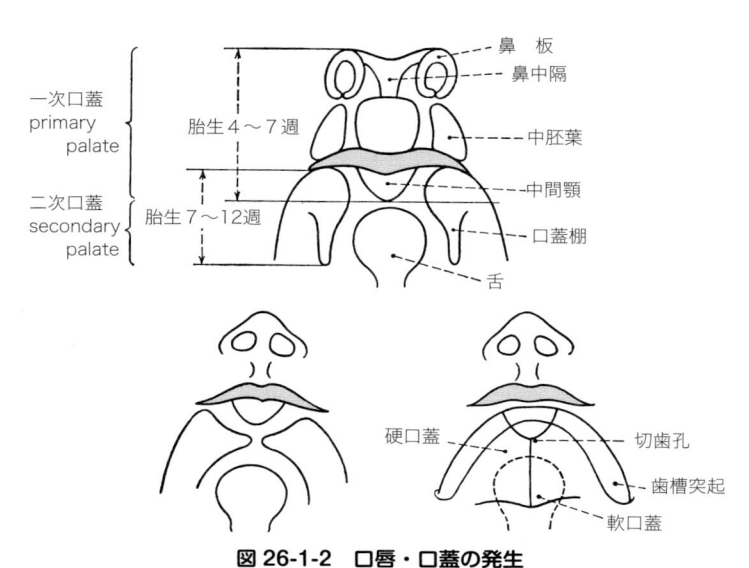

図 26-1-2　口唇・口蓋の発生
(Stark RB：Plastic Surgery，Harper & Row，p421，1962 を参考に著者作成)

チノン酸レセプターα（RARA）の関与などが報告されているが，明確なところはまだわかっていない（菅野ら 2001，Passos-Bueno ら 2004）.

　要するに，唇裂，口蓋裂の原因としては，一応，遺伝と外因性因子 **(表 26-1-7)** が関与しているというのが事実であろう.

　遺伝も多因子遺伝であることが現在の一般的見解である（Falconer 1965，新川ら 2003）.

　中新ら（2013）は，遺伝外来での相談を高く評価しているが，遺伝子検査については，現在のところ，口唇口蓋裂の症候性のものは，遺伝子が確認されているものもあり，診断上有用であるが，非症候性のものは，発症遺伝子が多過ぎて診断が難しいという（玉田 2013）

E. 唇裂・口蓋裂の発生

❶顔面の発生

　正常な顔面の発生は，胎生 4 週の終わりころ，腹側の口窩 oral cavity を中心として，その周囲に，前頭突起 frontal process or prominence，上顎突起 maxillary process or prominence，および下顎突起 mandibular process ができる.

　次に，前頭突起は額部を作るが，その左右に次第に上皮が肥厚し，鼻板 nasal plaque or pracode を形成するが，鼻板は，陥凹して鼻窩 nasal fossa or pit となり，周囲は鼻突起 nasal process or prominence として隆起する.

　鼻突起の外側は，外側鼻突起 lateral nasal process と呼ばれ，上顎隆起と癒合し鼻翼を形成し，また鼻突起の内側は，内側鼻突起 medial nasal process となるが，両側の内側鼻突起はお互いに癒合し，外鼻，人中，中間顎 premaxilla，鼻中隔を形成する.

　内側鼻突起は，上顎突起と癒合 fusion し，癒合上皮は中胚葉侵入によってやぶれ，押し上げ merging によって上口唇は形成される.上口唇は内側鼻突起（人中部）と上顎突起とで作られる（ムーア 2003）**(図 26-1-1)**.

　下顎突起は，互いに融合して，下口唇，下顎を形成する.

❷口唇・口蓋の発生

　口唇・口蓋部は，口唇系組織と口蓋系組織から成り，その境は切歯孔 incisive foramen であるといわれ，発生学者は，前者を primary palate，後者を secondary palate と呼んでいる **(図 26-1-2)**.

　口唇系組織（prolabium，premaxilla，cartilaginous septum）は，胎生 4～7 週の間，口蓋系組織は，胎生 7～12

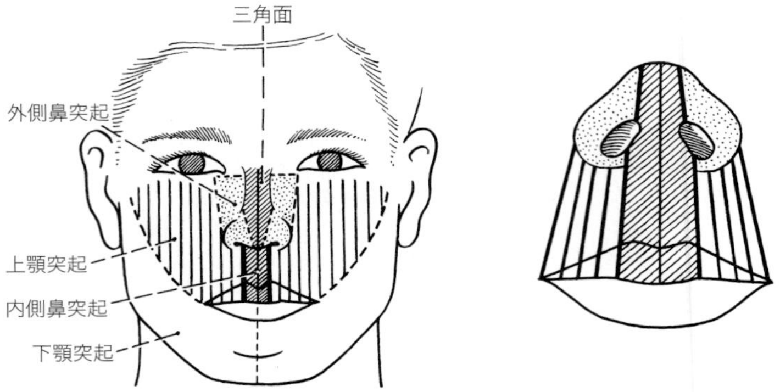

図 26-1-3　顔面諸突起と唇裂との関係

各突起間の癒合 fusion 不全で唇裂が起こるという.
（川島　弥：日本外科全書，塩田広重ほか編，13 巻，金原出版，p3，1957 を参考に著者作成）

表26-1-9　唇裂・口蓋裂の国際分類

1. clefts of lip, alveolus and palate (classification based on embryological principle)
・Group 1：clefts of anterior (primary) palate
　　a) lip:right and/or left
　　b) alveolus:right and/or left
・Group 2：clefts of anterior and posterior (primary and secondary) palate
　　a) lip:right and/or left
　　b) alveolus:right and/or left
　　c) hard palate:right and/or left
　　d) soft palate:medial
・Group 3：clefts of posterior (secondary) palate
　　a) hard palate:right and/or left
　　b) soft palate:medial
(for further subdivision the terms "total" and "partial" should be used)
2. rare facial clefts (classification based on topographical findings)
　　a) median clefts of upper lip with or without hypo- or aplasia of premaxilla
　　b) oblique clefts (oro-orbital)
　　c) transverse clefts (oro-auricular)
　　d) clefts of lower lip, nose and other very rare clefts

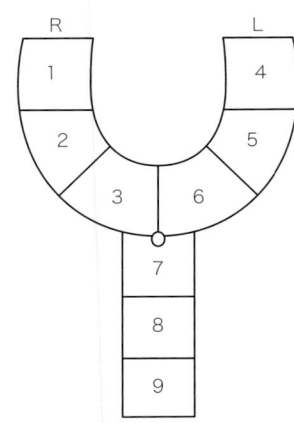

図 26-1-4　Kernahan の分類

○印は切歯孔. 1 〜 6：唇裂, 7 〜 9：口蓋裂の部位.
(Kernahan DA et al：Plast Reconstr Surg 47：469, 1971 より引用)

週の間に別々に作られていくと考えられていたが，飯塚（1979）の報告によると，排卵後日齢 38 〜 40 日に上口唇が，57 日には口蓋が完成するという.

❸口唇裂の発生

a.　顔面突起癒合不全説 process fusion theory

以上の顔面突起のうち，内側鼻突起，外側鼻突起，上顎突起の癒合，隆起に異常があると唇裂，口蓋裂が生じるという説で，Dursy（1869），His（1901）らの説である（**図 26-1-3**）.

b.　中胚葉塊貫通不全説 mesodermal penetration theory

これは，上顎突起の内側鼻突起は，最初は癒合しているが，中胚葉が貫通しないと，あとで破れて唇裂になるいう Fleishmann（1910），Pohlmann（1910）らの説で，Stark（1954）が強く支持した. この癒合の名残が，Simonart's band（索状架橋部）といわれ，この発生率は約 20％である（Filho ら 1994）.

c.　押し上げ説 merging theory

これは，Patten（1961, 1971）らの説で，顔面は，上皮組織と間葉で形成されるが，間葉組織が下から押し上げないと上皮組織も切れて裂となるという（高橋 1996）.

唇裂口蓋裂の 2/3 は，内側鼻突起の発育不全により，1/3 は上顎突起の発育不全によるという.

Primary cleft の多くは，側切歯と犬歯との間にあり，Tessier の No.4 cleft になる. もし，中切歯と側切歯の間であれば，No.3 cleft となる（McCarthy ら 1990）.

表26-1-10　鬼塚の唇裂・口蓋裂の分類（☞図26-1-5）

```
 A. 唇　　裂
  第1度唇裂（唇裂外鼻）
   第1級痕跡唇裂：外鼻のみの変形で，口唇が正常なもの
  第2度唇裂（赤唇唇裂）
   第1級赤唇唇裂：赤唇自由縁の披裂（くびれ）がみられる
          もの
   第2級赤唇唇裂：赤唇縁のずれのみ
   第3級赤唇唇裂：皮膚に線状の陥没ないし隆起のあるもの
  第3度唇裂（白唇唇裂：不全唇裂）
  ┌第1級白唇唇裂：白唇部の下1/4の披裂
  │第2級白唇唇裂：白唇部の1/2までの披裂
  └第3級白唇唇裂：白唇部の3/4までの披裂
  第4度唇裂（完全唇裂）
  ┌第1級完全唇裂（索状架橋唇裂）：鼻孔底が紐状の皮膚で
  │                つながっているもの
  └第2級完全唇裂：皮膚のつながりのないもの
  第5度唇裂（完全唇顎口蓋裂＝第5度口蓋裂）
 B. 口蓋裂
  第1度口蓋裂（口蓋垂裂）：口蓋垂のみの披裂
  第2度口蓋裂（粘膜下口蓋裂）：口蓋の中央部に筋肉がなく，
            薄くすけてみえるもの
  第3度口蓋裂（軟口蓋裂）：軟口蓋までの披裂
  第4度口蓋裂（硬軟口蓋裂）：硬口蓋切歯孔までの披裂
  第5度口蓋裂（完全唇顎口蓋裂）：完全唇裂・硬軟口蓋裂を
            合併しているもの
```

（鬼塚卓弥：唇裂，金原出版，1980を参考に著者作成）

F. 唇裂・口蓋裂の分類

　唇裂，口蓋裂は顔面裂の一部であるが，いろいろな分類法がある．一般には，国際形成外科学会によって提唱された分類法が用いられている（**表26-1-9**）．

　Kernahan ら（1958）は，**図26-1-4** のような分類形式を用いているが，その後もいろいろな変法が報告されている（Larson 1998）．

　なお，著者は簡便で詳しい分類法としてまだ不備ではあるが，**表26-1-10**，**図26-1-5** のように分類することにしている．

G. 唇裂・口蓋裂の解剖

❶正常の口輪筋

　正常口輪筋は，浅深2層より成る．浅層は，上顎の歯槽突起より起こる外側筋束と鼻中隔より起こる内側筋束よりなり，表情を司る．深層は，口裂周囲を取りまき，口裂の収縮にあずかる．

　この口輪筋に対し，他の筋束が織り込まれ，口唇の正常の機能を果たすようになっている．正常の口唇動脈の分布は，**図25-1-3**，**図26-1-9**，**図26-1-10** 参照．

❷唇裂の口輪筋

a.　片側唇裂の口輪筋

　唇裂の口輪筋は，口角から披裂に沿って上がり，外側筋束は鼻翼基部に，内側筋束は鼻柱下部につく（**図26-1-6**）．

　口唇の2/3以下の披裂のときは，外側筋束と内側筋束とは連絡している．

　動脈の分布は，完全唇裂のときは，外側動脈は披裂に沿って上がり，鼻翼基部で合流するが，不完全唇裂のときは小さい終末動脈が内側に達している．

b.　両側唇裂の口輪筋

　完全唇裂では，外側は片側唇裂の場合と同様であるが，中間唇には筋束は存在しない．不完全唇裂では，外側筋束が中間唇に入り込んでいる（**図26-1-6**）．

c.　術後の口輪筋

　唇裂形成術後は，両側唇裂でも術後は外側より内側への筋束侵入がみられる．

❸唇裂・口蓋裂の骨格

　口蓋に関係する骨としては，上顎骨の口蓋突起と歯槽突起，蝶形骨翼状突起，および口蓋骨である．なお，舌骨の位置が正常に比べて偏位していることがある（Kaduk ら 2003）（**図26-1-7**，**図26-1-8**）．

❹口蓋裂の発生

　硬口蓋，軟口蓋の secondary palate は，前述の唇裂 primary palate とは異なった発生の仕方をする．すなわち，異論はあるが，一般に両口蓋棚と中間顎-鼻中隔の融合不全により口蓋裂が生じるとされている．

　すなわち，胎生7週頃，鼻窩と口腔を隔てていた oronasal membrane が破れ，primitive choana が形成されるが，このとき口蓋突起は，舌の両側にたれ下がった状態を呈している．しかし，7週を過ぎる頃より，口蓋突起は次第に舌の上に挙上し，切歯孔あたりから後方へ融合していく．また，鼻中隔も次第に下行して，口蓋突起と融合し，両側鼻腔，口腔が完成するが，軟口蓋は merging で作られるという（McCarthy ら 1990）．これらの過程に何らかの異常が起こると口蓋裂となる（**図26-1-2**）．

　出生前診断では，超音波診断法で30週前後（24～32週）になると可能であるが，誤診もある（Dabalbhakta ら 2000，江口ら 2003）．確定診断ができれば，出生前のインフォームド・コンセントも可能になる（内田ら 2001，江口ら 2003）．

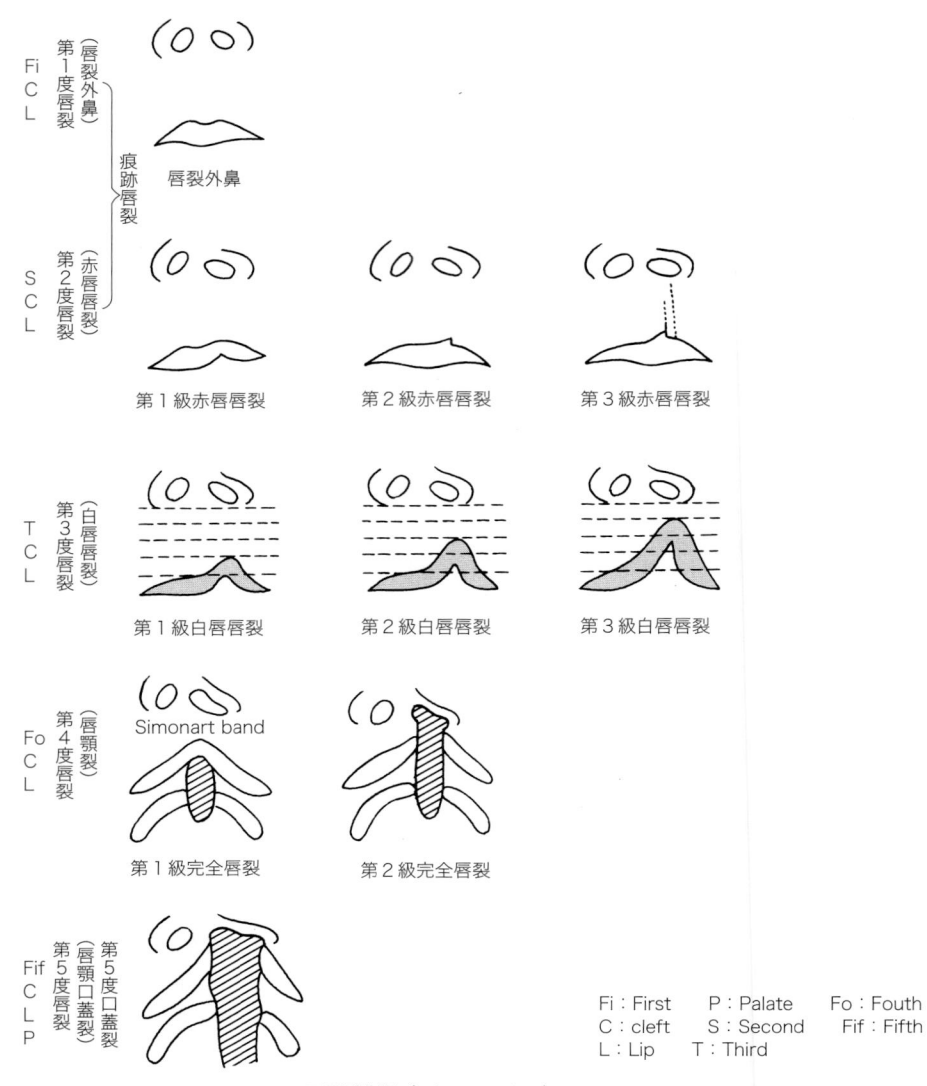

a：口唇裂分類（primary palate）

Fi：First　　P：Palate　　Fo：Fouth
C：cleft　　S：Second　　Fif：Fifth
L：Lip　　　T：Third

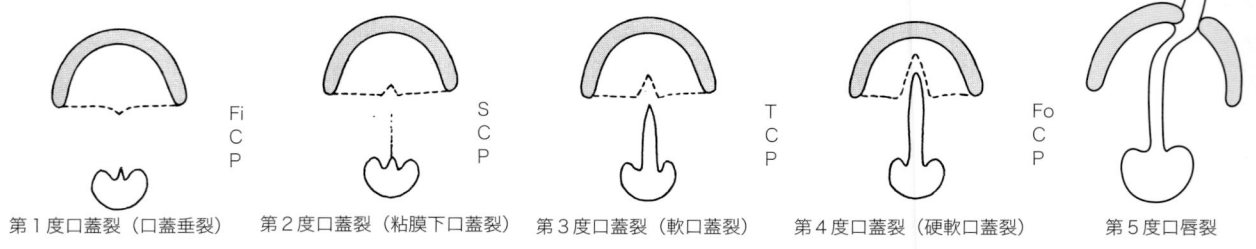

b：口蓋裂分類（secondary palate）

図 26-1-5　鬼塚の唇裂・口蓋裂分類

註；この片側分類に対し，右側であれば R，左側であれば L，両側であれば B を頭に付し，正中であれば M をつける．たとえば，右の第 3 度第 2 級唇裂であれば R-T2CL とする．両側で左右の程度が異なるときは B-RT2CL・LFo2CL，口蓋裂の場合も同様である．

（Onizuka T et al：Cleft Palate Craniofac J 28：293，1991b を参考に著者作成）

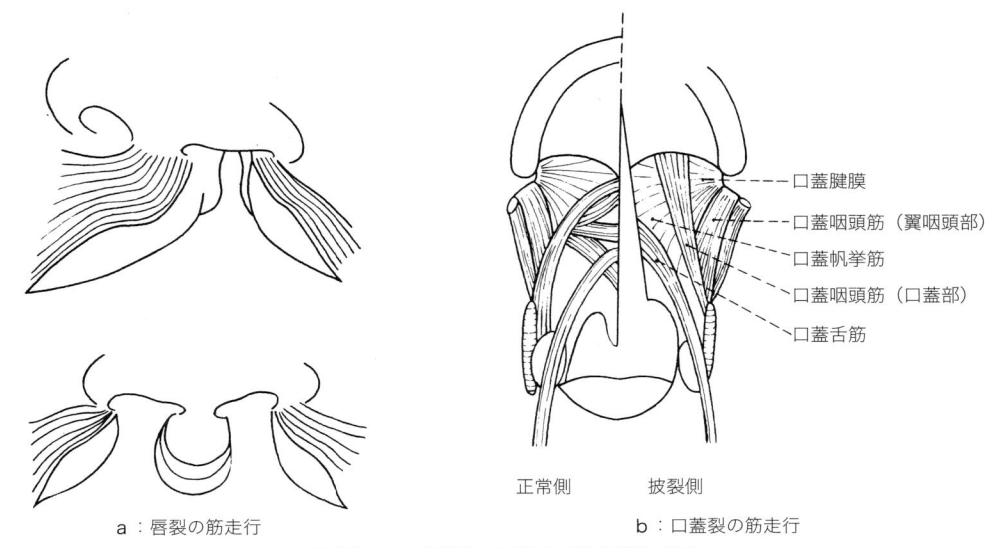

a：唇裂の筋走行

正常側　　披裂側

b：口蓋裂の筋走行

口蓋腱膜
口蓋咽頭筋（翼咽頭部）
口蓋帆挙筋
口蓋咽頭筋（口蓋部）
口蓋舌筋

図 26-1-6　唇裂・口蓋裂の筋走行と骨格

(Kriens OB：Plast Reconstr Surg 43：29，1969 より引用)

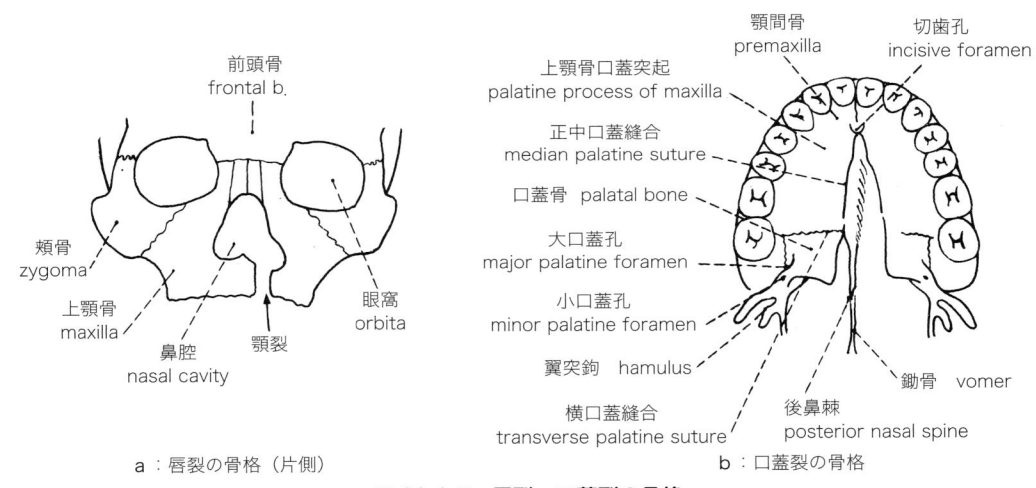

前頭骨
frontal b.

頬骨
zygoma

上顎骨
maxilla

鼻腔
nasal cavity

顎裂

眼窩
orbita

a：唇裂の骨格（片側）

顎間骨
premaxilla

切歯孔
incisive foramen

上顎骨口蓋突起
palatine process of maxilla

正中口蓋縫合
median palatine suture

口蓋骨　palatal bone

大口蓋孔
major palatine foramen

小口蓋孔
minor palatine foramen

翼突鈎　hamulus

横口蓋縫合
transverse palatine suture

後鼻棘
posterior nasal spine

鋤骨　vomer

b：口蓋裂の骨格

図 26-1-7　唇裂・口蓋裂の骨格

❹口蓋の血管系

大口蓋孔より大口蓋動脈，切歯孔より中隔後鼻動脈が，口蓋に出て互いに吻合し，硬口蓋の血行を支配している．このうち，主動脈は，大口蓋動脈である（図 26-1-9，図 26-1-10）．

一方，小口蓋孔より小口蓋動脈が出て，軟口蓋，口蓋扁桃に分布し，さらに，上行口蓋動脈および上行咽頭動脈と互いに吻合している（第 24 章「鼻部形成術」の項参照）．

❺口蓋の神経系

口蓋動脈と同様に，大口蓋神経が大口蓋孔より，鼻口蓋神経が切歯孔より口蓋に出て硬口蓋に分布し，さらに，小口蓋神経が小口蓋孔より出て軟口蓋を支配している（図

26-1-9，図 26-1-10）．

❻唇裂・口蓋裂の外鼻

図 26-1-11，図 26-1-12 に示す．

❼口蓋の筋

口蓋の筋としては，口蓋側の筋と咽頭側の筋とに分けられる（図 26-1-13 ～図 26-1-17）．しかし，口蓋裂では咬筋が弱い特徴のうえ，舌機能の異常があることも考慮すべきである（一色 2003）．

a.　口蓋側の筋

1）口蓋帆張筋 tensor veli palatini m.

この筋は，頭蓋基部，すなわち蝶形骨内側板後上部の舟

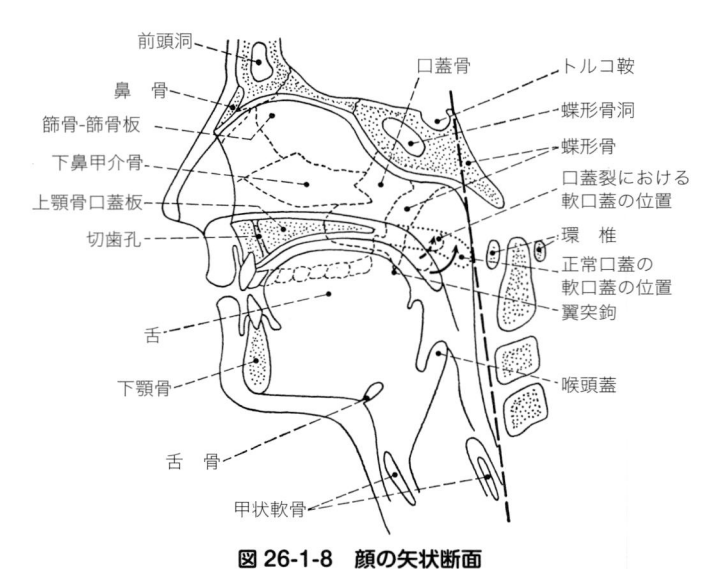

図 26-1-8　顔の矢状断面

（鬼塚卓弥：現代外科手術大系，5 巻，顔面の手術，中山書店，p219，1982 より引用）

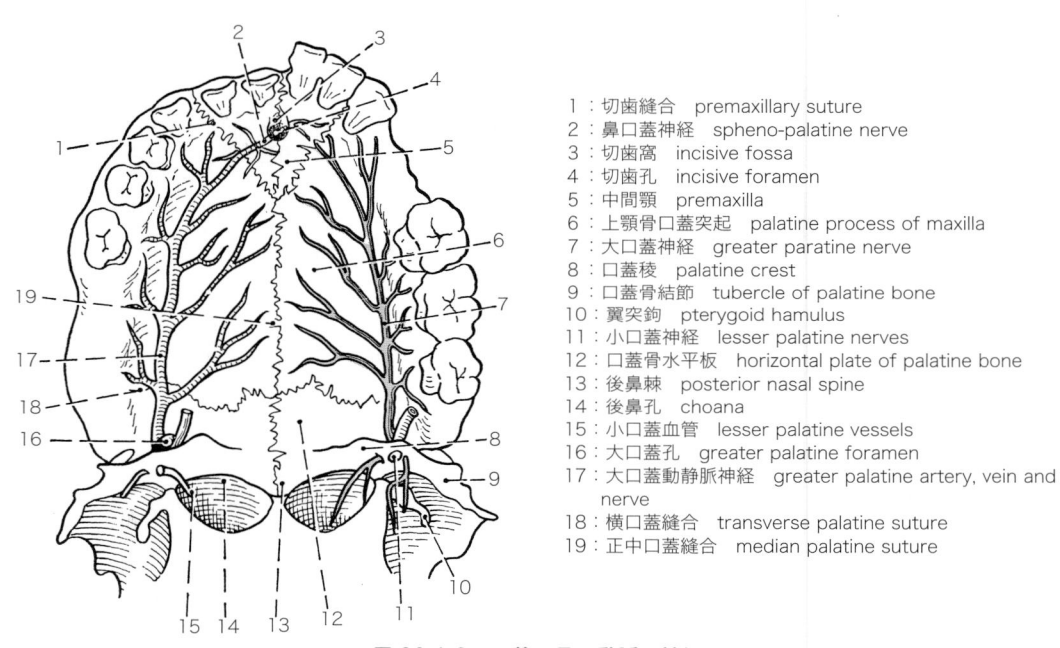

1：切歯縫合　premaxillary suture
2：鼻口蓋神経　spheno-palatine nerve
3：切歯窩　incisive fossa
4：切歯孔　incisive foramen
5：中間顎　premaxilla
6：上顎骨口蓋突起　palatine process of maxilla
7：大口蓋神経　greater paratine nerve
8：口蓋稜　palatine crest
9：口蓋骨結節　tubercle of palatine bone
10：翼突鉤　pterygoid hamulus
11：小口蓋神経　lesser palatine nerves
12：口蓋骨水平板　horizontal plate of palatine bone
13：後鼻棘　posterior nasal spine
14：後鼻孔　choana
15：小口蓋血管　lesser palatine vessels
16：大口蓋孔　greater palatine foramen
17：大口蓋動静脈神経　greater palatine artery, vein and
　　nerve
18：横口蓋縫合　transverse palatine suture
19：正中口蓋縫合　median palatine suture

図 26-1-9　口蓋の骨，動脈，神経

（Morley ME：Cleft Palate and Speech, Livingstone, p40, 1958 より引用）

状窩や大翼後縁内側，耳管前外側よりでる扁平な筋として
起こり，垂直に下降し，次第に幅狭くなって腱となり，翼
突鉤 pterygoid hamulus で，直角に曲がり口蓋に現れたの
ちに，扇状に広がり，中央で左右を連結，腱様膜 palatal
aponeurosis を形成している．

　この筋の主機能は，耳管を開く働きであり，その他わず
かであるが，軟口蓋を上げる働きもある．したがって，口
蓋裂があると，披裂縁を開くように働く．しかも口蓋裂で
は，この筋は，口蓋骨に付着，翼突鉤近くを走るため，その

付近の操作で損傷することがある．この筋の付着様式につ
いて，Abe ら（2004）は 4 種類に分類している．

　なお，この筋は，翼突鉤で腱鞘に包まれていることは，
ここで自由に移動できる特徴を有している．

2）口蓋帆挙筋 levator veli palatini m.

　側頭骨基部（錐体部 petrous part や耳管軟骨下面）より
起こり，最初，円柱状の筋であるが，次第に扇状に広がり，
軟口蓋の腱膜上方，中後部に付着する．この筋が収縮する
と軟口蓋は後上方に挙上され，その上面が咽頭後壁に接す

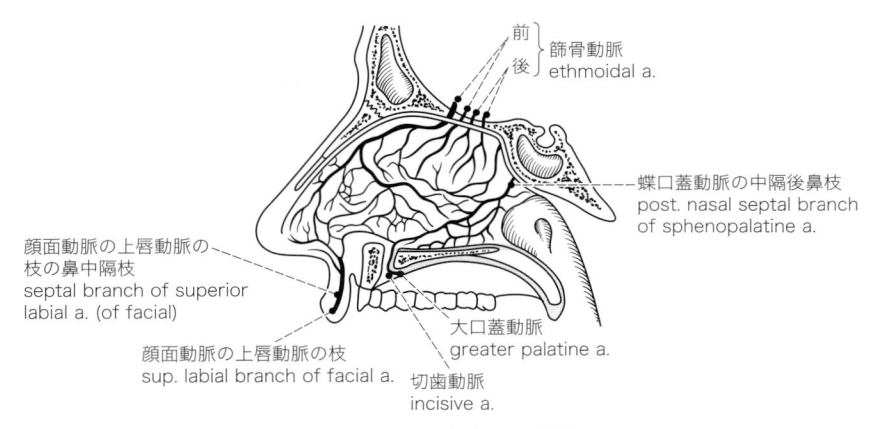

図 26-1-10 鼻中隔の動脈

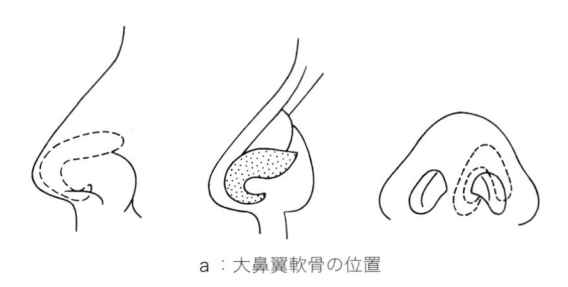

a：大鼻翼軟骨の位置

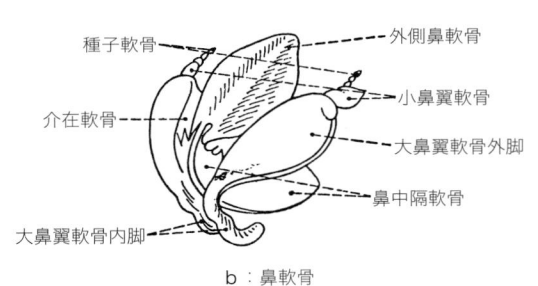

b：鼻軟骨

図 26-1-11 正常の外鼻軟骨
（高橋 良：形成外科 4：193，1961 より引用）

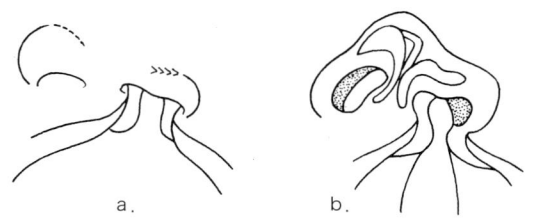

a. b.

図 26-1-12 唇裂・口蓋裂の外鼻（☞図 26-4-1）

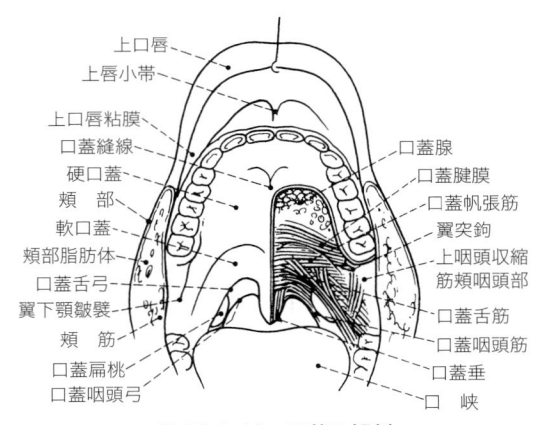

図 26-1-13 口蓋の解剖
（鬼塚卓弥：現代外科手術大系，5 巻，顔面の手術，中山書店，p217，1982 より引用）

るようになる．この働きが最も強いのは中 1/3 で，挙上時，軟口蓋は L 字型を呈する．鼻咽腔閉鎖機能上最も大切な筋である．Mehendale（2004）は，levator の走行について新しい見解を報告している．

3）口蓋咽頭筋 palatopharyngeus m.

軟口蓋腱膜の上面より起こり，咽頭の後側方に走り，口蓋咽頭弓 palatopharyngeal arch を形成しているが，細かくは 3 つの部分からなる．

①口蓋部は，甲状軟骨およびその周辺から，口蓋腱膜へ．
②翼突咽頭部は，咽頭後側壁より口蓋腱膜へ．
③耳管咽頭部は，咽頭後壁より耳管下部へ．

この筋が収縮すると，口蓋咽頭弓を内方に引き寄せ，軟口蓋を後下方に引き下げ，鼻咽腔閉鎖に関与する．また，甲状軟骨を引き上げ，嚥下運動に働き，耳管を開きやすくする．

4）口蓋舌筋 palatoglossus m.

これは，口蓋腱膜口腔側より起こり，舌根部近くで口蓋舌弓 palatoglossal arch を形成し，その収縮で口腔と咽頭腔とを分け，括約筋 sphincter の役割を演ずる．

5）口蓋垂筋 uvular m.

口蓋腱膜後鼻棘より出て，口蓋垂に達する．この収縮で，口蓋垂は短縮挙上される．

b．咽頭側の筋

1）咽頭収縮筋 pharyngeal constriction m.

この筋は，蝶形骨翼状突起，翼突鈎から発し，咽頭側方

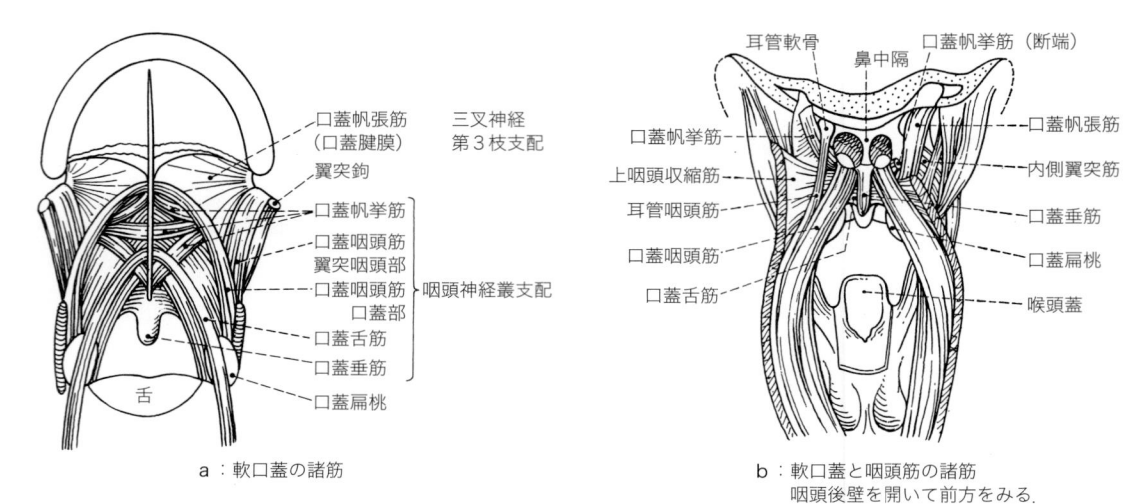

a：軟口蓋の諸筋

b：軟口蓋と咽頭筋の諸筋
　咽頭後壁を開いて前方をみる.

図 26-1-14　口蓋の諸筋
(Kriens OB：Plast Reconstr Surg 43：29, 1969 より引用)

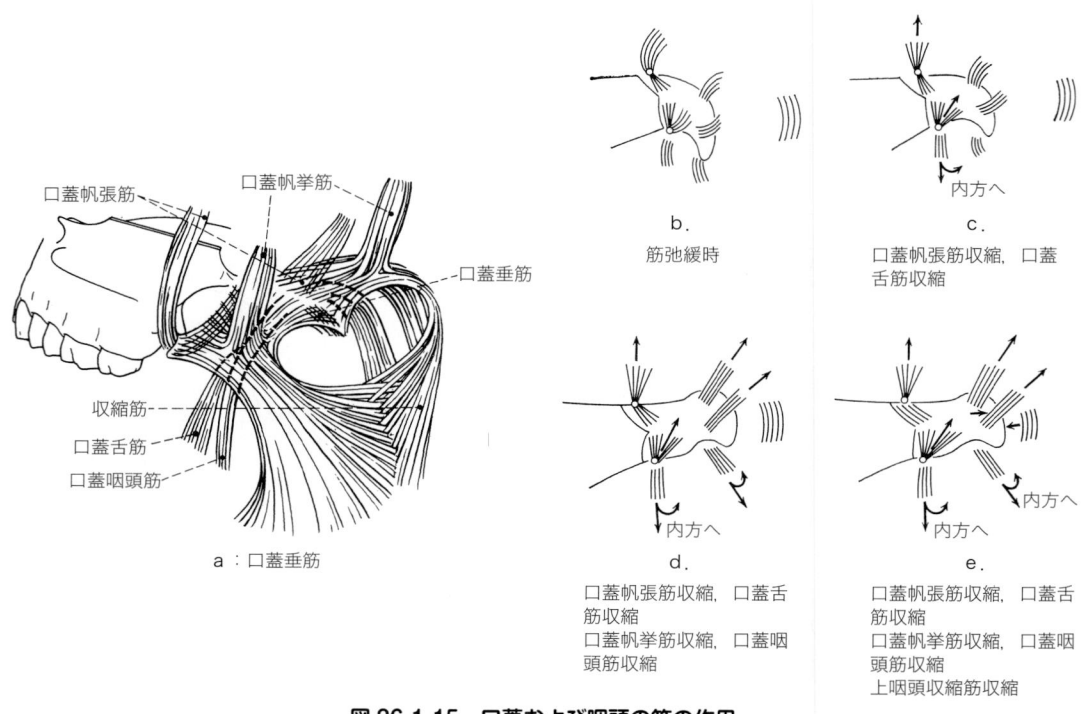

a：口蓋垂筋

b.
筋弛緩時

c.
口蓋帆張筋収縮, 口蓋
舌筋収縮

d.
口蓋帆張筋収縮, 口蓋舌
筋収縮
口蓋帆挙筋収縮, 口蓋咽
頭筋収縮

e.
口蓋帆張筋収縮, 口蓋
舌筋収縮
口蓋帆挙筋収縮, 口蓋咽
頭筋収縮
上咽頭収縮筋収縮

図 26-1-15　口蓋および咽頭の筋の作用
お互いに協調して作用するが, 理解しやすいように別々に図示した.
a：(Skoog T：Plastic Surgery, New Methods and Refinements, Almqvist & Wiksell, 1974 を参考に著者作成)

をまわって, 咽頭後壁に付着している. 咽頭の上中下と3
つの主な部分からなっており, 上方は発声, 嚥下運動とも
に関与するが, 下方は嚥下運動のみである. 咽頭後壁に水
平に走るたかまり, いわゆる Passavant 隆起は, 議論はあ
るが, この筋の収縮によるといわれており, Calnan (1957)
は, スピーチよりも嚥下に関与しているという.

❽口蓋・咽頭筋の神経支配
　次のような神経支配を受けている.

a) 口蓋帆張筋：三叉神経第3枝
b) 口蓋帆挙筋：咽頭神経叢 pharyngeal plexus
c) 口蓋咽頭筋：pharyngeal plexus
d) 口蓋舌筋：pharyngeal plexus
e) 口蓋垂筋：pharyngeal plexus
f) 上咽頭収縮筋：舌咽神経, 迷走神経, 顔面神経, 交感
　神経

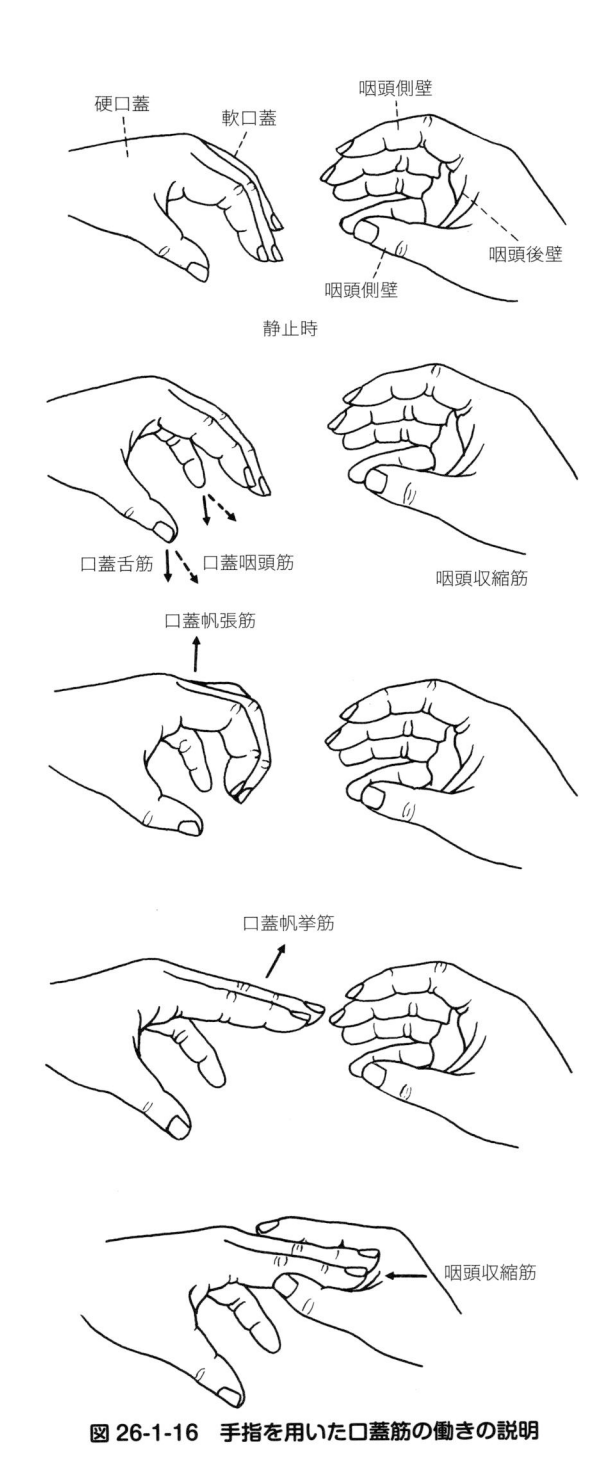

硬口蓋
軟口蓋
咽頭側壁
咽頭後壁
咽頭側壁

静止時

口蓋舌筋　　口蓋咽頭筋
咽頭収縮筋
口蓋帆張筋

口蓋帆挙筋

咽頭収縮筋

図 26-1-16　手指を用いた口蓋筋の働きの説明

❾鼻咽腔の機能

　鼻咽腔は，呼吸 respiration，摂食 feeding 両者のための器官の一部であり，吸引 sucking，嚥下 swallowing，吹くblowing，言語 speech などの働きを有するが，それぞれのために独立した器官でも働きでもない．絶えず共同運動が行われる．

a.　吸引 sucking

　水を飲むときは，コップの縁に口唇を密着させ，次に口

蓋舌筋の収縮で，舌背と軟口蓋を密着させると密室ができる（口腔咽頭閉鎖 oropharyngeal closure）．次に，下顎および舌を下げると，口腔内は陰圧になるため，外気に圧された水が口腔内に流れ込む．この場合，鼻咽腔は閉鎖されていないので，鼻呼吸はできる．

b.　嚥下 swallowing

　次に舌端を上げ，舌根を下げると口腔内の水は咽頭腔に出るが，鼻咽腔は閉鎖される．さもないと，水は鼻腔に逆流する．

c.　吹く blowing

　鼻咽腔を閉鎖して，肺気圧で空気を外へ流出させる．

d.　言語 speech

　肺気圧で，空気が喉頭を通るとき声帯 vocal cords を振動させ，音を発し，咽頭腔，鼻腔，口腔の形や広さで共鳴する結果，母音 vowel sound となり，さらに口唇，舌の働きで，空気の流れを変化させることによって，子音 consonants を作る．しかし鼻咽腔閉鎖がないと，空気の流れが変化して鼻音，その他，様々な音の異常を起こす．

e.　鼻咽腔閉鎖機能

　以上，いろいろな鼻咽腔の働きのなかで，中心的役割を呈するのは鼻咽腔の閉鎖であり，この機能を鼻咽腔閉鎖機能 velopharyngeal closure（VPC）ともいい，軟口蓋と咽頭壁を密着させることである．口蓋帆挙筋の挙上が主体となる弁状閉鎖パターンと，passavant 隆起による括約状閉鎖パターンがある．

　この機能の悪いものを，鼻咽腔閉鎖機能不全velopharyngeal incompetence（VPI）という．つまり，短口蓋のように形態的異常で閉鎖が得られないものを velopharyngeal insufficiency，弁状閉鎖パターンと括約状閉鎖パターンを含むものをvelopharyngeal inadequacy という．

　すなわち，口蓋帆張筋の収縮で，軟口蓋を緊張させ，そのうえに口蓋帆挙筋が収縮すれば，軟口蓋は後上方に牽引される．なお口蓋帆挙筋は，軟口蓋中 1/3 が最も挙上される．口蓋舌筋の収縮で，口蓋帆挙筋と拮抗し，側壁を内方に移動させ，また口蓋咽頭筋の収縮で側壁を内方に移動させ，かつ軟口蓋を後下方に引っ張るため，口蓋帆挙筋の後上方への働きと相まって軟口蓋をベクトル作用の方向，つまりやや後上方に引き寄せて，後壁に達する．上咽頭収縮筋は，側壁後壁を内方に引き寄せて，咽頭腔を締め，軟口蓋と密着し，鼻咽腔が閉鎖される．Calnan（1959）は，硬口蓋縁と口蓋帆挙筋最挙上部との距離を effective length とよび，閉鎖機能に重要と述べている（図 26-1-15 〜図 26-1-17）．

　しかし，この鼻咽腔閉鎖機能は，年齢的に解剖学的差異がある．つまり，小児では，軟口蓋がより咽頭上壁，頭蓋骨基部に接するが，成人では口蓋面 palatal plane のやや後上壁に密着する．この年齢的境界が，12 歳頃であり，9〜11

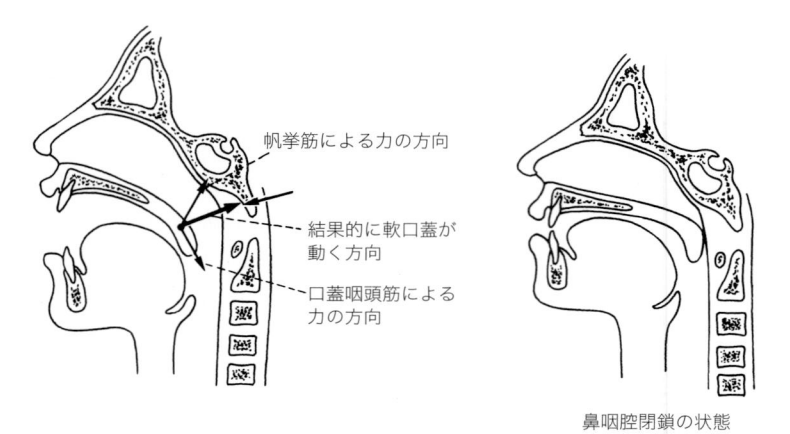

図 26-1-17 鼻咽頭閉鎖時における軟口蓋咽頭後壁の力の方向

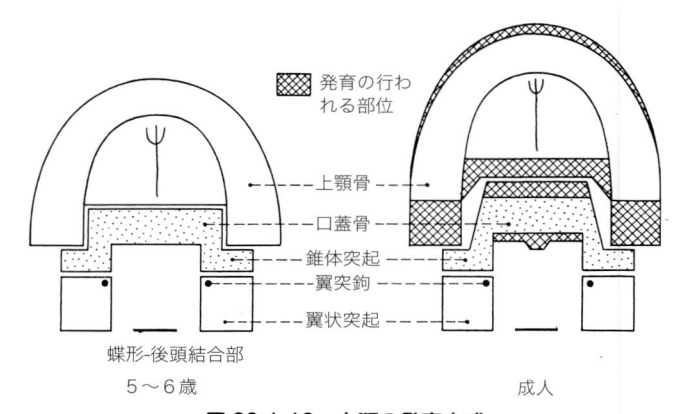

図 26-1-18 上顎の発育方式

(Ross RB et al：Cleft Lip and Palate, Williams & Wilkins, p101, 1972 より引用)

歳頃が，その働きの最も著しいときであるという．つまり，小児では，2/3 はより上壁に密着するし，閉鎖機能が悪ければ，アデノイドとの密着をはかって，より垂直の働きを示すことになるという（converse 1977）．したがって，アデノイドを切除したり，また成人になるにつれて，アデノイドの萎縮が起こると閉鎖機能が悪くなる．

　鼻咽腔閉鎖機能には，口蓋を構成する骨構造も影響する．口蓋裂における硬口蓋は，発育が悪く，幅も狭く，長さも短い．また披裂部があれば，術後瘢痕拘縮によって，さらに幅狭く，また骨成長障害のため小さくなりやすい．したがって push back 手術を行って軟口蓋を後退させても，構造的に後退させられない場合も起こりうる．したがって，短口蓋 short palate というものには，①手術法による short palate，②いったん long palate になっても，瘢痕拘縮で short palate に戻る場合と，③上述のように，構造的に short palate の場合がある．手術成績の評価のうえで大切なことである．

❿口蓋裂における口蓋・咽頭の筋の機能と手術意義

　口蓋裂の場合（図 26-1-6），口蓋に付着する筋は，その連続性を絶たれるため，走行が前方になり，しかも，筋発育不全を起こしている．口蓋帆張筋，口蓋帆挙筋はその例で，正常の 1/2 以下の発育である．口蓋舌筋も，いわゆる鼻咽腔括約筋の働きがなく，口蓋咽頭筋も，同様に口蓋披裂でその輪が絶たれるので，括約筋としての働きはない．しかし，上咽頭収縮筋は，直接，口蓋部には関係しないためほとんど正常である．Schendel（1994）によると，単独口蓋裂では，機能不全により筋線維の径の減少を伴うが，唇裂口蓋裂では，機能不全と発育不全両者による減少であるという．

　したがって，口蓋裂形成術といえば，①口蓋の披裂部のみを単に閉鎖するだけでなく，②これら筋走行を正常位に移動し，括約筋あるいは，張筋，挙筋としての働きを再建し，③短口蓋を矯正することが大切である．

⓫上顎の発育

　Ross ら（1972）は，上顎の発育を図 26-1-18，図 26-1-19 のように口蓋後方で行われるとしている．

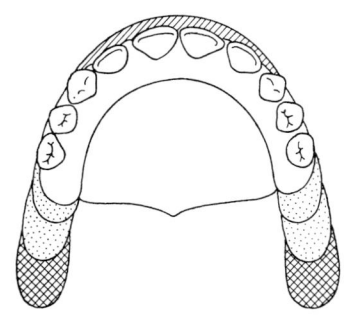

図 26-1-19　歯槽突起の発育方式
(Ross RB et al：Cleft Lip and Palate, Williams & Wilkins, p100, 1972 より引用)

H. 唇裂・口蓋裂の診断

　出生前診断と出生後診断とがある．特に出生前診断については倫理的配慮が必要である．患者との慎重なインフォームド・コンセントが必要で，場合によっては，中絶行為もあり得るからである．

❶出生前診断
　染色体検査，分子遺伝学的検査，超音波検査などによる．超音波診断法では 30 週前後（24～32 週）になると可能であるが，誤診もある（Davalbhakta ら 2000，江口ら 2003）．確定診断ができれば，出生前のインフォームド・コンセントも可能になる（内田ら 2001，江口ら 2003，鈴木ら 2004，小崎 2005）．

❷出生後診断
　視診，触診，XP，CT，3DCT，MRI などが利用される．

I. 唇裂口蓋裂とチーム医療，パートナー医療

　現在の医療は，すべての領域で，医師だけでなく，看護師，その他を含めたチーム医療として行われている．
　特に唇裂口蓋裂では，①審美的障害，②言語障害，③咬合障害の 3 大障害があり，関係する問題も多岐にわたる（佐藤-山本 2014）．したがって，形成外科医だけでなく，口腔外科医，小児科医，耳鼻科医，麻酔科医，放射線科医，看護師，薬剤師，栄養士，検査技師，言語聴覚士，小児歯科医，矯正歯科医，補綴歯科医，ソーシャルワーカー，遺伝カウンセラー，臨床心理士，保健師，ことばの教室担当者，学校教師，療育担当者，その他，行政関係者などを含めたチーム医療はもちろん，パートナー医療を行う．患者，家族もいっしょに参加する．特に出生前に，唇裂口蓋裂が診断された場合は，チームによる慎重な対応が望まれる（中新ら 2006）．

　現在の治療は，多くの施設でチーム医療がなされるようになったとはいえ，チームの中心に外科手術があって，他は付属的治療の参加であり，強く治療結果につながっていないのが現状である．つまり，外科手術に頼り過ぎるあまり，十数回の手術を余儀なくされる悲劇を呼んでいる．唇裂口蓋裂の治療は，チームの全員が協力し合って，低侵襲で最小の手術数で，最良，最大の結果を出すように求められている（佐藤-山本 2014）．
　Chuo ら（2008）によると，小児病院で治療を受けた患者は，他病院に比べ，いろいろな面で問題が少なかったという．チームアプローチに要因があるのではないかという．もちろん大学病院や総合病院では，全科が揃っており，チーム医療も可能であるが（時岡ら 2014），問題はその中身であり，いかに機能しているかであろう．
　註；岡崎ら（2005）は，言語聴覚士だけでなく言語に携わる人々を言語臨床家と呼んでいる．なお言語聴覚士の国家資格は 1996 年に制定された．

26・2　片側唇裂
unilateral cleft lip

A. 片側唇裂形成術の基礎的事項
fundamental considerations of ueral cleft lip repair

　唇裂形成術の最初の文献的報告は，Khoo Boo-Chai（1966）によると，西暦 390 年，中国で行われたものであるが，手術の図としては Yperman（1295～1351），Pfolsprundt（1460）の文献が最初である．その後，数多くの手術法が報告されてきたが，これらの手術法の図は，左側であったり右側であったり，中には類似ものもあり，理解しにくいので，Barsky（1964），Converse（1977），McCarthy（1990）らの成書を参考に，すべての方法を左唇裂に統一して，**図 26-2-1** のように整理し直し，比較しやすくした（鬼塚 2001, 2002）．

❶片側唇裂形成術の分類
　片側唇裂形成術として，前述のように数多くの方法が報告されているが，大別すると，直線状切開法と弁状切開法に分けられる（鬼塚 1969）．
a.　直線状切開法 straight line method
直線法の特徴は，
　①簡単である，
　②組織の切除量が少ない
　③瘢痕拘縮を起こして短くなりやすい，
　④外鼻変形は矯正できない，

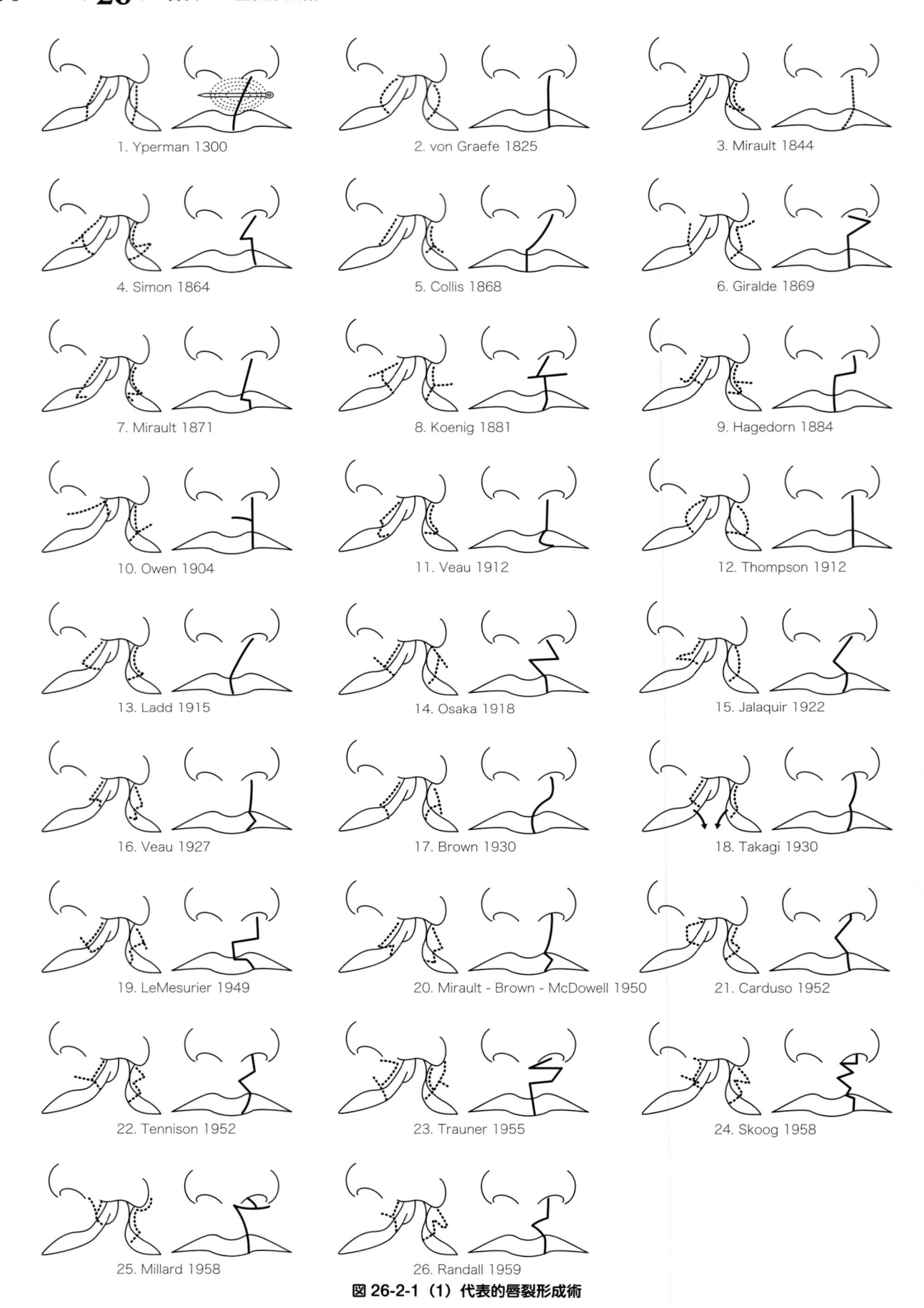

1. Yperman 1300

2. von Graefe 1825

3. Mirault 1844

4. Simon 1864

5. Collis 1868

6. Giralde 1869

7. Mirault 1871

8. Koenig 1881

9. Hagedorn 1884

10. Owen 1904

11. Veau 1912

12. Thompson 1912

13. Ladd 1915

14. Osaka 1918

15. Jalaquir 1922

16. Veau 1927

17. Brown 1930

18. Takagi 1930

19. LeMesurier 1949

20. Mirault - Brown - McDowell 1950

21. Carduso 1952

22. Tennison 1952

23. Trauner 1955

24. Skoog 1958

25. Millard 1958

26. Randall 1959

図 26-2-1（1）代表的唇裂形成術

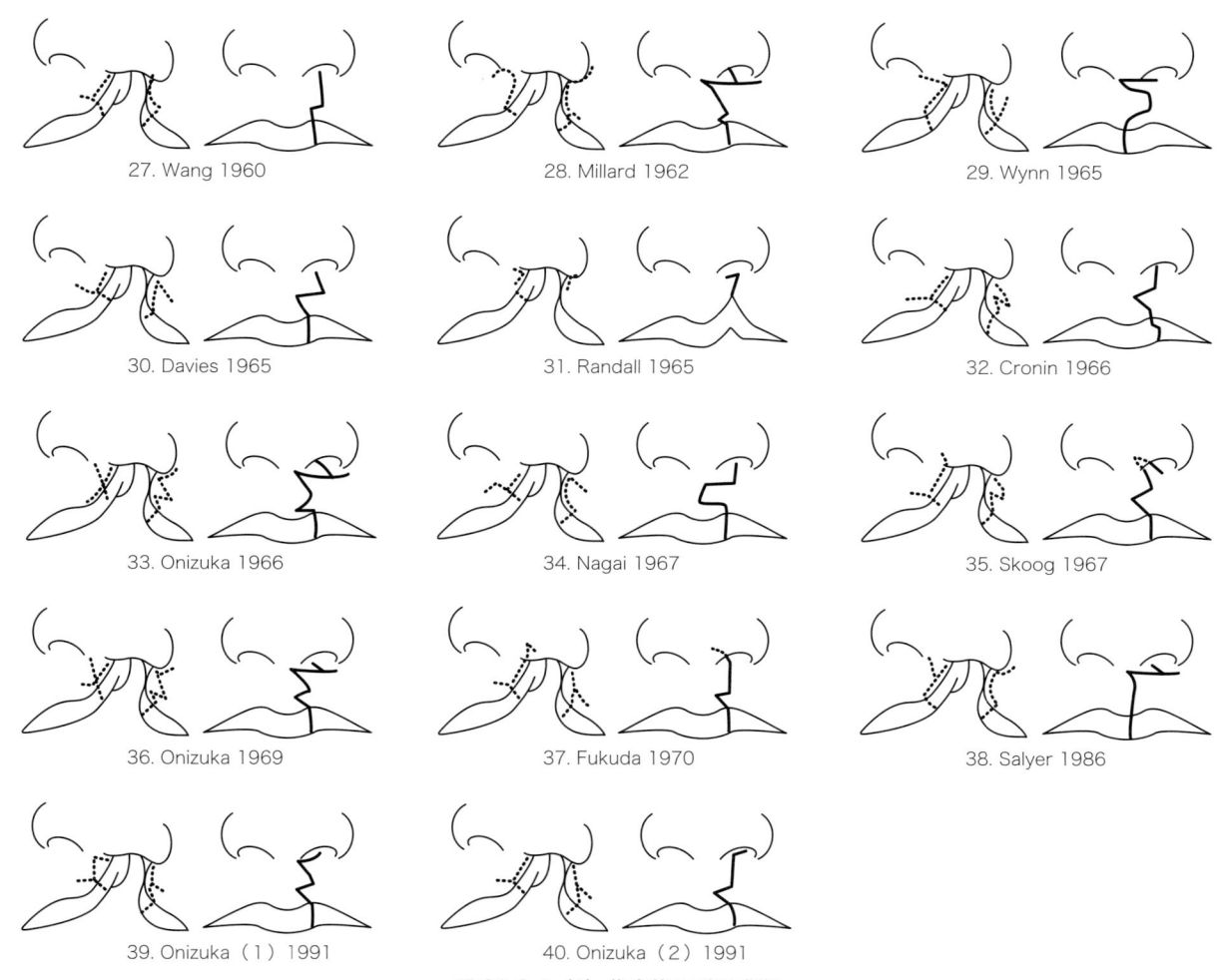

27. Wang 1960　　28. Millard 1962　　29. Wynn 1965

30. Davies 1965　　31. Randall 1965　　32. Cronin 1966

33. Onizuka 1966　　34. Nagai 1967　　35. Skoog 1967

36. Onizuka 1969　　37. Fukuda 1970　　38. Salyer 1986

39. Onizuka（1）1991　　40. Onizuka（2）1991

図 26-2-1（2）代表的唇裂形成術

(Millard DR Jr：Cleft Craft, I, Little, Brown, 1976a；鬼塚卓弥ほか：交通医 24：92, 1970a；高橋庄二郎：口唇裂・口蓋裂の基礎と臨床，日本歯科評論社，p255, 1996；鬼塚卓弥：形成外科 44：899, 2001a；44：1059, 2001b；45：3，2002 より引用)

などである．

　高木法は，徒手マッサージにより，患側口唇を健側と同じ長さになるように延長し，手術する方法であるが，今日では用いられない．

　Giralde ら（1869）から発展した Millard 法（1957）は，Rotation-advancement 法といわれ（図 26-2-2 〜図 26-2-4），鼻孔底に皮弁が挿入されており，一見，次の弁状法にみえるものの，口唇部をみるとカーブはあるが，赤唇より鼻柱基部まで直線であり，直線法に分類したい．

　また，中島（2010）のいう弓状切開法も直線法に分類されよう．

b. 弁状切開法 flap method

　この方法は，直線状切開法の短所を補おうとしたもので．いくつかの過渡的方法が報告されているが，本格的な弁状法の形を整えているのは Koenig（1898），Hagedorn（1892）（図 26-2-1）である．今日用いられている弁状法には，四角弁法と三角弁法とがあるが，四角弁法の代表は，LeMesurier 法（図 26-2-5，図 26-2-6）になり，一方，三角弁法は，Tennison 法（1952）（図 26-2-7，図 26-2-8）から Randall 法（1959）に結実したといえる．

c. Onizuka method，鬼塚法

　Millard 法は，優れた方法ではあるが（図 26-2-9），一方，図 26-2-9，表 26-2-1 のような赤唇縁の挙上などをはじめ，いろいろな直線法の短所を有する．これを修正するために，著者は，図 26-2-10 のように，Millard 法最大の欠点である赤唇縁の挙上変形を起こさないように，切開線にいろいろ改良を重ね，白唇下方に小三角弁を作るのが最もよい方法として 1966 年発表した（図 26-2-11）．鬼塚法である．

　後に続く，佐々木（1969），Bernstein（1970），山田ら（1988），杉原ら（1988），難波（1988），上石（1993）の方法に受け継がれたが，基本的には，鬼塚法である．

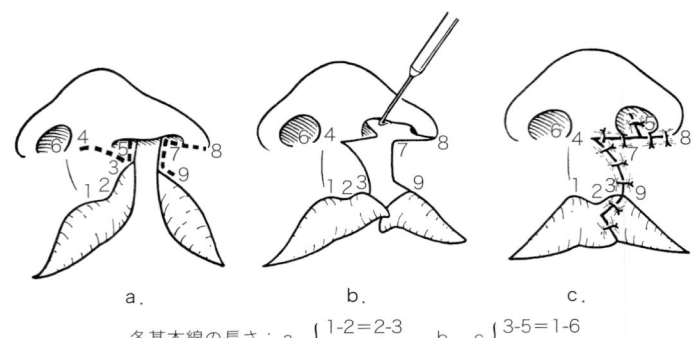

各基本線の長さ：a $\left\{\begin{array}{l}1\text{-}2=2\text{-}3 \\ 3\text{-}4=9\text{-}7\end{array}\right.$　b，c $\left\{\begin{array}{l}3\text{-}5=1\text{-}6 \\ 4\text{-}5<7\text{-}8\end{array}\right.$

図 26-2-2　Millard 法

(Millard DR Jr：Plast Reconstr Surg 25：595, 1960 より引用)

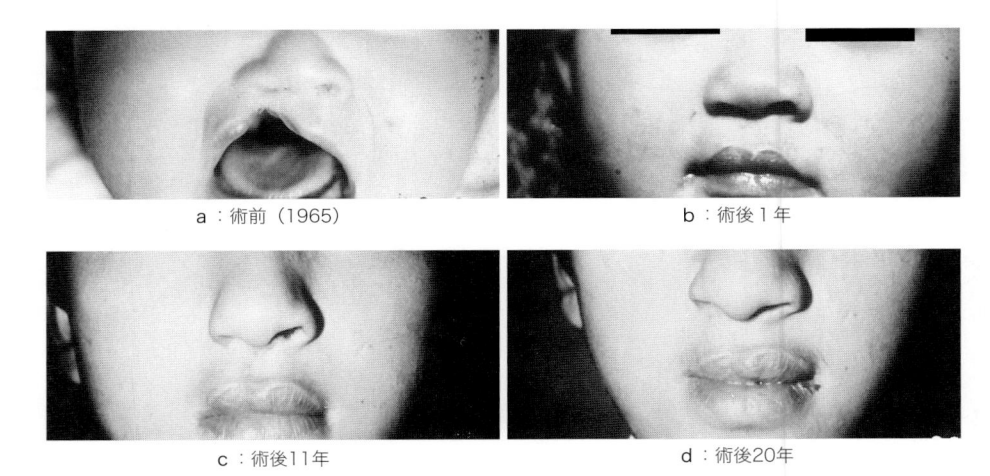

a：術前（1965）　　　　　　　　　b：術後 1 年

c：術後11年　　　　　　　　　d：術後20年

図 26-2-3　不完全唇裂の Millard 法による修復例

(鬼塚卓弥：形成外科 9：268, 1966 より引用)

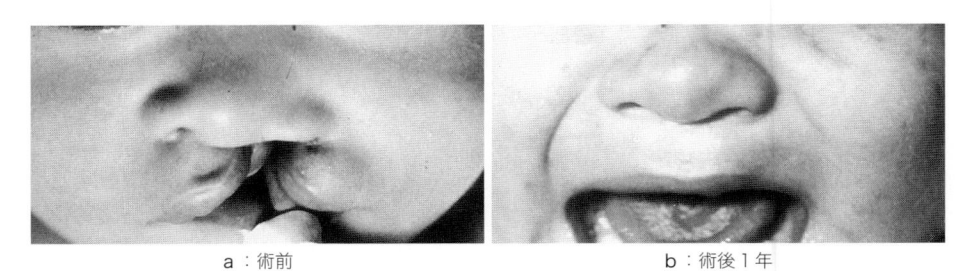

a：術前　　　　　　　　　b：術後 1 年

図 26-2-4　完全唇裂の Millard 法による修復例

このような Millard 法によるよい手術症例は珍しい.

(鬼塚卓弥：形成外科 9：268, 1966 より引用)

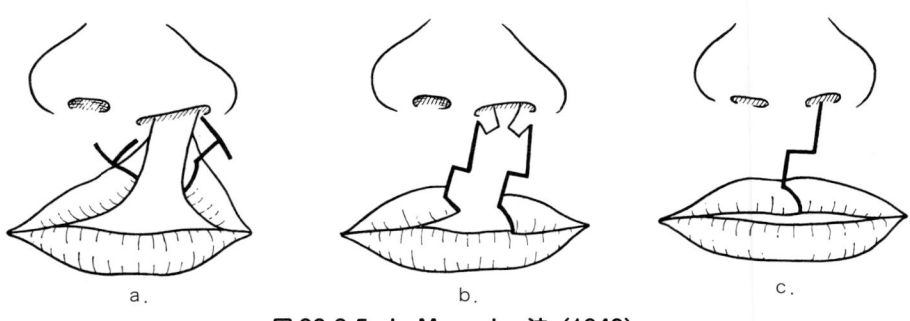

a.　　　　　　　　b.　　　　　　　　c.

図 26-2-5　LeMesurier 法（1949）

(LeMesurier AB：Plast Reconstr Surg 4：1, 1949 より引用)

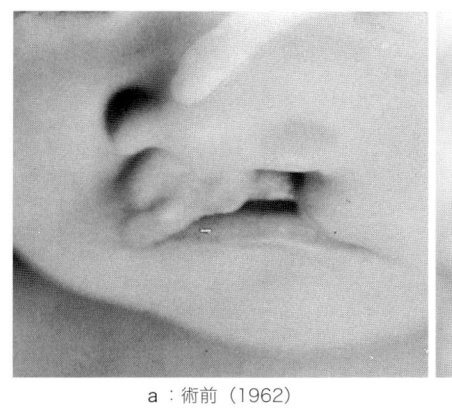
a：術前（1962）

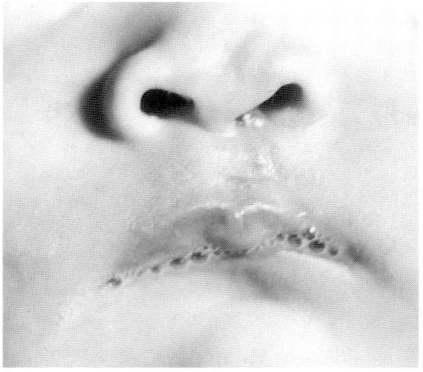
b：術直後

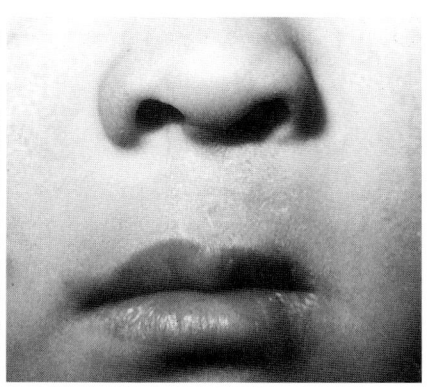
c：術後6年

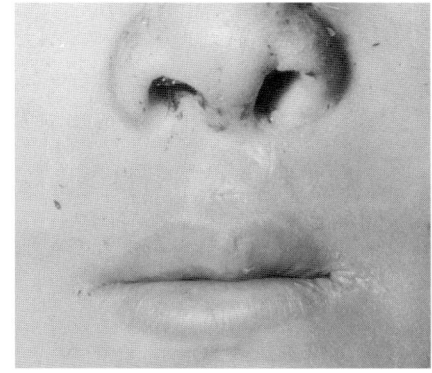
d：初回手術後10年，外鼻形成術後

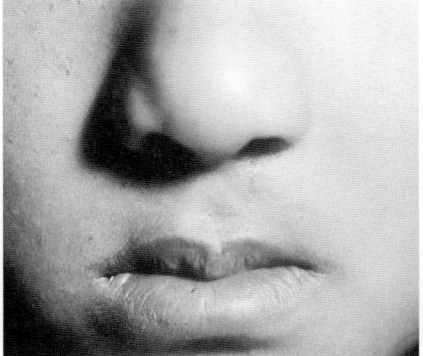
e：初回手術後12年

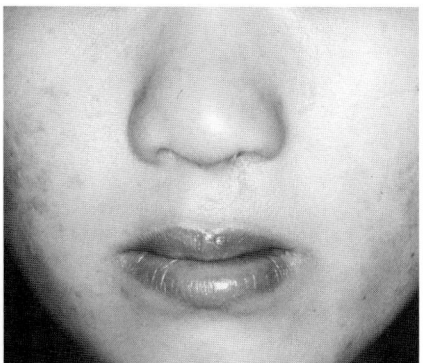
f：初回手術後22年

図 26-2-6　LeMesurier 法

（鬼塚卓弥ほか：交通医 24：92, 1970a に追加して引用）

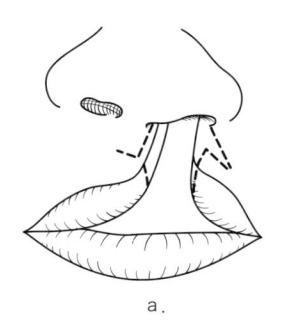
a.

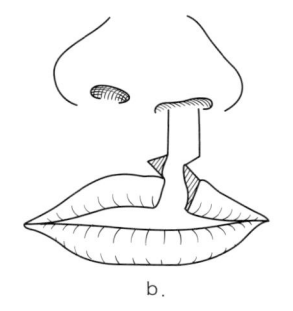
b.

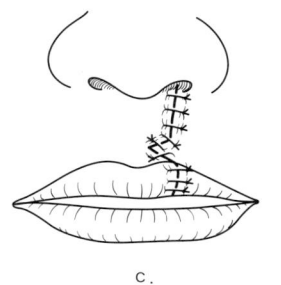
c.

図 26-2-7　三角弁法（Tennison 法，Randall 法，Brauer 法）

（Stark RB：Plastic Surgery, Harper & Row, p418, 1962 より引用）

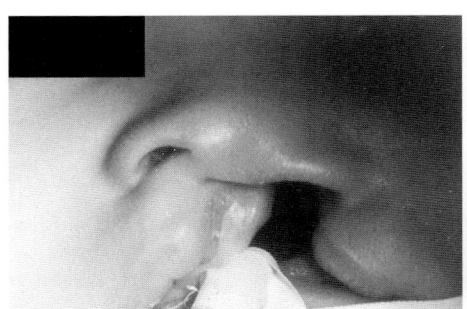
a：術前

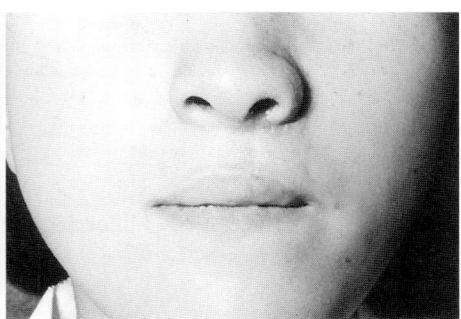
b：術後9年，外鼻修正後

図 26-2-8　三角弁法を用いた唇裂形成術例

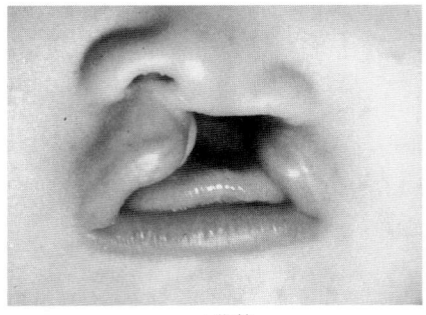

a：術前

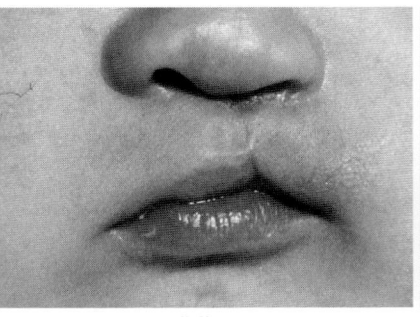

b：術後5ヵ月

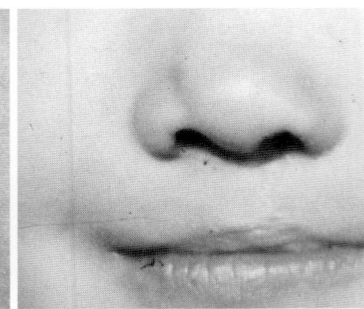

c：二次修正術後2年

図 26-2-9　Millard 法による修復例
鼻翼および Cupid's bow の変形.

（鬼塚卓弥：形成外科 10：206, 1967 より引用）

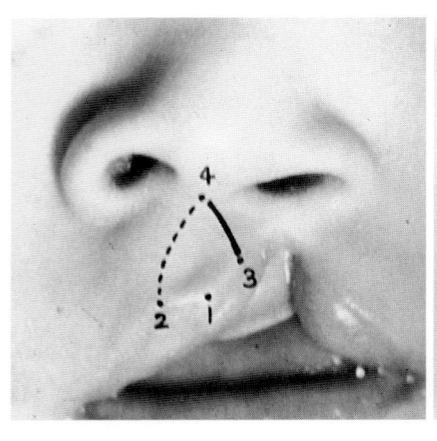

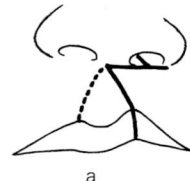

a.

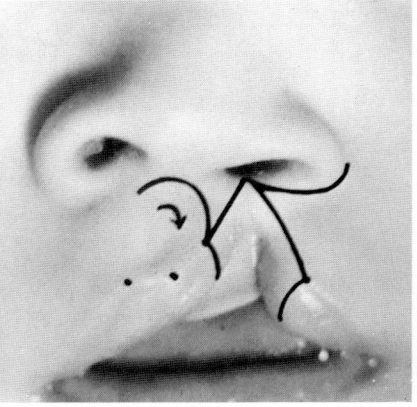

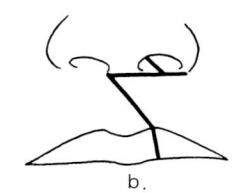

b.

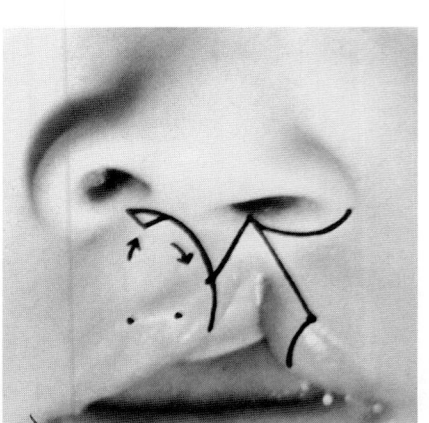

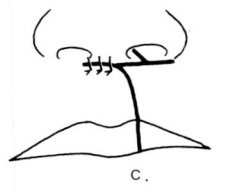

c.

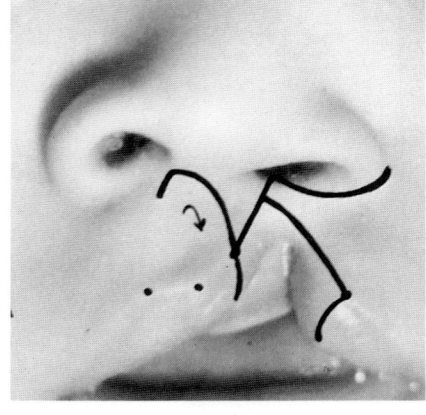

d.

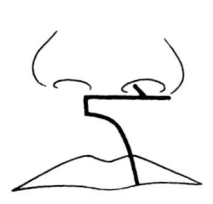

図 26-2-10　Millard 法の欠点を防ぐための切開線の変法
これらの変法より鬼塚法のほうが簡便で結果もよい.

（鬼塚卓弥：形成外科 9：268, 1966 より引用）

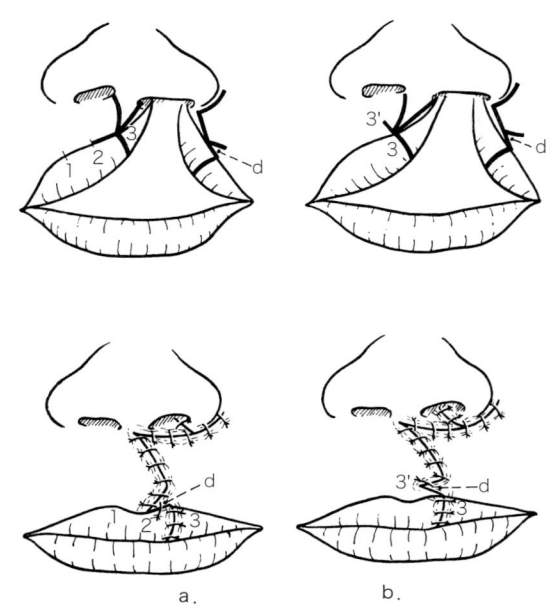

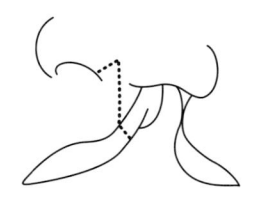

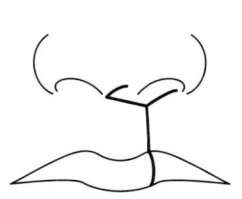

図 26-2-12　小三角弁を鼻柱基部に入れる方法

(Salomonson J : Scand J Plast Reconstr Surg Hand Surg30 : 111, 1996 より引用)

図 26-2-11　Millard 法と小三角弁法の併用

b の方法が結果がよい.

(鬼塚卓弥:形成外科 9:268, 1966 より引用)

表 26-2-1　Millard 法による術後変形

1. 外鼻の変形
2. 患側鼻翼の偏位
3. 患側鼻孔の狭小, 変形
4. 鼻柱の患側偏位
5. 鼻柱基部の瘢痕ケロイド
6. 人中の変形
7. Cupid's bow の変形
8. 患側赤唇の下垂
9. 赤唇のくびれ
10. その他

表 26-2-2　LeMesurier 法, Tennison 法および Millard 法の長所・短所

		LeMesurier 法	Tennison 法	Millard 法	鬼塚法
1	組織の切除が多い		少ない	少ない	少ない
2	患側口唇の短縮がある		ない	ある	ない
3	患側 Cupid's bow の偏位		下方偏位を起こしやすい	上方偏位を起こしやすい	ない
4	術後患側口唇が長くなりやすい		同左	ない	ない
5	患側赤唇が厚くなりやすい		同左	同左	ない
6	外鼻変形が治りにくい		同左	治ることもある	同左
7	人中稜が消失しやすい		消失する	消失することがある	同左
8	pout を作りにくい		作りにくい	作りやすい	作りやすい
9	鼻孔底が陥凹しやすい		同左	陥凹しない	ない
10	術後の変形を修正しにくい		比較的難しい	容易である	容易である

(Brauer RO : Plast Reconstr Surg 11 : 275, 1953 ; Wang MKH : Plast Reconstr Surg 30 : 329, 1962 ; George J et al : Br J Plast Surg 15 : 349, 1962 ; 鬼塚卓弥:交通医 24:92, 639　1970b ; 鬼塚卓弥:形成外科手術書, 第 3 版, 南江堂, 東京, 1996 より整理して引用)

d.　その他

　Salomonson (1996) (図 26-2-12) は, 三角弁を鼻柱基部に入れている. この方法では, Millard 法の赤唇縁の挙上変形はないが, 赤唇縁の平坦化あるいは陥凹を起こす.

　代表的な唇裂形成術として, 四角弁法の LeMesurier 法, 三角弁法の Tennison-Randall, 直線法の Millard 法, 小三角弁法の鬼塚法 (後述) の特徴は**表 26-2-2** のごとくである.

　Millard 法は, 現在でも用いられているが, 数々の欠点があり, 彼自身も Cupid's bow の挙上を修正するのに back cut を入れたりしている. 特に Saunders ら (1986) は, 62% に, この欠点がみられたという.

　しかし, 著者もその後, 種々検討した結果, 小三角弁は使用するが, 最近では, 図 26-2-1 のように, 人中の形態に合わせて, 斜方向の人中では, 鼻柱基部外側へ斜めに, 平行型の人中では直線状に切開する方法を報告している (鬼塚　2001b). また, Salomonsen (1996) も唇裂形成術における aesthetic unit の重要性を指摘している.

　一方, 丹下 (1966, 1993) は, 三角弁法からミラード法を

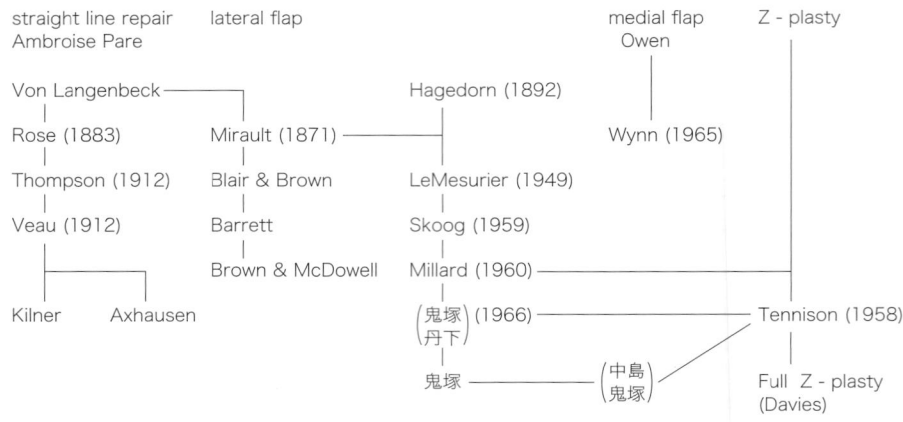

図 26-2-13　唇裂形成術の系列化

(Davies D：Transactions of the Fifth International Congress of Plastic and Reconstructive Surgery, Butterworths, p169,1971 を参考に著者作成)

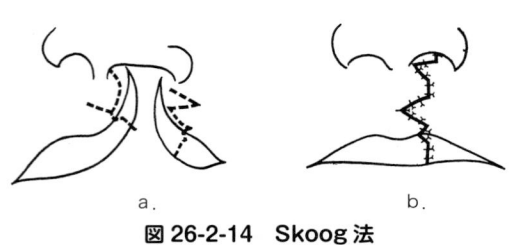

図 26-2-14　Skoog 法

(Skoog T：Am J Surg 95：223, 1958 より引用)

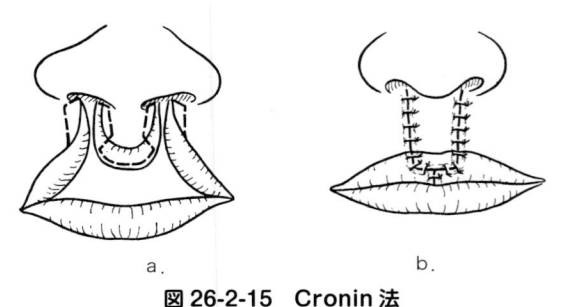

図 26-2-15　Cronin 法

(Cronin TD：Plast Reconstr Surg 19：389, 1957a より引用)

取り入れ，中島法（1994）は，福田法（1970）を経て，直線法に小三角弁を取り入れ，鬼塚法のような方法を報告している．塚田法（1988）もこれに近い．その後，発表された Fisher 法（2005）は，日本の学会，富樫ら（2011）の論文でも取り上げられたが，新しい方法ではない．むしろ Cronin 法である．

現在，著者は症例に応じて，結論的に鬼塚法がよいのではないかと考えている．両者の違いは，鼻腔内の切開法にある．各手術法の分類マップは，**図 26-2-13** のとおりである．しかし，これはあくまでも切開線の問題であって，細部については相当，違いがある．

Sitzman（2008）は，鬼塚法は Millard 法改良の先駆者で，現在，全米の唇裂手術の 10% 前後が鬼塚法を使用しているという．彼の論文内の鬼塚法は，図の記載が間違っている．

なお，periosteoplasty といわれる特殊な方法に，Skoog 法（**図 26-2-14**）がある．これは，顎裂に対して上顎骨骨膜を剝離，反転して裂を閉鎖し，骨膜から骨が超生することを期待した方法で，秦（1979）は，動物実験，臨床実験でその効果を確かめているが，長期成績では，その効果は 65〜70% であるという（秦ら 1981）．

なお，Skoog 法は，小三角弁を 2 個挿入するが，その後，この idea を取り入れた方法も報告されている（中島 2005）が，

現在では使用されていない．類似の方法として，Millard 法（1990），Santiago 法（1998）の gingivo-periostplasty（GPP）がある．

また，特殊な唇裂形成術に，lip adhesion 法（**図 26-2-25** 参照）（Randall 1965）がある．これは，完全唇顎口蓋裂のような場合，披裂縁のみを小粘膜弁で癒着させて，皮膚の緊張をとり，また，顎矯正を行っておき，二次的な本格的形成術を容易にさせる方法であるが，日本では普及していないし，米国でも利用されてないという（Sitzman ら 2008）．

❷両側唇裂形成術の分類

両側唇裂の形成術も，大きく分けると片側唇裂の場合と同じように，直線状切開法と弁状切開法に分けられる．

a. 直線状切開法 straight line method

披裂縁を直線状に切開縫合する方法で，いろいろな方法が報告されて来たが，片側唇裂手術法を両側に適応する方法以外に，両側同時に手術する Cronin 法（1957）（**図 26-2-15**），Manchester 法（1965）（**図 26-2-16**），DeHaan 法（1968）（**図 26-2-17**），Millard 法（1960）（**図 26-2-18, 図 26-2-19**），Millard の primary forked flap 法（**図 26-2-20**），Mulliken 法（2001）（**図 26-2-21**）などが知られているが，やはり，それぞれの欠点も有する．

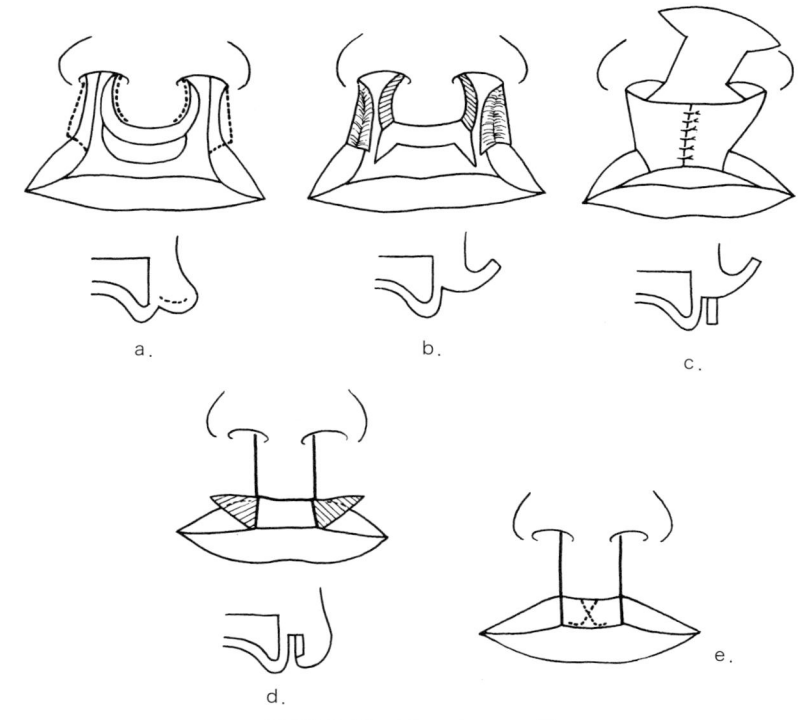

図 26-2-16　Manchester 法
(Manchester WM：Plast Reconstr Surg 45：207, 1970 より引用)

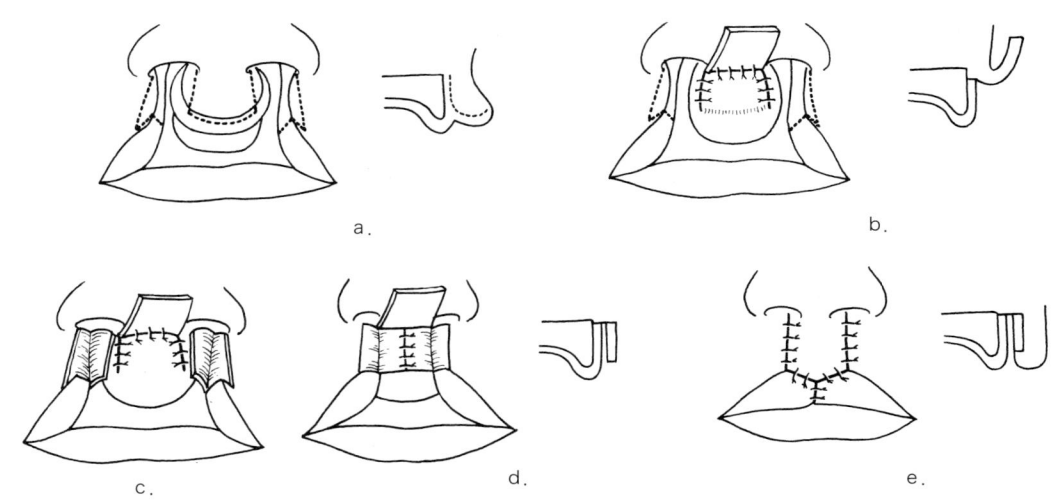

図 26-2-17　DeHaan 法（1968）
(渡辺克益ほか：日形会誌 11：557, 1991 を参考に著者作成)

b.　弁状切開法 zigzag flap method

1）口唇下部における弁状切開法

　両側に Tennison 法，あるいは類似の三角弁法，または四角弁法を用いる方法で，いろいろな方法がある（図 26-2-22）．

　この方法は瘢痕を zigzag にして術後の瘢痕拘縮を防ごうという片側唇裂に対する考えかたが踏襲されたものであるが，実際には鼻柱下部の口唇部の膨らみ，口唇中央部に瘢痕のための水平方向の陥凹ができる（図 26-5-12, 図 26-5-14）．

2）口唇上部における弁状切開法

　この代表的弁状切開法に属するものに，Wynn 法（1960）（図 26-2-23）があるが，中間口唇は術後相当大きく成長するために，上口唇が長くなりやすい．

3）口唇上下における弁状切開法

　この代表的なものが Skoog 法（1965）（図 26-2-24）である．

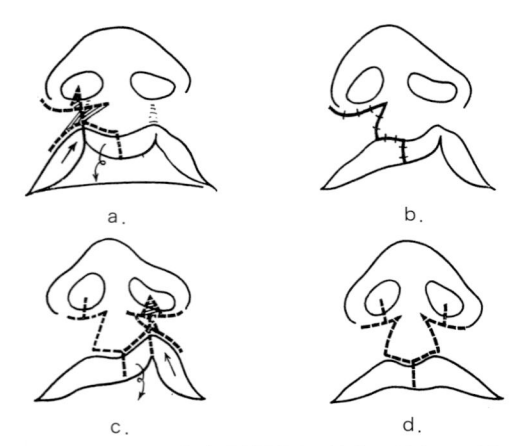

図 26-2-18　不完全両側唇裂に対する Millard 法
(Millard DR Jr : Cleft Craft II, Little, Brown, p210, 1976 より引用)

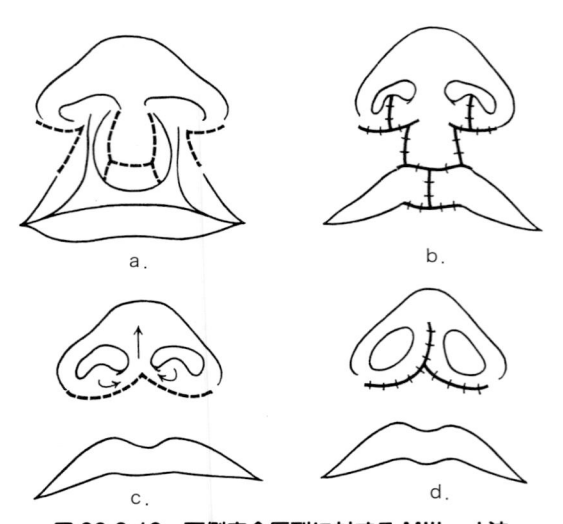

図 26-2-19　両側完全唇裂に対する Millard 法
(Millard DR Jr : Cleft Craft II, Little, Brown, p282, 1976 より引用)

4) 特殊な両側唇裂形成術
　その他, 一次手術に Abbe の唇弁反転法 (**図 26-3-43 〜図 26-3-47 参照**) を併用する Clarkson (1954), Antia (1973) らの報告があるが, 技術的に, また術後の危険性などから全面的に受け入れられない.

5) 両側同時手術
　二期的手術法は三角弁法時代の考え方で, 血行の問題から別々にせざるを得なかったためであり, 短所は 2 回の手術になる, tight lip, long lip になりやすく, 瘢痕が目立つなどである.
　両側同時の手術は 1 回の手術で済むが, 血行に心配がある.
　Mulliken は,
①symmetry
②primary muscular continuity
③proper philtral size and sape
④formation of median tubercle from lateral labial elements
⑤primary positioning of alar cartilages to construct the nasal tip and colimella
という観点から, 両側同時手術を推奨している.
　Mulliken (1985) は, 最初 folked flap 法に近い手術法をとっているが, 1995 年には folked flap を中止, 鼻尖部, 鼻孔上縁, 鼻前庭を切開し, 鼻形成術を, 2001 年には, 中間唇側方を deepitherize して人中形成術に用いて, 現在法に至っている.
　今日では, 両側同時手術, 特に Mulliken 法が, 主流になりつつあるが, 術前の顎変形が強い場合は, 術前の歯科矯正の必要がある.

6) 比較的よく利用される方法
a) Manchester 法
利点として,

①上口唇のバランスがとりやすい
②口輪筋の再建が可能
③口唇の二本の瘢痕は修正しやすい
④口唇の緊張が少ない
⑤上唇結節も作れる, などをあげているが,
欠点として
①中央唇が幅広くなりやすい
②人中が作成しにくい
③鼻孔が開大しやすい
④ Cupid' d bow の形が悪い
など列挙している.
　これらは, 他の両側唇裂同時手術にみられやすい特徴でもある (佐々木ら 2008).

b) DeHaan 法
利点
①修正手術の回数が少ない, 術前矯正が不要
②中間顎突出でも術中矯正ができる
③深い口唇溝ができ, 動きのある上口唇溝を作成
④中央唇弁の血行がよい
⑤口唇全層を縦に貫く瘢痕がなく, 拘縮が起こりにくい
⑥白唇部の瘢痕が直線状で, 側方唇との接合の自由度が高い
⑦開大した鼻翼間距離を修正しやすい
欠点
①鼻の変形が残存
② Cupid's bow の形が不自然なものがある
③中央赤唇の赤みが強い
④人中が消失する
⑤ whistling deformity ができる
⑥ 7 歳過ぎに瘢痕が目立つことがある

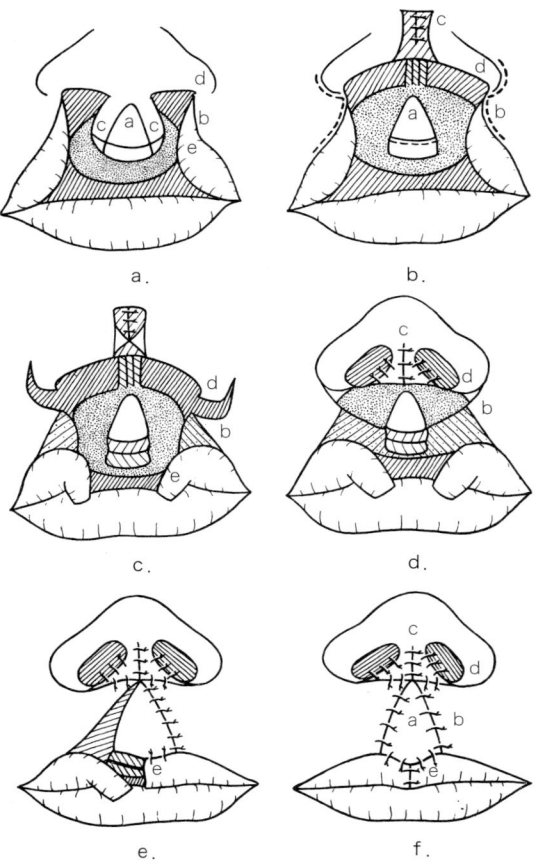

図 26-2-20　Millard の primary forked flap 法
(Millard DR Jr : Plast Reconstr Surg 39 : 59, 1967 より引用)

と報告している（渡邊ら 2008）.

c) Mulliken 法
利点
①口唇鼻携帯がよい
②中央唇の赤唇部を用いないので，赤唇の色調差がない
③中間顎が自然に矯正される
④中央唇の赤唇部を鼻柱貴部に縫合するので深い口唇前庭部ができる
欠点
他の両側唇裂同時手術にみられる変形が生じる危険がある（岡ら 2008）.
このなかでは，経験的に，Mulliken 法が優位であろう.

❸唇裂形成術における筋層処理の重要性
唇裂形成術における筋層処理の重要性を指摘したのは，おそらく Guerero-Santos（1965）が，始めである．また，Pennisi（1969）は，代表的唇裂形成術の筋層再建法を比較，Millard 法がよいと報告，その後，丹下（1993），鬼塚（1970），Randall ら（1974），McComb ら（1975），難波（1976），河合（1977），森口ら（1979）などの多数の報告が相次いだ．また，

田所ら（1992）は，鼻柱下制筋の再建に言及している．Seagle ら（2004）も，口輪筋走行の重要性を報告している．著者は，唇裂口輪筋の鼻柱，鼻翼基部の付着部を切離，外側筋層を鼻柱基部に固定すると同時に，口輪筋-筋層が正常方向になるように縫合している.

❹唇裂形成術の手術時期
a.　手術時期
1）片側唇裂の手術時期
a）早期手術
唇裂形成術の手術時期は，術者により様々で，Stark（1962），中島（2005）らは，生後 48 時間以内，Straith ら（1955）は，局所麻酔で 1〜4 週，McCash（1957）は，できるだけ早く手術することを推奨している．その理由として Stark は，
①健康な新生児は最大の治癒能力を有すること
②新生児でも手術に耐えられること
③母親をはじめ家族が満足な形の口唇で帰宅したいことなどをあげている．しかし，最近 Goodacre ら（2004），早期手術でも 3 ヵ月でも結果にあまり差はないと報告している.
杠 俊介ほか（形成外科 49：483, 2006）は，早期手術と待機手術に分けて，手術結果を分析し，待機手術の場合と同じ条件が揃えば，1 ヵ月前後が妥当な時期ではないかという.
内山ら（2012）によると，わが国での唇裂口蓋裂の手術時期として，全国調査を実施，口唇裂は，90％以上が，2〜6 ヵ月で手術を実施している．両側では 44.5％が，両側同時に手術，40.2％が二段階法を，口蓋裂では，76.9％が一期的方法を，9.1％が二段階法を採用していたという．なお，口蓋床利用は 37.8％で，不使用が 62.2％と不使用が多かったという.

b）3 ヵ月手術
米国，カナダでは通常 6〜12 週に手術をし，手術時期の決め手として，体重 10〜12 pounds（4.5〜5.5 kg）をとる人が多いという.
Wilhelmsen ら（1966）は，rule of tens を唱え，
①唇裂患者が体重 10 pounds 以上
②ヘモグロビン 10g 以上
③白血球 1 万（ten thousands）以下，少なくとも生後 10 週になるまで手術を延ばすという.
著者は，Millard（1960）と同じく生後 3 ヵ月，体重 6kg を標準にしているが，①この時期になると口唇も大きくなって手術しやすく，②血小板，ヘモグロビン（10 g 以上）をはじめ，全身状態が落ち着いてくるからである．それまでは，③母親教育を行い，母親や家族に，以上の理由をよく説明し，家庭においても，健常な新生児と同様の育児法，

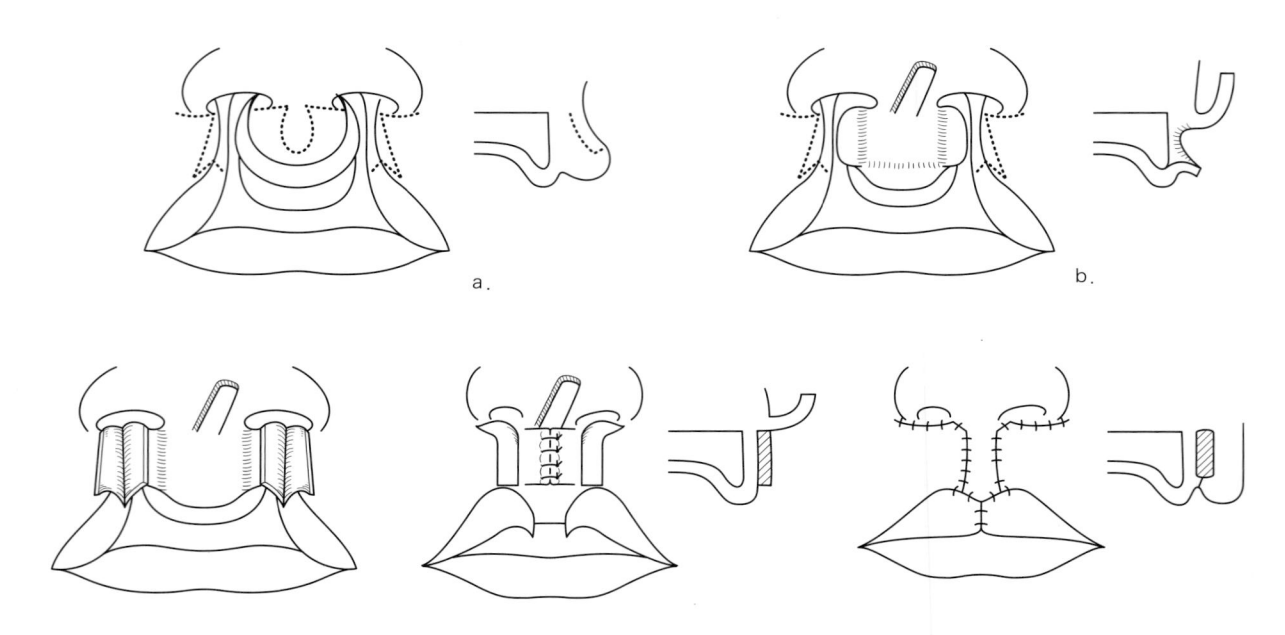

図 26-2-21 Mulliken 法

(Mulliken JB et al：Plast Reconstr Surg 108：181, 2001 を参考に著者作成)

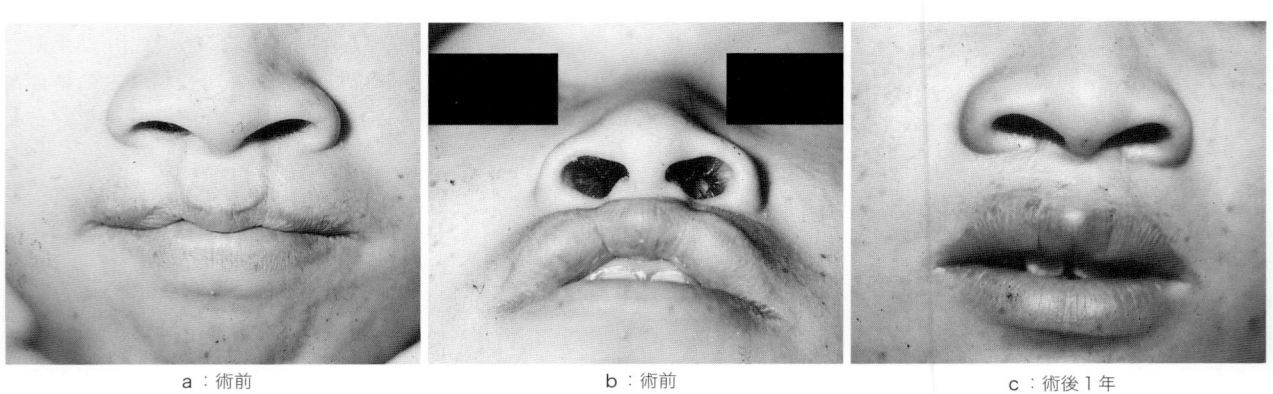

a：術前   b：術前   c：術後1年

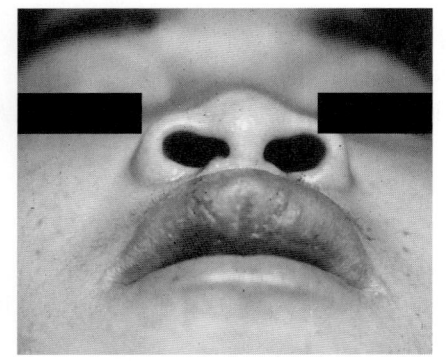

d：術後1年

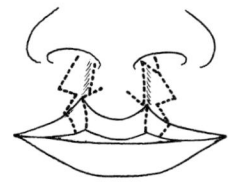

e：手術のデザイン

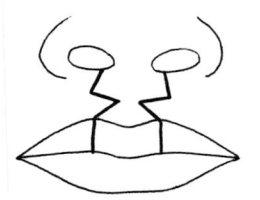

f：手術後の瘢痕

図 26-2-22 両側唇裂に Tennison 法を用いた例

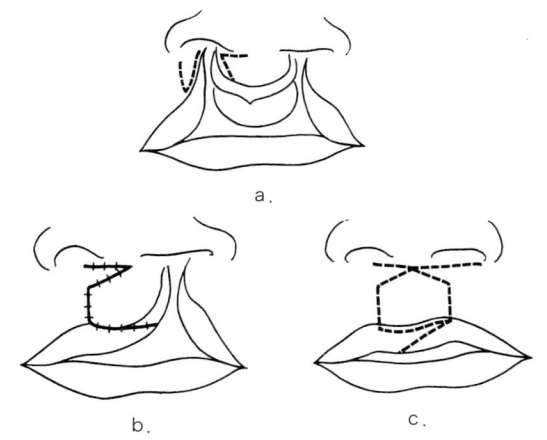

図 26-2-23　Wynn 法
(Converse JM : Reconstructive Plastic Surgery, Saunders, p2082, 1977 より引用)

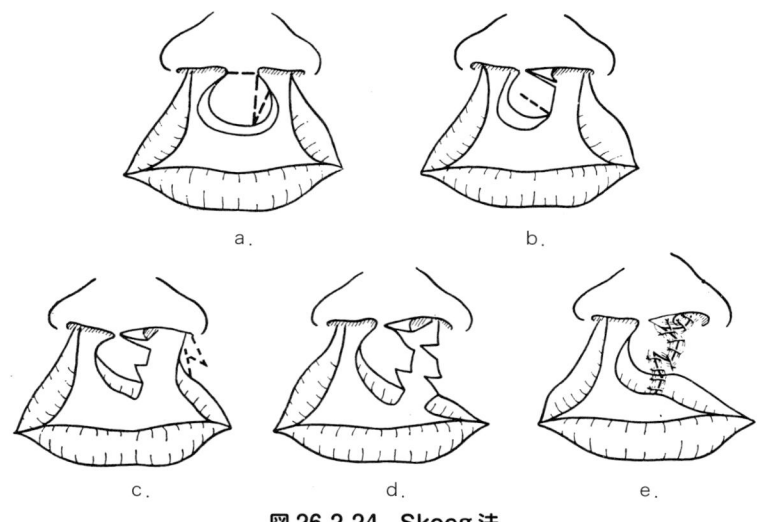

図 26-2-24　Skoog 法
(Skoog T : Plast Reconstr Surg 35 : 34, 1965 より引用)

授乳法をとらせている.

現在でも, 国際的にこの時期が至適時期とされている.

2) 両側唇裂の手術時期

両側唇裂の場合の手術時期も, 片側の場合と同様であるが, 根本的には, 両側を同時に手術するか, 別々に手術するかによって異なる. 現在では, 両側同時手術が増加しているが, 症例によっては適応できない場合もある.

両側の顎変形が著明な場合は, 術前矯正を必要とする. また被裂の程度によっても, それなりの検討を要する.

なお, 手術時期がきても, 感染性疾患患者, 有熱患者, 消化器や呼吸器症状のあるもの, 特に先天性心疾患, 副腎機能低下のあるものは, 小児科との連携を保って慎重な手術時期の決定をしなければならない. また, 生ワクチン接種後であれば, 手術まで1ヵ月以上は間をおきたい.

3) 口唇と口蓋裂の同時手術

口唇と口蓋裂の同時手術は, Farina (1958) が最初といわれているが, 生後3ヵ月半の早期に, 同時手術を行ったのは Davies (1966) で, その後, Kaplan (1974), 林ら (1991) などの報告がある.

本法の長所は, 彼らの報告をまとめると次のようになる.
①言語成績がよい (岡崎ら 1991).
②瘻孔の発生が少ない.
③早期 skinship が得られる.
④伝音性難聴が少ない.
⑤手術回数が少ない.
⑥術野が広く, 出血が少ない.

しかし, 短所として考えられるのは, 顎発育障害であるが, 林 (1991) によると, 1年以内では顎発育抑制はみられないが, それ以降, 抑制が出てくるという. しかし,

Bernstein（1968）は，早期（1〜23ヵ月）手術では56％，晩期（24〜41ヵ月）では25％に交叉咬合 cross-bite がみられるという．やはり，今後の慎重な研究が望まれる．

　鳥飼ら（2011）は，唇裂口蓋裂同時手術の結果をプロフィログラムでみているが，閉鎖機能良好，一部構音障害，わずかな上顎劣成長障害があったという．

　Bakri ら（2012）は，口蓋手術で，Wardill 法と晩期手術法を，口蓋の高さから調査し，晩期のほうが顎および言語成績で両者とも良好であったというが，日本では，母親や家族の心情から，晩期手術に踏み切れないのが実情であろう．

　一期手術と，二期手術との中間的手術法，いわば，一期半的手術法に，朴の方法（2012）がある．これは，初回唇裂手術時に，軟口蓋披裂縁を，唇裂の lip adhesion 的考え方で癒着させる方法であるが，侵襲も少なく，本格的口蓋裂手術時には口蓋幅が有意に減少し，軟口蓋長も長くなっていたという．遠隔成績に期待したい．

❺術前矯正

　唇裂口蓋裂の術前矯正の目的は，変形した口蓋，外鼻を可塑性のあるうちに矯正し，授乳，手術をしやすくし，ひいては手術結果をはじめ言語の改善まで誘導することである．

　特に唇裂特有の鼻形態の矯正は母親のホルモンの影響で出生直後の新生児がヒアルロン酸濃度の上昇によって，軟骨とその周囲組織が通常の弾性を失い，可塑性を得ることを利用して，非外科的に軟骨の形態改善を行うことができるといい（Matsuo ら1984），顎矯正とともに周囲組織まで矯正されることが大事なのであって，顎形態は舌筋，口蓋の筋，顔面の筋など口腔内外の筋機能の影響を強く受けている．したがって，術前矯正は，個々の組織の矯正ではなく，全体の組織をバランスよく正常骨格形態に誘導することである．

　唇裂口蓋裂の術前矯正は，McNeil（1950）の報告以来クローズアップされてきたものであるが，Huebener ら（1993）により，歯列矯正を術前，術後，口内，口外に分類しているが，また，口内と口外の作用差で passive とactive とに分けている（Sato 2002，佐藤2004）．また，観血的矯正，非観血的矯正に分けている人もいる，前者は強い矯正可能で，速やかで確実な顎誘導効果が得られるが，一方では，成長を阻害し，組織を損傷する恐れもある．賛否両論がある．

　著者は歯科矯正的考え方を考慮し，さらに手術の有無によって次のように分けている．

a.　観血的方法による矯正

1）lip adhesion 法

　これは，1930 年 Veau，Plessier（Millard cleft craft）らが，

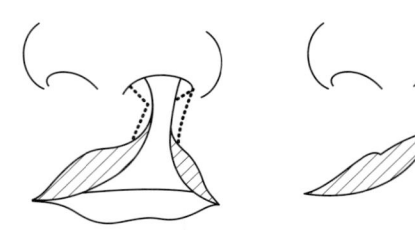

図 26-2-25　Randall の lip adhesion 法

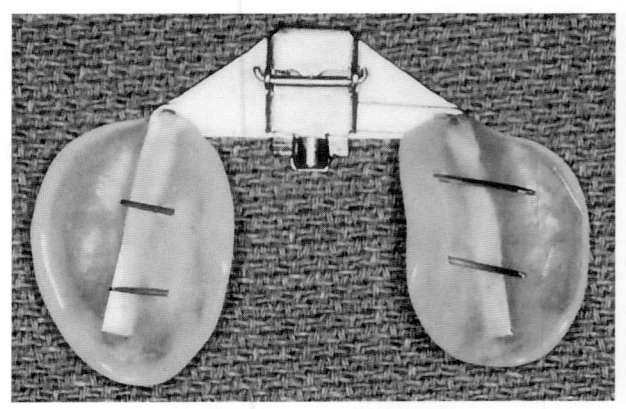

図 26-2-26　Latham 装置
口蓋部にピンを打ち込んで床を把持し，床に装着してあるスクリューを回転させることによって顎裂を誘導閉鎖する．

（佐藤友紀氏提供）

Simonart' band を有する症例は顎変形が少ないことを報告，Johanson & Ohlsen（1954，1961），Millard（1963）を経て，Randall（1965）は，本格的唇裂形成術の前に口唇を部分的に癒合させ，口唇の運動力，つまり口唇圧で顎矯正を行うとしたが，手術回数が増え，誘導方向のコントロールができないといった欠点もあり，日本人にはなじまなかった（**図26-2-25**）．米国でも，この方法は廃れつつある（Sitzman 2008）．

2）Latham 法

（Latham1980，Millard ら1990，1999）（**図26-2-26**）

　これは，Latham splint appliance，pin retain 装置とも呼ばれ，全身麻酔下に，口蓋にピンを打ち込んで口蓋床を把持しながら顎裂の矯正を行う方法である．この装置は強固に固定されるため装置脱落の心配がなく，kg 単位の強い顎矯正力を発揮し，容易に顎裂の狭小化を達成できるので，誘導期間は，数週間と短いが，侵襲も大きく，その有用性については，賛否両論がある（Lukash ら1998，Berkowitz ら2004）．

　Berkowitz ら（2004）は，Latham-Millard 法の咬合に対する影響を調べ，前歯および頬側の反対咬合が有意に高いと報告，最近では，Latham 法から naso-alveolar molding（NAM）法（後述）に変わりつつある．

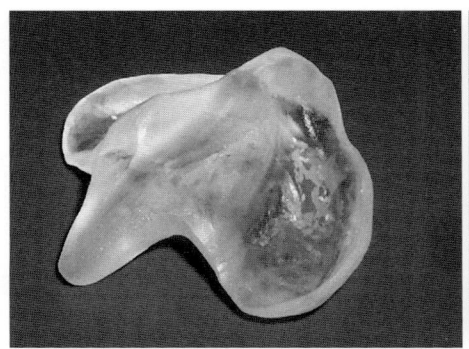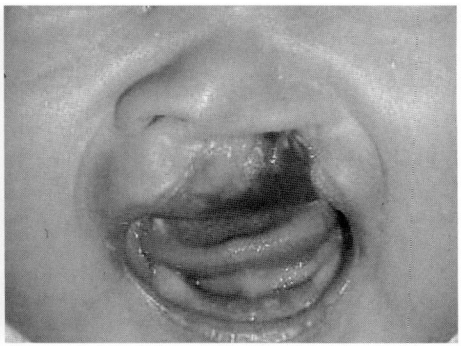

図 26-2-27　Hotz 床ならびに装着状況

顎外固定は使わず顎内のアンダーカットや，義歯用接着剤を用いて床により把持する．成長に応じて床を作り変える．

（佐藤友紀氏提供）

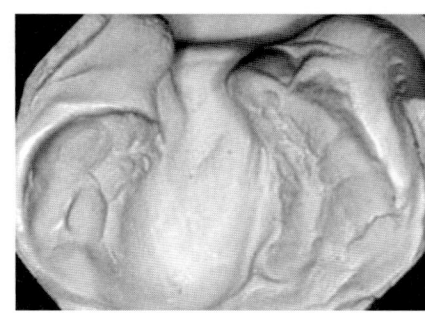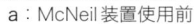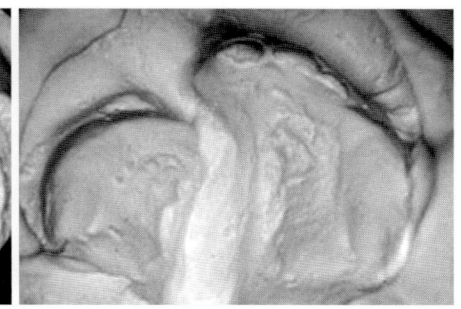

a：McNeil 装置使用前　　　　　　　　b：McNeil 装置使用後 4 ヵ月

図 26-2-28　McNeil

（佐藤-山本友紀氏提供）

3) Gingivoperiosteoplasty (GPP)（Millard ら 1990b）

　これは，歯肉骨膜形成術ともいわれ，顎裂部両側の粘骨膜で，顎裂部に骨架橋を作る方法である．この考え方は，すでに 1974 年 Skoog が報告しているが，普及するにはいたらなかった．

　Millard（1990a, 1999b），Santiago（1998）らは，本法を用いることで学童期の歯槽骨移植が不要となり，骨移植するとしても手術的によい結果が得られるという（Sato 2002）．

　Maull（1999），Pfeifer（2002）らも，術後の鼻口唇形態改善，再修正手術回数の削減など，効果はあると報告しているが，顎裂が狭い場合に限られ，適応に問題がある．

　小林ら（2008）は，GPP は骨移植を回避できるというが，なお検討の余地があるという．

　GPP を行った場合，通常学童期まで残存する歯槽部の裂が早期に閉鎖し，連続した歯槽が得られる．また，閉鎖した顎裂部には骨架橋が形成され，通常必要とされる顎裂部骨移植が 60〜70％の割合で回避できる可能性がある（Sato ら 2008）．ただし GPP を行うには顎裂幅が 2 mm 以内であることが条件で，術前顎矯正を行わずこの条件を満たす症

例はほとんどない．またこの 2 mm という矯正目標が極めて厳しいため，同様の効果を確実に得る方法は現在のところ Latham 法おいて他にはない．しかし GPP を行っても 30％は依然として骨移植を必要することや，成長阻害への懸念，手術手技の複雑さや術者ごとに報告に偏りがあり，GPP 自体に統一見解が得られていないため，本法の施行についても結論は出ていない（Matic DB ら 2008）．

　近年では，GPP に加え口唇と口蓋を同時に閉鎖する同時一期手術のための術前顎矯正法としても選択される．

　いずれにしろ包括的な治療方針に基づいた確実なメリットがなければ安易に行うべき方法ではない．

b. 非観血的方法による矯正

　これは，哺乳改善や自然な顎発育の誘導が主目的であり，単純な哺乳改善のための口蓋床（哺乳床）ではない．哺乳改善のためだけなら口蓋床がなくてもほとんどの乳児が哺乳指導と自然経過によって改善するからである．

　哺乳床と非観血的術前顎矯正の違いは，床装置に顎誘導の効果があるかないかである．裂を床で閉鎖することで哺乳を補助する哺乳床には床内面に顎成長に配慮した誘導面

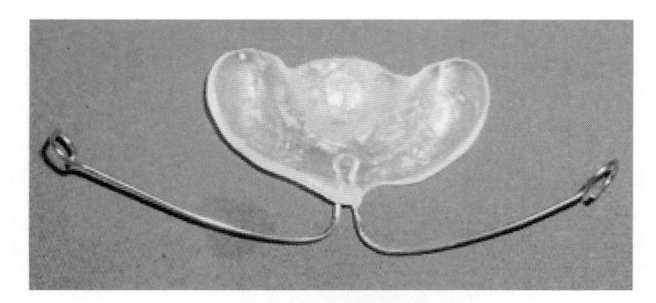

図 26-2-29　McNeil 装置
ワイヤーを頬にテープでとめることによって把持する.
（佐藤友紀氏提供）

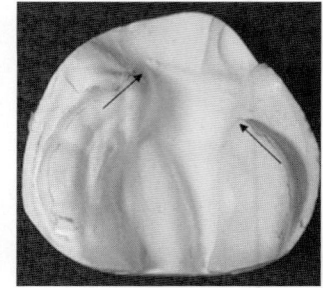 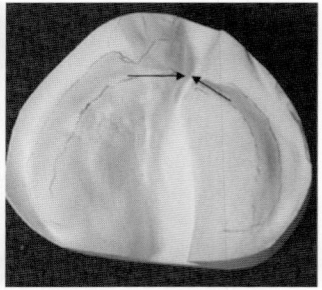

a：McNeil 装置使用前　　　　b：使用後 4 ヵ月
図 26-2-30　McNeil 装置
（佐藤 - 山本友紀氏提供）

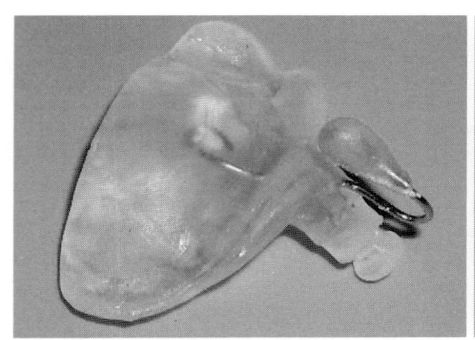 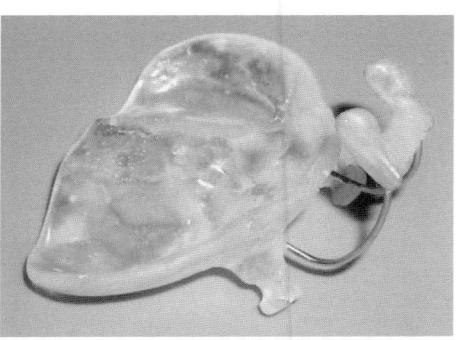

a：UCLP（片側用）　　　　b：BCLP（両側用）
図 26-2-31　naso-alveolar molding 装置（NAM 装置）
nasal stent で鼻形態を改善する.
（佐藤友紀氏提供）

や矯正力がなく口腔内はほとんど変化しない. 一方, 口蓋床を使用した術前顎矯正は, 観血的方法ほどではないが積極的な顎移動と成長促進効果を有する（佐藤 - 山本 2014）.

1）Hotz 法

Hotz 床（Hotz 1969, 1979）（**図 26-2-27, 図 26-2-28**）は, McNeil らの失敗を受けて, 顎移動ではなく顎発育の促進を重要視した口蓋床を考案, 手術にまで言及した一連の治療方法として報告された. これは, 義歯のように床内面の密着性を高め, 裂部を利用して床を固定するため顎内固定法ともいわれる.

Hotz 床は, McNeil 装置にくらべて, 簡便で, 顎外固定を使わない, 哺乳の補助にもよいということで普及したが, 使用期間が長く, 導入には簡便であっても, その有効性が疑問視されるに至った.

理由としては, Hotz 床が, 口唇閉鎖手術よりも口蓋閉鎖手術に重点を置いており, 硬口蓋と軟口蓋の閉鎖時期を分ける二段階法を前提としているため, 従来の push back 法, 乃至, その変法を用いると, 治療の有用性を大きく損なうからである.

近年, これらを改善するために口唇形成手術と同時に軟口蓋を閉鎖し, 1 歳半前後で硬口蓋を閉鎖する早期二段階

手術も報告されている.

その他, Hotz 床については, 多くの発表があり（西原 1994）, 言語の立場からは, Hardin-Jones（2002）, 赤田（2002）, 中嶋ら（2002, 2004）は, 異常構音に関与しないと報告, 吉増（1997）, 鈴木ら（2005）, 西久保ら（2007）は, 有用性を認めている. また, 授乳の容易さから肯定的意見（Miaimshima ら 2000）がある一方, 効果がないとする逆の意見も多い（Ross ら 1994, 真田ら 2002）.

2）McNeil 法（McNeil 1950）（**図 26-2-28, 図 26-2-30**）

これは, 1950 年に McNeil によって考案され, 術前顎矯正治療の先がけとなった. 口蓋床をあらかじめ, 理想的な形につくり口腔内装着した時の圧力や併用するゴムを動的矯正力（約 100～500 g 程度）として顎形態を整える方法である.

口蓋床との適合性はよくないため, 口蓋床にワイヤーやフックをつけ, テープで頬に止めて把持する. 口腔外に固定する顎外固定法である. 矯正方向は, 後方偏位は前方へ, 前方偏位は後方へと両方向から誘導することで顎裂の狭小化を図る.

治療期間は, 3～6 ヵ月であり, 非観血的に高い矯正効果が認められ, 高い治療効果が期待されていたが, 普及しな

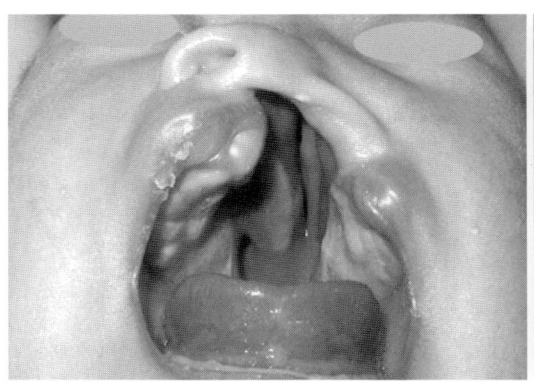
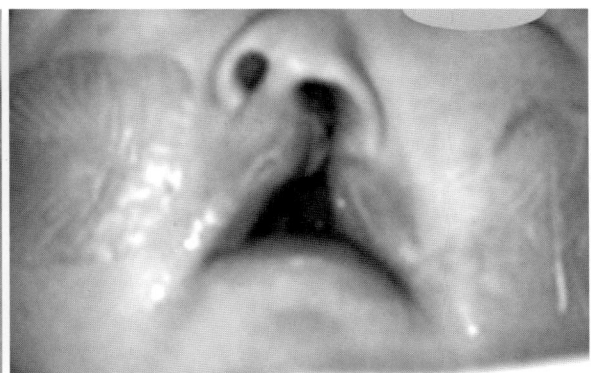

a：NAM術前矯正前　　　　　　　　　　　　　　b：NAM術然矯正後

図26-2-32　NAM

（佐藤 - 山本友紀氏提供）

かった．しかし，その50年後NAM治療の考案により McNeil装置は形を変えて現在再び脚光をあびている．

3) NAM法（Grayson ら 1993, 1998, 1999）

これは，naso-alveolar molding plate（NAM）装置ともいわれ（**図26-2-31**），McNeil法の変法で，角のような突起 nasal stent を付与したものである．これにより顎裂の狭小化および，口唇，鼻の軟組織，軟骨の形態改善をはじめて可能にした装置である．頬に接着したテープと口蓋床のボタンとを矯正用ゴムで把持するようになっている（**図26-2-32**）．しかし，治療効果期間は，生後数ヵ月と限定されており，出生直後から遅くとも8週までに使用する（佐藤ら 2005）．NAMには，Grayson法とFigueroa法があり，前者は歯槽間が5mmまでになって鼻の矯正を始めるが，後者は，歯槽と鼻と同時に矯正するところが異なる．また，両者には，鼻孔の高さや鼻柱角にも差があるし，また，Grayson法は鼻の幅は狭くなるが，さらなる調整が必要で，粘膜潰瘍も生じやすいという（Liao ら 2012）．

Cutting ら（1998），Suri ら（2004）も，口蓋と同時に外鼻の矯正を兼ねた装置を報告しており，Maull ら（1999），Sato ら（2007）も，その有用性を報告している．しかし，Abbott ら（2012）は，NAMの体系的エビデンスはまだ不足しており，今後の研究に期待されるという．佐藤 - 山本ら（2013）は，NAM法と two flap 法の5年経過例を報告しているが，審美，言語，顎発育，口蓋形態ともに良好であったというが，佐藤ら（2014）は，初回口唇鼻形成手術の処置が鼻形態の予後に与える影響を報告，NAM治療後に鼻柱鼻翼内部の線維組織の剝離をしなければ後戻りが生じることを報告している．著者もAbbott らと同意見であり，さらなる遠隔成績を望みたい．

まとめとして，NAM治療は，GPPの施行も考慮に入れているが，Latham装置ほどの顎矯正の確実性がないことや，患者によって裂部の組織欠損の程度が異なるため，選択的なGPP施行にとどめており絶対的な目的ではない．原法は，McNeil装置を基本とするが，Hotz床に准じた調整を行うことも可能であり，顎発育への考えは術者によって異なる．いまだ発展途上中の治療法ともいえる（佐藤 - 山本 2014）（**図26-2-33**）．

c.　術前矯正のまとめ

今日でも，術前矯正は，行う人と行わない人とがある．術前矯正を行わないにしても，手術時期まで口唇部の絆創膏固定を行うと，顎骨の変形，授乳，母親の対人心理に効果的である（Pool ら 1994）．しかし，絆創膏による皮膚炎があれば中止する．

Millard（1999）は，術前矯正をしたほうが術後も歯列弓の形態がよいとして術前矯正を勧めている．著者も，最近はNAMの有用性を認めている．特に小歯列弓が大歯列弓の内に嵌頓している場合，両側唇裂中間顎が両歯列弓の舌側に嵌頓している場合は，術前矯正を依頼する．口蓋前方部の狭窄があれば，術後の歯列矯正も困難であるし，岡崎（1982）も，口蓋狭小があれば口蓋化構音を発生すると示唆している．平川ら（2004）は術前矯正で裂部の狭小化，歯槽弓幅の増加があるという．

いずれにしても，術前矯正，手術，言語，術後顎発育，術後矯正を含めた治療過程の流れのなかで術前矯正を検討する必要がある．

さらに，Hotz床，McNeil装置，NAM装置を使用した場合，乳児に与える精神的影響についてはどうだろうか．

また，矯正中の保護者が抱く，顔貌や嚙み合わせに対する危惧，学校生活，矯正治療期間に対する不安，家庭問題などにも考慮が必要である（福重ら 2015）．

口蓋閉鎖手術のみ

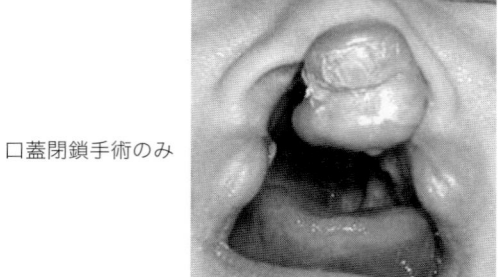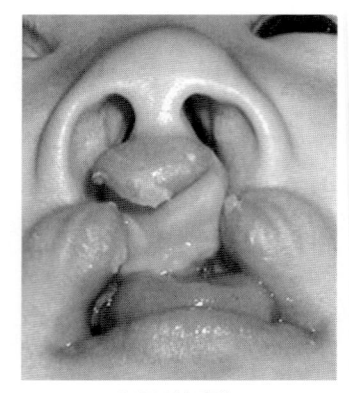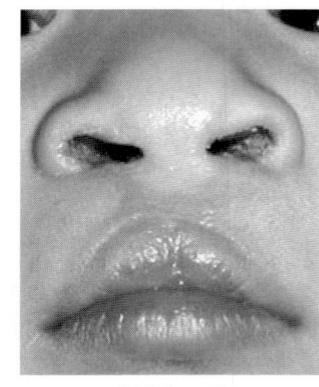

初診　　　　　　　　NAM 治療後　　　　　　術後 6 ヵ月

口唇閉鎖
＋
鼻形成手術
線維組織剥離

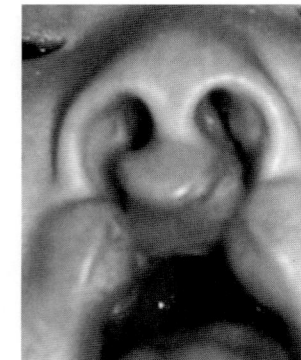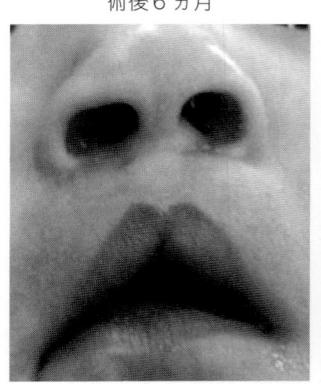

図 26-2-33　NAM の効果

（佐藤 - 山本友紀氏提供）

❻術前の管理

a.　哺乳障害の対策

1) 哺乳指導

空気誤飲による嘔吐を起こしやすいので，哺乳中『げっぷ』をさせる．また，患児を『だっこ』して飲ませることも大切である．

哺乳量の不足は授乳の回数，ミルクの質によって補うが，小児科医との十分な連携を必要とする．

2) 披裂部閉鎖

口唇には絆創膏貼布付き，口腔内には Grayson，Hotz などのプレートを挿入し，口腔内陰圧を上昇させる．

3) 哺乳法

a) スポイト哺乳

ミルクをスポイトに入れ，注入するか，注射器にゴム管をつけて哺乳する方法があるが，手の操作で一度に多量のミルクが注入されないように注意する．注射器にネラトンカテーテルを短く切ったものを吸い口としてつけたものもこの類である．ちなみに，術後の調査であるが，Assuncao AGA ら（2005）は，bottle feeding でも，spoon feeding でも栄養状態，創治癒には差がないという．

b) 乳首の改良

乳首の穴の大きさを大きくする．授乳時間が，20〜30分以内になるよう調整する．特殊な乳首も市販されている．第一選択の方法である．

c) 哺乳ビンの改良

ガラス製でなく，弾力性のあるポリエチレン製を用いる．

d) 口蓋床の作成

口蓋裂を閉鎖して授乳しやすくする．患児の成長に応じて作り直しが必要になる．代表的なものに Hotz 床がある．口蓋床を装着するのと，しないのでは，前者のほうが，吸引力が強くなり，哺乳時間が短く，体重増加が早いという（中野 2005）．さらに，顎発育誘導にもよい．今日では，Grayson 床が，外鼻も同時に矯正できるとして推奨されている（Sato ら 2007）．

b.　両親の教育

①口唇口蓋裂について説明し，両親の理解と協力を得る（原因，治療法，予後など）．

②前記哺乳指導

③術前術後の患者の扱い方，合併症の予防と治療などを前もって両親に説明しておく．

c.　手術待機中の全身管理

一般外科手術と同じである．特に先天性疾患（心臓など）の有無，上気道感染に注意する．必要があれば専門医を紹介する．

❼術中管理

一般外科手術の場合と同じである．手術法については後述．

❽術後管理

a.　術後全身管理

1）全身状態のチェック

一般外科手術と同じく，呼吸，体温，脈拍，血圧，消化器症状，皮膚色，排尿，意識状態，輸液の有無や量のチェックを行う．

2）呼吸状態の重要性

①今まで広く開放されていた披裂部が閉鎖されるための気道狭窄
②滲出液や気道分泌物の増加
③気管内挿管による咽喉頭浮腫などで起こる気道閉塞症状に注意する．

異常があれば，それぞれ対症療法を行う．たとえば，喘息があれば分泌物の吸引，ステロイド，ネブライザーの使用，二次感染の予防のため抗菌薬，酵素薬の投与などがある．

3）出血

術中に止血したと思っていても，号泣などで，術後に出血することがある．

口唇裂の場合は，血腫として現れるので，小さいものではそのまま放置，大きいものは粘膜から小切開を入れ，血腫を摘出する．

口蓋裂の場合は，胃のなかにたまったものが嘔吐で一度に排出され，誤嚥などによる気道閉塞の危険がある．局所を慎重に観察，鮮血の場合は再挿管のうえ，出血部を確認，止血する．

号泣を避けるために，全身状態が落ち着けば，母親に『だっこ』させることも一法である．

4）発熱

手術後は，ほとんどの症例で軽い発熱がみられるが，37℃をこすことは少ない．37℃をこす発熱になると，術後2日までなら，脱水による発熱であり，その後は，二次感染による発熱と考えてよい．前者の場合は，輸液や水分の経口補給であり，後者の場合は，抗菌薬の投与である．

唇裂・口蓋裂患者の口腔内は S. aureus, hemolytic streptococci が正常に比べて多いが，術後は減少するとはいえ（Chuo ら 2005, Arief ら 2005），管理によっては感染を起こし，発熱し，創治癒遅延，瘻孔の原因にもなりうる．

5）栄養管理

栄養管理については，施設により，いろいろと工夫されているが，著者の施設では，唇裂の場合は，術後2～3時間より 10%糖水 50～100 mL を与え，嘔吐がなければ，うすめのミルク 100 mL を投与する．その後，患児の状態をみ

ながら漸次濃度をあげ，また増量する．

口蓋裂の場合は，胃カテーテルを使用，不使用にかかわらず，術後 2～3 時間から 10%糖水 50～100 mL を与え，30分間に嘔吐がなければ，唇裂の場合と同様に，投与していくが，3日目から経口投与を開始し，次第に増量し，可及的早急にカテーテルを抜去する．

幼児以後における著者の食事投与法は，0～1 病日，流動食，2～3 病日，3分粥，4～5 病日，5分粥，6～7 病日，全粥，8 日以降，普通食とする．粥というのは食事の硬さを表したもので，実際は高蛋白，高カロリー食を与える．

b.　術後局所管理

唇裂術後の創は，抗菌薬加ワセリン軟膏を塗り，シリコンガーゼ，通常ガーゼ塗布，絆創膏固定を行う．包交は，毎日行う必要はなく，2～3 日に 1 回で十分である．なお，鼻汁により汚染されるときには，開放創にして消毒を行う．また，患児が手を患部にもっていかないように，抑制筒を肘にはめるが，不必要との意見もある（Jigjinni ら 1993）．患児の動態によって決める．

抜糸は，真皮縫合の有無にもよるが，唇裂の場合一般に5日目半抜糸，7日目全抜糸にしている（第2章-6-C「抜糸」の項参照）．口唇粘膜から口蓋の縫合糸はバイクリルを使用して抜糸しない．

抜糸後は，ステロイド含有テープ（フルゾンテープ，ドレニゾンテープ）を貼布，その上にスポンジ（レストンなど）をあて圧迫固定を行い，ケロイド予防を図る．最近では，トラニラスト tranilast（リザベン）5 mg/kg 内服させることもあるが，大祢（1986），野崎（1993）によるとあまり効果はないという．

口蓋裂の場合は，特に包交の必要はなく，食物摂取後，ぬるま湯をのませ，食物残渣を綺麗にする程度である．しかし，指を入れたりしないように抑制筒を肘にはめる．硬い食事は，少なくとも術後 1 ヵ月以降にする．

❾退院後指導

口唇裂術後診察は，1 週，1 ヵ月，3 ヵ月，6 ヵ月，1 年目，以後毎年外来にて診察を行い，異常があれば，対症療法を行う．

術後2ヵ月までは，ステロイド塗布，これをサランラップでカバーする密封閉鎖療法 ODT（occlusive dressing technique）を行うが，実際はステロイド含有テープが市販されているので，これを貼付，できればその上にスポンジ（レストン）圧迫を行う．この間が最もケロイドになりやすいからである．

人中形成術を行ったときは，3～4 週，人中溝にボルスターガーゼ塊を 2 ヵ月間，絆創膏にて圧迫，固定，外鼻形成術を行ったときは鼻孔にボルスターガーゼを挿入するか，長い鼻腔リテイナー long retainer を挿入するひともある

が，著者は使用しない．

術後の硬結は，術式にもよるが，通常，2～6ヵ月は残存するし，創の赤味は，術後1年ぐらいは残る．また，術後，患側赤唇部が挙上偏位を起こしているが，これは，ほぼ1年で正常位となる．さもないと逆に下垂変形を起こす．

術後の定期検診の際には，小児科，耳鼻科，言語科でのチェックも行い，必要があれば歯科検診も行う．チーム医療が必要である．

口蓋裂の場合は，口唇裂の場合と同じく，定期的に創のチェックを行い，栄養指導，創の安静の指導などを行う．術直後の軟口蓋は，手術による硬結のため動きが悪く，瘻孔がなくても鼻からの食物の漏れなど起こしやすい．これは，硬結のためであり，瘻孔でないことを説明し，自然治癒を話しておく．

万一，瘻孔が生じた場合は，その位置，大きさによって食物摂取，言語への影響の有無について説明し，治療の有無を含め，不要な心配を与えないよう話しをする必要がある．

B. 著者の片側唇裂形成術‐鬼塚法
Onizuka's method

著者は，1962年以来，Millard法に興味を抱き，多くの症例に種々な検討を加え，1966年，Millard法を基礎に，赤唇縁寄りに小三角弁を挿入する旧鬼塚法（1966）に到達した（図26-2-11）．1990年，さらに鼻翼基部切開をしない，輪郭線を考慮した新鬼塚法（図26-2-34）へと発展させた

註；この手術名は，最初は自らの名前を付けるのを遠慮して，Millard法＋小三角弁法と言っていたが，唇裂手術法の歴史からみて，鬼塚法と名づけるのが妥当と考え，今では旧法，新法も含めて鬼塚法で統一している．

なお，著者がこれまで手術してきた唇裂口蓋裂の手術は，**表26-2-3**のごとくである．

表26-2-3　My expeianced cases (1962.4-2015.1)

	Cases
Microform	86
Incomplete cleft lip	524
Complete ceft lip	759
Cleft lip deformities	5,354
Total	6,723
Cleft palate	499
Submucous cleft palate	9
Cleft palate deformities	87
Others	12
Total	609
All total cases	7,430

❶初回口唇形成術

a.　手術時期

生後3ヵ月，体重6kgを目安に行う．心疾患その他の重大な合併症があれば別である．

b.　麻酔

全身麻酔とエピネフリン加局所麻酔薬局注を行う．エピネフリンの使用によって，出血量を減少させることができ，手術がはるかに容易となる．

なお，年長者では，両眼窩下神経，鼻神経の伝達麻酔および鼻中隔周辺の局所浸潤麻酔で手術することが可能である．この場合もエピネフリン加局所麻酔薬を用いる．

口唇に注射することは，エピネフリンの止血作用のほか，口唇を硬くして切開しやすくする物理的な目的もある．なおこの注射は，切開線のデザインが終了してからにする．そうしないと口唇が膨らんで，正確なデザインが難しくなる．挿管麻酔用チューブの固定は下口唇中央とする（この固定法を唇裂固定と略称している）．

c.　術中体位
1）患者体位

術者が，患者頭側に位置するとすれば，患者は仰臥位で，頭部のみ約15°下げるほうが手術しやすい（第2章-4-A「患者の体位」の項参照）．しかし，日常の立位から逆の体位になるため，逆たるみを生じ，術後，このたるみが元に戻ると変形が出るという懸念を報告しているが（森岡2015），成人ではいざ知らず，小児では，口唇のたるみの影響より術者の手術技術を問題にすべきであろう．

2）手術関与者位置

術者は，患者頭側に，助手は患者右側に，麻酔医は患者左側とし，手洗い看護師は術者と助手の中間に位置する．もちろん術者が手術をやりやすいようにするためで，術者の好みで位置が変わるとこれら位置関係も変わる

d.　消毒

顔面の他の手術と同じく，眼を，眼パッチか，軟膏で保護したのち，皮膚，粘膜を刺激しないオスバン液か，ヒビテン液を使用する．なおチンク類，有色消毒液は禁忌である．

e.　四角幅

通常，口唇全部，外鼻，内眼角部まで露出できる穴あき四角幅を用いている．顔面の基本線や左右対称がみえるようにするためである．

f.　切開線のデザイン

術前に，切開線をデザインすることは，他の手術の場合とまったく同じであるが，特に唇裂の場合は，この切開線は，手術成功の約80％を占めるぐらい，大切なものである．

1）切開線基本点の決めかた（図26-2-34）

切開線の基本点は，デザインしやすい解剖学的ポイント，および切開上必要なポイントを選ぶ．なお，ここでは，説

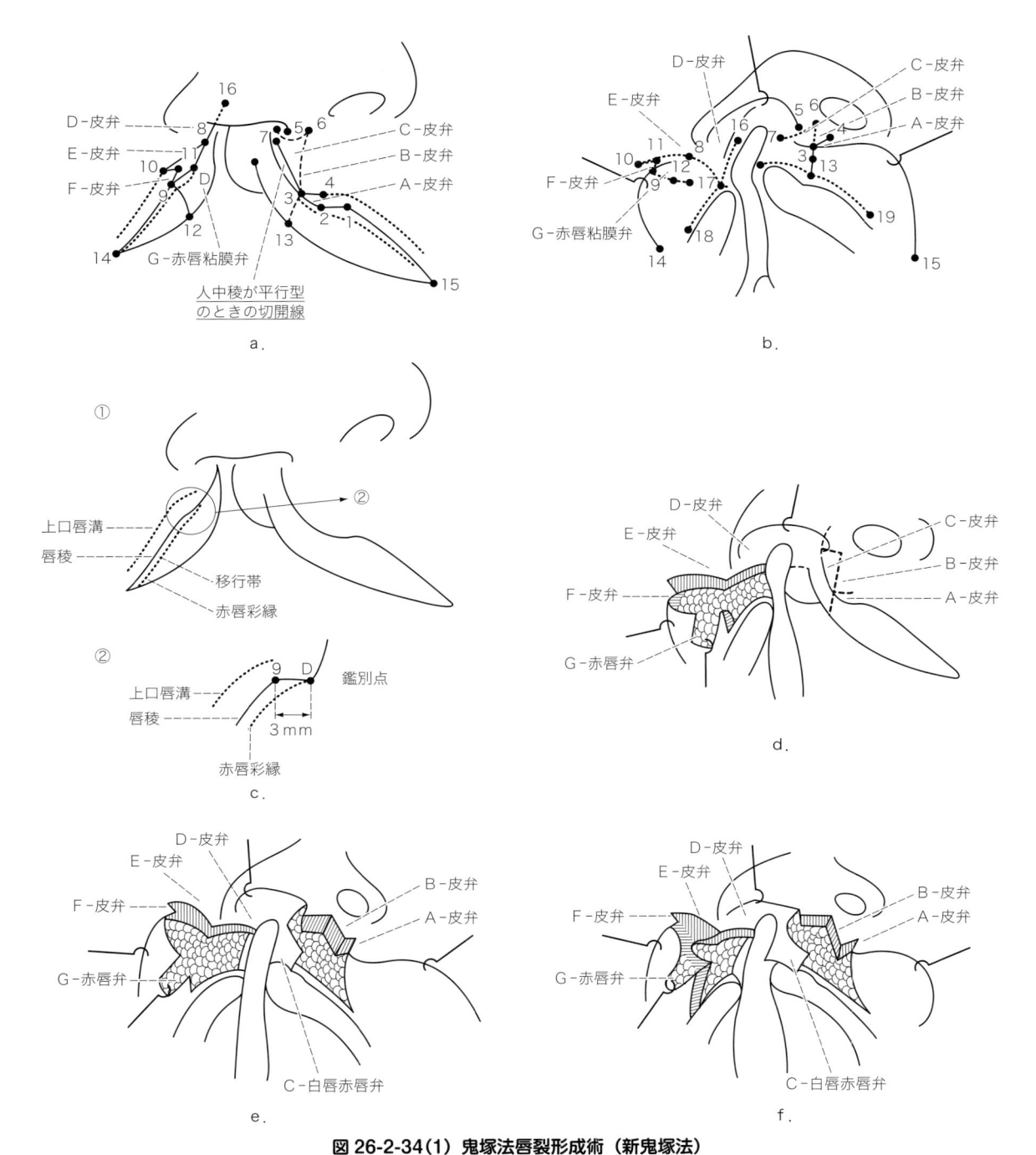

図 26-2-34(1) 鬼塚法唇裂形成術（新鬼塚法）
(Onizuka T：Ann Plast Surg 6：516，1980；鬼塚卓弥：形成外科手術書，第 3 版，南江堂，1996 を参考に著者作成)

明の便宜上，19 点を決めた．通常はもっと少なくてよい．

　点 1：赤唇縁で，富士山状のたかまりの健側点．赤唇縁は，小天使 Cupid の持つ弓 bow の形に似ていることから Cupid's bow といわれているが，点 1 は，Cupid's bow の健側の山の頂点（ピーク）である．

　点 2：赤唇縁の中央部のくぼみ．

　点 3：1 − 2 ＝ 2 − 3 で決める．

　点 4：点 3 より 1 − 2 に平行に，上口唇溝 upper lip groove 上に置く．この溝は赤唇縁に平行な，これより上方の浅いくぼみで，頬部からの SMAS もここに付着している（鎌田 1994）．

　点 5：鼻柱基部患側端．鼻尖部を手で押さえると，鼻柱基部に明瞭な溝ができる．これを鼻柱基線と仮称しているが，この鼻柱基線と鼻孔縁との交点が点 5 である．鼻柱基線は，指で鼻を押さえるとはっきりする．

　点 6：鼻柱基線の中点．

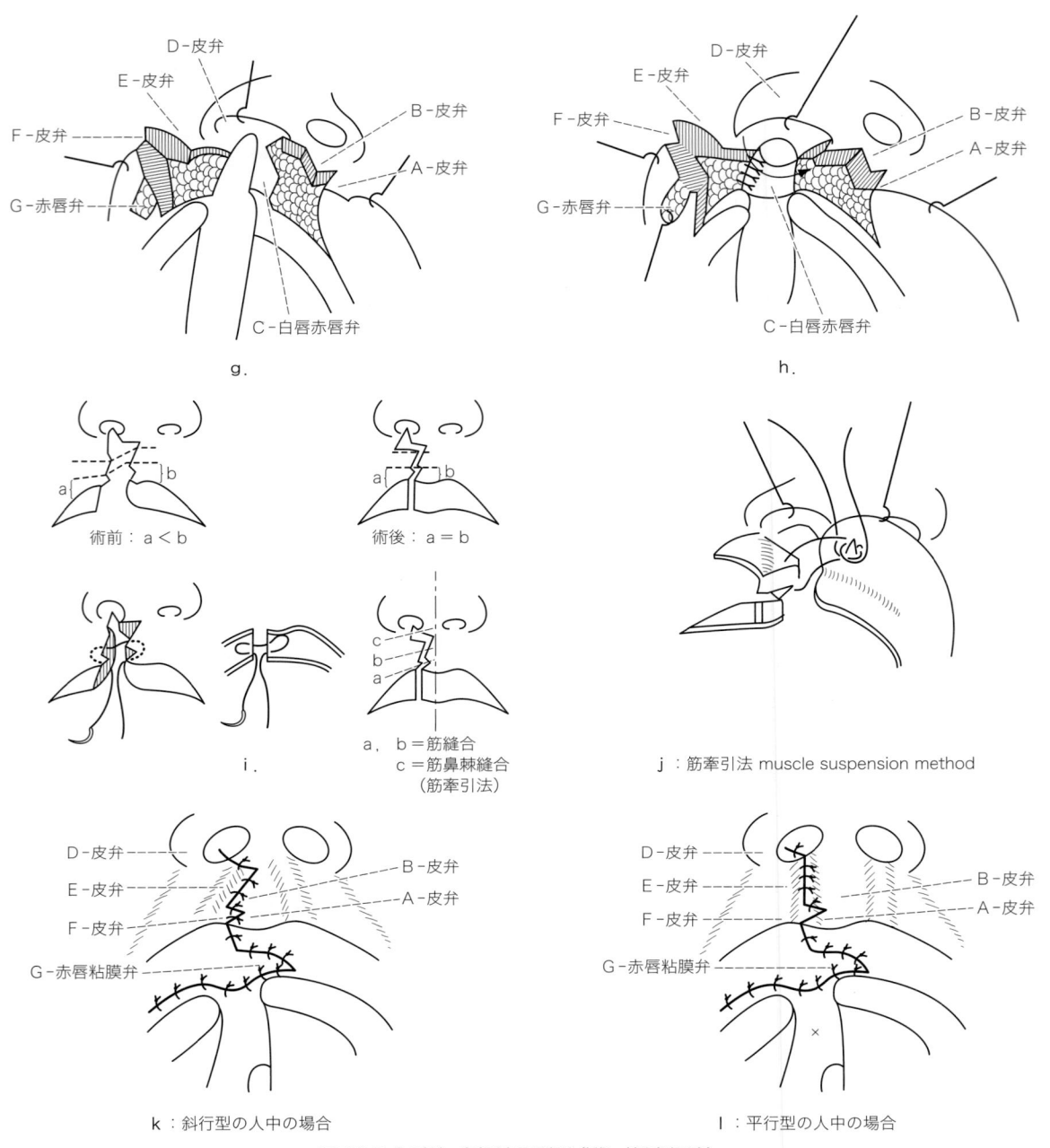

i.

a，b＝筋縫合
c＝筋鼻棘縫合
（筋牽引法）

j：筋牽引法 muscle suspension method

k：斜行型の人中の場合

l：平行型の人中の場合

図 26-2-34（2）鬼塚法唇裂形成術（新鬼塚法）
×部の硬口蓋は秦ら（2001）によると閉鎖するというが，後日の歯の萌出障害，矯正障害のため筆者は行わない．
（鬼塚卓弥：形成外科手術書，第3版，南江堂，p398, 1996 を参考に著者作成）

点7：内側披裂縁．

点8：外側披裂縁．

点9：最も大切な点で，しかも，最も決めにくい点である．通常，患側赤唇縁をみると，皮膚側より唇稜，移行帯，紅唇彩縁と3つの線を区別できるが（**図 26-2-30a**），この3つの線が，披裂側に移るにつれて細くなり消失してしまう．この消失点を鑑別点 differential point（D 点）と仮称しているが，この点より3mm 口角側が，点9である．

わかりづらいときは，赤唇縁の披裂縁寄りで，赤唇縁（white roll）の最も厚いところを選ぶ．

健側口角と点1との距離を，患側口角より計って点9を決めるのは，一見良さそうにみえるが，患側口唇は健側に比べて発育が悪く，小さくなっているため，妥当ではない．

点10：点9の直上，赤唇縁と直交線上で上口唇溝線との交点．この点が，上方にずれると，術後，赤唇縁が下がりやすい．下方にずれると，術後の赤唇縁の挙上変形がとれない．

点11：3 − 4に等しく，点9，点10からとる．

点12：点14より，∠14 − 9 − 12 が健側の Cupid's bow の peak の角度∠15 − 1 − 2の1/2になるように，点

12を赤唇 - 粘膜線（赤唇自由縁）上にとる.

　点13：点3より∠2 - 3 - 13が，∠1 - 1 - 2の1/2
になるようにとる. 点12の対称点である.

　点14：患側口角点.

　点15：健側口角点.

　点16：鼻前庭襞に沿って鼻翼軟骨縁にとる.

　点17：患側鼻翼基部

　点18：患側口腔前庭（口唇粘膜と歯槽突起の境界）
sulcusの上3mm粘膜側で，犬歯小臼歯間. 粘膜縫合部分
を残し，縫合しやすくするため.

　点19：sulcus上3mmで健側犬歯小臼歯間.

　最初は，一色（2004）のように口唇粘膜で顎裂閉鎖を行っ
ていたが，顎発育，歯の萌出障害，う歯の原因になること
で最近は行っていない.

　披裂縁の骨膜縫合については再検討している. Millard
ら（1988, 1990, 1999, 2000）の歯槽骨膜形成術 gingivo-
periosteoplasty（GPP）は，効果が認められ，Santiagoら
（1998）も，60％は学童期での骨移植を必要としなかったと
いう.

　Millard法は，sight methodといわれるように，ほとん
ど計測しない. 目で見るだけの切開方法であり，この方法
から発展した鬼塚法は，小三角弁が作成されるが，この三
角弁は必ず，上口唇溝に沿って作られるため，やはり計測
は不要であり，Millard法と同じく，sight methodといえる.
計測はしないが，デザインは必要である.

2）切開線

　上記基本点をそれぞれ結べばよい. 初心者にも容易に，
切開線のデザインをすることができる.

3）基準線のとりかた（図26-2-35）

　唇裂手術に際して問題になるのは，上下左右の，それを
簡略化して，両側内眼角を通る眼角線（瞼裂線），両鼻翼基
点を通る鼻翼線，両側口角を通る口角線を，3基準線とし
て手術の参考にしている. 本来ならばこの3基準線は，平
行であるはずなのだが，実際は必ずしも平行でない. それ
でいてバランスがこわれていないのは，一定の許容範囲内
にあるからで，その範囲を逸脱すると変形してみえる.

　唇裂の場合，鼻翼線と口角線があっていても，眼角線と
斜交し過ぎると，口唇だけがどんなによくできていても，
全体として変形してみえるため，手術としては失敗に属す
る. したがって術前にこれらの線をピオクタニンで書いて
おけば，ある程度の参考になる.

g.　赤唇線の印づけ

　唇裂の手術は，披裂縁を切除して，新しい位置に縫合す
ることであるが，このときに赤唇縁のずれは極めて目立ち
やすい. 縫合線の凹凸も目立つが，赤唇縁のずれは一方が
白っぽい皮膚で，他方が赤色調のため，よけい目立つから
である.

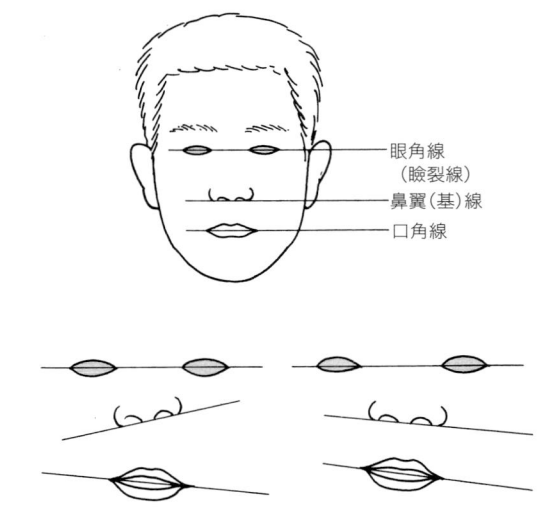

図26-2-35　顔面の左右のバランス
眼角線，鼻翼（基）線，口角線（以上仮称）が平行なとき左右対称で，た
とえ傾斜していても同側で交わる方向の傾斜であればバランスの破壊は少
ないが，どれかひとつの線が反対側に傾斜すると，たとえわずかでも目立
ちやすい. 重原（1991）によると口角線が4°～5°になると傾斜してみえ，
この傾斜は鼻翼基線と正の相関があるという. つまり前述のことが立証さ
れたといえる.

　そのために，術前に，赤唇縁にメスでわずかに血がにじ
む程度に傷をつける. ピオクタニンで刺青する人もいるが，
傷をつけたほうが，点としての赤唇縁でなく，長さがある
ため，赤唇縁の方向もわかるからである.

　赤唇縁は，ブツブツした皮膚の表面が，つるつとした粘
膜に移行するところを目安にするか，赤唇縁を指で圧迫し
てみて赤い色調に変わるところを目安とする.

h.　上口唇への注射

　麻酔の項で述べたように，エピネフリンによる止血の目
的と，上口唇に浸潤させることによって，口唇を硬くして
切開しやすいようにするためで，通常，エピネフリン加局
所麻酔薬を注射する.

i.　切開, 剥離

　口唇切開のとき，術者および助手が口唇を把持して口唇
動脈を圧迫すると，止血ができて切開もしやすくなる. 切
開の順序は術者によって異なるが，切開しやすい側から行
う.

　sulcusの切開は，3mm口唇粘膜側で行う. そうしない
と，縫合に際して歯槽突起に縫合針をかけることになり，
しかも，これが硬いため，針が通りにくいからである.

　切開が終わると，骨膜上を鋭的に鋏で剥離する. 剥離す
る範囲は，最小限，狭く行うが，乳児では，眼窩下孔までの
距離が短いため，剥離し過ぎによって眼窩下神経を損傷し
ないように注意する.

　一側が終わると，他側を同じ順序で切開する. 剥離範囲
も同様である.

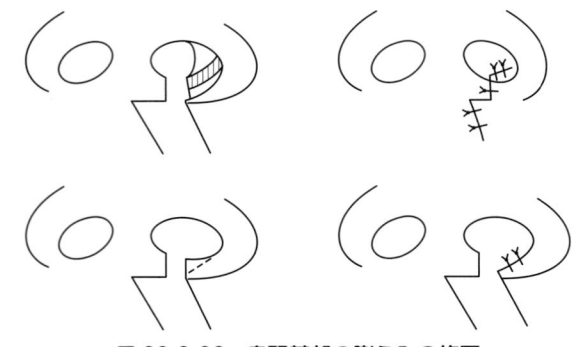

図 26-2-36　鼻翼基部の膨らみの修正

鼻翼基部の膨らんでいるところを切除，これで鼻孔庭の挙上変形も修正できる．堤状型の nostril sill の場合は本修正術は用いない．

（鬼塚卓弥：形成外科手術書，第 3 版，南江堂，p415, 1996 より引用）

j.　縫合

1) 粘膜縫合

縫合は，披裂部健側の粘膜弁〈C〉を反転して閉鎖し，鼻孔底の裏打ちとする（図 26-2-34e, f, g, h）．その外側に鼻翼弁〈D〉内側を縫合し，次に披裂部粘膜〈G〉を健側口唇粘膜に縫合する．粘膜閉鎖が終わると筋層縫合に移る．

2) 筋層縫合

筋牽引法 muscle suspension method（Onizuka ら 1978）を行う（図 26-2-34i, j）．これは外側口輪筋上縁を前鼻棘に固定する方法で，唇裂手術の key point である．この muscle suspension を行うことによって，鼻翼基部の外下方偏位を大幅に減少させ（西村ら 1988），人中窩や upper lip groove，鼻唇溝三角部を作成できる．これによる顎変形は少ない（原口 1986）．

muscle suspention により，挙上された鼻翼は，時に，固定がずれるのか，後戻りが起こることあがある．Torre ら（2000）は，左右の鼻翼同士を固定する方法をとっているが，著者（1999）の経験では，前鼻棘に固定するほうがより確実である．また，鼻翼内側の余剰皮膚を切除することも後戻りを防ぐ方法でもある．

muscle suspension 後，筋層を水平方向に 2～3 箇所切開，通常，ナイロン糸で 1 本を外側唇の皮下，筋層にかけ，前鼻棘に固定する．これによって人中稜の作成，鼻唇溝三角部の対称性を図る．

縫合に際して，次の 3 つの注意を要する．すなわち，①内側は人中溝（窩）に相当する真皮に，外側は筋層中央にかける．次に，②表面からみると，図 26-2-34i のように外側唇弁が下がっているため，これを引き上げるには，外側を下方に，内側を上方の筋層にかけるつもりで縫合する．さらに，③この筋層縫合でも縫合の方向によって，赤唇部が前突したり，後退したりするので注意を要する（図 26-2-48）．筋層縫合の重要性について，Nicolau 1983, Agarwal ら 1998 なども述べている．

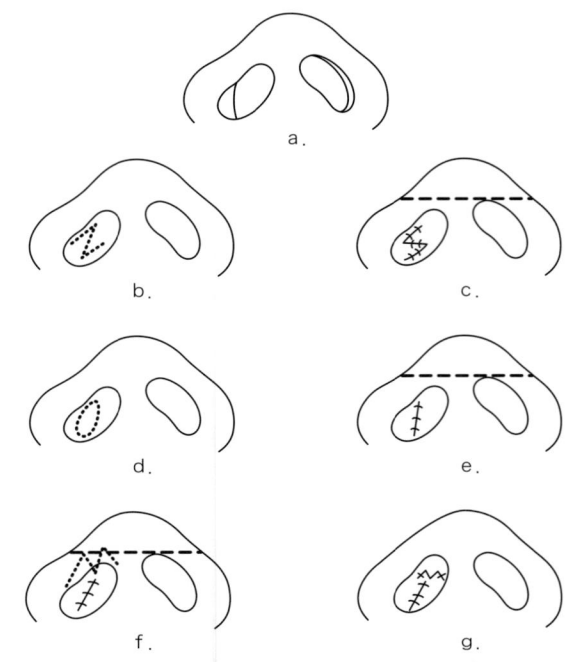

図 26-2-37　鼻前庭部隆起，鼻孔縁の修正法

術前変形（a）．鼻前庭部隆起は Z 形成術（b, c）か単純切除（d, e），軟骨には手をつけない．鼻孔上縁の下垂があれば W 形成術（f, g）を行う．

（鬼塚卓弥：形成外科手術書，第 3 版，南江堂，p400, 1996 より引用）

3) 真皮縫合 dermis suspension

鼻翼下の真皮を前鼻棘に 3-0 ナイロンで縫合するのみで，通常の皮切の真皮縫合は行っていない．この縫合により nasolabial triangular area を左右対称にできる．

4) 皮膚縫合

順序は，小三角弁上方に key 縫合を入れ，次に赤唇縁を術前につけた印に沿って縫合する．特に外側赤唇縁が上方にずれやすいので注意を要する．小三角弁は，1～2 本しか縫合できないので，縫合針で皮膚を切らないように留意する．

術後の縫合線は，人中の形態によって図 26-2-34k, l のようになる．

k.　外鼻の手術

口唇の手術によって，外鼻の形態もある程度まで矯正されるが，①鼻翼基部内壁の突出変形，②鼻孔底の挙上変形，③鼻前庭部の突出変形，④鼻孔上縁の下垂変形は矯正されないので，修正が必要である（図 26-2-36, 図 26-2-37）．

なお，外鼻の成長について研究した論文（日口蓋誌 33：42, 2008）があるが，唇裂口蓋裂では上顎骨の劣成長による変形が大きいといい，外鼻の成長については問題視していない．

鼻翼基部内壁の突出変形は，単純切除で修正，同時に鼻孔底の挙上変形も修正できる．健側の鼻孔底堤のたかまりがあれば，この内壁下方は切除しないで残す．

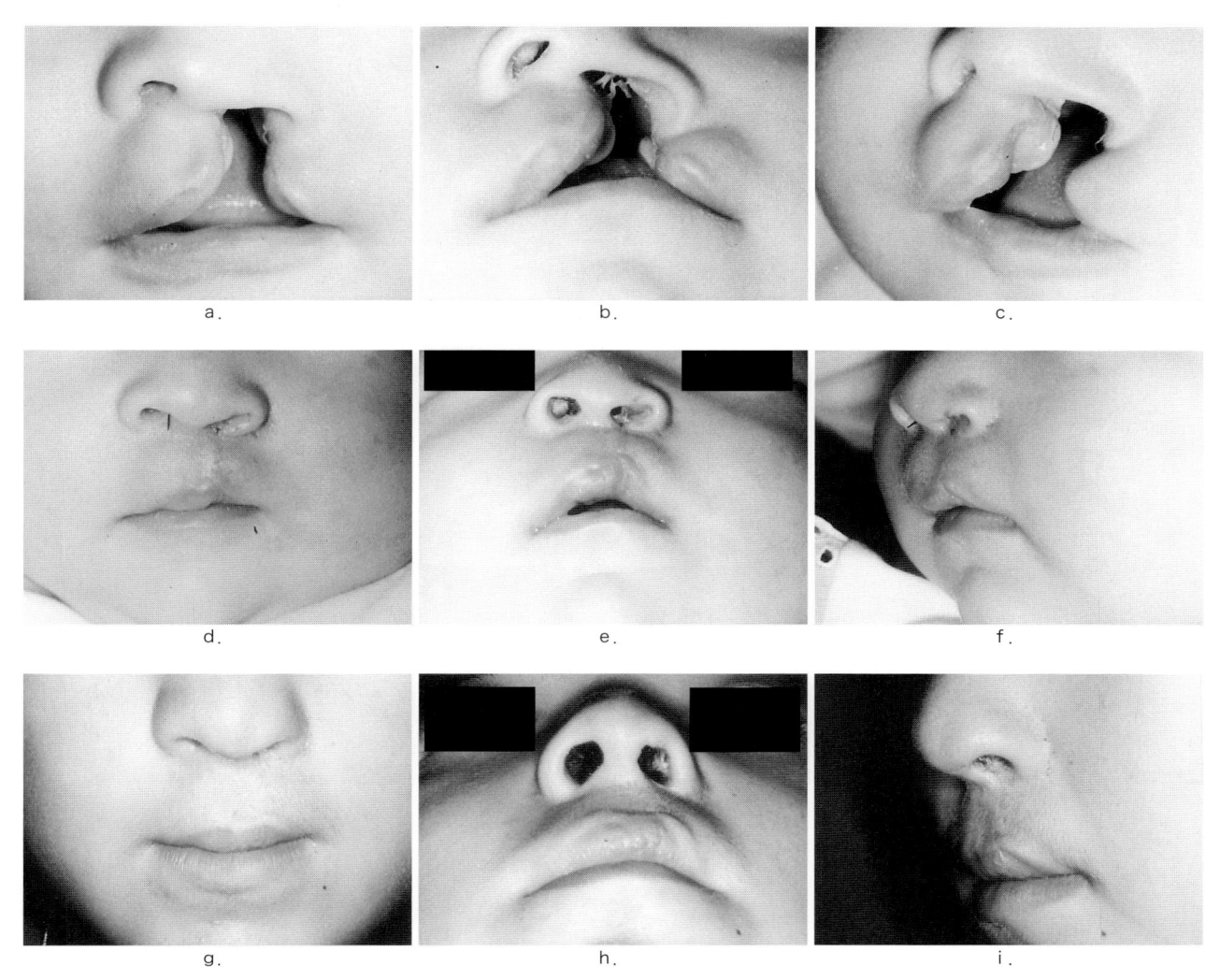

a. 　　　　　　　　　　b. 　　　　　　　　　　c.

d. 　　　　　　　　　　e. 　　　　　　　　　　f.

g. 　　　　　　　　　　h. 　　　　　　　　　　i.

a〜c：術前，生後3ヵ月，d〜f：術後3ヵ月，g〜i：術後12年

図26-2-38　完全唇裂

　鼻前庭部の突出があると従来はZ形成術が行っていたが，最近では突出部の切除のみとしている．後日Z弁が鼻腔内に突出，再切除を余儀なくされることもあるためである．

　鼻孔上縁の下垂変形はW形成術で修正する．鼻孔の大きさによってWを一個入れたり2個入れたりする．多いほど鼻孔が大きくなるが限度もある．初回手術に鼻尖部を剝離して軟骨を手術するopen rhinoplastyはやってはいけない．鼻尖部が団子鼻様になりやすく，硬く触れ，二次修正がやりずらくなる．またopen rhinoplastyをしないでも修正可能である．経験上約30％は初回手術の上記操作で二次修正を必要としない．

l.　口唇，鼻と顔面とのバランス

　①眼角線と②鼻翼基部線と③口角線とが正常乳児では，ほぼ平行であるが，唇裂患者では鼻翼基部線が下向きである．術後，この3線は平行とならないことが多く，注意が必要である．患側に収斂させるような方向に，つまり鼻翼基線は上向きがよい（図26-2-35）．

m.　術後の処置

　術後は，抗菌薬含有ワセリン軟膏，シリコンガーゼ貼付，ガーゼ固定でもよいが，軟膏を塗布するのみで，創は開放しておく方法もある．抜糸は5病日に半抜糸，7病日に全抜糸を行う．

n.　術後の食事

　術後の食事は，乳児ではミルクまたは流動食，その他の患者では術当日，術後第1日目は流動食，2，3日目は三分粥，4，5日目は五分粥，6，7日目は全粥，8日目より普通食を経口的に摂取する．粥とは食物の硬さを表現したもので，実際は粥でなくてもこの硬さの食事であればよいという意味である．

　図26-2-38，図26-2-39に代表的症例を示す．

❷鬼塚法切開線の理論

　形成外科での切開線は，自然皺襞や輪郭線に沿って入れるのが原則となっているが，唇裂形成術の多くは口唇の輪

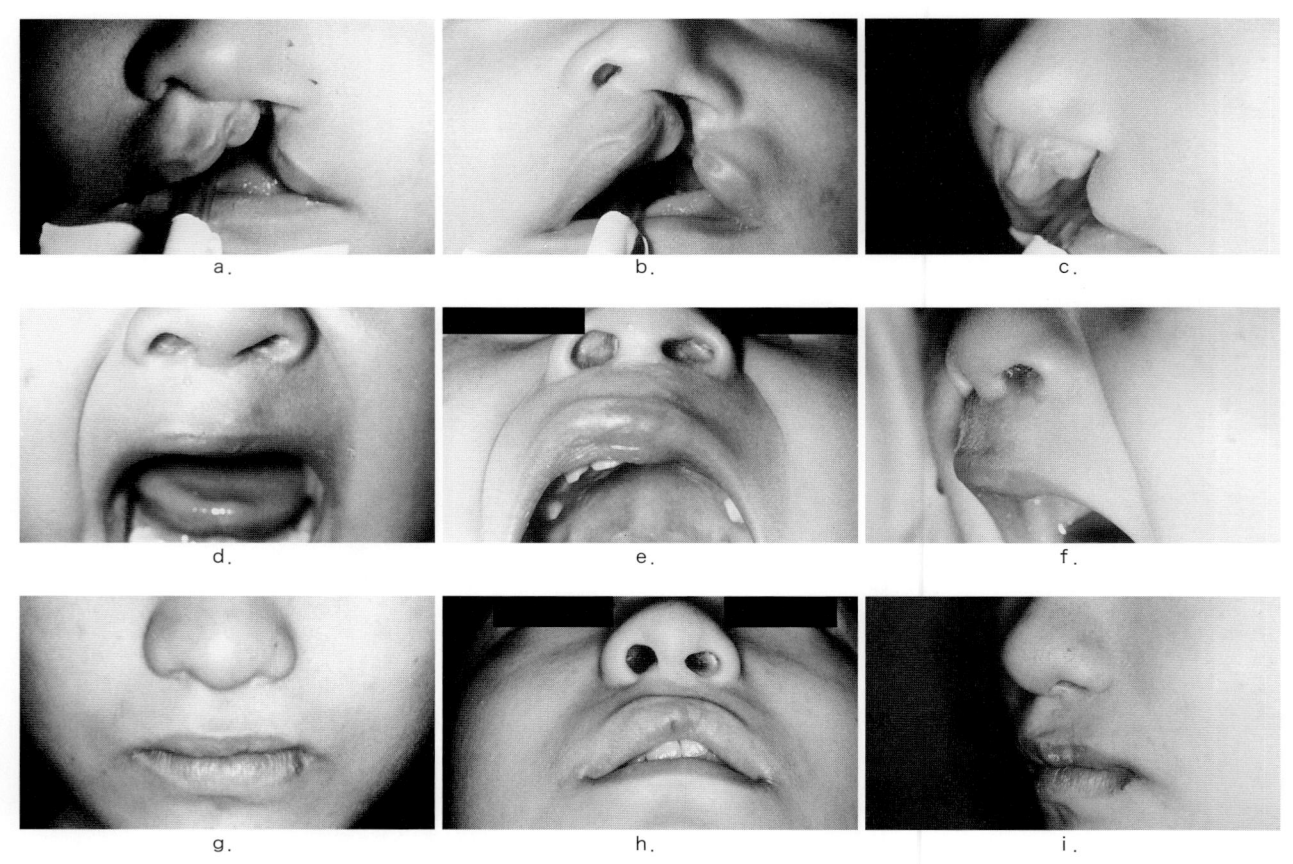

a〜c：術前，生後3カ月，　d〜f：術後1年，　g〜i：術後13年

図 26-2-39　完全唇裂

(Onizuka T et al：Aesthetic Plast Surg 7：179，1983 より引用)

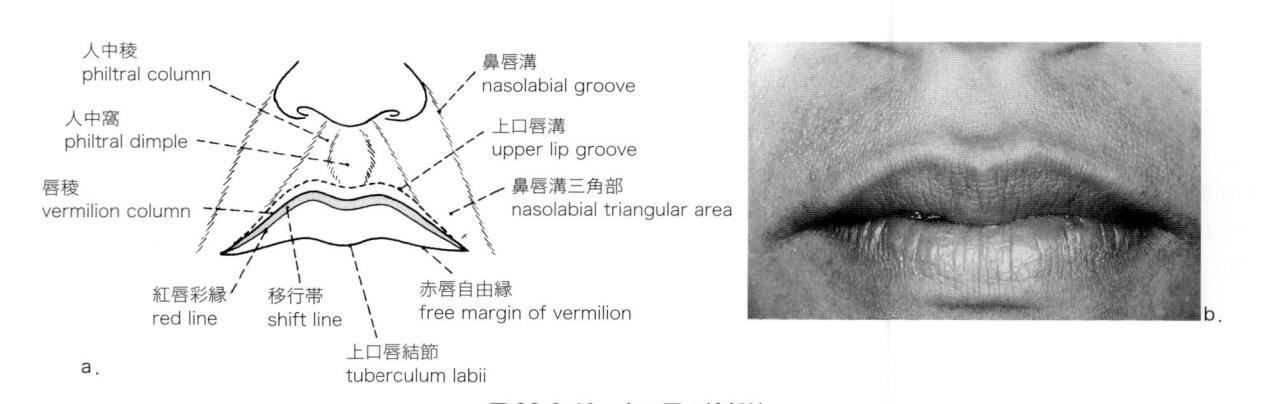

図 26-2-40　上口唇の輪郭線

(Onizuka T et al：Ann Plast Surg 27：238，1991b より引用)

郭線まで考慮されていない.

　図 26-2-40 は，上口唇の輪郭線であり，図 26-2-41，表 26-2-4 は，唇裂形成術の代表的方法である.

　①直線法は，人中稜，上口唇溝，赤唇縁の輪郭を無視しているし（図26-2-41c，図26-2-42），

　②三角弁法も同様である（図26-2-41d，図26-2-43）.

　③Millard法のうち，赤唇縁に小三角弁を挿入する方法は，赤唇縁の輪郭を考慮したものであるし，人中稜に

沿った切開も正しいが，上口唇溝と鼻孔底では，これらの輪郭線を横切っている（図26-2-41e，図26-2-43）.

　④従来の鬼塚法は，かなり輪郭線を考慮した方法になっているが，鼻孔底で人中稜のかたまりを横切っている（図26-2-41f）.

　⑤そこで，新しい鬼塚法では，人中稜の形態，鼻孔底の形態，術後の瘢痕がこれらの形態にうまく合致するように工夫されている（図26-2-41g, h）. また，鬼塚新法

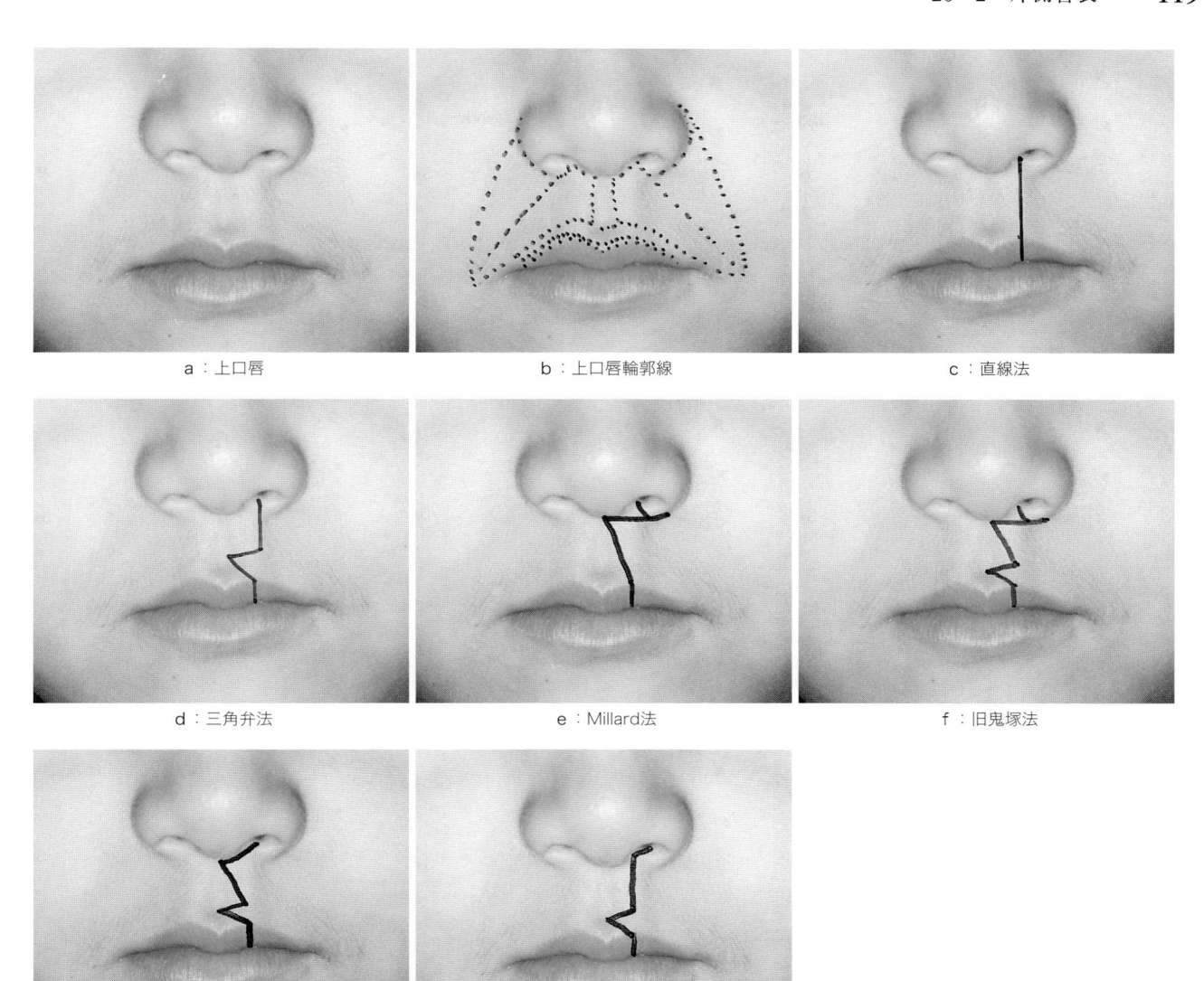

a：上口唇　　　　　　　　　　b：上口唇輪郭線　　　　　　　　c：直線法

d：三角弁法　　　　　　　　　　e：Millard法　　　　　　　　　f：旧鬼塚法

g：新鬼塚法（A）斜方向人中稜の場合の切開線　　h：新鬼塚法（B）平行人中稜の場合の切開線

図 26-2-41　上口唇輪郭線を考慮した切開線

(Onizuka T et al：Ann Plast Surg 27：238, 1991a を参考に著者作成)

表 26-2-4　代表的唇裂形成術と輪郭線

手術法 ＼ 輪郭線	赤唇 自由線	赤唇線	上口唇 水平溝	人中稜	鼻孔底側 人中稜	鼻唇溝
直線法	＋	＋	＋	＋	＋	－
三角弁法	＋	±	＋	＋	＋	－
Millard 法	±	＋	＋	－	＋	－
鬼塚法	±	±	－	－	＋	－
鬼塚法変法	－	±	－	－	－	－

＋：輪郭線を破壊する．　－：輪郭線を破壊しない．

(Onizuka T：Thai J Surg 6：61, 1985 より引用)

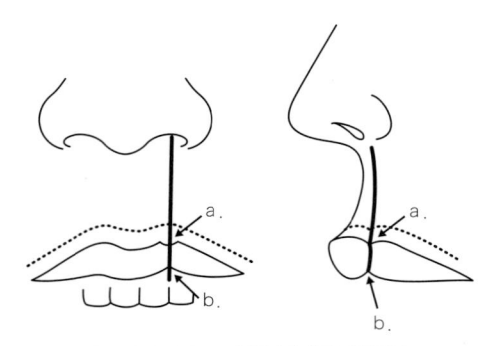

図26-2-42　唇裂形成術と輪郭線
直線法は上口唇のすべての輪郭線と交叉，これらの変形を起こす．

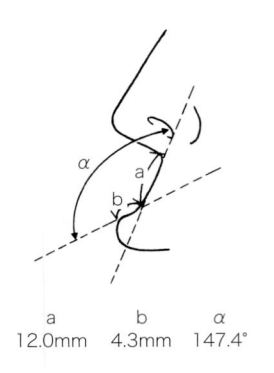

a	b	α
12.0mm	4.3mm	147.4°

①

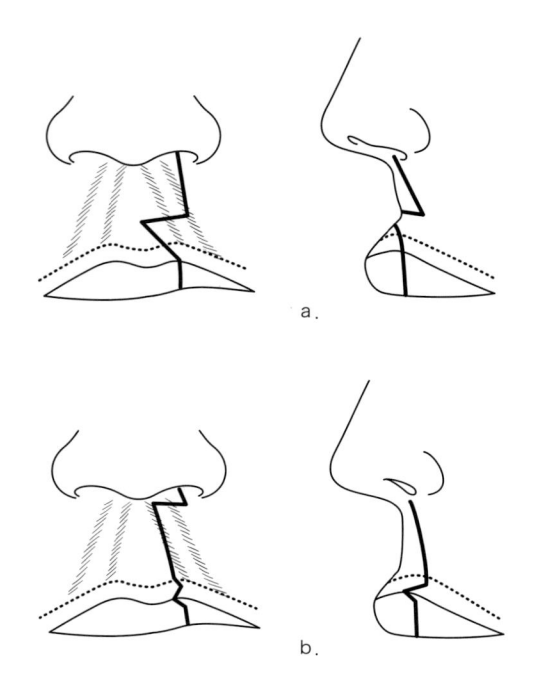

a：三角弁法では特に人中稜の輪郭をこわしやすい．
b：Millard法で小三角弁（white roll）を入れたもので
　は赤唇縁はよくても，上口唇溝，人中上部の輪郭線
　をこわしやすい．

図26-2-43　唇裂形成術と輪郭線

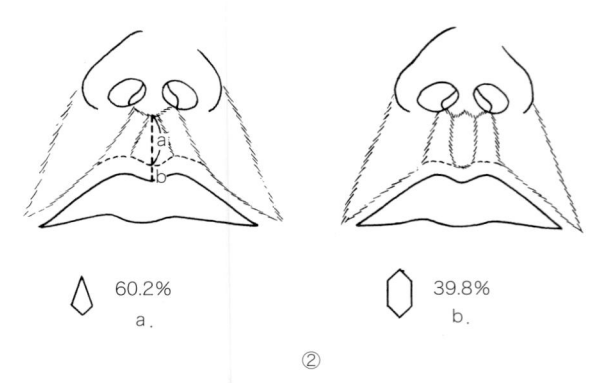

	60.2%		39.8%
	a.		b.

②

図26-2-44　人中の形態
①：人中最陥凹部の位置（平均）
　　鼻下点より12.0mmの位置（a）
　　赤唇縁より4.3mmの位置（b）
　　両者のなす角は147.4°
　　（宇佐美泰徳ほか：日美容外会報12：163，1990より引用）
②：人中稜の位置
　　a：菱形（調査人数の60.2%）
　　b：平行形（同上39.8%）
（Onizuka T et al：Ann Plast Surg 27：238，1991aより引用）

の場合，人中の形態，鼻孔底の形態を考慮した手術が
行われている（図26-2-34，図26-2-44，図26-2-45）．
⑥人中が菱形の場合：切開線は人中稜に合わせて鼻柱基
　部中心に向かうカーブとする．
⑦人中が平行形の場合：切開線は人中稜に沿って真直ぐ
　に鼻孔底に向かう．
⑧鼻孔底が扁平な場合：muscle suspensionで患側鼻翼
　を挙上しておく．
⑨鼻孔底が土堰状になっている場合は，鼻翼基部内側が
　dog ear状になっているためで，切除すると扁平になる．
⑩鬼塚法でも自然皺襞（高齢者の口唇にみられる皺）に

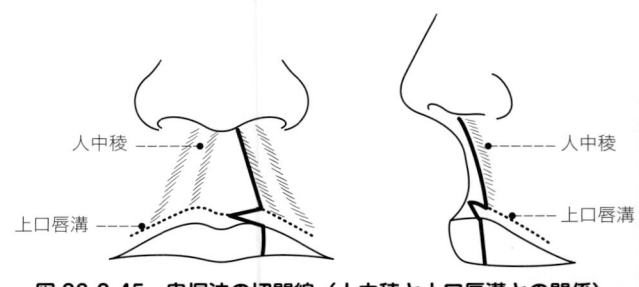

図26-2-45　鬼塚法の切開線（人中稜と上口唇溝との関係）
小三角弁は上口唇溝に合わせ，また人中稜に合わせる．上口唇溝がしめら
れることで正常poutが得られ，口唇形態が綺麗になる．

　一致させることは難しい．
　以上，症例に応じて，いろいろな方法を組み合せて用い
ると，綺麗な人中，鼻孔底を作成できるし，術後の瘢痕も
目立たず，また，ケロイド発生率を大幅に軽減できる．
　代表的症例を図26-2-46〜図26-2-50に示す．
　Mullikenら（2012）は，鬼塚法類似の手術法を報告し，口

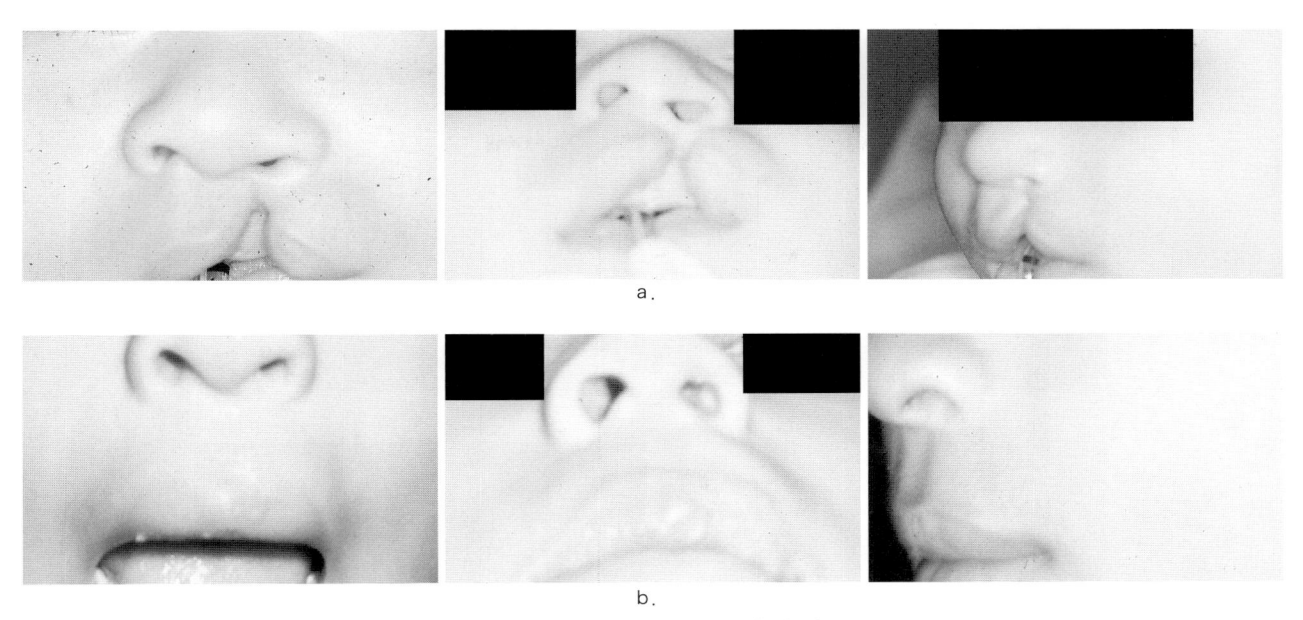

a：術前（3ヵ月時），b：術後（7歳時）
図 26-2-46　左不全唇裂

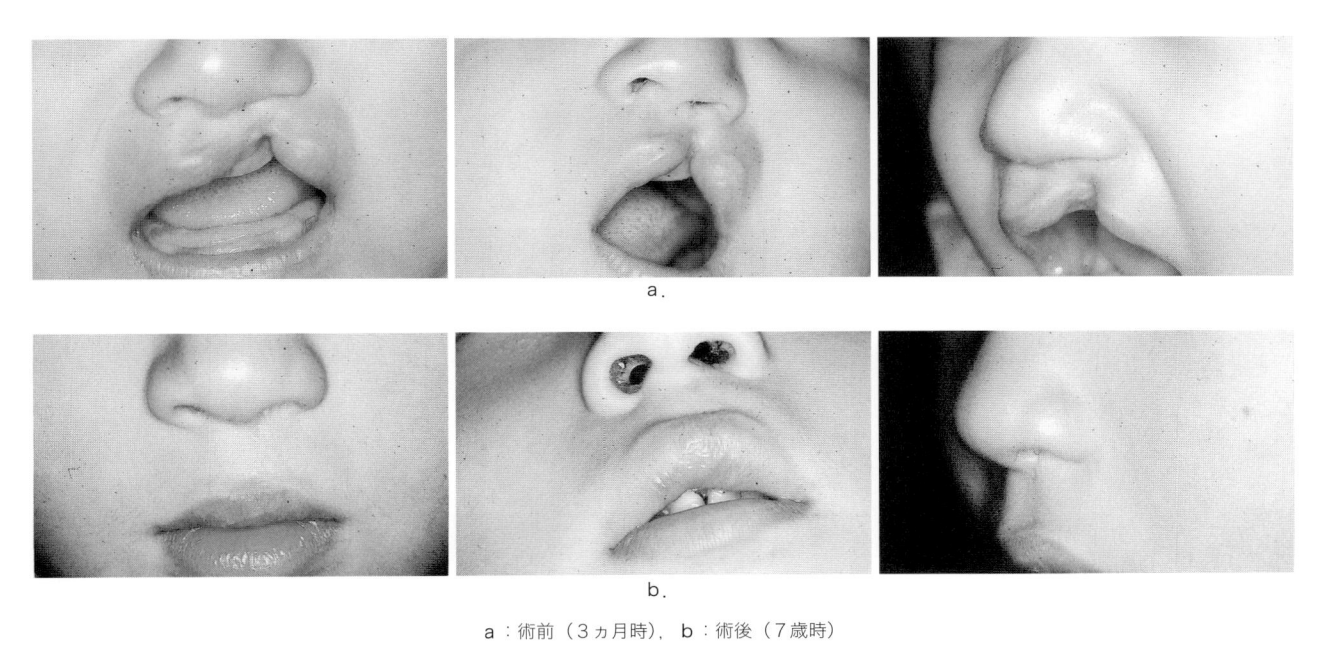

a：術前（3ヵ月時），b：術後（7歳時）
図 26-2-47　左不全唇顎裂

唇，外鼻は4次元で評価しないといけないと，細かいデザインを示唆している．著者としては，初回手術で完全な成績が得られるのは難しい，二次的修正手術に完全を期待する考えかたであり，初回時にあまり細かいデザインは不要であると考えている．

Fischer ら（2005）は，鬼塚法に類似しているが，赤唇縁を横切っている点で異なる．むしろ Cronin 法である．

c. 術直後の細部修正術

これは，原則どおりに手術をしたつもりでも，何らかの原因で変形が残ることがある．そのまま放置していると，必ず変治唇裂となり，悔いを残すことになる．できるだけ修正して，手術を終了すべきである．

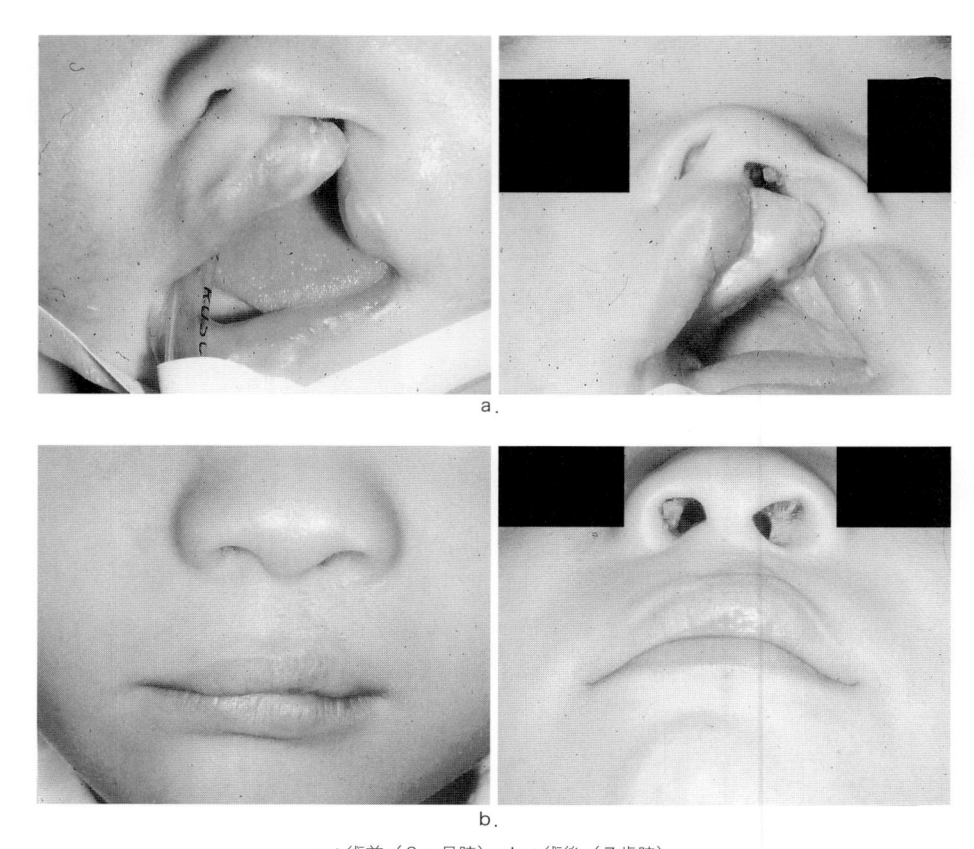

a：術前（3ヵ月時），b：術後（7歳時）

図 26-2-48　左完全唇顎裂

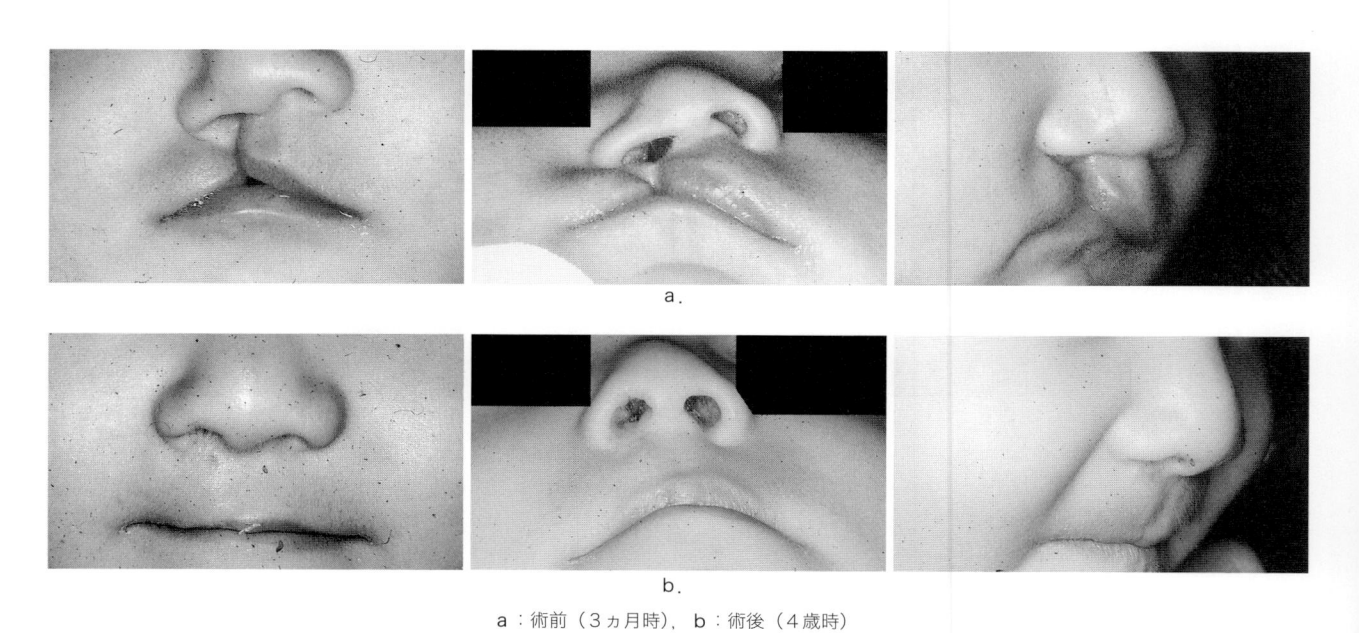

a：術前（3ヵ月時），b：術後（4歳時）

図 26-2-49　右唇顎口蓋裂（Simonart's band）

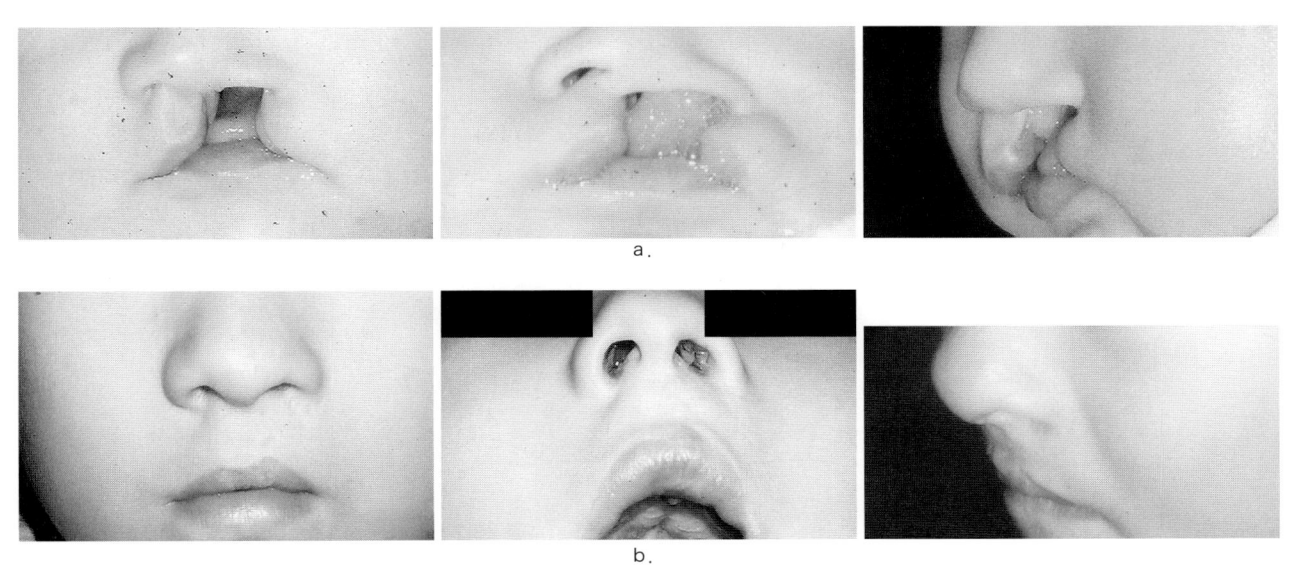

a：術前（3ヵ月時），b：術後（6歳時）

図 26-2-50　左完全唇顎口蓋裂

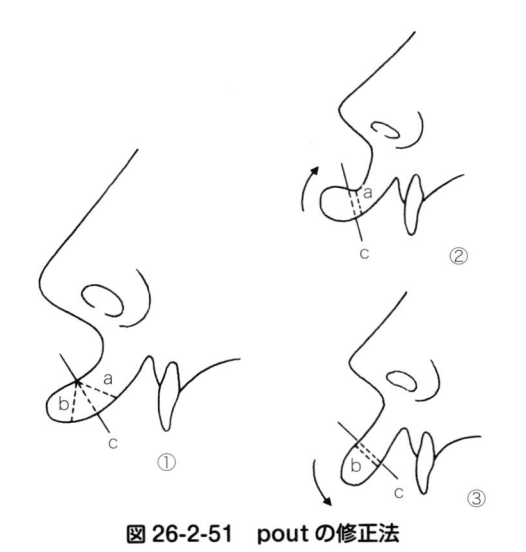

図 26-2-51　pout の修正法

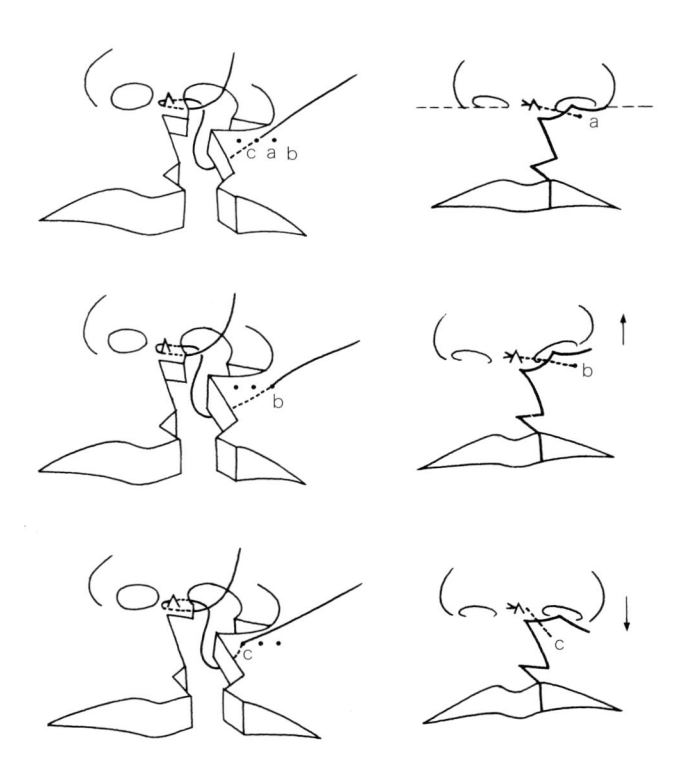

図 26-2-52　外側唇の針刺入位置と鼻翼位置との関係
針を外方にかけるほど鼻翼基部が上がる（本文参照）.

❶口唇膨隆 pout の不足

　筋層縫合に際して，図 26-2-51 ③のように縫合すると pout の不足をきたす．この際は，折角，皮膚縫合が終わっても，抜糸して筋層をだし，図 26-2-51 ②のように筋縫合をやり直す．

❷鼻翼基部の下垂，外方偏位，内方偏位

　これは，術後最も目立つ変形であるから，必ず修正すべきである．縫合糸を全部，抜糸して，縫合前の状態に戻す．まず，外側筋層を牽引して，緊張があれば筋層と粘膜の間を剝離して，筋層の緊張を除去したのち，図 26-2-52 のように muscle suspension する．前回の針の刺入点が図 26-

2-52a の位置だとすると，鼻翼基部を挙上しようとすれば，外方 b のほうに刺入する．下げようと思えば，内側 c のほうに針を刺入する．しかし，c のほうに近づくと，点 3 の患側 Cupid's bow の頂点が挙上するので位置の調整が大切である．

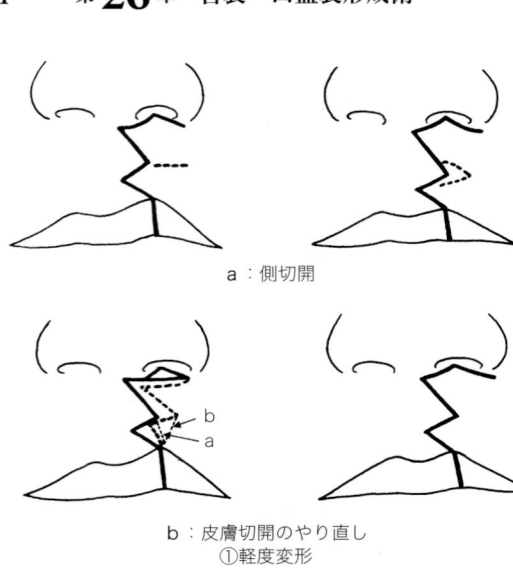

a：側切開

b：皮膚切開のやり直し
①軽度変形

②重度変形（皮膚切開のやり直し）

図 26-2-53 Cupid's bow 挙上変形の修正法
a＜b になるように小三角弁を作り直す．

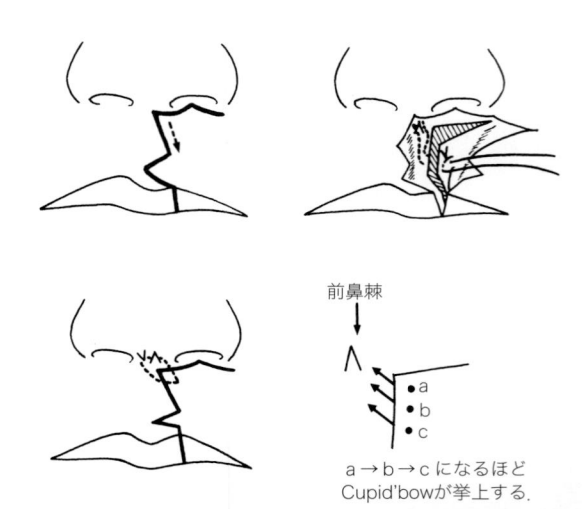

前鼻棘

a→b→c になるほど
Cupid'bowが挙上する．

図 26-2-54 Cupid's bow 下方偏位の修正法

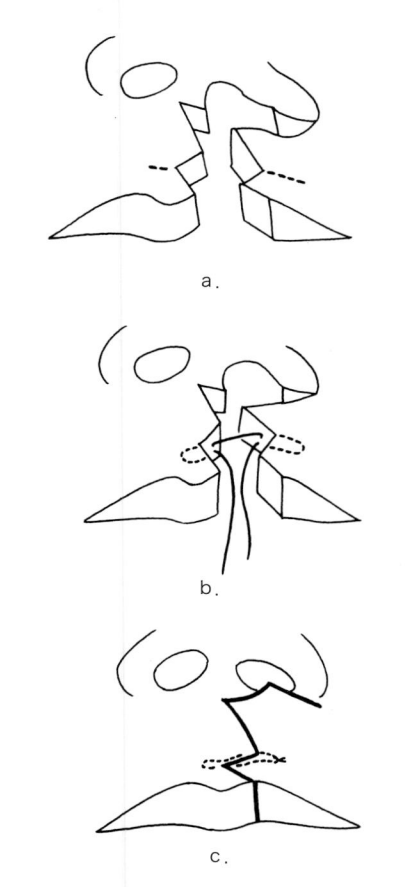

a.

b.

c.

図 26-2-55 上口唇溝の作成法
筋層に割を入れ，また皮膚は真皮縫合をする．

❸鼻唇溝三角部の不対称

これは，皮下剝離を拡げるだけでよい．しかし，剝離し過ぎると左右逆の不対称になる．この場合は，鼻翼基部にかける真皮縫合の位置で調整する．

❹Cupid's bow の頂点の挙上変形

この場合は，図 26-2-53a のように筋層に水平方向の切開をいれるか，図 26-2-53b ①のように，赤唇寄りの小三角弁のトリミングだけで済むが，著明に挙上変形していたときは (図 26-2-53b ②)，外方に改めて皮切を入れる．

多少の挙上はそのままとする．口唇発育によって自然修正される．

❺Cupid's bow の頂点の下方偏位

縫合糸を全部抜糸し，縫合前の状態にしたのち，図 26-2-54 のように外側口輪筋の赤唇よりに針を刺入する．筋層上方に余剰組織が残ればトリミングする．

この変形が軽度な場合は，赤唇よりの小三角弁を小さくトリミングする．

❻上口唇水平溝の作成

筋層に割を入れ，図 26-2-55 のように皮下縫合を行う．

❼赤唇縫合部のくびれ

赤唇と粘膜との移行部で Z 形成術を行う (図 26-2-56)．

❽赤唇縫合部の段差

膨隆部分を単純縫縮する (図 26-2-57)．しかし dog ear には注意する．

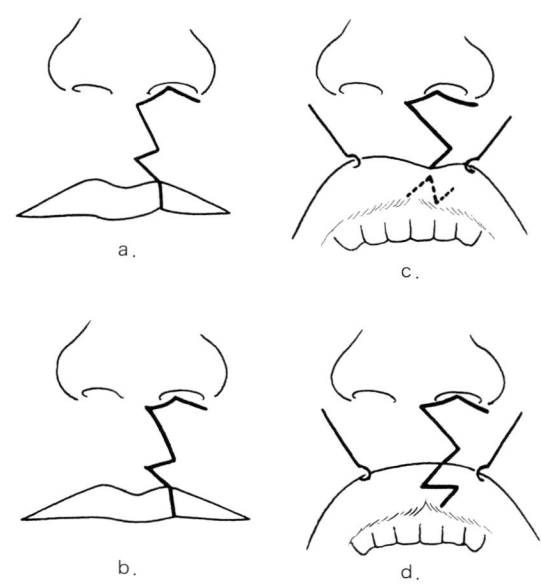

図26-2-56 赤唇縁のくびれ修正法
Z形成術を行う.

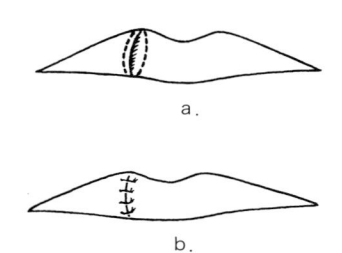

図26-2-57 赤唇縫合部の段差修正法

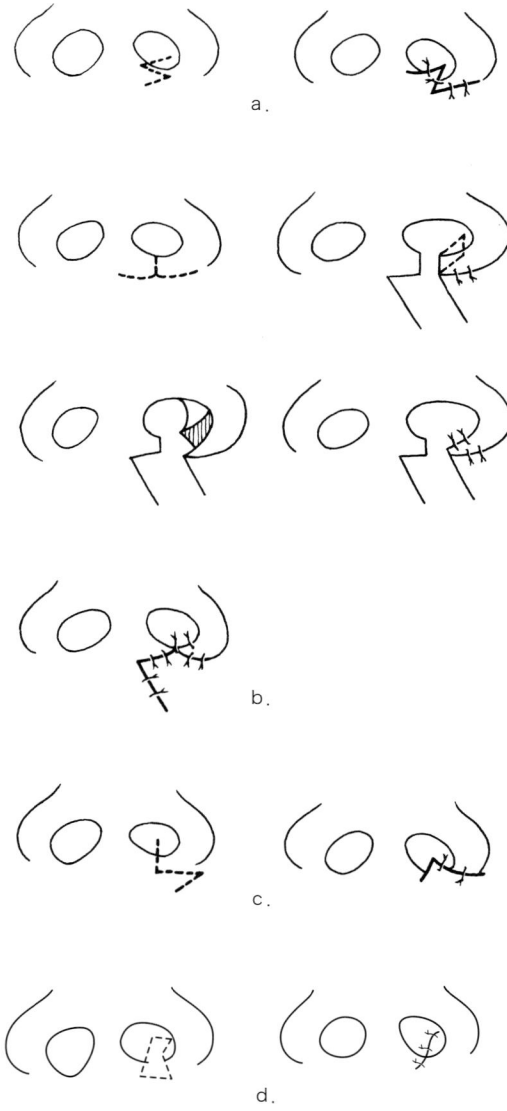

a：鼻孔底が健側に比べ挙上しているとき Z形成術を用いる.
b：挙上が著明なときは鼻翼内側のみを三角形に切除縫合する.
c：鼻孔が小さいときは muscle suspension をやり直すか Z形成術を用いる.
d：鼻孔が広いときは鼻孔底の組織を切除する.

図26-2-58 鼻孔底の修復法

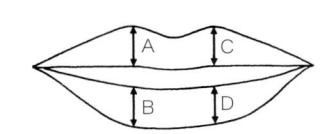

$$A = B \text{ or } D \times \frac{8}{10} \rightarrow \text{normal}$$
バランス上のthick vermilion（A or C＞Bあるいは$D \times \frac{8}{10}$ より大）

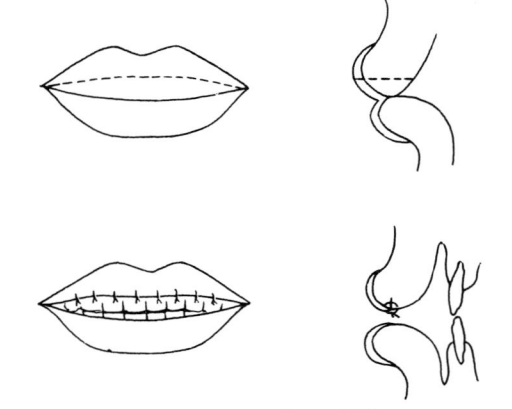

図26-2-59 厚い赤唇の修復

❾鼻孔底の変形

図26-2-58 のように，症例毎に修正する.

❿鼻孔上縁の変形

鼻孔上縁の下垂は W形成術で修正，鼻前庭部の突出は紡錘形に切除するか Z形成術を行う（図26-2-36）.

⓫鼻前庭部の突出変形の修正

通常，紡錘形に突出部を切除，この際，軟骨はできるだけ切除しない. Z形成術の方法もあるが，後日再突出を起こすことがある. 単純切除でよい（図26-2-36）.

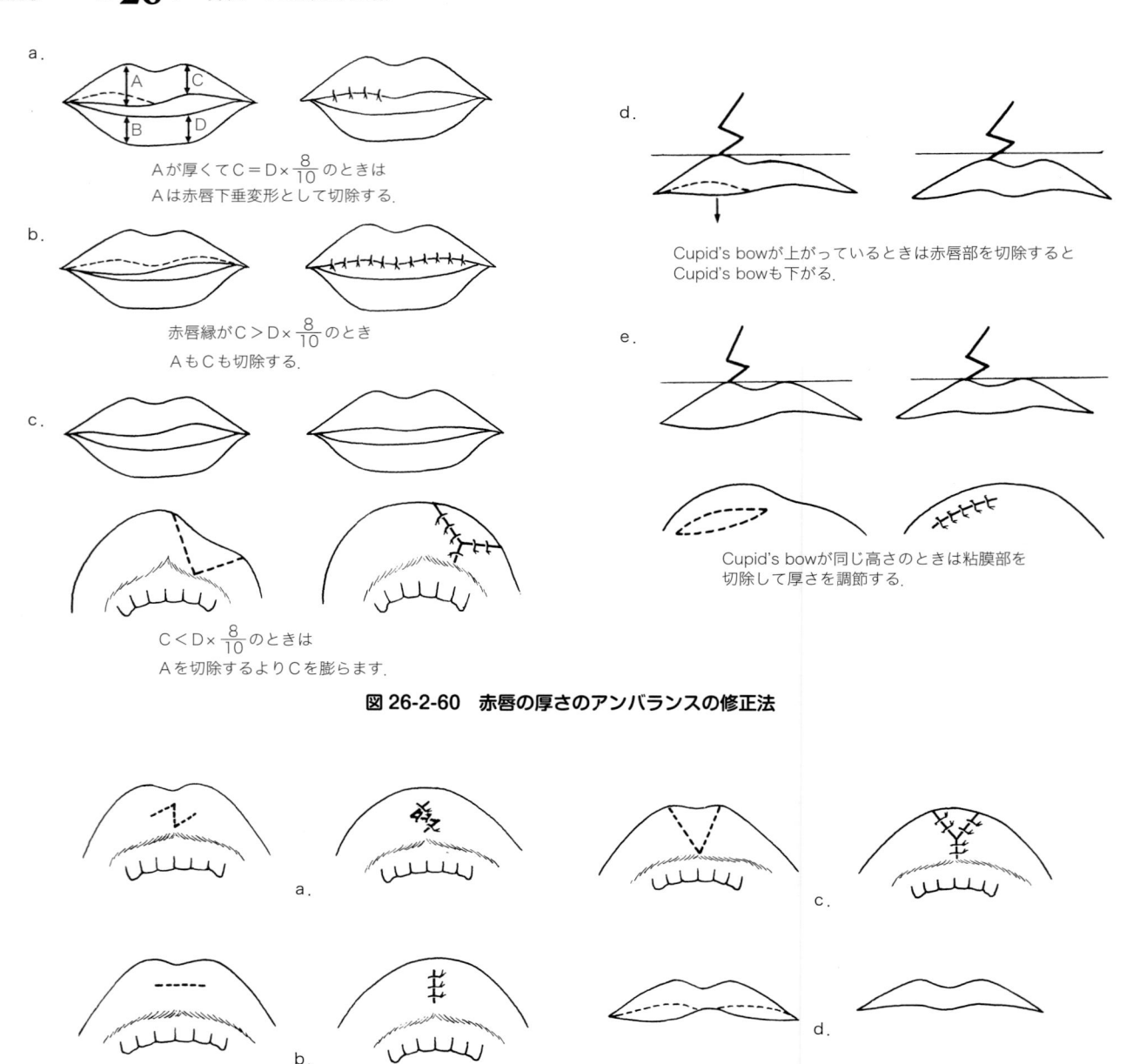

図 26-2-60 赤唇の厚さのアンバランスの修正法

a：Z形成術, b：横切開後縦縫合, c：V-Y法, d：両側赤唇下垂切除

図 26-2-61 口笛様変形 whistling deformity の修正法

⓬赤唇の厚さのアンバランス

上赤唇と下赤唇の厚さの比を 8：10 にする（第 25 章「口唇部・舌部形成術」の項参照）.

片側の赤唇の厚いとき, あるいは薄いときは, 上下赤唇比 8：10 からみて, 厚ければ厚いほうを単純切除縫縮する. この際, 赤唇部を縫縮すると, 赤唇縁が下がるので, 両側 Cupid's bow 頂点が揃っているときは粘膜部を切除する. 挙上しているときは赤唇部を切除する. 薄い場合は, 粘膜部に V-Y 法を行う（**図 26-2-59, 図 26-2-60**）.

⓭口笛状変形 whistling deformity

これは, 両側だけでなく, 片側唇裂の術後にもみられることがある. 修正は中央で①Z 形成術か, ②横方向に切って, 縦方向に縫合する, ③V-Y 形成術, ④両側の赤唇粘膜移行部を切除する（**図 26-2-61**）.

⓮粘膜露出

口唇粘膜が露出している場合は, 色, キメが赤唇と異なるので目立ちやすいし, 粘膜部には, 粘液分泌のため口紅ものらない.

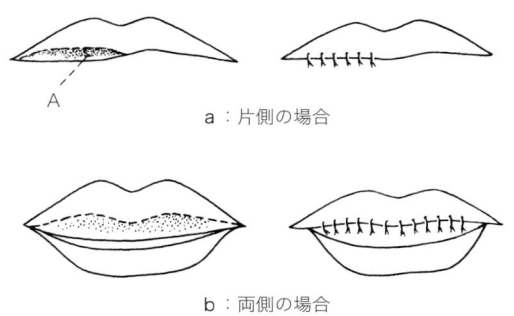

a：片側の場合

b：両側の場合

図 26-2-62　粘膜露出の修正法

治療は，切除であるが，症例によっては，歯や歯槽部が露出し，馬笑い gummy smile 変形を起こすため，切除量に限度がある（**図 26-2-62**）．

⓯鼻中隔偏位

鼻中隔は，健側に偏位していることが普通であるが，唇裂口蓋裂の場合は，口唇術後鼻中隔尖端が，健側鼻腔内に張り出してくることがある．経時的に矯正されていくが，術後の外鼻．口唇の変形を起こす原因にもなり，著明な場合は，鼻柱奥の粘膜切開より鼻中隔軟骨尖端を切除する（**図 26-2-63**）．

⓰唇裂口蓋裂と骨移植

初回の唇裂口蓋裂形成術時に，顎裂に対して，1950 年代，盛んに骨移植が行われたが，その後，この方法は顎発育の抑制をきたすと云う発表があってから，一時興味が失われた．しかし，Boyne（1972）が，腸骨の海綿骨移植を行って成功して以来，今日 8 歳前後を目処に盛んに用いられている．

⓱初回手術と人中形成術

人中の重要性は，古くから Veau（1931，1938）によって指摘されて，いろいろな人中形成術が試みられてきた．たとえば，Millard 法は，人中を考慮した切開の作図といわれるが，O'Connor ら（1958）は，上口唇中央の皮下組織を赤唇線に移植して pout を作り，一方採取部の陥凹を利用した．Schmid（1963）は，耳介よりの皮膚軟骨組織の複合移植を行った．その後，福田（1973），鬼塚ら（1973）の報告がある．

しかし，著者の経験によると，初回手術では，筋層縫合や皮膚縫合に工夫をして，人中稜を盛り上げるようにする．

⓲口唇手術と知覚障害

口唇手術後は，往々にして知覚麻痺を起こすことがあるが，通常は回復する（Essick ら 2005）．一方，知覚障害はみられないという Posnick ら 1994），Akal ら（2000）の意見もある．手術法によると考えられる．

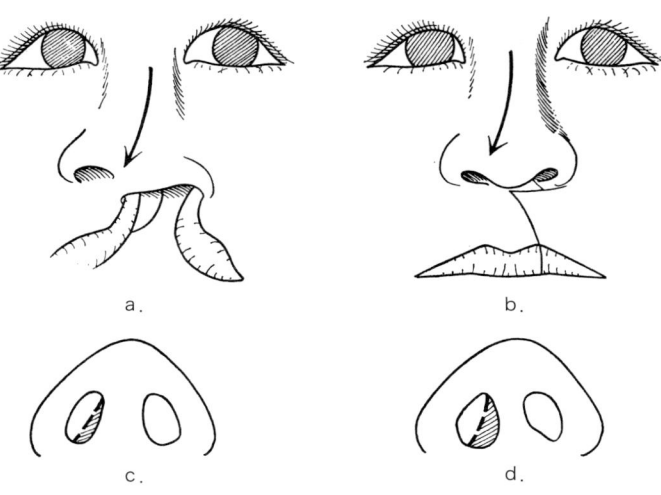

図 26-2-63　鼻中隔偏位

鼻中隔末端が健側に残って膜状に張り出したもの．

D. 不完全唇裂 incomplete cleft lip

a.　不完全唇裂とは

口唇皮膚部までは披裂があるが，鼻孔縁まで達していないもの（**表 26-1-10** 参照）．

b.　手術法

不完全唇裂の手術法は，原則的には完全唇裂とまったく同じである．

手術の切開線は，**図 26-2-34** と同様である．

c.　手術結果

不完全唇裂は，完全唇裂に比べて口唇の組織量が多いため，手術成績もよい．それだけに切開線のデザインを間違えると，赤唇下垂，その他の変形を起こしやすい．Becker（1998）も，同様のことを報告している．また歯列や顎矯正の必要のないものが多い（**図 26-2-45**，**図 26-2-46** 参照）．

E. 痕跡唇裂 microform of cleft lip

a.　痕跡唇裂とは

痕跡唇裂は不完全唇裂のひとつであるが，口唇裂の分類（**表 26-1-10**，**図 26-1-5** 参照）で，第 1 度唇裂（唇裂外鼻），第 2 度唇裂（赤唇唇裂）を痕跡唇裂と考えている．

b.　痕跡唇裂の特徴

1）口唇の変形

①赤唇縁のずれ

②赤唇自由縁のくびれ

③白唇部の線状陥凹

④口唇患側組織の外側偏位

⑤人中稜の変形，偏位

⑥その他

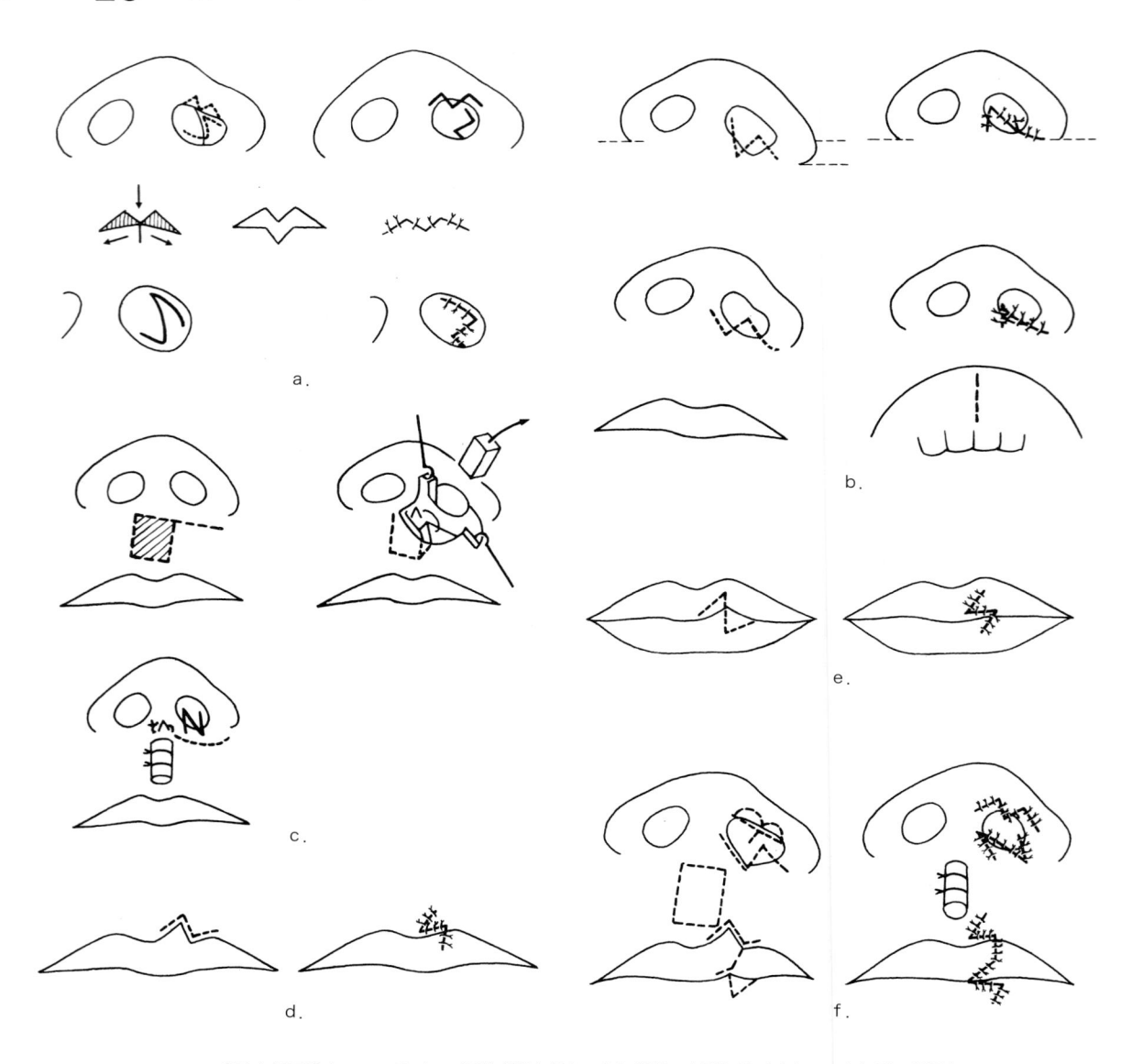

a：鼻孔上縁下垂downward rim．W形成術を行う．もし鼻限の変形に基づくものであれば，鼻限を
　　切除するかZ形成術を行う．さもないと鼻孔上縁下垂が再発しやすい．
b：鼻孔底の陥凹depressed sill．鼻孔底のへこみはZ形成術で修復する．しかし，この際，鼻孔底の
　　三角弁は鼻柱columella側縁に移植する．さもないと鼻柱基部の変形を起こす．
c：鼻翼基部の外下方偏位lateral & downward deviation of alar base．軽度の偏位は鼻孔底のZ形
　　成術で修復できるが，著明な偏位は口輪筋外側を前鼻棘に固定する筋牽引法muscle suspension
　　を行う．筋処理は鼻孔底切開あるいは口唇粘膜正中切開より行う．斜線部の筋は切除．必要があ
　　れば人中形成術を行う．
d：赤唇縁のずれCupid's bow notching．Z形成術を行うが，赤唇縁を厳重にみきわめないと，術後
　　白唇部に赤味が残ることがある．
e：赤唇自由縁のずれnotching of vermilion free margin．Z形成術で修復する．
f：痕跡唇裂の合併変形の修復．前述の各変形に対する修復法を併用する．

図 26-2-64　痕跡唇裂の手術法

2）外鼻の変形
①鼻孔底の陥凹変形
②鼻翼基部の下外側偏位
③鼻翼軟骨の変形
④鼻翼の発育不全
⑤鼻中隔偏位

⑥その他
c．手術法
1）口唇形成術
a）痕跡唇裂における手術のポイントは，
①鼻孔底陥凹と赤唇縁のずれを，両方ともZ形成術で修
　正することであるが，2つのZ形成術の切開線が，上

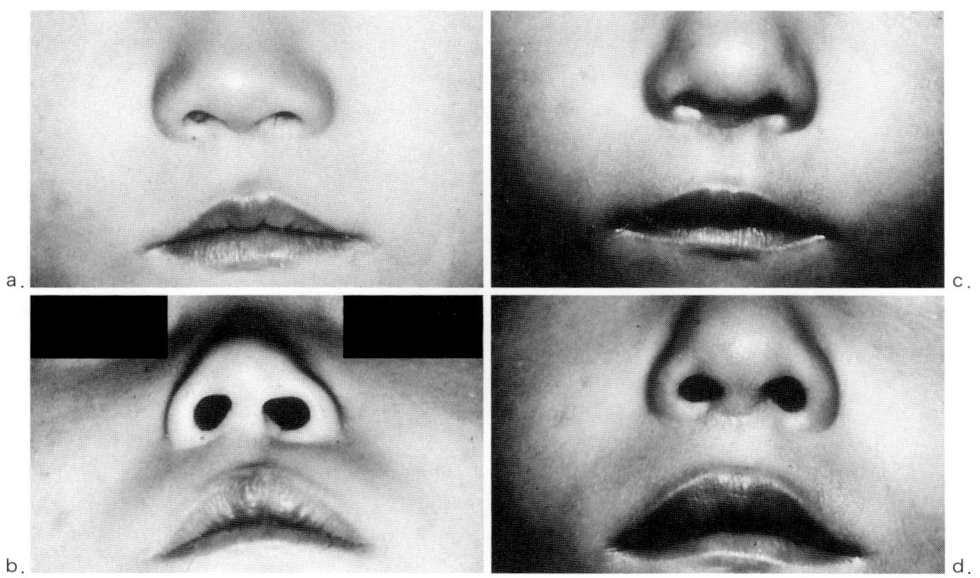

a，b：術前，c，d：術後1年
図 26-2-65　左痕跡唇裂
鼻孔上縁にW型形成術，鼻孔底にZ形成術．

(Onizuka T：Thai J Surg 6：61, 1985 より引用)

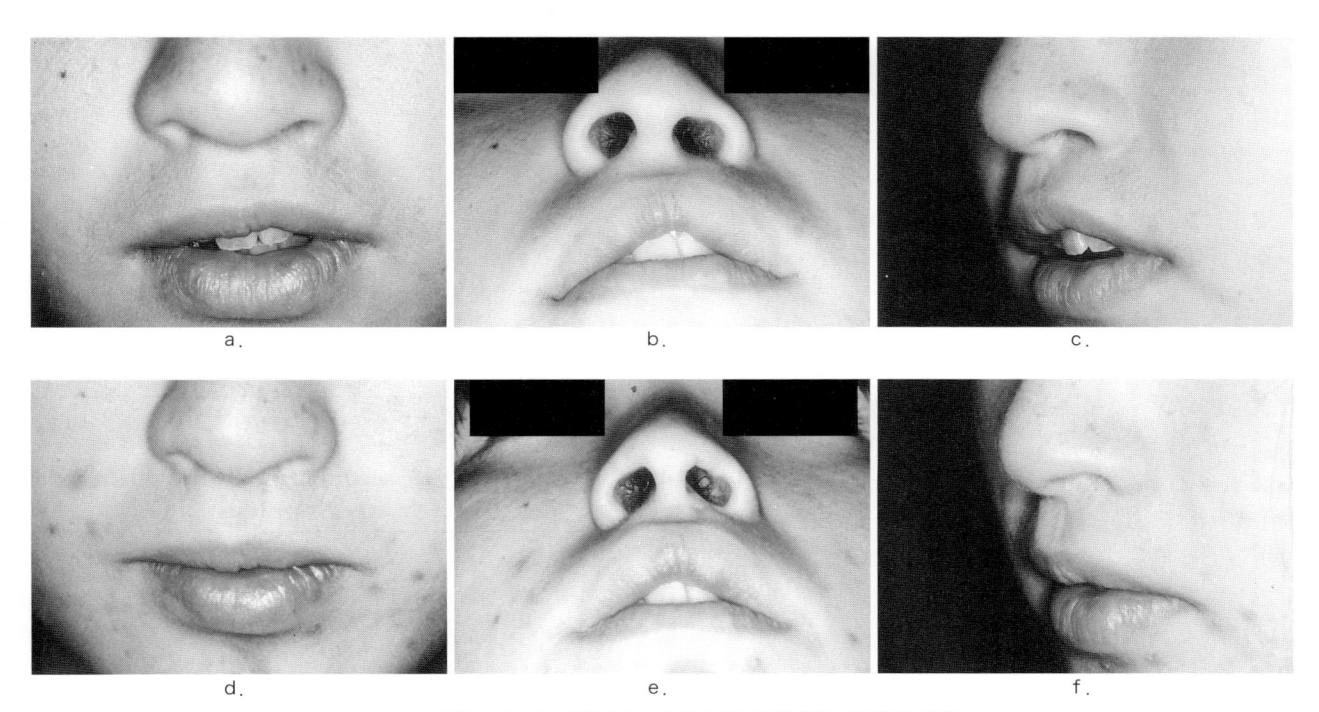

a〜c：術前，d〜f：術後2年，鼻孔上縁にW形成術，筋牽引法施行
図 26-2-66　左痕跡唇裂

口唇の2/4以上に達すると，完全唇裂（鬼塚の分類で第4度以上）と同じになるので，最初から白唇部をすべて切開したほうが結果がよい．その意味では，赤唇唇裂までを痕跡唇裂と名づけている．

②上口唇中央の筋弁を人中稜相当部に移植すると同時に，外側筋弁を鼻柱基部に牽引固定する．これによって，

皮膚の余裕が人中溝と人中稜の形成に利用されて，一石二鳥の効果がある．中央筋弁は，Z形成術の皮切から皮下剥離して作成することができる．場合によっては，口唇粘膜中央に縦切開を入れ，そこから作成することもできる（**図26-2-64**）．

③最も難しいのは，皮膚の条痕（striae）で，皮下側より

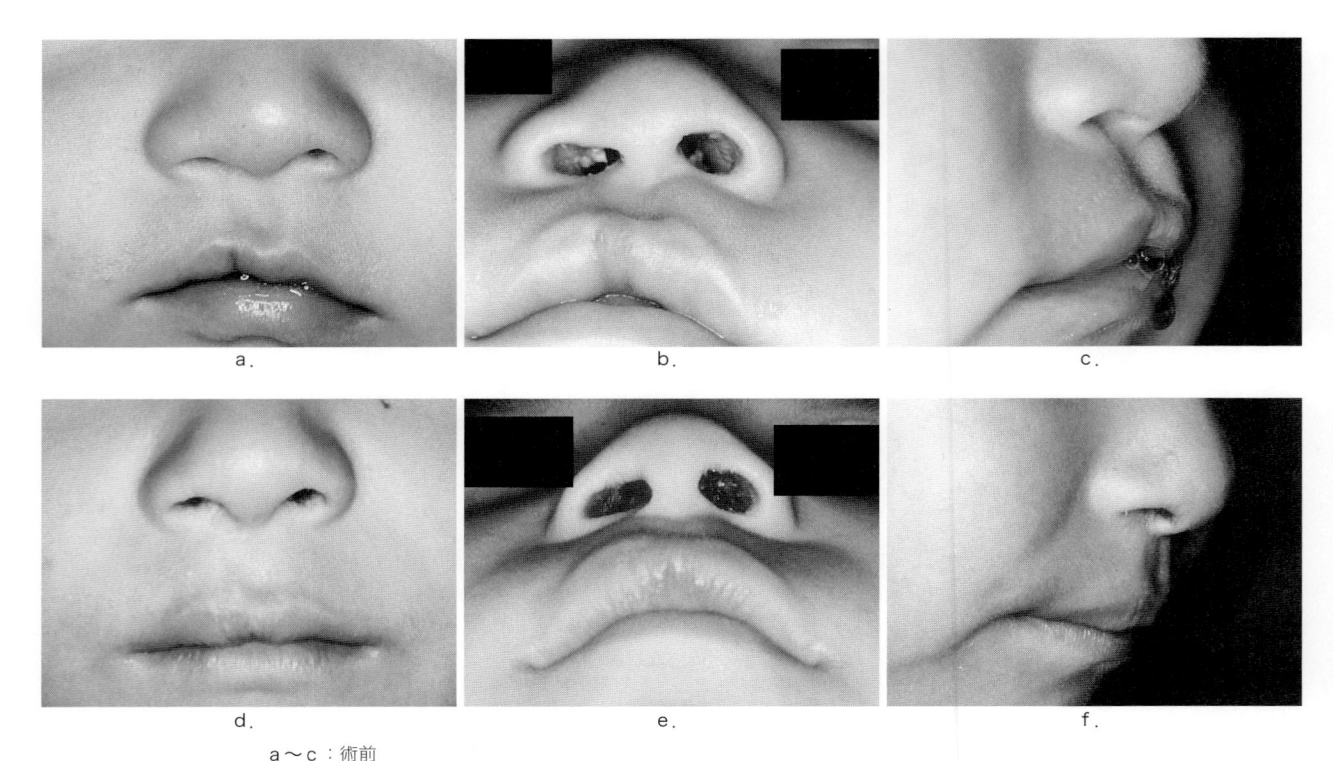

a〜c：術前
d〜f：術後7年，鼻孔上縁にW形成術，鼻孔底，赤唇縁，赤唇自由縁にＺ形成術，筋牽引法施行

図 26-2-67　右痕跡唇裂

真皮に薄い割を入れたり，筋移植で膨らませたりするが，再発を起こしやすい．結局は完全唇裂と同じように切開し直すことが多い．

　Cho（2001）は，痕跡唇裂に対して，口唇粘膜からのアプローチで口輪筋を切開，剥離，これを重ね合わせて，口唇陥凹部を膨らませる術式を報告しているが，著者法と同じく条痕を完全に消失させることはできないと考えている．

　Mulliken（2005）は double unilimb Z-plasty technique と称して赤唇縁にＺ形成術とＷ形成術を組み合わせたような方法で修正している．人中稜は耳後部よりの真皮移植で作成している．

b) 外鼻形成術

　痕跡唇裂には，口唇にはまったく変形がないのに，外鼻のみにいわゆる唇裂外鼻としての変形を呈する場合がある．このようなときは，外鼻形成術のみを行う場合があるが，著者の方針は，唇裂外鼻のみとはいえ，よく観察すると口唇にもバランスの悪さ，その他，多少の異常が存在するため，人中形成術や鼻唇溝三角部形成術（鼻孔底にＺ形成術を行い，同時に筋牽引法を施行する）を外鼻形成術と併用する．

　図 26-2-65 〜図 26-2-67 に痕跡唇裂手術例を示した．

c) 不全唇裂，痕跡唇裂手術上の注意

　不全唇裂，痕跡唇裂は，術後成績によっては前より悪く

なったとクレームをつける患者家族がいることで，術前に写真など含めてしっかりインフォームド・コンセントをして，理解させておくことである．

26·3　唇裂二次修正術，変治唇裂形成術 secondary cleft lip repair, repair of cleft lip deformities

　二次手術とは，初回手術で口唇形成術を行ったあと，残存している変形を改善しようとする手術である．この変形の残った状態を，著者は変治唇裂 cleft lip deformities と呼んでいる（図 26-3-1）．

A. 変治唇裂 cleft lip deformity とは

　変治唇裂とは，変形治癒唇裂を略したもので，cleft lip deformities の訳語であるが，唇裂形成術後にどのようになった状態を変治とみなすかは，極めて難しい．術後の治癒過程中にある場合，成長過程にある場合，術者の知識，技術の程度，唇裂形成術の進歩程度，術後の評価，患者の満足度によっていろいろな状態を呈するからである．

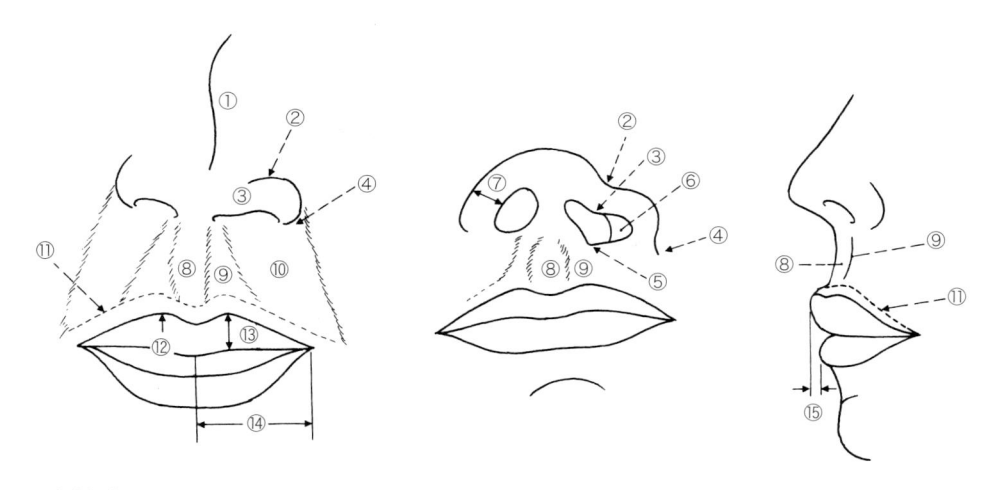

1：鼻背偏位 nasal deviation
2：鼻翼溝 alar groove
3：鼻孔上縁 nostril rim
4：鼻翼基部 alar base
5：鼻孔底 nostril floor
6：鼻前庭部突出 protrusion of limen nasi
7：鼻翼厚 thickness of ala
8：人中窩 philtral dimple

9：人中稜 philtral column
10：鼻唇溝三角部 nasolabial triangular area
11：上口唇溝 upper lip groove
12：Cupid's bow
13：赤唇高 vermilion height
14：赤唇幅 vermilion width
15：上下口唇バランス balance of upper & lower lip

図 26-3-1 唇裂形成術の術後成績評価点

(Onizuka T et al : Cleft Lip and Palate : Long-term Results and Future Prospects, Huddart A G et al ed, Manchester Univ Press, p183, 1990b より引用)

しかし, 著者は, 正常とみなされる許容範囲の形態からずれたものを変治唇裂とみなしたい. すなわち, 瘢痕の目立たない, 左右対象の口唇および外鼻を有し, 形態的, 機能的に正常なバランスの範囲内にあるものを唇裂口蓋裂術後正常とし, それからずれたものを変治唇裂という.

患者や術者, あるいは第三者の満足度の問題もあるが, これは主観的なものに左右されやすいので注意が必要である (本章 –13「遠隔成績と評価」の項参照). 一番困るのは, 変治唇裂なのに, 術者がこれで満足していること, あるいは, これでよいと思い込んでいることである. 上には上があることを認識して, よい仕事を残そうとの努力が必要である.

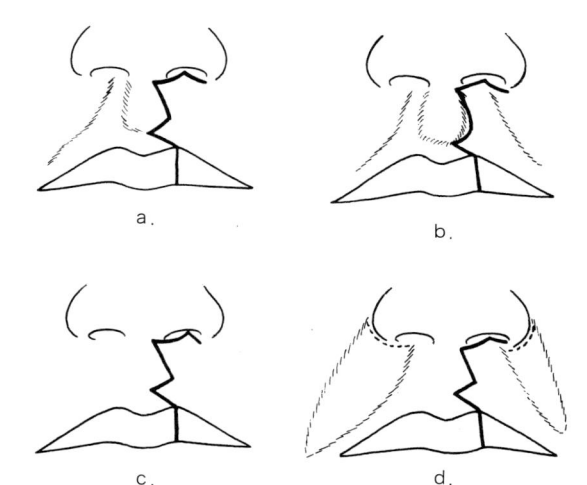

a：人中稜扁平化 philtral column defect
b：人中稜偏位 philtral column deviation
c：人中扁平化 philtral defect
d：鼻唇溝三角部変形 nasolabial triangular area deformity

図 26-3-2 第 1 度変治唇裂 (正常輪郭の欠除)

B. 分類

著者は, 複雑な変治唇裂を
①瘢痕の目立ち方
②口唇, 外鼻の変形,
③側貌の変形,
④正貌の変形
に分け, その程度を第一度から第 5 度に分類し, 次のように分類し, 修正術の便宜としている.

❶第 1 度変治唇裂
口唇形態にそれほど異常はないが, 次のような特徴があ

る.
①瘢痕が部分的に目立つ
②赤唇膨隆 pout がない
③人中が扁平化 (図 26-3-2)
④鼻唇溝三角部が左右不対称あるいは平坦でない.

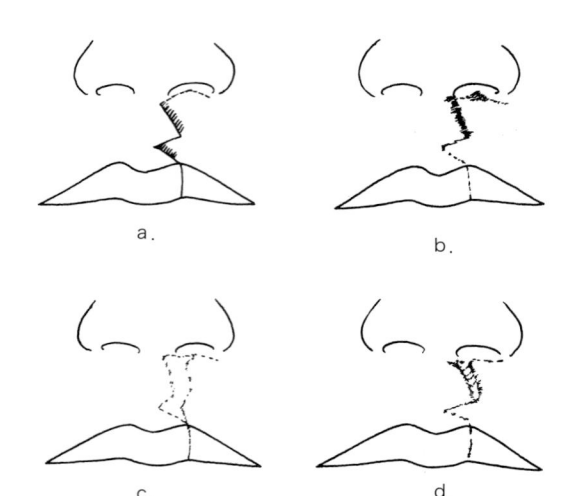

a：でこぼこした瘢痕 uneven scar
b：ケロイド，肥厚性瘢痕 keloid or hypertrophic scar
c：幅広い瘢痕 wide scar
d：陥凹した瘢痕 depressed scar

図26-3-3　第2度変治唇裂
瘢痕の目立つもの.

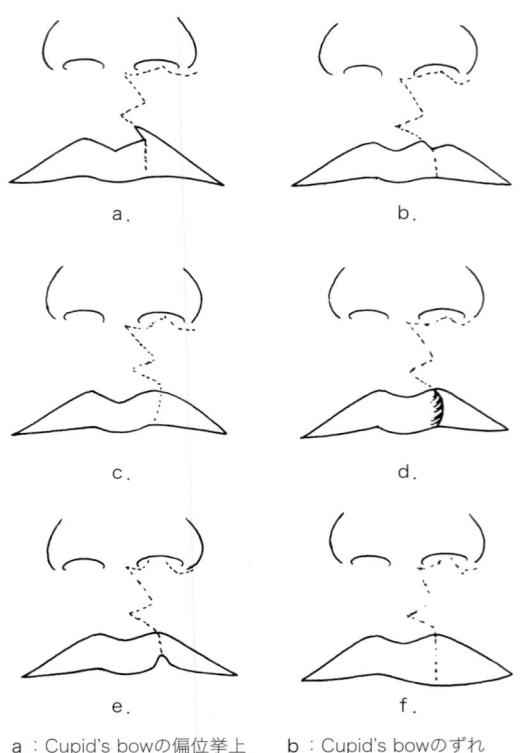

a：Cupid's bowの偏位挙上　　b：Cupid's bowのずれ
c：Cupid's bowの平坦化　　　d：赤唇部瘢痕の盛り上がり
e：赤唇自由縁の陥凹　　　　　f：赤唇自由縁下垂

図26-3-4　第3度変治唇裂

❷第2度変治唇裂

1) 口唇形態が解剖学的に多少ずれているもの（図26-3-3，図26-3-4）

①瘢痕部の段違い
②人中の扁平化
③赤唇縁のずれ
④ Cupid's bow の変形
⑤赤唇自由縁の異常

2) 瘢痕の目立つもの

①肥厚性瘢痕，ケロイド
②瘢痕が幅広い
③瘢痕が陥凹

❸第3度変治唇裂

1) 口唇形態が，解剖学的に正常から著明にずれているもの（図26-3-4）

①人中の扁平化
②赤唇縁の大幅なずれ
③ Cupid's bow の変形
④赤唇自由縁の異常

2) 瘢痕の範囲，量の多いもの

3) 多少の組織不足があるもの

❹第4度変治唇裂

①口唇の組織不足の著明なもの（図26-3-5）
②左右非対称の著明なも
③側貌の著明なアンバランス
④著明な瘢痕

❺第5度変治唇裂

①左右非対称の著明なもの
②組織移植を必要とするもの（図26-3-6）. Assuncao (1992) は，赤唇（V），口唇（L），瘢痕（S）に分けて VLS 分類を行っている.
③著明な瘢痕

C. 変治唇裂の手術時期

　二次手術を，何時行うかについての規準があるわけではない.

　鬼塚 (2001) は，患者が受けた手術時期をまとめると7期に分類できるとしているが，施設，裂の程度，患者の事情で異なり，初回手術が唇裂は遅くとも4ヵ月まで，口蓋裂は2歳までで，その後は変治唇裂の手術がほとんどである．通常は，就学前が多く，大学受験年齢に達すると減少し，その後は就職，結婚，子育て時期など家庭的，社会的事象に左右される.

　著者としては，幼稚園に上がる3歳前後，学校前の時期を一応の目安としている．この頃は，術後の瘢痕も白っぽくなり，口唇の成長もほぼ健側に近くなるためである.

　なお外鼻については，早く手術すると成長障害を起こす

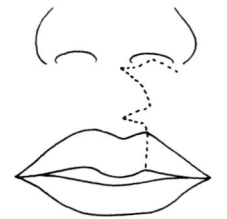

a：Cupid's bowの矮小化

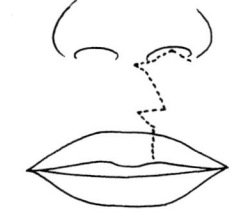

b：Cupid's bowの縮小平坦化

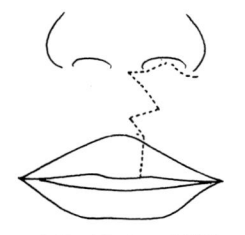

c：Cupid's bowの欠損

図 26-3-5　第 4 度変治唇裂
組織欠損のあるもの．

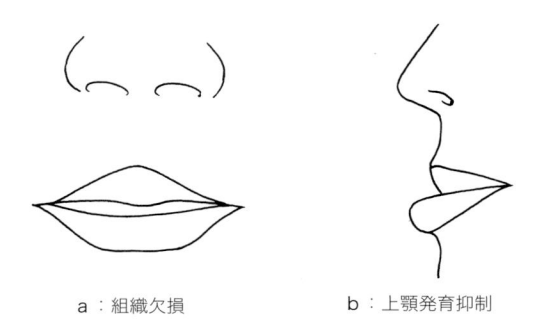

a：組織欠損

b：上顎発育抑制

図 26-3-6　第 5 度変治唇裂
組織移植を要するもの．

ということで，思春期まで延ばす人もいるが，著者は，できるだけ早く形態および機能を整えるという主義である．しかも，軟骨には手を加えない．修正された外鼻はそのままの形態で成長するからである．

D. 第1度変治唇裂の修正術

❶赤唇膨隆 pout の不足

pout とは，赤唇部の膨隆のことで，ある程度膨隆したほうが可愛くみえる．筋層縫合をかえることによって修正できる（図 26-2-51 参照）．

❷人中形成術 philtral plasty

a.　唇裂患者における人中の重要性

唇裂形成術の場合，どんなに結果がよく，瘢痕が目立たなくても，人中が扁平化していると，間のびした口唇にみえるし，特に片側唇裂のように片側だけ綺麗な人中稜が残っている場合は，患側の人中稜がないと，かえって変形としてみえる．

人中は，古来より芸術家によって，その重要性が高く評価され，多くの絵画，彫刻でも人中の美しさが強調されている．

人中は通常，子供では深く，長ずるにつれて浅くなるが，いわゆる美人といわれる人では，長じても，深い人中を有しており，その人に彫の深さ，可愛らしさ，美しさを与えている．

唇裂患者のように，口唇にハンディキャップを有する人に，綺麗な人中を作成することは，他人からの目線が変わることで，瘢痕を目立たなくする効果もある．

しかし，これほど重要な人中が，唇裂形成術の場合，ほとんど問題にされていない．わずかに外国では O'Connor & McGregor（1958），Schmid（1964）らの報告，Ivy（1967）の説明などがある程度で，鬼塚（1971）は，早くから人中の重要性を訴え，種々の方法を考案し，報告している．

b.　人中の形態

人中 philtrum は，上口唇中央の人中窩 philtral dimple と，それを両側より囲む人中稜 philtral column よりなる．

人中は，胎生 3〜4 ヵ月頃，上口唇中央部で口輪筋浅層線維が交叉，対側真皮に停止，人中稜には縦走線維が膨らみ人中稜となる（Briedis ら 1980）．しかも，人中稜は，鼻柱基部両側より，多少外側を走り，上口唇溝付近で，Cupid's bow peak のほうに内側へ曲がる．人中窩も，鼻柱基部では浅く細長いが，赤唇寄りにいくにつれて幅広くなり，上口唇溝のところで最も幅広く，最も深くなるが，赤唇縁になると，急に浅く，狭くなる．

Onizuka（1992），上村（1993）は，人中には平行型（39.8％）と菱形（60.2％）とがあり，健側人中稜に合わせて人中形成術をすべきであると報告している（第25章「口唇部・舌部形成術」の項参照）．

c.　人中形成術の分類

人中形成術については，次のように分けられる．
①皮切や筋層縫合を考慮することで人中を作る試み：Millard（1957），丹下（1969），鬼塚（1972），福田（1973），Skoog（1974），河合（1977）
②筋形成術によって人中を作る試み：鬼塚（1972，1978）
③軟骨移植による方法：Schmid（1964）
④下口唇弁を利用する方法：Abbe（1898），Dufourmentel（1967）

d.　鬼塚の人中形成術

Onizuka ら（1975，1978）は，種々の人中形成術を行って，その方法を 6 型に分類し，それぞれの成績を報告しているが，人中窩，人中稜，左右のバランスなど総合的に判定すると，以下のように muscle suspension（筋層牽引法）後，ボルスター固定を長期間併用する方法が最もよいという

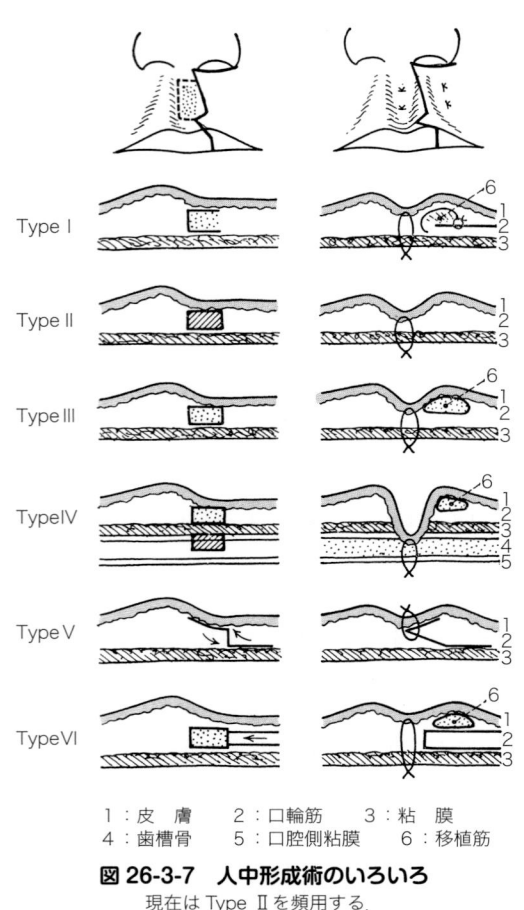

Type I
Type II
Type III
TypeIV
Type V
TypeVI

1：皮　膚　　2：口輪筋　　3：粘　膜
4：歯槽骨　　5：口腔側粘膜　　6：移植筋

図 26-3-7　人中形成術のいろいろ
現在は Type II を頻用する.
(Onizuka T : Plast Reconstr Surg 56：522, 1975b より引用)

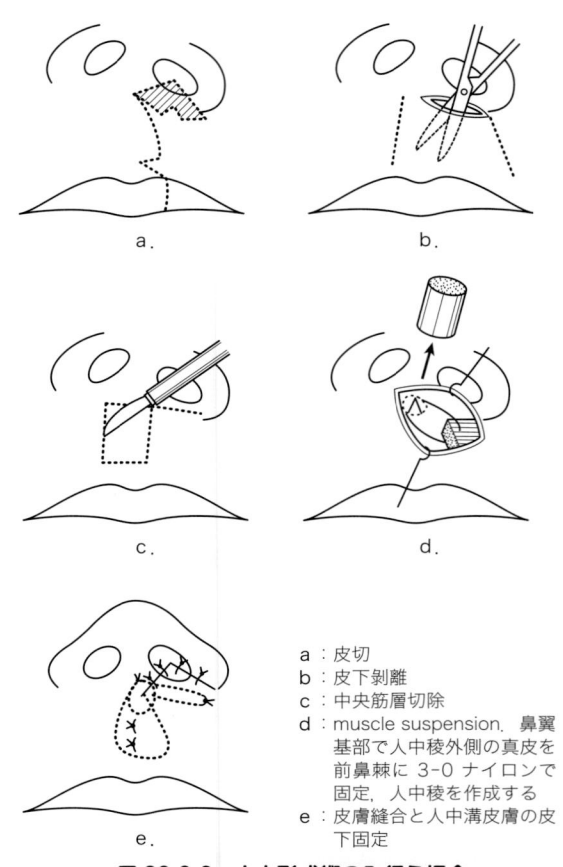

a：皮切
b：皮下剥離
c：中央筋層切除
d：muscle suspension. 鼻翼
　基部で人中稜外側の真皮を
　前鼻棘に 3-0 ナイロンで
　固定, 人中稜を作成する
e：皮膚縫合と人中溝皮膚の皮
　下固定

図 26-3-8　人中形成術のみ行う場合
中央筋弁は切除する.

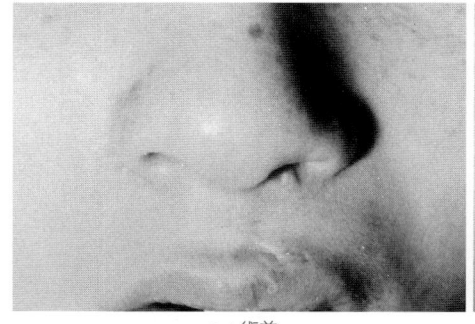

a：術前　　　　　　　　　　　　b：術後 1 年
図 26-3-9　人中形成術
(Onizuka T et al : Plast Reconstr Surg 56：522, 1975b；Onizuka T et al : Aesthetic Plast Surg 10：127, 1986 より引用)

(図 26-3-7 〜図 26-3-12, 表 26-3-1).

1）切開

　口唇瘢痕が綺麗であれば, 通常は, 鼻柱外側から鼻翼内側まで, 鼻孔底に入る菱型あるいは W 型切開を行う. 両側唇裂の場合は, 両鼻翼基部間に同様の皮切を行う. 一次手術による瘢痕や形態に異常があれば瘢痕形成をかねて, そこから切開する.

2）剥離

　上記皮切より, 内側は, 健側人中稜内側まで, 外側は, 鼻唇溝三角部内側, つまりひげの生え際まで, 下方は上口唇溝まで剥離を行う.

3）筋弁切除, 固定

　従来は, 鼻柱基部に茎 pedicle を有する細い中央筋弁を作成し, 人中稜としたが, 最近では切除する. 筋切除の幅は, 健側人中稜内側, 外側は, 鼻孔底中央の線までとする.

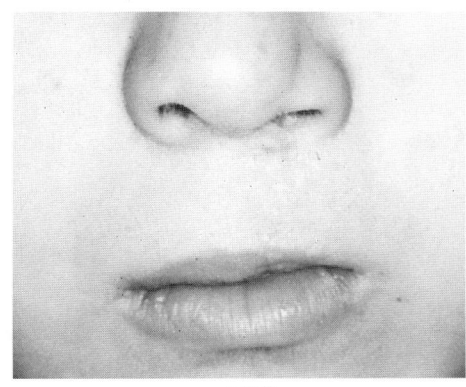

a：術前　　　　　　　　　　　　　　　b：術後2ヵ月

図26-3-10　人中形成術

(Onizuka T et al：Aesthetic Plast Surg 7：179, 1983 より引用)

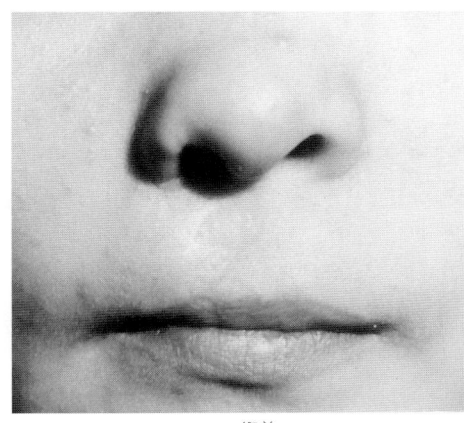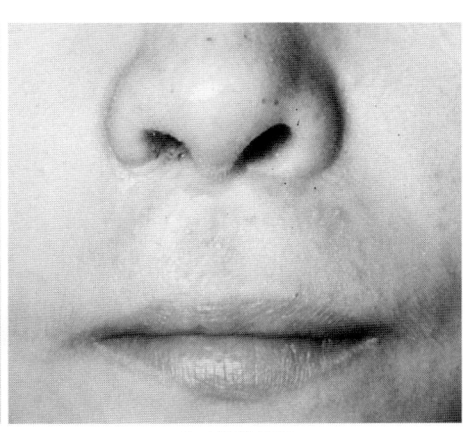

a：術前　　　　　　　　　　　　　　　b：術後5年

図26-3-11　人中形成術

(Onizuka T et al：Aesthetic Plast Surg 10：127, 1986 より引用)

さらに外側筋弁は，前述のように作り，これを前鼻棘に，3-0 ナイロンで縫合固定する．次に，上口唇中央の真皮を骨膜に固定する．つまり，人中窩と人中稜を同時に作成する方法である．

4）真皮縫合

鼻翼基部の真皮を，3-0 ナイロン糸で前鼻棘に固定すると人中稜，鼻唇溝三角部を出すことができる．

5）皮膚縫合，固定

人中溝の固定が終わったら，皮切の縫合を行い，最後に人中窩にボルスターをあてこれを口唇に縫合固定する．中央皮膚に余裕がないと，人中窩を作ることにより，それだけ多くの皮膚を要するため赤唇がめくれあがって，醜くなるし，せっかく人中窩を作っても，皮膚の緊張のために元に戻りやすい．ボルスター固定は長いほどよい．

6）術後

人中形成術後，口唇部はかなり長く硬結が残るが，通常6ヵ月以内には軟化する．また人中窩は，術直後に比べて浅くなる．しかし，浅くなっても，人中があることが大切

である．皮下剝離が広範になると知覚異常を起こすことがある．

e.　人中形成術上の注意

1）健側が明瞭な人中稜であるとき

健側人中稜の皮下を剝離，人中稜下の筋層まで切除，平らにする．人為的に，なかなか明瞭な人中稜ができないので，患側に合わせてバランスをとったほうがよいこともある．

2）人中稜の偏位，幅広い人中稜

再手術によって人中稜を作り直す．

3）人中の変形

人中窩，人中稜の形態によって皮切を変えたり，鼻翼下部皮弁を用いる．

f.　症例

人中形成術の症例を図26-3-9〜図26-3-12に示した．

❸鼻唇溝三角部形成術

a.　鼻唇溝三角部とは

解剖学的に，鼻唇溝三角部 nasolabial triangular area と

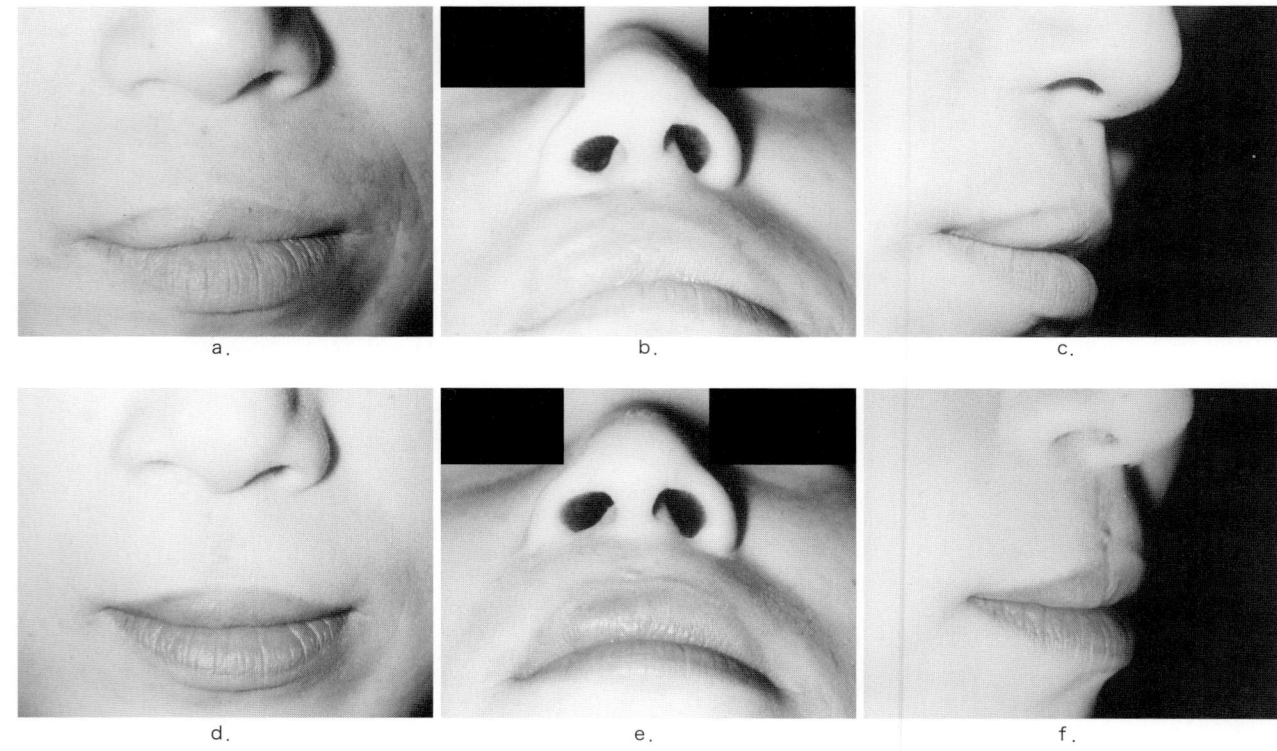

a～c：術前．　d～f：術後2年

図26-3-12　人中形成術

筋牽引法 muscle suspension と中央筋弁の重ね合わせ法〔人中形成術Ⅵ型（B）法〕を用いた．このように比較的口唇組織の不足しているものでも人中を作成することができる．

表26-3-1　いろいろな人中形成術とその結果

手術法		症例数	結果		
			+	±	−
Ⅰ型	muscle flap（筋弁法）	8	12.5%	25.0%	62.5%
Ⅱ型	muscle excision（筋切除法）	55	49.1	27.3	23.6
Ⅲ型	muscle graft（筋移植法）	9	66.6	22.2	11.2
Ⅳ型	bone chiselling（削骨法）	6	83.4	16.6	0
Ⅴ型	muscle insertion（筋挿入法）	6	50.0	33.4	16.6
Ⅵ型	muscle suspension（筋牽引法）				
	（A）without central muscle flap（中央筋弁なし）	111	55.0	15.3	29.7
	（B）with central muscle flap（中央筋弁付き）	95	71.6	15.8	12.6

判定は術後1年以上経過したもののみに行われる．削骨法は効果は大きいが，上顎骨，歯に対する影響が大きい．

〔判定基準〕

（+）新人中稜および人中窩が明瞭なもので，正常例と同様の人中稜を呈する．

（±）新人中稜はできているが，正常より劣るもの．

（−）術前と同じ状態．

（Onizuka T：Plast Reconstr Surg 56：522,1975；62：842, 1978より引用）

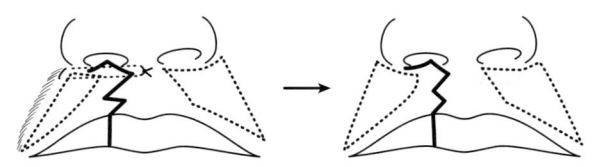

図 26-3-13　鼻唇溝三角部の揃え方
健側に比べ狭いときは皮下剥離を進め，広いときは人中稜外側の真皮と前
鼻棘との皮下縫合を行う.

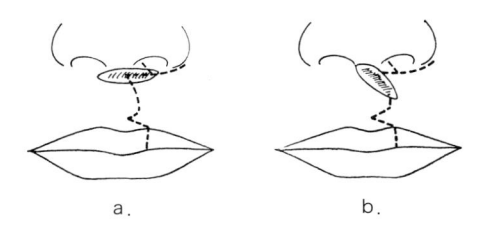

図 26-3-15　鼻柱基部瘢痕の修正法
単なる瘢痕切除だけでなく筋層牽引法 muscle suspension 法を行い，鼻翼，
Cupid's bow の変形が起こらないよう調節する.

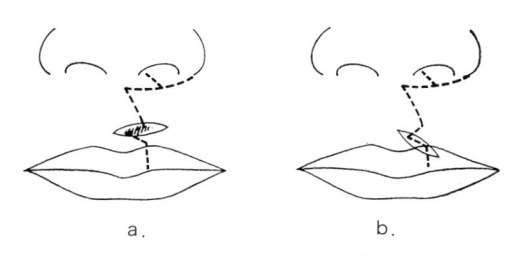

a：Cupid's bow の上方偏位を起こしやすいので注意を要する.
b：Cupid's bow のずれを起こしやすいので，むしろ W 形成術をするなど
　工夫を要する.
図 26-3-16　白唇部瘢痕の修正法

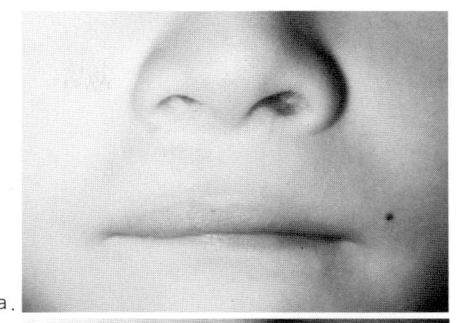

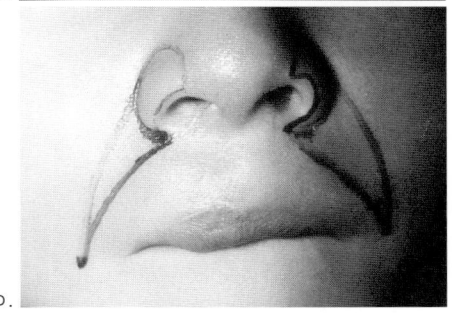

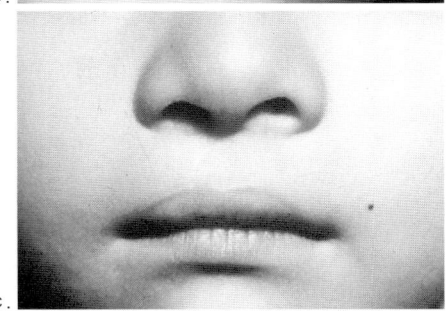

a：術前
b：鼻唇溝三角部の左右不対称性．患側のほうが
　小さく，短く，せまい.
c：術後 1 年
図 26-3-14　鼻唇溝三角部形成術
(Onizuka T et al：Aesthetic Plast Surg 10：127, 1986 より引用)

❹瘢痕

　現在の技術で瘢痕を消すことは不可能であるが，
Miyamoto ら（2007）は，瘢痕部分に植毛して目立たない方
法を報告している.

E. 第2度変治唇裂の修正術

❶鼻柱基部の陥凹，肥厚性瘢痕

　外側唇弁の尖端は，皮下組織が少なく，また鋭角過ぎる
と，縫合に際して緊張がかかって血行が悪く，遷延治癒や
壊死を起こし，その後が，陥凹し，あるいは，肥厚化しやす
い. いずれにしても切除するが，術後，ケロイド予防を行
う（図 26-3-15）.

❷白唇部の瘢痕の異常

　ときに起こりやすいのが，小三角弁の段違いである. 赤

いう名前があるわけではなく，著者のつけた名称で，鼻孔
底，鼻唇溝，ひげの生え際に囲まれた三角形の部分を指し，
通常，扁平になっているが，唇裂患者の場合は，この三角
部が小さく，短く，また外側にずれている. しかも，唇裂形
成術がよい結果と思われる場合は，この三角部が，左右対
称になっていることが多い. そのため著者は，唇裂形成術
の結果を判定するひとつとして，重視している（図 26-3-13,
図 26-3-14, 図 26-2-40）（鬼塚 1979）.

b. 手術法

　鼻唇溝三角部を左右対称にする手術法は，人中形成術と
同時に行う. 口輪筋の外側筋弁を内側に引っ張って，鼻柱
基部に固定することによって，鼻唇溝三角部が内側に移動
する（muscle suspension method）. 三角部の大きさは，外
側筋弁を作る際の皮下剥離と真皮縫合をかける位置によっ
て決まる（dermis suspension）. つまり，正常側の鼻唇溝の
外縁と対称になるまで剥離，さらに，そこの真皮と前鼻棘
とをナイロン糸にて埋没固定する（図 26-3-13, 図 26-3-14）.

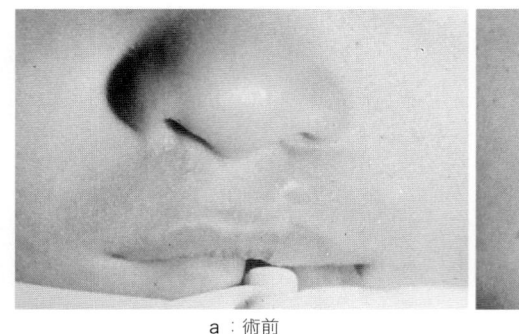
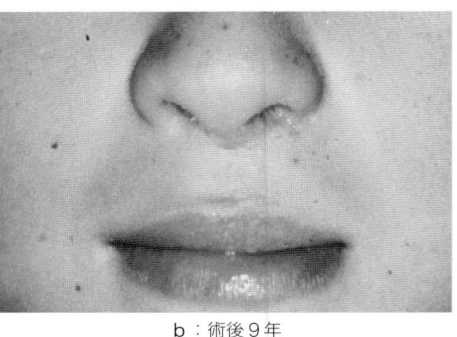

a：術前　　　　　　　　　　　　b：術後9年

図26-3-17　第1度変治唇裂

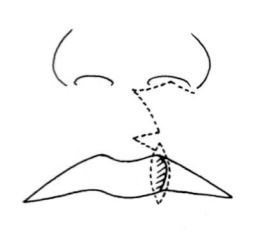
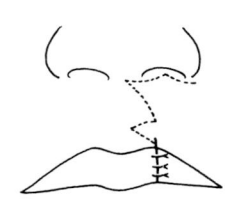

a.

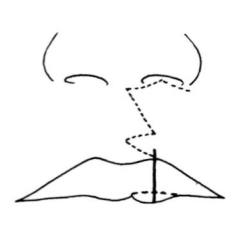
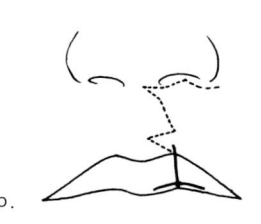

b.

図26-3-18　赤唇部瘢痕の盛り上がり

aの赤唇部瘢痕の盛り上がりは縫縮であるが，往々にしてbのようにdog earを生じるので修正が必要である.

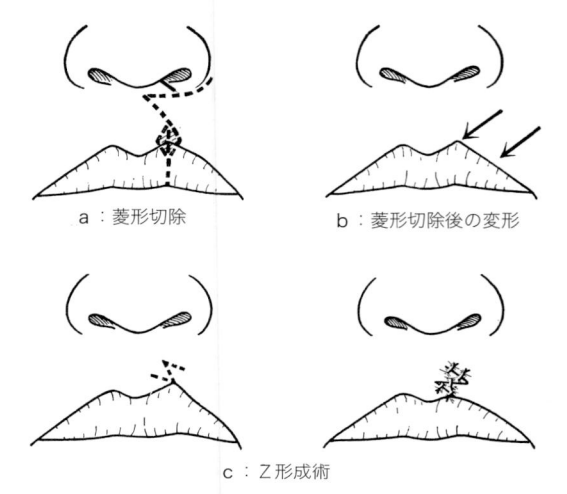

a：菱形切除　　　　　　　　b：菱形切除後の変形

c：Z形成術

図26-3-19　Cupid's bowの変形修正法
aよりcのZ形成術がよい.

唇縁がずれないように切除，縫合する（**図26-3-16**）. 瘢痕が著明な場合は，再手術する（**図26-3-17**）.

❸赤唇部の瘢痕の異常

最も多いのが，陥凹瘢痕と凹凸瘢痕であるが，修正は，切除後再縫合である. しかし，赤唇縁はdog earを生じやすいので，思いきって，赤唇縁を越えてでも，切開を延ばして修正するほうがよい（**図26-3-18**）. 赤唇縁が陥凹しないように予防することも大切である.

❹鼻孔底部の膨隆

これは，中間唇弁（Millard法のc-flap）が大き過ぎて，しかも，trap door変形を起こしたもので，Millard法後に起こりやすい変形のひとつである. **図26-2-35**のように鼻翼内側の切除を行う.

❺鼻柱基部の人中稜扁平化

人中稜は，鼻柱基部よりCupid's bow peakに向かって

走っているが，三角弁法にしても，Millard法にしても，鼻柱基部では人中稜が扁平化している. 通常，muscle suspensionで修正できるが，それでも，なお扁平な場合は，再度，muscle suspensionか，同様の人中形成術を行えばよい（**図26-2-34，図26-3-13**）.

❻Cupid's bowの変形

a. 挙上変形

これは，内側唇弁の下がりが，不十分であるために起こるもので，Millard法最大の起こりやすい欠点である. 修正法として，菱形切除法もあるが，これではCupid's bowの山が鋭角になりやすく，むしろ赤唇縁のところで小Z形成術を行ったほうがよい形が得られる（**図26-3-19**）. そうでなければ，鬼塚の唇裂方程式で切開をやり直す.

b. Cupid's bowのずれ

赤唇縁の縫合がわるいと起こりやすい変形で，通常外側赤唇縁が上がりやすい. 修正法は意外と難しい（**図26-3-20，図26-3-21**）. 赤唇の突出部のZ形成術か，切除，再手術な

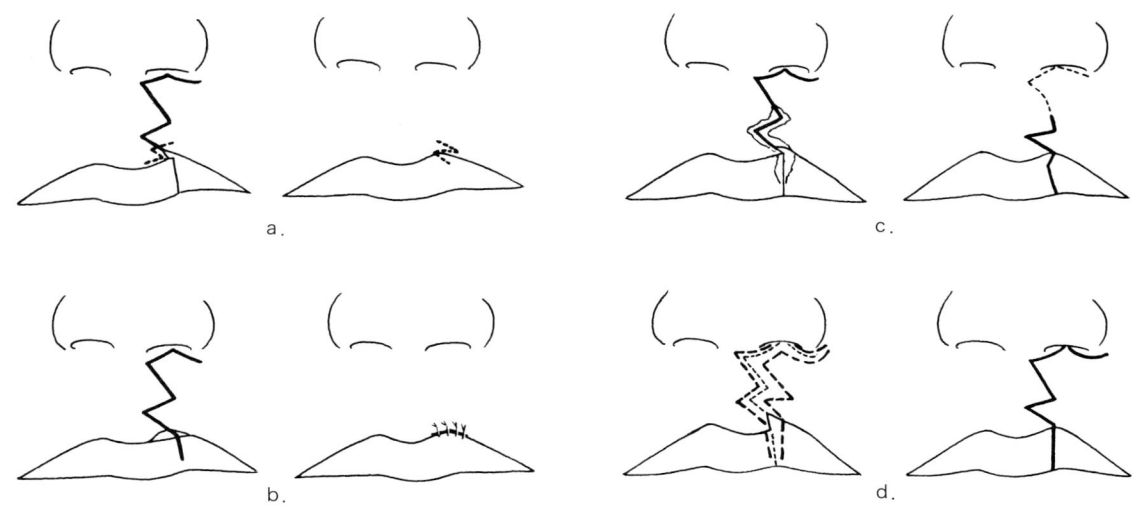

a：Z形成術，b：縫縮術，c：W形成術，d：再手術
図26-3-20 赤唇縁のずれ修正法

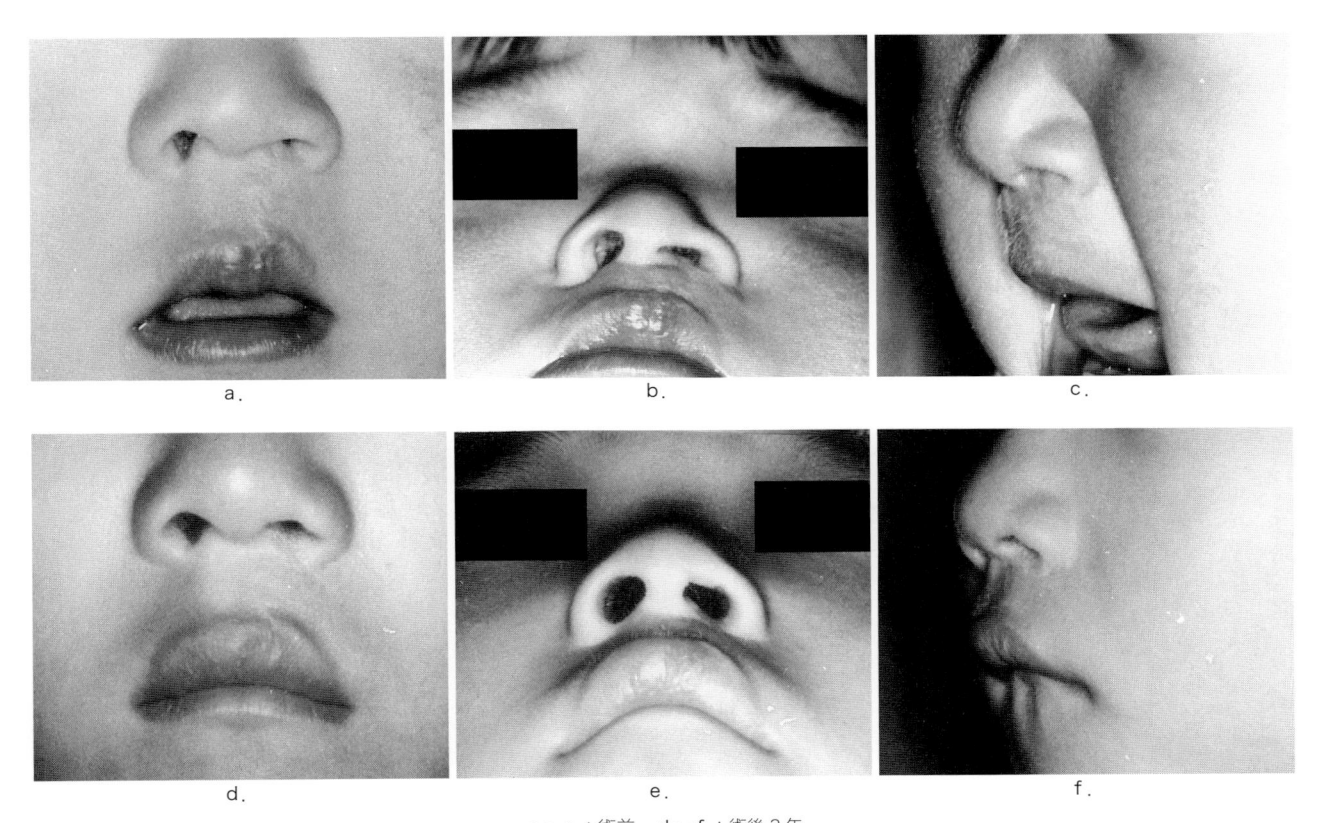

a～c：術前，d～f：術後3年
図26-3-21 第2度変治唇裂
鼻孔底の挙上，赤唇縁の挙上，赤唇瘢痕の盛り上がり．

ど症例により使い分ける．

c. Cupid's bow の平坦化変形

　これは，初回手術で基本点のとり方が悪いと起こりやすい変形であるが，修正はかなり難しい．むしろ再手術のほうを勧めたい（**図26-3-22**）．

d. Cupid's bow のへこみ（分割変形）

　これも初回手術のときに，点のとり方が悪いとき生じやすい．修正法としては，**図26-3-23** のようにいろいろなものがある．

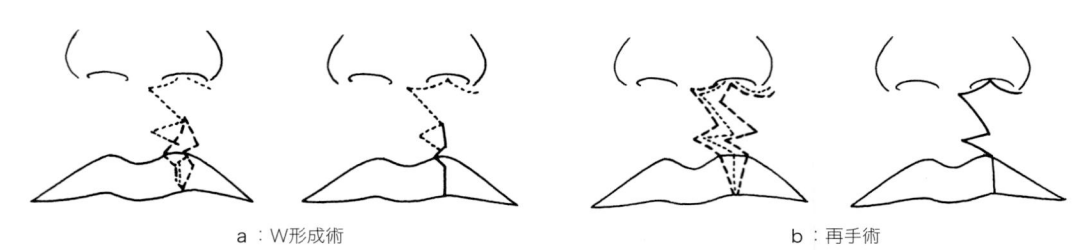

a：W形成術　　　　　　　　　　　　　　b：再手術

図 26-3-22　Cupid's bow の平坦化変形

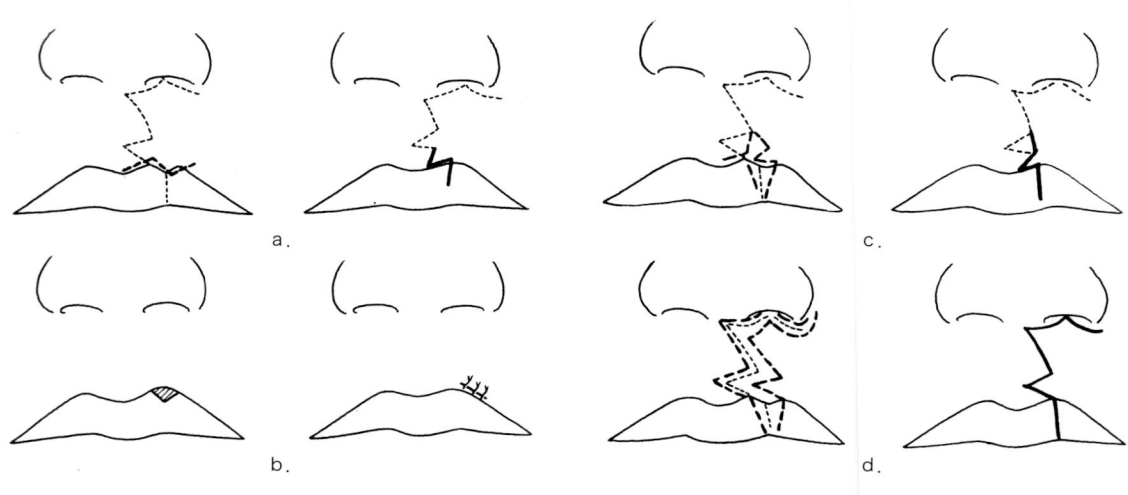

a：Z形成術，　b：縫縮，　c：W形成術，　d：再手術

図 26-3-23　Cupid's bow のへこみ

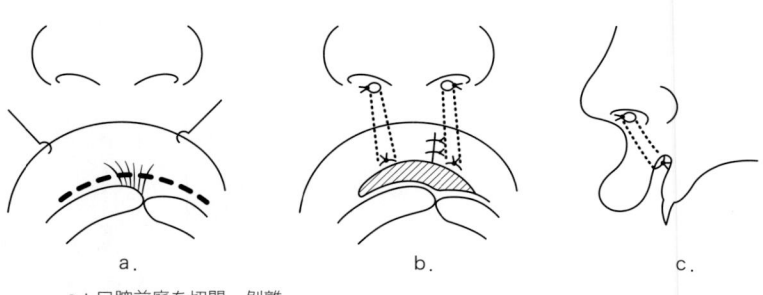

a：口腔前庭を切開，剝離
b：粘膜縁をナイロン糸で釣り上げ鼻孔に出して，ボルスターで固定する．
c：側面．bの斜線部は創露出のまま，数日で上皮化する．

図 26-3-24　口腔前庭の異常の修正

❼赤唇の変形

a. 赤唇の膨隆

　これは，粘膜部の形成術不良によるものであるが，治療は，赤唇部と粘膜部との境界を紡錘形に切除するだけでよい（図 26-2-59 ～図 26-2-62）．

b. 赤唇のくびれ

　これは，赤唇部の縫合部が陥凹しているので，修正法としては，菱形切除法，V-Y 法，Z 形成術などがあるが，Z 形成術が効果的である（図 26-2-61，図 26-2-64，図 26-2-66，図 26-3-4）．

c. 薄い赤唇

　完全唇裂では，往々にして患側赤唇が薄くなりやすい．修正は，口唇粘膜側で，V-Y 法か，横転粘膜弁を用いる（図 26-2-60）．

❽口腔前庭の異常：

　口唇小帯の異常は，通常 Z 形成術，あるいは舌小帯短縮症にみられるように，横切開ののち縦方向に縫合する方法もよい．しかし，いわゆる口腔前庭の消失した場合は，左右前庭に沿って切開を入れ，粘膜を剝離，これを鼻孔底に

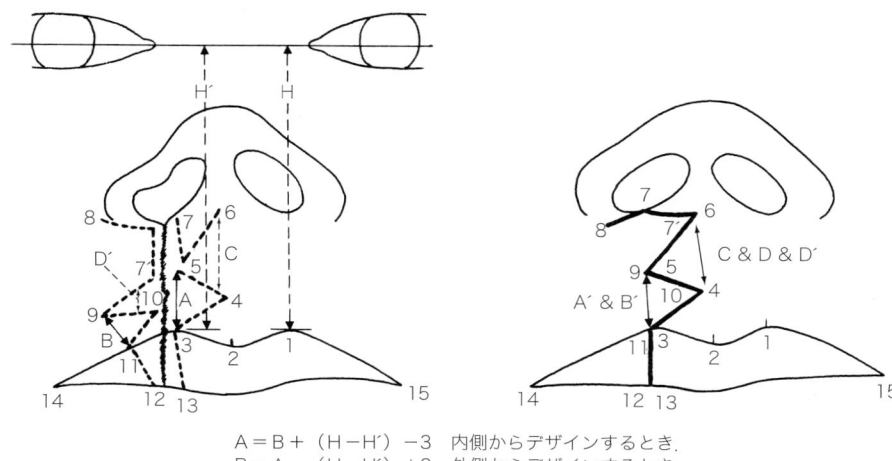

A = B ＋（H−H′）−3　内側からデザインするとき.
B = A −（H−H′）＋3　外側からデザインするとき.

図 26-3-25　標準切開線（鬼塚式唇裂方程式）
（Onizuka T：Br J Plast Surg 26：181, 1973 より引用）

固定する．歯槽部の創露出は，放置すれば，数日で上皮化する（図26-3-24）.

F.　第3度変治唇裂の修正術

この程度の変治唇裂になると，姑息な方法では修正できないので，口唇の全切開を要する.

著者は，変形の程度に応じて，切開線のデザインをパターン化して，修正の便宜をはかっている.

❶切開線デザイン（鬼塚式唇裂方程式）

図26-3-25 は，標準切開線のデザインである.

H：瞼裂線と健側 Cupid's bow の山との距離
H′　：瞼裂線と患側 Cupid's bow の山との距離
（この山は内側点3を指す．点11 ではない）.

A：3-5 間の距離
B：9-11 間の距離
C：4-6 間の距離
D：10-7′ 間の距離

切開線のデザインは，外側か内側のいずれから始めてもよい．たとえば内側から始めるとする.

点1：Cupid's bow の健側の山
点2：Cupid's bow の中央
点3：Cupid's bow の患側の山
1-2 = 2-3 と等しくなくてもよい.

点4：縫合糸瘢痕 suture mark の末端，ただし正中線を越さぬようにする．これを越すと方程式がくずれることがある.

点5：できるだけ瘢痕寄りで，三角形 Δ 3-4-5 が，二等辺三角形になるような位置

点6：鼻柱基部中点
点7：鼻孔底線中点
点8：鼻翼基点
点9：後述
点10：△ 9-10-11 が二等辺三角形になり，辺の長さは，3-4 = 11-10 = 4-5 = 9-10 となる.
点11：後述
点12：∠ 14-11-12 が，∠ 15-1-2 の 1/2 になる点
点13：∠ 2-3-13 が，∠ 15-1-2 の 1/2 になる点
点14：患側口角点
点15：健側口角点
点7′　：5-6 = 9-7′ で決める.

以上15の基本点のうち，点9, 11 の2点を除いて，自動的に決まるはずである.

変治唇裂皮切のデザインで問題になるのは，点9, 点11 の決めかたである.

点9は，次の鬼塚式唇裂方程式で決定する.

B = A +（H-H′）− 3
C = D
（単位 mm）

この式の3という数字は，経験的に決めたもので，Cupid's bow の山の健側（点1）と患側（点3）とが水平位にあれば，B = A で，同じ三角形の大きさにしてもよいようにみえるが，実際は縫合後，患側の Cupid's bow の山が下がってくるからで，おそらく鼻柱基部までの斜切開が影響すると考えられる．経験的に3mm の差をつくるとちょうどよい位置に，左右の Cupid's bow の山をもってくることができる．このようにして決めたBの値，つまり点9と点11 の距離を底とし，点3-4 間に等しい一辺を持つ二等辺三角形△ 9-10-11 を瘢痕にかからないように，しかも点11

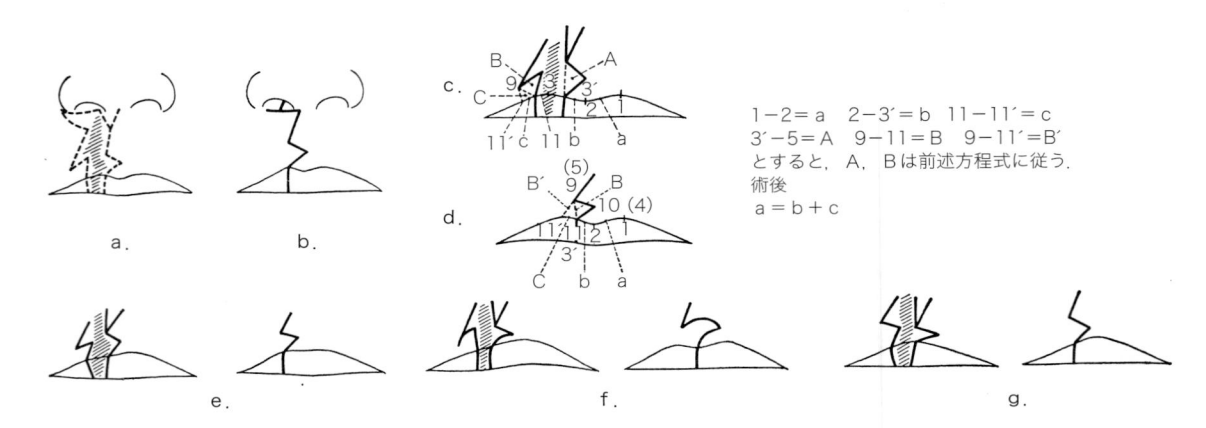

$1-2=a$　$2-3'=b$　$11-11'=c$
$3'-5=A$　$9-11=B$　$9-11'=B'$
とすると，A，Bは前述方程式に従う.
術後
$a=b+c$

a，b：瘢痕の切除範囲が広いと方程式に従って（a），Cupid's bow の山が同レベルになっても（b），図のような赤唇縁の変形を起こす.
c，d：Cupid's bow の変形を防ぐには，外側の三角弁を垂直気味にし，点9を赤唇縁に近づけると術後三角弁は11を中心に回転するため，点9は点11の直上に，それによって新しい Cupid's bow の山が外側にできる（d）.
e：Cupid's bow がない場合は，赤唇縁を梯形にすることによって Cupid's bow らしくできる.
f：さらに Cupid's bow らしくする方法.
g：Cupid's bow がまったく消失しているときは，左右対称の山形の赤唇縁を作るか，Abbe の下口唇弁反転法の適応になる.

図26-3-26　新しい Cupid's bow の作りかた

ができるだけ内側にくるように位置を決めると，点10，点11，点9の位置がいっしょに決定する. 点11を内側寄りにするのは，赤唇部の切除範囲◇3-13-12-11を可及的小さくするためである.

❷皮切のパターン化

上述，標準切開線からCupid's bow の山の高さ，健側（H）と患側（H'）との差によって，AとBが変わる.

a. 患側Cupid's bowの山が，健側とほぼ同じとき（1-2＝2-3のとき）

①Cupid's bow の山が同レベルのとき，外側の三角弁が3mm小さくなる.

②Cupid's bow の患側の山が上がっているとき，その上げ幅が3mmだけ，外側三角弁が大きくなる.

③Cupid's bow の患側の山が下がっているときその下げ幅が3mmだけ，外側三角弁が小さくなる.

b. 患側Cupid's bowの山が，健側に比べ小さいとき（1-2＞2-3）

図26-3-26のように幅広い瘢痕があって，これをすべて切除すると，術後Cupid's bow の山が小さくなるときは小さくなる部分を外側より補足する.

c. 患側のCupid's bowの山が消失しているとき

つまり1-2はあるが，2-3がないとき：このような変治唇裂では，最初から患側の Cupid's bow の山を作ることは難しいので，正常の Cupid's bow の山はそのままにし，正常では赤唇縁中央点2に相当するところを患側 Cupid's bow の山にする. したがって新しい赤唇縁は梯形を呈し

（図26-3-26-e），中央に谷がない.

無理に Cupid's bow を作ろうと思うと，**図26-3-26-f** のようなデザインで作ることはできるが，このようにCupid's bow の患側の山が欠損している場合は，患側の組織不足のため，健側にずれた Cupid's bow になりやすいので，口角形成術を追加して口唇の左右対称性を作る（**図26-4-35**，**図26-4-36** 参照）.

d. 患側も健側もCupid's bowの山が消失しているとき

つまり点1がないとき：このようなときは，口唇の組織不足が著明なことが多く，赤唇縁の左右対称性を作るのが精一杯である（**図26-3-26g**）. 場合によっては下口唇反転弁Abbe's flap の適応になる.

❸鬼塚式唇裂方程式を用いる場合の注意

以上，唇裂方程式による切開線デザインのパターン化を試みてきたが，この方程式にも例外がある.

①方程式を適用するにしても，組織切除を最小限度にすること. 特に赤唇部の切除は，特殊組織なだけにその補充は難しく，切除範囲はできるだけ少なくすることが大切である. 外側三角弁を矢状方向にたてると赤唇部の切除を少なくできる.

②内側三角形の尖端が，正中線を越さぬこと. 正中線を越すと方程式に合わないことがある.

③瘢痕の広がりによっては，三角形を不等辺三角形にすることもあるが，症例によっては方程式に合わないことがある. できるだけ二等辺三角形にする. 場合に

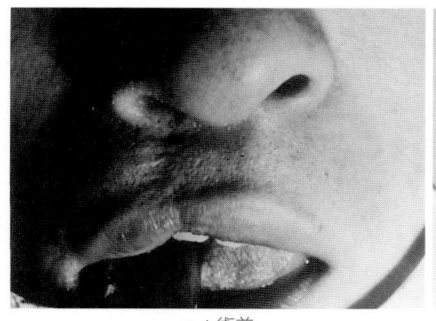
a：術前

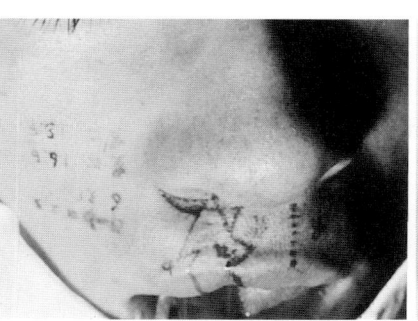
b：手術のデザイン

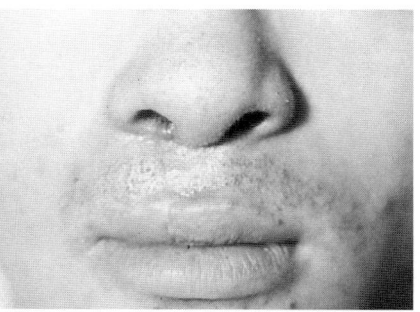
c：術後6ヵ月

図26-3-27　第3度変治唇裂

(Onizuka T：Br J Plast Surg 26：181, 1973；Onizuka T：Aesthetic Plast Surg 6：85, 1982 より引用)

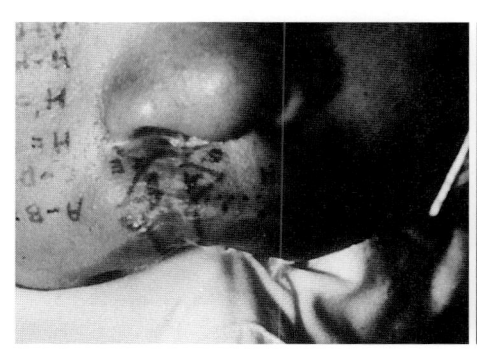
a：術前

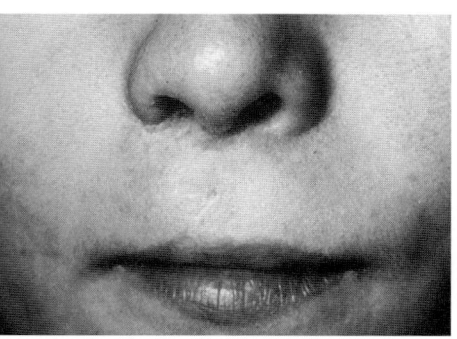
b：術後4年

図26-3-28　第3度変治唇裂

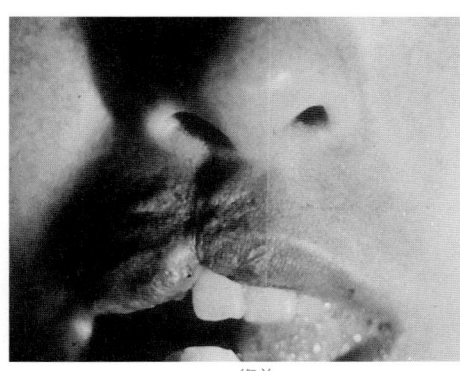
a：術前

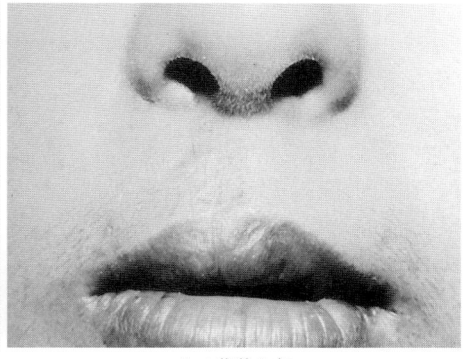
b：術後1年

図26-3-29　第3度変治唇裂

よっては，瘢痕を残してでも二等辺三角形にする．
④できることなら，三角形を上口唇溝と赤唇縁の間にお
さまるようにする．

図26-3-27〜図26-3-32に実際の症例を供覧する．

❹鼻孔底の組織不足の修正法

a.　鼻翼基部皮弁

初回手術のときに，鼻孔底の処理がなされていない場合，
また，歯列のcollapseが著明な場合は，鼻孔底は深く，後
方に偏位していることが多い．

この場合，単なる修正術では，組織不足を補えないこと
がある．こういう場合は，図26-3-33のように，鼻翼基部
に皮弁を作り，これを鼻孔底あるいは鼻柱側縁に移植する．

b.　瘢痕皮弁

上記の鼻翼基部皮弁の他に，図26-3-34のように切除す
る瘢痕を皮弁として挙上し，鼻翼基部から鼻孔底にかけて
移植すると，鼻翼を十分に挙上できる．

c.　瘢痕が著明なときの修正法

W形成術で修正するが，赤唇よりの三角弁のデザインは，
鬼塚式方程式に従わなければ赤唇縁の変形を起こしやすい．

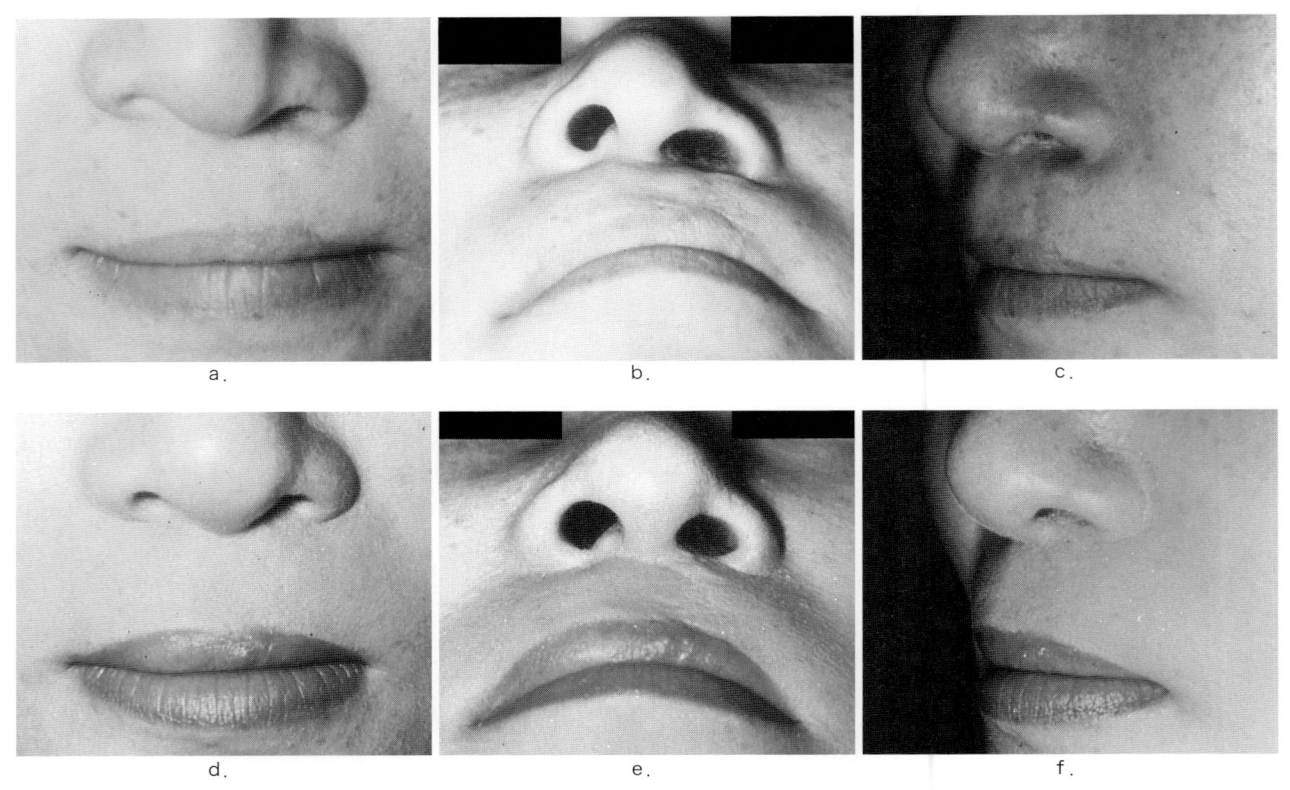

a．

b．

c．

d．

e．

f．

a〜c：術前，　d〜f：術後6ヵ月

図 26-3-30　第 3 度変治唇裂

（Onizuka T et al：Aesthetic Plast Surg10：127, 1986 より引用）

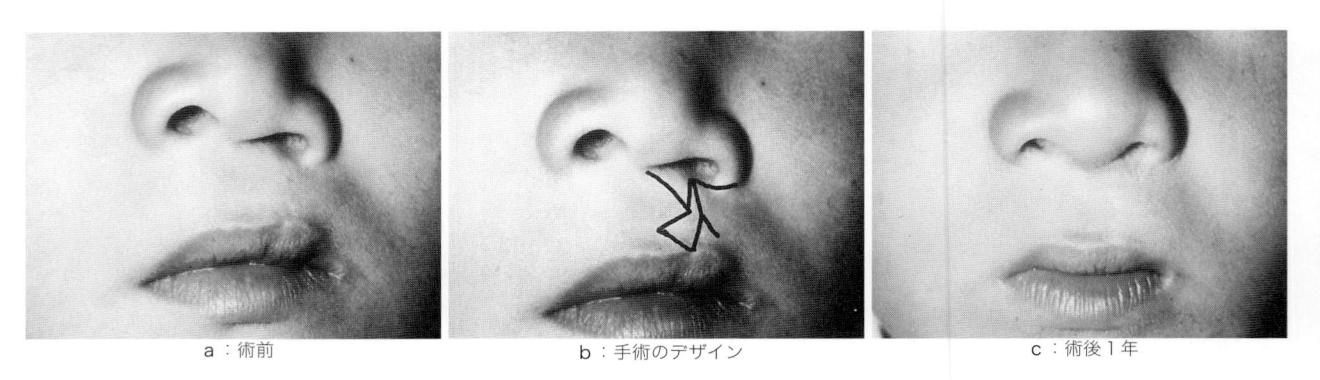

a：術前

b：手術のデザイン

c：術後1年

図 26-3-31　第 3 度変治唇裂

（Onizuka T et al：Plast Reconstr Surg 62：842, 1978 より引用）

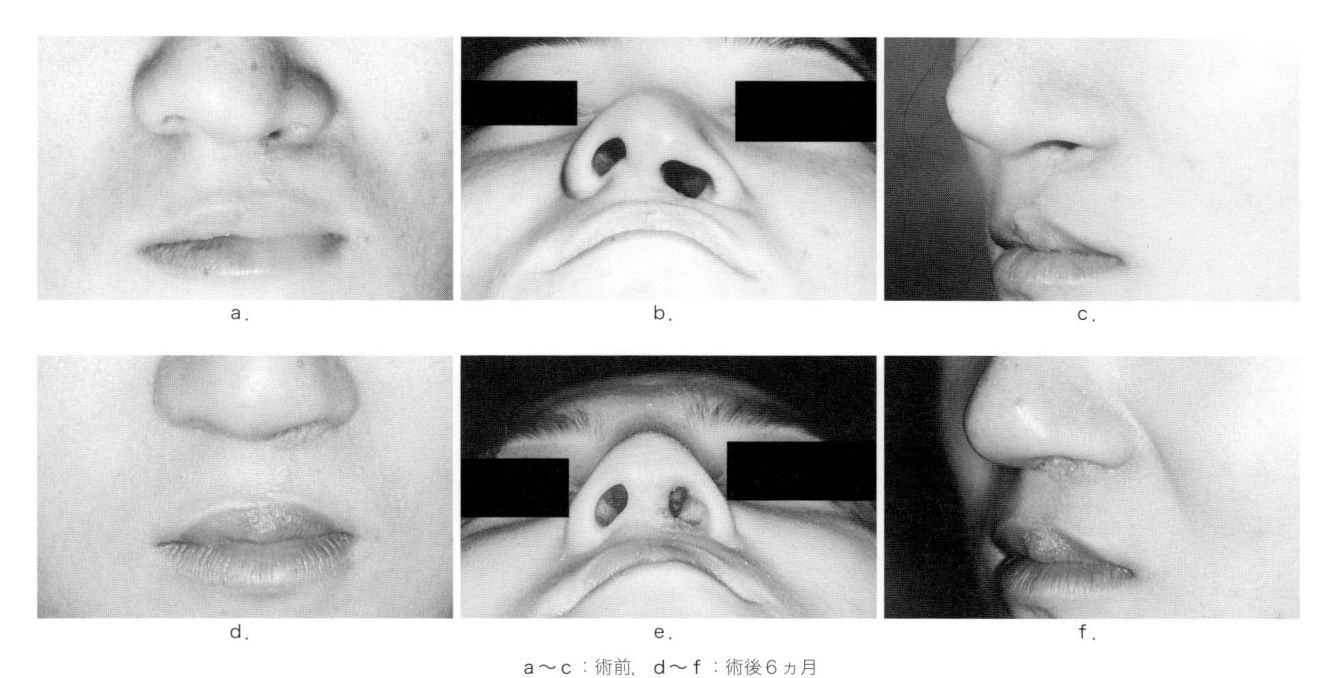

a〜c：術前，d〜f：術後6ヵ月

図26-3-32　第3度変治唇裂

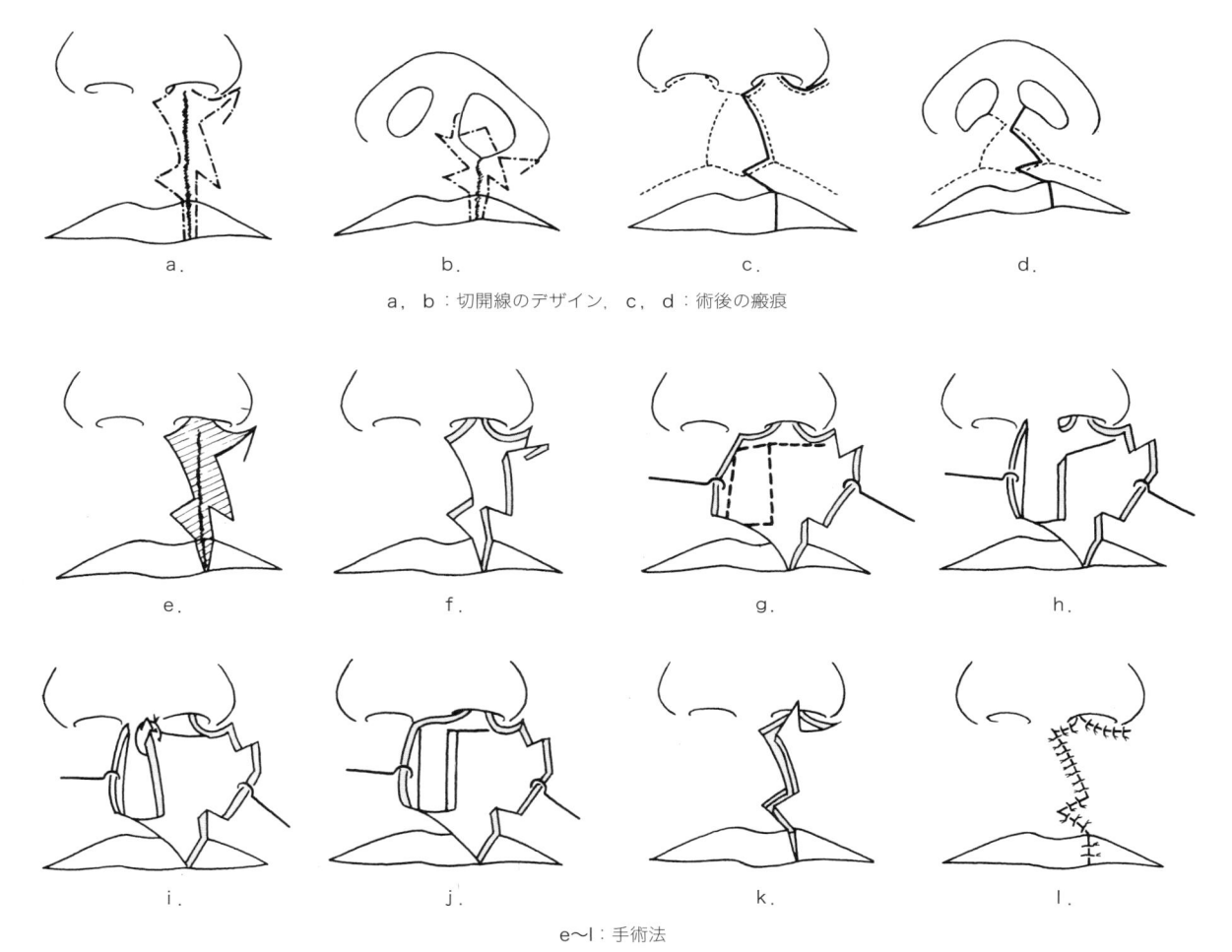

a，b：切開線のデザイン，c，d：術後の瘢痕

e〜l：手術法

図26-3-33　鼻孔底陥凹の修復法

最近は中央筋弁は切除する．また，鼻孔底修正は鼻翼基部皮弁より鼻孔底でのW形成術が多い．

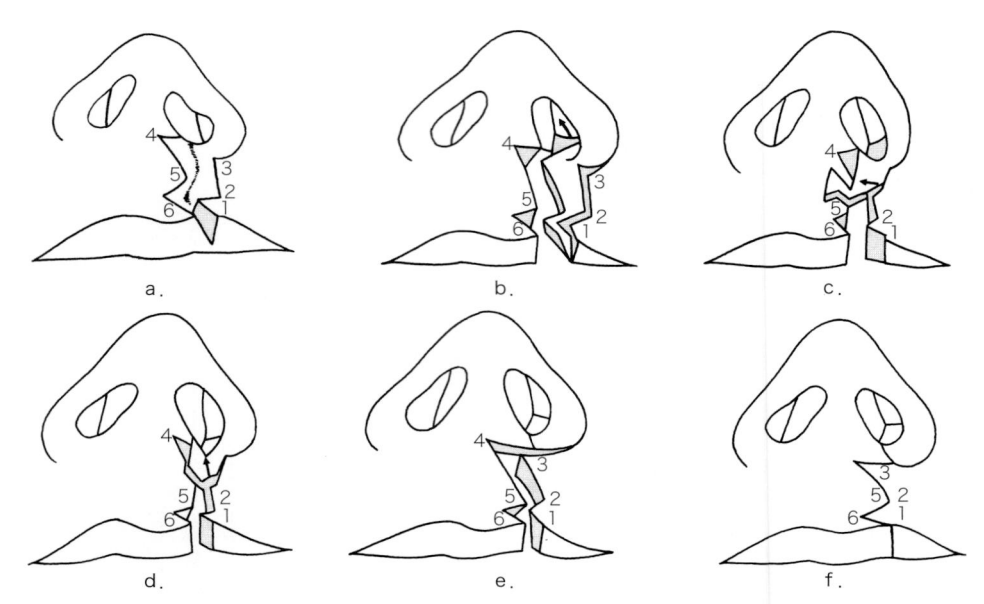

a：デザイン：鬼塚法に準ずるが，鼻翼基線に並行する切開を入れない.
b：内側より鼻腔底に切開を伸ばし，鼻前庭部組織を鼻尖部に向かって移動する.
c：鼻翼基部を茎とした瘢痕皮弁を挙上する.
d：瘢痕皮弁を適当にトリミングし，鼻腔底から鼻前庭に生じた欠損部に挿入する.
e：鼻部の縫合が終了したところ.
f：口唇部を縫合して終了する.

図 26-3-34　瘢痕皮弁による鼻孔底形成術

（大久保文雄，鬼塚卓弥ほか：形成外科 34：121, 1991 より引用）

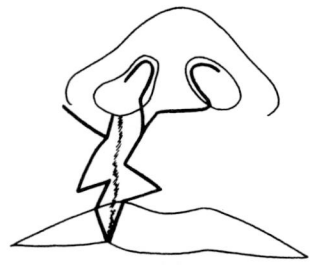

図 26-3-35　口唇と外鼻を同時に手術する場合の切開線

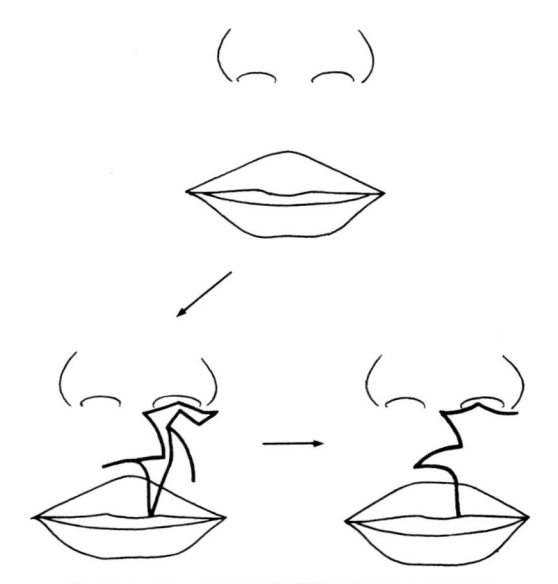

図 26-3-37　山型の赤唇縁を平坦にする方法

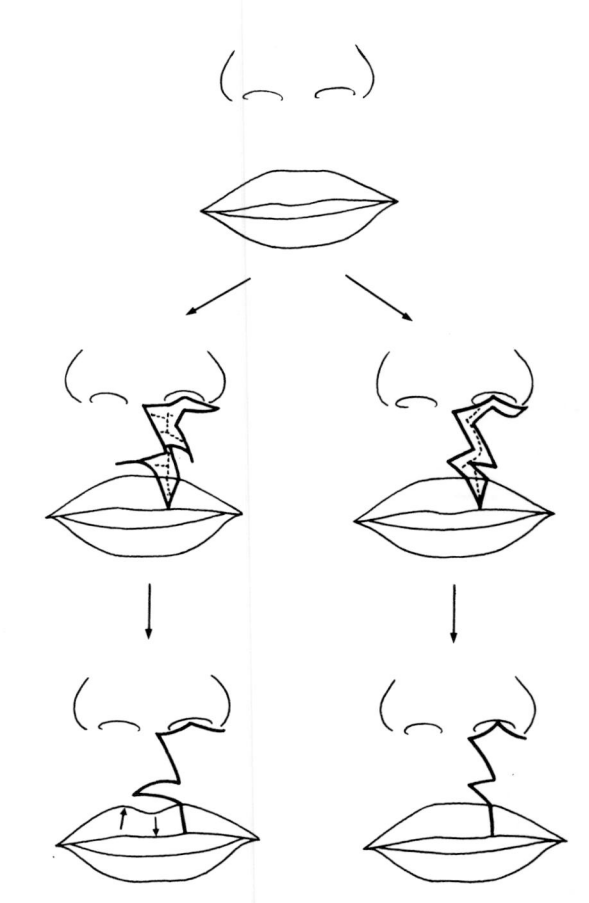

図 26-3-36　平坦な赤唇縁を正常型にしたいときのデザイン

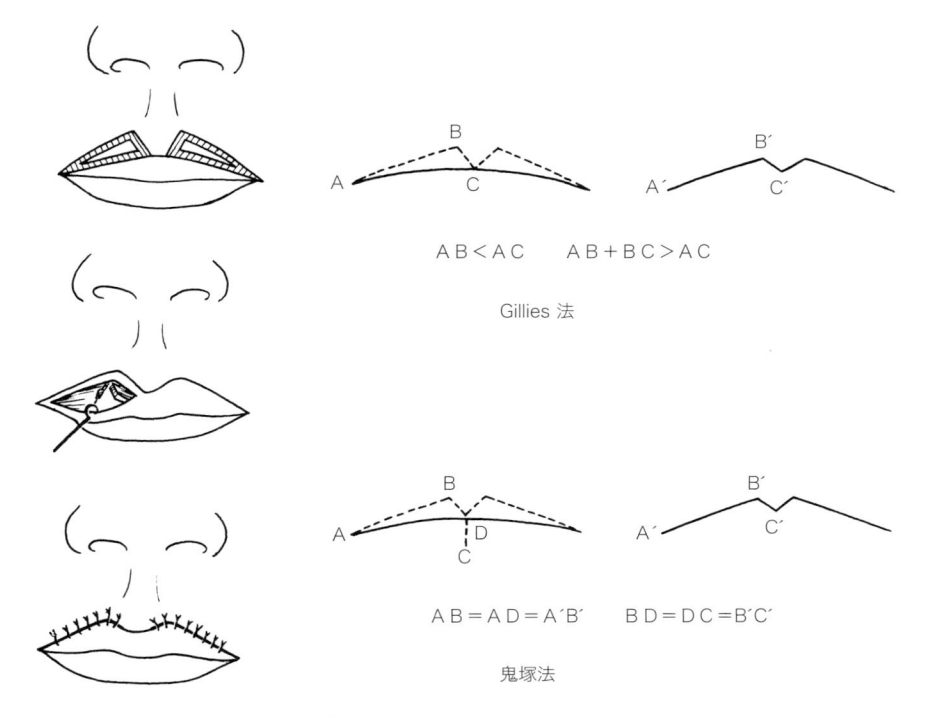

$$AB < AC \quad AB + BC > AC$$

Gillies 法

$$AB = AD = A'B' \quad BD = DC = B'C'$$

鬼塚法

図 26-3-38 山型の赤唇縁を正常の型にしたいときの手術法

〈鬼塚卓弥：形成外科 12：256, 1969 より引用〉

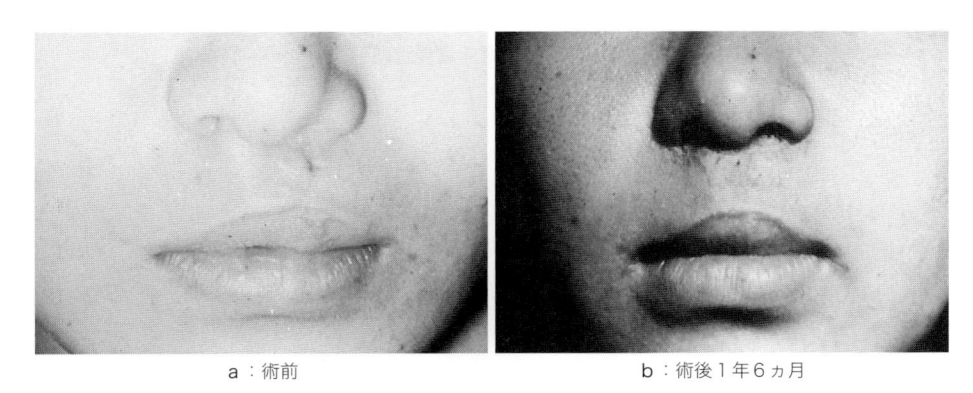

a：術前   b：術後 1 年 6 ヵ月

図 26-3-39 第 4 度変治唇裂

健側人中稜の傾斜で組織不足を知ることができる．

d. 口唇と外鼻を同時に修正する場合

口唇の切開線を，鼻柱側縁から鼻孔上縁にのばして，口唇と外鼻を同時に修正する（図 26-3-35）．

G. 第 4 度変治唇裂の修正術

この変治唇裂は，かなりの組織不足があるが，鬼塚式方程式で唇裂形成術を行えば組織移植を行わないでも何とか口唇形態を整えることができる．

❶平坦な赤唇縁を正常型にしたいとき

図 26-3-36 のようなデザインを用いる．

❷山型の赤唇縁を平坦な赤唇縁にしたいとき

この場合，組織不足のため山型の赤唇縁になっているためであるから正常の形にすることは難しく，せいぜい平坦な赤唇縁にすることはできる（図 26-3-37）．

❸山型の赤唇縁をどうしても正常な形にしたいとき

図 26-3-38 のような方法があるが，赤唇縁の丸みが消失する．また，瘢痕も目立つ．

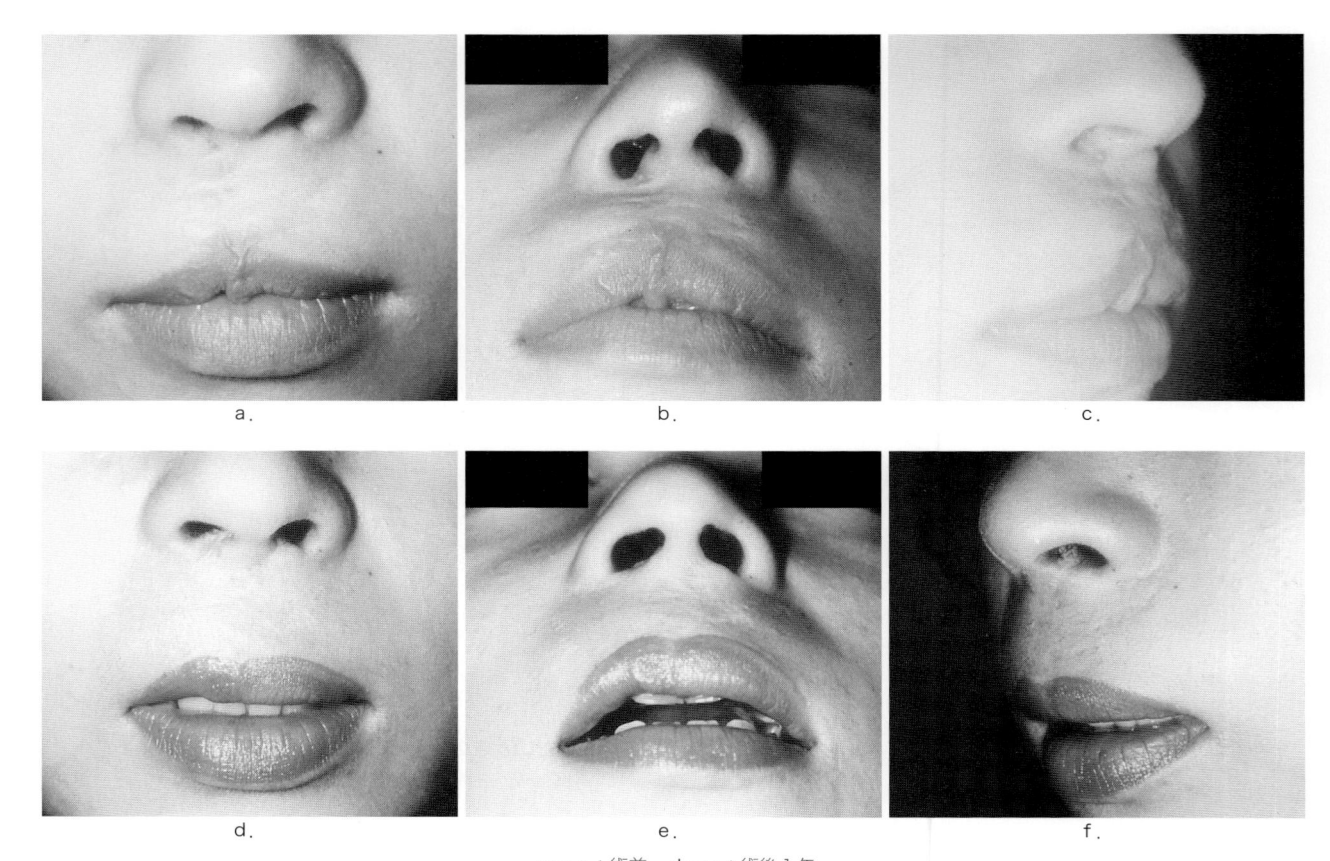

a.　　　　　　　　b.　　　　　　　　c.

d.　　　　　　　　e.　　　　　　　　f.

a〜c：術前，d〜e：術後1年

図 26-3-40　第4度変治唇裂

Cupid's bow の山が欠損し，口紅での修正を必要とする.

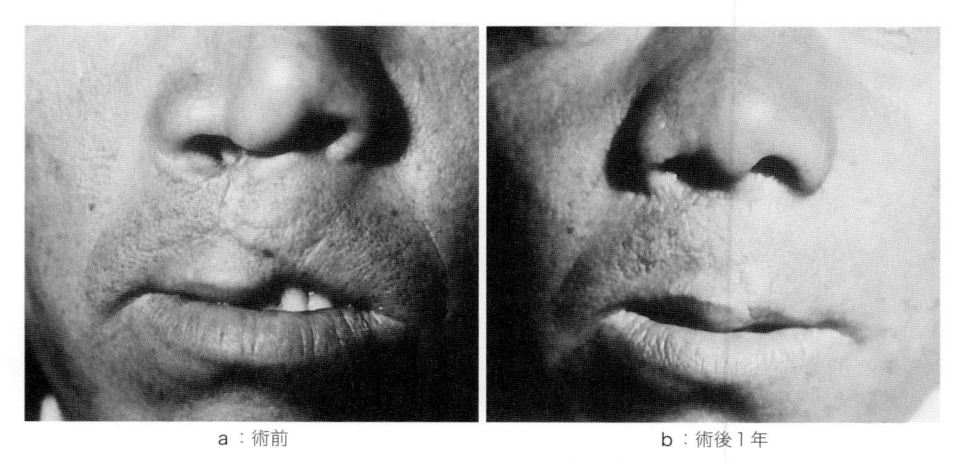

a：術前　　　　　　　　b：術後1年

図 26-3-41　第4度変治唇裂

第3度に近い症例である.

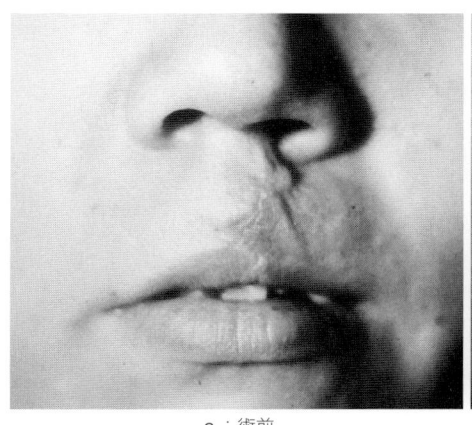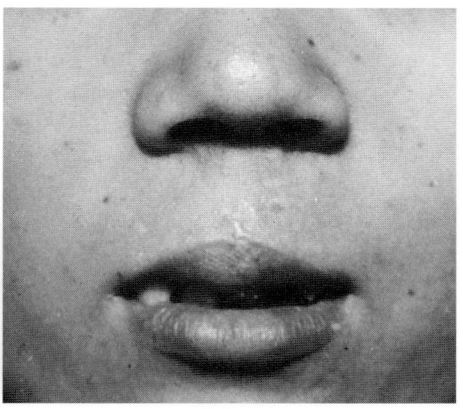

a：術前　　　　　　　　　　　　　　　b：術後6ヵ月

図 26-3-42　第4度変治唇裂
第5度に近い症例である．

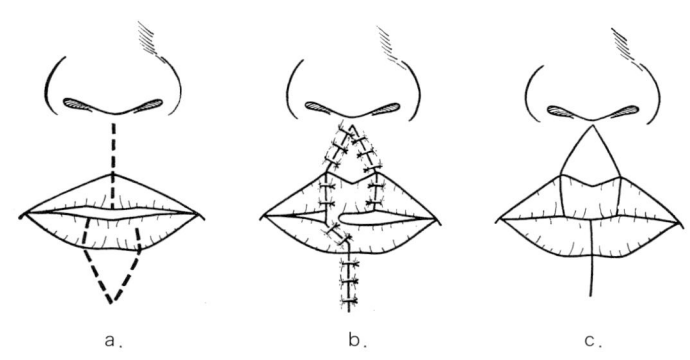

a.　　　　　　　　　b.　　　　　　　　　c.

図 26-3-43　Abbe 法，唇弁反転法

❹症例
　症例を図 26-3-39 〜図 26-3-42 に示す．

H. 第5度変治唇裂の修正術

　この程度の変治唇裂では，上口唇の組織がかなり不足しており，口唇部の章で述べたように頬部皮弁や下口唇弁による修復をはからねばならない．しかし，現在では，このような変形を起こした症例はほとんどみられないが，修正法については知っておくべきである．

❶唇弁反転法 cross lip flap

　唇弁反転法は，Abbe（1894）により始められた方法で，ほとんど同時に Neuber（1899）によっても報告されていることから，Neuber-Abbe 法ともいわれている．原法は，下口唇中央部より上口唇欠損部に移植する方法であるが，同様の原理に基づいて，下口唇外側部を上口唇欠損部に移植する方法が，Estlander（1872）により発表されており，両者をあわせて Estlander-Abbe 法ともいう（図 26-3-43 〜図

26-3-47）．その他，類似の方法を行った人々の名をつらねて，Sabatini-Stein-Estlander-Abbe 法という人もいる．

　最近でも Abbe 法は，安全な方法として，報告されているが，初回手術失敗 -Abbe 法では形成外科医として資格がないといえよう．しかし，昔ながらの古い症例が残されていることもあり，一応，Abbe 法は知っておくべきであろう．

a.　適応

　下口唇反転弁法の適応は，上口唇欠損のある場合であるが，ここでは，変治唇裂の場合について述べる．

　本法の適応は，前述各方法では修正できないほど，著明な上口唇組織不足があるときで，上口唇後退症，俗に“受け口”といわれるものである．適応の決めかたは，次のようにする．

1）上口唇が下口唇より前突している場合

　これは，正常の上下口唇位置関係であるので，本法による手術の対象にならない．

2）上下口唇が同じ位置にある場合

　著者の変治唇裂形成術によれば，上口唇上部が引き寄せられ，相対的に上口唇下部が突出するので，本法の適応は

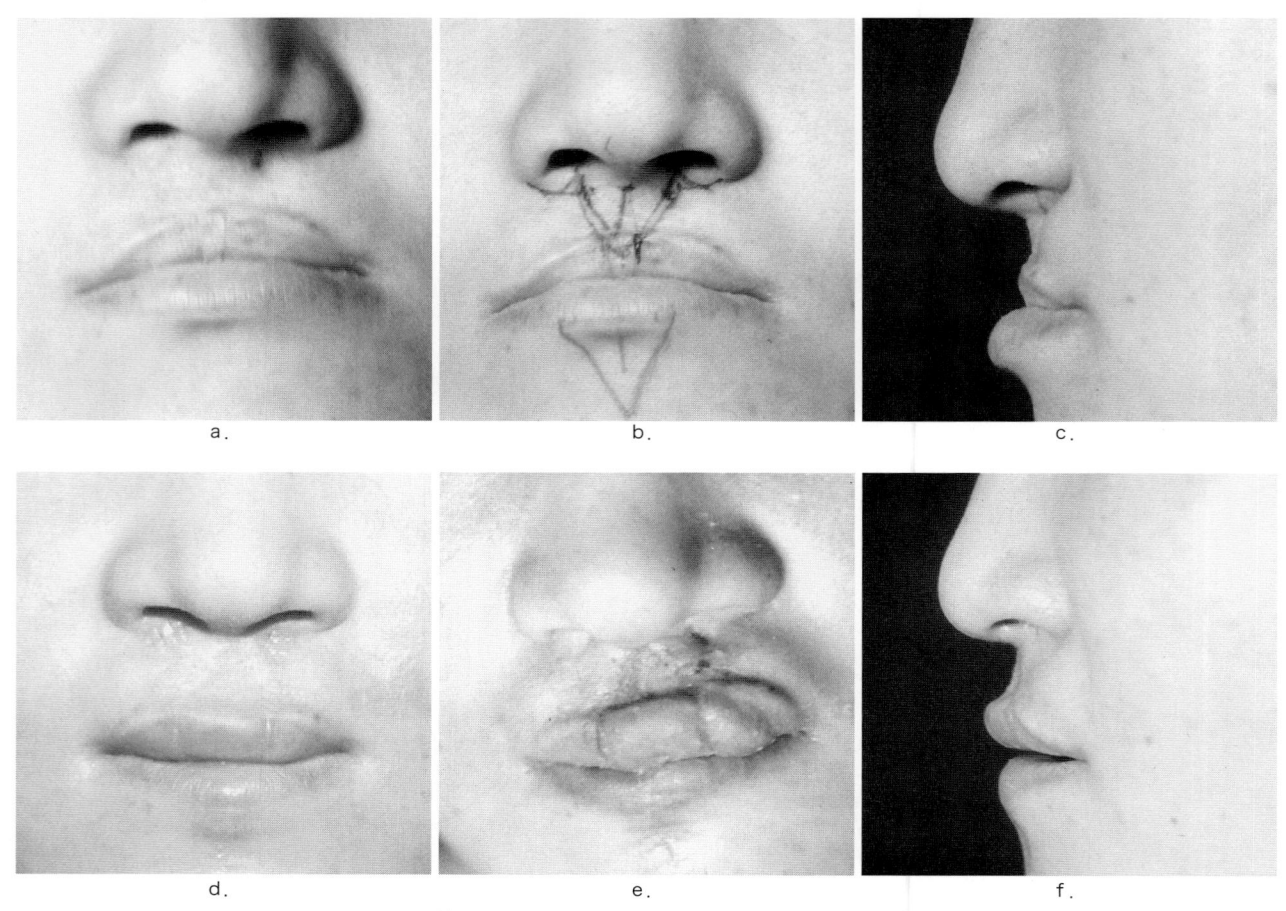

a，c：術前，d，f：術後，b：手術のデザイン，e：下口唇弁移植中

図 26-3-44　下口唇弁反転法

(鬼塚卓弥：唇裂，金原出版，p117，1972 より引用)

ない．

3) 下口唇が突出している場合

a) みかけの後退

　下口唇突出症があっても，上顎骨後退症によるみかけの下口唇突出がある．この場合，本法を適応しても効果はない．上口唇を指でつまんで前突させ，下口唇より前に出るほど，組織に余裕がある場合は，歯科矯正学的に，上顎を前突させることによって矯正できるので，本法は用いない．あるいは義歯，上顎骨骨切りによって矯正することもできる．

b) 本来の後退

　指で上口唇をつまんで，前突できなければ上顎後退症の有無にかかわらず，本法の適応となる．

4) 術後の瘢痕の数，量が多い場合

　線状瘢痕にできないほど，瘢痕の数や量の多いものは，瘢痕切除後組織欠損が大きくなるので本法の適応がある．

b. 下口唇弁移植部位

1) 片側変治唇裂

　唇裂の場合，通常，その二次修正術と同時に行うことが多いが，片側唇裂では，その瘢痕を切除したあと，離開した上口唇欠損部に下口唇弁を移植する方法と，二次修正術は原則どおりに行い，その治癒後，約3ヵ月後に上口唇中央部に新しい切開を加えて移植する方法とがある．後者の方法では，移植後の瘢痕が新しく2条，全部で4条できることになり，よくないようにみえるが，形態的には優れた成績をあげることができる．すなわち，上口唇中央部にできた2条の瘢痕は，あたかも人中のたかまり philtral column のようにみえ，また人中窩 philtral dimple（下口唇のオトガイ唇溝に相当するところ）や Cupid's bow もできるためである．

2) 両側変治唇裂

　両側変治唇裂の場合は，唇弁を移植する位置は当然上口唇中央部になるため問題はないが，移植する唇弁の形については検討を要する（図 26-3-46）．

c. Abbe 変法

　特殊な方法に，Marchac（1979）の十字皮弁，丹下（1992）のラムダ型皮弁（図 26-3-46），鬼塚の鼻柱と上口唇を同時に修復する長唇弁法（図 26-3-47）などがある．

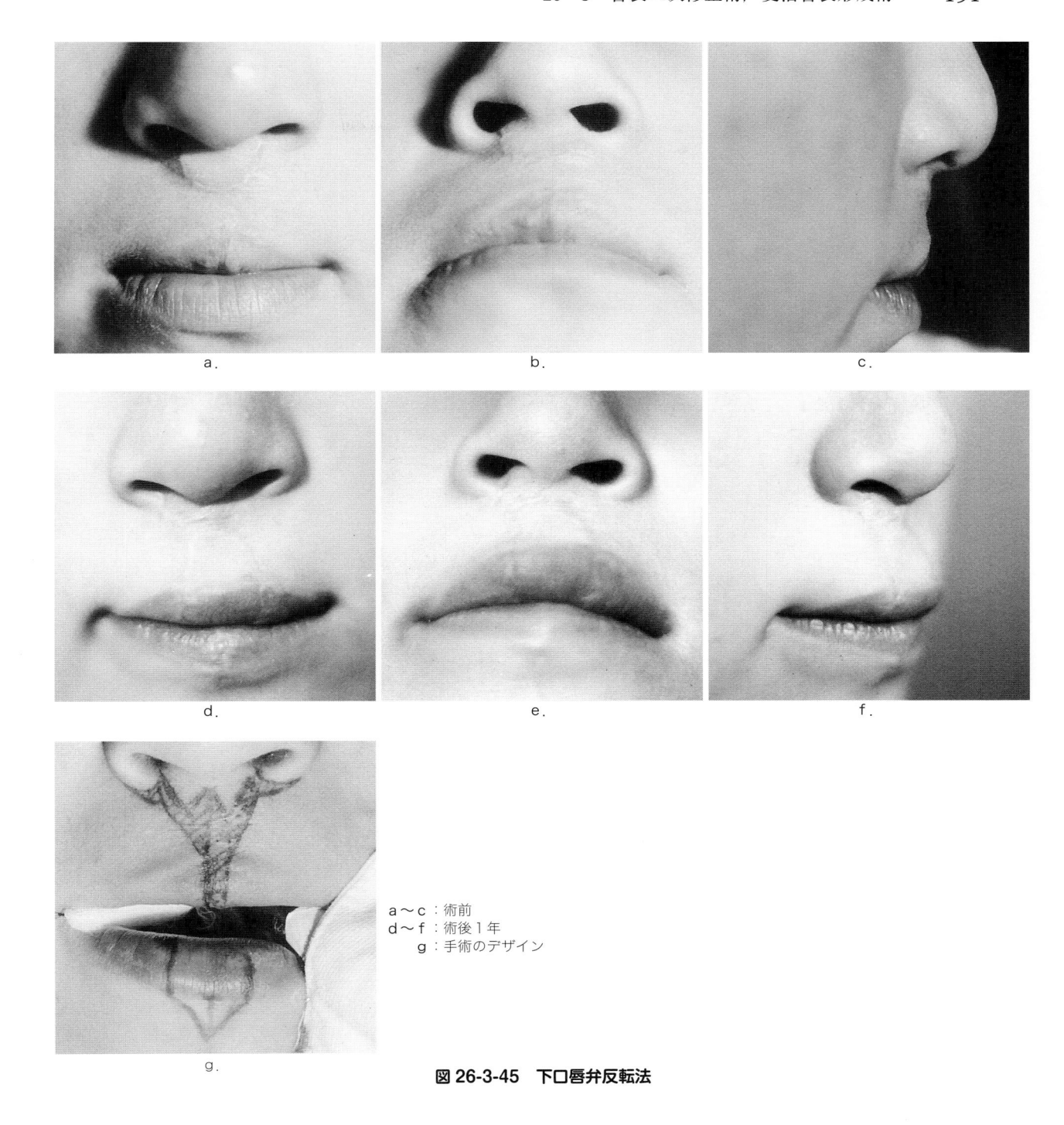

a〜c：術前
d〜f：術後1年
　g：手術のデザイン

図 26-3-45　下口唇弁反転法

d.　特殊法

①動脈皮弁として移植すれば1回の手術で移植が可能である（**図26-3-48，図26-3-49**）．Edizerら（2003）によると，下口唇動脈は，口角より平均23.9mmのところで，顔面動脈から分かれ，平均52.3mmであり，連続性がない場合もあり，また，sublabial arteryが71％にみられるので本法の適応には慎重に検討することが望ましい．さらに有名伴走静脈がないので，周囲組織を多めに取り込むようにして血行に注意を要する（Huら

1993）．

②また，上顎前歯部の欠損の場合，下口唇弁に下顎前歯部の骨と歯を同時に移植する鬼塚ら（1993）の方法もある（形成外科手術書第3版）．今日では顎骨の骨切りか仮骨延長術の適応である．

③また，軽度な場合は，赤唇部のみの欠損に用いられることもあるが，この程度であれば，複合移植composite graftのほうがよい（本章「下口唇の複合移植」の項参照）．

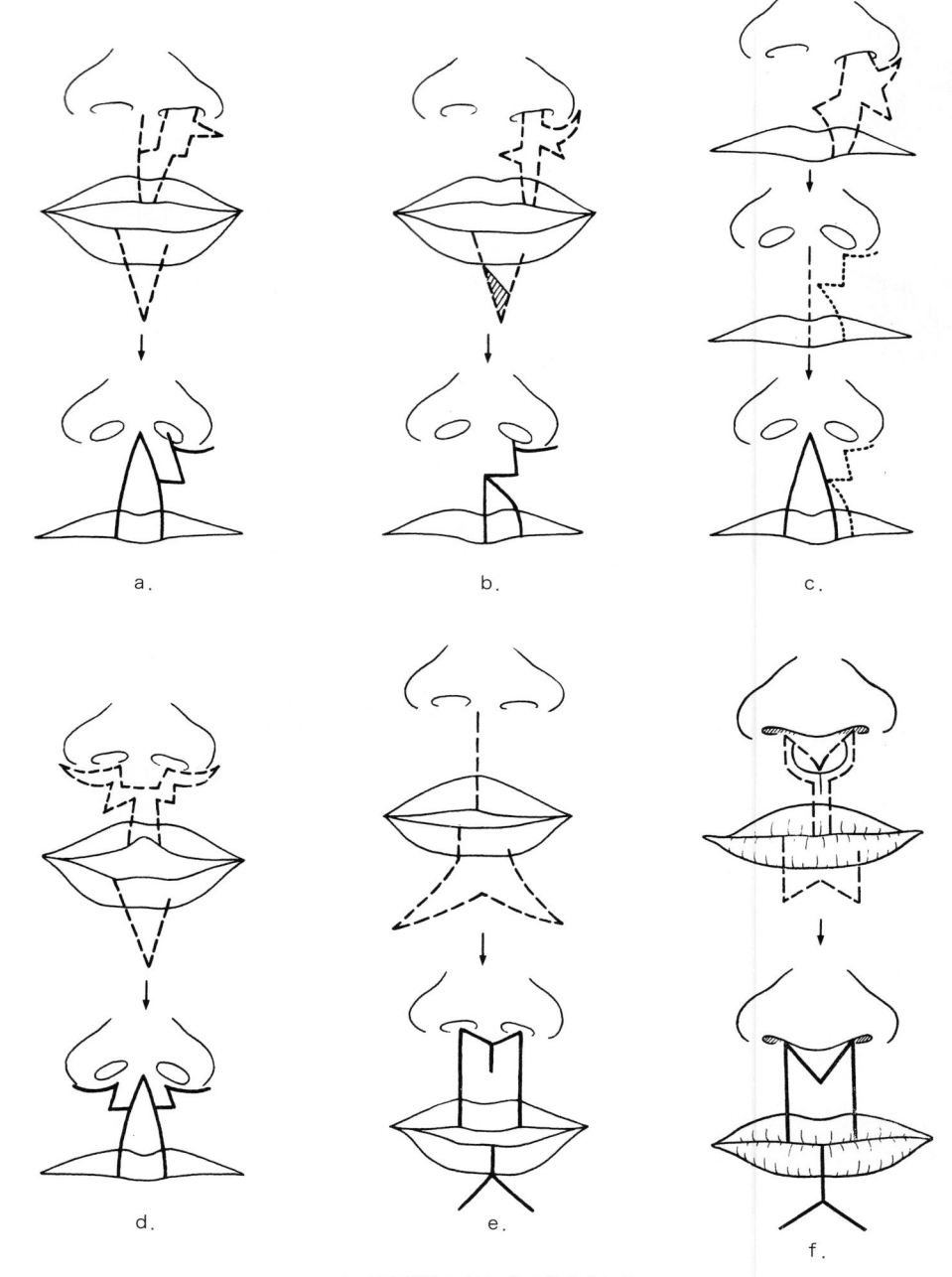

a〜d：瘢痕切除とAbbe法の組み合わせ
e：ラムダ型唇弁反転法
a〜e：(丹下一郎：形成外科35：249, 1992より引用)
f：M字型下口唇弁法

図 26-3-46　Abbe 法の諸型

a〜f：(丹下一郎：形成外科 7：121, 1964 より引用)

e.　下口唇弁作成法
1) 下口唇弁のデザイン

　下口唇弁のデザインは,麻酔を行う前に行う.そうしないと局所麻酔薬の膨らみによって,あるいは全麻では挿管チューブによって口唇が変形しやすい.

2) 下口唇弁の大きさの決定条件

　下口唇の大きさをどのくらいにするか迷うことがあるが,鬼塚(手術書第3版 1996)は,上下の口唇を円錐形に見立てて,計算式を報告しているが,実際は,経験的なものにならざるを得ない.次の要点を守ればよい.

　①下口唇弁量が不足すれば,上口唇の組織補塡という目

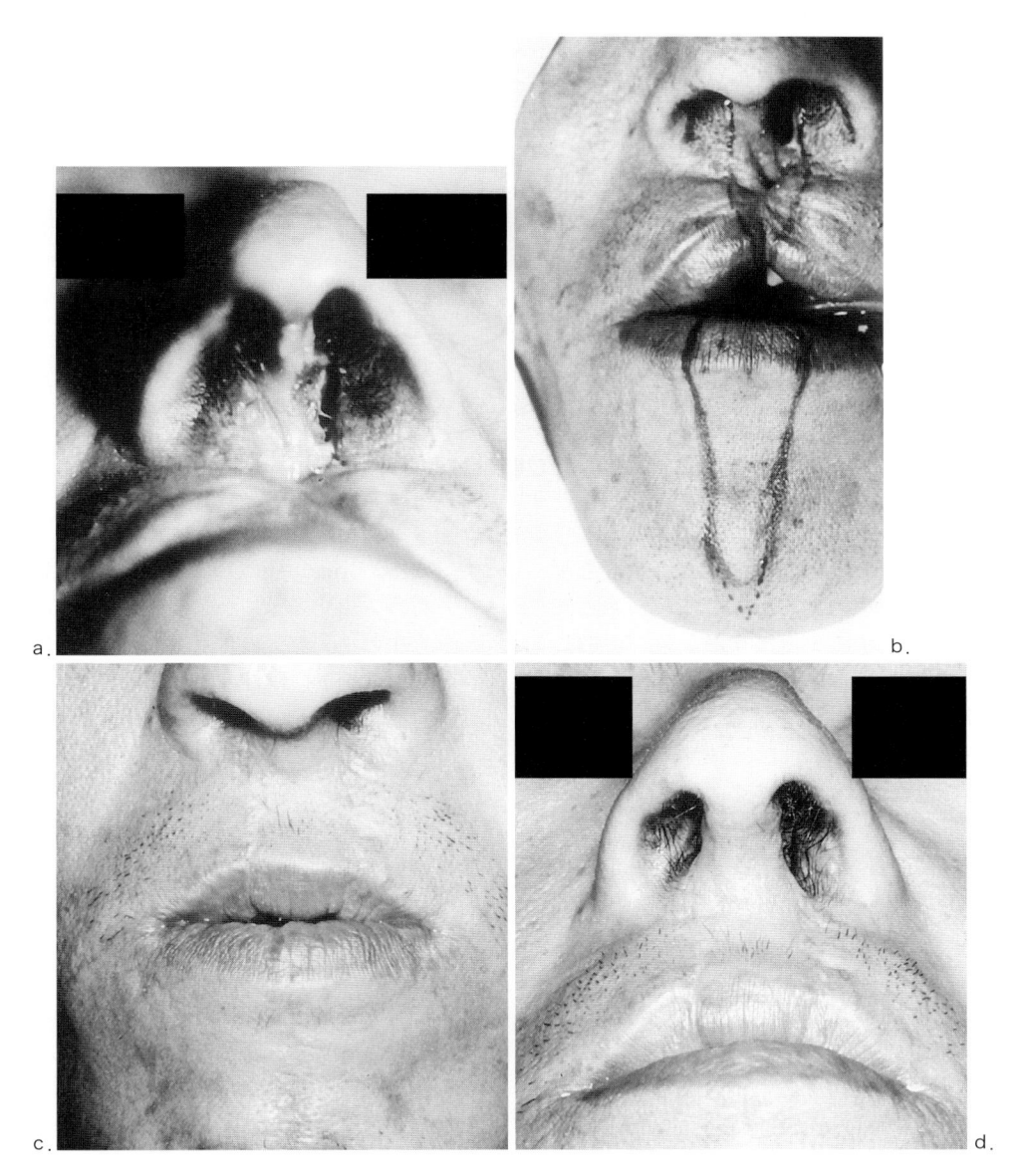

a：術前，　b：手術のデザイン，　c，d：術後 1 年

図 26-3-47　鼻柱と上口唇を同時に修復する方法

（鬼塚卓弥ほか：形成外科 14：373, 1971 より引用）

的が達せられない.

②下口唇から，その幅の 1/3〜1/2 の唇弁を採取できるが，上下のバランスを崩してはいけない. 不必要に多く採取する必要はない.

③移植後の唇弁の境界が人中稜のようにみえたほうがよいことから，できるだけその幅を Cupid's bow の山と山との幅にしたほうがよい.

④上口唇の瘢痕量によっては，その切除により，その幅だけ組織不足を起こすことも考慮しなければならない.

⑤鼻柱延長を同時に行う場合は，特別なデザインを要する（**図26-3-47**）.

3）麻酔

下口唇弁法の麻酔は，局麻でも全麻でも可能である. 全麻の場合は，挿管麻酔を行うが，チューブ固定は，必ず下口唇弁の茎 pedicle のあるほうの口角部に固定する. なぜならば唇弁を移植したとき，上下口唇が唇弁で橋渡し状に固定されて大きく開口できないが，そのなかでもより幅の広いほうが pedicle 側にあるからである.

4）切開

切開は，茎と反対側を粘膜まで含めて一気に行う. この切開で，下口唇動脈の位置を確かめておく. 次に，茎の側を切開するが，あくまでも動脈を切らないように注意すべきである. その目安として，**図 26-3-49** のような，動脈の

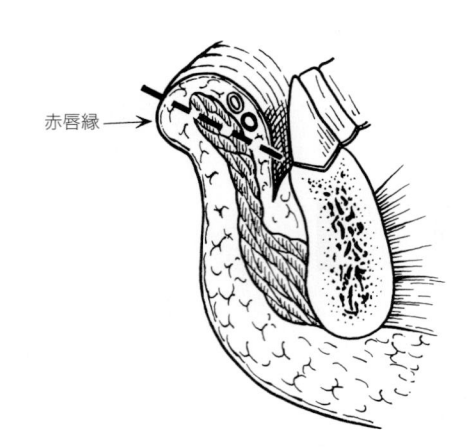

赤唇縁→

図 26-3-48　下口唇動脈の位置
(Cannon B et al : Plast Reconstr Surg 11 : 497, 1953 を参考に著者作成)

位置的関係を考慮するが, 局所に止血剤などを注射した場合は, この位置的関係が不明確になることが多く, 反対側切開時の, 動脈の位置を基準にするほうがよい. 切開は, 赤唇縁より少し離れたところからオトガイ部に向かって粘膜まで一気に切開したあと, 茎部は鋏で少しずつ剥離していく. 茎部は細いほど唇弁の回転がよく, 動脈のねじれが少ないが, 動脈切断の危険性は大きくなる.

5) 縫合

縫合は, まず下口唇部から, 赤唇部を残して, 粘膜, 筋層, 皮膚の順に, 層々縫合を行う. 次に, 唇弁を上口唇に反転, 反対側の粘膜, 茎部側粘膜, 両側筋層, 赤唇部, 皮膚の順に縫合する. この際の注意は, 筋層縫合を確実にすることと, 縫合の順序を間違えないことである.

6) 術後

術後は, 絆創膏と包帯で, 上下顎を固定するのみで十分である. Intermaxillary wiring とか plaster cap などの必要はない.

術後に, 最も問題になるのは麻酔であって, 麻酔が完全に覚めてから抜管しないと, 分泌物や嘔吐物の誤嚥によって重大な結果を招くことになる. 術後の摂食は, 経口的に, 通常の口蓋裂と同様に与える. 胃チューブを挿入しておくと安全である.

7) 皮弁切離

通常, 10 日〜2 週間後に行うが, 皮弁の安全性からいえば, 2 週間目のほうがよい. 5 日目でよいとするのは, 複合移植の状態になっているためであり, 大きな皮弁には適応できない.

8) 移植後の問題

①瘢痕の修正：唇弁反転法によると, 縫合部に肥厚性瘢痕を生じ, 茎部に多少のずれや, Cupid's bow の変形を生じることがあるから, 皮弁切離時, あるいは術後二次的に修正する. その他, 片側変治唇裂の場合は, 瘢痕の数が多く, 猫のひげcat whisker のようになる

から, Broadbent (1957) のように上口唇に遊離植皮を行う人もいる. しかし遊離植皮片の術後の色素沈着, 人中の消失などの欠点が大きい. 鬼塚ら (1988) は, 下口唇弁を下口唇外方から採取したほうが術後の瘢痕が目立たないという.

②移植唇弁の機能：DePalma (1958), Smith (1960), Thompson (1961) らによると, 筋電図学的に, 移植唇弁は1〜2年のうちに, 機能的にも満足な状態になるという.

③ひげの毛向：毛の生える方向 (毛向) が逆になる.

❷下口唇の複合移植 composite graft

下口唇組織を用いて上口唇に複合移植を行う方法は, 前述の唇弁反転法の遊離型とみなされるもので, 唇弁反転法を行っているうちに誤って口唇動脈を切っても小さい移植組織は生着することなどから, その可能性が容易に理解できる.

Flanagin (1956) は, 厚さ 1 cm, 幅 1-1/4〜1-1/2 cm の下口唇組織の移植を報告しているが, 添田(1975)は, 幅1.5cmが限度で, 長い唇弁は 1 cm 以内にすべきという. 赤唇部より白唇部のほうの血行が悪く, 血行再開がよくないためである. この方法は, 唇弁反転法と異なり, ①1 回の手術で済むこと, ②上下口唇を縫合することがないから患者も楽であること, ③治療期間が短いなどの利点はあるが, あまり大きな組織は移植できないし, Millard (1964) のように, 男性では, 毛髪が生えないので複合移植はできないという説もある.

しかし, わずかな上口唇の組織不足, 特に赤唇部の欠損のような場合には, 前述の長所, 欠点からみて, 唇弁反転法よりも複合移植のほうが有利である.

手術法は, 複合移植術の原則 (第 7 章 -3-H「複合移植法」の項参照) に従う.

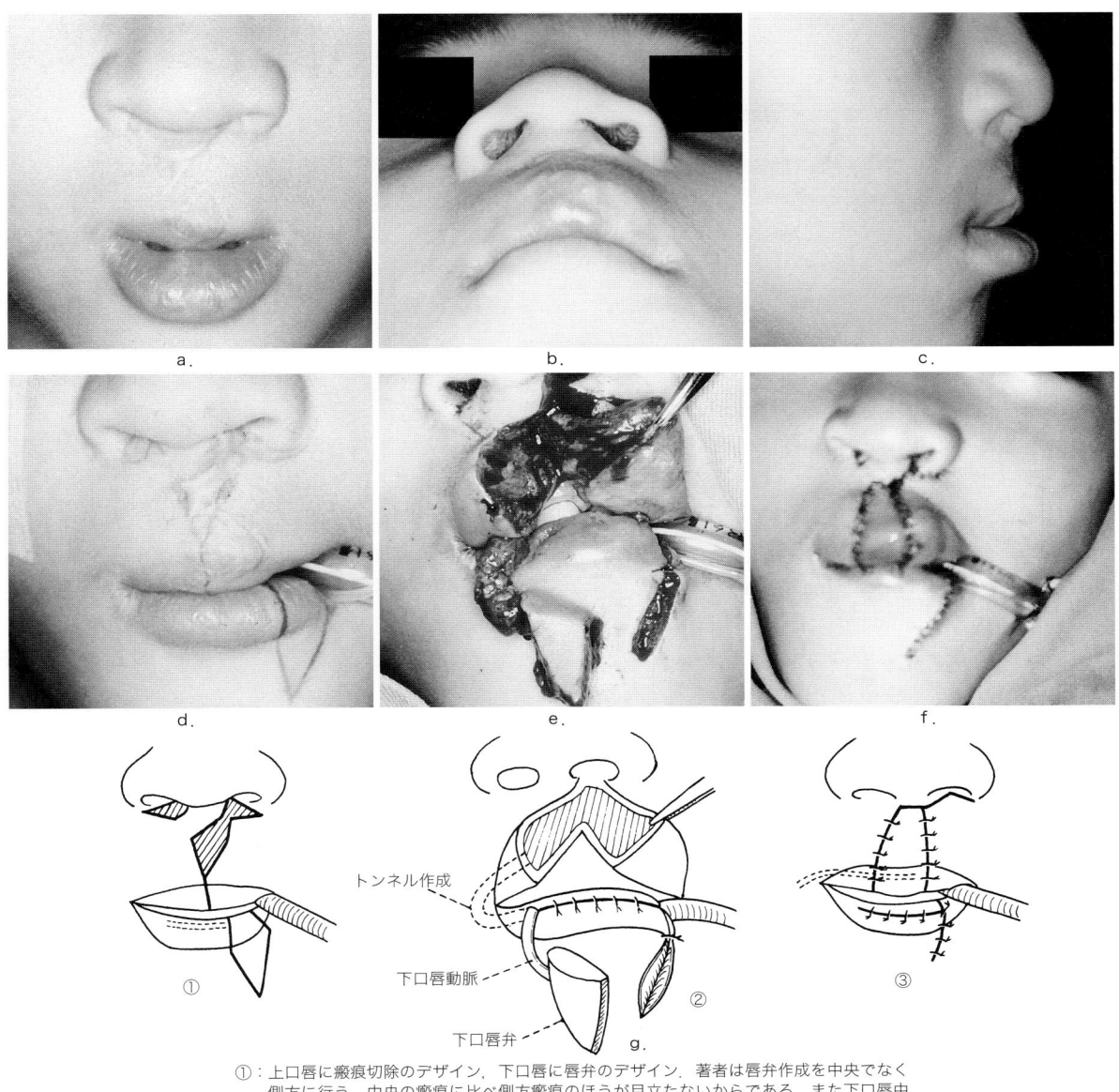

①：上口唇に瘢痕切除のデザイン，下口唇に唇弁のデザイン．著者は唇弁作成を中央でなく
　　側方に行う．中央の瘢痕に比べ側方瘢痕のほうが目立たないからである．また下口唇中
　　央の形態も自然のまま保たれる．
②：口唇粘膜側を切開，口唇動脈を剥離挙上，動脈茎唇弁を作成，口角部より上口唇にかけ
　　ては粘膜下を剥離，トンネルとする．動脈茎にはできるだけ多くの周囲組織をつける．
③：このトンネル内を下口唇弁を通して上口唇に移植するが，茎を唇弁粘膜内を通すことに
　　なるので十分な長さの動脈を必要とするため側方唇弁にならざるを得ない．

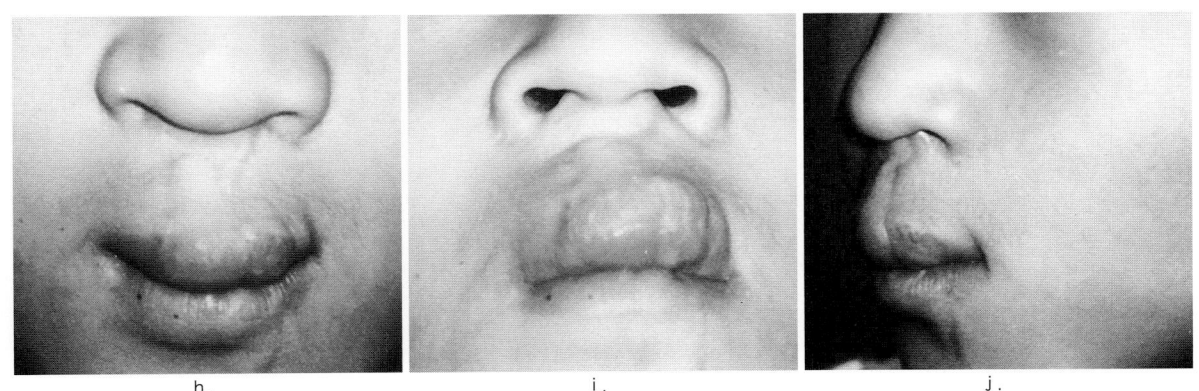

a〜c：術前，d：皮切デザイン，e：下口唇弁作成，f：下口唇弁移植直後，g：手術法，h〜j：術後1年

図 26-3-49　動脈茎による下口唇反転弁法

26・4　唇裂外鼻
cleft lip nose

A. 外鼻形成術は是か否か

❶外鼻形成術是非論

　唇裂口蓋裂の外鼻は，唇裂外鼻といわれるほどの特徴があり，口唇に裂がなくてもそれとわかるほどである（**図26-4-1**）.

　初回手術の際に，外鼻形成術を行うかどうかについては，議論の分かれるところであるが，積極的に外鼻形成術を行うべきだという Berkeley（1959），Skoog（1969），McComb（1975），Millard（1976），Salyer（1986），McCarthy（1991），Morselli（2000），Byrd（2000）らの意見があり，Wolfe（2004）も，唇裂初回手術に open rhinoplasty を行うのは，術前歯列矯正を含めて stanndard ではないかと述べているが，いつ，どんな方法で行うかが問題である．また，Millard ら（1998）は，初期唇裂手術の際外鼻形成術を行っても成長に障害がないと報告している．Kim ら（2004）は，東洋人の唇裂患者に口唇と同時に外鼻の手術を行う必要性を説いている.

　一方，否定的意見として藤井ら（1988），鬼塚（1999）の報告がある．鬼塚（1999）は，50年にわたる自験例の分析から，初回手術においては，口唇形成後，残った鼻孔縁の修正，鼻前庭修正等は必要であるが，open rhinoplasty はするべきでないと報告している．山田ら（2005）も，初回唇裂手術時に外鼻．形成術を行うと裂型と無関係に有意に短鼻にな

るという．白人と東洋人の皮膚，軟骨の違いも大きく，東洋人の皮膚は厚く手術になじまないのではないかと思っている.

❷外鼻形成術賛否理由
a.　賛成派の理由

①口唇がいかに綺麗に形成されても，外鼻変形が残存していると，手術効果としては半減する.

②外鼻変形があれば，患児，家族ともに精神的負担が強く，心理的歪を起こす.

③外鼻変形は，乳幼児に形成術を行ったほうが正しい方向に発育する.

④いったん形成された外鼻は，その後ほとんど変形することなく，そのままの形態の比率で発育する.

⑤外鼻変形は，どんな口唇裂形成術を用いても，直接外鼻に手術侵襲を加えない限り，修正は不可能である.

b.　反対派の意見

①手術によって瘢痕ができるので，可塑性を壊す.

②顎裂，口蓋裂などの術後の変形，成長とともに起こる変形に対応できない.

③術後，瘢痕のため外鼻が硬くなる.

④鼻尖部が団子鼻になる．その後の修正が困難.

❸著者の考え方

　著者は，最初，初回手術時に外鼻形成術を行う主義であり，open rhinoplasty を含めて，いろいろな方法を行っていたが（**図26-4-2**），自験例の分析の結果，最近では，open rhinoplasty を行わない.

　鼻孔縁に W 形成術を行うのみで十分と考えている．本

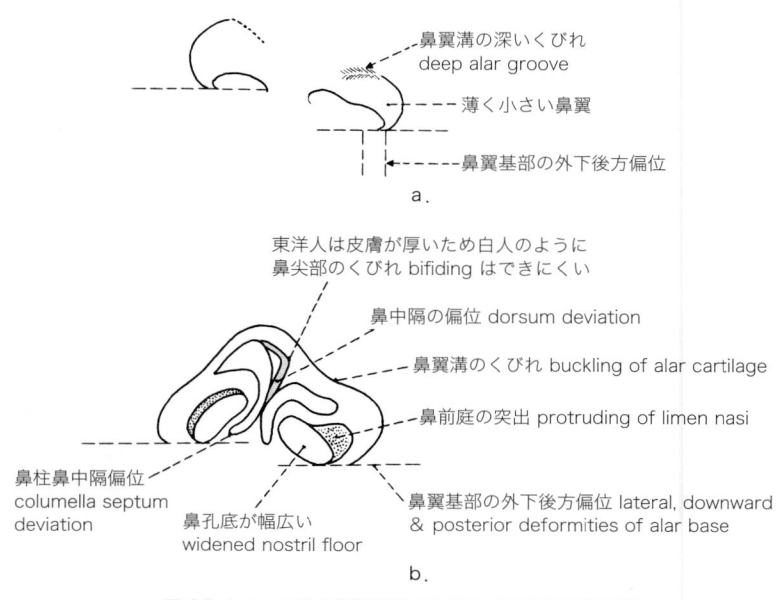

図26-4-1　二次手術時期にみられる唇裂外鼻変形

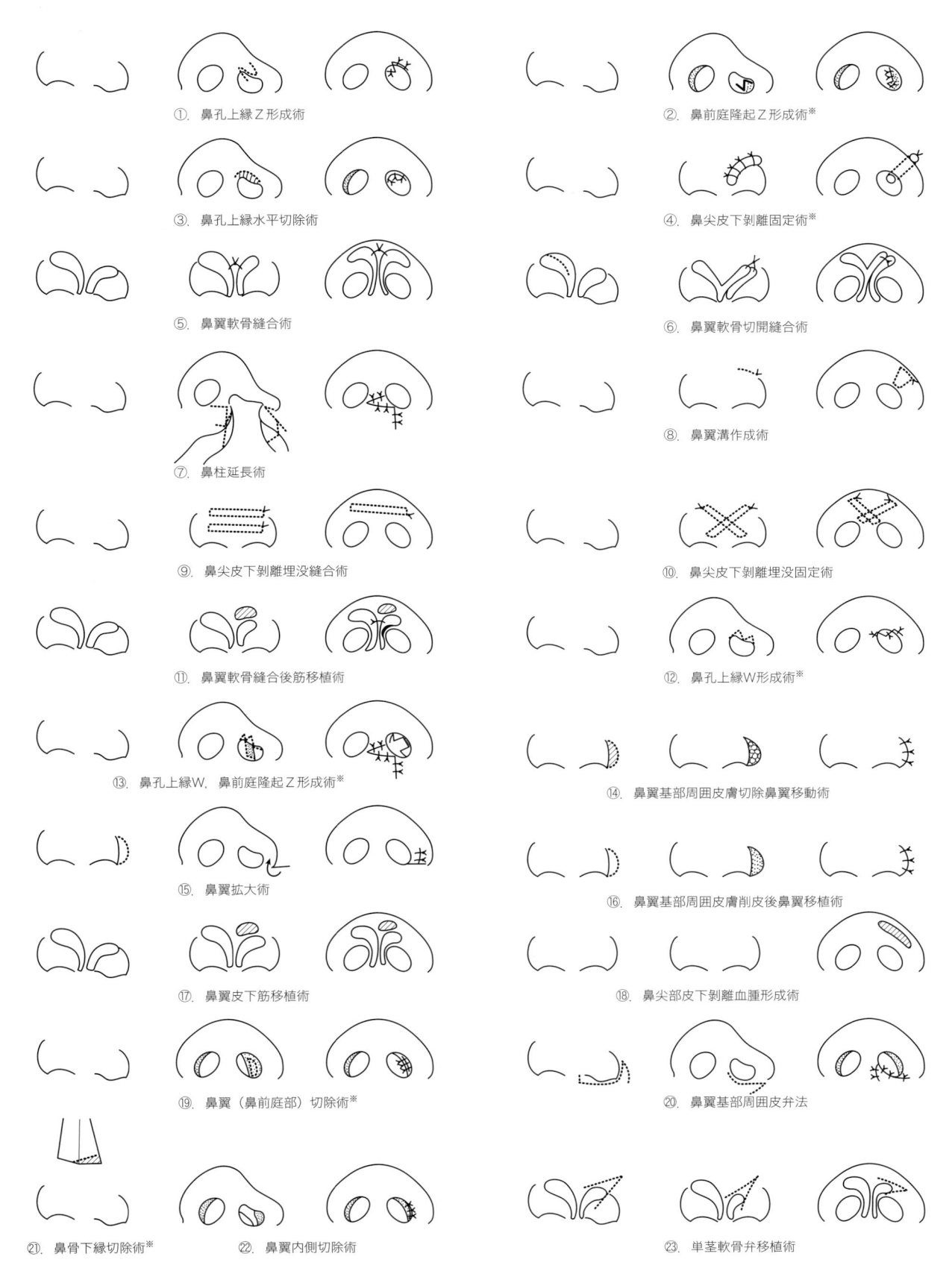

①.　鼻孔上縁Z形成術
②.　鼻前庭隆起Z形成術※
③.　鼻孔上縁水平切除術
④.　鼻尖皮下剝離固定術※
⑤.　鼻翼軟骨縫合術
⑥.　鼻翼軟骨切開縫合術
⑦.　鼻柱延長術
⑧.　鼻翼溝作成術
⑨.　鼻尖皮下剝離埋没縫合術
⑩.　鼻尖皮下剝離埋没固定術
⑪.　鼻翼軟骨縫合後筋移植術
⑫.　鼻孔上縁W形成術※
⑬.　鼻孔上縁W，鼻前庭隆起Z形成術※
⑭.　鼻翼基部周囲皮膚切除鼻翼移動術
⑮.　鼻翼拡大術
⑯.　鼻翼基部周囲皮膚削皮後鼻翼移植術
⑰.　鼻翼皮下筋移植術
⑱.　鼻尖部皮下剝離血腫形成術
⑲.　鼻翼（鼻前庭部）切除術※
⑳.　鼻翼基部周囲皮弁法
㉑.　鼻骨下縁切除術※
㉒.　鼻翼内側切除術
㉓.　単茎軟骨弁移植術

図26-4-2　唇裂外鼻の手術法

図は筆者がこれまで行ってきた外鼻形成術である．※は現在でも使用している．

（鬼塚卓弥：形成外科 42：489, 1999 より引用）

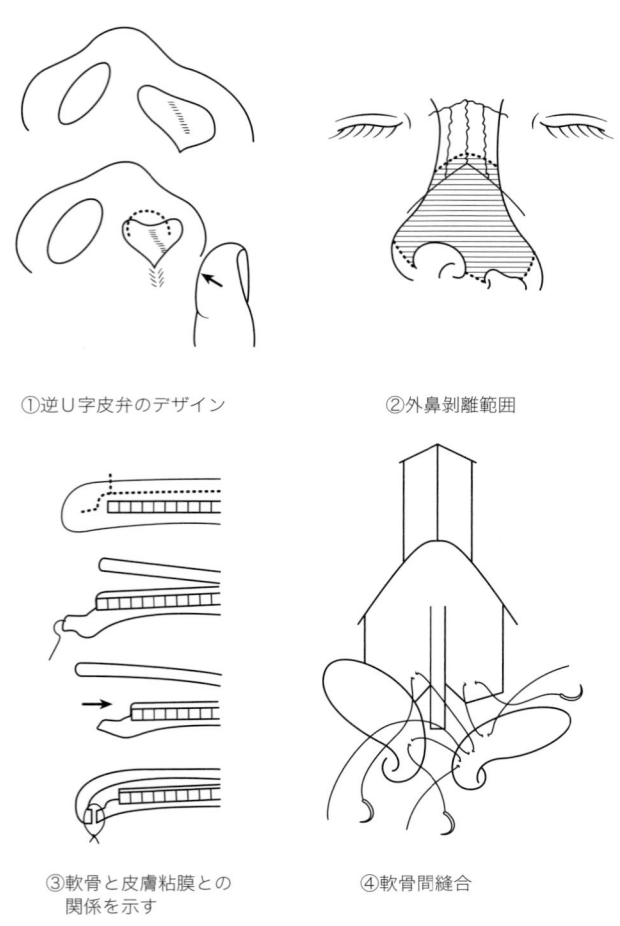

①逆U字皮弁のデザイン　　②外鼻剥離範囲

③軟骨と皮膚粘膜との　　　④軟骨間縫合
　関係を示す

図26-4-3　逆U字切開法（Tajimaら，1977より）
方法としては紹介するが筆者は勧めない.
（中島龍夫ほか編：口唇口蓋裂の早期総合治療, 医歯薬出版, p80, 1994より引用）

法だけで, 約30%の症例は二次修正を必要としないからである（鬼塚1999）. しかし, 顎裂, 口蓋裂合併例では, 歯列変形の著明な場合もあり, これらの術後, 外鼻の変形が起こるので二次修正は不可避である. この際にも, open rhinplasty は行わない. 森田ら（2004）は, 逆U字型外鼻形成術で, 約30%の後戻りがあると報告しているが, 著者（1999）も同様のデータがある. 最近, 大槻ら（2015）は, 逆U字切開法を用いた術前術後のスコア評価を報告しているが, さらなる検討を望みたい.

　成長につれて, 外鼻変形が生じた場合, 3歳頃から学童期までに再手術を行っている. これでほとんどの症例は, 治療目的を達成することができる. しかし, 極めてまれに, 軟骨変形が自然修復されない場合もあり, その場合は, 通常, 骨移植の時期に軟骨剥離, 外固定を行うか, open rhinoplasty を行う.

B. 片側唇裂外鼻の特徴

　唇裂外鼻の特徴は, 発育の程度, 先天的形態異常の程度

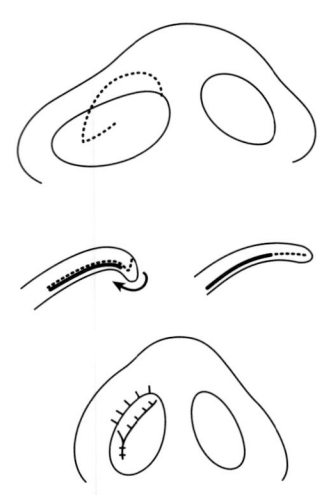

図26-4-4　鼻翼変形の修正
（Cho BC et al：Br J Plast Surg 54：588, 2001 より引用）

によって様々であり, これに, 外鼻形成術の既往があれば, 手術侵襲, 術後の瘢痕によって, さらに外鼻形態が複雑になる. しかし, 代表的唇裂外鼻の形態としては, 次の諸点があげられるが, まず正常外鼻の形態を頭に入れて, 比較検討すべきである（**図26-4-1**）. 唇裂外鼻を理解するため, Khoo Boo-Chai & Tange（1970）は, 折り紙を, Fisher ら（1996）は, 紙を用いる方法を報告している.

❶患側鼻翼の位置異常
　①鼻翼基部の下方偏位
　②顎裂, 口蓋裂のときは, 鼻翼基部の後方偏位
　③鼻翼基部の側方偏位

❷鼻翼組織の異常
　①鼻翼軟骨の扁平化, 逆カーブ化
　②その他鼻翼基部の位置異常に基づく変形
　③鼻翼軟骨の発育不全, 薄く, 幅狭く, 小さい.
　④鼻翼軟部組織の発育不全で, 鼻翼が小さく薄い.
　⑤鼻翼溝のくびれが深く, 鼻翼縁寄りにある. そのため鼻翼が小さくみえる.

❸鼻中隔の健側偏位
　①鼻尖の健側偏位：鼻中隔の遠位端の偏位のため, 鼻尖が曲ってみえる（**図26-4-1**）.
　②鼻中隔彎曲：鼻中隔は通常披裂側によってS字状, 逆S字状を呈する.

C. 外鼻形成術の手術方針

　著者の唇裂外鼻修正術の時期と方法については,
　①初回時, 口輪筋の muscle suspension により鼻翼基部

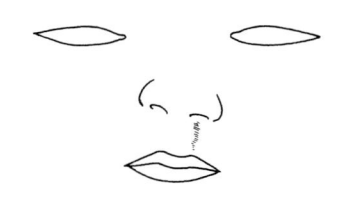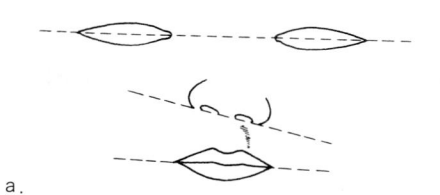

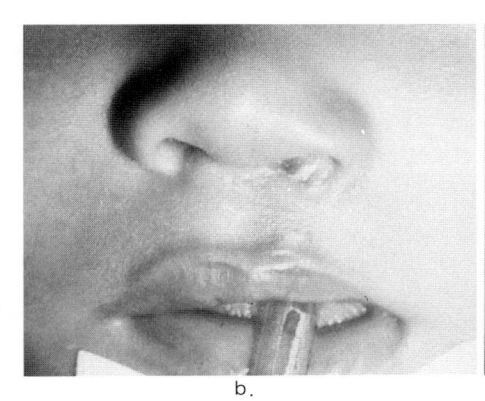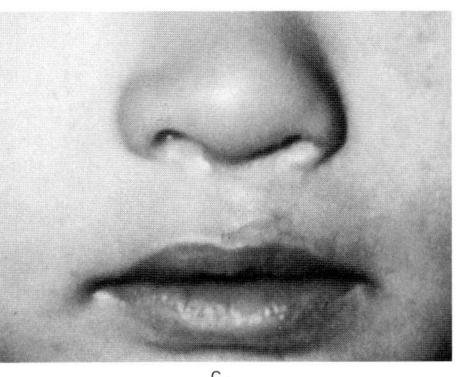

a：瞼裂線・口角線に比べて鼻翼基線が下方
　に傾斜すると極めて目立ちやすい.
b：術前
c：術後1年

図 26-4-5　鼻翼基部の下方変形

(Onizuka T et al：Aesthetic Plast Surg 10：127, 1986 より引用)

の下外方偏位を矯正する.

②鼻孔底の堤型の形態によっては鼻翼内側を切除する.

③次に, 唇裂外鼻の変形が軽度な場合は手術しない.

④中等度変形の場合, 軟骨の変形が目立たない場合は, 鼻孔上縁にW形成術を行うか, それと同時に鼻限突出部を切除するだけである. 軟骨には手をつけない(図26-2-34).

⑤また, 逆U字型法(図26-4-3, 図26-4-4)をはじめ, 複雑な方法は使用しない. 瘢痕を増やすからである.

⑥外鼻の可塑性を利用して, 生後よりリテイナーを鼻孔に挿入する方法も報告されているが(Yuzurihaら2001, Bennumら1999)が, 著者は使用していない.

❶唇裂外鼻形成術の手術時期

この手術時期については, 初回手術のとき行ったほうが, その後の外鼻の成長がうまくいくという考えかたの人々, 一方, 乳幼時期に外鼻に手術をするとその効果も長続きしないし, 将来の外鼻形成術を複雑にすると反対する人々がいる(Converse 1977).

著者は, 早期に外鼻形成を行うことは, 軟骨形成術を行わなくても, 軟部組織の形成術のみで将来の外鼻発育に好結果をもたらすし, 事実, 外鼻形成術後1年目までは, 顎裂口蓋裂合併例などでは, 術後の変化はあるが, それ以降はほとんど変化せず, そのままの形で成長していく. しかも, 外鼻形成によって患児の持つ精神的負担は大幅に軽減されることがわかった.

しかし, 初回手術時に綺麗な外鼻が形成されても, 術後

の瘢痕拘縮や顎変形などで, 外鼻の再変形をきたすことがある. インフォームドコンセントが大切である. このような場合は, 二次的に3歳頃, 幼稚園に行く前, 就学前などを目処に, 再度, 本格的鼻形成術を行っている. Open rhinoplasty は行わない. これは, よほど軟骨変形が目立つ場合で, 最後の手段と考えている.

❷二次手術の対象となる外鼻変形

初回手術, あるいは二次手術で, 外鼻形成術が行われなかった場合, あるいは手術が行われても, 変形が残った場合, 唇裂外鼻として修正手術の対象となる. しかし, その内容については, ほぼ一次手術の場合と同じである. しかし, 症例によっては, 種々の手術法を検討しなければならない.

❸唇裂外鼻形成術の順序と実際

唇裂外鼻があれば, どの変形からでも手術してよいというのではなく, 修正しやすい手術順序がある(Onizukaら1990).

a. 第1部(part 1)：唇裂初回手術時の外鼻形成術

1)第1段階(first stage)：上顎術前矯正

上顎骨は, 術前にテープ固定する程度で, 特に術前矯正は行っていない. 鼻の偏位もある程度改善する.

2)第2段階(second stage)

上口唇形成時の自動的矯正(本章「口唇形成術」の項参照).

3)第3段階(third stage)

唇裂外鼻変形が残った場合, 次の第2部修正術に移行す

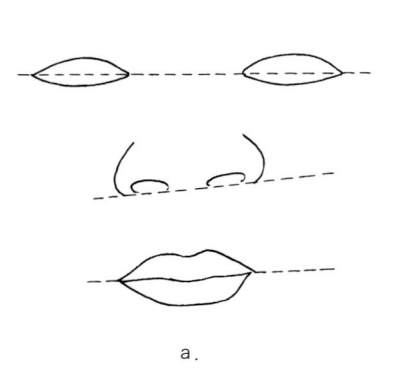

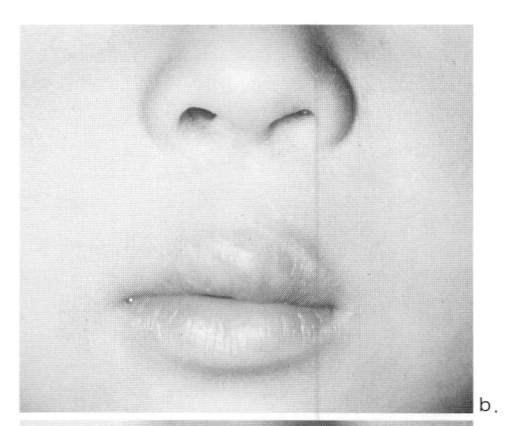

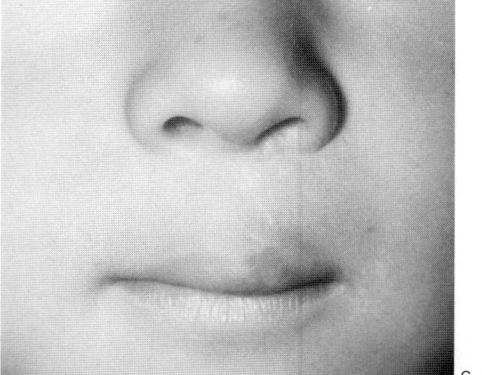

a：瞼裂線・口角線に比べ鼻翼基線が上方に
　傾斜している．上方傾斜は下方傾斜に比
　べ，まだ目立ちにくい．
b：術前
c：術後

図26-4-6　鼻翼基線の上方傾斜
（Onizuka T et al：Aesthetic Plast Surg 10：127, 1986 より引用）

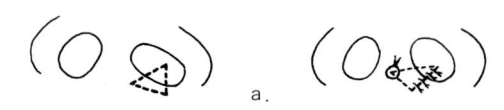

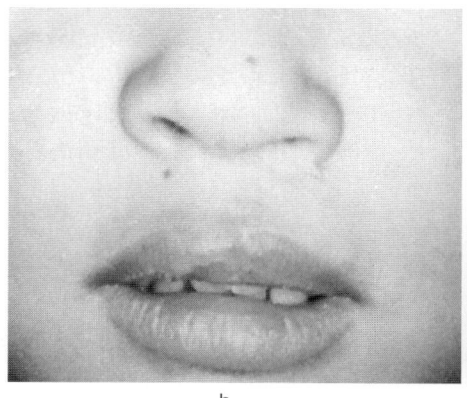

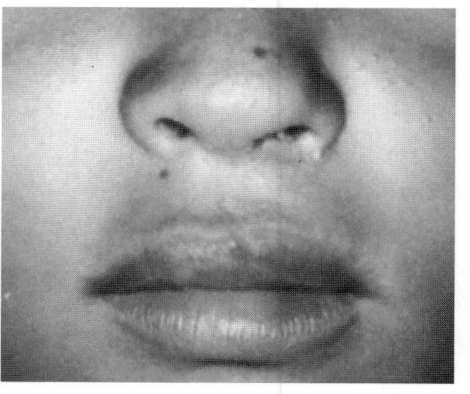

a：鼻翼基部の偏位が軽い場合，鼻孔底に三角弁
　を作り，この三角弁の表皮を denude して鼻柱
　基部に剝離，前鼻棘に固定する．
b：術前
c：術後

図26-4-7　鼻翼基部の外方偏位
（鬼塚卓弥：形成外科 29：281, 1986 より引用）

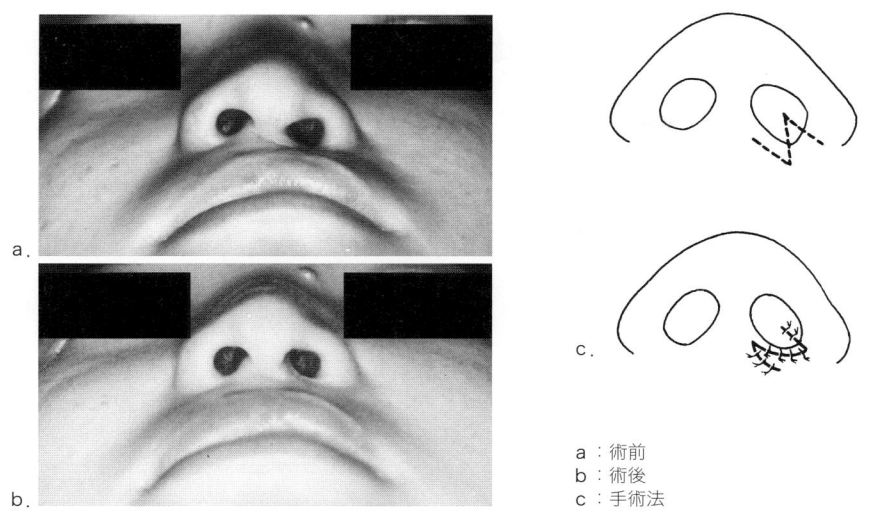

a：術前
b：術後
c：手術法

図 26-4-8　鼻孔底の陥没変形

（鬼塚卓弥：形成外科 29：281, 1986 より引用）

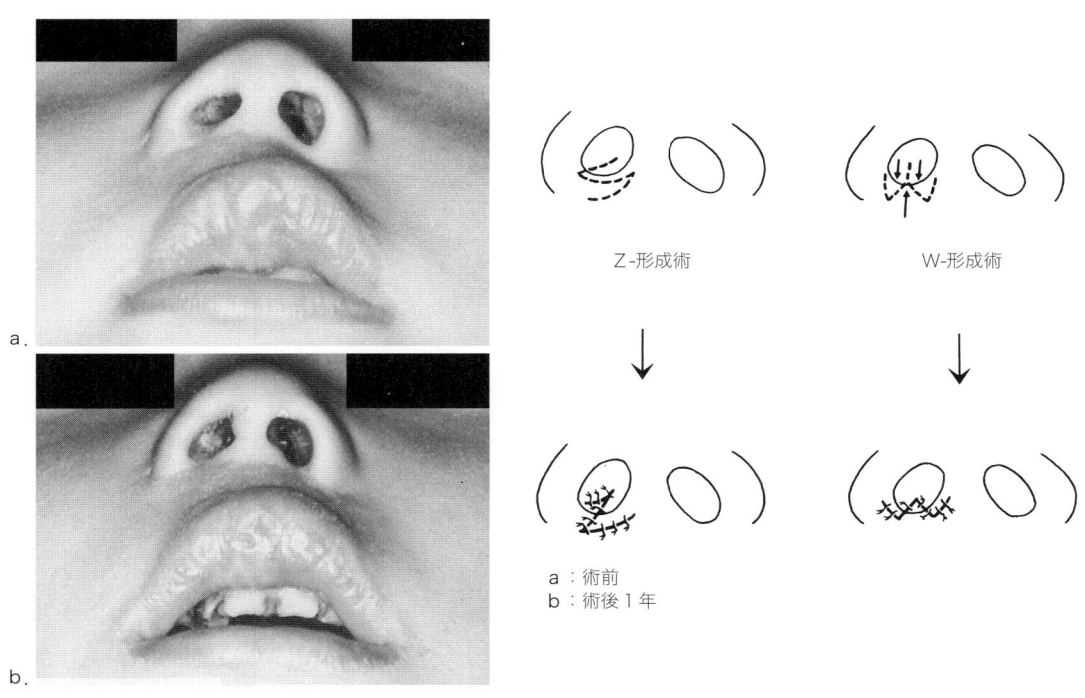

Z-形成術　　　　　　　W-形成術

a：術前
b：術後 1 年

図 26-4-9　鼻孔底の挙上変形の修正

（鬼塚卓弥：形成外科 29：281, 1986 より引用）

る.

b. 第2部 (part 2)

1) 第 1 段階 (first stage)：**鼻翼基部の下外方偏位**

瞼裂線, 口角線に比べて鼻翼線が下方に傾斜すると極めて目立ちやすい (図26-4-5, 図26-4-6).

①軽度変形：鼻孔底の三角弁を表皮のみ切除 (denude) し, 鼻柱基部, できれば, 前鼻棘に固定する (図26-4-7), あるいは縫縮する.

②重度変形：鼻柱鼻孔底切開にて上口唇皮下を剝離, 上口唇中央の筋層を切除, 外側口輪筋を皮下, 粘膜下で剝離, 前鼻棘に固定する (図26-4-8).

2) 第 2 段階 (second stage)：**鼻孔底の変形**

①軽度変形：鼻孔底のわずかな挙上, あるいは陥凹変形は, Z 形成術か W 形成術で修正できる (図26-4-7, 図26-4-8).

②重度変形：muscle suspension：自然矯正されるし,

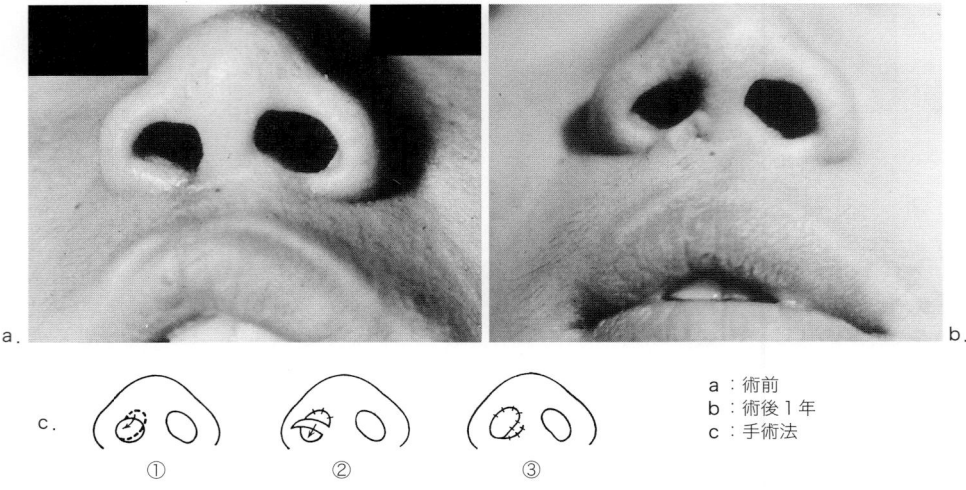

c.　　① 　　②　　③

a：術前
b：術後1年
c：手術法

図 26-4-10　鼻柱内側脚修正
(Onizuka T：Br J Plast Surg 25：33, 1972 より引用)

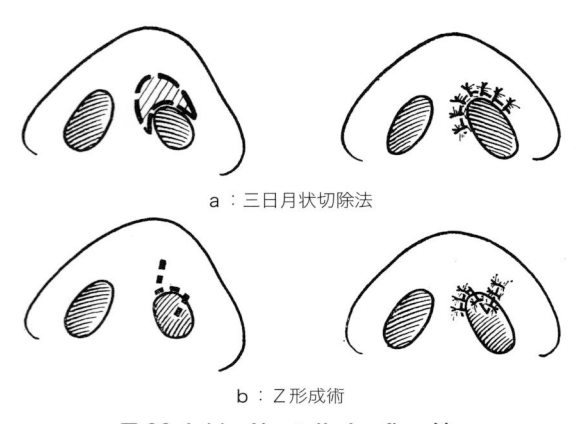

a：三日月状切除法

b：Z形成術

図 26-4-11　Nostril rim flap 法
切除法（a）は再発しやすく，Z形成術（b）はくびれを作りやすい．
Millard の方法も皮弁の方向が異なるだけで同じ欠点を持つ．図 26-4-12
の W 形成術がよい．

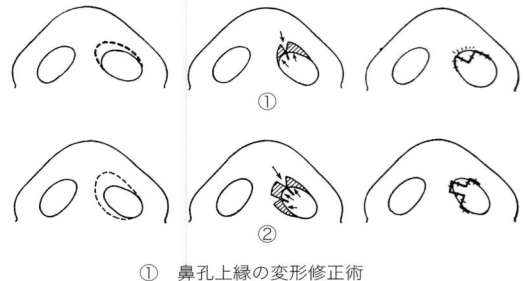

①　②

① 鼻孔上縁の変形修正術
② 鼻孔，鼻柱の変形修正術

図 26-4-12　鼻孔縁 W 形成術
まず健側鼻孔と対称になるように，鼻孔縁にピオクタニンで印をつけ（図
の点線），次に鼻孔縁の形に合わせて1個ないし2個の W 形成術をおく．
W の数が多いほど，鼻孔は拡大し，また鼻孔縁の形が整えられる．
（鬼塚卓弥：手術 35：263, 1981；Onizuka T et al：Aesthetic Plast Surg 7：
179, 1983 より引用）

また，W 形成術，鼻翼基部皮弁にて修正する（**図26-4-8, 図26-4-9**）．特殊な方法に鼻孔上縁の皮弁を移植する方法があるが（**図26-4-10**），最近は用いない．

3) 第3段階（third stage）：**鼻孔上縁の下垂変形**
①軽度変形：W 形成術単独，あるいは鼻限への Z 形成術を追加して修正できる（**図26-4-11〜図26-4-13**）．田島法（逆 U 字切開，**図26-4-3**）は使用しない．剥離後の瘢痕化を避けるためである．
②重度変形：大鼻翼軟骨の著明な変形によるため，鼻孔縁あるいは両鼻孔縁一鼻柱基部切開で鼻柱鼻尖部皮膚を剥離挙上し，軟骨を露出，鼻背軟骨に固定する open rhinoplasty を行う（**図26-4-14**）．この際にも，鼻孔上

縁に W 形成術，鼻限に Z 形成術あるいは突出部切除縫縮術を追加することを忘れてはならない．

4) 第4段階（fourth stage）：**鼻柱偏位**
①軽度変形：鼻柱側縁に W 形成術を行う（**図26-4-15**）．
②重度変形：鼻柱基部で Z 形成術を行う（**図26-4-16**）．

5) 第5段階（fifth stage）：**鼻前庭部の突出**
①軽度突出：切除か，W 形成術を行う．Z 形成術は用いない．後日，組織のあまりを起こし，却って突出するからである（**図26-4-17**）．
②重度突出：切除が主な方法であるが，組織不足が原因と思われる症例によっては Z 形成術を行う（**図26-4-18**）．

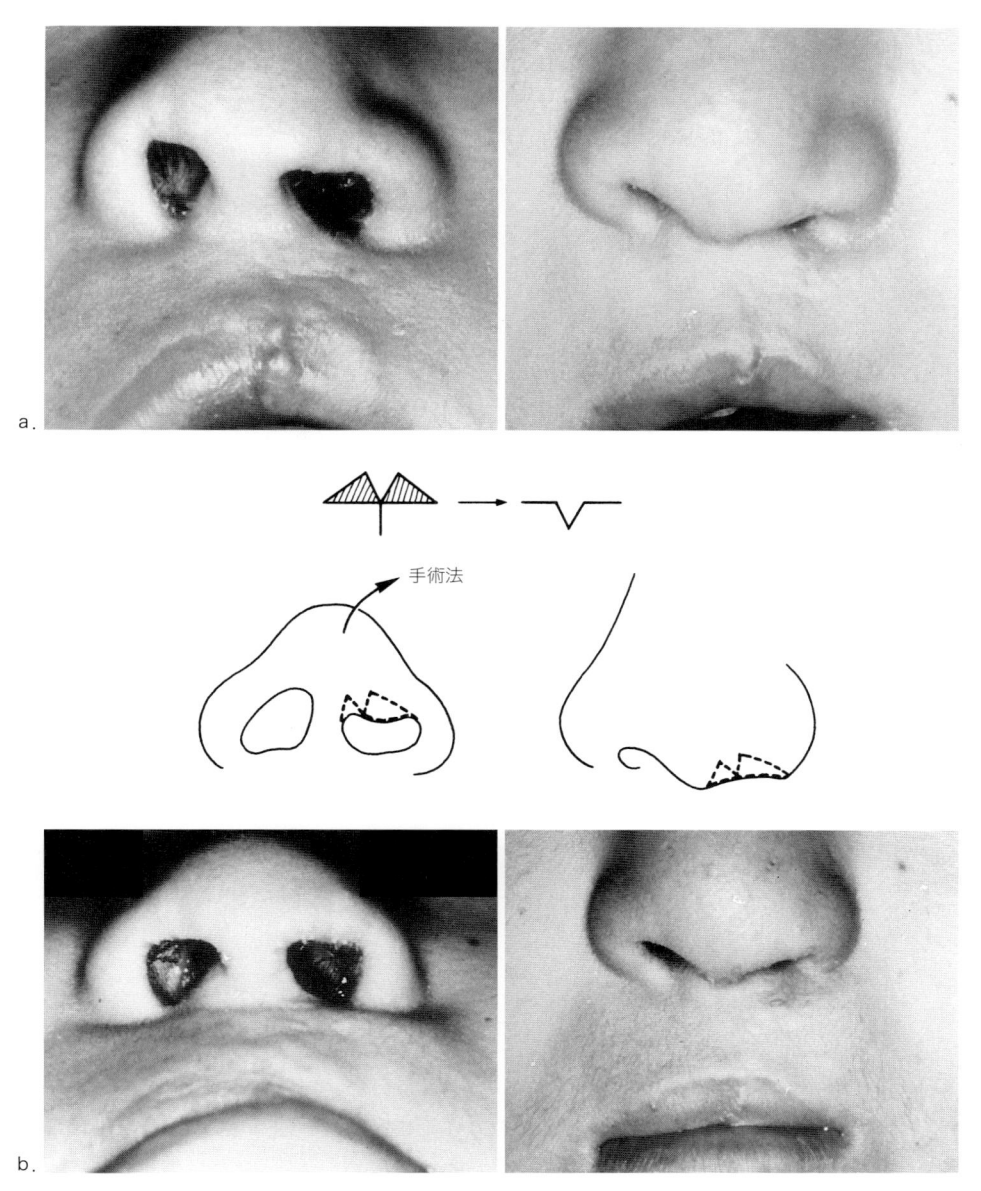

a：術前, b：術後 1 年

図 26-4-13　鼻孔上縁下垂の W 形成術による修正

（中村　潔, 鬼塚卓弥ほか：日美容外会報 6：42, 1984 より引用）

6) 第 6 段階 (sixth stage)：**左右不対称な鼻翼長**
①軽度変形：鼻孔縁に W 形成術を行う（図 26-4-19）.
②重度変形：
　(1)患側鼻翼が小さいときは, 健側鼻翼を部分切除する（図 26-4-20）.
　(2)健側鼻翼基部や耳介軟骨を患側鼻翼基部に移植する（図 26-4-21）. しかし, 他の方法が利用できれば用いない.
　(3)鼻唇溝皮弁にて鼻翼拡大を行う（図 26-4-22, 図 26-4-23）.

鼻翼の組織不足が著明な場合に用いる.
　(4)鼻柱皮弁による鼻翼拡大法もある（図 26-4-24, 図 26-4-25）. しかし, 本法は鼻孔上縁のくびれ, 凸凹を生じやすい.

7) 第 7 段階 (seventh stage)：**不対称な鼻翼溝**
①軽度変形：健側鼻翼溝の位置まで, 患側鼻翼皮下を剥離し, ポケットを作り, そのままとする. 術後, このポケット内に血腫ができて膨らみ, 新しい鼻翼溝を持った鼻翼が形成される（図 26-4-26）.
②重度変形：

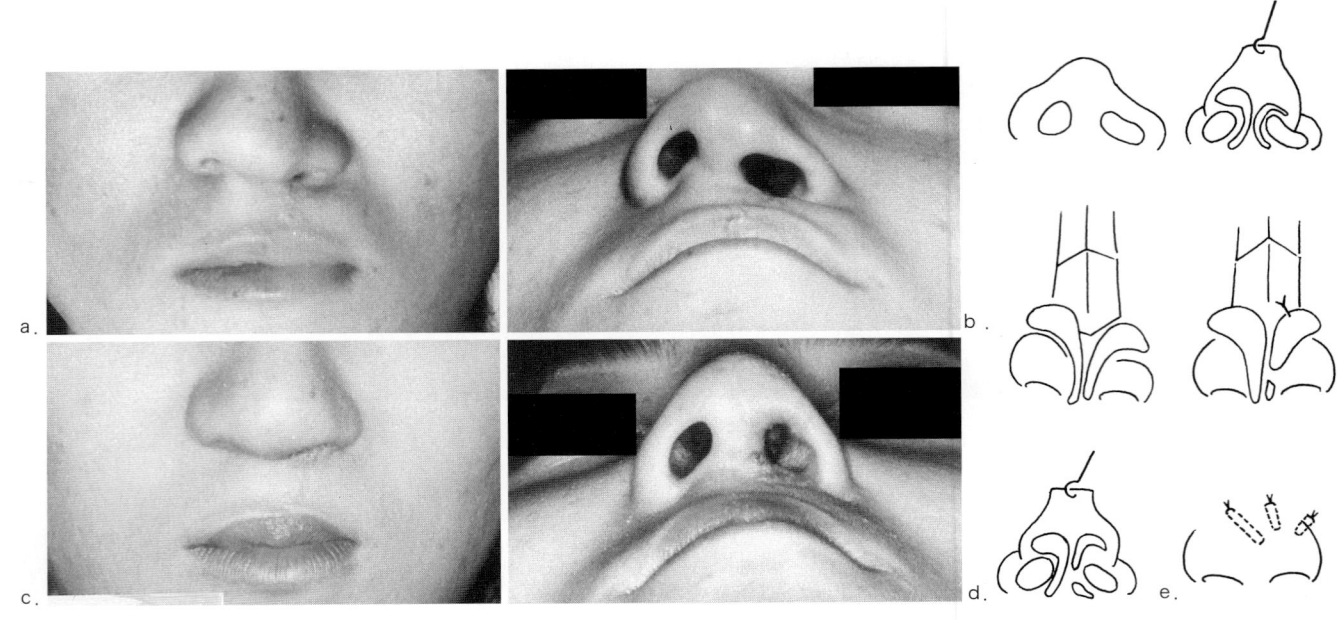

a，b：術前，c，d：術後1年，e：手術法

図 26-4-14 重度外鼻変形の修正
（鬼塚卓弥：形成外科 29：281，1986；Onizuka T et al：Aesthetic Plast Surg 14：207，1990a より引用）

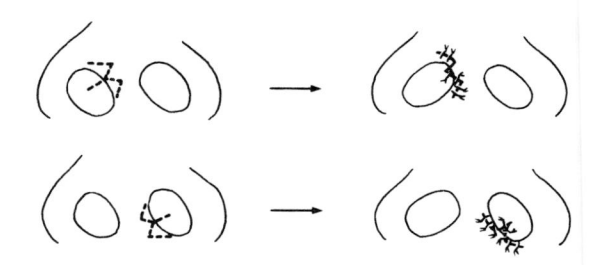

図 26-4-15 鼻柱偏位の W 形成術による修正

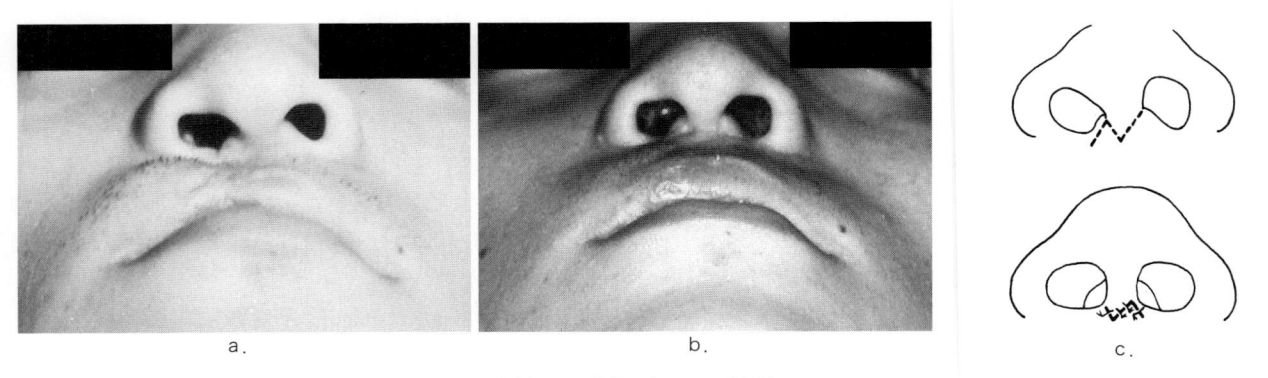

a：術前，b：術後1年，c：手術法

図 26-4-16 鼻柱偏位の Z 形成術による修正
（Onizuka T et al：Aesthetic Plast Surg 14：207，1990a より引用）

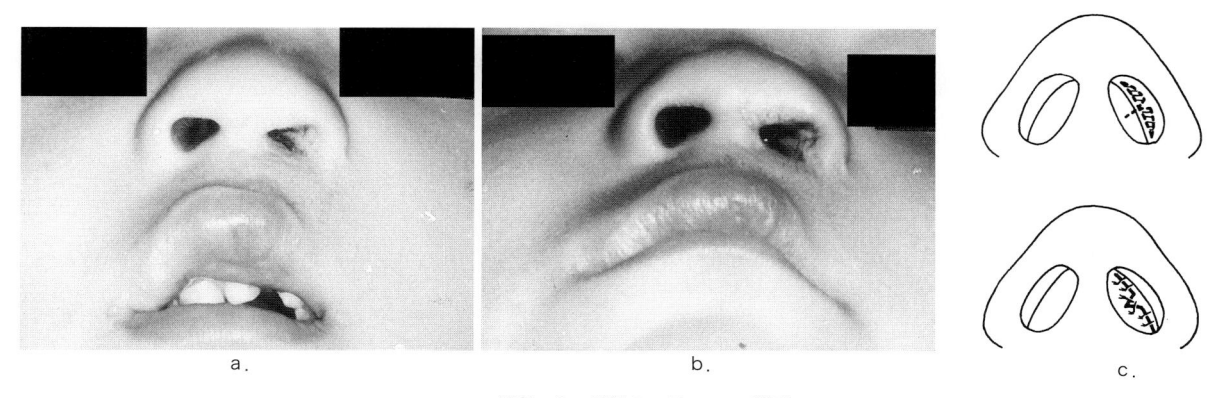

a：術前，b：術後6ヵ月，c：手術法

図26-4-17　鼻限突出のW形成術による修正

(Onizuka T et al：Aesthetic Plast Surg 14：207，1990a より引用)

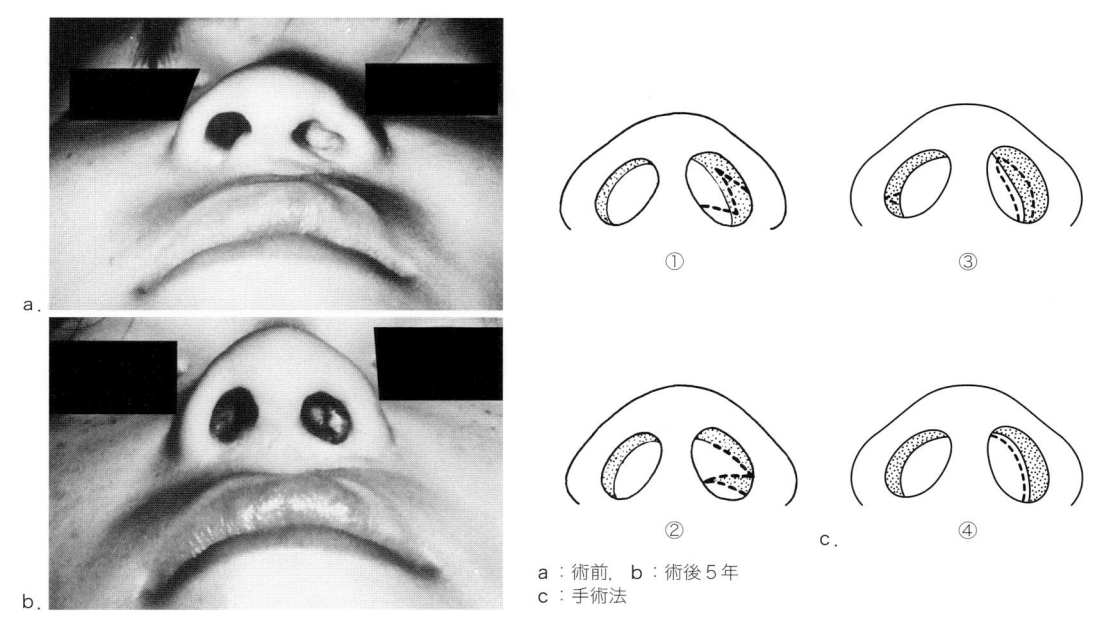

①

③

②

c.　④

a：術前，b：術後5年
c：手術法

図26-4-18　鼻限突出のZ形成術による修正

術後の固定や軟骨の処理が悪いと再突出をきたすことがある．最近は突出部の切除だけである．

(Onizuka T et al：Aesthetic Plast Surg 7：179，1983；10：127，1986 より引用)

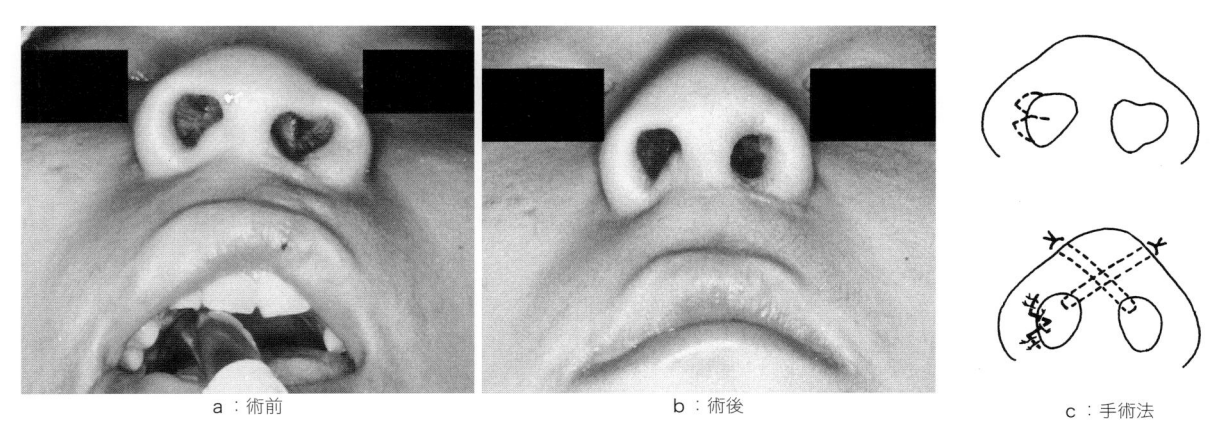

a：術前　　　　　　　　　b：術後　　　　　　　　　c：手術法

図26-4-19　左右不対称鼻翼長のW形成術による修正

(Onizuka T et al：Aesthetic Plast Surg 14：207，1990a より引用)

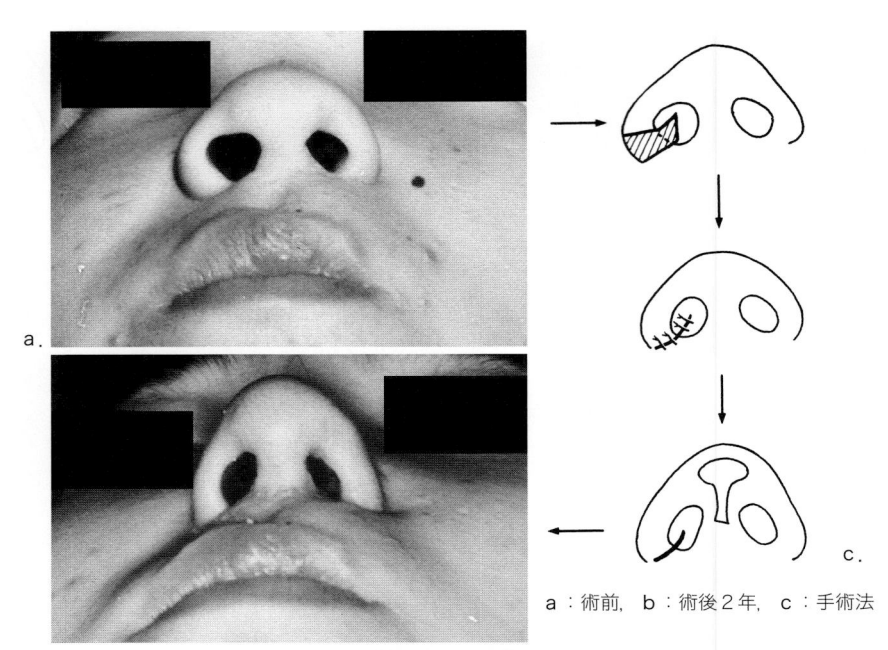

a：術前，　b：術後 2 年，　c：手術法

図 26-4-20　不対称鼻翼長の健側鼻翼切除による修正
（本例は隆鼻術を追加）

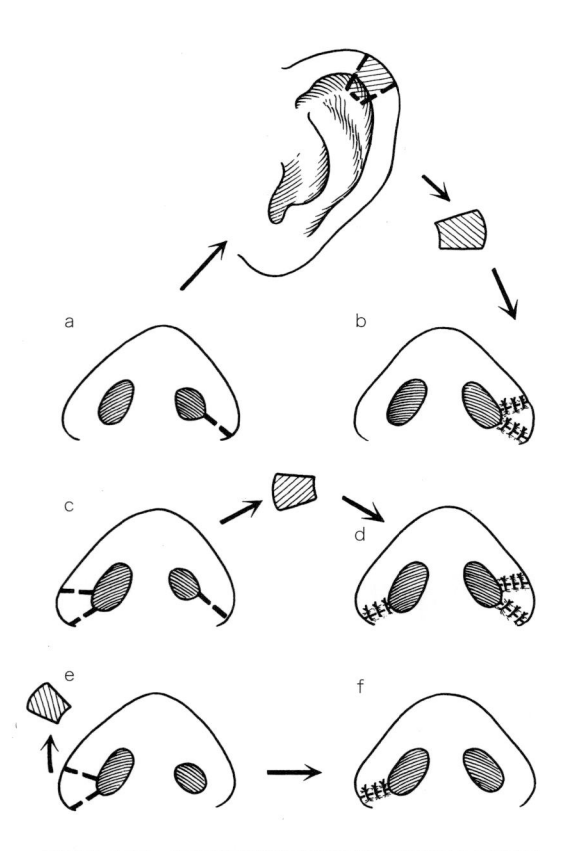

図 26-4-21　不対称鼻翼長の複合移植法による修正
（鬼塚卓弥ほか：交通医 24：639, 1970a より引用）

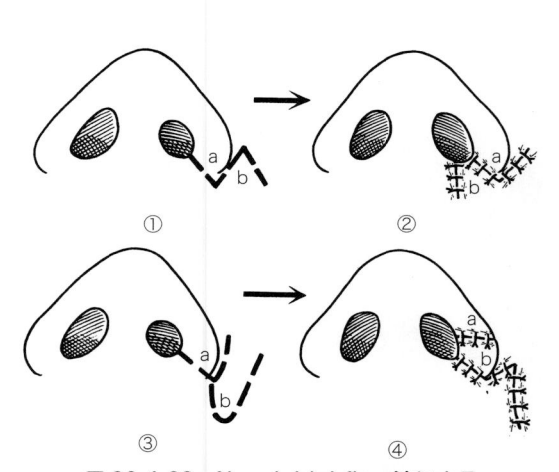

図 26-4-22　Nasolabial flap 法による
鼻孔拡大術鼻翼基部が流れやすい．muscle suspension 法を確実に行う．

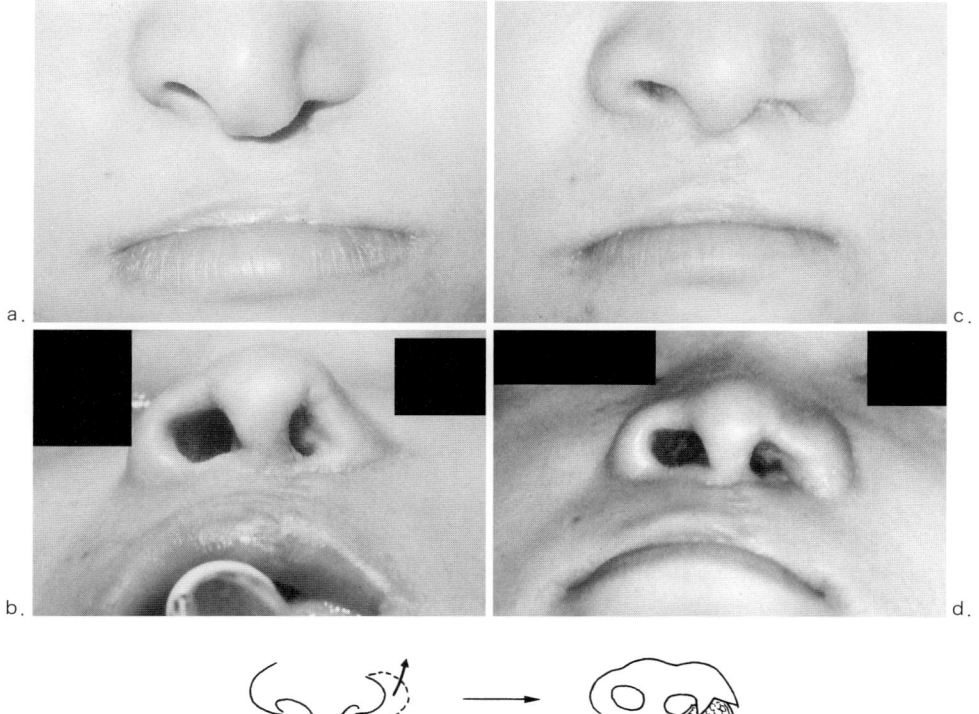

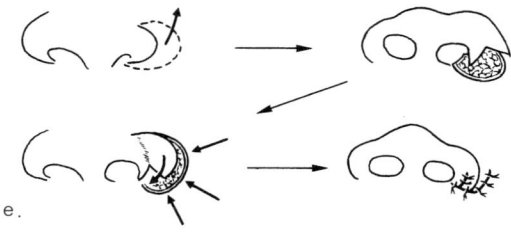

a，b：術前，c，d：術後6ヵ月，e：手術法

図 26-4-23 頬部皮弁による鼻翼拡大術
(Onizuka T et al：Aesthetic Plast Surg 14：207, 1990a より引用)

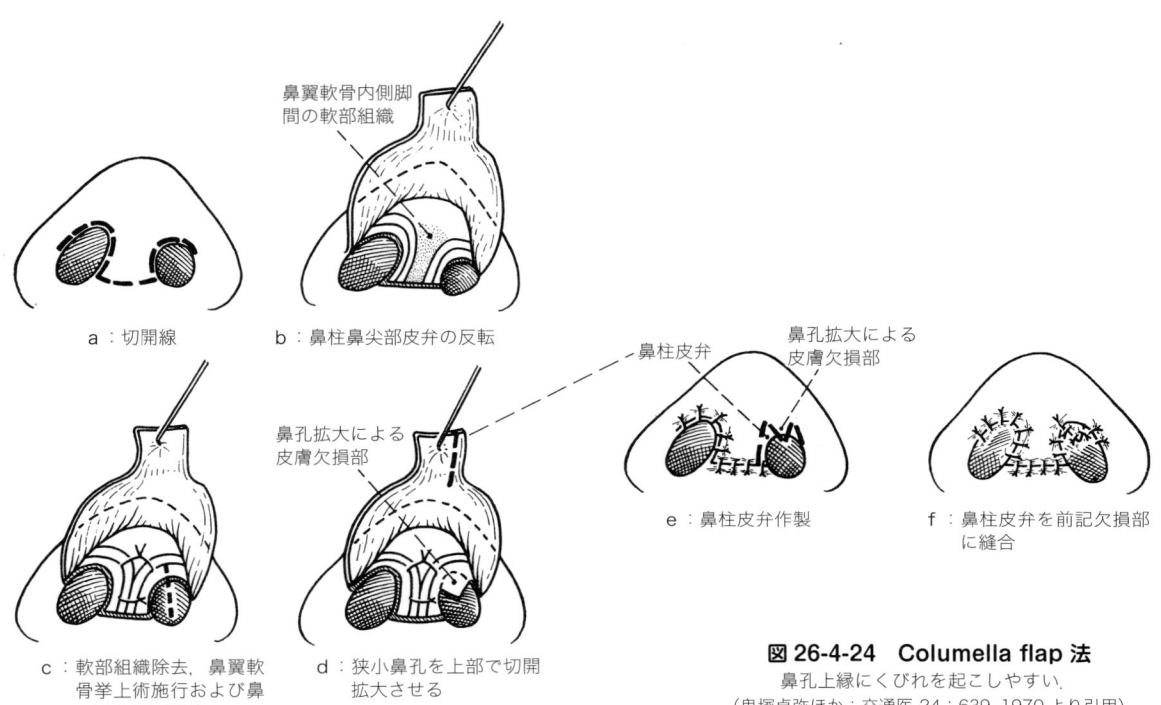

a：切開線

b：鼻柱鼻尖部皮弁の反転

鼻翼軟骨内側脚間の軟部組織

c：軟部組織除去，鼻翼軟骨挙上術施行および鼻孔拡大用切開線

d：狭小鼻孔を上部で切開拡大させる

鼻孔拡大による皮膚欠損部

鼻柱皮弁

鼻孔拡大による皮膚欠損部

e：鼻柱皮弁作製

f：鼻柱皮弁を前記欠損部に縫合

図 26-4-24 Columella flap 法
鼻孔上縁にくびれを起こしやすい.
(鬼塚卓弥ほか：交通医 24：639, 1970 より引用)

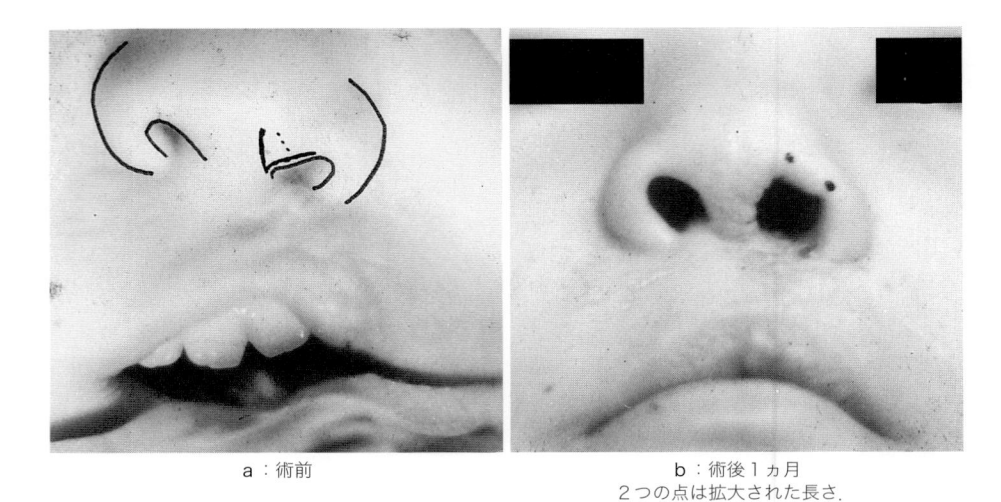

a：術前　　　　　　　　　b：術後1ヵ月
　　　　　　　　　　　　2つの点は拡大された長さ.

図 26-4-25　Columella flap 法による鼻孔拡大術
三角弁の幅が広いとくびれの変形を生じやすい.

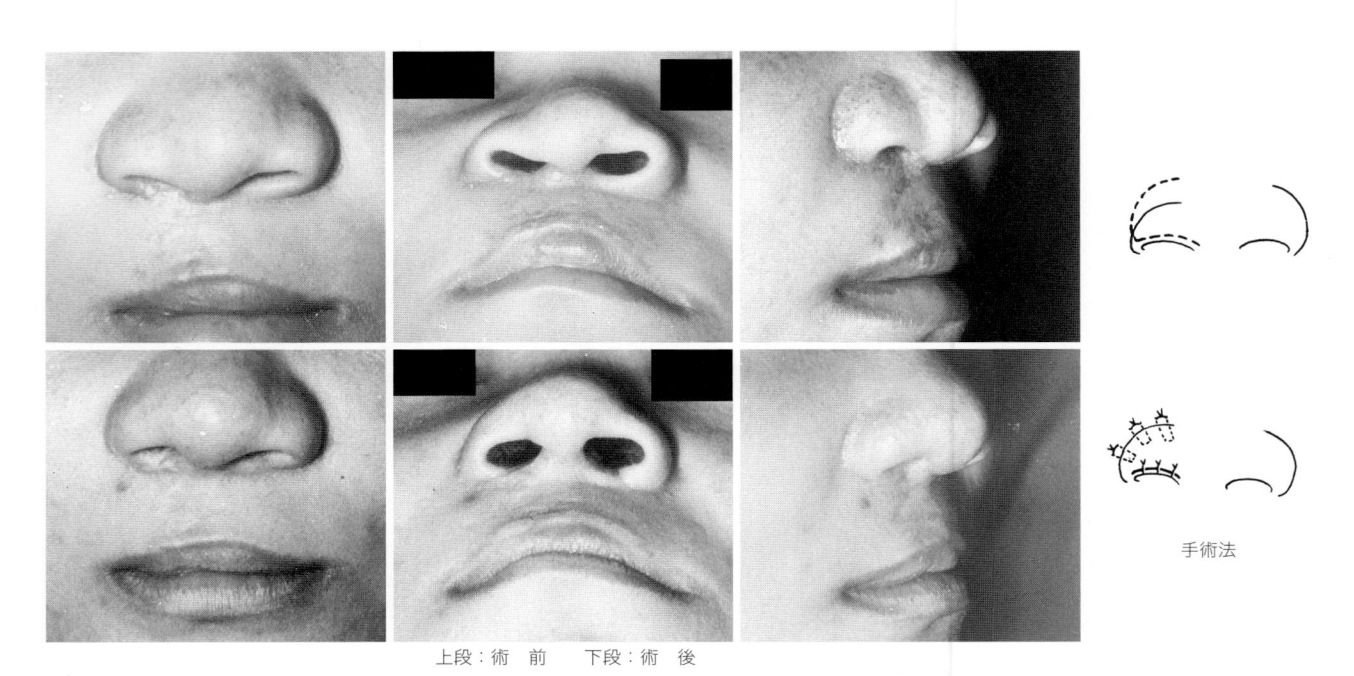

手術法

上段：術　前　　下段：術　後

図 26-4-26　不対称な鼻翼溝の血腫形成による修正
（Onizuka T et al：Aesthetic Plast Surg 14：207, 1990 より引用）

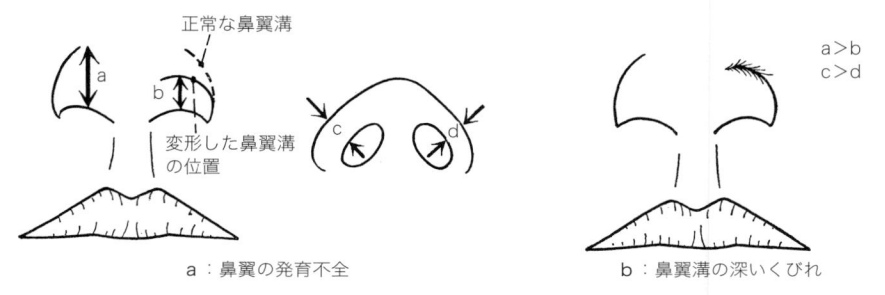

正常な鼻翼溝

変形した鼻翼溝
の位置

a＞b
c＞d

a：鼻翼の発育不全　　　　　　　b：鼻翼溝の深いくびれ

図 26-4-27　鼻翼の発育不全による変形
（鬼塚卓弥：形成外科 10：127, 1967 より引用）

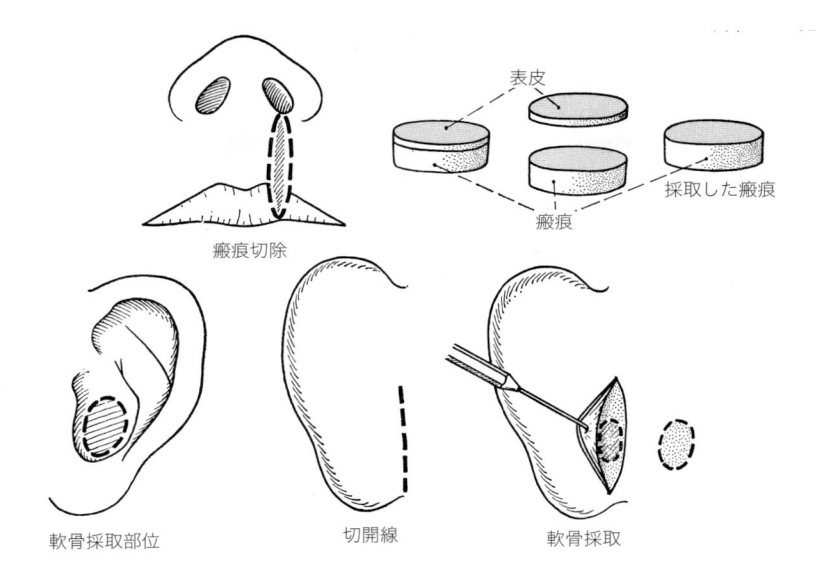

図 26-4-28 鼻翼発育不全の修正材料

（Onizuka T et al：Aesthetic Plast Surg 14：207, 1990 より引用）

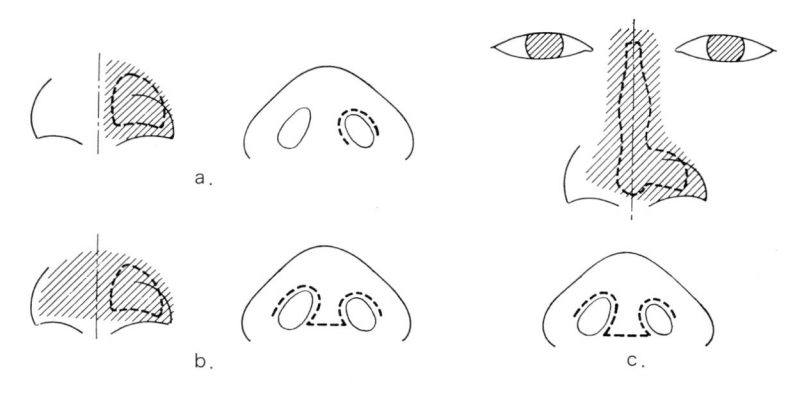

図 26-4-29 鼻翼発育不全修正の剥離範囲，挿入物の位置的関係，および皮膚切開線

（Onizuka T et al：Aesthetic Plast Surg 14：207, 1990 より引用）

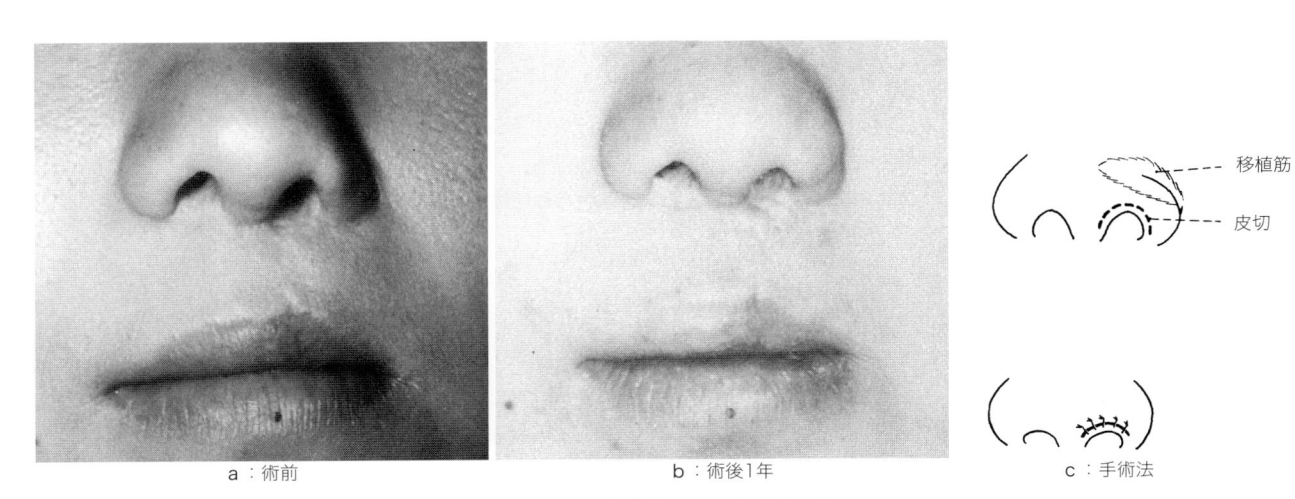

a：術前　　　　　　　　　b：術後1年　　　　　　　　c：手術法

図 26-4-30 筋移植による小鼻翼の修正

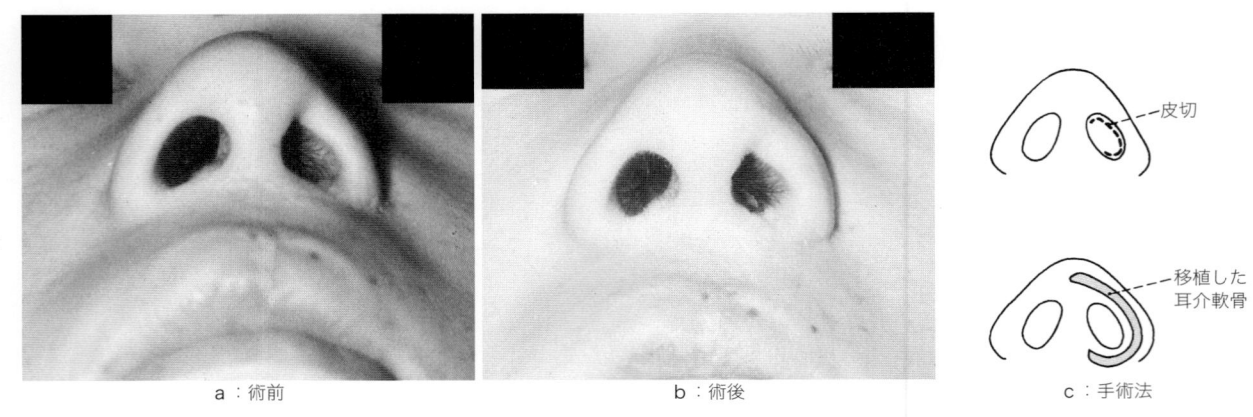

a：術前　　　　　　　　b：術後　　　　　　　　c：手術法

皮切

移植した
耳介軟骨

図 26-4-31　小鼻翼の耳介軟骨による修正
(Onizuka T et al：Aesthetic Plast Surg 14：207, 1990a より引用)

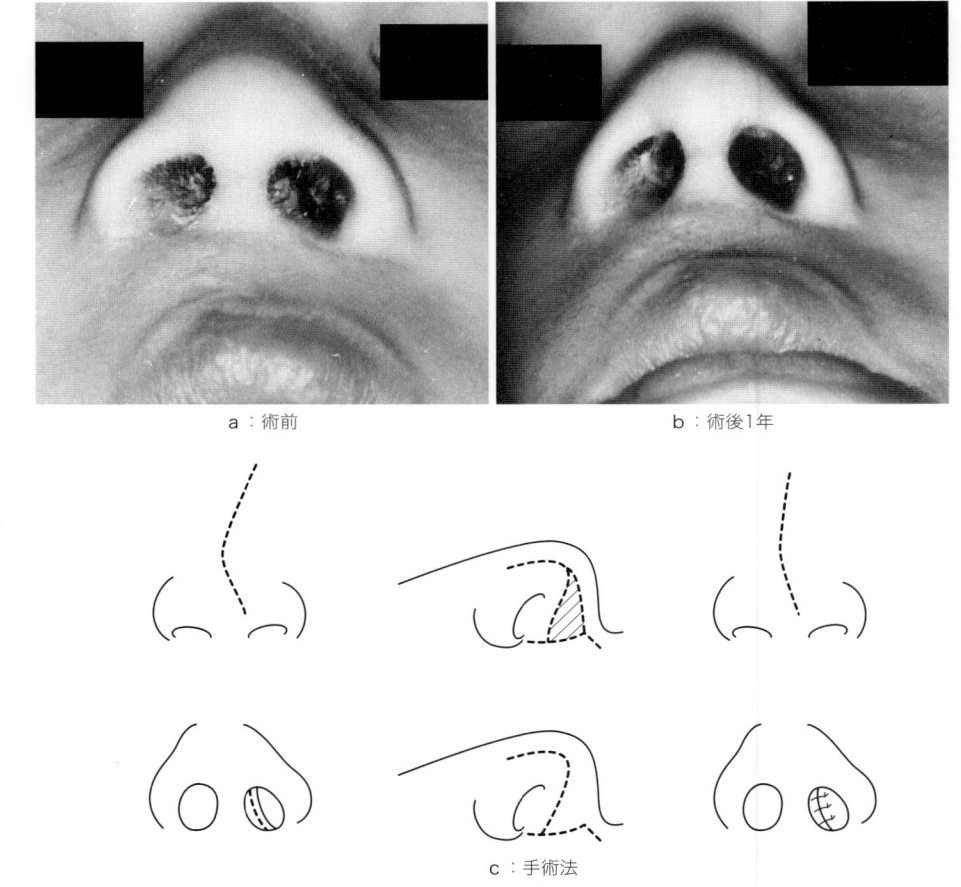

a：術前　　　　　　　　　　　　b：術後1年

c：手術法

図 26-4-32　鼻中隔偏位を尖端軟骨のみ切除して修復
鼻中隔尖端が健側鼻腔内に突出.
(鬼塚卓弥：形成外科 29：281, 1986 より引用)

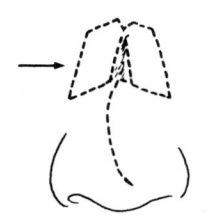
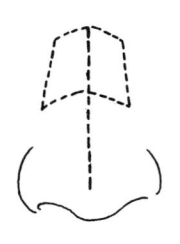

図 26-4-33　骨性斜鼻の鼻骨骨切りによる修正
(Onizuka T et al：Aesthetic Plast Surg 14：207, 1990a より引用)

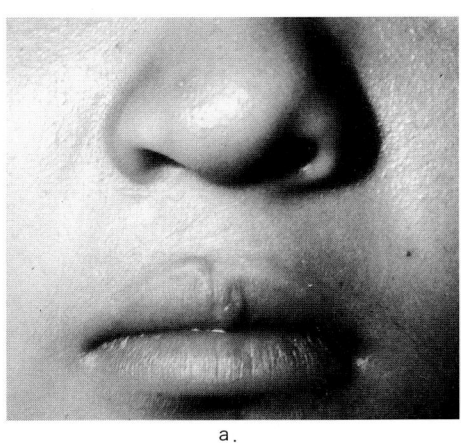 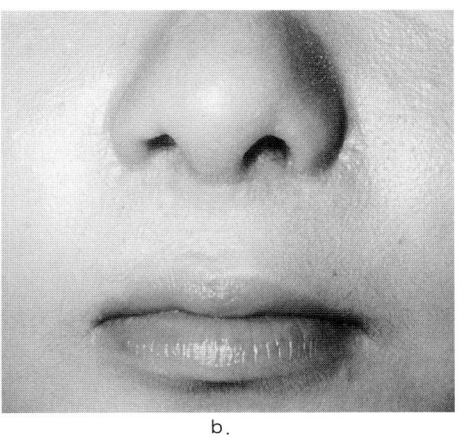 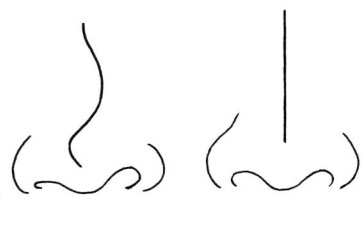

a.　　　　　　　　　　　　　　b.　　　　　　　　　　　　　c.

a：術前，b：術後5年，c：鼻中隔

図 26-4-34　軟骨性斜鼻の鼻中隔軟骨形成術による修正

（Onizuka T et al：Aesthetic Plast Surg 10：127, 1986 より引用）

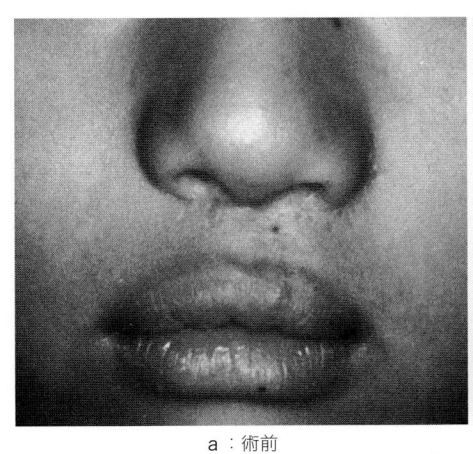 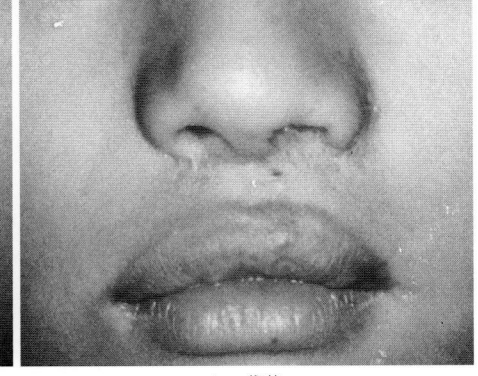

a：術前　　　　　　　　　　　　　　b：術後

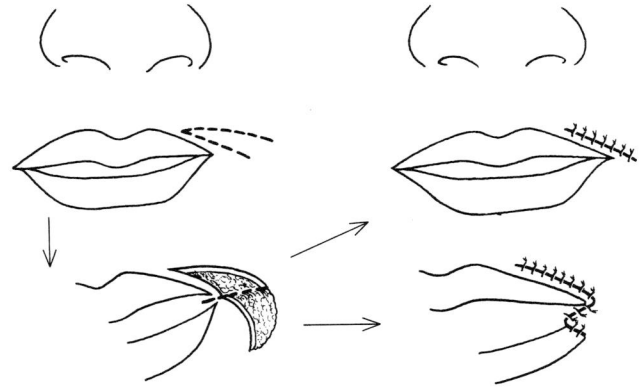

c：手術法

図 26-4-35　口角偏位の口角 Z 形成術による修正

患側口角の内側に偏位している．

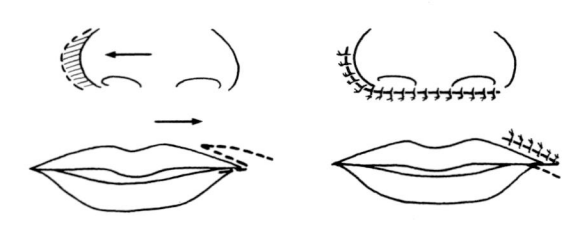

図26-4-36　重度口角偏位の修正法
口角形成と外鼻の移動を併用.

(1)健側軟骨の発育がよい場合は第3段階重度変形と同じ手術法を行う.

(2)健側軟骨の発育が悪い場合は，人中形成を行うとき採取した筋組織，あるいは鼻中隔軟骨，耳甲介腔軟骨，あるいはシリコンインプラントを挿入する（図26-4-27）.

8) 第8段階（eighth stage）**：不対称な鼻翼の厚さ**

鼻翼の発育不全によるもので，皮膚，軟骨も発育が悪い.

①軽度変形：皮下剝離後，ポケットを作り，血腫を作成，術後の結合織を利用する.

②重度変形：鼻翼に耳甲介軟骨あるいはインプラントを挿入する（図26-4-28～図26-4-31）.

9) 第9段階（ninth stage）**：鼻中隔鼻偏位**

①軽度変形：鼻中隔尖端を切除する（図26-4-32）.

②重度変形：骨性斜鼻のときは，鼻骨骨切り術が必要であり（図26-4-33），軟骨性斜鼻のときは，鼻中隔を鋤骨より離断するなり，偏位部分の軟骨を切除する（図26-4-34）.

鼻中隔軟骨形成術で採取した軟骨の一部を鼻尖突出に使用した大久保ら（2008）の報告がある.

10) 第10段階（tenth stage）**：外鼻と口唇の位置異常**

①軽度偏位：口角部で，Z形成術を行い，拡大する（図26-4-35）.

②重度偏位：口角のZ形成術による，外方拡大と外鼻の反対方向への移動を行う（図26-4-36）. 場合によっては第9段階の斜鼻に対する修正術を行う.

以上の各修正術によって，左右対称の外鼻が形成されるはずであるが，症例によっては後戻り現象も起こり，再変形を招来する.

その場合，変形の程度に応じて，前述Part2からの各段階の修正術を行う.

唇裂外鼻形成術の最終段階として，次の第3部Part3，つまり美容外科的処置がある.

c.　第3部（part 3）**：美容外科的処置**

この第3部は，すべての人が必要というわけではないが，上口唇に手術瘢痕が永久に残る以上，少しでも，これを目立たなくするには顔全体を美しくすることによって，他人

の視線を上口唇の瘢痕ではなく，顔全体の美しさにむければ，それだけ瘢痕も目立たなくなるという現象を利用する方法である.

1) 第1段階：隆鼻術 augmentation rhinoplsty

東洋人は鼻の低い人が多いため，まず，考えることは，隆鼻術であろう. 通常，シリコンを挿入する.

2) 第2段階：オトガイ形成術 augmentation mentoplasty

オトガイを突出させることによって，外鼻，口唇，オトガイのバランスを揃える.

3) 第3段階：その他

東洋人に多い頬骨の突出，下顎角の突出，皮膚，その他の美容外科的処置を行い，できるだけハンディを負って生まれてきた人をより正常に，より美しくする必要がある（本章–12「唇裂・口蓋裂形成術の美容外科的検討」の項参照）.

4) 第4段階：歯牙の whitening

これも，明眸皓歯といわれるように歯牙が白いのは美人の要素のひとつでもある（頬部の項参照）.

❹唇裂外鼻形成術の経験的まとめ

著者が，今まで試みてきた唇裂外鼻形成術を**図26-4-2**にまとめた. 現在は初回外鼻形成術として，**図26-2-35**，**図26-2-36**の方法を用いている.

表26-4-1は，1回の外鼻形成術で目的を達した症例の％で，唇裂の程度が軽いほど外鼻の形成術も少なくて済むことがわかる. 唇裂口蓋裂では，2/3の症例は再手術を要する.

再手術の場合は，外鼻形成術の順序と実際の項で述べたように行う.

表26-4-1　唇裂外鼻修正例数と初回外鼻手術のみで満足の得られたもの

	症例数	外鼻形成術症例数	％
不完全唇裂	183	127	69.4
完全唇裂	66	21	31.8
完全唇裂・口蓋裂	149	52	34.9
計	397	200	50.4

（鬼塚卓弥：形成外科42：489，1999より引用）

26・5　両側唇裂
bilateral cleft lip

A. 著者の両側唇裂形成術

両側唇裂には，完全唇裂，完全唇裂口蓋裂から両側の披裂度の異なるものまで，いろいろであるが，唇裂手術法は

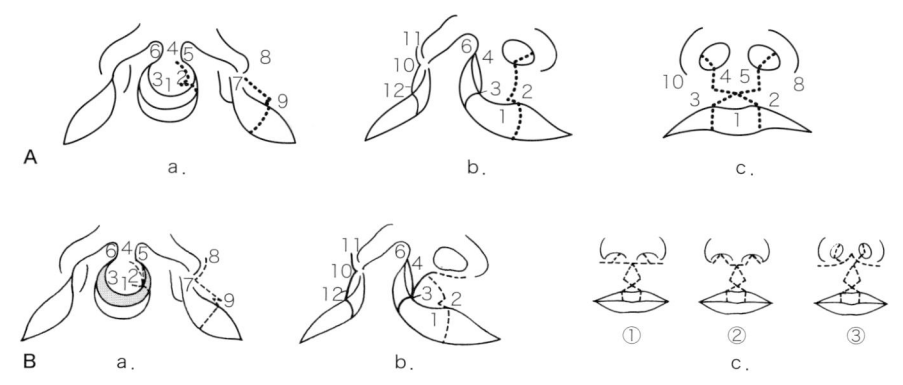

図26-5-1　両側唇裂形成術の点のとりかた（a, b）と術後の縫合線（c）
（A：新法，B：旧法）

原則的に同じである．著者は，最近では一期的方法である Mulliken 法を用いているが，矯正歯科医の協力の得られない場合，中間唇が極端に小さい時とかは従来の二期的手術法も捨てがたい．

　最近の米国での両側唇裂手術の動向は，術前矯正を行い，1～3ヵ月の早期グループと4～6ヵ月の晩期グループに分かれているが，手術法としては，Millard 法，Mulliken 法が多い．

❶二期的方法

a.　初回手術

　片側唇裂形成術両側に適用する．

1）手術時期

　著明な披裂のある側，たとえば披裂縁の開離が著しい側，歯槽弓の偏位の著しい側を生後3ヵ月目，体重6kgを目拠に行う．反対側は，硬結がとれてから改めて行う．通常3ヵ月後，生後6ヵ月後になる．

2）切開

a）点のとり方

　両側唇裂の場合も，点のとりかたの原則は，片側唇裂の場合と同じであるが，異なるのは，1～2, 2～3の距離を短くすることである．中間唇は，両側の術後，成長とともに2～3倍にも大きくなって，Cupid's bow が，間のびしたようにみえるからである．経験ではあるが，1～2間は，3mm程度がよい（図26-5-1）．

b）切開および剥離

　切開の原則も，片側唇裂の場合と同様である．剥離は最小限にとどめるのが普通であるが，Skoog（1965）は，小三角弁を作成してこれを鼻柱基部に挿入，鼻柱延長を行う方法を報告している．Millard 法は，中間唇弁（C-flap）を，通常なら鼻翼基部に挿入するのであるが，（図26-2-2, 図26-5-2, 図26-5-3）．これを反対に鼻柱基部に挿入している．しかし，中間顎の抑制が強く出る（図26-5-3）．

c）中間顎の処置

①中間顎の突出が，著明で，鼻尖に接するような場合は，口唇縫合に際して緊張するので，通常は，手術時期まで絆創膏矯正を行う．

②それでも不十分な場合は，種々の術前矯正を行う．

③head cap とゴムバンドを用いる方法（Clodius1964）

④Hotz 型プレート法

⑤Grayson 型プレート法，

⑥口蓋に Kirschner 鋼線を挿入，これと中間顎をゴムバンドに固定する方法（Georgiade1970, 1971）

⑦特殊な器具を歯列弓に固定，これにスクリューをはめて，ねじを一巻ずつしめていく方法（Georgiade ら1975），

⑧最近では，Grayson の NAM 法が一般的．

⑨手術的には，Hamilton, Graham, Randall（1971）のように，lip adhesion 法と称して上口唇の皮膚，粘膜を縫合して，口唇の力で突出中間顎を矯正する．

⑩両歯槽が近接して，中間顎が整復できない場合は，術前矯正を行い，歯槽裂を広げる．

⑪以前は，縫合を容易にするために，中間顎の切除 premaxillary excision や鋤骨切除 vomerectomy（Cronin 1957）を行ったが，後日，著明な上顎後退症を起こすので絶対禁忌である．

3）縫合

　縫合は，鼻孔底から行う．また，口唇部の縫合では，中間唇に筋層がないか，少ないため（不全唇裂の場合），皮下の固定用縫合には注意すべきである．

4）術後

　片側唇裂の場合と同様であるが，一側の手術を行うと，中間顎が他側前方に突出しやすいので，抜糸後は，絆創膏や他の固定器具による矯正が必要である．

5）反対側唇裂の手術

　前回の手術より約3ヵ月後，術後の硬結が消褪してから，反対側の手術を行うが，今回の手術は，初回手術の場合と

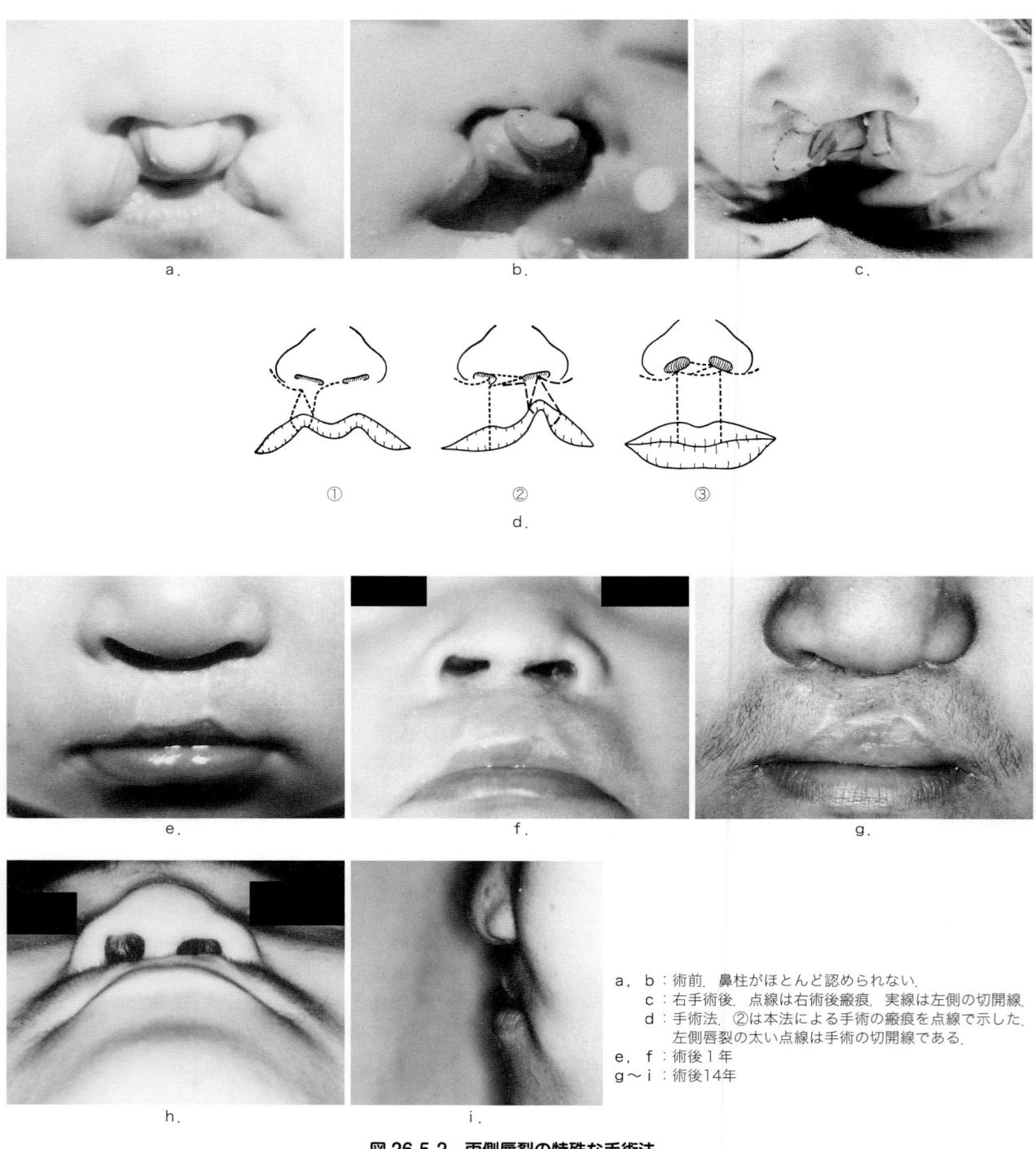

a, b：術前．鼻柱がほとんど認められない．
　　c：右手術後．点線は右術後瘢痕．実線は左側の切開線．
　　d：手術法．②は本法による手術の瘢痕を点線で示した．
　　　左側唇裂の太い点線は手術の切開線である．
e, f：術後1年
g〜i：術後14年

図 26-5-2　両側唇裂の特殊な手術法
Millard & Skoog 法による鼻柱延長術．

（鬼塚卓弥：形成外科 11：163, 1968 より引用）

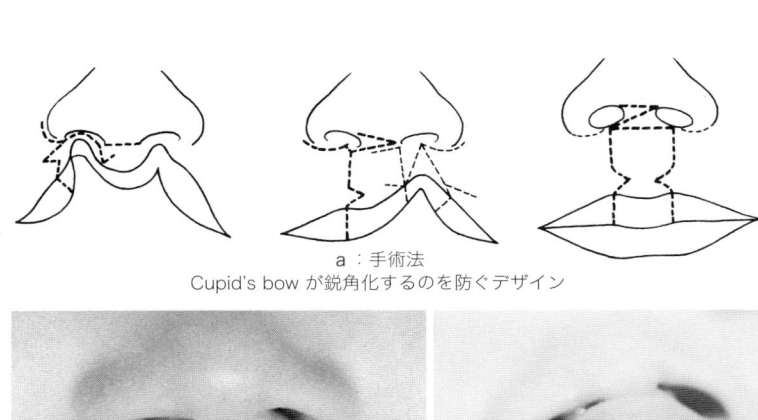

a：手術法
Cupid's bow が鋭角化するのを防ぐデザイン

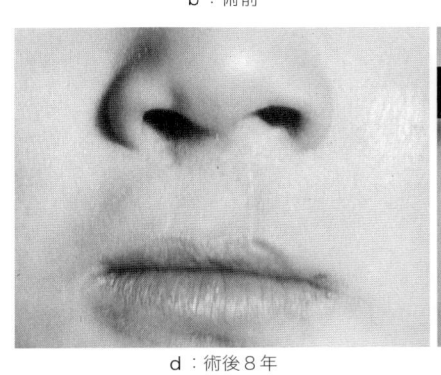

b：術前

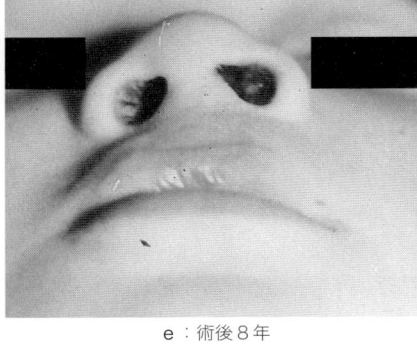

c：術前

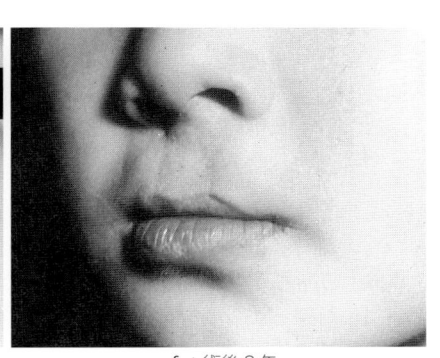

d：術後8年

e：術後8年

f：術後8年

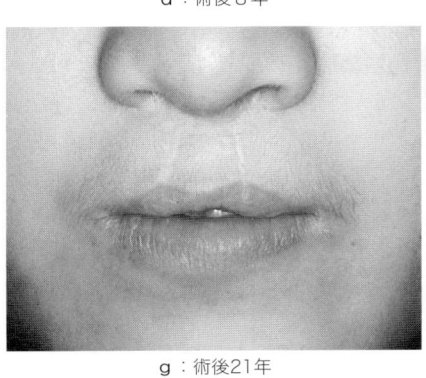

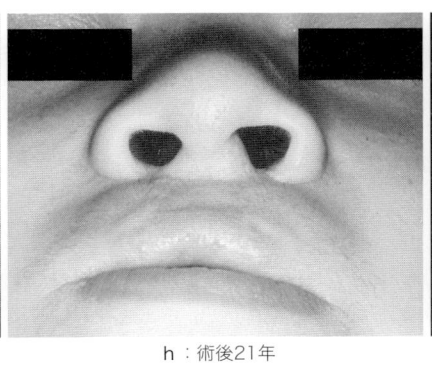

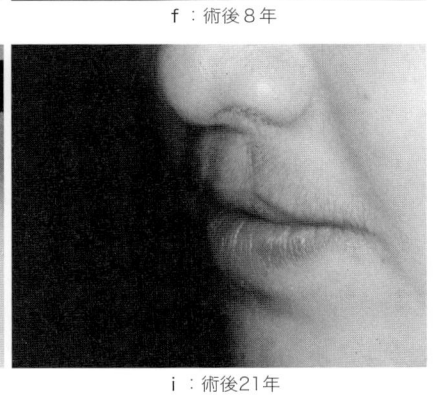

g：術後21年

h：術後21年

i：術後21年

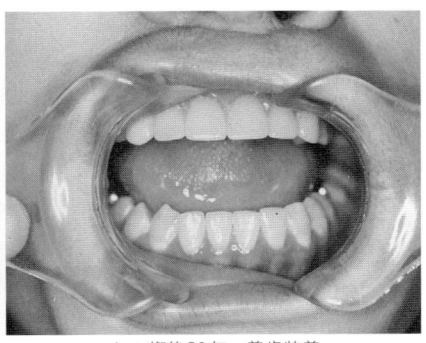

j：術後21年

k：術後21年，義歯装着

図 26-5-3 鼻柱延長を行う両側唇裂

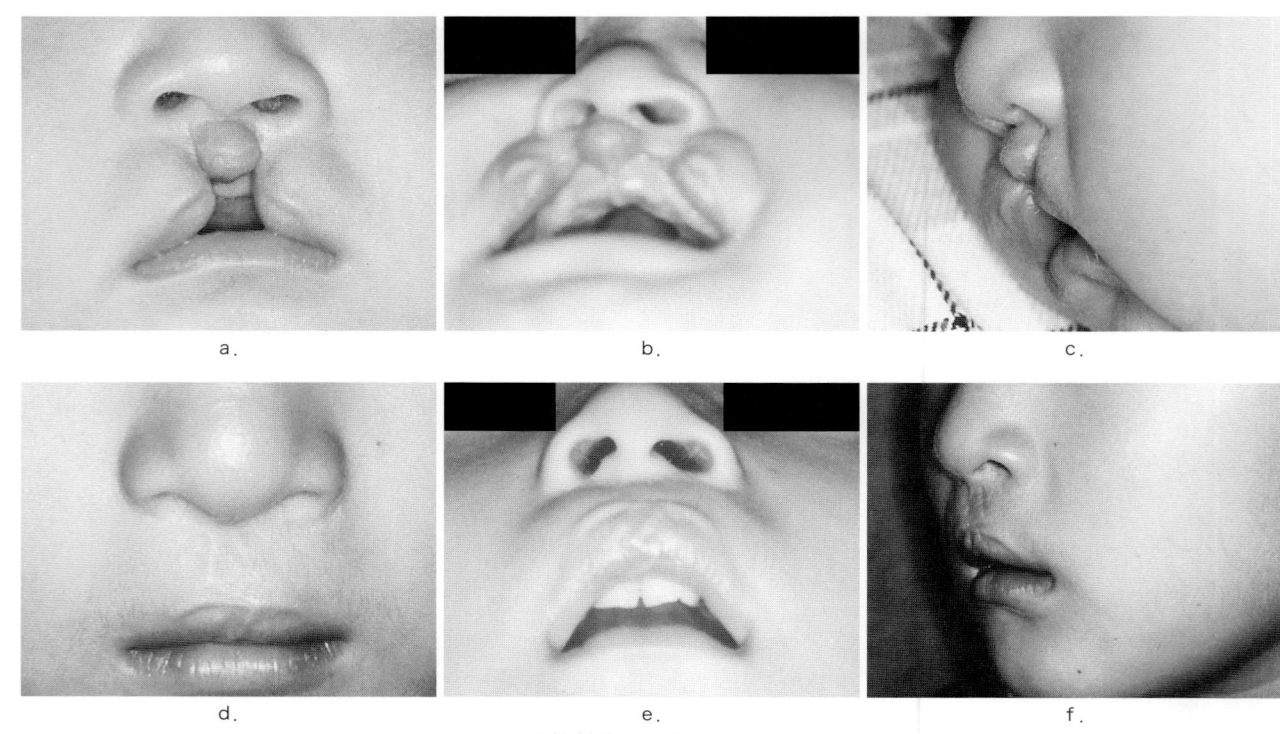

a.　b.　c.

d.　e.　f.

a〜c：術前（生後3ヵ月），d〜f：術後6年

図 26-5-4　両側不全唇裂

は異なり，切開線を既手術側に合わせて決定しなければならない．したがって，この場合には，片側唇裂の手術に対すると同じような注意が必要である．

6) 最近の方法

両側唇裂に対する最近の方法は，Millard の C-flap を用いない，片側唇裂の新鬼塚法を両側に適応する（**図 26-5-1**）．

7) 症例

以上の方法を用いた方法が**図 26-5-4**〜**図 26-5-7**である．

❷一期的方法

これには，Manchester 法（1965），DeHaan 法（1968），Mulliken法（1985,1995, 2001）（**図 26-2-15**〜**図 26-2-21** 参照）などがある．真田ら（2000）は，Manchester 法からMulliken 法に変わり手術している．

現在では，両側同時の手術が主流になりつつあるが，歯科矯正と連携して術前矯正を行う必要がある（**図 26-5-8**）．歯科矯正医の協力が得られない施設では二期法になる．

著者も，最近では Mulliken 法の有用性を認めている．外鼻の open rhinoplasty は行わない．

❸特殊な著者の両側唇裂形成術

a.　鼻柱延長を同時に行う方法

両側唇裂では，通常の形成術では一般に鼻柱が短く，鼻背の長さも短いので，鼻尖部が扁平になり，また鼻孔が逆八の字型になりやすい．これを防ぐために，鼻柱基部に小三角弁を挿入する方法を用いることもある（**図 26-5-2，図 26-5-3**）．しかし，最近は，使用しない．中間顎の抑制を招きやすいからである．

b.　両側唇裂を片側唇裂にする方法

この方法は，片側が完全唇裂であって，一側が vermilon border に notching を示す特殊な両側唇裂で，この notching が，正常の Cupid's bow の形に似ている場合に利用できる．本来ならば，両側唇裂形成術後は2本の手術瘢痕が残るが，この場合は，1本の瘢痕，つまり片側唇裂形成術後と同様の状態になり，それだけ目立たないようになる（鬼塚ら 1978）（**図 26-5-9**）．

c.　一条痕化法

両側唇裂の術後は，必ず2条の瘢痕が残るが，これを一条にして目立たなくする方法である（**図 26-5-17** 参照）であるが，初回両側唇裂に使用すると中間唇が壊死に陥りやすいので，用いないほうがよい．

B. 両側痕跡唇裂
microform of the bilateral cleft lip

両側の痕跡唇裂の場合も，片側痕跡唇裂と治療の原則は同じである．

症例のみ例示する（**図 26-5-10，図 26-5-11**）．

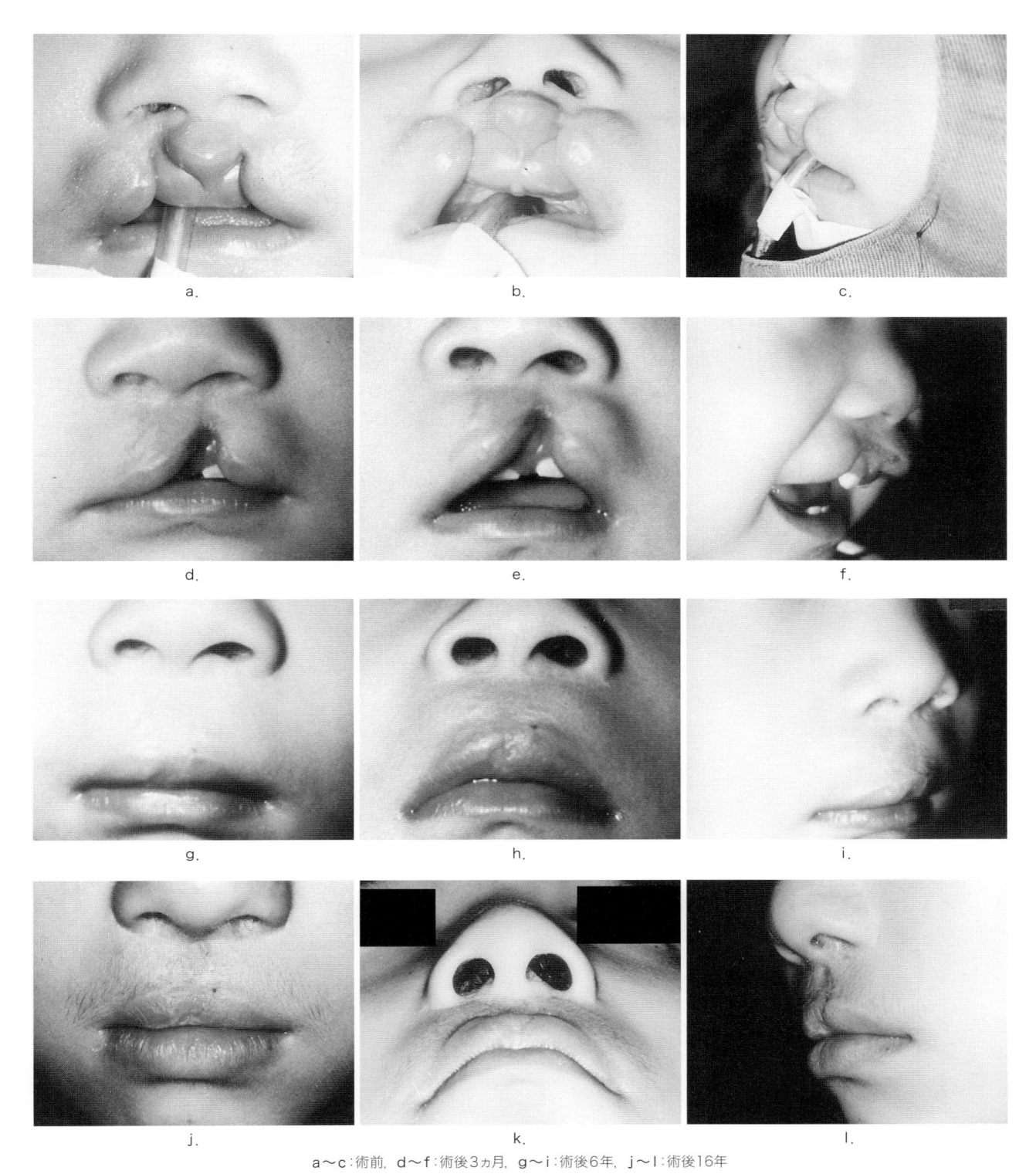

a〜c：術前，d〜f：術後3ヵ月，g〜i：術後6年，j〜l：術後16年

図 26-5-5　両側不全唇裂

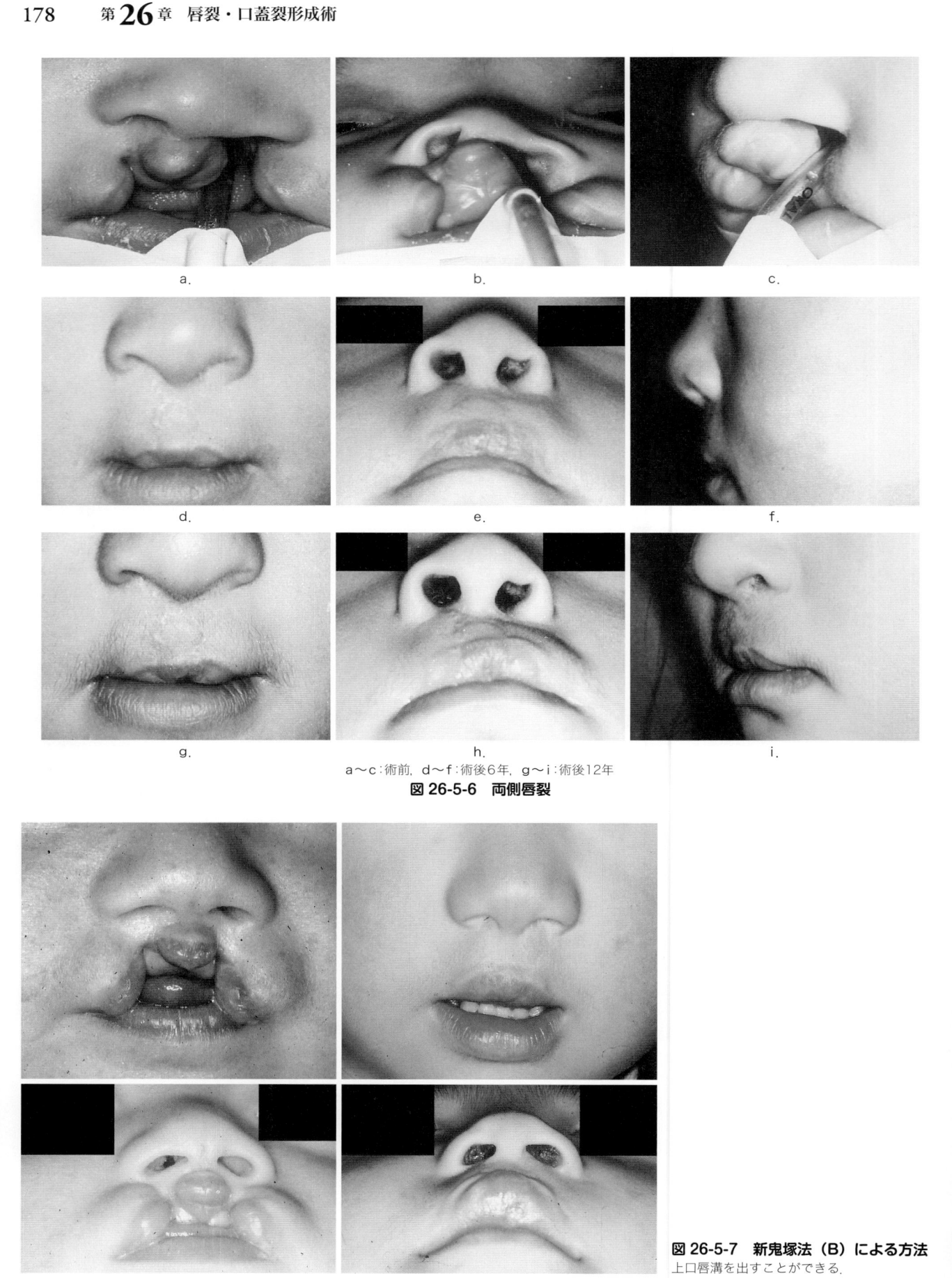

a.　　　　　　　　　　　　b.　　　　　　　　　　　　c.

d.　　　　　　　　　　　　e.　　　　　　　　　　　　f.

g.　　　　　　　　　　　　h.　　　　　　　　　　　　i.

a〜c：術前，d〜f：術後6年，g〜i：術後12年

図 26-5-6　両側唇裂

図 26-5-7　新鬼塚法（B）による方法
上口唇溝を出すことができる．

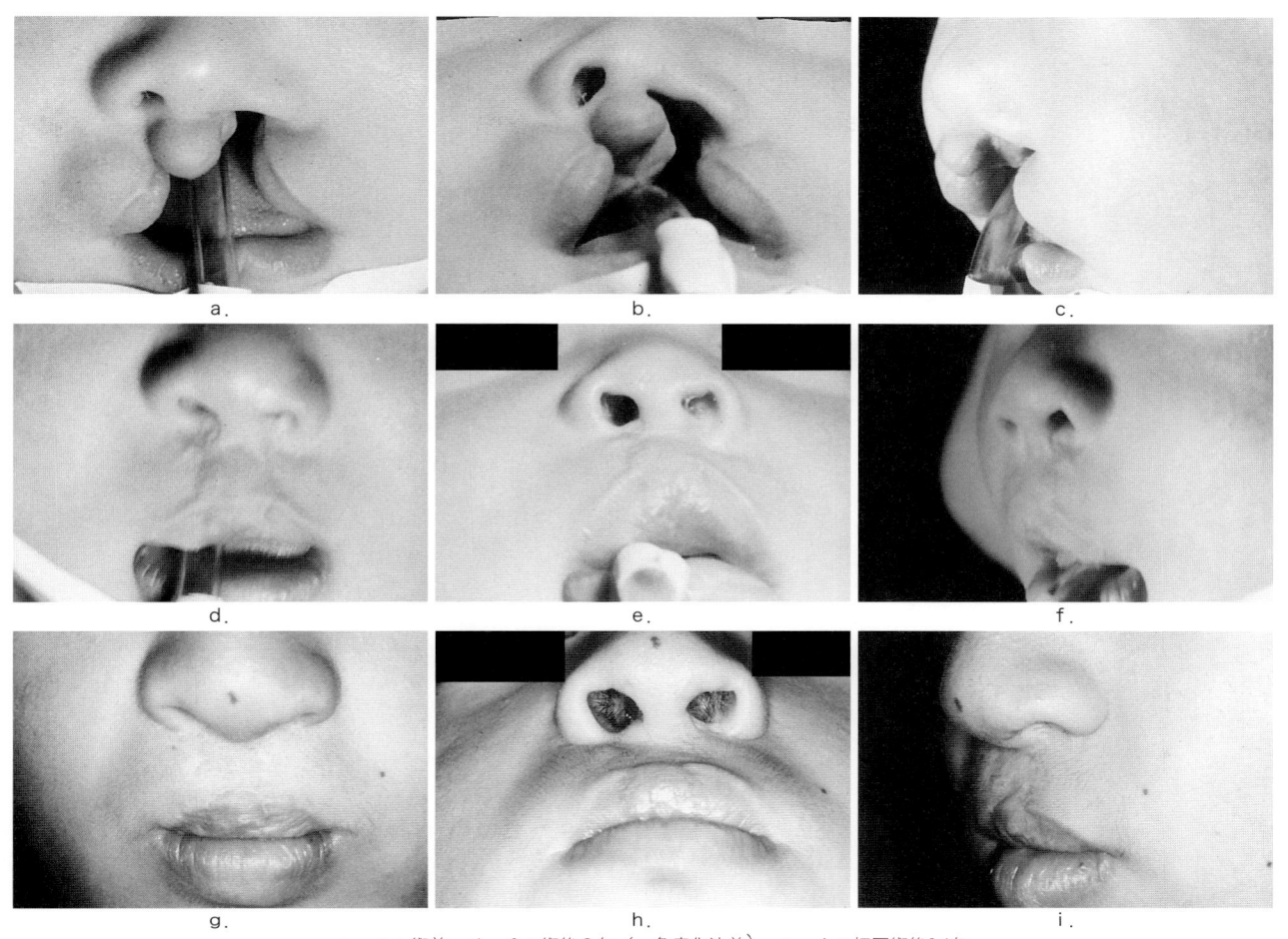

a〜c：術前，d〜f：術後3年（一条痕化法前），g〜i：初回術後14年

図 26-5-8　左完全右不全唇裂

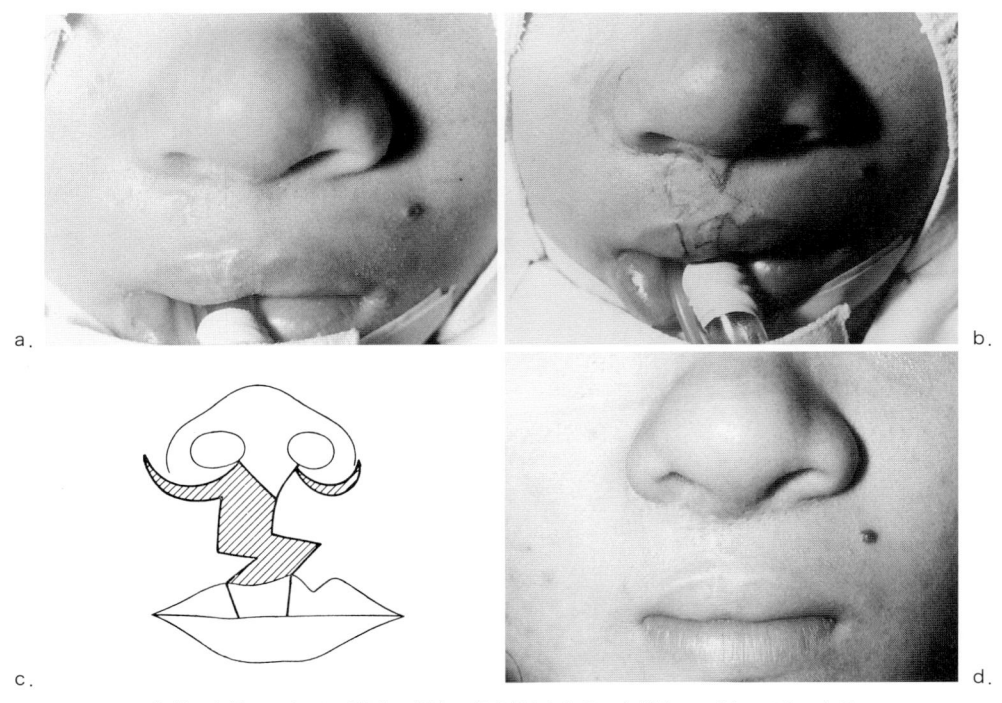

a：術前．右側にはすでに手術後の幅広い瘢痕がみられる．左側は notching のみである．
b，c：手術法，d：術後

**図 26-5-9　両側唇裂を片側唇裂
にする方法**

（鬼塚卓弥ほか：形成外科 21：199，
1978 より引用）

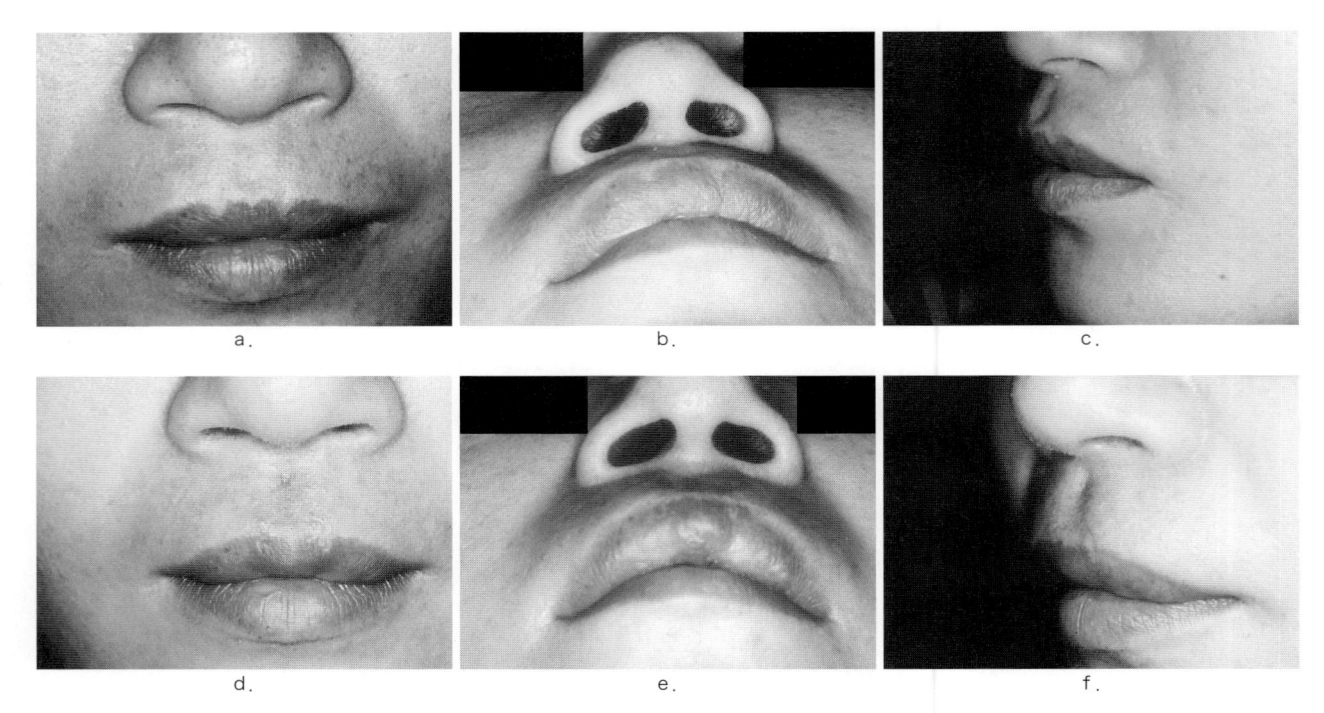

a.　b.　c.

d.　e.　f.

a～c：術前，d～f：術後3ヵ月．Cupid's bowにZ形成術を行う．

図 26-5-10　両側痕跡唇裂（1）

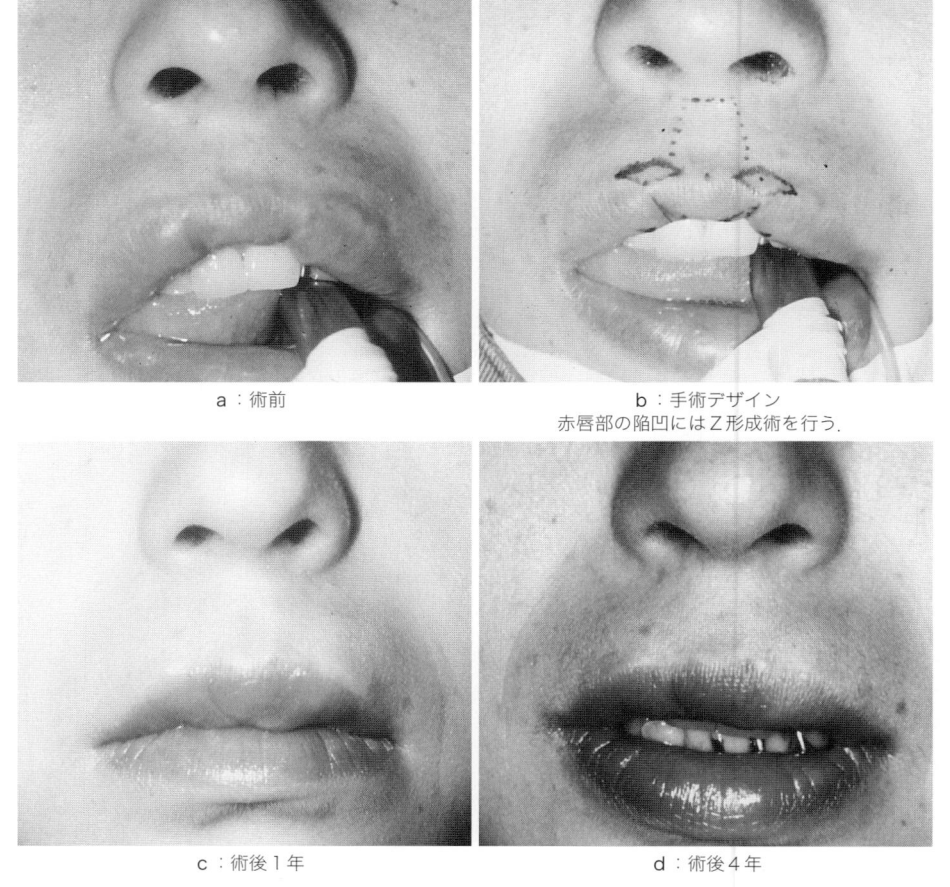

a：術前　b：手術デザイン

赤唇部の陥凹にはZ形成術を行う．

c：術後1年　d：術後4年

図 26-5-11　両側痕跡唇裂（2）

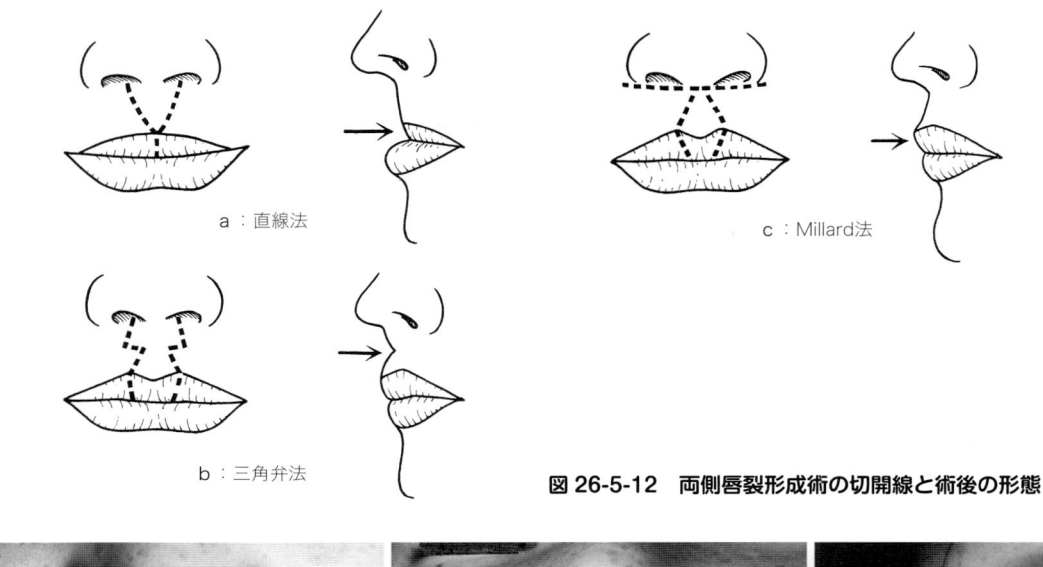

図 26-5-12　両側唇裂形成術の切開線と術後の形態

a：直線法　　c：Millard法　　b：三角弁法

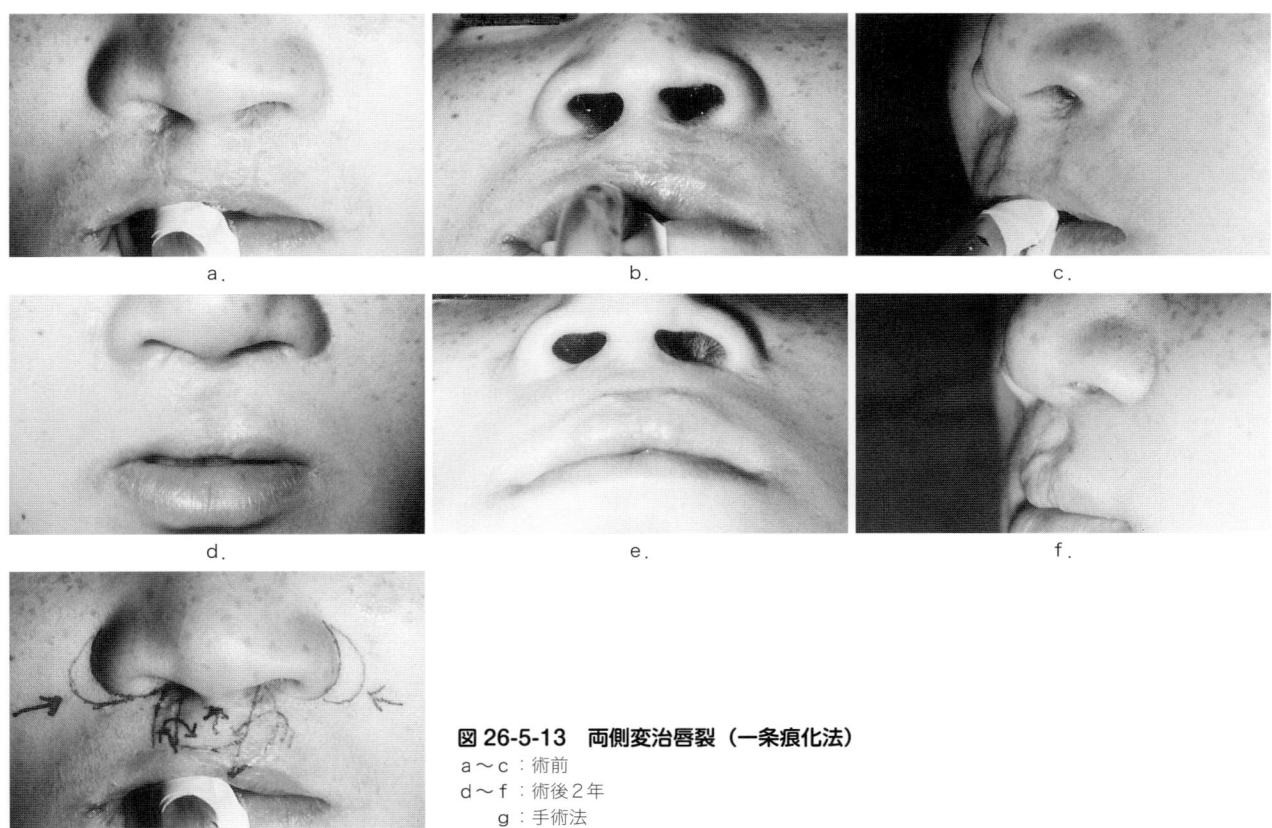

図 26-5-13　両側変治唇裂（一条痕化法）
a～c：術前
d～f：術後 2 年
g：手術法

C. 両側変治唇裂
bilateral cleft lip deformities

　両側の変治唇裂の特徴は，一次手術にどのような方法を用いたかによって，次のように，ある程度決定されてくる．しかしその修復法は片側変治唇裂における著者法をすべてに適用できる

❶一次手術に直線法およびその類似法を用いた場合
a. 特徴
　術後の形態としては，直線法では瘢痕が V 字型になり，赤唇部が組織不足のために後退し，下口唇が突出した状態になりやすい（図 26-5-12）．
b. 修正法
　上口唇の組織不足の程度によるが，これが軽度の場合は，著者の一条痕化法を適応すると，上口唇上部がひきしめられるために，相対的に下部が突出するようになる（図 26-5-13）．

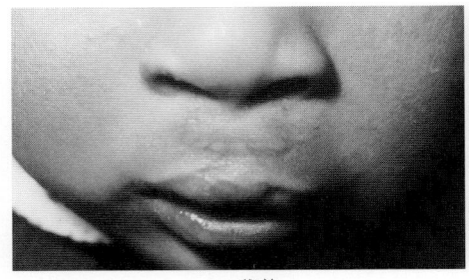
a：術前

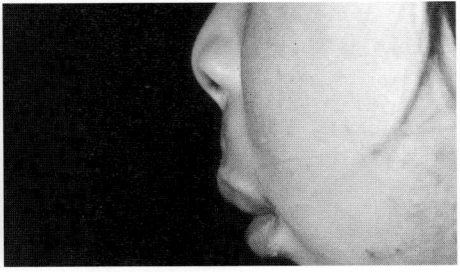
b：術後

図 26-5-14　両側完全唇裂
両側に Tennison 法の適用例．上口唇中央部
に陥凹がみられる．
（鬼塚卓弥：形成外科 11：163, 1968 より引用）

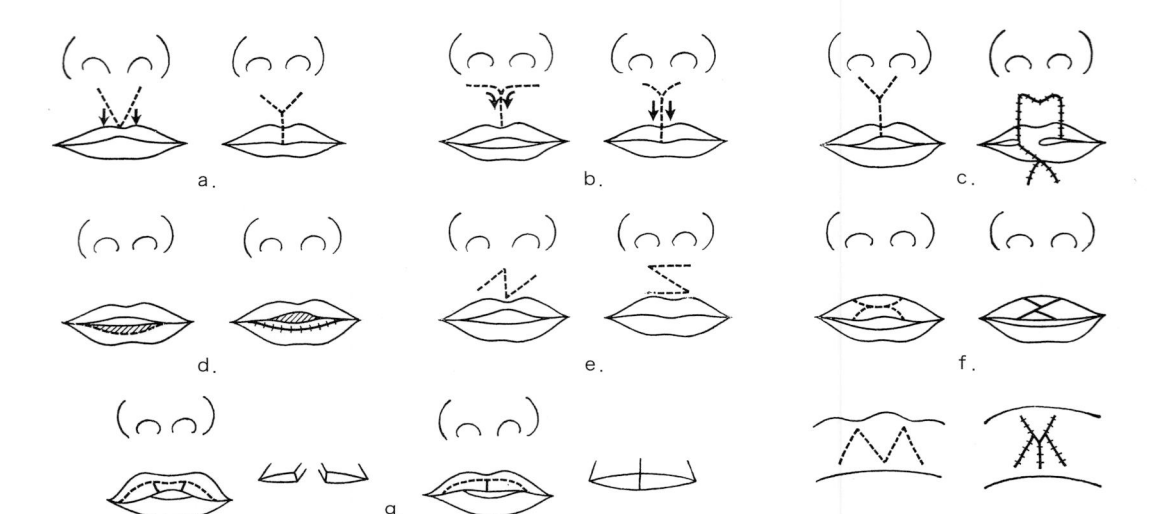

a.　　　　　　　b.　　　　　　　c.

d.　　　　　　　e.　　　　　　　f.

g.

図 26-5-15　口笛様変形の修正法
（鬼塚卓弥：唇裂，金原出版，1972 より引用）

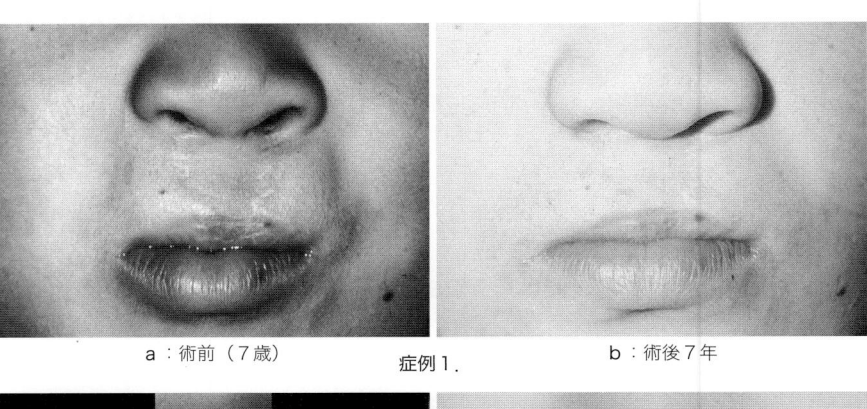
a：術前（7歳）　　症例1.　　b：術後7年

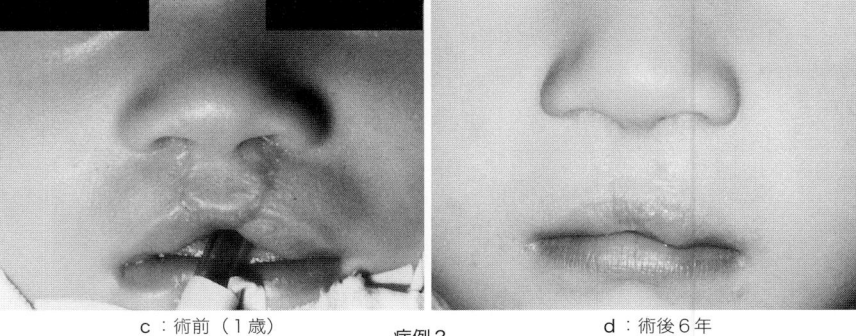
c：術前（1歳）　　症例2.　　d：術後6年

図 26-5-16　第1，第2度両側変治唇裂

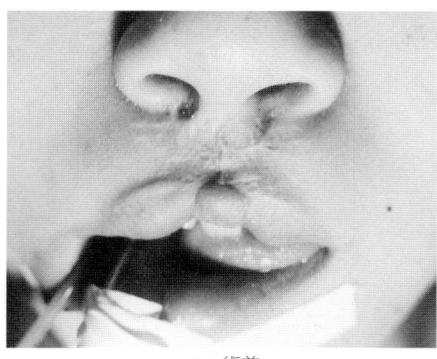
a：術前

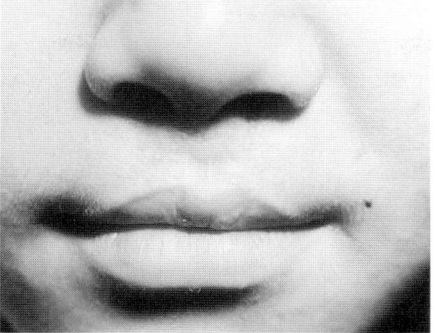
b：術後1年4ヵ月

症例1.

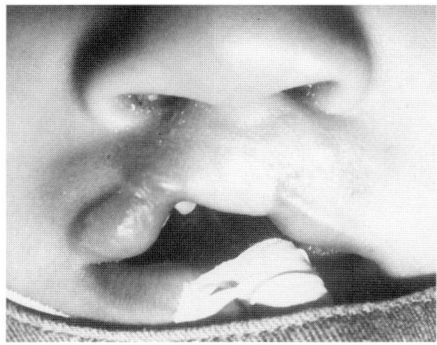
c：術前

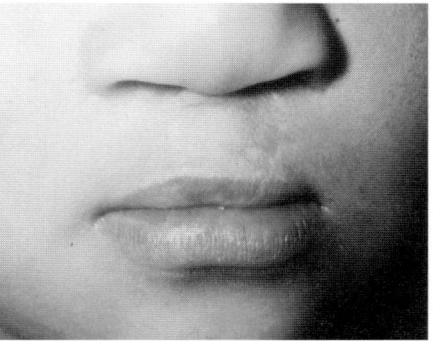
d：術後3年

症例2.

図26-5-17　第3,第4度両側変治唇裂

上口唇の組織不足が著明な場合は,下口唇弁反転法（Abbe法）を用いなければならない（図26-3-43～図26-3-47）.

❷一次手術に三角弁法,四角弁法を用いた場合

a.　特徴

術後,上口唇の瘢痕はzigzagにはなるが,上口唇中央部に水平方向に走る瘢痕ができるために陥没しやすく,逆に鼻柱基部下上口唇が膨らんだ変形を残しやすい（図26-5-12,図26-5-14）.

b.　修正法

この場合は,最も修正法が難しく,一条痕化法を利用する.しかし,いずれにしても,中央部の水平瘢痕をすべて切除することは難しく,また上口唇が幅狭くなるために,上下径が相対的に長くみえるようになるから,そのほうの考慮も必要である.

❸一次手術にMillard法を用いた場合

a.　特徴

この場合は術後変形も少なく,最も自然に近い口唇形態が得られる.すなわち,瘢痕は逆V字型で,瘢痕そのものが人中らしくみえ,Cupid's bowやpoutも綺麗にできるが,通常,片側唇裂の項で述べたような変形が現れる.

b.　修正法

片側唇裂で述べたような修正法を用いる.

❹口笛様変形whistling deformityの修正

中間唇の組織や,筋層不足,あるいは欠損のため起こりやすい.修正法には,いろいろな方法がある.症例に応じて,Z形成術,V-Y法,両側赤唇切除法などを使い分ける（図26-5-15）.

❺変治唇裂形成術の症例

図26-5-16,図26-5-17に示した.

D. 両側変治唇裂と一条痕化法 one scar line method for bilateral cleft lip deformities

両側唇裂の術後は,どのような方法を用いるにせよ,2条の瘢痕が残る.しかし,瘢痕の数が少ないほど目立たないのは,美容的原則である.そこで,両側唇裂術後の2条の瘢痕を1条にしようというのが,一条痕化法である.

症例によっては,すべてを一条痕にすると,上口唇,特に赤唇部の組織不足をきたしやすいので,上口唇下方,つまり,上口唇溝下方のみ2条に残さざるを得ない.

❶一条痕化法の種類

瘢痕の位置,形などによって図26-5-18のように,いくつかの方法に分けられる.

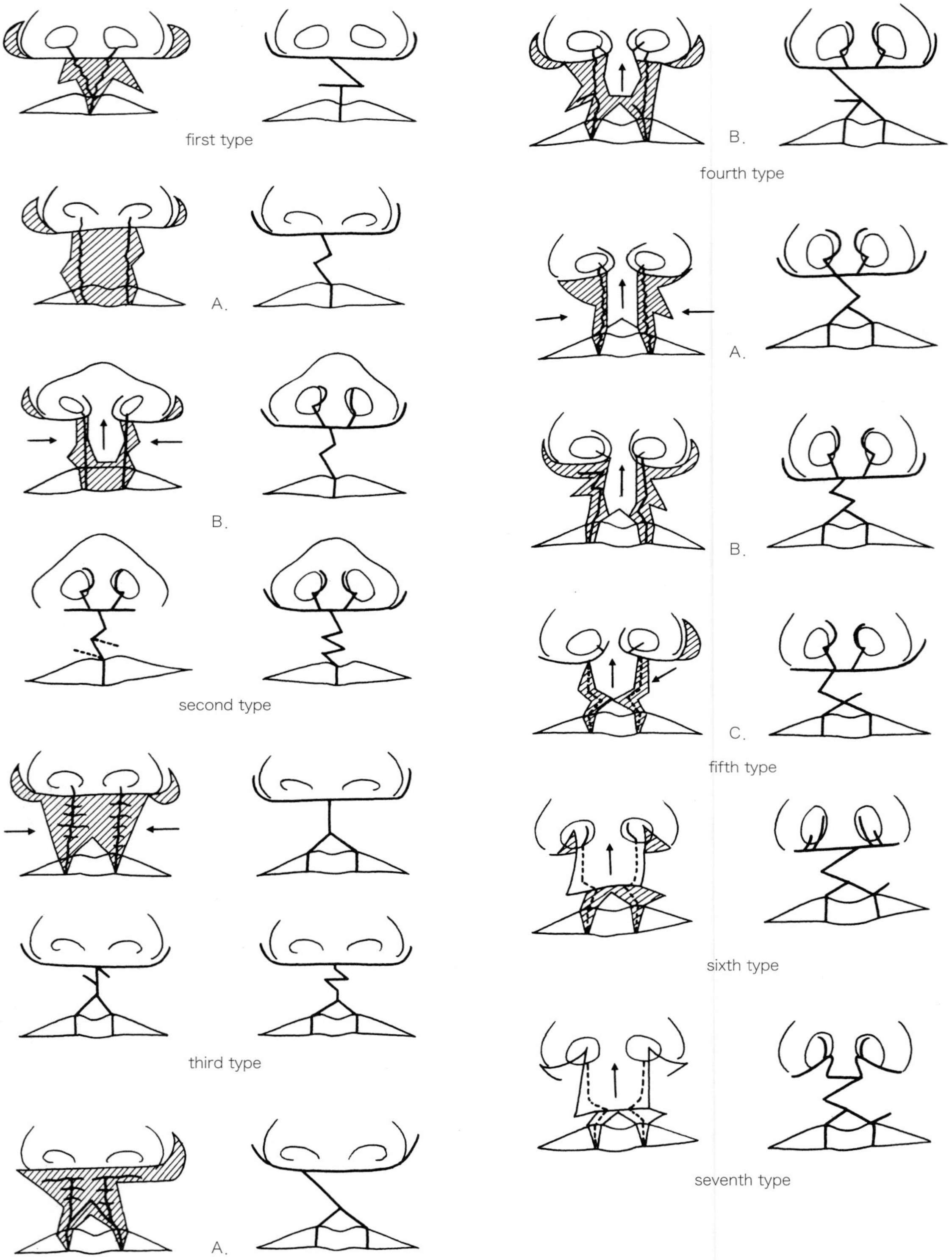

first type

A.

B.

second type

third type

A.

B.

fourth type

A.

B.

C.

fifth type

sixth type

seventh type

図 26-5-18　両側唇裂一条痕化法のデザインのタイプ

（鬼塚卓弥ほか：日美容外会報 6：23, 1984 より一部改変して引用）

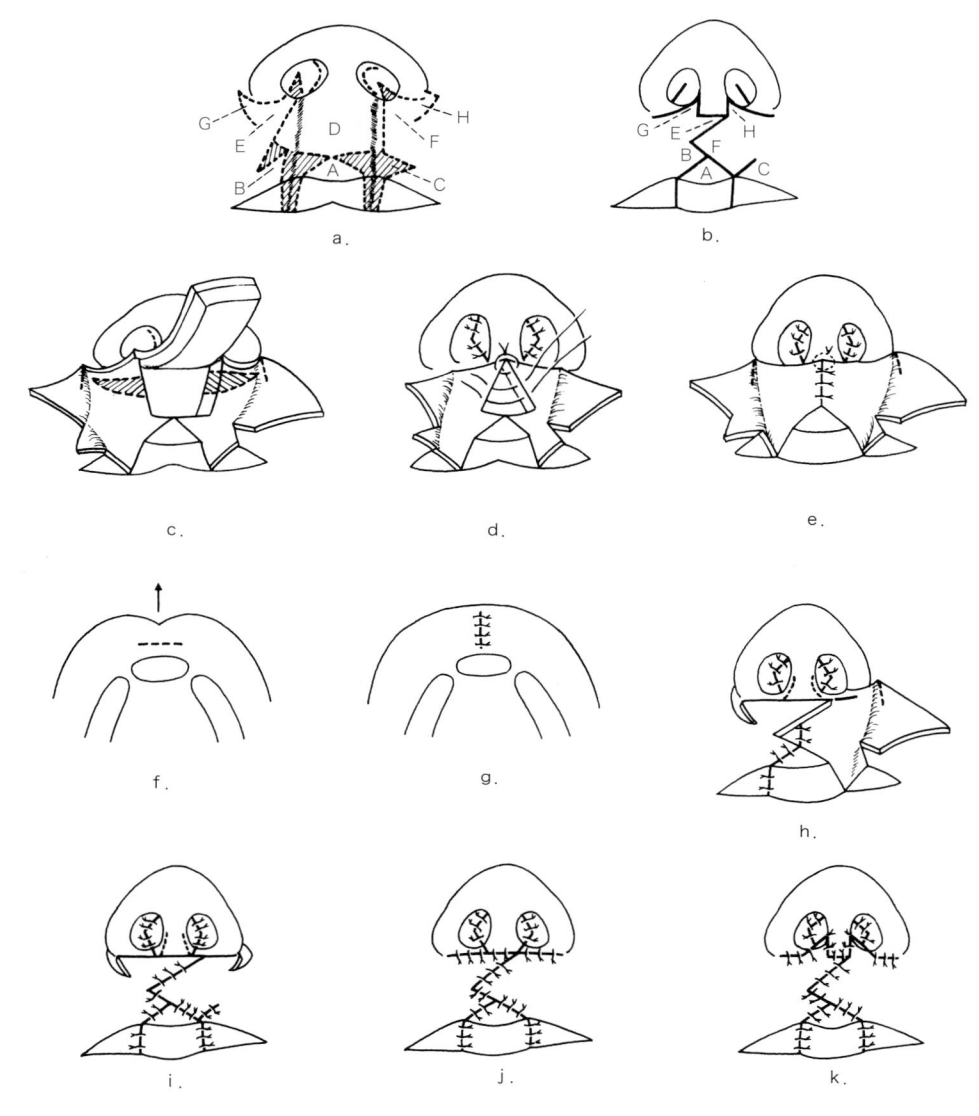

a：皮切，なお皮弁G，Hは症例によっては用いないこともある．
b：術後瘢痕
c：皮切に沿って切開，剥離．中央筋皮弁を挙上，筋層下剥離．必要があれば筋層のトリミングを行う．
d：中央筋皮弁を挙上，鼻柱部に移植．外側筋層を中央で縫縮．
e：筋層を縫縮することで軽度のwhistling deformityは自然修正できる．

f，g：重度のwhistling deformityは粘膜を横方向に切開，縦方向に縫合する．
h，i：皮膚縫合
j，k：縫合終了であるが，皮弁G，Hを鼻柱側方あるいは鼻孔底に挿入すると術後瘢痕をジグザグにすることができるし，瘢痕ケロイド発生を減少させることができ，また，鼻柱基部の形を富士山型のきれいな形にできるなどの利点がある．しかし，なかにはこの部分の瘢痕が目立つ人がいる．

図 26-5-19　両側唇裂一条痕化法

❷最近の一条痕化手術法

　最近行っている一条痕化法は，**図 26-5-18** の seventh type であるが，最近ではさらに鼻翼基部の切開線はできるだけ短く，あるいは作らないように努力している．

a.　皮切

　一条痕化法は，**図 26-5-19** のような皮切を用いる．

①皮弁Aの幅は，Cupid's bow の幅に合わせ，尖端は上口唇溝に置く．

②皮弁Bは，瘢痕に近いところで，皮弁Aに長さを合わせ，底部は上口唇溝に置く．

③皮弁Cは，Cupid's bow の下方偏位を防ぐためのもので，皮弁上縁を上口唇溝に合わせる．

④皮弁Dは，両側の瘢痕を含めた皮弁とする．瘢痕は鼻腔の奥に移動するため，目立たないし，必要とあればトリミングもできるからである．

⑤皮弁Eは，鼻孔底を切除したい幅にし，尖端は粘膜に達しない程度とする．多くの症例で，この鼻孔底の部分は切除できるが，万一長さに不足した場合，鼻孔底

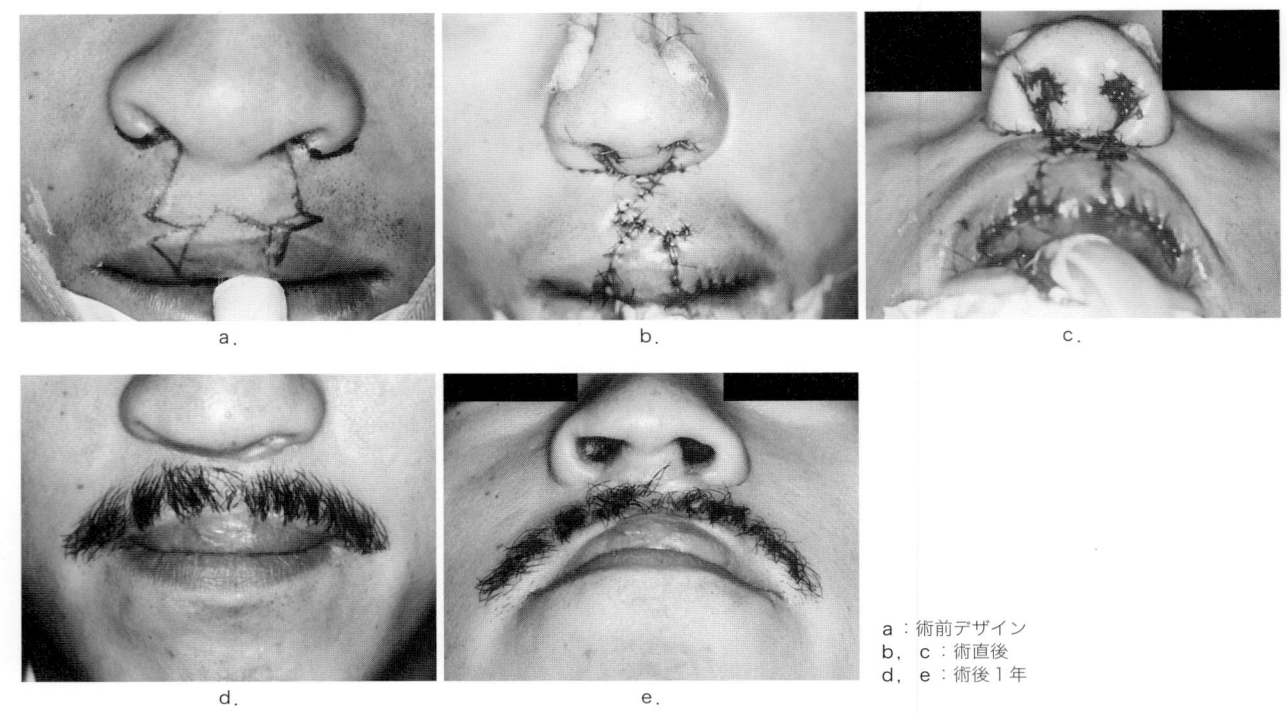

a. 術前デザイン
b，c：術直後
d，e：術後1年

図 26-5-20　両側変治唇裂の一条痕化症例

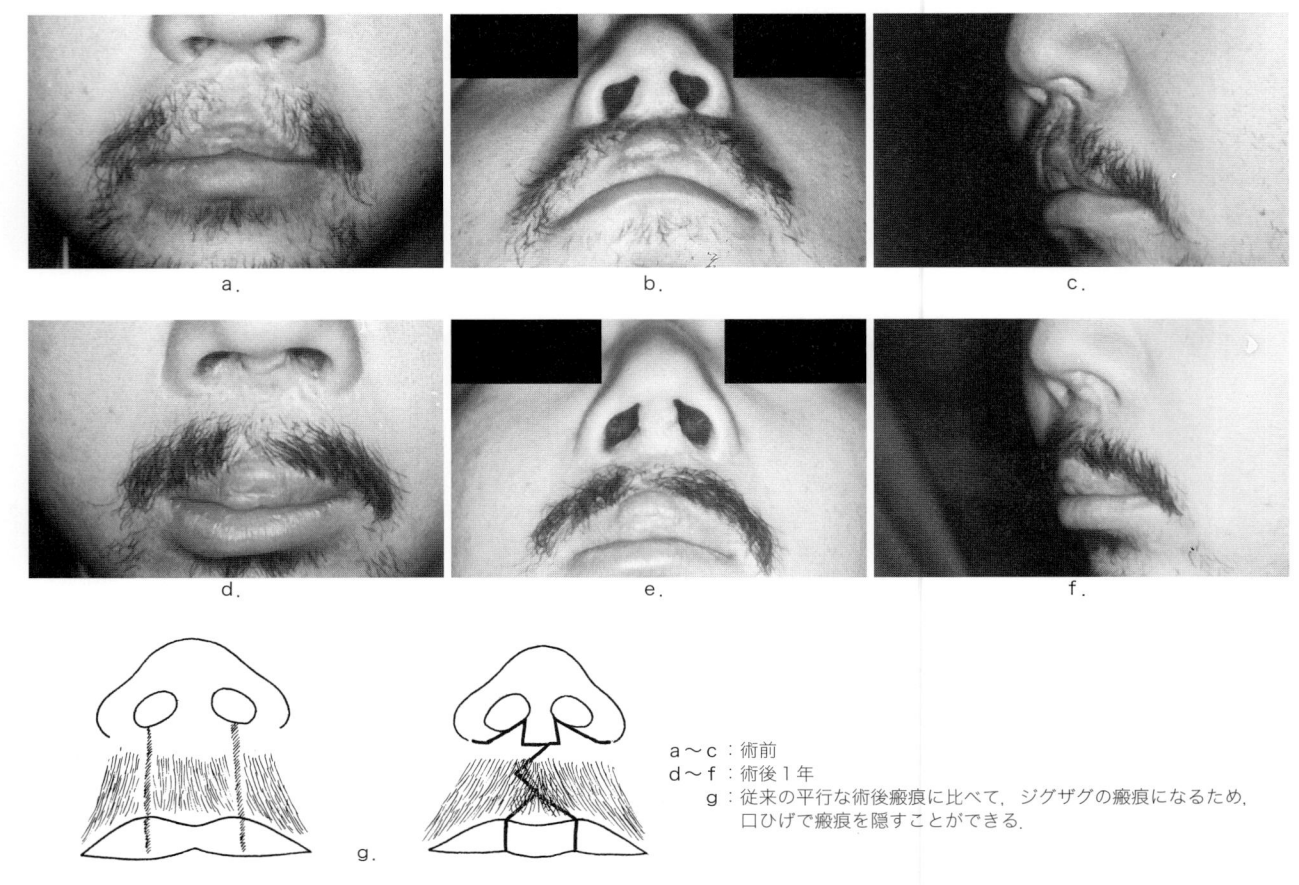

a～c：術前
d～f：術後1年
g：従来の平行な術後瘢痕に比べて，ジグザグの瘢痕になるため，
　　口ひげで瘢痕を隠すことができる．

図 26-5-21　両側変治唇裂の一条痕化法修正
口ひげをのばすと瘢痕を隠すことができる．

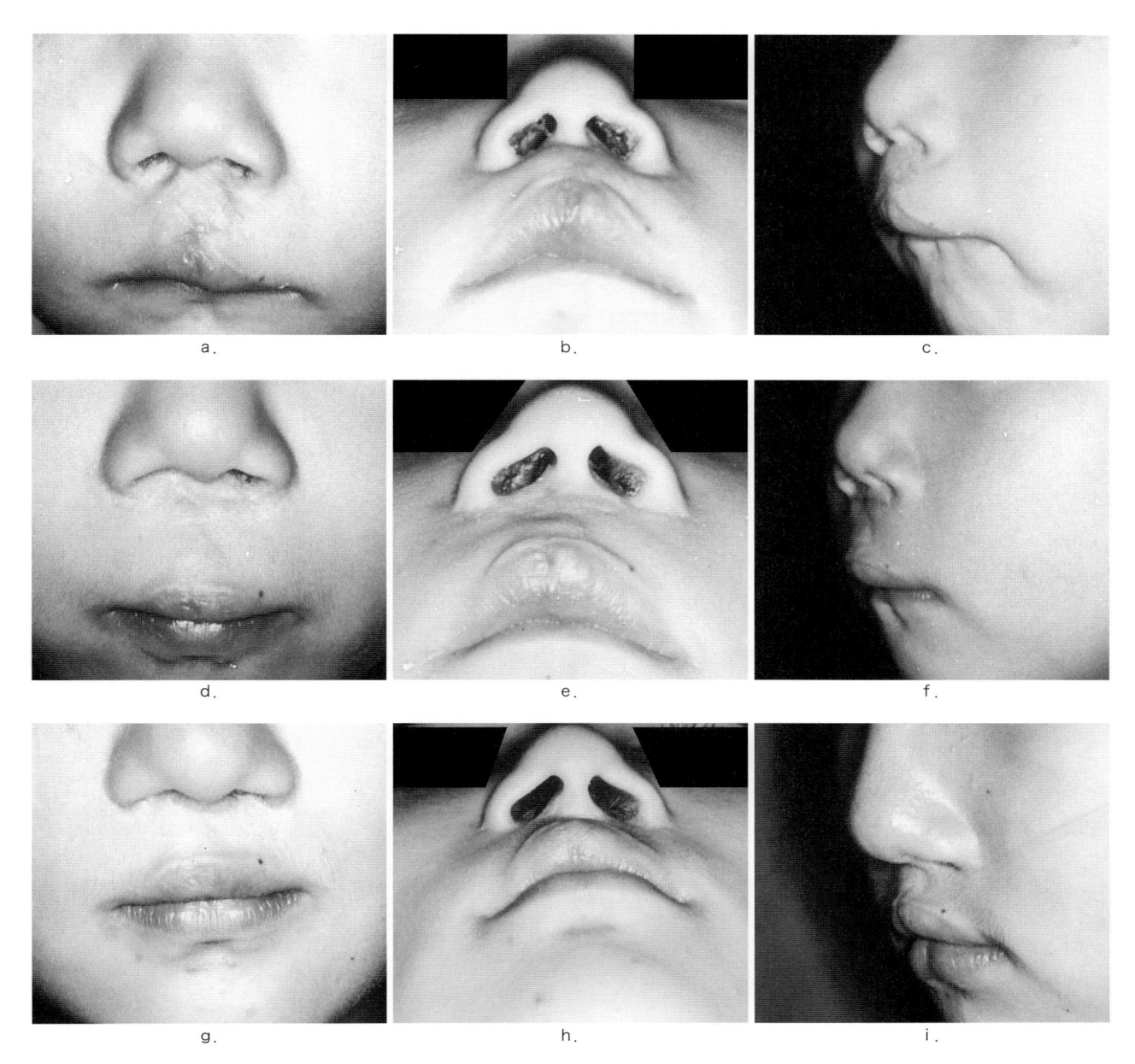

a.　b.　c.

d.　e.　f.

g.　h.　i.

a〜c：術前，　d〜f：術後1年，　g〜i：術後10年

図 26-5-22　両側変治唇裂の一条痕化法修正

（鬼塚卓弥：医事新報 3332 号グラビア，1988b；Onizuka T et al：Aesthetic Plast Surg 11：241，1987 より引用）

部分も口唇閉鎖に使用せざるを得ないこともある.

⑥皮弁F，も皮弁Eと同じようにデザインする.

⑦皮弁G，皮弁Hは鼻柱側縁に挿入し，その形を整える目的と，人中稜を形成しやすくする目的がある. しかし，実際の切開は最後の縫合の際に皮弁の幅，長さをトリミングする. 症例によっては皮弁G，皮弁Hを用いない. できるだけ瘢痕を短く，少なくする.

b.　各皮弁の挙上

皮弁の挙上は，どの皮弁から始めてもよいが，著者は外側皮弁の挙上を先にする. 止血したのち中間唇弁を挙上するが，鼻柱に厚みを持たせるため多少の筋層を付着させる.

この中央唇弁の切開を鼻柱側方にのばし，鼻柱一中央唇の皮弁として，鼻尖を押し上げるように縫合する.

c.　筋層下剥離と固定

次に，外側筋層を粘膜から剥離すると，筋層を自由に内側に引き寄せることができるようになる. この筋層剥離を両側に行い，止血ののち，3-0 ナイロンで前鼻棘に固定する. この際，上口唇が長くならないよう，筋層上方をトリミングする.

d.　縫合

筋層縫合をすることによって，軽度の口笛様変形は修復できるが，程度のひどい場合は，粘膜側を水平方向に切っ

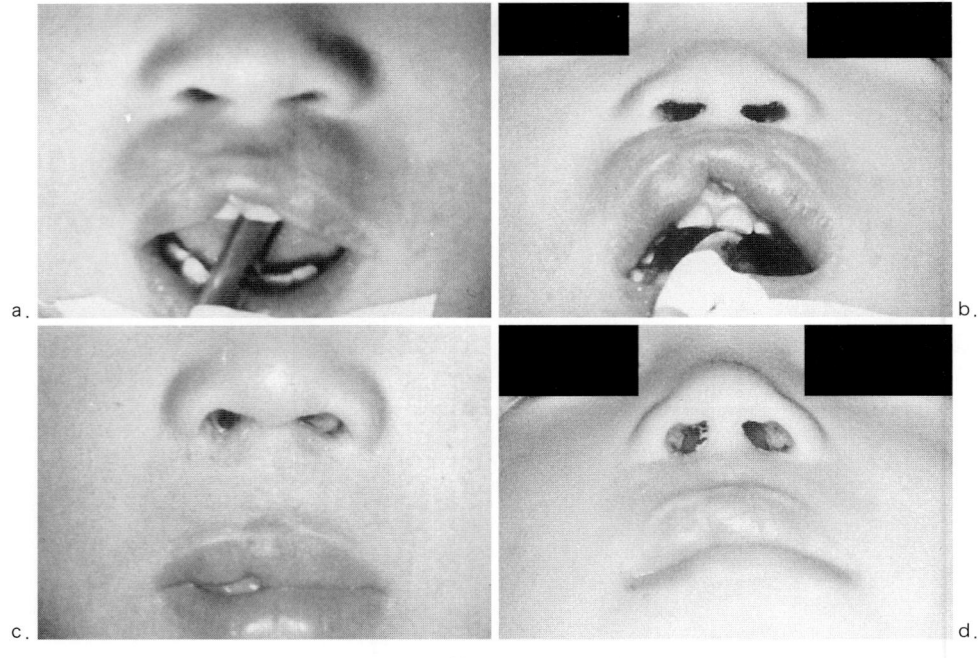

a，b：術前，　c，d：術後2年

**図 26-5-23　両側変治唇裂の一条
痕化法修正**

（鬼塚卓弥ほか：日美容外会報 6：23，
1984 より引用）

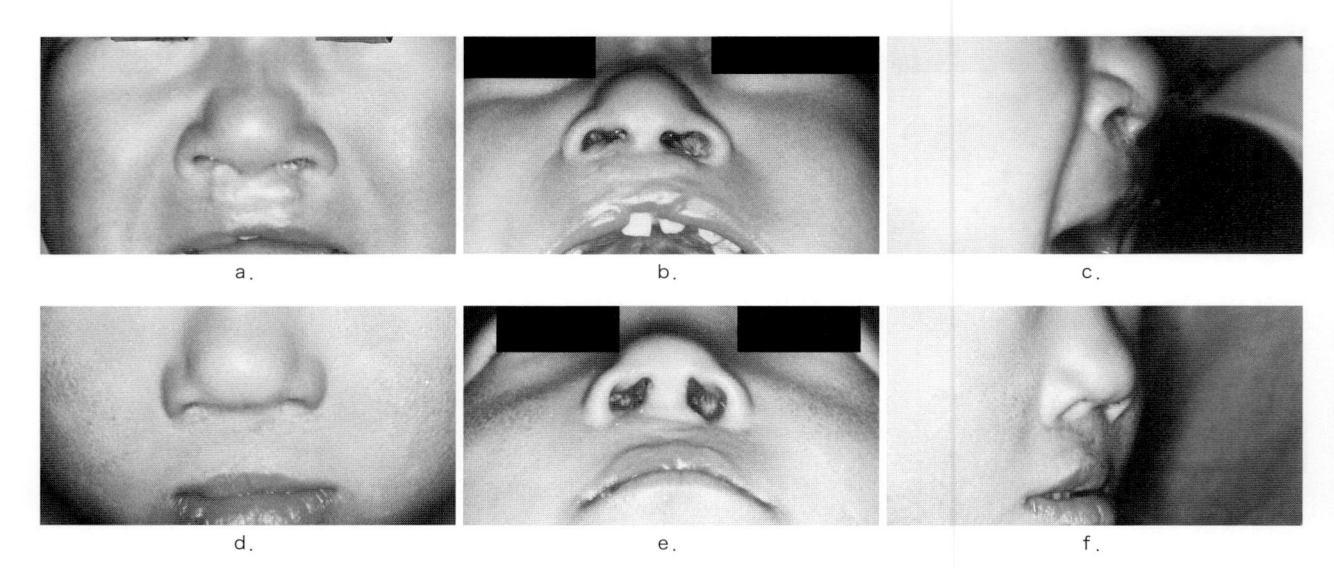

a〜c：術前，　d〜f：術後2年

図 26-5-24　両側変治唇裂の一条痕化法修正

（鬼塚卓弥：医事新報 3332 号グラビア，1988b より引用）

て，縦方向に縫合し，粘膜の長さを延長しなければならない．

　次に，上口唇部皮弁の皮膚縫合を行う．この際，真皮縫合をしっかり行って，肥厚性瘢痕の発生を予防する．

e.　鼻翼基部三角弁の作成，移植

　上口唇皮膚縫合が終わったところで，鼻翼基部に，必要があれば，皮弁 G，皮弁 H を作成．皮弁の幅があまり狭いと血行不全を起こし，また，肥厚性瘢痕を発生しやすい．通常 5 mm 以上の幅にする．次に，鼻孔底の形に合わせて，鼻柱側縁に，あるいは鼻孔底に鼻翼基部皮弁を挿入固定す

る．これは，鼻孔底の形を整えるためと，横方向の切開線をジグザグにすることで，瘢痕を目立たなくさせるためである．皮弁の中縫いも忘れてはならない．減張と肥厚性瘢痕の予防のためである．

❸一条痕化法の長所，短所

a.　長所

①瘢痕が目立たない：一条痕化法の術後瘢痕は人中溝に
　くることと，他の顔面部分と同じく，ジグザグにする
　ことによって，目の錯覚から目立たなくなる．

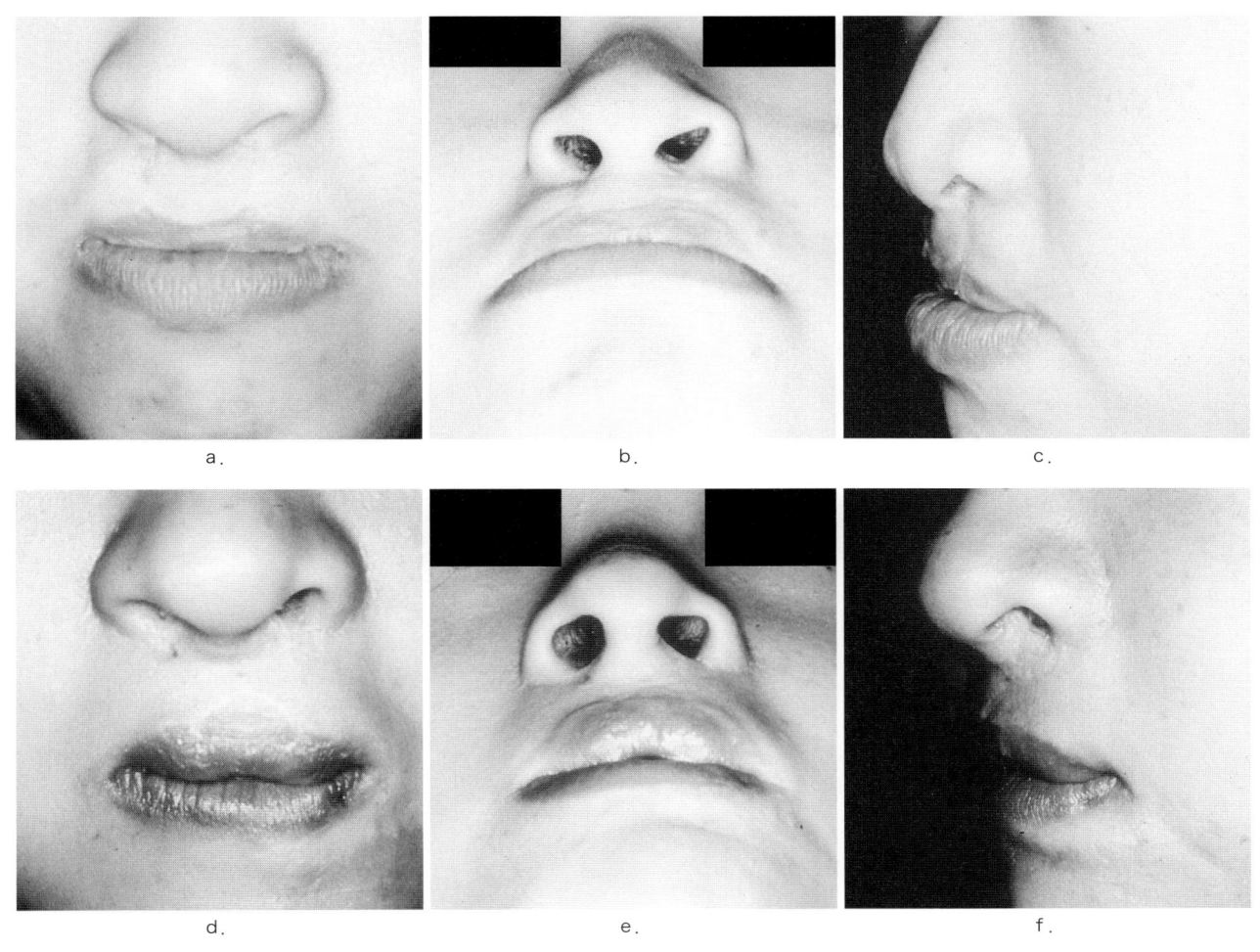

a～c：術前，d～f：術後3年

図26-5-25　一条痕化法と下口唇外側切除術

（鬼塚卓弥：日美容外会報 10：102, 1988 より引用）

②外鼻の形成：中間唇弁を鼻柱延長に利用することができる．

③口笛様変形 whisling deformity の修正：中央唇筋皮弁採取後の筋層を縫合することによって修正できる．

④口ひげの走行が自然になり，瘢痕が斜方向ゆえ，ひげで瘢痕を隠すことができる（図26-5-20～図26-5-25）．

⑤口唇膨隆 pout を作成：上口唇上部を締めるため，相対的に口唇下方が前突して，軽度の受け口の状態は修正できる．

b. 短所

1）上顎発育抑制

中間唇筋皮弁を採取したあとに，外側筋皮弁を引き寄せるため，それだけ，緊張が強くなり，上顎の発育に抑制的に働く．したがって，成人か幼児でも中間顎の突出した症例に適応すればこの欠点はカバーできる．

2）長過ぎる上口唇

上口唇中央部分を鼻柱作成に利用し，側方向から皮膚と筋層を寄せるため，相対的に上口唇の幅が狭く，長さが長

くなりやすい．これはデザインで克服するか，術中に，長くならないように，筋層と皮膚をトリミングしなければならない．

3）人中形成

一条痕化手術のときには，皮膚層にかなりの緊張があるため，人中を作成しにくい．皮膚の量によって，最初に作成できないようであれば，二次的に人中形成術を行う．

4）斜めの瘢痕

これが，目立つといって嫌う人もいる．しかし，通常の瘢痕は鼻汁が出たようにみえるが，これが斜めになると却って目立たないし，髯があれば，斜めの瘢痕は隠されて，さらに目立たない．縦方向の従来の瘢痕は，髯が生えても目立つ．

5）瘢痕ケロイド形成

創縁に，緊張がかかりやすい鼻孔底部分は，肥厚性瘢痕を生じやすい．予防が大切である．一度，形成された肥厚性瘢痕は，二次的に切除，その予防を行う．また，鼻孔底の切開を直線状ではなく，小皮弁を挿入し，ジグザグにすること

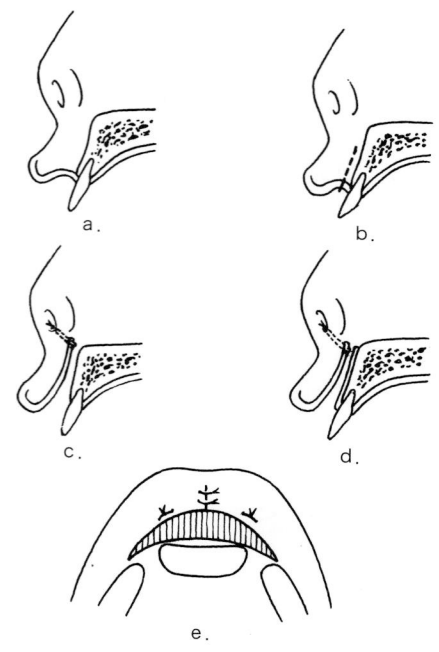

a：術前，b：切開部分
c：口腔前庭を剝離，粘膜縁を鼻孔底にマットレス縫合する．
　中間顎前面は露出したままとする．
d：1週間もすれば粘膜上皮が伸展してくる．
e：口腔前庭．斜線部分は露出面
図 26-5-26　口腔前庭作成術

によって，肥厚性瘢痕の発生を減少させることができる．

6) 口腔前庭作成術

両側唇裂では，口腔前庭 buccal sulcus が浅く，あるいは消失しやすく，また中間唇の挙上ができず，矯正の器具が挿入しにくい．治療は，口腔前庭を深くする手術を行う．

a) 初回手術のときの口腔前庭形成術

Manchester 法，DeHaan 法，Mulliken 法などを用いる．

b) 二次手術のときの口腔前庭形成術

①歯槽粘膜弁で口唇側を再建し，歯槽側は自然上皮化を図る．最も確実な方法である．ただし，粘膜縁を鼻孔底にマットレス縫合しないと再発する（吉川，鬼塚 1995）（図 26-3-24，図 26-5-26）．

②自然上皮化部分にシリコン膜を貼布する方法は再発しやすい．

③口唇粘膜で歯槽側を被覆，側方口唇粘膜弁で口唇側を被覆する方法も再発しやすい．

E. 両側唇裂の外鼻形成術

❶特徴

一次手術に，どんな唇裂形成術を用いても，鼻柱延長術を行わない限り，前述したように，鼻柱が短く，鼻孔が逆八の字型で，鼻尖部が圧平されたような感じになる．また，

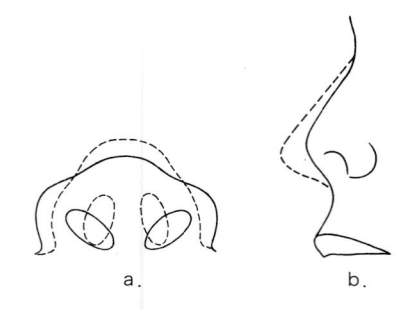

図 26-5-27　両側唇裂外鼻（実線）の特徴
一条痕化法後は正常（点線）になる．

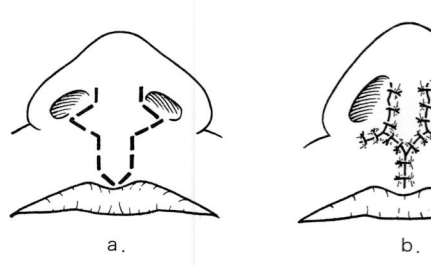

図 26-5-28　Brown 法
（Denecke HJ et al：Plastische Operationen an Kopf und Hals, Springer, 1964 を参考に著者作成）

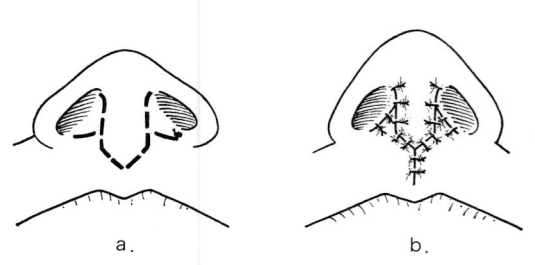

図 26-5-29　Lexer 法
（Denecke HJ et al：Plastische Operationen an Kopf und Hals, Springer, 1964 を参考に著者作成）

筋の両側からの牽引作用で，鼻翼が外方に引っ張られ，鼻幅が広くなりやすい（図 26-5-27）．

❷修正法

鼻柱を延長する方法としては，Denecke ら（1964）によると

①上口唇中央部を利用する方法（図 26-5-28〜図 26-5-30）

②上口唇両側に 2 つの皮弁を用いる方法（図 26-5-31〜図 26-5-33），

③鼻翼を引き寄せる方法（図 26-5-34），

④鼻孔周囲組織を利用する方法（図 26-5-35，図 26-5-36）

⑤複合移植法（図 26-5-37），

⑥鼻尖部皮膚を利用する方法（図 26-5-38），

⑦軟骨性支柱を利用する方法（図 26-5-39）

⑧下口唇弁法を用いる場合の特殊法（図 26-3-47），

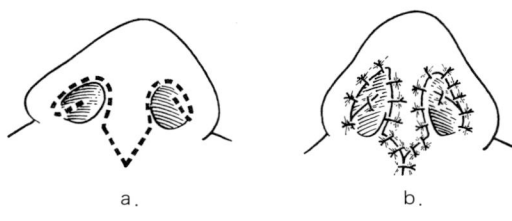

図 26-5-30　Potter 法
(Denecke HJ et al：Plastische Operationen an Kopf und Hals, Springer, 1964 を参考に著者作成)

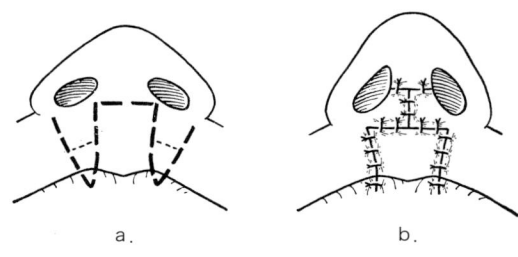

図 26-5-31　Trauner 法
(Denecke HJ et al：Plastische Operationen an Kopf und Hals, Springer, 1964 を参考に著者作成)

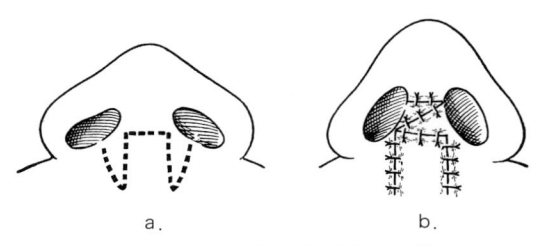

図 26-5-32　Marcks-Meyer 法
(Denecke HJ et al：Plastische Operationen an Kopf und Hals, Springer, 1964 を参考に著者作成)

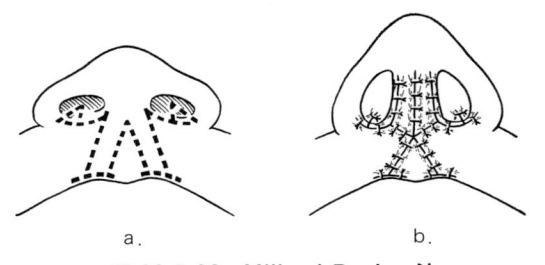

図 26-5-33　Millard-Burian 法
(Denecke HJ et al：Plastische Operationen an Kopf und Hals, Springer, 1964 を参考に著者作成)

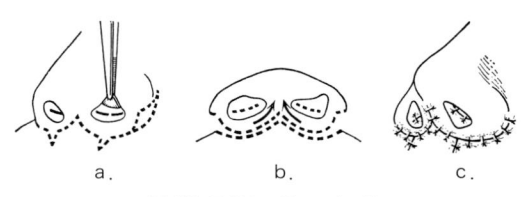

図 26-5-34　Cronin 法
(Denecke HJ et al：Plastische Operationen an Kopf und Hals, Springer, 1964 を参考に著者作成)

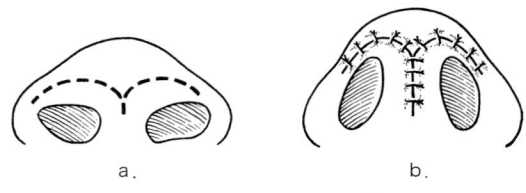

図 26-5-35　Brauer 法
(Denecke HJ et al：Plastische Operationen an Kopf und Hals, Springer, 1964 を参考に著者作成)

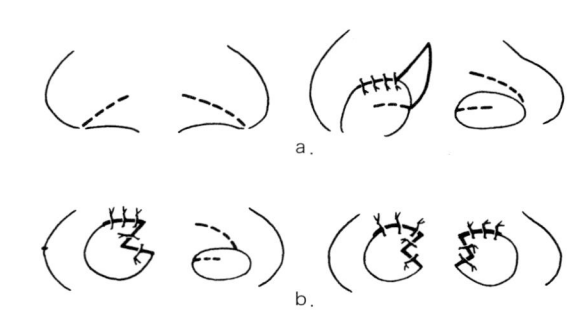

図 26-5-36　Meulen 法
(Denecke HJ et al：Plastische Operationen an Kopf und Hals, Springer, 1964 を参考に著者作成)

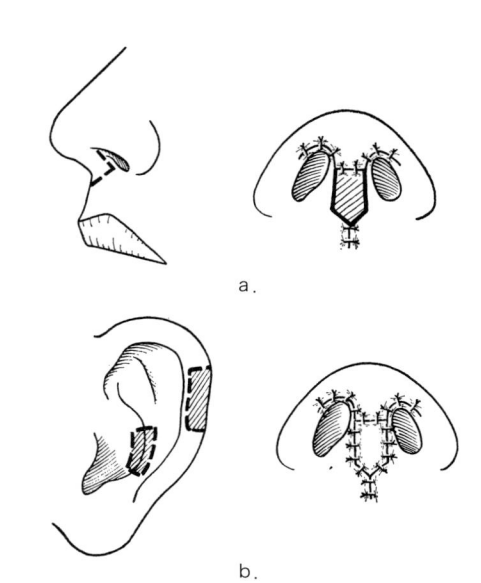

図 26-5-37　複合移植法
(Denecke HJ et al：Plastische Operationen an Kopf und Hals, Springer, 1964 を参考に著者作成)

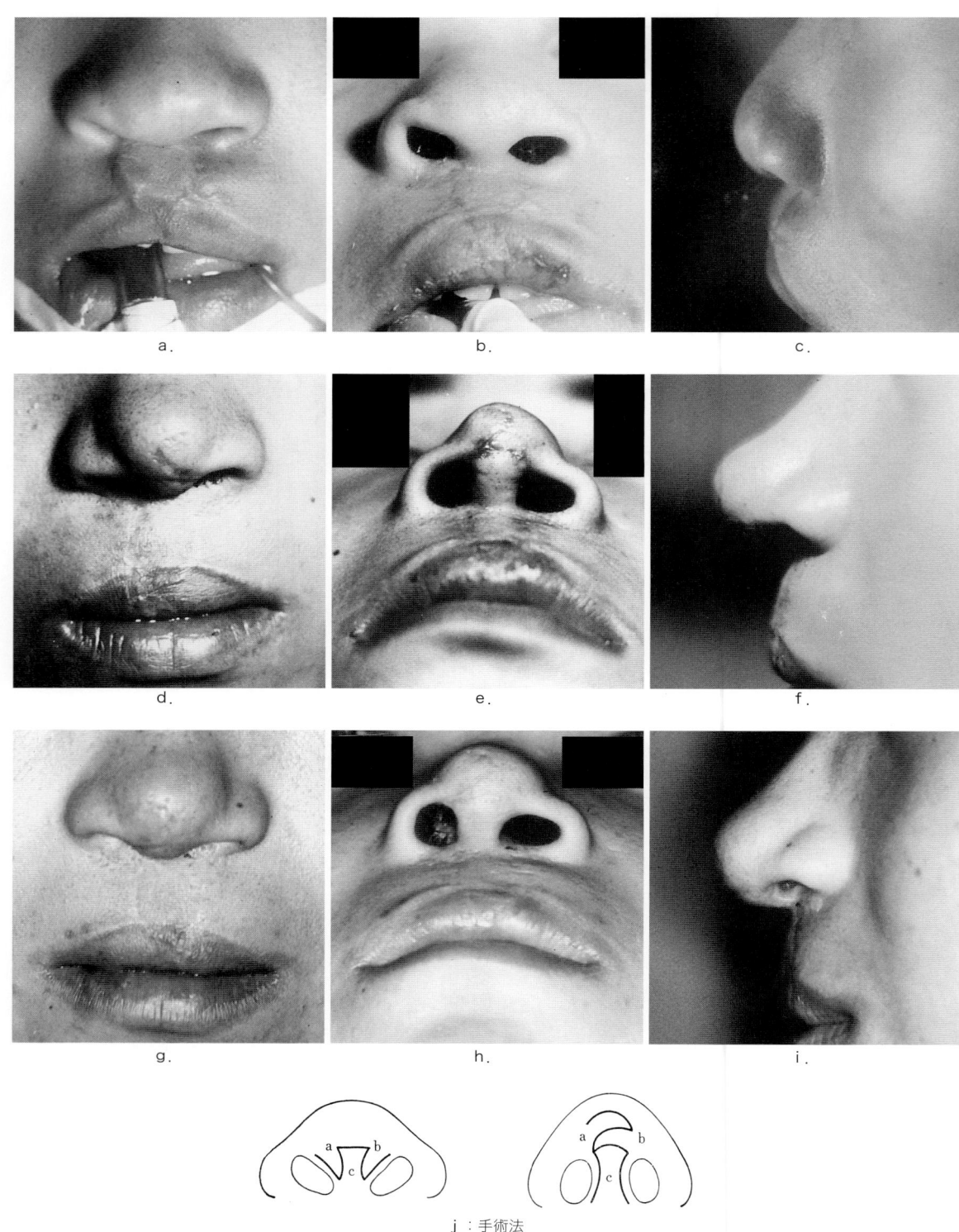

j：手術法
鼻柱延長術（鬼塚法）

a〜c：術前，　d〜f：術後10ヵ月，　g〜i：術後6年

図 26-5-38　両側変治唇裂修正と鼻柱延長の症例（鬼塚法）

（鬼塚卓弥：形成外科 13：529, 1970 より引用）

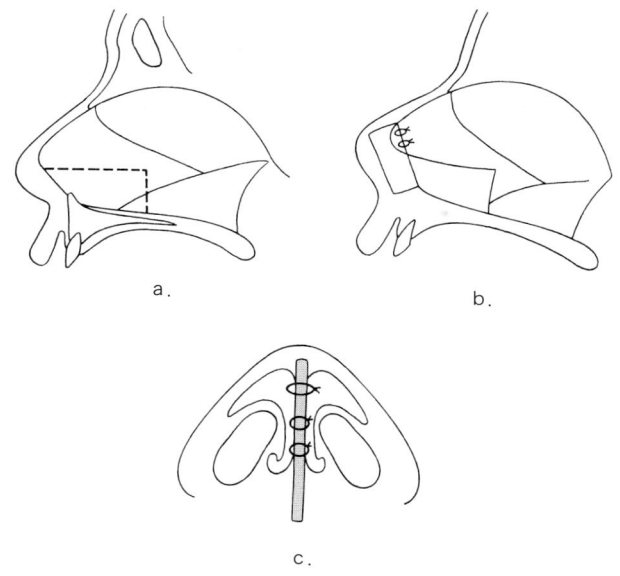

図 26-5-39　西村法
(Nishimura Y et al：Br J Plast Surg 31：222, 1978 より引用)

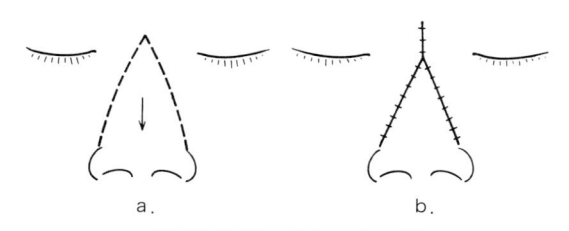

図 26-5-40　Edgerton 法
(Edgerton MT et al：Plast Reconstr Surg 61：204, 1978 より引用)

⑨一条痕化法のとき，鼻柱を延長する方法（**図 26-5-21 ～ 図 26-5-25**），

⑩全外鼻延長法（**図 26-5-40**），

これらのいずれを用いるかは，残存瘢痕の位置，口唇組織の過不足の状態，鼻柱の長さなどによって異なる．最近著者は，上口唇一条痕化法による鼻柱延長を行っており，さらに将来，隆鼻術を行えばよい．

26・6　正中唇裂
median cleft lip

　正中唇裂は，極めてまれな先天異常で，口唇のわずかなくびれから正中顔面裂の一症状としてくることもある．正中唇裂の最初の報告は，Bechard（1823）といわれるが（Galanti 1961），頻度としては，唇顎口蓋裂の 0.2～0.7％と報告されている（円林ら 1982，中山ら 1981，古川ら 1990）．

　男女比は，1：2，口蓋裂の合併率は，真性 13％，偽性 56％である（古川ら 1990）．

　正中唇裂には，次のように 2 種類ある．

A. 真性正中唇裂　true median cleft lip

　上口唇中央部が披裂したもので，披裂が赤唇，上口唇，鼻，上顎に及ぶものまで，程度は様々である．内眼角間拡大，

四肢の先天異常など合併する（**図26-6-1～図26-6-5**）.

　原因は，内側鼻突起の癒合不全によるのではないかといわれている（Epple ら 1992）. 通常は，Z 形成術が用いられるが，単純縫縮の報告もある（市田ら 2003）.

B. 偽性正中唇裂 pseudomedian cleft lip

　組織欠如による離開で，全前脳症の一亜型としてみられる. 脳奇形，中間唇や中間顎の欠如，鼻柱鼻中隔や鼻骨の欠如，眼窩間狭小などを示す. 大部分は 1 年以内に死亡する（**図26-6-6**）. なお，この分類に疑問を持つ人もいる（丹下 1965，市田 2003）.

　DeMyer ら（1964）は，脳形態異常を主体に分類し，**表26-6-1** のように，全前脳症（holoprosencephaly）の第 4 型に入れている. なお，4 型には，細胞遺伝学的に正常染色体像の phenotype1 と，異常像を示す phenotype2 とがあり，後者は，他の先天異常を合併する.

　しかし，最近では，正常顔貌で holoprosencephaly を有するものや，その逆もあり，6 型に追加されている（Gruss 1978）.

　また，坂井ら（1991）は，唇裂のない顔面正中部形成不全のあるものを，7 型にしてはと提案しているが，著者は，DeMyer の分類に追加するより，holoprosencephaly を中心とした DeMyer の分類と median facial dysplasia に属

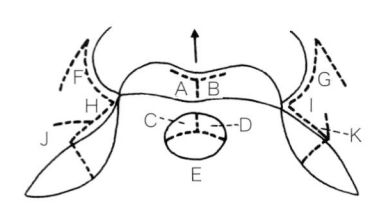

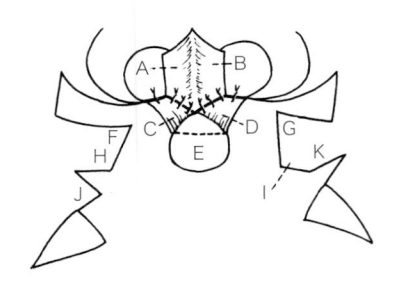

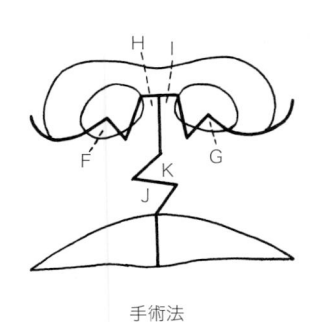

手術法

図26-6-1　真性正中唇裂

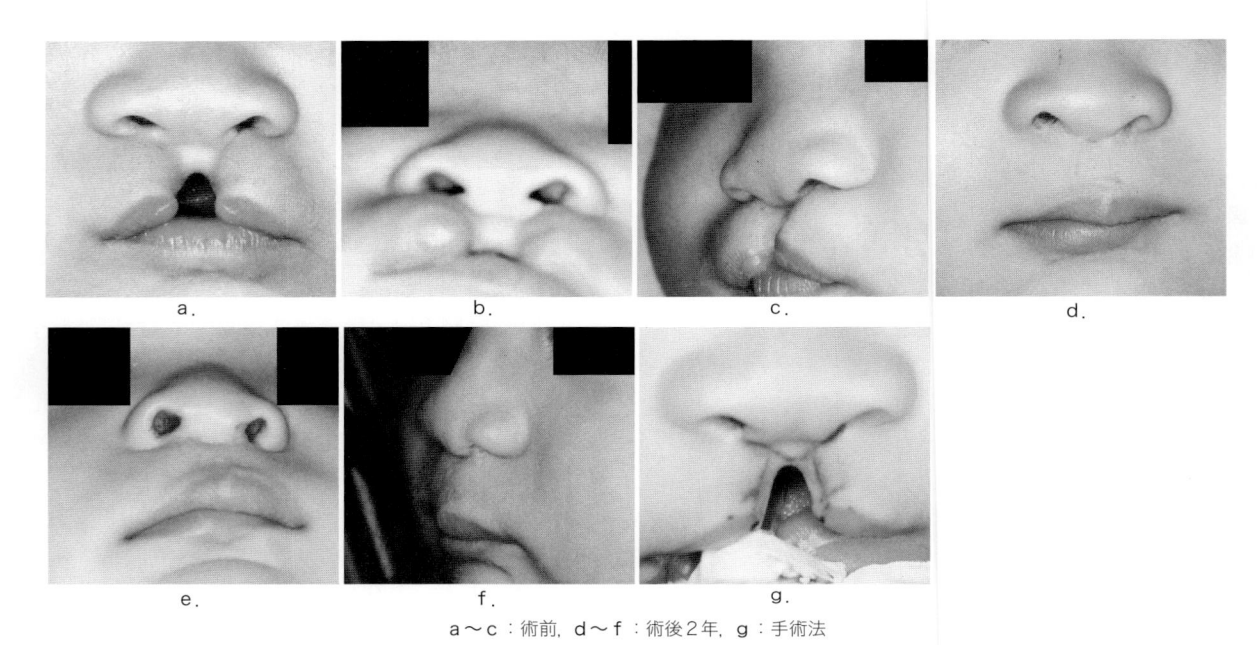

a～c：術前，d～f：術後2年，g：手術法

図26-6-2　真性正中唇裂

（古川雅司，鬼塚卓弥ほか：形成外科 33：581，1990 より引用）

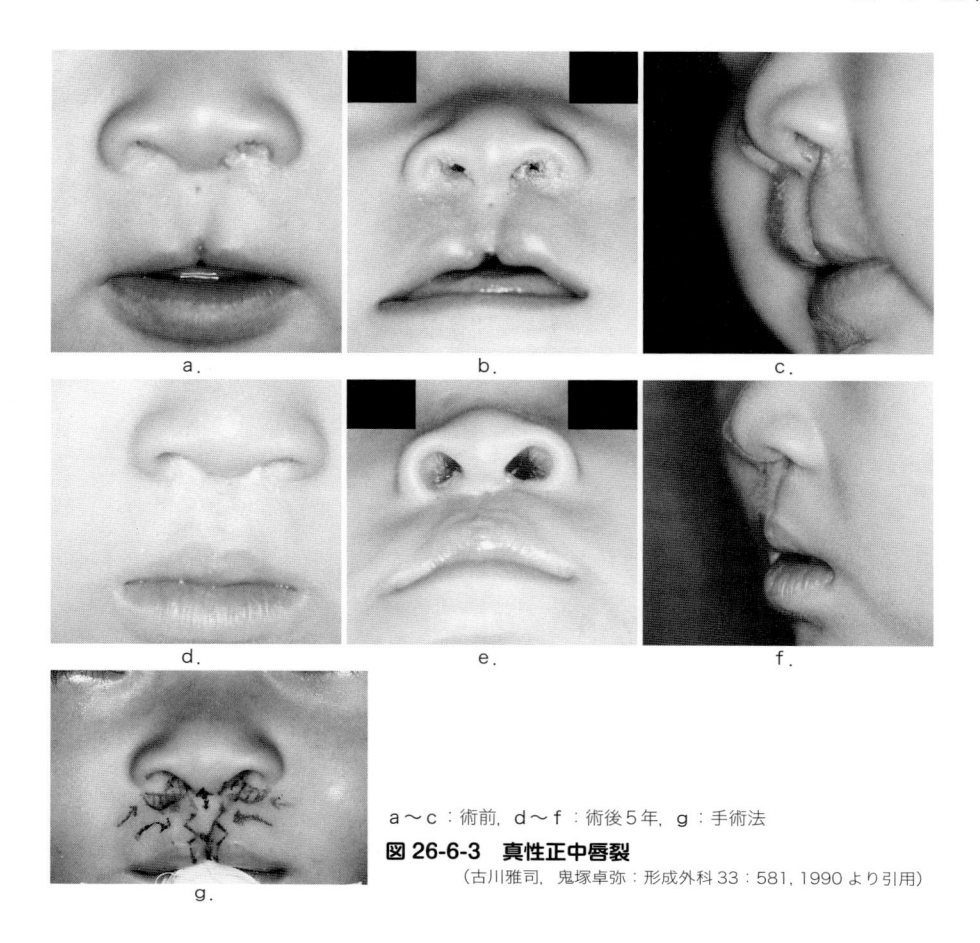

a～c：術前，d～f：術後5年，g：手術法

図 26-6-3 真性正中唇裂
（古川雅司，鬼塚卓弥：形成外科 33：581，1990 より引用）

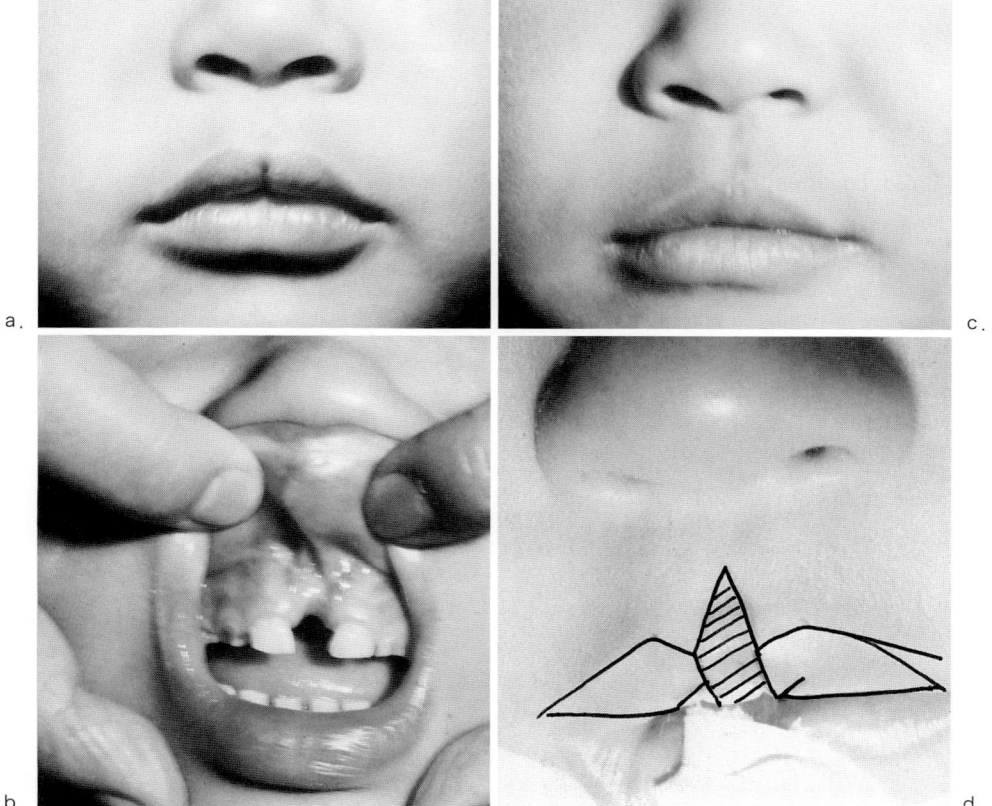

図 26-6-4 真性正中唇裂
a，b：術前
c：術後1年
d：手術法

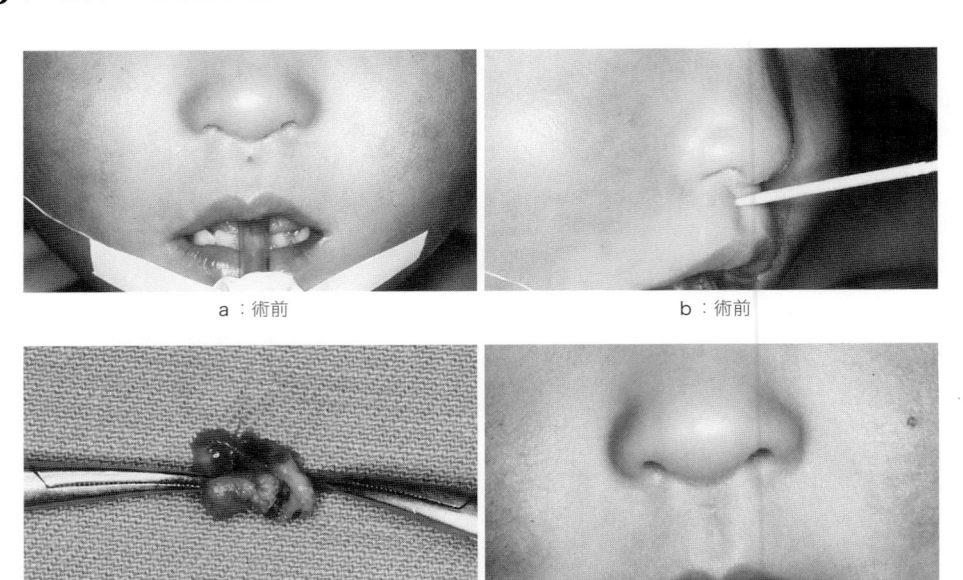

a：術前　　　　　　　　　　b：術前

c：切除組織　　　　　　　　d：術後8ヵ月

図 26-6-5　真性正中唇裂

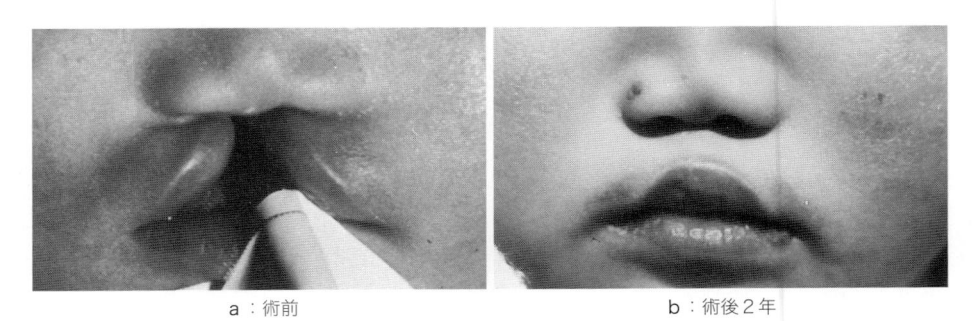

a：術前　　　　　　　　　　b：術後2年

図 26-6-6　偽性正中唇裂

表26-6-1　全前脳症 (holoprosencephaly or archienencephaly)，無嗅脳症の顔面と脳の関係

	顔面の型	臨床像（顔つき）	頭蓋と脳
Ⅰ	単眼症 (cyclopia)	単眼球または単眼窩内に部分的に分かれた眼球を持ち，鼻は痕跡的で象鼻 (proboscis)	小頭症 alobar holoprosencephaly
Ⅱ	篩頭症 (ethmocephaly)	眼窩間距離が極端に短縮して，鼻は象鼻，頭蓋は小さく，顔面も小さい．中間顎・鼻中隔・筋骨・鼻甲介欠損，上顎骨・口蓋骨正中癒合	小頭症 alobar holoprosencephaly
Ⅲ	猿頭症 (cebocephaly)	眼窩間距離の短縮，正常位の扁平不完全な鼻，鼻根部扁平の鼻尖のみわずかに隆起し，不完全人中をみる	小頭症 alobar holoprosencephaly
Ⅳ	口唇裂と口蓋裂を有する無嗅脳症	眼窩間距離の短縮，扁平鼻，最も頻度高，人中，中間顎・鼻中隔欠損，篩骨水平板の異常，しばしば他種身体先天性異常を合併する例：多指趾症・心室中隔欠損	小頭症ときに塔状頭 alobar holoprosencephaly
Ⅴ	両側性，ときに一側性口唇裂と口蓋裂を有する無嗅脳症	眼窩間距離の短縮，扁平鼻	小頭症時ときに塔状頭 semilobar or lobar holoprosencephaly
Ⅵ	正　常	正常顔面，眼窩間距離の短縮	塔状頭が多い semilobar or lobar holoprosencephaly

註：alobar 型は大脳縦裂がなく，脳葉形成もない．
　　semilobar 型は大脳縦裂が不完全で脳葉形成は少し認められる．
　　lobar 型は大脳縦裂，脳葉形成はあるが前脳異常が他にあるもの．

（熊谷公明：先天異常 11：113, 1971；DeMeyer W et al：Pediatrics 34：256, 1964 を参考に著者作成）

するものは，分けたほうがよいと考えている．Noordholf
ら（1993）も同様の考え方である．

　原因は，球状突起 globular process の間に起こる披裂と
いう．

26·7 口蓋裂
cleft palate

A. 口蓋裂の分類
classification of cleft palate

　口蓋裂の分類については，**図26-1-5** に図示した．**図26-7-1** は，その実例である．

B. 口蓋裂形成術 cleft palate uranoplasty

　手術法の有無による分類（**表26-7-1**）．

❶手術の有無による分類
a.　非観血的治療法
1）栓子 obturator

　これは 2500 B.C. のエジプト時代に用いられたといわれ
る．obturator なる言葉を用いたのは，Pare（1564）が，は
じめてであるが，von Graefe（1816），Roux（1819）が手術
に成功するまでは，栓子が盛んに用いられたようである．
栓子はプロテーゼであり，口蓋裂を塞ぐのみの目的であり，
この方法のみでは言語障害を改善することは難しい．

　栓子には，可撤式と固定式とがある．前者は，一般の口
蓋閉鎖床ともいわれている．後者は，静的発音補助装置と
もいえるもので，瘻孔などの閉鎖目的に使用される（佐藤
2005）．

　栓子の適応は，
　①咽頭筋群の機能を発展させるため，
　②外科的修正をするには不適当な残孔のある場合，
　③軟口蓋の麻痺や欠損を伴う場合，
　④瘢痕の著明な場合などに，栓子の適応があり，そのほ
か，

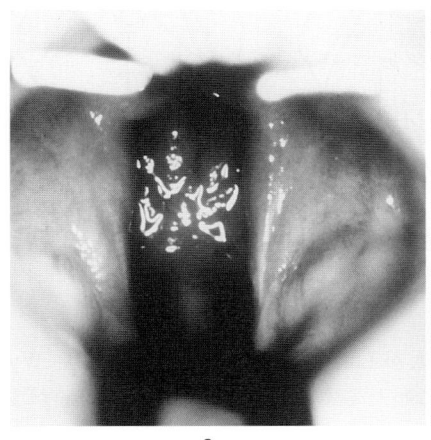
a.

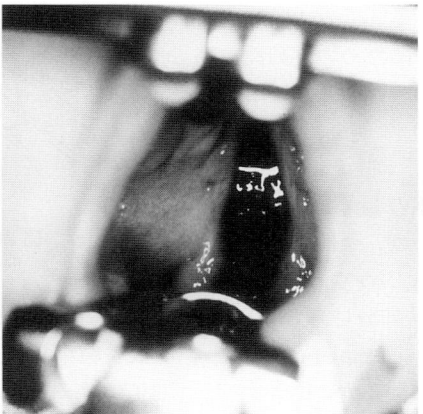
b.

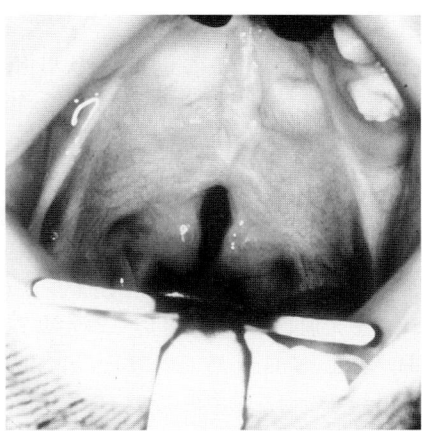
c.

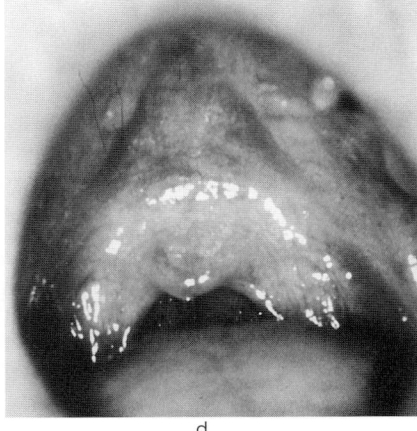
d.

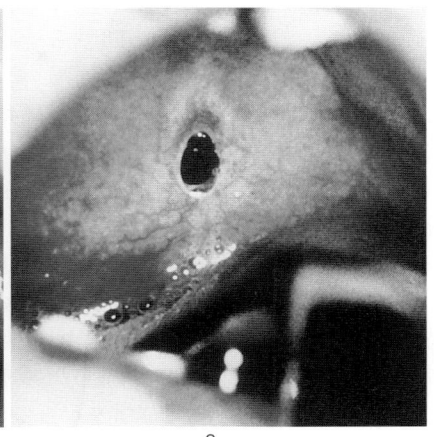
e.

a：唇顎口蓋裂　　　　b：硬軟口蓋裂
c：軟口蓋裂　　　　　d：粘膜下口蓋裂
e：軟口蓋孔（先天性）

図 26-7-1　口蓋裂

表26-7-1　口蓋裂治療法の分類

Ⅰ．非観血的方法
プレート装着
Ⅱ．観血的方法（Ⅰ期，Ⅱ期法）
A．披裂縁縫合法（Langenbeck 法など）
B．弁状法
1．粘膜弁法（Perko 法など）
2．粘骨膜弁法（Wardill 法など）
3．Z 形成術法（Furlow 法など）
4．拡大粘骨膜弁法（鬼塚法）

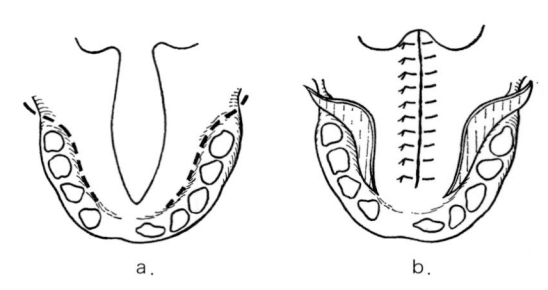

図26-7-2　Langenbeck 法

⑤Pierre-Robin 症候群における授乳補助として，

⑥歯列矯正のための拡張器 expansion prosthesis，

⑦術後の創安静のための外科的副子として用いる用途が
ある．

栓子の禁忌として，

①手術の適応がある場合，

②非協力的な患者や家族，

③知能の低い子供，

④齲歯（カリエス）の著明な場合などを列挙している
（Mazaheri 1962）．

2) 発音補助装置 speech aids

Speech aid は，栓子に鼻咽腔を狭小化するための可動性
の装置をつけたもので，両者とも手術適応のないときに用
いられる．

b. 観血的治療法

口蓋裂の観血的手術法の最初は，1776 年の Le Monniere
の焼灼術による閉鎖，縫合によるとされるが，今日的方法
の最初の成功は，1817 年 von Graefe がはじめであろう．
それらを大別してみると，いくつかの方法に分けられる．
なお，最近，Smartt ら（2013）が，robotic telemanipulator
を使用しての口蓋裂手術について報告しているが，ロボッ
トを介しての手術は，まだ未知の状態である．

❷口蓋の裂の閉鎖法からの分類

a. 披裂縁縫合法 median suture method

この方法は，双茎粘骨膜弁法で，Langenbeck（1861）法
（図26-7-2）として広く知られている．すなわち，披裂縁を
切開，縫合し，同時に側切開を入れて組織の緊張を減弱す
る方法である．これに属するものに，von Graefe（1817），
Roux（1819），Dieffenbach（1826），Fergusson（1874）らが
あるが，Dieffenbach の方法は，bone flap method，あるい
は osteal uranoplasty ともいわれる特殊なもので，
Langenbeck 法に口蓋骨がついたものと考えればよいが，
これらの方法では，口蓋が短く，発声時に咽頭部を閉鎖で
きず，空気が鼻腔のほうへ逃げやすい．古いデータである
が，Lewin（1964）の米国，カナダにおける調査によると，

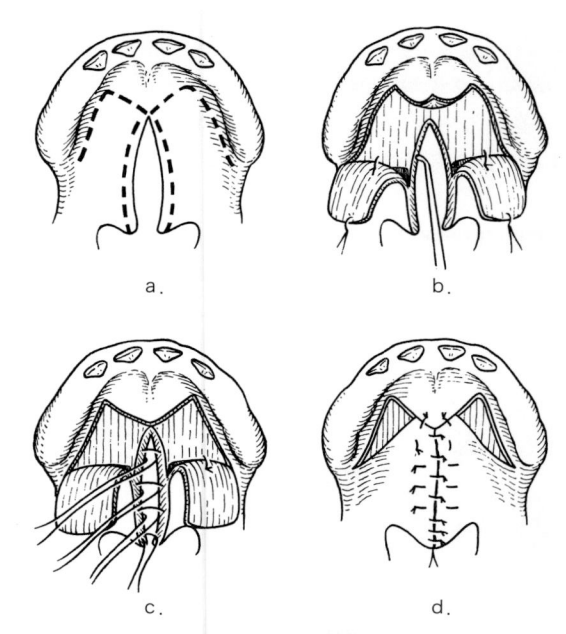

図26-7-3　Veau-Wardill-Kilner 法
(Converse JM : Reconstructive Plastic Surgery, Saunders, p2096, 1977
より引用)

まだ，約半数の人が Langenbeck 法を用いており，Wynn
（1979）も 33 年にわたる本法の follow up で顎変形が少な
いと報告しているが，近年，次の Wardill 法に変わる人が
多い．しかし Becker ら（2000）によると，Langenbeck 法も，
Wardill 法も speech result からいえば有意の差がないとい
う．

b. 骨膜 - 粘膜弁法 mucoperiosteal flap method

この方法は，大口蓋動脈を含め，骨膜下に剥離した皮弁
を作成，これを互いに縫合する方法で，Veau-Wardill-
Kilner 法（図26-7-3）といわれるものである．これに属する
ものに，古くは Krimer（1824），Lane（1897）などの方法が
あるが，これらの方法だけでは，口蓋が短く，言語の改善
が得られないので，Ganzer（1917），Gillies（1921）らは，軟
口蓋を後方へ移動させるための V-Y 法をはじめ，いろいろ
な工夫を行ってきた．

しかし，Dorrance（1925）（図26-7-4）が，骨膜 - 粘膜弁を
後方にずらす方法を，口蓋弁後退法 push back 法と呼んで

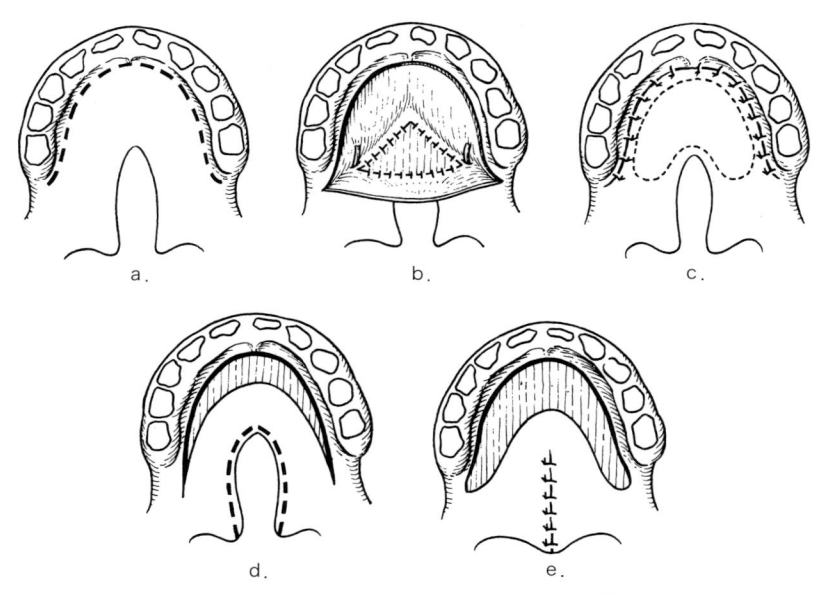

a.　　b.　　c.

d.　　e.

図 26-7-4　Dorrance の push back 法
(Barsky AJ : Principles and Practice of Plastic Surgery, Williams & Wilkins, p258, 1950 より引用)

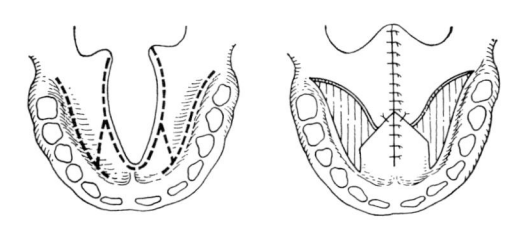

図 26-7-5　Wardill の 4-flap 法
(Morley ME : Cleft Palate and Speech, Livingstone, 1958 より引用)

報告している．さらに Veau (1926) は，Ganzer (1917) の方法を改良し，粘膜，筋組織の層々縫合を行った．

翼突鈎の骨折は，最初 Billroth (1889) が，次いで Wardill (1927) が翼突鈎の骨折を起こして口蓋帆張筋の緊張を減弱させ，Brown (1936) は，神経血管束を剝離，口蓋弁の延長を行った．

また Wardill (1937) は，Veau の方法に基づいた 4-flap 法 **(図 26-7-5)** を報告し，4 つの口蓋弁を用いて軟口蓋を徹底的に遊離させ，翼突鈎を骨折，翼状板 pterygoid plate からも咽頭側壁を遊離させた．これらの変法としては，大森，丹下ら (1962) のように，大口蓋孔骨壁を除去し，動脈 - 神経束の移動を容易にしたり，鼻腔粘膜の切開や，藤野 (1963) らのように，同粘膜の Z 形成術を行う方法，Stark ら (1963)，Manchester (1965)，伊藤 (1967) の鼻腔底粘膜弁法，鬼塚 (1996 後述) の拡大粘骨膜弁法などがある．

Brothers ら (1995) は，Wardill-Kilner 法の結果について手術時間，入院期間，言語成績には有意の差がないという．

McWilliams ら (1996) は，Von Langenbeck との比較では Furlow 法が言語成績はよいという．LaRossa ら (2004)，Khosla (2008) も Furlow 法がよいという．

Salyer ら (2006) は，12 ヵ月以内の手術であれば，裂のタイプにかかわらず two-flap 法は言語成績がよいという．また，彼は adenoid pad の方まで鼻腔側を縫合しているのがユニークであろう．

c.　口蓋粘膜弁法 palatomucosal flap method

Brown (1940)，Baxter (1942) らによって，変治口蓋裂形成術に用いられた方法で，口蓋骨膜を温存すると，顎発育抑制が少ないであろうということから，Widmaier (1959) の軟口蓋閉鎖，Perko (1974)，Kamiishi ら (1979) の，硬軟口蓋裂の閉鎖に応用されて以来，同調者が多くなってきている（上石ら 1978, 1979）**(表 26-7-2, 図 26-7-6)**．松永ら (2006) は，粘膜弁法について詳細に報告，鳥飼ら (2006) は，さらに粘膜移植を行って露出部を閉鎖する方法を報告している．

表26-7-2　口蓋粘骨膜弁法と口蓋粘膜弁法との比較

	口蓋粘骨膜弁法	口蓋粘膜弁法	拡大粘膜弁法
弁の性状	axial pattern flap	random pattern flap	axial pattern flap
手術時間	1〜1.5時間	1.5〜2時間	40分
出血	25〜45 mL	30〜40 mL	30〜40 mL
挙上	易	難	易
創治癒	可	優	易
弁の厚さ	3〜4 mm	1.5〜2.5 mm	3〜4 mm
筋の処理	難	易[*1]	易[*1]
push back の程度	1〜1.5 cm	1〜1.5 cm	1〜1.5 cm
翼突鈎の破折	要	ときに要[*2]	無
大口蓋孔縁の切除	要	不要	無
血管神経束の延長	要	不要	要
顎発育への影響	大	小	[*3]

[*1] 筋の停止部が広く直視下にみえるので、手術しやすい。
[*2] 抜裂幅が著しく広い場合には折る。
[*3] 経過観察中。

（上石　弘ほか：歯ジャーナル7：173, 1978を参考に著者作成）

小浜 (1991) は自験例を分析し、粘膜弁法が粘骨膜弁法より歯列、口蓋形態は良好であったと報告している。

d. 軟口蓋裂形成術

Dorrance の方法が有名であるが、著者は、完全硬軟口蓋裂の場合に準じている (図26-7-7)。

e. 二重Z形成術 double reversed Z-plasty, Furlow法

Furlow (1980, 1986) の報告した方法で、軟口蓋裂を Z 形成術で閉鎖する手術で、この方法には、

① 硬口蓋粘骨膜弁の挙上が不要。
② 挙筋 - 筋層の走行を正常化できる。
③ 矢状方向の瘢痕拘縮を防ぎやすいなどの長所がある (図26-7-8)。

本法の変法として、David ら (1999) は、口腔側、鼻腔側粘膜に Z 形成術を、筋層は別に縫合する方法を報告している。

短所としては、

① 幅が広いときは使いづらいこと。
② push back 法が不十分なこと。Randall (1986) は、側切開を入れて、この欠点を補っているが、不足する場合は、頬部粘膜弁を追加する (Kaplan 1975, Maeda 1987, Bozola ら 1989)。硬口蓋は、鋤骨粘膜弁で閉鎖する (図26-7-9)。

Furlow 法の前段階的方法として、Kriens (1970, 1975) の muscle sling 法、あるいは、intravelar veloplasty といわれるものであろう。筋再建の重要性をはじめて唱えたのは、Kriens (1969) といわれている。

朴ら (2003, 2006) は、Furlow 法と口蓋帆挙筋を骨縁より切離して縫合、muscle sling を作成する intravelar

veloplasty との比較を行って差がなく、また、Brothers (1995)、Gunther ら (1998) も、push back 法と Furlow 法とで差がないと報告している。Kitagawa ら (2004) は、early two stage Furlow 法を報告、歯列の発育から、push back 法よりよく、宇田川 (2006) は、push back 法より顎発育抑制が少なく、出血量も少なく、言語もよいという。

Becker ら (2001) は、顔面の変形を比較、差がなく、言語では McWilliams ら (1996) によると Furlow 法がよいという。Jackson ら (2013) は、30年間の統計から、言語もよく、二次手術や瘻孔発生率も 5.2% と少なかったという。土佐ら (2011) は、Furlow 法の手術結果をまとめて、鼻咽腔閉鎖機能の良好例は、81% で、軽度不全 19% であったという。以上のように定説はないが、差がないという人が多いようである。

f. 拡大粘骨膜弁法

これは、後述するように、Onizuka らが 1996年に報告したもので、歯槽粘膜まで利用して骨の薄い口蓋部を閉鎖して顎発育抑制を予防する目的と、鼻中隔と鼻腔側粘膜の剥離をせず顎発育抑制を少しでも予防しようとする方法である。しかし、本法でも顎発育抑制が来る場合があり、さらなる手術法の改善を行っている。

g. 頬部粘膜弁法

Kaplan (1975) の報告によるもので、push back 法の歯列露出面の閉鎖、Furlow 法の鼻腔側の閉鎖などに用いられる。単なる粘膜弁は、血行不全を起こしやすい。筋層を入れた報告がある (図26-7-10)。なお、push back 法と頬粘膜弁を併用した報告がある (井川ら 2006)。

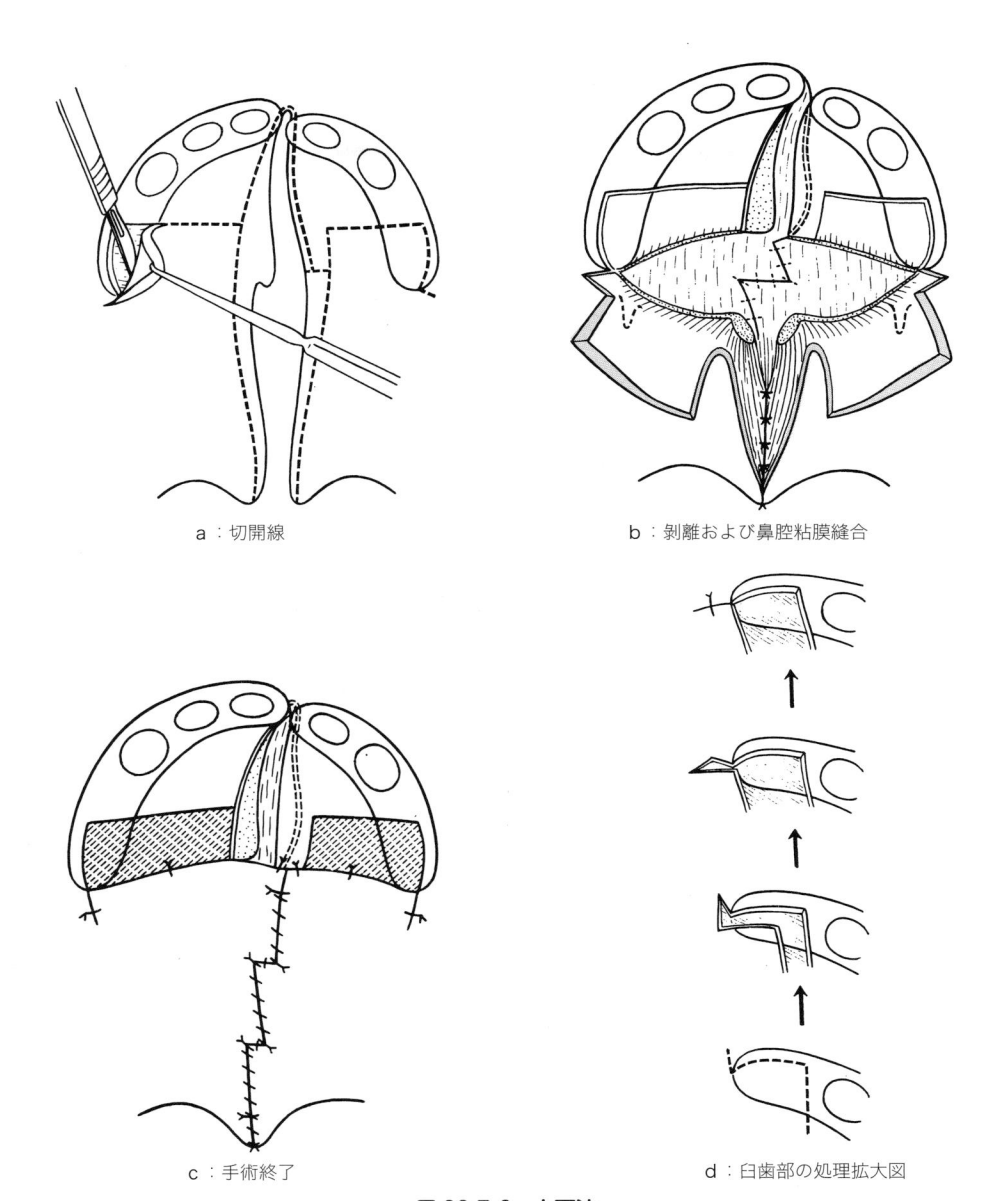

a：切開線　　　　　　　　　　　　　　b：剝離および鼻腔粘膜縫合

c：手術終了　　　　　　　　　　　　　d：臼歯部の処理拡大図

図 26-7-6　上石法

（上石　弘ほか：歯ジャーナル 7：173, 1978；上石　弘：形成外科 43：35, 2000 より引用）

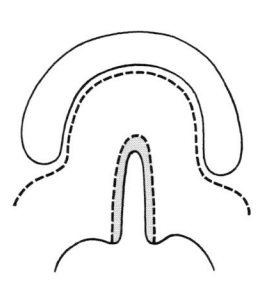

図 26-7-7　軟口蓋裂形成術と切開線

この切開線を用いると，一側の動脈損傷を起こしても壊死の危険が少ない
こと，また硬口蓋部を切開していないのでそれを縫合する時間が省略でき
るなどの利点がある．切開線以外の手術術式は完全口蓋裂の場合と同様で
ある．（35 回東京地方会発表，1971）

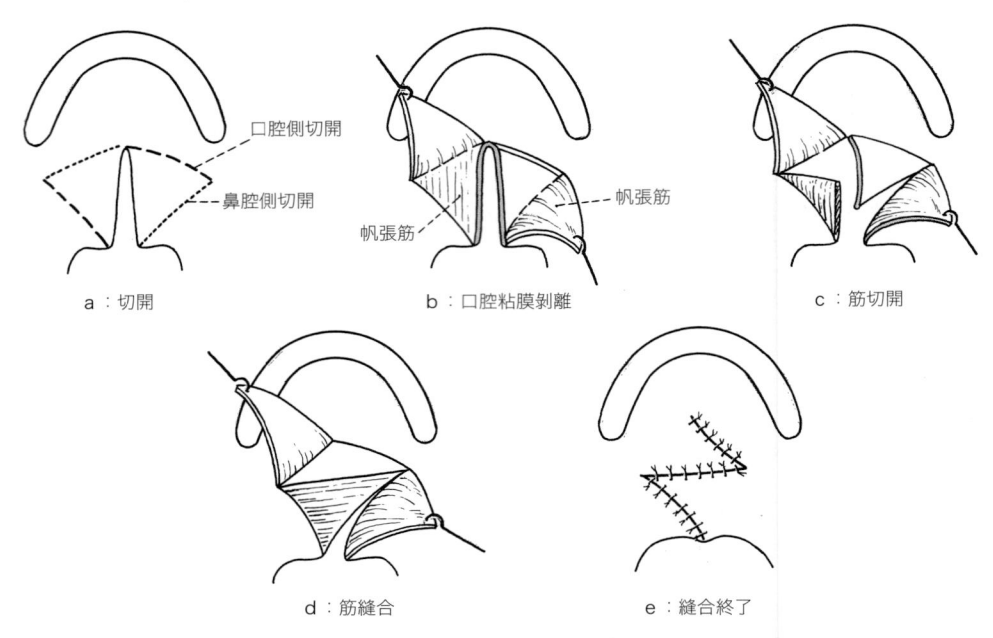

a：切開　　　　　　　　b：口腔粘膜剥離　　　　　　c：筋切開

d：筋縫合　　　　　　　　　　　e：縫合終了

図 26-7-8　Furlow 法

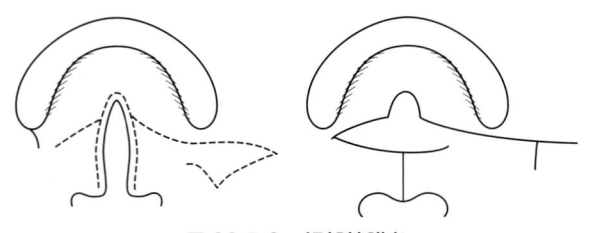

図 26-7-9　頬部粘膜弁

(Bozola AR et al：Plast Reconstr Surg 84：250, 1989；田邊裕美ほか：日頭顎顔会誌 19：134, 2003 より引用)

h.　Millard 法

血管柄付き口蓋粘膜骨膜弁法である（**図 26-7-11**）.

❸咽頭形成術 pharyngoplasty からの分類

Langenbeck 法では, 口蓋が短くなりやすいので, これを補う方法として, 咽頭を直接狭くしようとする試みがなされている.

a.　咽頭壁形成術

1）咽頭棚作成法

Passavant (1863) は, カタピラー法で咽頭壁に棚を作る方法を行った.

2）咽頭側壁縫合法

Wardill (1928) は, 咽頭側壁を横切開し, これを縦に縫合する方法を行った.

3）筋移植法

Hynes (1950) は, 咽頭側壁から咽頭後壁に筋移植を行う方法を行った.

4）軟骨移植法

Perthes (1912), Peet (1961) らは, 軟骨移植を行った.

5）implant 法

古くは, Gersung (1900), Eckstein (1902) は, 咽頭後壁にパラフィン注射を行ったが, 今日用いられない. シリコンも試みられたが, 使用されていない.

b.　咽頭弁法

1）咽頭後壁弁法

Passavant (1863), Rosenthal (1924), Padgett (1947), Conway (1951), 深谷ら (1973), Isshiki ら (1975) らは, 咽頭壁に咽頭弁を作り, これを軟口蓋に移植する方法を行った（**図 26-7-12, 図 26-7-13**）.

咽頭弁法は, 上茎法と下茎法とがあるが, 通常は上茎法である. 手術時期についても, 異論が多いが, 山脇ら (2014) は, 16 歳移行で咽頭弁手術をしても機能改善はみられないという. 一般的には QOL を考慮して就学前後に手術するとよい. 関川 (1985) の報告も同じである.

2）咽頭側壁弁法

Neuner (1966) は, 咽頭側壁に作った弁を軟口蓋に移植する方法を報告している.

c.　併用法

以上, いろいろな方法が報告されているが, いずれにしても, 一次手術で言語の改善の得られなかった場合に用いられる修正法である.

d.　特殊法

特殊な口蓋形成術としては, Millard 法 (1966)（**図 26-7-11**）や Edgerton (1965) の island flap 法, Kiehn ら (1965)

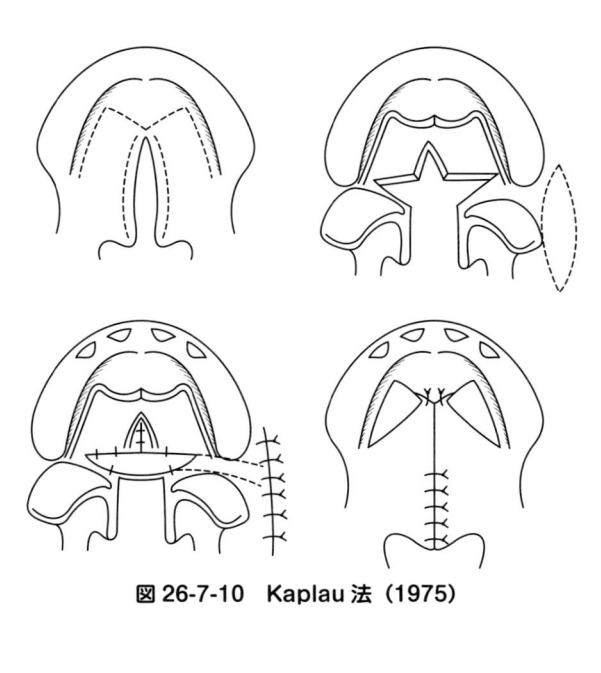

図 26-7-10 Kaplau 法（1975）

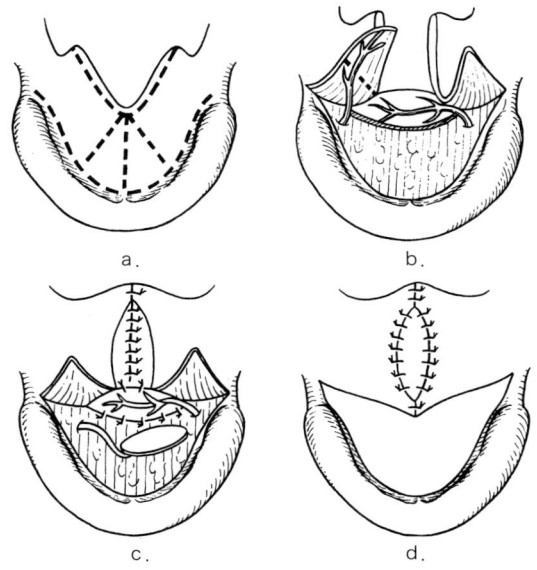

図 26-7-11 Millard 法

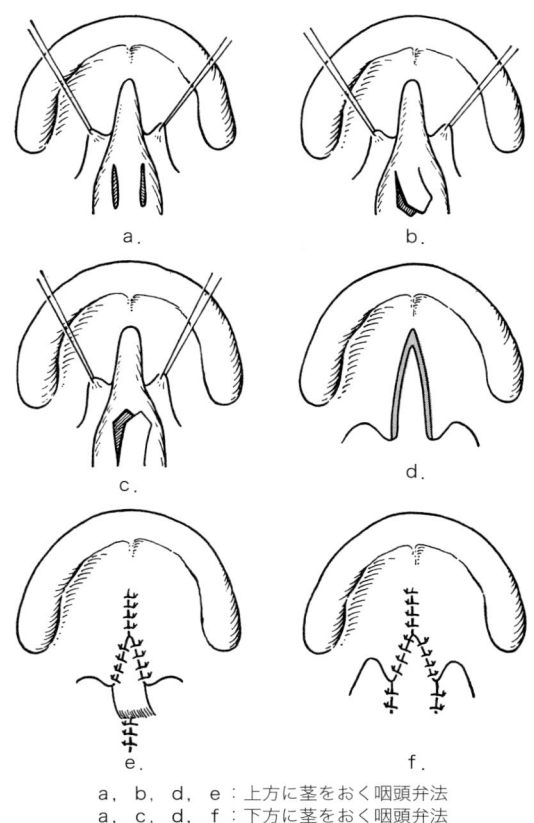

a，b，d，e：上方に茎をおく咽頭弁法
a，c，d，f：下方に茎をおく咽頭弁法

図 26-7-12 咽頭弁形成術

e. 日欧米における手術法の差

宮崎（1987）によると，欧米では push back 法から mucosa 法（Widmaier 法，Perko 法など）や veloplasty 法（Schweckendick 法，Malek 法，Furlow 法など）に変わりつつあるのに，日本では，mucoperiostium 法（Wardill 法などの push back 法）が多いとアンケートの調査結果を述べているが，日本は，顎発育より言語面を重視していること，その理由として，日本語と外国語との言語構成の差異をあげている．また，欧米では顎裂部に積極的に骨移植を行い，歯科矯正に重点をおいているが，日本は八重歯が可愛いといった歯列に対する価値観の差もあると考えられる．

❹鼻腔側閉鎖法からの分類

前述した各方法は，口腔側よりみた口蓋形成術の諸方法であるが，鼻腔側の処理のしかたにもいろいろな方法がある（図 26-7-14，図 26-7-15）．

❺手術時期からの分類

口蓋裂の手術時期についても，唇裂と同じように異論が多いが，その根拠として，死亡率，顔面の成長，言語の発達，聴力，瘻孔形成などがあげられている．すなわち，死亡率

の側頭筋，ないし咬筋移植法などがある．

以上の方法のうちで，今日では，Wardill（1967）の push back 法が広く行われており，この方法を行うにあたって，口腔粘膜，鼻腔粘膜，口蓋動脈，咽頭弁などをどう扱うかによって，いろいろな変法が出てきている現状である．なお，上石法（1978）は，tubercle のところに露出部を作らず，また口蓋部の侵襲を少なくした点で，ユニークな方法である（図 26-7-6）．Honjow 法は，披裂の幅が広い場合に，ときに用いられる．

口蓋裂の 2 段階法も用いられている．

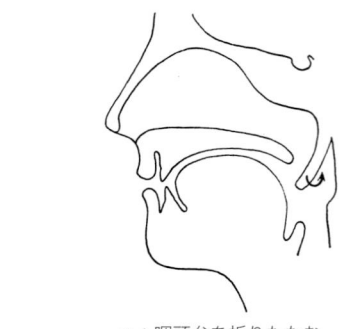

a：咽頭弁を折りたたむ．

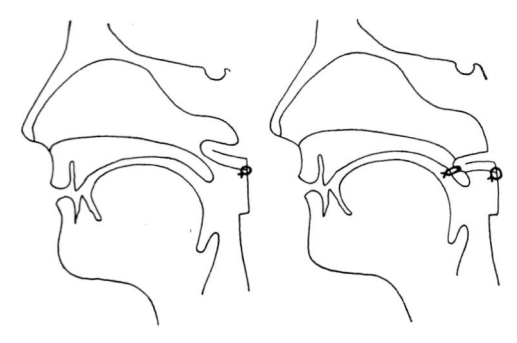

b：折りたたんだ曲がりの部　　c：軟口蓋に切開を入れ，
　分の両端の表皮を切除．　　　　　そのなかに表皮切除部
　　　　　　　　　　　　　　　　　分を挿入縫合．

図 26-7-13　一色の折りたたみ咽頭弁法
咽頭弁そのものの瘢痕拘縮を防ぐ目的である．
(Isshiki Y et al：Plast Reconstr Surg 55：461, 1975 より引用)

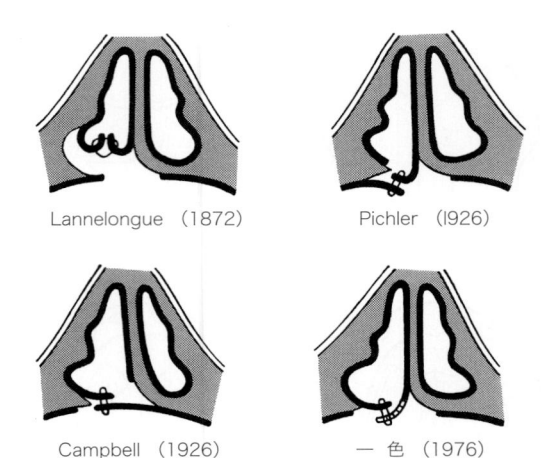

図 26-7-14　口蓋裂鼻腔側粘膜の処理法
(鬼塚卓弥：口蓋裂, 金原出版, p52, 1972 より引用)

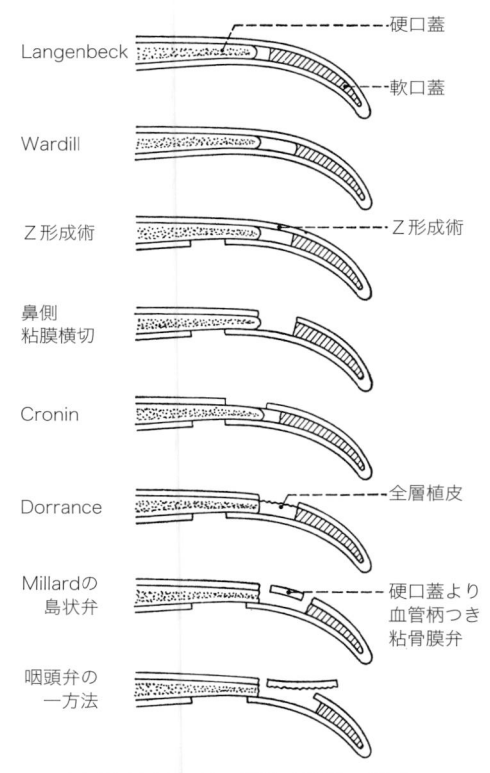

図 26-7-15　軟口蓋後方移動の様式
(荻野洋一ほか編：形成外科学入門, 南山堂, p259, 1978 より引用)

については，20 世紀初頭では年少者ほど死亡率が高く，Veau は 2 歳頃が適当であると述べているが，今日，術前，術後の管理，麻酔の発達により，手術時期の決定的根拠にはなっていない．

　次に，顔面の成長については，早期手術は上顎骨の発育を障害すると 5～9 歳頃行う人 (Schweckendick 1955, Hotz 1964, Dingman ら 1971, Perko 1979) もあるが，多くは解剖学的にも，言語学的にも早期手術がよいと考えられている (Cosman ら 1980, Bardach ら 1984, Witzel ら 1984)．

　Axhausen, Jolley ら (1972) は，2 歳以下，3 歳，4～6 歳，7～12 歳で手術を行った場合，正常言語獲得率は，90%，80%，70%，65% であるという (Kaplan 1981)．

　Hardin-Jones ら (2005) は，生後 13 ヵ月より遅くないほうがよいと報告している．

　著者は，生後 10～12 ヵ月に口蓋裂の閉鎖術を行っているが，岡崎ら (1992) の統計によると，開鼻声，構音ともに 10 ヵ月以内の手術のほうが成績がよいという．

　しかし，Berkowitz ら (2005) は，口蓋の成長を考えて，手術時期を遅らせる必要はなく，裂部分が全口蓋面積の 10% になる 18～24 ヵ月に行ってよいとの興味ある報告を行っている．また，術前矯正も normal growth potential 以上に促進することもなく，velar flap surgery は，口蓋成長には push back の有無とは関係なく有害という．しかし，さらなる検証が必要であろう．

　言語・顎発育と手術時期との関係を Kaplan (1981) は次のようにまとめている．

　①Delayed complete palate repair（12～24 ヵ月）：言語

によく，顔面発育抑制が少ない．米国では一般的に行われている．

② Late complete repair（2〜5歳）：言語によくないが，顔面発育障害は予防できる．

③ Early complete palate repair（3〜9ヵ月）：言語には最もよい．また，顔面発育障害も矯正可能である．

④ Early soft palate repair（3〜9ヵ月）および delayed hard palate repair（5〜15歳）：言語もよく，顔面発育障害も予防できる．

Rohrich ら（2004）は，遠隔成績を調べて，早期口蓋手術は，晩期手術に比べて言語発達がよく，瘻孔発生が少なく，顎発育や聴力は同じくらいであったという．また，2 段階法では，顎発育障害もなく，言語や聴力もよく，瘻孔形成も少なかったと報告しているが，口蓋形成術の時期として何時がよいかは結論づけていない．

❻手術回数からの分類

a.　一期法 one stage method

口蓋裂を一回の手術で治療しようとする方法で，Von Langenbeck（1859），Veau（1922），Wardill（1937），鬼塚ら（1972）などの報告がある．

b.　二期法 two stage method，多期法 multistage method

Dorrance（1933），Schweckendiek（1955）らの方法である．すなわち，第一期手術として，14〜16 ヵ月目に軟口蓋裂を，第二期手術として硬口蓋裂を 5 歳になって行い，Schweckendiek のように，2 回目を 8〜9 歳で行う方法である．（鬼塚ら 1972）．

2 回法の長所は，早期に軟口蓋を閉鎖するために，正常の言語が得られることと，硬口蓋はずっと後で行われるために，顎の成長障害を起こさない点にあるという．

c.　一期法と二期法の比較

言語については，今井ら（2001）は，異常構音の発現頻度は，二期法で，88.9％，一期法で 59.1％と報告している．また，各手術法を比較，粘膜骨膜弁法は，鼻咽腔閉鎖機能の良好例が 80〜90％，異常構音が 40〜50％にみられ，年代的差がなく，よくなったとはいえないという．粘膜弁法，Furlow 法は，80〜90％で，差がない．二期法は，手術が遅れるだけ異常構音の頻度が高い．早期に，二期法を実施すれば，言語もよく，良好な上下顎関係が得られるという（西尾ら 2013）．

Lohmander-Agerskov ら（1996, 1998）は，一期手術と二期手術とを比較し，言語は両法とも mild hyernasality を示したが，二期手術グループは nasal escape，構音障害もみられたという．Friede ら（2006）は，片側唇裂口蓋裂の口蓋裂を早期に手術しても，晩期に行っても，顎発育には有意の差がないという．Lohmander ら（2006）は，言語でも差がないという．また，Holland ら（2007）は，一期手術

と 2 期手術と比較し，前者のほうが瘻孔発生率も少なく，鼻咽腔閉鎖不全も少なく，言語機能もよく，上顎発育もよいので delayed cleft palate 手術は，中止したと報告している．

一方，Wardill らの push back 法を行う人でも，前述のように，唇裂手術の際に歯槽，硬口蓋部を閉鎖し，2 歳前後に軟口蓋を手術する．しかしこの方法は顎発育にある程度影響がある．

最近の報告では，曽我部ら（2014）は，一期手術にFurlow 法を，前方は閉鎖床を行って，4〜5 歳時に評価を行っているが，他の二段階法に比べ，鼻咽腔閉鎖機能はよいが前方未閉鎖部の狭小化がみられたという．手術時期，手術法，評価時期，手術技術で，差が出るものと思われる．

以上，いまだに多くの意見がある．

d.　口唇口蓋同時手術

なお Oyama ら（2006）は，唇裂手術時に軟口蓋粘膜を縫合して 1 年後に Furlow 法を行う方法を報告している．Lip adhesion 法と同じプリンシプルで palate adhesion 法といえるものであろう．

e.　その他

口蓋瘻孔が前歯部に生じやすいので，これを予防する目的で，切歯動脈島状弁を push back 法と併用する方法を三村（2006）が報告している．

C.　口蓋裂手術の目的

口蓋裂手術の主な目的は，披裂部を閉鎖することによって，正常な言語を獲得させることである．それに付随して鼻咽腔の閉鎖機能により，空気の流れ，飲食物の摂取を正常にし，また中耳炎，難聴を起こしやすい解剖学的機能を改善し，さらには，顔面骨の正常な発育を促して，正常な咬合，綺麗な歯列を作ることであり，正常な一般社会生活を営ませるのが目的である．

そのためには，ひとり形成外科医，口腔外科の外科サイドだけの問題ではなく，家族との連携，耳鼻科，歯科矯正科をはじめとして，歯科各科，小児科，麻酔科，さらに，臨床心理士，遺伝相談士，精神科医，言語聴覚士 speech therapist，ケースワーカー，教育委員なども広く関与し，統一のとれたチーム医療の対策が望ましい．

D.　口蓋裂手術法 operative technique of the cleft palate repair

❶著者の口蓋裂手術法

著者の従来用いていた方法を **図 26-7-16** に図示した．

口蓋裂手術法として，前述したように数多くの方法があ

り，その変法もいろいろある．ここでは，著者が行っている手術法について述べたい．

a.　手術時期

手術侵襲，および言語障害の両者から，1歳前後に決めている．唇裂，歯槽裂を伴うものでは，唇裂の手術時期（生後3ヵ月）に歯槽，硬口蓋をvomer flapで閉鎖したが，しかし，現在では唇裂形成術（新鬼塚法）のとき，歯槽，硬口蓋の閉鎖は行わない．歯槽弓のcollapse，歯牙の異常，齲歯などを起こすからである．

b.　術前矯正

Hotz口蓋床が主として用いられるが，授乳に効果があり，口蓋の横幅方向への良好な発育がみられるという意見や（Mishimaら2000，Millardら1999），逆の意見（真田ら2002）もある．Hotz床は，今井ら（2003）によると，哺乳，歯槽骨の発育にはよいが，構音には影響がないという．

著者は，本法を行っていない．最近ではGraysonのNAM法に興味を持っている（本章「唇裂」の項参照）．

c.　麻酔

麻酔は，経口挿管麻酔である．鬼塚式の開口器を用いると（図26-7-17），麻酔用チューブが舌と開口器舌圧板との間にあって，手術の邪魔にならない．麻酔法については（第2章-2「形成外科で行う麻酔法」の項参照）を参照されたい．さらに，口角開口器を併用すれば，広い視野がえられる．

d.　局所注射

切開前に，局所に止血と剥離の目的で止血剤を注射する．通常，市販の1%エピネフリン入りキシロカイン液®を使用して，止血効果を大きくしている．出血量は，通常30mL以内で，輸血の必要はない．

e.　切開と剥離

まず，口角開口器で口裂を拡大したあと，切開は，剥離しにくい側，たとえば，右利きの人では，患者の左側のほうから始める．最初は，歯槽突起の外後方約1cmのところから，スワンモートン替刃メスN0.15で切開を始めて，歯槽突起に達したら，その内側に沿って，粘膜縁より約3mmのところを，これに直角に切開していく．そうしないと大口蓋動静脈神経束を損傷する恐れがある．切開は，中切歯のところで止め，骨膜下に剥離する．剥離したあと，骨膜下にガーゼで充填止血を図り，同様のことを右側に行って，同じくガーゼを充填する．右側の操作中，左側は止血されているから，充填ガーゼを抜去，披裂縁切開を鋏にて行う．次に，N0.12の尖刃にて，軟口蓋披裂部の辺縁を切除する．口蓋垂はやわらかく，切開しにくいから，注意深く行う．

次に，鼻腔側粘膜を口蓋骨後縁に沿って切開，その切開を側壁に沿って，欧氏管Eustachian tubeより離して粘膜のみに行う．切開が終わったら，粘骨膜弁が十分にpush backできることを確認する．push backが不十分であれば

剥離を追加する．大口蓋動静脈神経束の周囲は，メスまたは剪刀を用いて，これを傷つけないように，動脈弁状に剥離する．翼突鈎は，骨折させない．栗原（2000）も同様の報告をしている．

以上の操作が終わったら，粘骨膜弁下に，ガーゼ塊を充填し，止血をはかったうえ，右側に対してもまったく同様のことを行う．

次に，鋤骨粘膜を剥離し，粘膜弁を作成する．中切歯側は十分に剥離するようにする．

以上で切開と剥離が終わるが，縫合の前に，確実に止血を行っておくことが大切である．特に粘骨膜弁の裏面の止血を忘れやすいので注意する．軟口蓋のときは図26-7-7のような切開法かFurlow法（図26-7-8）を用いる．

最近では，著者は鼻腔側粘膜，鋤骨粘膜の剥離は行わない．剥離は最小限度に行い，しかも粘膜下に剥離，骨膜を残したほうが顎発育の前方，垂直方の発育障害が少ない．岡田ら（2006）も同意見である．

f.　縫合

縫合は，vycrilバイクリル（0-4）で，まず硬口蓋鼻腔側粘膜から縫合する．この方法には図26-7-14，図26-7-15のように，いろいろな方法があるが，著者は，Veau法あるいはPichler法を好んで用いている．最近は，鼻腔側粘膜は剥離，縫合しないことも多い．

次に，軟口蓋の縫合は，口蓋垂から開始する．この口蓋垂は，縫合に際して切れやすいので，細心の注意が必要である．次に同じくvycrilで，鼻腔側粘膜を縫合するが，針の刺入方向は，図26-7-16-oのように行い，結び目が鼻腔側にいくようにする．鼻腔粘膜は，口蓋弁のpush backの関係で，硬口蓋端付近で欠損する．この欠損部を鼻腔粘膜で被覆することもある．

しかし，これを露出させたまま放置すると，瘢痕拘縮を起こし，push backしても元に戻って効果を失うと考えられて，いろいろな閉鎖法が用いられていることは前述した．しかし，経験上であるが，push backが十分であれば，多少の瘢痕拘縮があっても，その効果を失うことはない．鼻腔側粘膜を剥離することによって，骨の壊死を起こし，あるいは露出骨面に生じた瘢痕の拘縮によって，顎骨発育障害から顎骨変形を起こす方が重大である．新しい手術法では，鼻腔側粘膜，鋤骨粘膜の剥離は行わない．

Millard（1966）も，口蓋側と同時に鼻腔側粘膜を使用すると，顎骨発育障害はもっと著明に起こると述べている．

続いて，合成糸で，口腔粘膜を口蓋垂から縫合し，粘骨膜弁の尖端にいたる．

なお，ところどころ，マットレス縫合をするなり，口蓋帆挙筋の縫合を行い，muscle slingの再建をしておく必要がある．

以上のように，縫合の終わった口蓋弁は，そのままでは

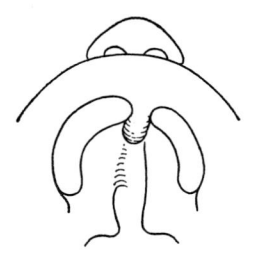

a：唇裂・口蓋裂の症例
　では，唇裂および硬
　口蓋の一部はすでに
　閉鎖されている．

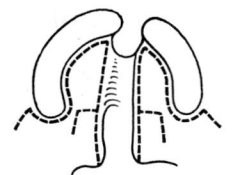

b：全切開線

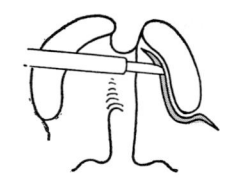

c：歯槽突起に沿って
　切開する．

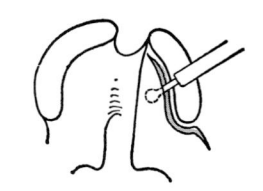

d：骨膜下剝離

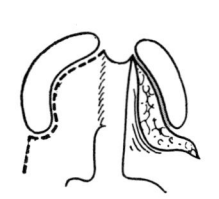

e：部分的に剝離したあ
　とガーゼをタンポン
　して止血をはかり，
　その間反対側の切開
　を行う．なお慣れて
　くれば，最初から粘
　骨膜弁を一気に作成
　して，jの状態にも
　っていく．

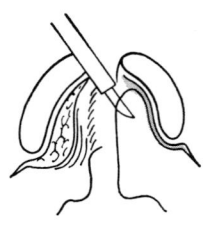

f：同様に部分的剝
　離を反対側に行
　ったのち，左側
　のほうに戻り，
　披裂縁を切開す
　る．

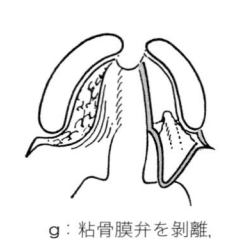

g：粘骨膜弁を剝離，
　次に大口蓋動静
　脈神経束の周囲
　を剝離，
　ちょうど動脈弁
　のような状態に
　する．

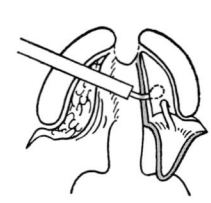

h：次に硬口蓋鼻腔
　底粘膜を剝離す
　るが，縫合に必
　要な最小限度と
　し，骨の血行障
　害をできるだけ
　少なくする．

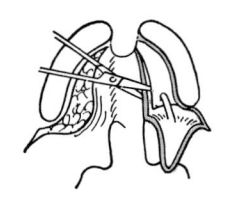

i：鼻腔底粘膜を硬口
　蓋端で横切開す
　る．これだけでも
　粘骨膜弁をかなり
　push back させる
　ことができる．

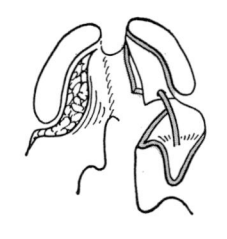

j：切開剝離を終了，
　右側に移る．

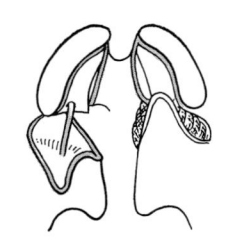

k：右側も同様に切開
　剝離を行う．
　その間，左側には
　ガーゼをタンポン
　して，止血をはか
　る．

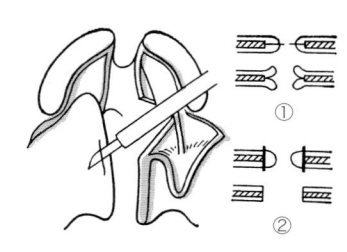

l：軟口蓋披裂縁の切開を
　行うが，これには①の
　ように水平切開する方
　法と，②のように縦切
　開する方法とがある．

図 26-7-16（1）著者の旧口蓋裂形成術
（鬼塚卓弥：現代外科手術大系，5巻，顔面の手術，中山書店，p225, 1982 より引用）

先端がぶらぶらしているので，これを口蓋骨か前歯側の口唇粘膜に縫合固定する（**図 26-7-16**）．固定が不十分なときは，披裂縁の骨に錐で穴を開けて糸を通し，ここに口蓋弁を固定する．通常は，2号の角針を用いて直接，骨に縫合している．乳幼児の口蓋板は薄くてやわらかいからである．

g．固定

　縫合が終われば，創露出部に人工被覆材などを充塡する．その目的は露出部の止血，保護，口蓋弁の固定にある（**図 26-7-16**）．平野（1996）は，フィブリン接着剤を，斉藤ら（1999）は，培養粘膜上皮の顎発育上の有用性を報告している．なお，これで固定が不十分な場合は，surgical pack（前田ら 1973）や，口蓋弁の上にソフラチュール・ガーゼ塊をおいて，これを歯槽突起に縫合固定するか，あらかじめプロテーゼを作成しておき，これを挿入固定する．著者は，

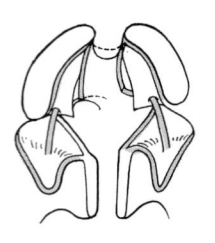 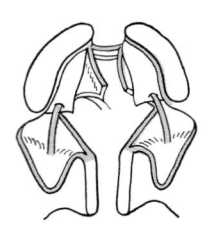 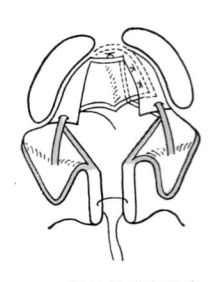 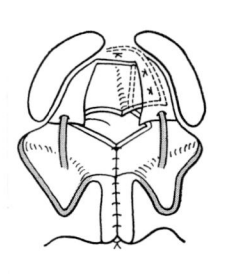

m：軟口蓋の切開を終わり，鋤骨粘膜弁の作成のための切開を行う．歯列間部には唇裂形成術時に作成した粘膜弁ができているので，これを半切する．

n：鋤骨粘膜弁作成

o：鋤骨粘膜弁を鼻腔底粘膜と口蓋板との間に挿入，口蓋板に固定縫合する．歯列間部では，横切開した粘膜の間に挿入縫合する．

p：軟口蓋鼻腔側粘膜を，カットグットにて縫合する．縫合結節は鼻腔側に出るようにする．

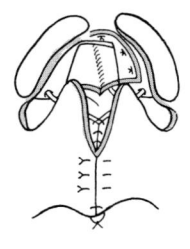 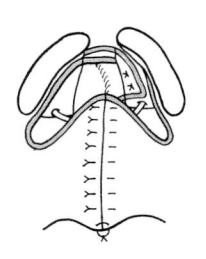 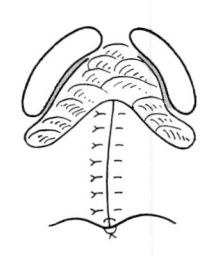

q：軟口蓋口腔側粘膜をマットレス縫合する．

r：縫合終了．なお場合によってはマットレス縫合の間に結節縫合を追加することもある．

s：手術終了．口蓋部の創露出部は，症例によってoxycell cotton やソフラチュール・ガーゼなどで被覆する．

図26-7-16（2）著者の旧口蓋裂形成術

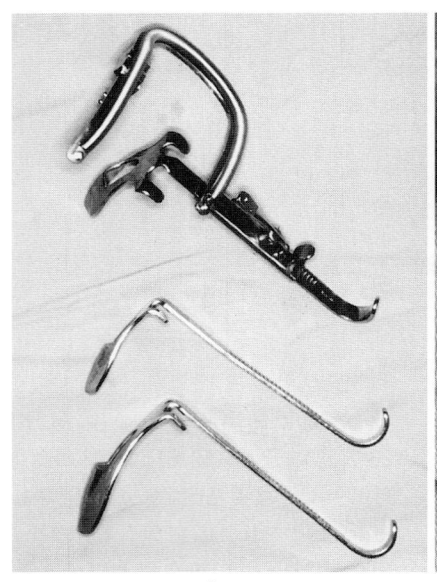 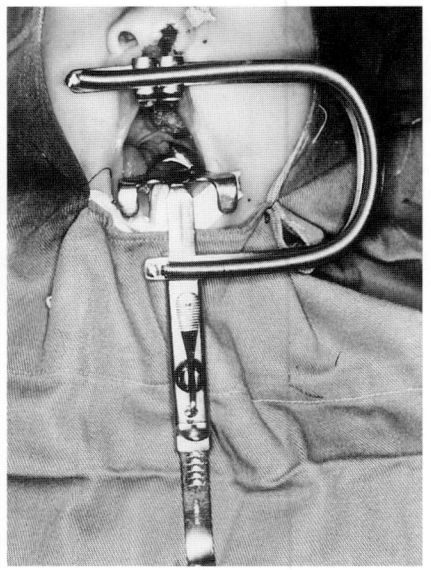

a.　　　　　　　　　　b.

図 26-7-17　鬼塚式開口器（a）と装着状況（b）

（鬼塚卓弥：形成外科 7：295, 1964 より引用）

何も使用しない.

h. 食事

術後の食事は, 経口的に行い, 第1, 2病日は流動食, 第3, 4病日は三分粥, 第5, 6病日は五分粥, 第7, 8病日は七分粥, 第9, 10病日は全粥, 第11日目から普通食とする. しかし, この粥というのは食事の硬さの標準であって, 実際にはこれに準じた高蛋白, 高カロリー食を処方する. 食事内容については病院それぞれで工夫する. ゼリー状食で喫食率をあげている施設もある (藤川ら 2011)

i. 抜糸

術後の抜糸は行わない.

j. 言語訓練

術後は, 専門の言語聴覚士 speech therapist により言語評価を行い, 必要があれば, 言語訓練が行われる (本章 –11「口蓋裂と言語」の項参照).

❷拡大口蓋裂手術法

Onizuka ら (1996) は, 従来の粘骨膜弁を, 歯槽まで拡大した拡大粘骨膜弁法を用いている (図 26-7-18). その要点は,

①歯槽部外側に切開を入れ, 歯槽部の粘膜を利用, 硬口蓋の骨露出面を残さない. また, 歯列後方の結節部は剝離しない.

②歯槽結節にできるだけ手術侵襲を与えない,

③鋤骨および鼻腔底の粘膜に手を加えないことで顎発育部の障害をできるだけ避ける,

④披裂縁粘膜を用いて鼻腔側縫合部の裏打ちを行い, 瘻孔の発生を防ぐとともに鼻腔側の露出面をできるだけ作らないようにする,

⑤唇裂形成時の口唇粘膜による硬口蓋閉鎖を行わない,

⑥翼突鉤も折らない. 手術時期は歯の萌出との関係で生後 10〜12 ヵ月である.

本法の短所は, 症例によっては顎発育抑制がくることであろう. その原因は, 口蓋弁の口唇部への縫合固定法にあると考えている. 現在, 予防法を検討中である.

❸軟口蓋裂手術法

基本的には, 前述の旧口蓋裂手術法 (図 26-7-16) を用いているが, 口蓋披裂の幅が狭く, 短口蓋が著明でない場合は, Furlow 法 (図 26-7-8) を利用する. 万が一口蓋骨縁で組織不足をきたす場合は, 頬部粘膜筋弁を移植する. 岡ら (2003) は, 硬口蓋の粘膜を hinge して鼻腔側に移植しているが, 著者も, 瘻孔の予防に用いたことがあるが, 面倒な割には結果に差がなく, 現在は使用していない.

E. 粘膜下口蓋裂 submucous cleft palate (SMCP)

これは, Roux (1825), Calnan (1954) によって報告され, Kelly (1910) によって, submucoous cleft palate と命名されたものであるが, ①硬口蓋正中部の陥凹 (bony notch), ②軟口蓋諸筋の粘膜下正中部離開 (硬口蓋部透明化) zona pellucida, または velum pellucidity, ③口蓋垂裂 cleft uvula などを伴うもので, Calnan (1954) の trias 三徴候 (図 26-7-19) といわれ, 鬼塚ら (1985) は, SMCP の 94.7%にみられたという. しかし, Kaplan (1975a) は, 明らかな三徴候がなくても, hypernasality speech を持つ人は occult submucous cleft palate と呼んでよいのではないかと述べている.

SMCP の場合, 問題になるのは, 短口蓋 short palate や深咽頭 deep pharynx で (図 26-7-20), Weatherley-White ら (1972) は, 軟口蓋は咽頭腔長の 1.5 倍以上あるべきで, 1.0〜1.4 倍なら鼻咽腔閉鎖不全は起っても咽頭壁の諸筋の働きで代償できるが, 1.0 以下では閉鎖不全を起こすという. 鬼塚ら (1985) は, 咽頭腔長 / 軟口蓋長が, 1.00 以上の症例では, push back 手術だけでは不足で, 咽頭弁形成術を追加しないといけないという.

本症は, 口蓋裂の 5〜10%, 出生 1〜2 万人に 1 人くらいの発生頻度といわれるが, 鬼塚ら (1985) の自験例では, 4.6%, 男女差は 54：46%である. 症状が少ないため大多数は気づかれぬことが多い (後述). 朴ら (2002) は, 唇裂との合併は 7〜13%で, 言語成績の良好な症例が多いという.

著者ら (1985) のデータでは, 初診年齢は 5 歳 10 ヵ月である. 実際には, 口蓋垂裂を発見, あるいは 3 歳頃になって発音がおかしいからといって, 医師, 言語聴覚士に紹介されることが多い.

SMCP に合併する先天性異常は, 極めて高く, 33.3%にみられるという. つまり, SMCP の 3 人に 1 人は, 何らかの他の先天異常を合併しているわけである (鬼塚ら 1985). この原因として, 木村 (1982) は, 中枢神経系の関与を指摘, SMCP 特有の顔貌 (うりざね顔で, 無気力的で, 人はちがっても皆同じような顔貌をしている) を報告している (図 26-7-21).

なお, 粘膜下口蓋裂と鑑別を要するものに, 先天性の口蓋発育不全 (Sedlackova 1955), 神経障害による口蓋機能不全がある (Stark-Converse 1977). しかし, この先天性鼻咽腔閉鎖機能不全と粘膜下口蓋裂との鑑別は困難なこともある (時岡ら 2014).

手術適応は, 開鼻声 hypernasality, あるいは鼻漏れ nasal emission のある場合のみで, 言語が正常であれば手術は行わない.

手術時期は, 前述の理由で発見が遅いことが多いため,

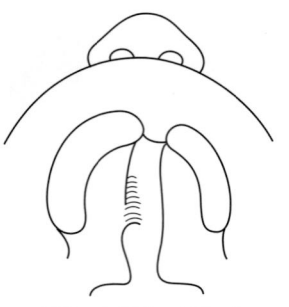

a：唇裂・口蓋裂の症例では，唇裂はすでに閉鎖されている．

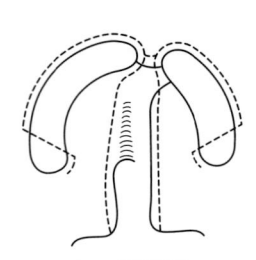

b：全切開線

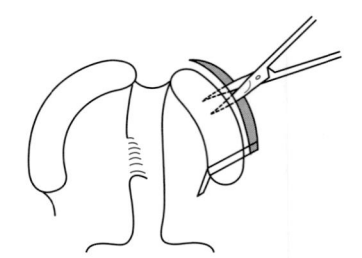

c：歯槽突起に沿って切開剥離する．

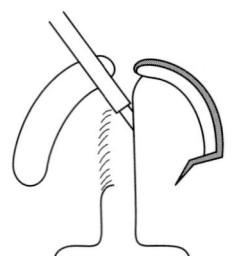

d：披裂縁を切開する．

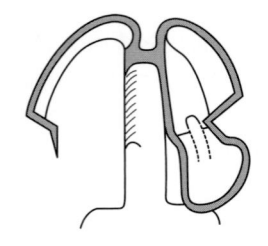

e：粘骨膜弁を剥離，次に大口蓋動静脈神経束の周囲を剥離．ちょうど動脈弁のような状態にする．そのあと反対側にも同様の処理をする．吸引器を使いながら電気凝固すると止血しやすい．

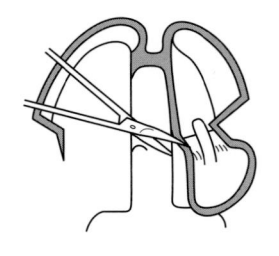

f：鼻腔底粘膜を硬口蓋端で横切開する．これだけでも粘骨膜弁をかなりpush back させることができる．

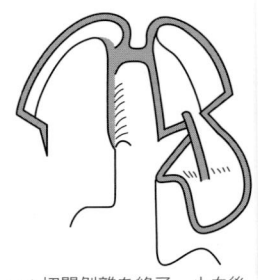

g：切開剥離を終了．止血後右側に移る．鼻腔側粘膜，鼻中隔粘膜は剥離しない．

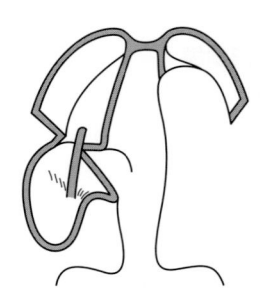

h：右側も同様に切開剥離

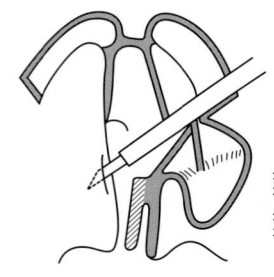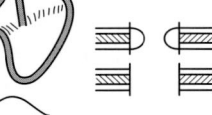

i：軟口蓋披裂縁の切開を行うが，これは前方に茎をおく粘膜弁とする．反対側も同様に粘膜弁を作成する．

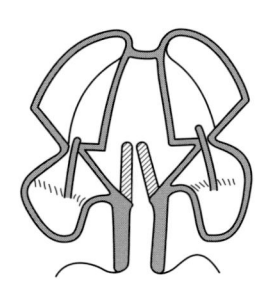

j：両側披裂縁粘膜弁を前方に反転．症例によってはこの披裂縁粘膜弁は使用しないこともある．

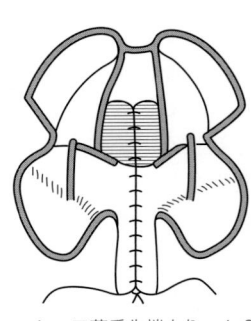

k：口蓋垂先端より，4-0 vycryl にて縫合開始．鼻腔側粘膜を披裂縁粘膜弁尖端まで縫合．

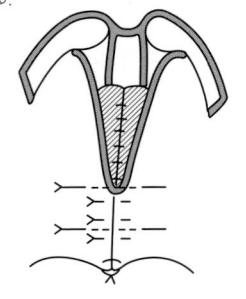

l：軟口蓋口腔側粘膜をマットレス縫合する．披裂縁粘膜弁を口蓋粘膜に縫合する．前歯側に露出部が残れば粘骨膜弁にZ形成術を行い，延長し，口唇粘膜と縫合，固定する．

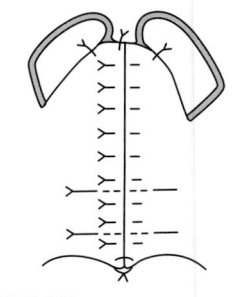

m：縫合終了．なお場合によってはマットレス縫合の間に結節縫合を追加することもある．口蓋粘膜弁は口蓋粘膜または骨に固定する．

図 26-7-18　著者の新口蓋裂形成術

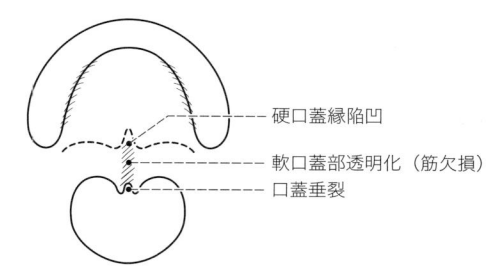

図 26-7-19　Calnan の三徴候

- 硬口蓋縁陥凹
- 軟口蓋部透明化（筋欠損）
- 口蓋垂裂

発見しだい手術適応とみて手術する.

　手術法は, SMCP に合併した短口蓋には push back 法を, 深咽頭には push back 法と咽頭弁法併用法を, 非短口蓋, 非深咽頭では咽頭弁法か筋縫縮法を行う.

　術後の言語成績は, 正常と改善をあわせて 68％である（鬼塚ら 1985）.

　最近の報告であるが, 鈴木ら（2014）は, 就学前に良好な鼻咽腔閉鎖機能を有したため手術を行わなかった SMCP 患者の長期経過観察で, 約 1/3 は良好で, 他は悪化あるいは変動しており, 悪化時期は平均 9 歳 7 ヵ月で個人差が大きかったという.

F. 口蓋裂手術後の問題点

❶合併症

　術後の合併症として, 従来は, 麻酔法や, 患者の術後管理の不完全さから, 凝血吸入による窒息, 術後肺炎, うつ熱などによる死亡が多かった. 藤野（1963）も, 術後合併症として各種の上気道疾患を報告しているが, Conway は, 1960 年以前には 2〜5％の死亡率であったものが, それ以後は 1％になったという. また, Reidy（1964）は, 手術失敗の原因をあらかじめ考慮しておくと失敗を避けることもできるとし, その原因として, 術者, 麻酔医, 手術年齢, 手術法, 手術の所要時間, 手術の季節, 第一次手術後の欠損, 二次修正例に存在する瘢痕, 第一次手術後の咽頭の不均衡, アデノイド切除後の言語の悪化, 先天性に短い口蓋と膜状口蓋裂, 歯槽弓の collapse, 知能異常などをあげている.

　また, Choudhary ら（2003）は, push back の長期成績から, 口蓋裂の手術成績は, 手術法より術者の技術, 経験が大切という. 定説はないが, 著者は, 手術法, 患者の年齢, 先天異常の程度, 技術, 経験, その他の多くの因子が関与していると考えている.

　なお, Noonan 症候群では, 血液凝固異常で術後出血を起こすことがあり, 注意を要する（藤田ら 2008）.

❷口蓋瘻孔

　鼻腔側粘膜の欠除している部分では, ときに閉鎖不全を

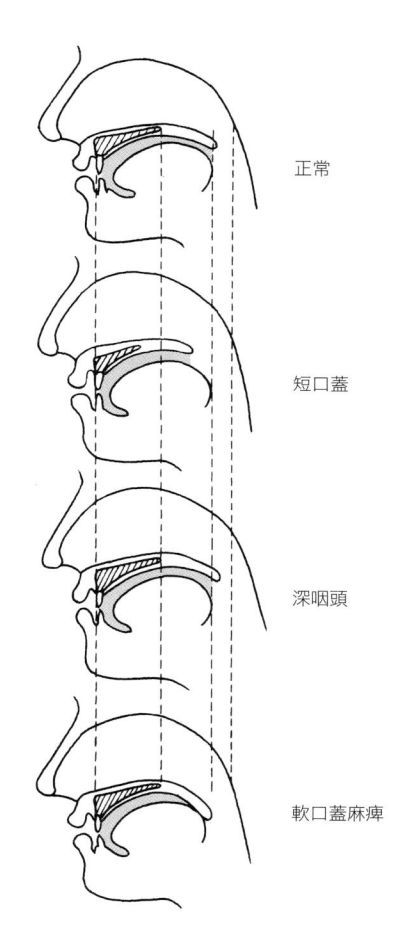

正常

短口蓋

深咽頭

軟口蓋麻痺

図 26-7-20　短口蓋と深咽頭

起こし, 瘻孔を生じることがある. Denny ら（2005）によれば, 33〜37％にみられるいう. Shimizu ら（1989）は 40％という.

　Jolley（1972）は, 溶血性連鎖状球菌による感染が, 最も大きな原因であると述べているが, 感染以外にも, 縫合法の不完全, 口蓋弁の緊張, 鼻腔粘膜の欠損, 術後の外傷などが原因として考えられる. また, Lazarus（1999）は, 低体重児に瘻孔発生が多いという.

　裂型別には, 福屋ら（1985）は, 口蓋瘻孔の発生率は, 硬軟口蓋裂で 19.6％, 左唇顎口蓋裂で 55.4％, 右唇顎口蓋裂が 43.4％, 両側唇顎口蓋裂が 54.7％であったと報告, 河合（2014）は唇顎口蓋裂が 95％をしめ, 部位別には硬口蓋前方が 60〜80％と多いという. Salyer ら（2006）の報告によると瘻孔発生は 10％で, 鼻咽腔閉鎖不全で 6〜10％が再手術であったという. しかし, Helling ら（2006）は, decellularized dermis を使用して, 瘻孔発生率を 3.2％に減少させたという. 最近, Rohleder ら（2013）は, 瘻孔閉鎖には羊膜の有用性を示唆している.

　手術法別では, 2 flap 法も 4 flap 法も差がないという（Bekerecioglu ら 2006）. しかし, Koudoumnakis ら（2012）

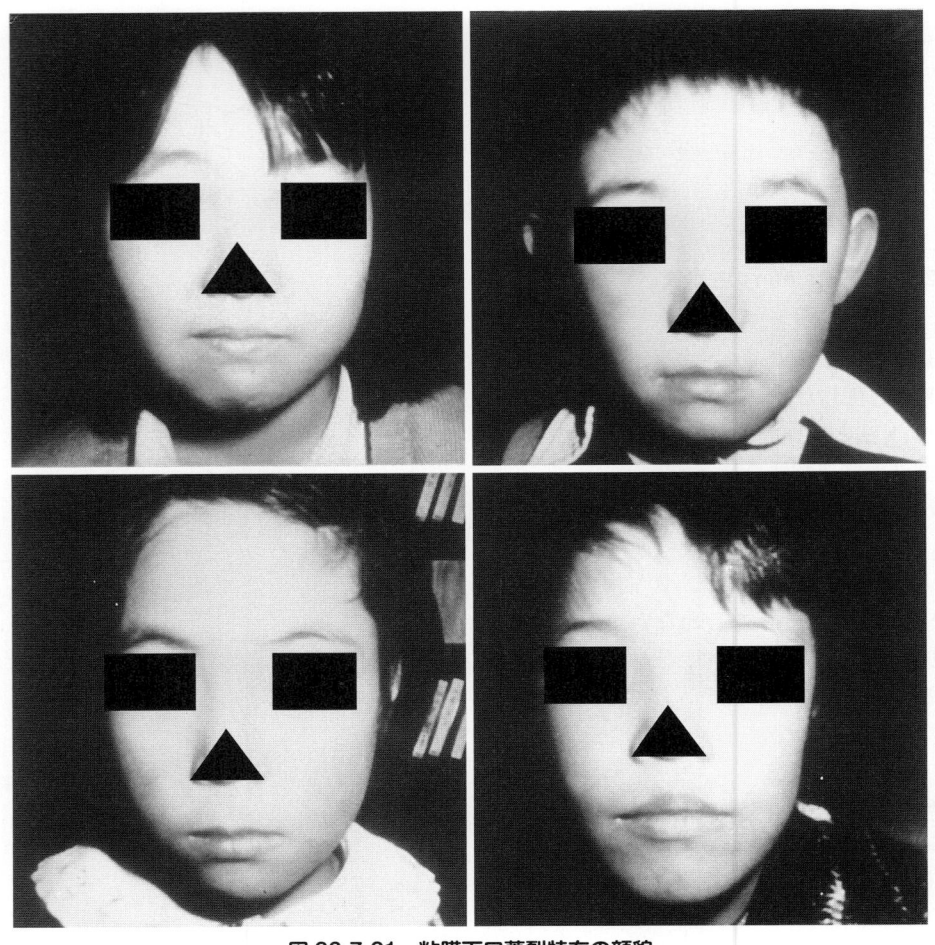

図 26-7-21　粘膜下口蓋裂特有の顔貌

は，2-flap 法では，瘻孔発生率は 5.4％，Wilhelmi ら（2001）
は 3.4％，Losken ら（2011）は 2.1％であったという．

　口蓋後方の瘻孔は，30mm^2 以下でも手術的に閉鎖する必
要があるが，前方の瘻孔でも 60mm^2 以上になると，開鼻声
や呼気鼻漏出による子音の歪みを生じる（岡崎ら 1982）．
ときに，push back 法により前歯側に瘻孔が残ったような
場合は，手術的閉鎖は，瘻孔周囲が瘢痕組織のために，極
めて閉鎖しにくい．しかも，瘻孔閉鎖術によって顎発育抑
制が強く出ることを銘記すべきである．したがって，瘻孔
の閉鎖は可能な限り延期することを勧めたい．

a.　手術法

1) 局所弁による方法

　局所粘膜弁による方法（Thomas 1969，Grabb ら 1971）は，
瘻孔再発率が高く，しかも，その後の顎変形が著明になり
やすい．Fukuda ら（2003）は，骨移植と併用することで手
術成績をあげられることを報告している．著者は，局所弁
を瘻孔縁で hinge して対側粘膜下に挿入，好成績を得てい
る．

2) 口腔外皮弁法（Grabb ら 1971），

3) 遊離口腔粘膜移植法（長谷川ら 1975），

4) 頬粘膜弁法（Schmid 1960，Nakakita ら 1990，大慈弥 ら 1994）

　幅 15〜20 mm，長さ 50〜60 mm 採取可能で，舌弁より
優れており，閉鎖率も 91％であるが，術後移植粘膜が赤くみ
えること，2 回の手術を要すること，粘膜茎部を噛まない
工夫を要するなどの欠点や，開口障害（三川ら 2004）の報
告もある（**図 26-7-22**）．

5) 周囲粘膜を反転，鼻腔側閉鎖する Pichler 法

6) 遊離植皮法（河合 1976）

7) 耳介軟骨移植法（伊藤ら 1990，大隅 1990，1992）

8) 舌弁 tongue flap method

　口蓋瘻孔の修復に，舌弁を用いたのは，1909 年 Lexer に
始まるというが，口蓋瘻孔に用いたのは，Guerrero-Santos
（1966）がはじめてではないかといわれている（高木ら
2007）．悪性腫瘍摘出後の再建に用いられたのはかなり早
い．

　舌は，長さ 72〜73 mm，幅 45〜49 mm，厚さ 21〜22 mm

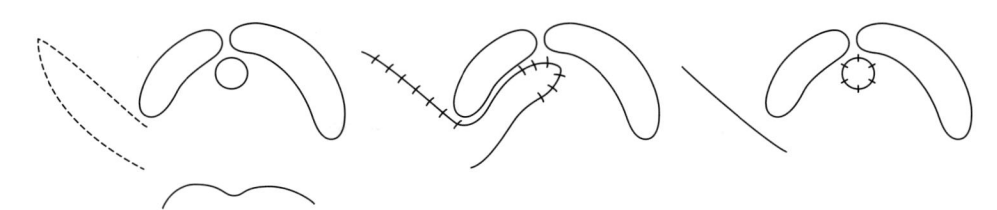

図 26-7-22　頬粘筋膜弁移植法

（近藤昭二ほか：日形会誌 19：495, 1999 より引用）

といわれ（安部 1979），舌弁は，舌背中央部，舌尖に茎部を
おく最大幅約 30 mm，長さ約 60 mm 前後のものを作成で
きる．舌背に作るのは，味覚障害をできるだけ避けること，
舌変形を防ぐためで，舌尖に茎部をおくのは，舌動脈が舌
尖で豊富な血管吻合をしていること，舌弁固定後の舌の働
きが楽であるためである．

　舌弁作成時期としては，言語の学習が終わったあとが望
ましく，最低年齢 5 歳前後である．その前に手術すると，
構音障害を長引かせることになりかねない．大きな瘻孔の
場合は，プロテーゼなどを着用させ，時期を待つべきであ
る．しかし，適応があれば早期（2 歳児）の手術を行ってい
る（角谷ら 1986）．

　舌弁移植の方法は，**図 26-7-23** に示した．瘻孔周囲の粘
膜表皮を 5 mm 幅くらいに剝削し，接触面積を広げたのち，
舌弁をナイロン糸にて縫合，軽く tie over 固定を行う．茎
部切離は 10 日目に行う．最近では舌弁を硬口蓋骨膜と骨
との間に挿入して，創の接着を確実にしている．

　舌弁移植後，局所の硬結による舌運動障害を起こすが，
硬結がとれるにつれて，その障害も消褪する．言語学習が
すんでいる場合は，舌弁手術から硬結消褪までの時期に舌
運動障害があっても，言語には障害をきたさない
（Massengill ら 1970）．

　なお，手術は全身挿管麻酔で行うが経鼻挿管の必要はな
く，経口挿管で十分であるし，茎切離の場合も，茎切離後，
挿管するのではなく，茎切離前に経口挿管も楽に行うこと
ができる．

　瘻孔による開鼻声，鼻音化による子音の歪みは 3 ヵ月ま
でに消失するが，構音操作の誤りによる異常構音はほとん
ど改善しない（加藤ら 1986）．舌弁術後の舌運動障害は術
後 3 ヵ月までに正常になる．

9) 特殊法
顔面動脈茎筋粘膜弁法など（Pribaz ら 1992），顔面動脈
茎鼻唇溝部皮弁（Ercocen ら 2003）．

b.　瘻孔閉鎖術後の再瘻孔発生率
　口蓋瘻孔閉鎖術後の再瘻孔発生率は 16〜65%，耳介軟骨
閉鎖法では，7.4% という（大隅ら 1992）．

c.　短口蓋 short palate，深咽頭 deep pharynx（図 26-7-20）
　口蓋裂の場合，軟口蓋は，①先天的に発育不全のため短

く，また硬口蓋も短いため，push back 法により，軟口蓋
後方移植術を行っても，もともと短い場合と，②術直後は
十分な長さでも，瘢痕拘縮で短くなる場合とがある．なお
大切なのは短口蓋でも言語機能障害（特に鼻咽腔閉鎖不全）
のない場合は問題とはならない．しかし，長い軟口蓋に言
語障害がほとんどないことから，やはり短口蓋というのは
問題であろう．

　一方，口蓋の長さは正常でも，軟口蓋から咽頭壁までの
長さが異常に長い場合（深咽頭 deep pharynx）にも，鼻咽
腔閉鎖不全がくることがある．

　Warren（1964）は，鼻咽腔括約部の開口面積が 10 mm²
を越すと急にその圧が消失することから，鼻咽腔閉鎖機能
不全は 10〜20 mm² の範囲で起こることを報告，本庄ら
（1966）も，鼻咽腔に内径 7 mm 以上のチューブを挿入する
と，音声の鼻音化，音の歪みや誤りが急増することを確か
めている．著者らは，臨床的経験から，軟口蓋と咽頭後壁
との距離が 1.5 cm 以上を短口蓋としているが，これだけで
再手術を考えるのは早い．なかには，側壁後壁の働きがよ
く，短口蓋を代償しているものもあるからで，あくまでも
言語との関連で考慮すべきである．

　二次修正術の場合，単なる短口蓋，深咽頭であれば，再
度 push back method を行うが，軟口蓋の瘢痕が強い場合，
働きの悪い場合は，push back と同時に pharyngeal flap
を併用する．

　場合によっては，塚田ら（1978）も，報告しているように
外側咽頭弁法，あるいは下茎弁を用いる Orticochea（1968）
法を用いることもあるが，複雑な方法，しかも耳管部近く
に損傷を与える方法ということで，通常の中央咽頭弁で十
分であると考えている．

d.　筋麻痺，運動制限
　小児麻痺，その他による筋麻痺の場合，通常初回手術，
あるいは二次手術の適応はない．ただし，上咽頭収縮筋の
機能があれば，pharyngeal flap を行うことによって，鼻咽
腔閉鎖にある程度の働きを与えることができる．

　また，側頭筋，咬筋などを用いて，機能再建を図る場合
もある（Kiehn ら 1965, Washio 1973）．しかし，このよう
な場合，手術的療法より obturator などを用いたほうがよ
い場合も多い．

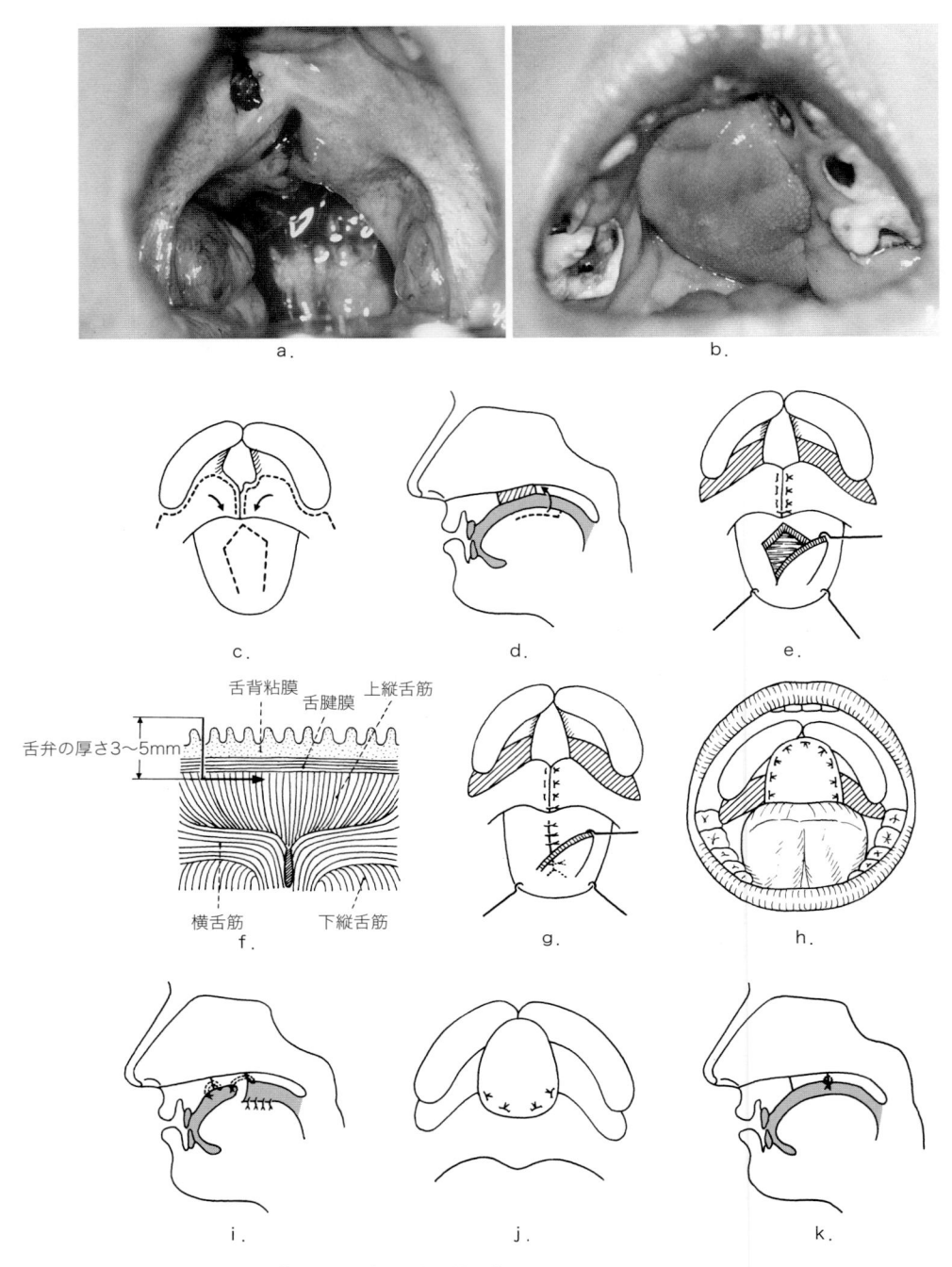

f. 図の説明：
- 舌弁の厚さ3〜5mm
- 舌背粘膜
- 舌腱膜
- 上縦舌筋
- 横舌筋
- 下縦舌筋

a：術前．大きな瘻孔と短口蓋が著明である．

b：術後．移植舌弁が中央にみえる．みる方向が水平に近いため，一見舌弁がかなり大きくみえるが，2×3cmの大きさである．

c：切開線．残存組織の push back を行う．舌弁は茎を舌尖におく．舌根部におくと位置的に舌根部が牽引されて縫合部に緊張が強く，創離開を起こしやすく，また，固定期間の間，舌根部の疼痛が激しい．

d：瘻孔と舌弁の位置的関係

e：口蓋弁を後退させ，舌弁を起こしたところ

f：舌の断面

g：舌弁の採取部を縫合

h：舌弁を瘻孔に縫合したところ．しかし，接触面積を広げるため，瘻孔縁から口蓋にかけてできるだけ広く粘膜表皮を切除する．しかも，接触を確実にするため，必ずマットレス縫合を行う．舌弁の茎部が舌尖にあるため，多少の舌の動きが可能である．

i：舌弁移植中の矢状横断面

j：舌弁茎部を切離

k：舌弁移植後の口蓋矢状断面図

図 26-7-23 舌弁による口蓋瘻孔閉鎖術

❸耳鼻咽喉科的疾患

　中耳疾患，聴覚障害は言語発達に影響するため（Bishop ら 1986，加藤ら 1995），早期の治療が必要で，耳鼻咽喉科医との連携が大切である．また鼻中隔彎曲症による副鼻腔炎も鼻呼吸異常から言語障害を起こす（岡崎ら 2005）．

a.　聴力

　口蓋裂患者の聴覚障害は Paradise ら（1969），Moller（1981），Handz'ic-C'uk ら（1996），Sheahan ら（2004）によって詳細に報告されている．Sheahan ら（2004）は，63％に中耳疾患があり，28％に聴覚障害があったというが，待田（1973），鬼塚ら（1990）は，約 50〜100％に中耳炎の既往があり，聴覚障害を有するものが多く，大多数は両側性で伝音難聴を示すという．難聴は，60 dB 程度で，高音域より低中音域の障害が多い（佐藤ら，中島 2005）．

　原因として，耳管軟骨と口蓋帆張筋の解剖学的異常（Shibahara1988），口蓋帆張筋の機能不全による耳管開口部の開閉異常があり（田坂ら 1989），早期に口蓋裂を閉鎖することによって予防できるという．後藤ら（1983）は，耳管狭窄を原因と考え，Schultz（1946）は，家兎に口蓋裂を作り，75％が慢性中耳炎になったという．また，Arnold ら（2005）は，正常ではほぼ真っ直ぐな耳管が口蓋裂では尾側方向に曲がっており，口蓋帆張筋の発育が不良で，耳管換気機能が障害されている為ではないかと報告している．

　三辺ら（1979）は，本症患者は純音聴力の改善はみられるが，tympanogram での改善はみられないという．Spriestersbach ら（1962）は，難聴があっても，治療を行っていると，加齢的に難聴は減少するという．

　なお，Marshall 症候群，Stickler 症候群，Klippel-Feil 症候群など，症候性口蓋裂では中耳や内耳の形態異常で先天性難聴を合併している場合がある．

　聴覚障害が，言語発達に影響する（Friel-Patti ら 1990，加藤ら 1995），影響しない（Paul ら 1990）と意見が分かれているが，昭和大学形成外科唇裂口蓋裂診療班としては影響するという見解である（加藤ら 1995）．

b.　難聴の治療

　睡眠下で，聴性脳幹反応 auditory brainstem response-ABR 検査を行い，これが 40 dB 以上で，鼓膜の陥凹，滲出液がみられるときは，鼓膜チューブの留置を行う（佐藤ほか 2005）．症例によって選択する（本庄 1999）．

　年長者では，遊戯聴力検査，純音聴力検査などが行われる．

　予後は，悪くないが，鼓膜癒着，中耳真珠腫を発生する場合もあるので，チーム医療の一員として耳鼻咽喉科医の連携も大切である．

c.　真珠腫

　中耳疾患としては，滲出性中耳炎のほか，中耳真珠腫がみられる．

d.　その他耳鼻咽喉科的異常

　その他，鼻中隔彎曲，鼻甲介肥大，副鼻腔炎からの鼻閉塞，気道障害，扁桃肥大，アデノイド，嗄声などがある．

❹歯，歯列障害

　後述するように，唇裂口蓋裂，特に顎裂，口蓋裂では歯や歯列の異常をきたしやすく，手術によって，さらに悪化する場合がある．

　齲歯の罹患率も高く，適切な管理が必要である（岡崎ら 2005）．

❺咀嚼障害

　歯，歯列異常の関連するものであるが，唇裂口蓋裂の上下顎の変形，咬合不全により咀嚼障害を起こすことは，容易に推察できることであるが，作田（1986）は，筋電図学的にも咀嚼能率，咬合接触の点数，面積いずれも，正常に比べ著しく劣っており，咀嚼機能障害があるが，歯科矯正治療で機能障害が軽減されるという．

❻顎変形

　口蓋裂手術後の顎変形の評価については，最近 5-year-old Index が用いられている（Atack ら，須佐美ら 2007，平野ら 2007）．後述．

　Rohrich（2014）らは，口蓋裂の顎発育は口蓋形成術の手術年齢より手術法の影響が大きいという．

❼口蓋裂と骨移植

　後述．

❽鼻咽腔閉鎖不全

　後述．

❾口蓋裂言語

　後述．

26·8 唇裂・口蓋裂の顎変形
jaw deformities of the cleft lip and palate patients

28 章 -7「顔面・顎変形」の項参照.

A. 顎骨の矯正治療 orthodontic therapy of the maxillo facial deformity

　唇裂口蓋裂の顎は，**図 26-8-1** のように，いろいろな力関係が働いて均衡を保っており，年齢的にも部位的にも成長のパターンがある (Lux ら 2004)，下記のような原因で，変形を起こすと考えられている.

❶顎変形の原因
a.　先天的なもの
　①上顎骨の前下方への劣成長を起こし，下顎は上顎に対する咬合の影響から下方へ成長し，上下顎の不調和がみられる. 最近，Kane ら (2007) は，頭蓋顔面の 43 箇所の計測を行い，披裂に近いほど変形が強く，頭蓋底にも影響が及んでいると報告している.
　②顎裂の存在
　③前歯部，臼歯部の交叉咬合，上歯列弓の狭窄，歯の叢生，捻転や転位，過剰歯，欠如歯，矮小歯などである.
b.　後天的なもの
　①上唇の瘢痕による上顎前歯の舌側傾斜，
　②口蓋閉鎖による上顎歯列弓の狭窄などが引き起こされる.
　Pruzansky と Aduss (1964) は，片側完全唇顎口蓋裂の観察で，唇裂手術前では，ほぼすべての症例で，両歯槽弓が遊離する形態を示したが，唇裂術後では，遊離型は 18.1％，両歯槽弓が接する butt-joint 型が 42.5％，重なりあう overlap 型が 39.5％となり，両歯槽弓が口唇閉鎖により狭められていくデータを示し，さらに口蓋裂閉鎖後では overlap 型が 51％と増加したと報告している.
　視診では，上顎劣成長の診断はつきにくいが，10〜12 mm 以上の下顎の前突があれば上顎の劣成長とみてよい.

❷唇裂口蓋裂術後の顎変形
　一般的に，唇裂口蓋裂術後の顎変形は，口蓋裂を伴わない場合は，上顎歯列弓には狭窄がなく，唇裂のみの場合と唇裂顎裂では披裂部に先天性側切歯欠如や円錐歯，過剰歯がみられる以外は正常被蓋である. 口蓋裂があると，上顎は狭窄歯列弓を呈し，反対咬合が多く，両側唇裂口蓋裂になると，上顎犬歯間が狭窄し，瓢箪型となり，中間顎は突出あるいは陥凹する (一色 2003).
a.　未手術例の顎変形
　未手術の口唇口蓋裂は，過去においては上顎骨の劣成長

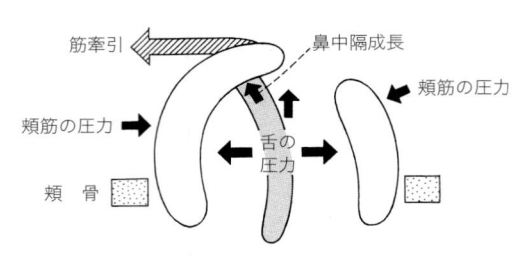

図 26-8-1　唇顎口蓋裂で顎変形を起こす機構

(McCarthy JG ed et al : Plastic Surgery, WB Saunders, p2555, 1990 より引用)

が起こるとの意見が多かったが (Bill ら 1957, Hagerty ら 1963, Coccaro ら 1965)，現在では披裂部を除き，ほぼ正常に顎発育を起こすといわれている.
1) 完全唇裂口蓋裂患者
　生後数年は，健側上顎が鼻中隔とともに健側に偏位する. その原因として，Ross (1972) は，上顎骨にかかる筋肉の作用と舌の圧迫に対する拮抗力がないためと解釈しているが，成人でも，手術例に比べて変形が少ない. 生来有する顔面各部の成長，筋力によるものであろう. もちろん，披裂部のみは，局所的に変形を示すことは当然であり，また外鼻も特有の変形を呈する (**図 26-8-2**).
　一方，不完全唇裂口蓋裂の場合は完全披裂に比べ，その変形度は少ない.
2) 両側完全唇裂口蓋裂患者
　中間顎が上顎との連結を失うため，突出したり，捻転したりする. 原因として舌運動説 (Ross ら 1972)，内部因子説 (Latham 1969, 1973, Pruzansky 1971) などが唱えられている (**図 26-8-3**).
　不完全披裂になると，その程度によってアンバランスないろいろな変形を示す. 成人では自験例は少ないが，正常との偏位が少ない.
b.　顎発育への手術の影響
1) 片側披裂の場合
　①唇裂のみのときは，多少の障害はあるが，上顎の高さは歯槽突起の骨添加で起こり，長さは横口蓋縫合と上顎結節のところで起こる (McCarthy ら 1990) ので，早期の口唇口蓋の手術は，この成長を障害するが，7〜8 歳後ほとんど影響がない.
　②口蓋裂のみのときは，上顎長径の短縮を起こすが，一方そうでないとの報告もある. 手術術式などの差であろう. しかし，通常，上顎後部の高さは抑制されるという.
　③唇裂，口蓋裂のときは，大多数の症例が成長抑制を受ける. もちろん，生来の発育不全も関与していることは当然であろう. 特に上顎は上顎結節で発育するが，その部分の瘢痕などによる成長抑制，口蓋披裂部の瘢

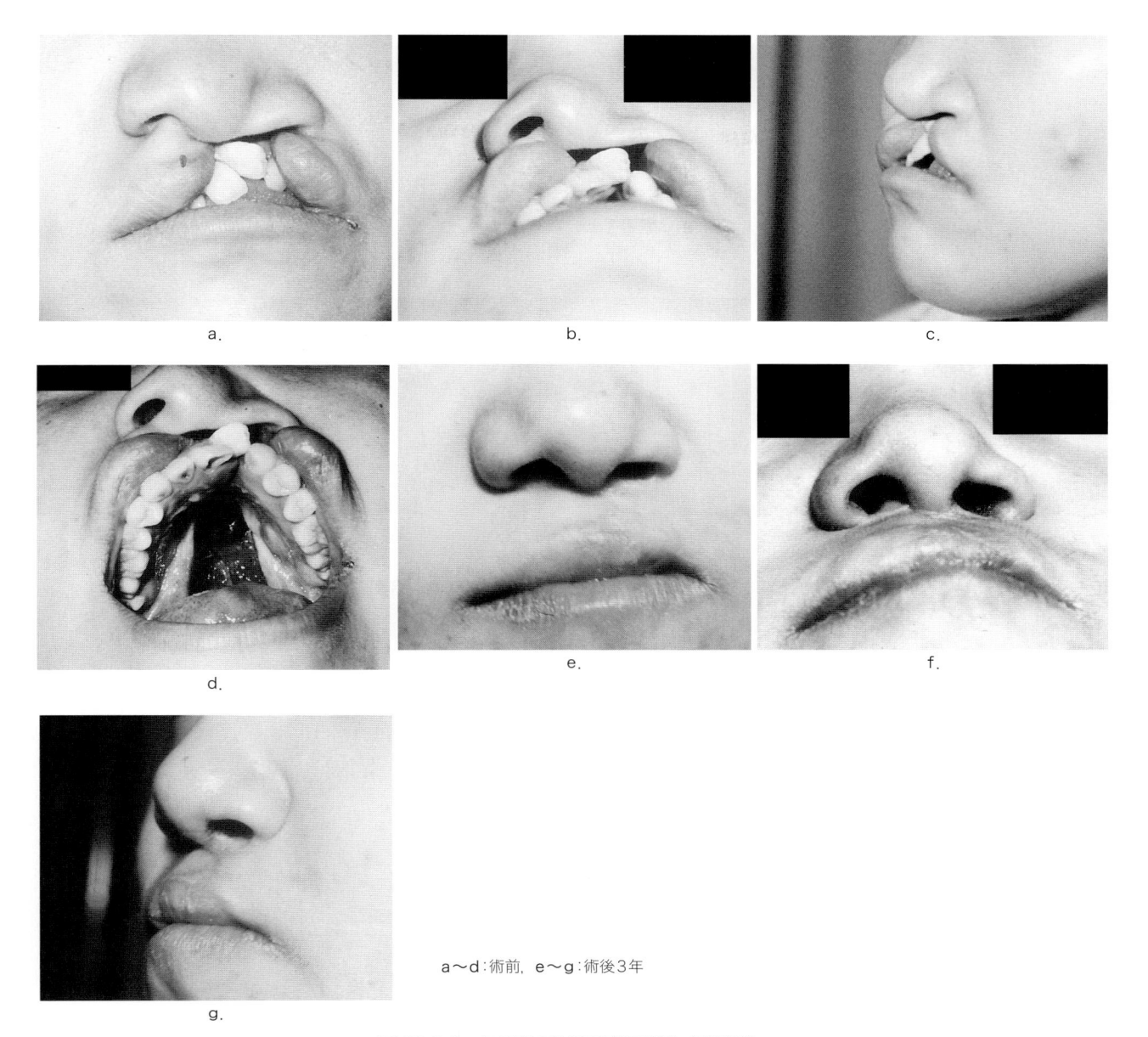

a～d：術前，e～g：術後3年

図 26-8-2　年長者の片側唇裂口蓋裂（手術例）

痕性狭窄や発育抑制，口唇の圧迫による前方抑制など手術の影響を受けやすい（**図26-8-4，図26-8-5**）．Pruzanskyら（1967）は，歯槽弓変形を，①両歯槽弓が接するbutt-joint型，②重なり合うoverlap型，③接触しない遊離型に分類し，それぞれ44.83％，55.17％，0％であったと報告している．なお，上顎の発育については，Rossの有名な図式化がある（**図26-1-18，図26-1-19**）．歯槽突起の発育は，歯の成長に左右され，また，上顎骨の発育や手術の影響を受ける．Yinら（2005）は，口蓋裂術後1年の骨発育をscanned imageで調べ，前後方向で平均8.3mmの成長で，4～7歳が著明で，

premolarとmolarの間であったという．

④顎変形を起こす因子として，手術法，術者の技術の巧拙など，いろいろあるが，早期手術ほどその変形は強く，また，口蓋裂を合併しているものほど，変形がきやすいし，口蓋裂手術の回数が増えると，さらに変形を助長する（Graber1949）．

一方，Pruzansky（1955）らは，唇裂・口蓋裂患者は，出生時から正常な顎顔面の成長能をもたない例があり，必ずしも手術が上顎部の劣成長をきたさないという．

難波ら（1988）は，先天異常の程度がひどいほど顎発育の抑制も強くなるが，先天異常度が強いと，手術侵襲も大

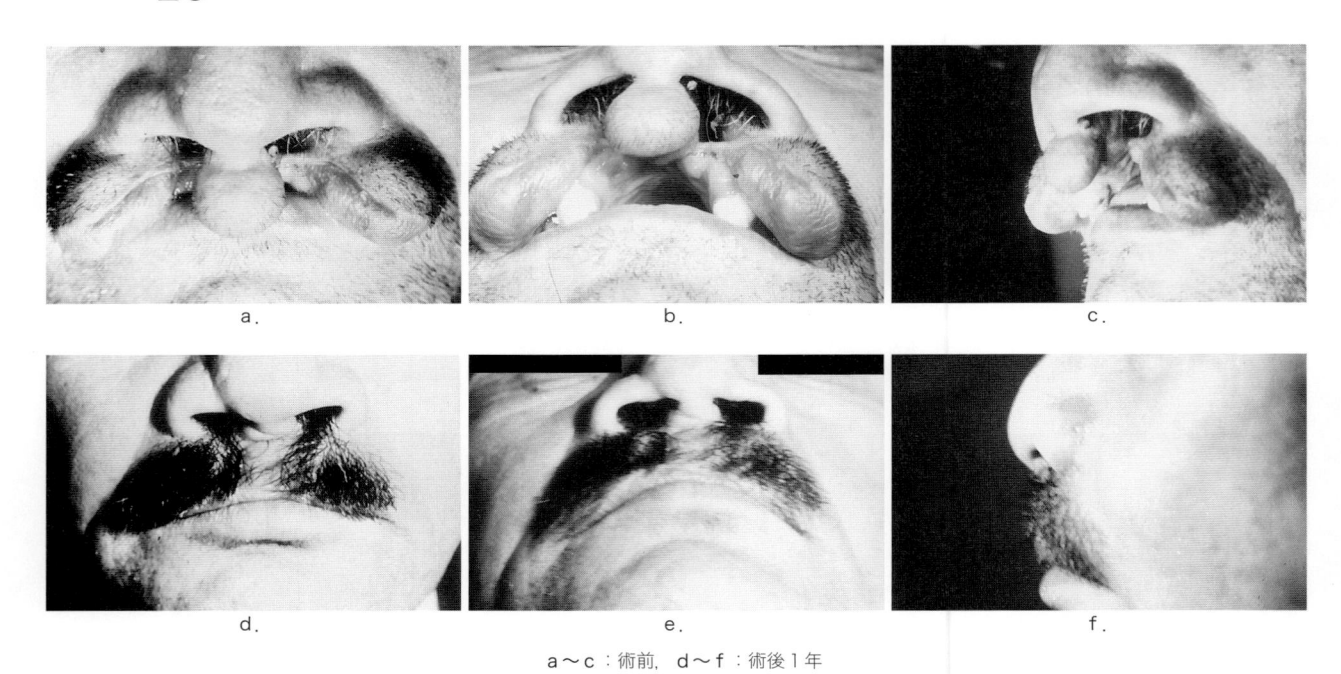

a〜c：術前，　d〜f：術後1年

図 26-8-3　年長者の両側唇裂手術例（64 歳，男性）

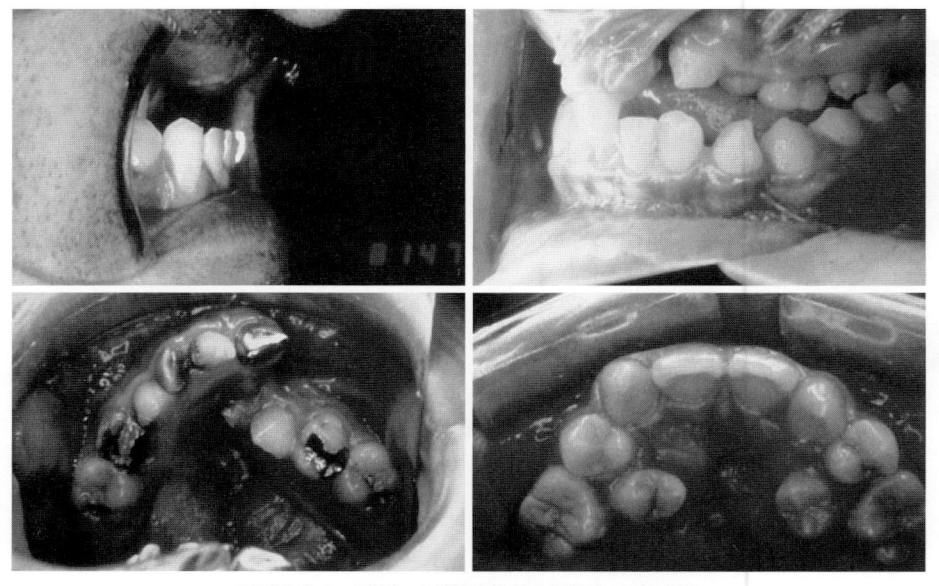

図 26-8-4　唇裂・口蓋裂患者の側貌と咬合異常

（大塚純正氏提供）

となることも考えられ，主因は，先天異常より手術侵襲にあるという．中でも，口蓋裂の手術の関与が大きく，早いほど強く，大きく，特に上顎骨‐骨面の剝離は抑制の原因となる（図 26-8-4）．

一方，Kapucu ら（1996）によると，上顎の抑制は，口蓋裂の手術より唇裂の手術による影響が大きいという．Onizuka, Isshiki ら（1975）は，石膏モデルを用いて口唇の手術法による口蓋の発育抑制を調査し，口蓋裂のないものより，口蓋裂のあるものが，抑制が強く，Millard 法，直線法，三角弁法，旧鬼塚法の順に抑制が少なかったと述べている．

唇裂口蓋裂では，上顎の変形が強くなると，前方への発育抑制から皿状顔貌 dish face，あるいは三日月状顔貌 crescent face を呈しやすい（図 26-8-13）．

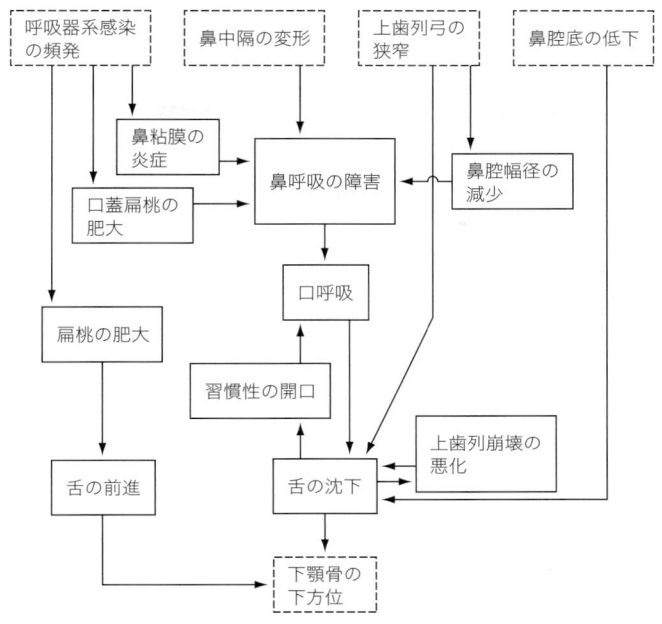

図 26-8-5　下顎形態の変化に影響を及ぼす多くの要素
(Ross RB : Cleft Palate J 7 : 37, 1970 より引用)

(大塚純正氏提供)

2) 両側披裂の場合

両側の場合も，片側披裂と同様，その先天異常の程度によって種々の影響を受ける．咬合異常も，片側に比べて著明である．Hermann ら (2004) は，両側唇裂口蓋裂の特徴として，中間顎の前突，上顎後方幅径の増大，鼻腔幅の増大，上顎高減少を伴う短上顎，短下顎，上下顎後退症，咽頭腔の狭小化，顔面垂直方向過成長などをあげている．

3) 下顎骨の変形

下顎骨は，顎関節で側頭骨に連結しているのみであるが，筋肉，軟部組織，外力の影響を受けるほか，下顎枝高の短縮，下顎角の開大などの変形を起こす．下顎は，上顎の咬合力に対して拮抗的に働くものの，上顎が発育抑制を起こしやすいので，そのため咬合異常を起こしやすい．

4) まとめ

以上のことから，共通の見解として唇裂・口蓋裂術後の上顎劣成長は，
① 遺伝的要因
② 内在性要因
③ 絶対的な組織欠損
④ 正常な筋機能の欠如
⑤ 上顎の狭窄歯列などの局所的環境要因
⑥ 手術による医原的要因
などによるといえる．なかでも口蓋手術の影響が大きい．
しかも，顎・顔面を構成する各部組織・器官は，互いに関連して発育するため，程度の差はあれ，上顎骨は，下顎骨の形態や発育にも影響を及ぼす (Ross1967) (**図 26-8-5**).

c.　頭蓋基底部の形態

唇裂・口蓋裂患者の頭蓋形態は，蝶形後頭軟骨結合と篩骨蝶形骨軟骨結合の影響により上顎骨の位置が後下方へ回転するという考え方と，頭蓋底での成長は正常で，影響は少ないという考え方がある．別に，頭蓋基底部の前後径は健常者と比較してやや小さく，乳幼児期での栄養障害を原因として指摘する意見もある．

d.　上顔面の形態

一般的に，裂型や程度，手術法や時期などの要因により，上顔面における形態的変異は，複雑な様相を呈し，多くは三次元的な劣成長が認められる．中でも上顎後方部での劣成長は，混合歯列期以降の思春期において顕著となって現れる．特に外科的手術の影響は大きく，近年では，手術法の改善や乳幼児期での正常な口腔生理機能の獲得など，顔面部の成長に対する影響は小さくなってきた．

e.　下顎骨の形態

下顎骨の成長ならびに形態の変化は，神経筋機構により影響を受けていることから，上顔面の形態や咬合機能の影響が大きい．下顎の位置的なものとしては，上顎歯列の狭窄によって舌が低位となり，その結果，下顎骨が下方へ偏位または後方へ回転する (Ross ら 1968).

一方，上顎後方部の垂直的な成長が抑制され，下顎枝高は小さく下顎角の開大ならびに下顎下縁平面の急傾斜が生じる．さらに，下顎骨自体の大きさは，標準的もしくはやや小さめという報告が多い．

代表的例として (**図 26-8-6，図 26-8-7**) に，林 (1975) によ

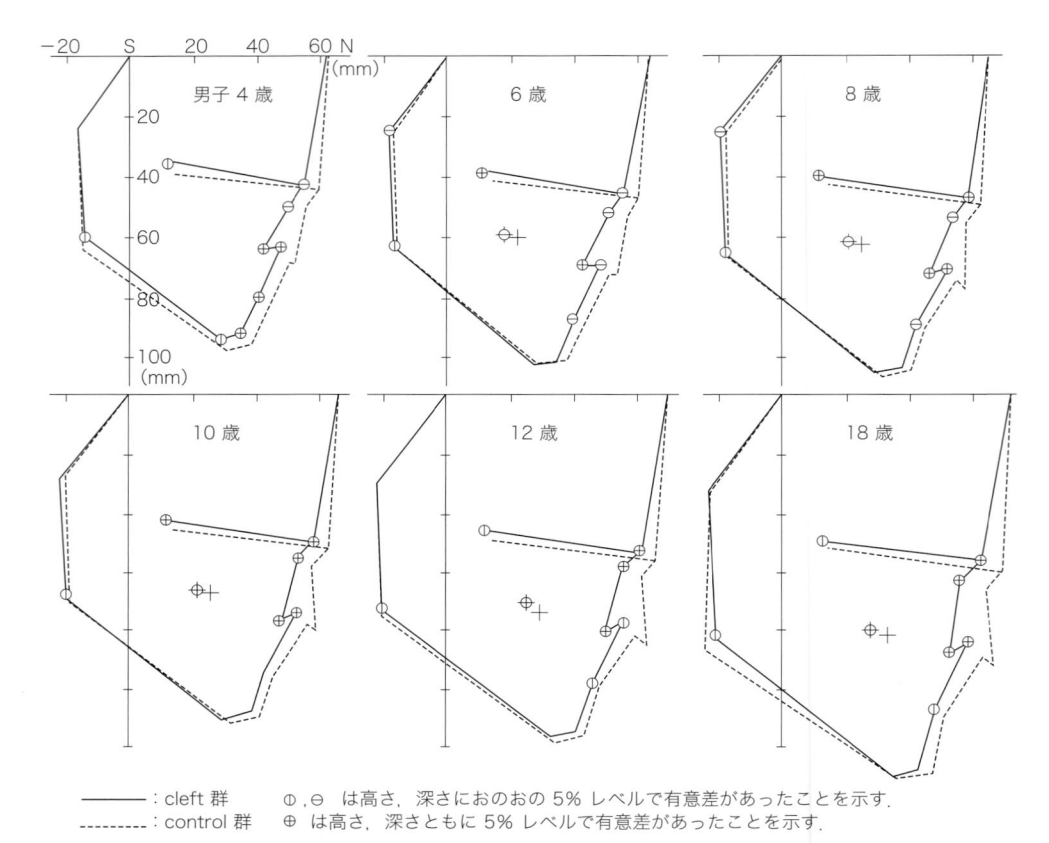

──── : cleft 群　　①,⊖ は高さ，深さにおのおの 5% レベルで有意差があったことを示す．
------- : control 群　　⊕ は高さ，深さともに 5% レベルで有意差があったことを示す．

図 26-8-6　cleft 群と control 群それぞれの各年齢別プロフィログラムの重ね合わせ（男子）
（林　勲：日矯歯誌 34：33，1975 より引用）

る日本人のセファログラムを示す．さらに**図 26-8-6** は日本人の片側唇顎口蓋裂患者のセファログラムである．

❸唇顎口蓋裂における歯科矯正の目的

　唇裂口蓋裂の咬合異常に対する歯科矯正治療は，1940 年代中期に報告（Bergland ら 1986）されて以来，最近では顎顔面の成長を考慮した手術法や，歯科矯正治療後に行われる歯科補綴処置などによって治療成績は審美的・機能的にも著しく改善している．

　たとえば，顎裂部骨移植術の見直しやデンタルインプラント，歯の移植，さらには仮骨延長術など新しい治療法が導入されたが，難症例となる場合も少なくない（**表 26-8-1**）．

　口唇・口蓋裂患者の矯正治療の目的として，Ranta（1990）は，

①顎，歯および周囲組織の解剖的，機能的成長障害の予防，

②上顎骨の側方拡大および前方牽引，先天欠如歯の補綴，顎裂部骨移植，歯の配列，顎発育障害の改善

③調和のとれた咬合と側貌の永久的安定化などをあげている．

❹歯科矯正の時期

　口唇・口蓋裂患者の歯科矯正治療時期は，基本的には健常者と同様に乳歯列完成期から永久歯列期までが対象となり，あまりに早期，継続的治療法は効率的でない．口唇・口蓋裂児に対する顎発育の予測やコントロールが難しいからである．通常口唇口蓋裂児では歯の萌出が遅れることも考慮する必要がある（Carrara ら 2004）．しかし早期に行う施設もある（宮崎 2005）．

　一色（2005）は，3 歳で矯正治療の時期を判定，phase Ⅰとして顎矯正を，phase Ⅱとして歯列矯正を行っている．

❺歯科矯正の治療法

　歯科矯正の保険適用以前は，上顎にはリンガルアーチ，下顎にはチンキャップなどが用いられたが，チンキャップには副作用として顎関節症の惹起や，下顎後退による下顔面高の増長を招来し，下顎骨に対しての抑制効果については否定的な意見が多かった．その代わり上顎前方牽引装置が積極的に使用されるようになったものの（斉藤ら 2002），この上顎前方牽引装置の効果も，ある時期の限定的なものであり，後戻りなど長期評価では否定的な報告も少なくない（入江ら 2001）．

　現在の昭和大学の歯科矯正治療は，歯の萌出や顎発育の変化に応じて必要最小限に行い，各 stage で，適切な治療を集中的に行う段階的集中方式が用いられている（大塚ら 1982）（**図 26-8-8**）．

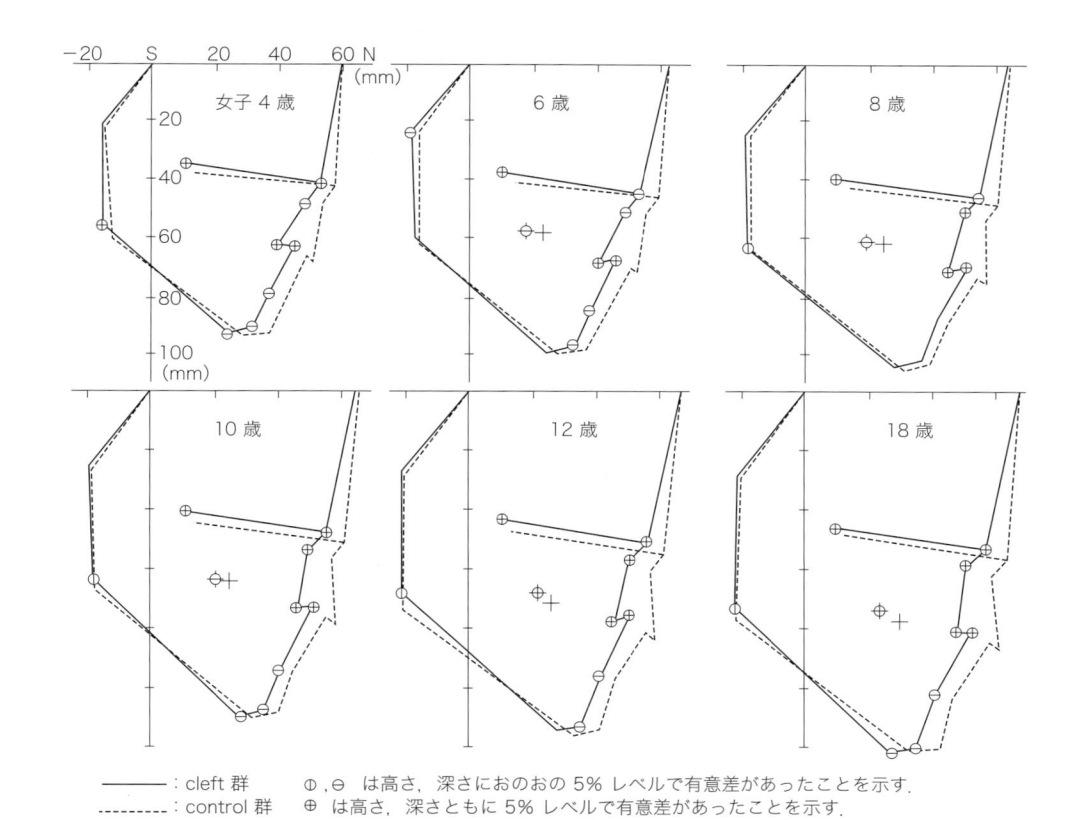

──── : cleft 群　　① , ⊖ は高さ，深さにおのおの 5% レベルで有意差があったことを示す．
------ : control 群　　⊕ は高さ，深さともに 5% レベルで有意差があったことを示す．

図 26-8-7　cleft 群と control 群それぞれの各年齢別プロフィログラムの重ね合わせ（女子）

（林　勲：日矯歯誌 34：33，1975 より引用）

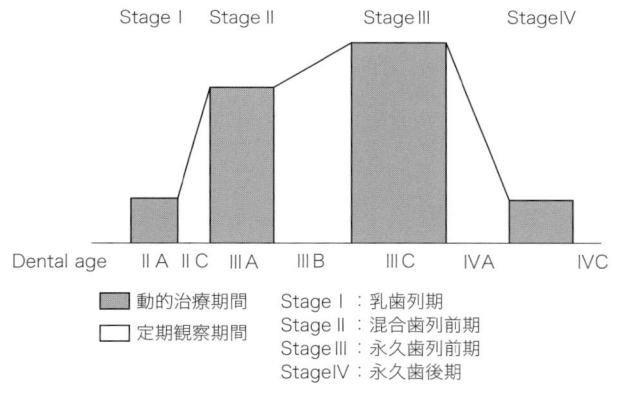

■ 動的治療期間
□ 定期観察期間

Stage I ：乳歯列期
Stage II ：混合歯列前期
Stage III ：永久歯列前期
Stage IV ：永久歯後期

図 26-8-8　唇顎口蓋裂における矯正歯科治療の段階別集中治療時期（昭和大学方式）

しかし，細部については施設により差がある．なお，歯科矯正に用いられる矯正装置として**図 26-8-9** のようなものがある．

a. Stage I：乳歯列期（歯年齢 II A 〜 II C）deciduous dentition

1) 治療方針（3 〜 5 歳頃）

原則として，積極的な治療を行わず，主に咬合管理を重視して定期観察を行う．ただし，以下については治療の対象としている．すなわち，

① 上顎骨の発育が不良なもの
② 両側性唇顎口蓋裂であって，上顎の側方歯列の狭窄が著しいため，切歯骨部分が大きく前方に突出しているもの．
③ 言語治療上から咬合の改善が必要と要請されたもの

2) 使用装置

上顎前方牽引装置，側方拡大装置などを用いる（**図 26-8-8 〜図 26-8-10**）．

b. Stage II：混合歯列前期（歯年齢 III A）mixed dentition（5 〜 6 歳）

1) 治療方針（学童期）

口唇・口蓋裂に起因した前歯部の咬合異常による心理的障害の排除と，狭窄した上顎歯列の拡大によって顎発育ならびに正常な咀嚼機能の獲得を目的とする．顎の成長コントロールならびに咬合誘導を行う．

2) 使用装置

前歯部：リンガルアーチ，セクショナルアーチ，床装置
側方歯部：ポータータイプ拡大装置，床拡大装置

c. Stage III：永久歯列前期（歯年齢 III C 〜 IVA）permanent dentition（16 〜 17 歳以降）

1) 治療方針

いわゆる，本格的矯正治療時期．歯ならびに顎の積極的矯正治療を行う．このときまで，顎裂部骨移植術が施行さ

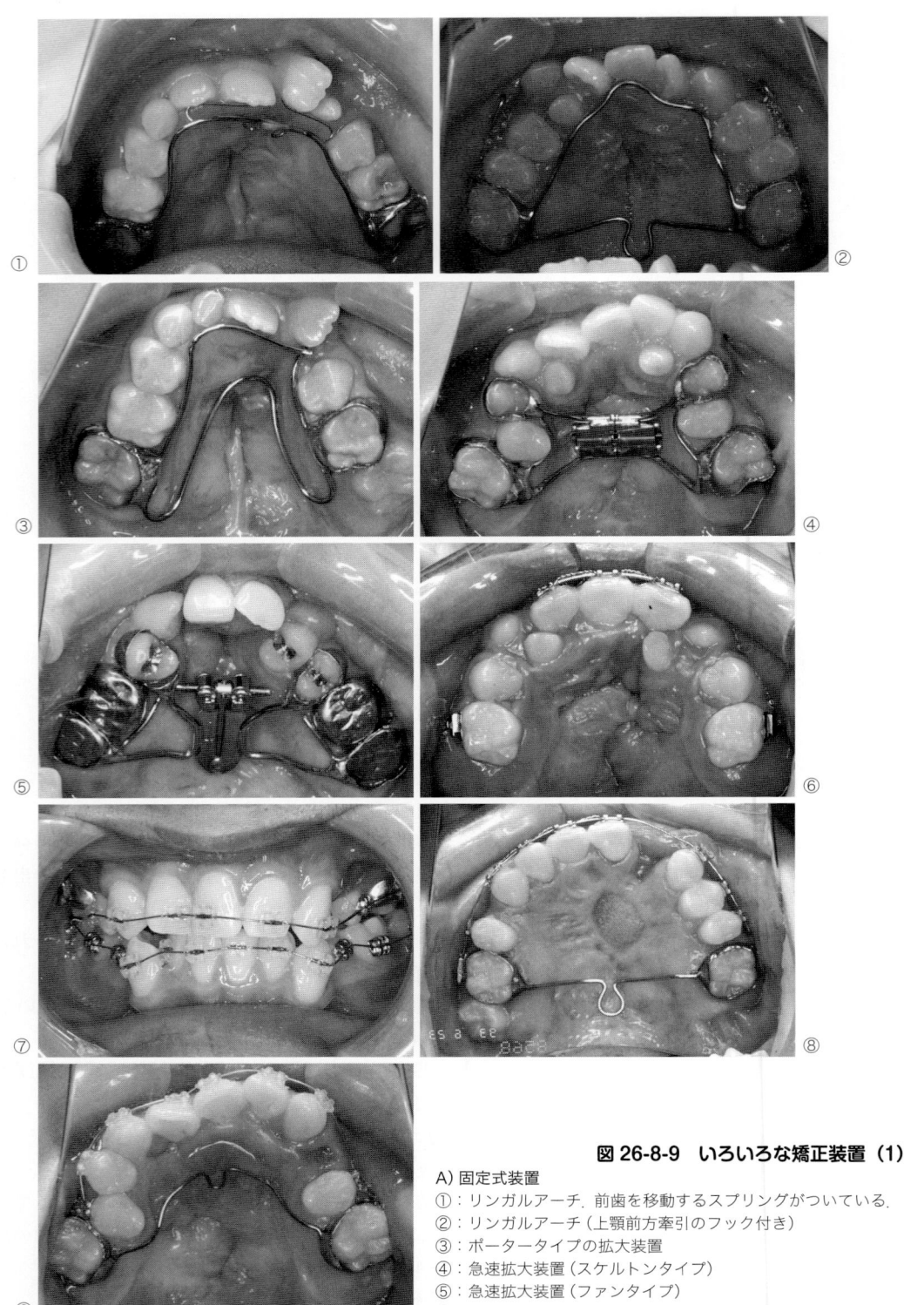

図 26-8-9　いろいろな矯正装置 (1)

A) 固定式装置

① : リンガルアーチ. 前歯を移動するスプリングがついている.

② : リンガルアーチ (上顎前方牽引のフック付き)

③ : ポータータイプの拡大装置

④ : 急速拡大装置 (スケルトンタイプ)

⑤ : 急速拡大装置 (ファンタイプ)

⑥ : パーシャルブラケット装置. ブラケット装置で部分的な歯の移動を行う

⑦ : マルチブラケット装置. 永久歯列に対してに全顎的な治療をブラケット装置で行う

⑧ : パラタルバー. マルチブラケット装置と併用し大臼歯の固定装置として用いる

⑨ : ナンスのホールディングアーチ. マルチブラケット装置と併用し大臼歯の固定装置として用いる.

（倉林仁美氏提供）

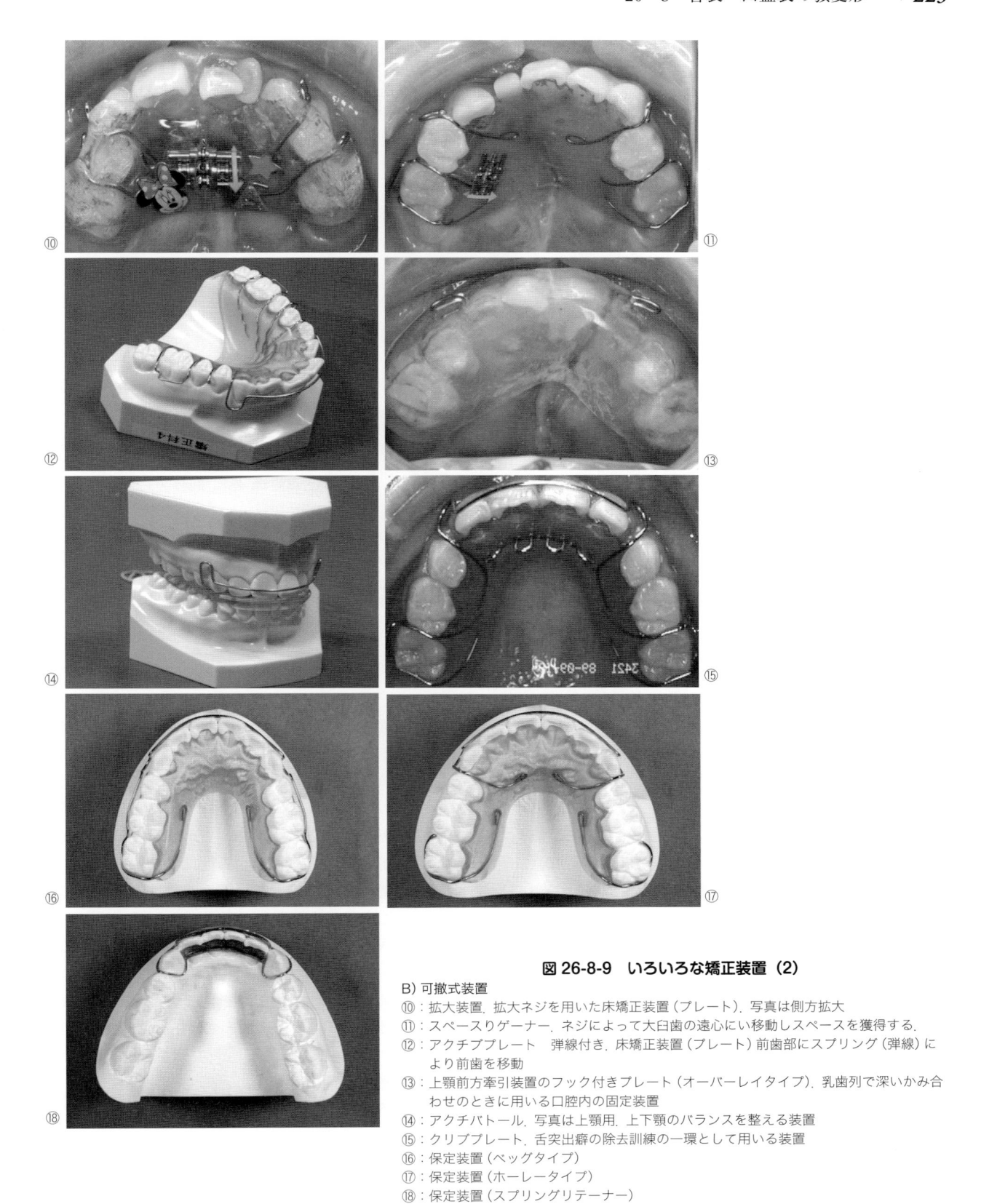

図 26-8-9　いろいろな矯正装置（2）

B) 可撤式装置

⑩：拡大装置．拡大ネジを用いた床矯正装置（プレート）．写真は側方拡大

⑪：スペースりゲーナー．ネジによって大臼歯の遠心にい移動しスペースを獲得する．

⑫：アクチブプレート　弾線付き．床矯正装置（プレート）前歯部にスプリング（弾線）に
　　より前歯を移動

⑬：上顎前方牽引装置のフック付きプレート（オーバーレイタイプ）．乳歯列で深いかみ合
　　わせのときに用いる口腔内の固定装置

⑭：アクチバトール．写真は上顎用．上下顎のバランスを整える装置

⑮：クリッププレート．舌突出癖の除去訓練の一環として用いる装置

⑯：保定装置（ベッグタイプ）

⑰：保定装置（ホーレータイプ）

⑱：保定装置（スプリングリテーナー）

（倉林仁美氏提供）

表26-8-1　唇顎口蓋裂に対する歯科矯正の難易度鑑別ガイド

項　目	やさしい	難しい
裂　型	CL, CP の軽度のもの	UCLP, BCLP, CP
側　貌	ストレートタイプ	下顎が突き出ている
中間顎 premaxilla	側方の segment からの偏位が少ない	前方に大きく突出，下方に成長している
鼻下部の長さ	長い	短い
口唇の緊張と口狭の大きさ	緊張が少なく，大きく開口できる	緊張が強く，口が小さい
口腔前庭の深さ	深い	浅い
顎裂の有無	顎裂ないか，軽度	顎裂大きい
口蓋の深さ	深い	浅い
口蓋の瘢痕	少ない	広い
口蓋の瘻孔	ない，小さい	大きい
舌位と大きさ	正常に近い	低く前方位，大きい
上顎歯列弓長径	前後径が長い	前後径短い
上顎歯列弓幅径	正常に近い	幅径が小さい
交叉咬合の部位	前歯部のみ	前歯部，側方歯部
overjet	＋か±まで	－に著しい
overbite	深い	浅い，あるいは開咬
上顎正中線	顔面の正中に近い	大きく偏位
上顎前歯の傾斜度	軽度の舌側傾斜	著しい舌側傾斜，唇側傾斜
下顎前歯の傾斜度	唇側傾斜か軽度の舌側傾斜	著しい舌側傾斜
歯の異常		先天欠如歯や形態異常，萌出位置の異常
上下顎関係	∠ANB プラス	∠ANB マイナス
手術回数	少ない	多い

CL：口唇裂，CP：口蓋裂単独，UCLP：片側性唇顎口蓋裂，BCLP：両側性唇顎口蓋裂，Premaxilla：上顎の切歯骨

（大塚純正氏提供）

れ，歯の移動が可能となっていることが望ましい．なお，通常，顎裂部骨移植は，stage Ⅱ以降の観察期で，永久犬歯が萌出する前に行われる（図26-8-11）．

2) 使用装置

マルチブラケット装置が主体となる．この他，これまで使用した装置を継続使用することも多い（図26-8-10）．

d. Stage Ⅳ：永久歯列後期（歯年齢ⅣC以降）

1) 治療方針

①歯科矯正治療完了期

欠損歯補填，審美形態の改善や保定のために歯科補綴処置を必要とすることが多い．また，著しい上下顎骨の不調を有するものは，外科手術に先行して術前矯正を開始し，術後には術後矯正を行う（図26-8-12，図26-8-13）．

②骨切り術前後の歯科矯正治療

③補綴前処置の歯科矯正治療（保定）

2) 使用装置

マルチブラケット装置，保定装置

❻顎裂部骨移植における矯正歯科の目的

通常，矯正治療は歯や顎の移動（動的治療）を行ったあと，保定という段階を経て終了（治癒）となる．長い期間をか

けて治療した歯の配列の異常や，顎の移動も，矯正装置の撤去後，まもなく元の位置や状態に後戻り relapse することが少なくない．基本的にはまず保定装置（多くは可撤式床タイプ）により器械保定を行い，十分な安定が得られた後に自然保定へと移行する．しかも唇裂・口蓋裂患者の場合は健常者に比較すると，長期になることが多い．特に顎裂部に骨移植が施術されず顎の連続性が絶たれている場合では，拡大後の上顎歯列の前後，ならびに側方における幅径の維持が難しく，複合的な原因で後戻りを起こすことが多い．

そのために，この後戻りを防ぐ方法として，顎裂部への骨移植が行われるようになった（Scmid　1954，Nordin ら 1955）（本章26-9節　骨移植の項　参照）．

骨移植の目的は，

①骨形成促進，

②力学的支持獲得のほか，

③鼻翼基部の陥凹の改善，

④口腔鼻腔瘻の閉鎖，

⑤犬歯の萌出誘導や隣接歯の顎裂部への移動である（Boyne ら 1972, 1984，幸地ら 1988）（図26-8-11）（本章「唇裂口蓋裂と骨移植」の項参照）．

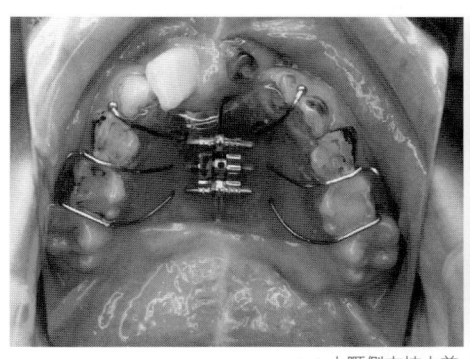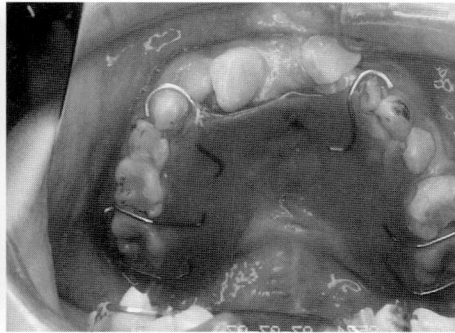

a：上顎側方拡大前（左）と拡大後（右）

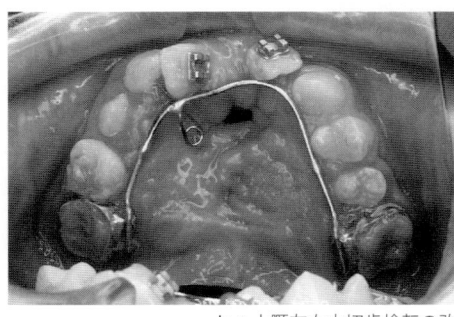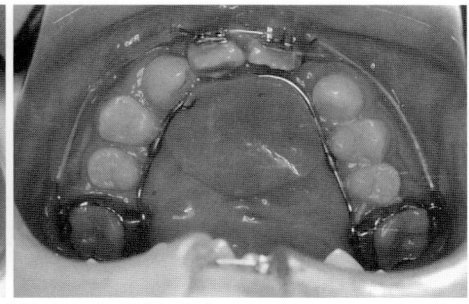

b：上顎左右中切歯捻転の改善前（左）と改善後（右）

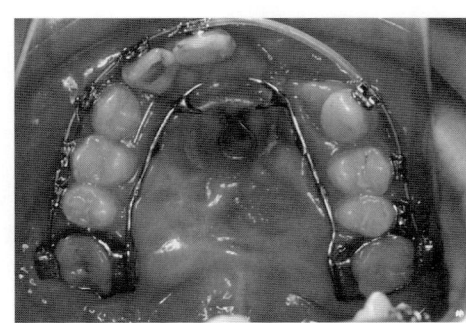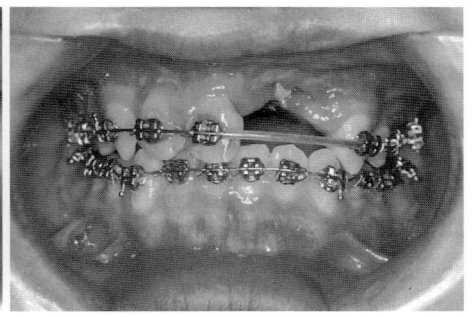

c：マルチブラケット装置装着時の咬合

図 26-8-10　歯列矯正の流れ

（大塚純正氏提供）

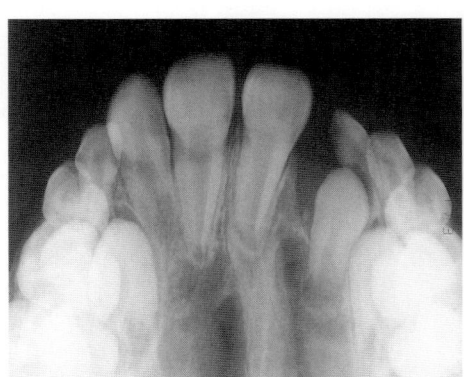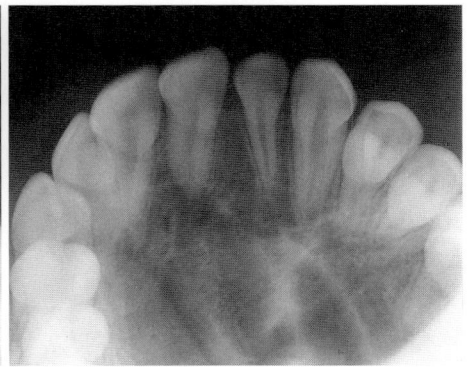

図 26-8-11　顎裂部骨移植前後のオクルーザル X 線写真

（大塚純正氏提供）

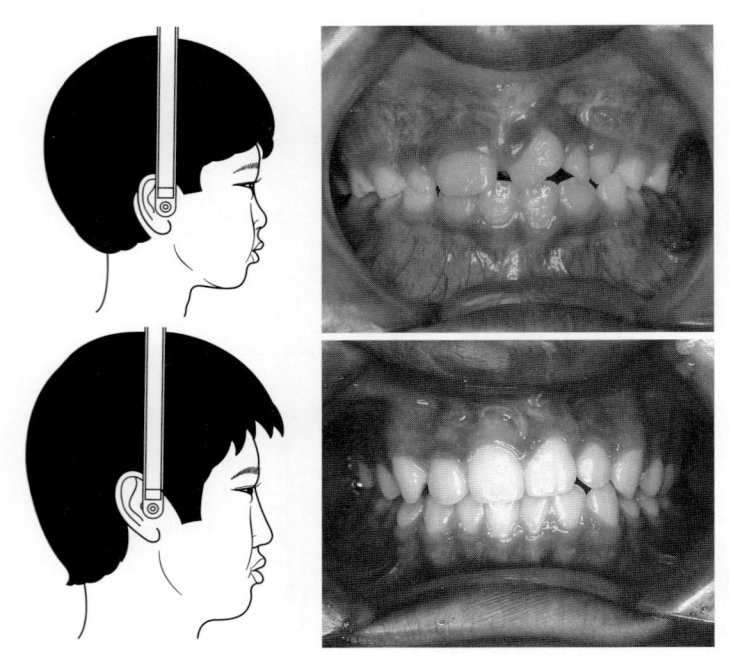

**図 26-8-12　左唇顎口蓋裂初診時側貌と
咬合保定時の側貌**
（大塚純正氏提供）

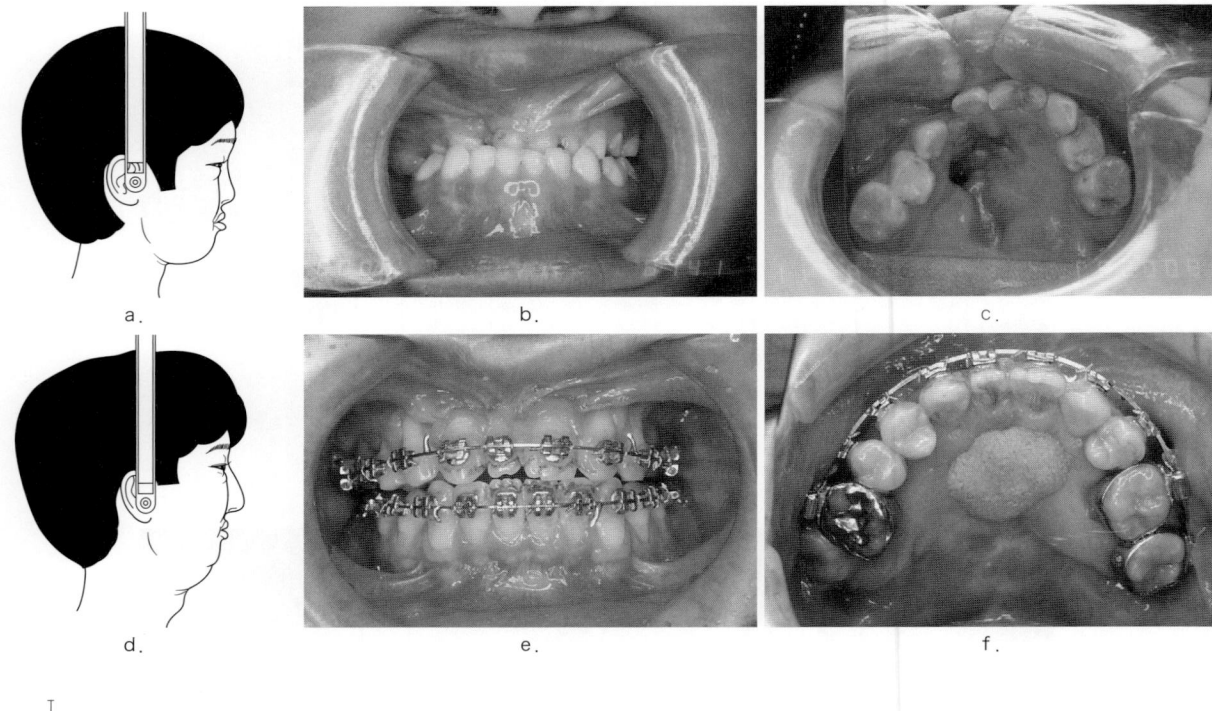

a.　b.　c.

d.　e.　f.

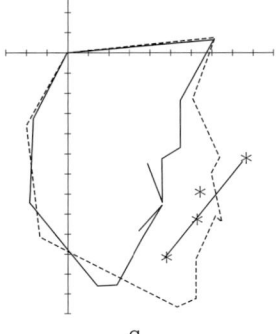

g.

a～c：初診時側貌と咬合
d～f：保定時の側貌と咬合
　g：保定時のプロフィログラム，_ _ _ _は，成人男子の標準を，——は患者の最終的なものを表わす．

図 26-8-13　右唇顎口蓋裂初診時側貌と咬合保定時の側貌

（大塚純正氏提供）

❼骨延長術における歯科矯正の目的

従来，唇裂・口蓋裂患者の骨格性下顎前突に対する外科的矯正治療は，上顎に LeFort I 型や II 型の骨切り，下顎には下顎枝の垂直骨切りや矢状分割術などが主体であった．しかし，唇裂・口蓋裂患者では，上顎骨周囲や口蓋部の瘢痕組織が上顎の移動に抵抗すること，さらに軟口蓋の前方移動による鼻咽腔閉鎖機能不全再発の可能性などから，十分な移動量が得られず（森山ら 1993），また術後の後戻りも健常者に比べて大きい．そのため顎骨の骨切り後，骨延長器を装着し，骨間隙の仮骨形成を促しながら，少しずつ骨移動していく仮骨延長法 distraction osteogenesis が用いられるようになった．　その際にも，術前術後の歯科矯正的治療として歯列・咬合の調整を必要とする（第 21 章 -5-C- ② -g「仮骨延長術」の項参照）．

❽歯科矯正の症例

軽度の例として，図 26-8-12 は，片側唇顎裂で，矯正治療のみで健常化した．

重度の例として，図 26-8-13 は，片側唇顎口蓋裂で瘻孔を生じ，舌弁瘻孔形成術を行った症例である．この例は，歯科矯正のみで，骨切り術は行われていない．図 26-8-14 は，口蓋の裂部瘢痕を切開して遊離にし，expander で拡張した例であるが，年長者ではあまり効果はない．

さらに，重度の例として，図 26-8-15 は，同じく片側唇顎口蓋裂で歯科矯正のみでは改善されず，上顎骨前方移動術，下顎骨後退術が行われた症例である．

重度例は，いずれも数回の手術を受けており，瘢痕が著明なため，歯科矯正にはかなり抵抗があった．今日では，技術の進歩により重度の症例はほとんどみられない．

B. 顎骨の形成術 maxillofacial surgery

❶顎骨骨切り術 osteotomy

a. 手術法

1) 上顎骨骨切り術と拡大床装置使用

2) 上顎骨部分骨切り術 segmental osteotomy

顎変形の軽度の場合に用いられる（図 26-8-16）．

3) LeFort I 型骨切り術（図 26-8-17）

cephalogram で，SNA が 78°以下に適応されるが（櫻井ら 1990，佐藤ら 1997），前方移動は 10 mm が限度で，口蓋裂を伴う場合は，軟部組織の瘢痕や鼻咽腔閉鎖機能不全の発生などの問題から 5〜7 mm が限界である．しかし，近年では上顎骨延長術により 10 mm 以上の前方移動が可能とされている．

なお，LeFort I 型骨切り術を行うと，術後 speech trouble を起こすことがあるが，咽頭弁形成術の既往者で

は，術前に開鼻性があれば，術後も同様であるという（Phillipis ら 2005）．

4) LeFort II 型骨切り術（図 26-8-18）

基本的に，口唇口蓋裂では適応は少ない．理由として，上顎下方での前方移動で十分側貌の改善が得られるものが多く，また，手術アプローチのため顔面皮切（両側下眼瞼縁切開）が必要なことなどである．鼻稜の低い場合には，LeFort I 骨切り術と隆鼻術の併用で十分対応が可能である．

5) 下顎の後退骨切り術 mandibular osteotomy

Obwegeser 法や vertical osteotomy などで下顎の後退を行う．この場合，intermediate interdental splint を併用する（28 章「頬部形成術」の項参照）．

6) 上下顎骨切り術 bimaxillary osteotomy

これは，上顎の移動では十分でないとき，下顎を同時に後退させて顔面のバランスを整えようとする手術がしばしば行われる．しかし，下顎の移動は 15 mm が限度であろう（図 26-8-19 〜図 26-8-23）．

b. 骨延長術 distraction osteotomy

骨切り後，骨移植や固定をすることなく，骨延長器をネジで装着し，一日約 1mm ずつ仮骨形成を促しながら延長していく方法である．この方法は，軟部組織の瘢痕化の強い症例でも後戻りが少ないことが長所とされている（Molina ら 1998，Polley ら 1998，Harada ら 2004）．また，顎裂歯槽骨延長にも使用され，顎裂部の幅を狭くして骨移植を有利にする症例にも用いられる（第 28 章 -7 節「顔面・顎変形」の項参照）．

c. 顎骨切り術の適応

Bardach ら（1987）は，上顎骨骨切り術の適応として，

①上顎後退 maxillary retrusion

②歯列弓狭小 alveolar collapse

③中間顎位置異常 premaxillary malposition

④美容的輪郭 aesthetic contour

をあげている．

d. 顎骨切り上の注意

上顎の骨切り術で注意することは，術後の後戻りであるが（Posnick ら 1994），その他，唇裂・口蓋裂患者の場合，他の原因によるものと異なり，上顎の左右の形態も変形しており，それだけに骨切り術で，左右のバランスを整えることは難しい．

場合によっては，左右に分けて，上下，水平方向で，別々に移動して形態を揃える必要がある（segmental osteotomy）．あるいは，上顎は前方移動とともに時計まわりに，下顎は後方移動都ともに反時計回りに回転して骨移植を追加することもある．

上顎の前方移動を行った場合，LeFort I 骨切りでも distraction でも鼻咽腔閉鎖不全が助長されることがあり

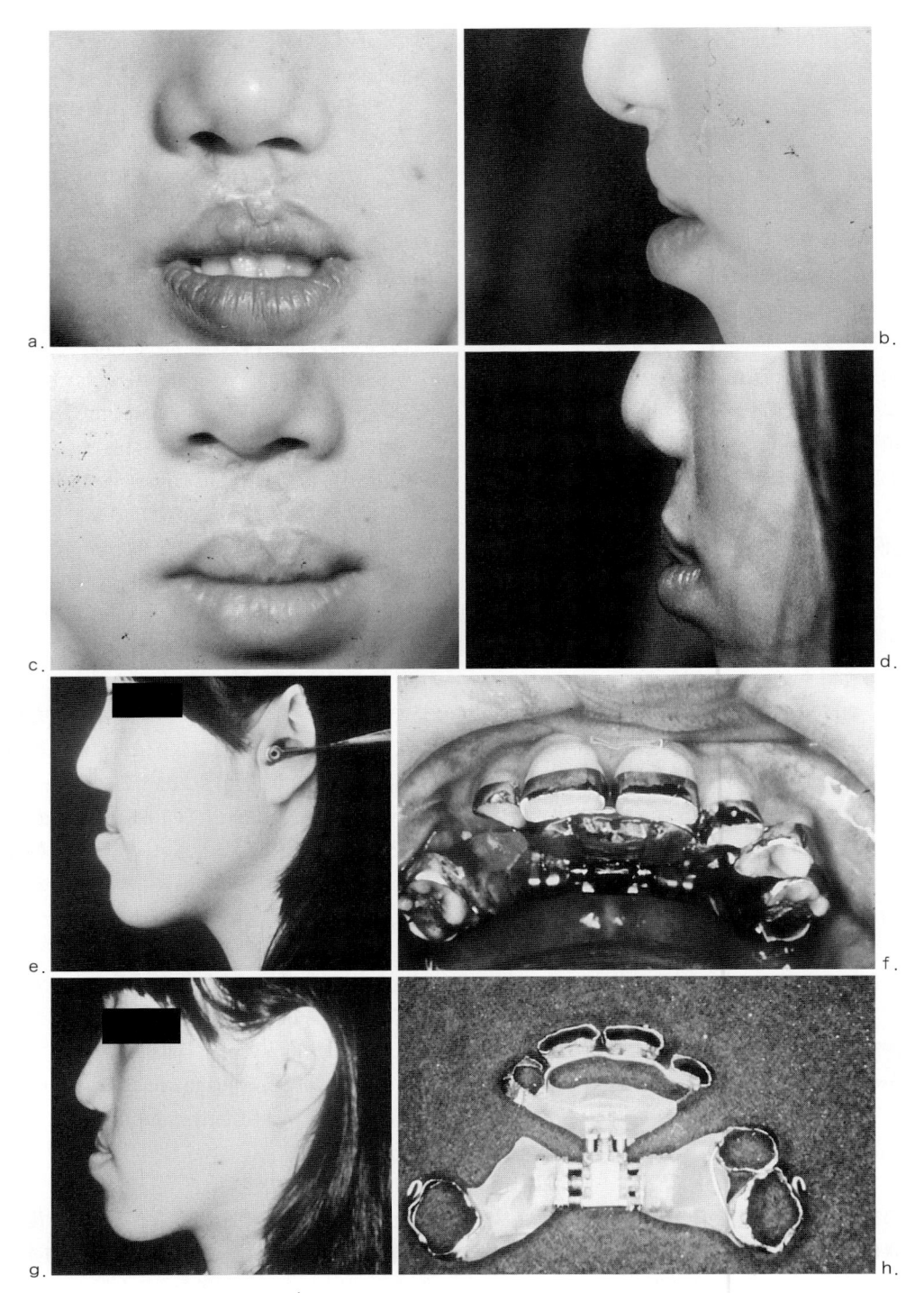

a，b：術前
c，d：術後4年．術前に比べ，上口唇の前突がみられる．
　　　e：術後10年
f，h：ネジ式 expanderを開いて，歯列弓を拡大する．顎骨に沿って切開を入れ修正する．
　　　g：eの歯科矯正後5年

図 26-8-14　両側変治唇裂

（鬼塚卓弥：形成外科 11：163，1968 より引用）

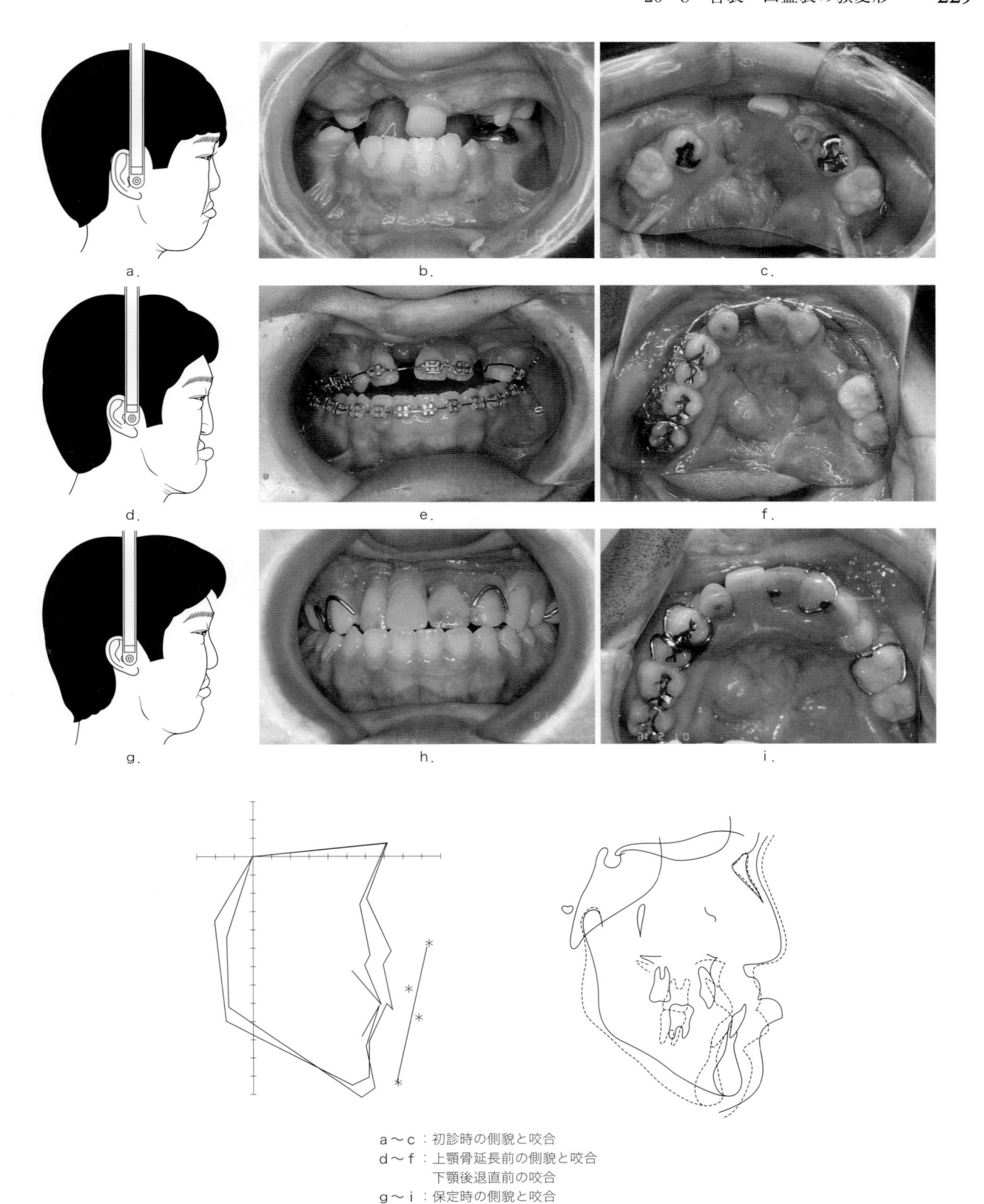

a～c：初診時の側貌と咬合
d～f：上顎骨延長前の側貌と咬合
　　　下顎後退直前の咬合
g～i：保定時の側貌と咬合

図26-8-15　唇裂・口蓋裂の歯科矯正例

（大塚純正氏提供）

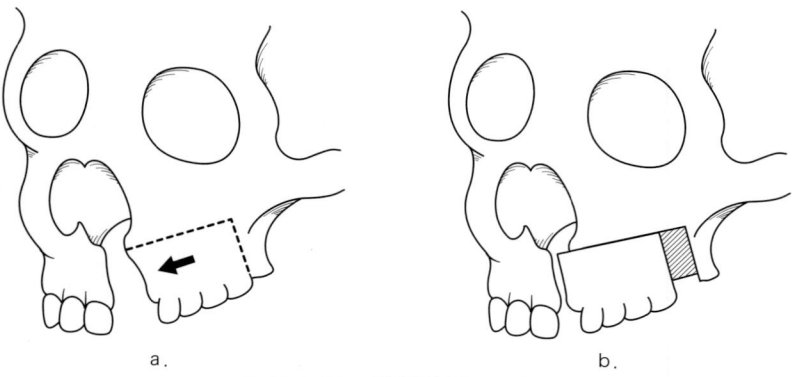

図 26-8-16　上顎骨部分骨切り術
a：骨切り後，プレート固定あるいは骨移植のあと固定．
b：骨切り後，骨延長術 distraction

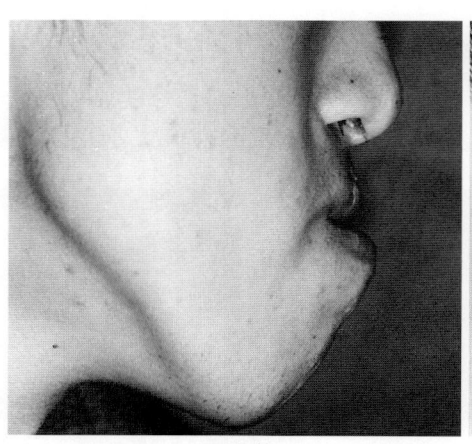

a：術前　　　　　　　　　　b：上顎骨 LeFort I 型術後 1 年

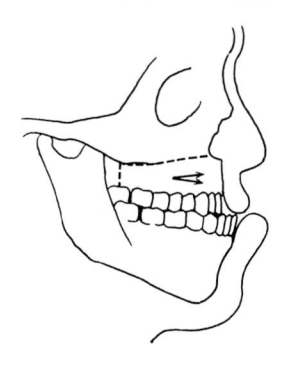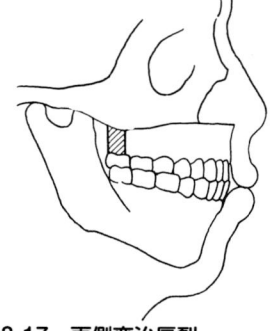

c：手術法
　歯科矯正が不可能なので，
LeFort I 型の high level で
の骨切り術で上顎を前方移
植すると同時に開咬を矯正
する．

図 26-8-17　両側変治唇裂
LeFort I 型骨切り術

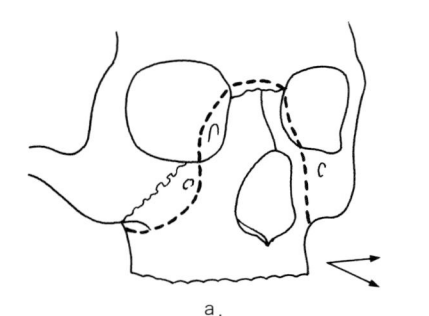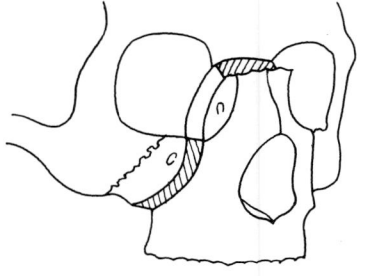

a．　　　　　　　　　　b．

図 26-8-18　LeFort II 型骨切り術

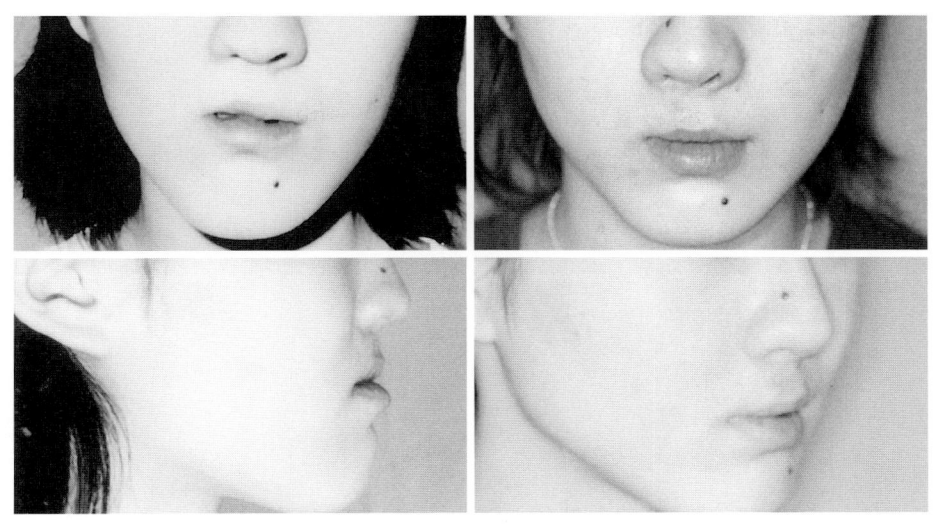

図 26-8-19 左唇顎口蓋裂と上顎劣成長術
二次的に LeFort I 型骨切りによる上顎前方移動と下顎垂直骨切りによる後退を行い，さらに肋軟骨移植により鼻稜への augmentation を行った．

（角谷徳芳氏提供）

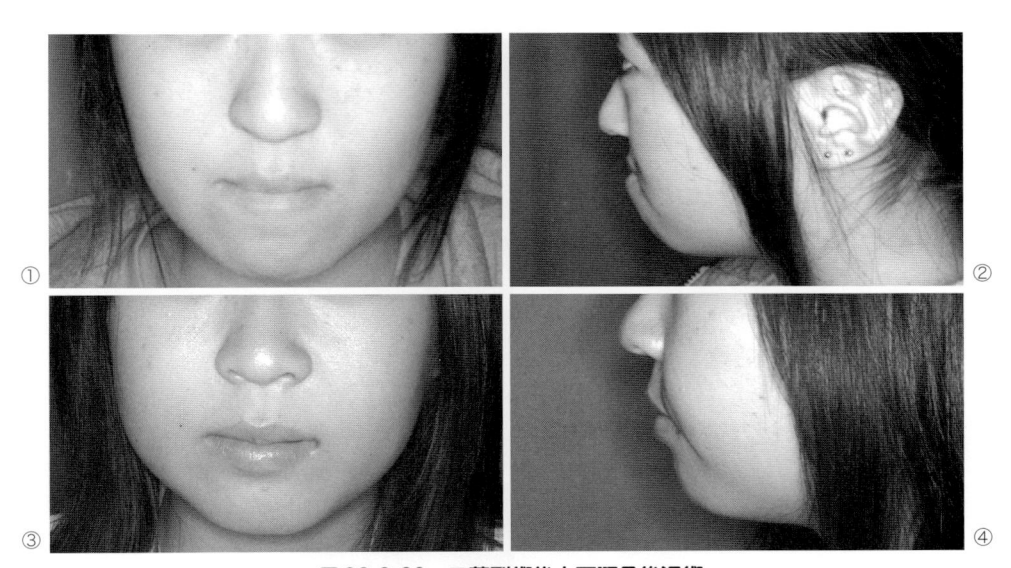

図 26-8-20 口蓋裂術後上下顎骨後退術
①②：口蓋裂術後，18 歳女性，③④：上下顎移動術後，1 年

（大久保文雄氏提供）

（Guyette ら 2001），また，咽頭弁が上顎移動を妨げ，弁の切離処置を考慮することもあるので咽頭弁の再手術を要することがある．術前後の言語管理も大切である（Bralley ら 1977，Witzel ら 1977，Mason ら 1980，Satoh ら 2004）．しかし，前方移動量が 5 mm 以下では，ほとんど影響されない．

下顎の後方移動では，口腔内容積が減少し，舌運動による後戻り，気道狭窄による閉塞性睡眠時無呼吸症候群を起こすなどの悲観的意見もあるが（Oritz-Monasterio ら 1966），適応と対策がとられていれば，手術することで好結果が得られることも事実である（新橋ら 1999，Xing Wang ら 2003）．

e. 歯科矯正治療のまとめ

要するに，歯科矯正治療は，幼児からの経時的歯牙，歯列，顎骨の状況把握を行って，その時々に適切な治療をすることが大切であり，目的は正常な顔貌，正常な上下顎関係，正常咬合を得させ，摂食や言語などの面でも正常な機能を獲得することである．そのためには，患者の誕生から成人になるまで，言語治療科，小児歯科，矯正歯科，補綴科など

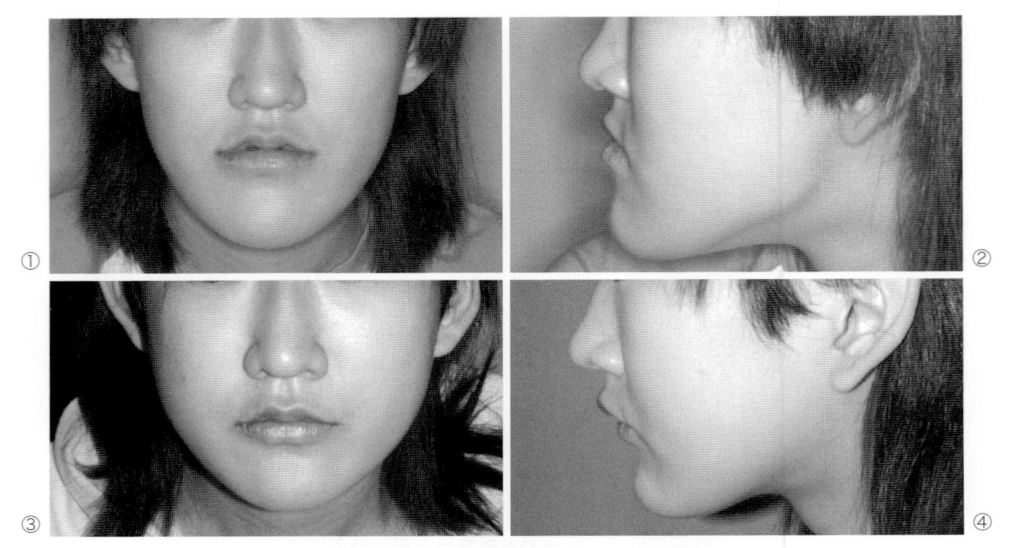

図 26-8-21　口蓋裂術後，下顎骨後退術

①②：口蓋裂術後，18 歳女性，③④：下顎後退術施行後 1 年

（大久保文雄氏提供）

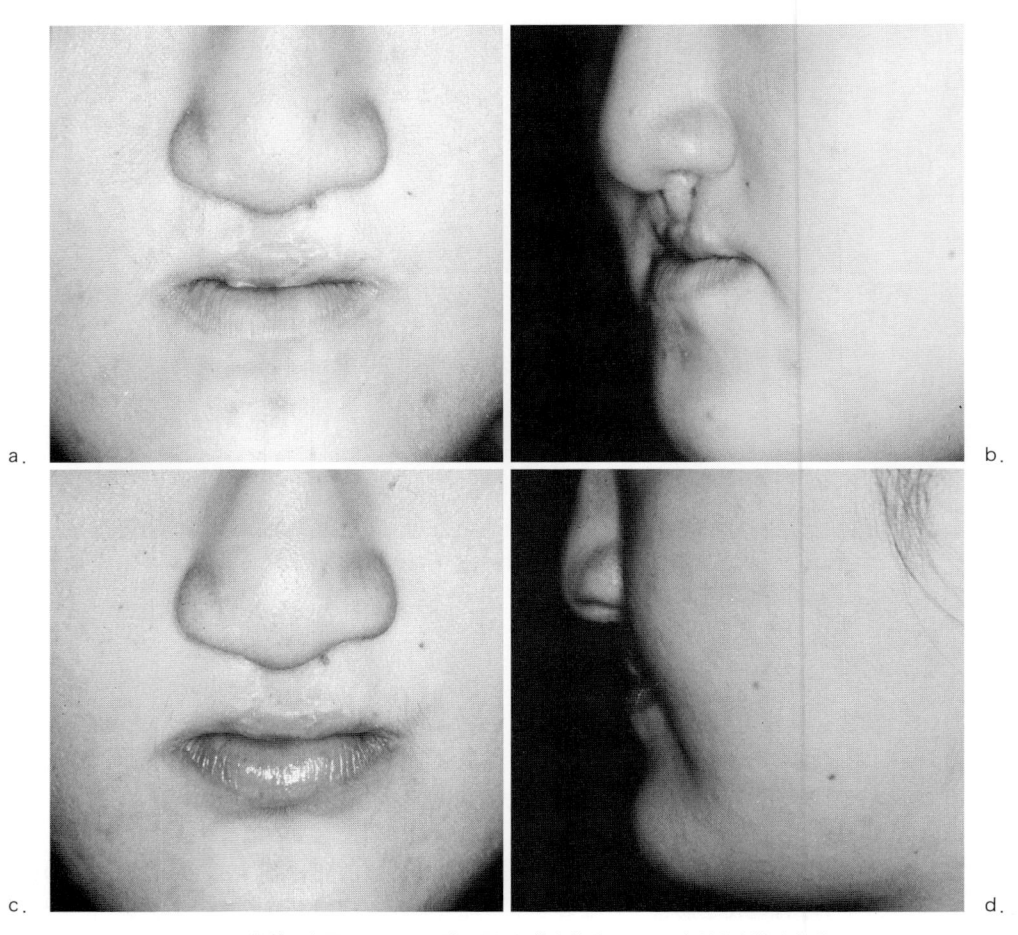

　　a，b：術前．上顎を LeFort I 型で骨切り前方移動，下顎を矢状分割後方移動．
　　c，d：術後 1 年

図 26-8-22　両側唇裂の上下顎骨切り術による修正

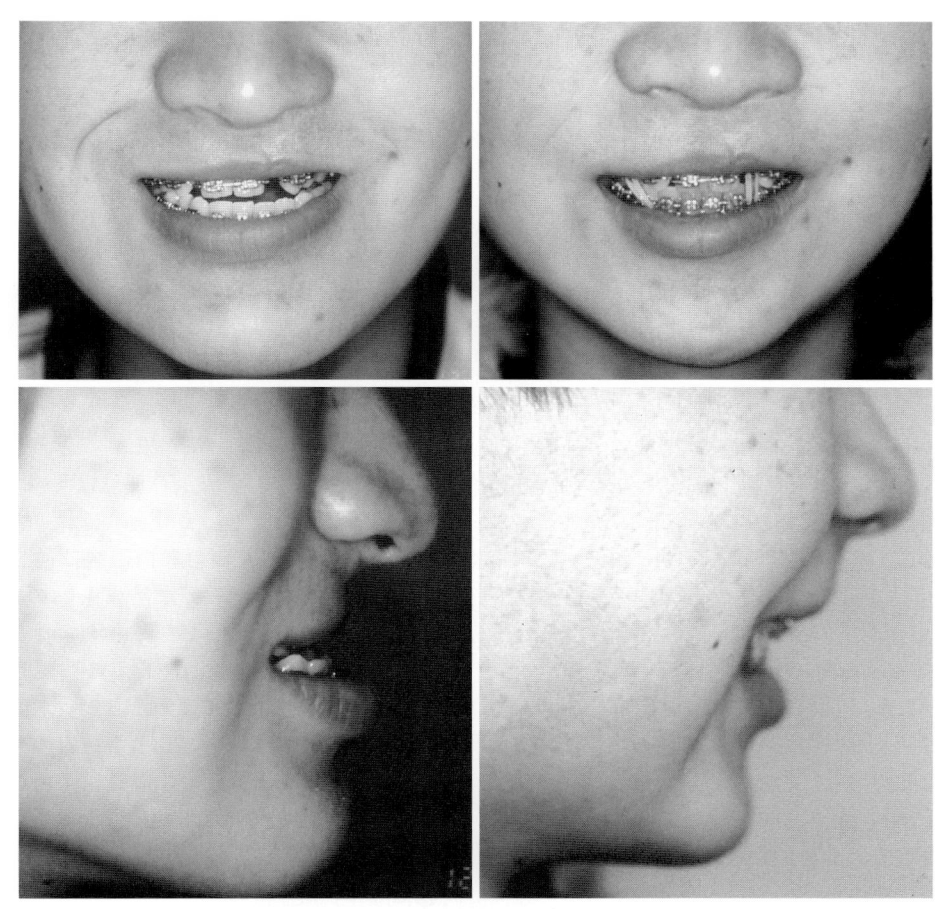

図 26-8-23　上下顎骨切りによる修正例

上顎は LeFort Ⅰ型，下顎は垂直骨切り術を行った.

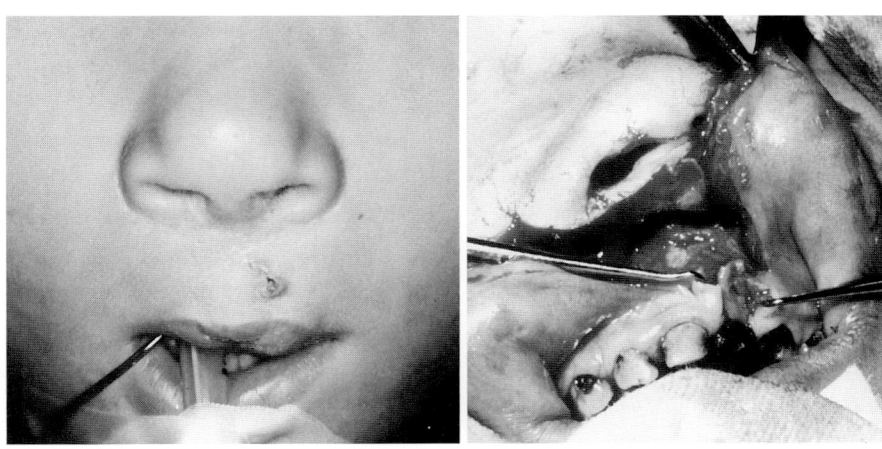

a：上口唇瘻孔は埋没糸でも起こることがあるが，抗菌剤投与でも再発したりする頑固な瘻孔はう歯からの炎症（歯根膜炎）が上口唇に波及したものが多い.

b：aとは別の症例であるが，側切歯から上口唇膿瘍を起こしたもので抜歯によって簡単に治癒した.

図 26-8-24　歯牙異常と上口唇膿瘍

とのチームワークを密接にする必要がある.

C. 唇裂・口蓋裂患者の歯の異常

❶唇裂口蓋裂児の乳歯萌出

披裂側の乳歯は正常側に比べ萌出が早く，特に上顎側切歯，上顎犬歯，下顎側切歯でいえる．性差では上顎第2小臼歯は女児で，下顎犬歯は男児に有意に早いという（Duque ら 2004）.

❷先天性欠如歯 congenital missing teeth

披裂部側切歯にみられ，乳歯で約14%，永久歯で60～70%の頻度である，ときに小臼歯部にも起こる．非披裂者では乳歯で約1～2%，永久歯で約5～7%である（早川2005）.

❸過剰歯 supernumerary teeth

上顎切歯や犬歯部に多い（5～30%）.

乳歯で10～18%，永久歯で6～20%にみられる．これに対して非披裂者では乳歯で0.1～0.39，永久歯で1.12～1.5%であるという（早川2005, 中島2005）.

過剰歯は，通常抜歯であるが，唇裂口蓋裂の場合は歯科的に検討して症例毎に決める.

❹先天性異常歯 malformed teeth

変形歯 irregularly sized teeth, 癒合歯 fused teeth などがあるが，披裂部に多い.

❺転位歯 malpositioned teeth

正常な萌出部位より別の位置に萌出するもの.

❻遅延萌出歯 delayed eruption teeth

歯の交換が遅延するもので，犬歯の萌出遅延は矯正治療上，問題になる.

❼う歯 caries

唇裂口蓋裂患者は，う歯を生じやすく（Besseling ら 2004），早川（2005）によると，平成14年度でのう歯罹患率は1歳6ヵ月で約2%，3歳で約25%，5歳で62%，という．また，う歯の程度を，C1(エナメル質に留まるもの)，C2(象牙質までのもの)，C3(歯髄に達するもの)，C4(歯冠部の破壊さらたもの)に分類している.

う歯があれば，舌側傾斜を起こしやすく，う歯から上口唇に膿瘍を生じることもある．頑固な膿瘍の場合は，歯科的チェックを必要とする（図26-6-24）.

❽口癖 oral habits

唇裂口蓋裂患者特有のものではないが，口腔習癖 oral habit があれば，新たな変形を起こすことがある．口腔習癖には，吸指癖 finger sucking, 咬唇癖 lip biting, 咬爪癖 finger nail biting, 弄舌癖 tongue thrusting, 口呼吸 mouth breathing などがある（大森1980）.

D. 唇顎口蓋裂と鼻中隔
nasal septum of the cleft lip and palate

❶片側唇顎口蓋裂

尾崎（1991）によると，鼻偏位はすべて健側方向で，鼻中隔は，口蓋裂の有無により程度は様々で，右側唇顎口蓋裂は，S字状彎曲，左側唇顎口蓋裂は逆S字状彎曲で，前方の彎曲部は，大鼻翼軟骨と鼻中隔の間で156°（非披裂169.4°），後方の彎曲部は，鼻中隔軟骨と篩骨正中板，あるいは鋤骨への移行部で162.6°（非披裂170.2°）を呈し，手術，あるいは成長によって変わるという．通常，70%の症例で，後方の彎曲が大きく唇裂口蓋裂患者の鼻閉との関連で大切である．必要があれば鼻中隔矯正手術を行う（第24章-5-E「鼻中隔彎曲症」の項参照）.

❷両側唇顎口蓋裂

尾崎（1991）は，両側唇顎口蓋裂の鼻中隔は，術前では下方との連続性がないため偏位は少ないという．しかし，一期手術では，鼻中隔は"く"の字型に彎曲，中間顎後方のアンダーカットへ陥入しているが，二期手術では，1回目の手術でいったん手術側に偏位し，2回目の手術で反対側へ再偏位し，ジグザグになる（山本1976）.

E. 咀嚼障害 masticatory disturbance, chewing disorder

これは，唇裂口蓋裂の上下顎の変形，咬合不全により生じたもので，佐田（1986）は，筋電図学的にも，咀嚼能率，咬合接触の点数，面積のいずれも，正常に比べて著しく劣っており，咀嚼機能障害がみられるという．歯科矯正治療で軽減される.

26・9 唇裂・口蓋裂と骨移植
bone graft for the alveolar cleft

A. 骨移植術 bone grafting の歴史

顎裂の閉鎖に，はじめて骨移植を行ったのは，Eiselberg (1901) で，Schmid (1944)，Schultz (1964) らの報告以来，特に北欧において盛んに行われた．日本では，黒住ら (1964)，藤野ら (1966) の報告が早い．

唇裂初回手術時に骨移植する方法については，移植床の作成が容易，梨状孔周囲の骨膜の延長，鼻翼基部位置の修正，手術回数の減少，早期の生理的顎形態の獲得，不要な瘢痕形成の防止などの利点を有するが，その後，Pruzansky ら (1964)，Rehrman ら (1970)，Jolleys ら (1972)，Johansson ら，(1974) などが，早期骨移植は顎骨の成長を障害し，不正咬合をつくるという報告を出すに及んで，一時，興味が失われた，一方，Abyholm ら (1981)，Bergman ら (1986) は，よい結果があると反論をだしてきた．

Boyne (1972) も腸骨の海綿骨移植に成功して以来，Kalaaji ら (1994) をはじめ，再び骨移植が見直され，顎固定，歯牙誘導を目的として8〜10歳頃行うほうがよりよいと唱えられるようになった．また，Rosenstein (1991) は，前回発表の追跡調査から早期骨移植は悪くないとも報告している．

なお Skoog (1974) は，上顎の骨膜に骨形性能があるとして，披裂部を骨膜で閉鎖する方法を報告したが現在用いる人はいない．

今井ら (2014) は，移植群とコントロール群を比較，前後的垂直的骨発育に差がなく，手術より本来患者の有する成長能や顎裂の状況に影響されるという．Ross (1987) は，成長障害は起こるが，術者によるという．議論中である．

しかし，Matic ら (2008) は，GPP は骨量が少なく，位置もわるく，結局二次的骨移植を必要とすることから，最初から二次的骨移植が標準的方法にすべきではないかという．その頁の discussion では，Grayson らの反論もある．手術法の詳細まで含めた議論が必要であろう．

最近では，日帰り手術の報告もあるが (Perry ら 2005)，慎重を期したいものである．

B. 骨移植の目的

骨移植の目的として次のものがあげられる．
① 歯列の形態維持 (Johanson ら 1955, Stenstroem ら 1963)
② 移植骨への歯の誘導，萌出，(Boyne ら 1972)
③ 上顎前方高さの成長 (幸地ら 1993)

④ 支持性の強化，安定性 (大庭ら 2004)
⑤ 矯正後の後戻りの予防
⑥ 鼻口腔漏孔の閉鎖
⑦ 鼻翼基部陥凹の改善
⑧ 人口歯の植立 (Kawakami ら 2004)
⑨ 鼻腔粘膜病変，鼻腔形態に良好な結果をもたらす (飯野ほか，1999)．

C. 手術年齢

Boyne ら (1976) の移植時期分類
① Primary bone graft：2.5歳以下
② Early bone graft：2〜5歳
③ Secondary bone graft：6〜15歳
④ Late secondary bone graft：成人

その他の報告として，飯野ら (1994) は11歳以下，犬歯萌出前，幸地ら (1987) は架橋率92.3%，それ以上の年齢では加齢的に減少するといい，Boyne ら (1991) も5〜7歳がよいというが，Paulin ら (1986)，真田ら (2003)，は，犬歯萌出前が手術時期と述べている．

吉田ら (2014) も骨移植のタイミングは年齢的なものでなく，犬歯の尖頭が歯槽平面に近い時という．一方，幸地ら (1995) は犬歯萌出よりも移植年齢が重要であるとし，低年齢化させている．しかし，低年齢になると骨採集量の問題が出てくる (幸地ら，1993, 1999)．Meazzini ら (2007) は，18〜36ヵ月の early secondary ginngivoalveoloplasty の遠隔成績をだしているが，適切な骨化がみられ，再手術例もなかったという．

これを解決するのに，赤井 (2004) は組織工学による人工骨の移植法を行っているが一般化するに到っていない．

D. 腸骨海綿骨移植手術の実際
operative technique of the iliac bone graft

❶術前処置

顎裂部の形態を X 線写真，できれば CT, 3D-CT 写真にて診断し (飯野ら 1994, 大久保ら 2001, 内藤ら 2002, 岡ら 2006)．う歯があれば抜去して，治療しておく．永久歯であれば，症例によって抜歯，あるいは移動しておく．Binger ら (2003) は，骨移植前に segmental distraction を行い，骨間隙を狭くしたほうが，移植成績がよく，Liou ら (2004) によると，両側唇裂口蓋裂では，骨移植まえに，中間顎の distraction を行っていたほうが，中間顎を，上方移動させるのに効果的であるという．

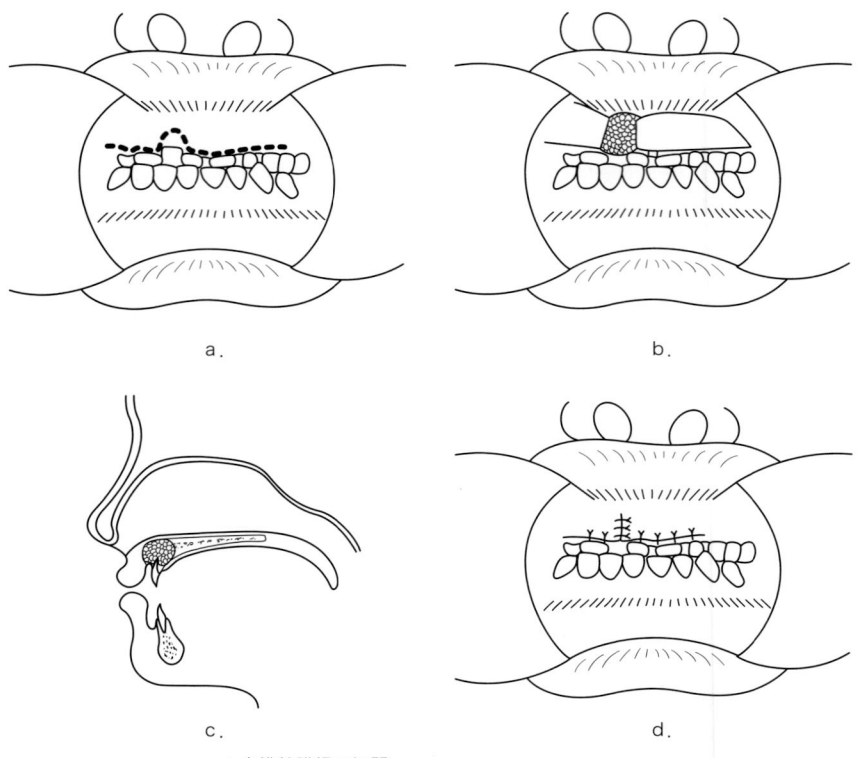

a：歯槽粘膜縁で切開
b：骨膜剝離，鼻腔口蓋側骨膜剝離，腸骨海綿骨移植
c：骨移植は歯槽部上下，口蓋側のほうまで十分に充塡
d：粘骨膜縫合

図 26-9-1　顎裂部への骨移植術

❷術式 (図26-9-1)

歯冠周囲切開 pericoronal incision，あるいは歯肉乳頭部を残して切開し，歯槽突起唇側粘骨膜を剝離，さらに顎裂周囲の骨膜を，梨状口から鼻腔底に向かい広範囲に剝離する．Enemark ら (1987) は，歯の萌出，移動には骨膜が必要という．しかし，術後の創閉鎖が困難になることもあり，創開離や，縫合不全を起こさないように工夫が必要である．やむなく創閉鎖に，可動粘膜を利用した場合には，萌出の際に切開を必要とすることがある．

次に，骨膜間の軟部組織を可及的に除去し，顎裂部から口蓋，梨状孔に向かって剝離した裂縁を，鼻腔底から前庭まで vycril 4-0 にて縫合，ポケットを作成する．最後方の口蓋と，鼻腔底との縫合には細心の注意が必要である．

鬼塚ら (1997) は，11 歳以下の年齢では骨生着がよいが，それ以上であれば，骨皮質を削骨して出血創を作ったほうが生着しやすいという．しかし，歯根膜の損傷には注意を要する．

移植床の準備中に，助手には腸骨海綿骨の採取をしてもらうと，手術時間の節約になる．腸骨海綿骨は，通常，術者，麻酔医との位置関係で，右腸骨綾より採取している．採取法は，腸骨綾上に，約 1 cm の小皮切を入れ，骨膜に達し，

骨膜の切開線から鋭匙にて海綿骨を抉り出す．採取量は，顎裂幅など症例にもよるが，5 g 前後である．両側はさらに多くなる．

歯槽部の上下，後方は，切歯孔近くまで移植する．特に前歯部舌側が不足しやすいので注意する．新垣ら (2004) は，移植骨の垂直方向の容積が保たれていることが犬歯の萌出に大切であるという．清家ら (2013) は，骨膜を移植すると有意に生着がよいという．

移植後は，縫合部を Vycril 糸にて閉鎖，手術を終わるが，Vycril では，往々にして縫合不全を起こすことがあるので，著者は念のため前歯部のみ 3-0 Nylon 糸 1～2 本追加縫合している．秦ら (2001) は，歯槽突起の骨粘膜の横転弁を作り，これで閉鎖しているが，歯槽突起の粘骨膜の剝離は，顎発育上，最小限にするほうが望ましい．

しかし，骨移植は顎発育には，移植の有無，手術年齢，で有意差がないというが (Daskalogiannakis ら 1997, Levitt 1999, 碓井ら 2007)，5, 6 歳時に手術すると上顎成長によくないという (松井ら 2007, 大場ら 2014).

もし，顎裂部に下鼻甲介が突出していれば，これを切除することも考慮する (飯野, 2001).

術後は，安静を図る目的で，口唇部から絆創膏を圧迫す

るように貼付している.

両側の場合,著者は,両側同時に骨移植を行っているが,歯牙の固定が大切である.Oyama ら (2008) も同時手術を推奨している.同時手術では,術前矯正が必要である (大場ら 2014).真田ら (2003) は,両側の場合は,中間顎の血流,採骨量の点から片側ずつ移植したほうがよいと述べている.

福田ら (1996) は,裂幅が 11 mm 以上あれば 2 期に分けて骨移植すると,裂幅を具体的に示している.幸地ら (1995) は,両側同時骨移植は裂幅が狭いときは適応があると報告,腸骨移植後の腸骨稜は,変形は触ってもわからないし,疼痛などの障害もない.

❸術後合併症
①創離開
②感染
③移植骨の吸収,脱落

真田ら (2003) によると,合併症の頻度は,7〜55% であるといい,自らの例でも 22.6% であったとしている.

E. 移植成績の判定
evaluation of the alveolar bone graft

移植骨の生着は,3〜6ヵ月で完成するので,術後判定は,6ケ月後に行い,矯正を開始するが,移植骨が生着したかどうかが問題になる (内藤ら 2002).移植の第一の目的は歯の誘導にあるため,そのための十分な量と適切な位置に骨が生着していなければならない.

Francis ら (2013) は,rhBMP-(recombinant human bone morphogenetic protein-2) を投与し,Bergland のスケール,骨形成の促進を認めた.

❶判定法
a.　X線像上,周囲骨と同様の骨陰影（Turvey ら 1984）

移植骨と周囲骨の陰影を比較する.

b.　X線上で,顎裂の消失（Ames ら 1981）

Enenark ら (1987) の評価法は,術後 6ヵ月の時期において,歯根部を 4 等分して,移植骨が歯根部のどこまで充填されているかで評価する方法で,100%〜75% 充填をgrade Ⅰ,75〜50% を grade Ⅱ,50〜25% を grade Ⅲ,25〜0% を grade Ⅳとしている (Murthy ら 2005) **(図 26-9-2)**.

歯槽長の高さが正常像の 3/4 以上あるのが望ましい (Enemark ら 1987,幸地ら 1993,Murthy ら 2005).しかし,これでは左右の状況はつかめるものの前後方向の骨生着状況が不確実である.CT 撮影を行うべきであろう.

c.　CT 写真での判定（大久保ら 2001）

移植骨の生着状況,厚さの判定によい.

骨移植の評価には dental X ray は過評価されるので,

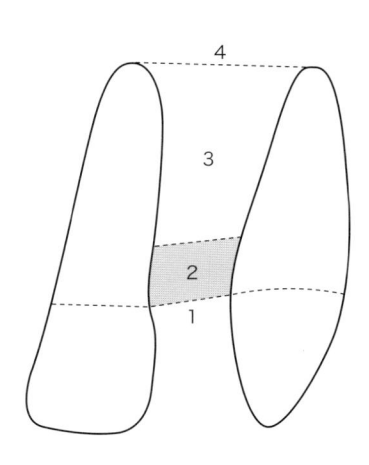

図 26-9-2　骨移植の判定法

(Francis CS et al : PRS 131 : 1107, 2013 より引用)

CT のほうがよい (Iino ら 2005, 小林ら 2015).

❷術前歯列拡大と骨移植有効例

顎裂部の移植骨の生着は,周囲骨からの血行再開による骨の吸収,添加であるため,裂幅は,狭い程よい.幸地ら (1993, 2001),秦 (1995) も,顎裂が 11 mm 以上あると成績不良であり,鬼塚ら (1997) も,同様のことを報告している.幸地 (2001) は,上顎犬歯歯胚が鼻腔側方の犬歯窩で形成され,歯を形成しつつ歯槽頂に向かって,歯槽骨内を萌出していくため,三次元的骨移植が重要であり,裂型,顎裂幅,年齢などが,生着に影響するという.

鬼塚ら (1997) は,移植骨生着率をあげるため,移植部の骨皮質を削骨するほうがよいと報告しているが,歯根膜への損傷には注意しなければならないと警告している.大久保ら (2001) は,移植骨の高さ,体積ともに,はじめの 3ヵ月まで減少し,その後変化なく,最終的にはじめの 60〜75% になったという.Tai ら (2000) は,43% 前後の減少があると述べている.

❸骨移植後の顎骨成長

非移植例と比較して有意の差はないと報告がある (Chang ら 2005).Arctander ら (2005) は,移植後 20 年の遠隔成績を出しているが,移植側は健側に比べて骨量は少ないものの,機能的には十分満足する状態であったという.

❹血管柄付き橈骨移植

顎裂の広い症例に血管柄付き橈骨移植を行った報告例もあるが,極めて特殊例であろう (稲川 2001).また,Kalaaji ら (2001) は,脛骨からの遊離骨移植を行い,他の部位に比べて,手術時間,出血も少なく,海面骨も十分であるというが,症例を選ぶべきである.

しかし，最近，Santamaria ら（2012）は，顎再建には脛骨遊離吻合弁は，よい flap と推奨している.

❺骨移植と顔面の成長

顔面骨は，5歳頃までは骨膜下骨添加による成長をするが，それ以後は頭蓋縫合での成長に変わる.したがって，骨成長に必要な骨膜を剝離する手術を行うことは，手術侵襲のほか，瘢痕形成によって骨成長を障害し，上顎変形をきたしやすい.この障害を最小限度にするためには，骨膜剝離を少なくしたり，粘膜弁法を行ったり，そうでなければ手術を5歳以降に延ばす.

碓井ら（2007）は，10歳までの早期骨移植群と11歳以降の晩期手術群に分けて，顎顔面の成長発育への影響を調べているが，それによると，上顎骨の前後方向の変化量には有意差がないが，前方部の垂直方向では，晩期群で大きい値を示したが，早期群では発育抑制がみられたという.その理由として，上顎骨の前後方向への発育が10歳では終了するが，垂直方向の成長はその後も続くことによるという.

❻GPPとの関係

骨移植前に歯肉骨膜形成術 gingivoperiosteoplasty（GPP）を施行しておくと，5〜7歳時には移植骨は十分とはいえないが，非裂側の29.8〜56.0％には充塡されており，骨移植するにしても移植骨の量が少なくて済むし，骨架橋量が増えるという（真野ら 2014）.

F. 組織工学技術を用いた人工骨移植
artificial bone graft and tissue engineering

❶人工骨に使用する組織（図26-9-3）

組織工学による人工骨 tissue engineering bone には，次のように，BMA と PRP を成長因子として利用するものがある.

a. Bone marrow aspirates（BMA）

これは，骨形成能を有するため，未分化中胚葉細胞を骨形成細胞に分化させ骨形成を図るので，骨形成細胞を必ずしも必要としない.脂肪由来未分化間葉系細胞 adipsoed-derived stem cell は，骨への分化能を持つ（時岡ら 2007）.

b. Pletelet rich plasma（PRP）

有効量の非活性型成長因子を含む脱顆粒を生じていない血小板のことで，血小板内の成長因子の放出により，骨組織の創傷治癒を増強し，骨誘導能としての機能を持つが，骨へ分化する前駆細胞を必要とする.

❷人工骨の作成要素

a. 足場 scaffold

これは，骨を形成する足場となる.リン酸カルシウム，ポリL乳酸などがあるが，吸収後，骨に置換されるものが理想的である.現在では高純度の β-TCP（β-tricalcium phosphate；β三リン酸カルシウム）を使用することが多い.

b. PRPを含む種々の成長因子

現在，4群7種が判明している.そのなかでも，PDGF（platelet-derived growth factor；血小板由来増殖因子），IGF-1（insulin-like growth factor 1；インスリン様成長因子1）は創傷治癒細胞数の増加，新生血管の再生，その他の成長因子の作用を促進する.また，TGF-β1（transforming growth factor β1）は，骨芽細胞の前駆細胞への分裂を誘導し，いずれも骨再生に関与している.

血小板は，核がなく，細胞質内にアルファ，デルタ顆粒を有している.アルファ顆粒は血小板に最も多く含まれる顆粒で，β-TG（βトロンボグロブリン），PDGF，PF-4（palateral factor 4；血小板第4因子），TGF-β1，IGF-I などの成長因子が存在している.トロンビン刺激により，血小板の脱顆粒が生じ，成長因子の放出が起こる.

c. 骨へ分化する細胞

一般的には，骨髄抽出液 Bone marrow aspirates-（BMA）を用いる.

d. drug delivery system（DDS）である

以上のものを，効率よく機能させるもの.

組織工学技術を用いた人工骨は，scaffold となる β-TCP，自家骨髄液，PRP などを用いて，recipient に移植するという方法が用いられる（図26-9-3）.

❸閉鎖回路を用いた新しいPRP採取法

赤井（2004）は，全身麻酔導入後，採血法は，希釈式自己血採手法に準じて行う.小容量分離バックを無菌接合装置により採血バッグ本体と連結させる（図26-9-3）.

まず，バッグ用冷却遠心機で血球成分を分離し，上清の血漿を分離器で分離バック内に移し，次にこの血漿成分をさらに遠心し，有形成分を採取する，これが PRP である.この方法では，20cc の全血中，PRP は約 1.8 mL が採取できる.

この PRP 採取法は，以下のような特徴がある.

①閉鎖式回路を使用するため，無菌的操作下に PRP を採取できること

②必要に応じて他の血球，血漿成分は，自己血輸血として返血できること

③術中のみの操作でできる安全で，簡便な方法であること

④使用するものが，アニマルフリーであること

⑤インキュベーターでの培養が，不必要であること

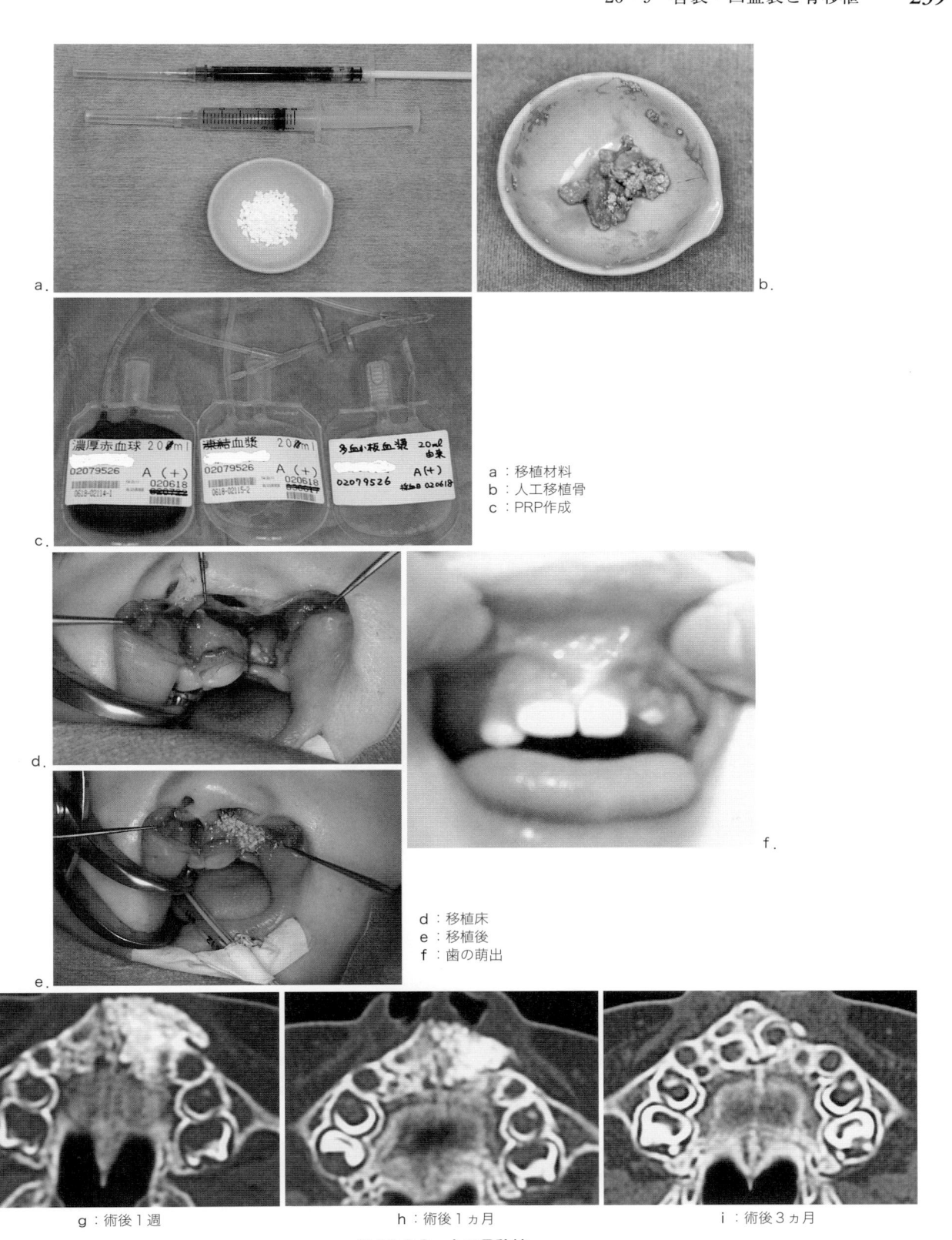

a：移植材料
b：人工移植骨
c：PRP作成

d：移植床
e：移植後
f：歯の萌出

g：術後1週　　　　　　h：術後1ヵ月　　　　　　i：術後3ヵ月

図 26-9-3　人工骨移植

a〜f （赤井秀実氏提供）

❹ BMA 作成法

bone marrow aspirates は術中に腸骨側面より骨髄穿刺針を用いて採取する．

❺ 1次顎裂部骨移植術への人工骨移植

①生後3ヵ月，初回唇裂形成術と同時に行う1次顎裂部骨移植術では，顎矯正を術前に行い，歯列を整えておく．

②移植床は，通常の骨移植法と同じく周囲の粘膜骨膜弁を利用してポケットを作成する（図26-9-3d）．

③移植材料は，組織工学技術を応用し β-TCP，PRP，bone marrow aspirates の混合物を用い，フィブリン糊を添加し，移植する（図26-9-3e）．

④結果として，移植骨のほとんどすべてが，自家骨に置換され，術後6ヵ月には歯の崩出が認められる（図26-9-3g）．これらの結果は，二次顎裂部骨移植における新鮮自家海綿骨細片の術後経過とほぼ同等である．

26・10　鼻咽腔閉鎖不全　velopharyngeal incompetence (VPI)

鼻咽腔閉鎖不全症とは，軟口蓋と咽頭壁との閉鎖が何らかの原因で不可能になり，開鼻声鼻音 hypernasality，鼻漏れ nasal escape などを生じたものである（本章-1-G-⑨「鼻咽腔の機能」の項参照）．

鼻咽腔閉鎖不全は，先天性，後天性がある．最近，朴ら（2006）の報告がある．

A. 原因

鼻咽腔閉鎖機能不全の原因として，次のようにいろいろなものがある．

❶ 口蓋筋群の不全症 palatal muscle insufficiency

1) 通常鼻咽腔閉鎖不全症

形態的異常はないが，話すときに疲れやすく，筋群の働きが悪い．治療は，手術より言語療法である．

2) 偽鼻咽腔閉鎖不全症 pseudo- velopharangeal insufficiency

organic，physiologic の異常がなくても起こる．functional (hysterical) hypernasality ともいわれる．

❷ 先天性口蓋形態異常 congenital palatal insufficiency

本章「短口蓋，深咽頭」の項参照．

a.　短口蓋 short palate

口蓋部分，特に軟口蓋が短く他は正常なため，鼻咽腔が閉鎖できないもの．治療は，咽頭弁形成術である．

b.　深咽頭 deep pharynx

軟口蓋は正常であるが，咽頭腔が広過ぎるもので，Calnan（1971）は，box pharynx，あるいは congenital large pharynx と呼んでいる．

治療は，咽頭弁形成術がよい．

c.　粘膜下口蓋裂 submucous cleft palate（SMCP）

治療は手術である．別項参照．

McWilliams は，44％は無症状で手術の必要がなかったという（砂川ら 2008）．

d.　術後性鼻咽腔機能不全 postoperative velopharangeal insufficiency

1) 口蓋裂手術後，咽頭弁手術後 postoperative insufficiency

術直後はよくても，瘢痕拘縮で軟口蓋が短縮して起こる．術後瘻孔も影響．

2) アデノイド切除後不全症 postadenoidectomy insufficiency

アデノイドを切除することによって，鼻咽腔が広くなるため起こる．

治療は，咽頭弁形成術あるいは咽頭壁形成術．

e.　軟口蓋麻痺 soft palate palsy

神経障害によるものである．hemifacial microsomia の1/3 にみられる（Luce ら 1977）．治療は，咽頭弁形成術あるいは咽頭壁形成術．

B. 測定法

①roentgenography，laminography，cine laminography，X 線ビデオなど

②fiber-optic nasal endoscope

③ultrasound

④palatography

⑤thermography

⑥MRI，超高速 field echo 法

Kuehn ら（2004）は，MRI の有用性を報告している．

C. 治療法

❶ 治療法の種類

a.　咽頭形成術 pharyngoplasty

これは，咽頭後壁を前突させる方法である．

①咽頭壁を横に切って縦に縫合する．

②筋移植

③咽頭粘膜折りたたみ法（Witt ら 1997）

④咽頭壁膨隆法 augmentation pharyngoplasty：これはシリコン塊埋入（Blocksma1963，Brauer1973，Wolford ら，1989澤田ら 1995），軟骨移植（木村ら 2004）などで

咽頭壁を膨らませる方法である.

b. 軟口蓋再後退法 push re-back method

平本ら (1997) によると, 再後退は, 咽頭弁にくらべ, 言語改善期間も短く, 不快感も少なく, 解剖学的にも正常に近いというが, 正常にならないことがあり, 咽頭弁法との併用法になる.

c. 咽頭弁形成術 pharyngeal flap method

これは, 咽頭腔に新たな隔壁を作る方法.

①下茎咽頭弁 (Schoenborn-Rosenthal 法) (**図26-7-12, 図26-7-13**). 今日では, ほとんど用いられない.

②上茎咽頭弁 (Sanven-Rosselli 法) : 広く用いられている.

咽頭弁法は顎発育抑制方向に働くし, 顎変形で骨切りの障害ともなる. また鼻腔の粘液線毛機能が低下し, 分泌物が貯留しやすい短所がある (石川ら 1988, 澤田ら 1989).

Isshiki ら (1975) は咽頭弁を折りたたみ, 弁の拘縮を防ぐ方法を報告, 野瀬ら (2005) もその有用性について報告している.

d. 筋移植法

これは麻酔性咽頭腔閉鎖不全に用いる.

①翼突筋移植法

②吻合筋移植法

e. 組み合せ法

f. 口蓋瘻孔形成術

g. 発音補助装置 speech aids

口蓋床に球を取り付け, これで咽頭を閉鎖する装置で, 軟口蓋挙上装置も同じ目的のものである (国吉ら 2005). 口蓋裂や, 軟口蓋麻痺などに, 手術の代わりとして用いられる. 塞栓子 obturator は, 顎顔面で欠損部を閉鎖する人工的補綴物の総称であり, speech aid もそのひとつである. しかし, 著者は, 発音補助に利用する人工補綴物を speech aids, 発音に関与しないものを obturator と区別している.

❷治療法のまとめ

以上, いろいろな鼻咽腔閉鎖機能不全の治療法があるが, 麻痺性でなければまず push back method を行うが, 咽頭弁に比べて, intravelar re-puchback は, 言語改善期間も短く, 不快感も少なく, 解剖学的にも正常に近い.

①軟口蓋の瘢痕化が著明な場合,

②動きが悪い場合,

③軟口蓋後退に制限がある場合は, 上茎咽頭弁 pharyngeal flap を併用する.

この併用法については, Dixon (1979) も効果を認めている. もし口蓋瘻孔があれば, 同時に閉鎖術を行う.

麻痺性の場合は, 筋移植術を行うか, speech aid の装着を行う.

症例に応じて以上の方法を行うが, 閉鎖不全が改善されることは, 開鼻性 hypernasality と鼻漏れ nasal escape が消失することである (Ko ら 1999).

しかし, これだけで正常言語を話せるわけではない. いろいろな構音障害, たとえば glottal stop (声門破裂音), pharyngeal fricative (咽頭摩擦音), nasal grimace (渋面), palatalization (口蓋化構音), lateral articulation (側音化構音) などが残っており, 言語聴覚士による治療を必要とする.

また, 無呼吸症候群には, 一応の注意を要する. 軽い症状や, いびきがみられるときは, 要注意である (Rose ら 2002). さらに将来, 上顎骨発育抑制に対して, 骨切り術が必要になった場合, 咽頭弁が顎骨移動に抵抗することがある.

26・11 口蓋裂と言語 cleft palate speech

言語は, 本来なら言語聴覚士 speech therapist の専門領域であるが, 形成外科医も口蓋裂をはじめ顎変形の手術を行う以上, 言語についての基本的知識を持つ必要がある. 医療チームの一員として当然のことであろう.

岡崎ら (2011) は, 言語聴覚士だけでなく, 言語に携わる人々を言語臨床家と呼んでいる. なお, 言語聴覚士の国家資格は 1996 年に制定された.

註 : 言語障害という名称は, 日本精神神経学会で障害は不適切との考え方から, 言語症に変更すると提案があった.

A. 正常言語 normal speech

❶言語と話しことば

言語 language とはコミュニケーションを通じて情報や感情, 意志の伝達機能を果たすものである. 発信の方法としては, 話しことば speech と文字 letter があり, 受信行動として聴く hearing, 読む reading がある. そのいずれかに問題があると, コミュニケーションは正確かつ迅速に, しかも十分に相手に伝えることが困難になる.

本項では口蓋裂に関連した言語の問題のなかで最も重要な話しことばを取り上げ, その成り立ちと口蓋裂にかかわる問題を明らかにしたい.

a. ことばの産生

話しことば speech は, そのための特別な器官があるの

表26-11-1　日本語の母音

舌高低位(顎の開き) ＼ 舌前後位	前舌	中舌	奥舌
高　　(狭)	イ i	ウ ɯ	
中 (半広)	エ e		オ† o
低　　(広)		ア a	

†口唇の丸め

（船山美奈子：子どもの構音障害, 大脩館, 1998より引用）

ではなく, 呼吸や嚥下のための器官を使い分けて, ことばのために使用するに過ぎない. すなわち, 肺からの呼気を声帯の開閉で喉頭原音 buzz とし, さらに咽頭から口腔へと導かれた呼気は, 軟口蓋や咽頭, 舌, 口唇の動きによって声道 vocal tract の形態や空気の流れが変えられ, また鼻腔, 副鼻腔などの影響も加わって, 共鳴現象 resonance が起こり, 様々な言語音 speech sound となり, 口唇あるいは鼻孔より呼気が排出されて構音が完成する.

共鳴には, 口腔共鳴と鼻腔共鳴の2つがあるが, 通常のことばは, 一部の音（通鼻音）を除いて, 音の産生時に軟口蓋が挙上して咽頭壁に接し, 鼻腔と口腔を分離する鼻咽腔閉鎖機能 velopharyngeal closure function が働くので口腔共鳴が主体となり, 正常な音声となる. これに対し, 鼻咽腔閉鎖機能が十分に機能しない場合, 呼気の一部は鼻腔へ流れ, 鼻腔共鳴が過剰になり, 開鼻声 hypernasality となる.

したがって, 話しことば speech には, 呼吸 respiration, 発声 phonation, 共鳴 resonance, 構音 articulation が関与し, そのひとつが欠けても正しい話しことばを構成せず, また, それら機能の管理体系に異常, たとえば, 脳障害を含めた神経筋障害, 聴力障害, 顔面骨骨折, 口蓋裂, 腫瘍などによる喉頭―口蓋―舌欠損などの声道の閉塞, 変形などがあっても正常な話しことばは得られない.

日本語の語音 speech sound は母音 vowel と子音 consonant から成り立っている. 母音は声帯振動を伴った呼気を舌の高さや位置, 顎の開きの変化によって口腔形態を変えると, 共鳴が変わりいろいろな母音を産生する. 日本語の母音は「あ」「い」「う」「え」「お」の5つである. 各母音の舌の高さや位置, 顎の開きは**表26-11-1**に示した. 一方, 子音は構音位置（音を産生する場所）と構音方法（音の出し方）, 声帯振動を伴う有声音か, 声帯振動を伴わない無声音かによって規定される（**図26-11-1, 表26-11-2**）. 母音は独立してひとつの語音となるが, 子音は母音と結合してはじめてひとつの語音を形成する（例 /k/ + /a/ →「か」）.

以上, 正常な話しことばは, 母音と子音がうまく組み合わされて産生されるものであるが, すべての音が, 年齢的に一度に産生, 完成されるものではなく, はじめは cooing（喉音）, babbling（喃語）から, その発達段階を経て完成さ

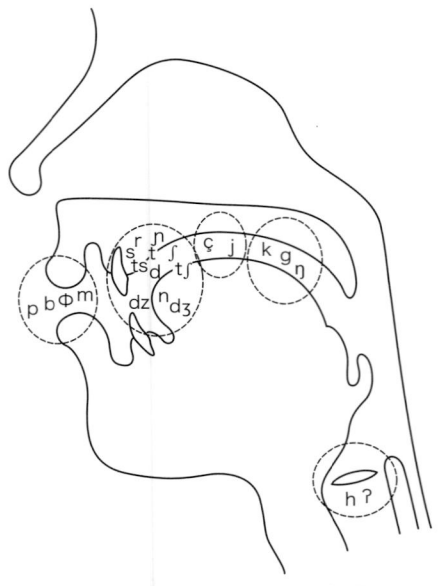

図26-11-1　音が作られる場所

（岡崎恵子ほか：口蓋裂の言語臨床, 第2版, 医学書院, 2005より引用）

れてくる. **表26-11-3**のように通常5～6歳までには, 日本語の語音をほぼ獲得できるようになる. しかし, また個人差があることも理解しておく必要がある.

図26-11-1, 図26-11-2は, 子音を産生する解剖学的位置であり, **表26-11-1, 表26-11-2**は日本語の母音と子音の位置と子音の区別である.

b.　ことばの発達

言葉の発達には, 表26-11-3のように年齢差があり, また個人差があることを理解しておく必要がある.

B.　口唇・口蓋裂患者の言語
cleft palate speech

❶口唇・口蓋裂患者の言語の特徴

a.　音の発達の遅れ

口唇・口蓋裂を持って生まれた口蓋裂児は, 通常と異なった口腔の状態で哺乳や摂食動作を行うが, 発話も発声から喃語 babbling, 有意味語へと進む過程で披裂の影響を受け, さらに口蓋裂手術後はその影響下で音声の習得を余儀なくされる. これまでの研究では生後1年までの口蓋裂乳児は音の産生が少なく, 産生される音も弱い（加藤ら1995）ことが認められている.

さらに, 口蓋裂児には精神発達遅滞を合併する比率が高く, 特に歌舞伎メーキャップ症候群やDown症候群, 22q11.2欠失症候群などの遅れを伴う症候群が多いことから, 口蓋裂児の言語を扱ううえで極めて重要な問題である（出世2011, **表26-11-4**）.

表26-11-2　日本語の子音

構音方法	構音位置	両唇音	歯(茎)音	歯茎 硬口蓋音	硬口蓋音	両唇 軟口蓋音	軟口蓋音	口蓋垂音	声門音
破裂音	無声	p	tt				k		ʔ
	有声	b	d				g		
摩擦音	無声	Φ	s	∫	ç				h
	有声		z	ʒ					
破擦音	無声		ts	t∫					
	有声		dz	dʒ					
弾き音	有声		r						
鼻音	有声	m	n	ɲ			ŋ	N	
半母音	有声				j	w			

（船山美奈子：子どもの構音障害, 大脩館, 1998より改変）

表26-11-3　正常言語発達のパターン

年齢（歳）	言語の理解	言語の表出	構　音
1〜2	簡単な命令に従う120〜270語の理解	12ヵ月までに1〜3語 18ヵ月までに15〜20語 2歳までに200語 おうむがえし	3歳までに90％の子供が可能な音：母音, n, m, p, t, k, b, g, t∫, dz, d
2〜3	2歳半までに400語 3歳までに800語 位置関係がわかる2つの動作の指示に従う	300〜500語 2語文 発声・発語が盛ん ことばの流れがつかえたり, 語を繰り返したりする	
3〜4	1,500語の理解 複文の理解 簡単な質問に答える	600〜1,000語 3〜4語文 文構造は単文	4歳までに可能な音：w, h, r, ∫, j
4〜5	1,500〜2,000語の理解 「いつ」,「なぜ」などの質問がわかる	1,100〜1,600語 3〜4音節語 4〜6語文	4歳過ぎて完成される音：s, ts, dz, ç
5〜6	2,500〜2,800語の理解	1,500〜2,100語 完全な5〜6語文 複文 流暢さに問題なし	

（福迫陽子ほか：耳鼻咽喉44：733, 1972より引用）

　一方，患児の母親や家族は心理的ショックを受け，治療が軌道に乗るまでは極めて不安定な心理状態にある．したがって，母親や家族には子どもに温かく接してことばかけをするよい言語環境を作ることが必要であることを説明していく．しかし，多くの口蓋裂児は口蓋形成術が行われ，筋の走行が正常になり，十分な長さと可動性を持った軟口蓋が再建されると，発話は徐々に活発になり，3歳頃には言語表出も追いついてくる．

b.　共鳴の異常 resonance disorders

1）開鼻声 hypernasality, hyperrhinolalia, hypernasal voice
　鼻咽腔閉鎖が得られないと呼気が鼻腔のほうに漏れ，鼻腔共鳴が過剰になるため，聴覚的には鼻にかかったような

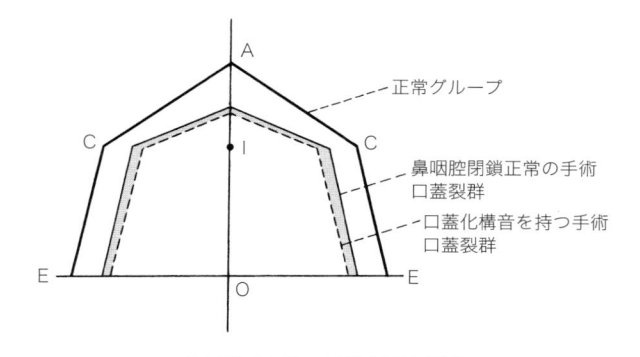

図26-11-2　口蓋容積と構音
（Okazaki K et al：Ann Plast Surg 26：156, 1991より引用）

表26-11-4　精神発達遅滞の合併率（1981～1994）

裂型	症例数	精神発達遅滞を伴った症例数	％
両側唇顎口蓋裂	163	16	9.8%
片側唇顎口蓋裂	333	14	4.2%
口蓋裂	207	28	13.5%
粘膜下口蓋裂	123	15	12.2%
先天性鼻咽腔閉鎖機能不全	62	6	9.7%
合計	888	79	8.9%

（出世富久子：口蓋裂の言語臨床，第2版，医学書院，2005より引用）

やわらかい声となる．これを開鼻声という．鼻咽腔閉鎖は，口蓋面 palatal plane の少し上の咽頭壁に軟口蓋をつけて得られるが，しかも，この接触は，成人よりも子供のほうがより垂直に近く行われ，9～11歳で後方に下がり，12歳頃成人の位置に近づくが，口裂患者はこの接触ができず，手術をしても不十分なことがあり，開鼻声となりやすい．なお，マ行，ナ行は呼気が鼻腔に抜けないと産生されないが，それでも鼻員腔閉鎖機能が前提である．

2) 閉鼻声 hyponasality, denasality, hyporhinolalia

開鼻声に対して，鼻腔共鳴が不十分な場合に，聴覚的に鼻が詰まったような声になる．これを閉鼻声という．重度の場合は，/m/ が /b/ に，/n/ が /d/ に近い音に聴こえる．鼻炎の場合や咽頭弁の幅が広過ぎるとき，スピーチエイドのバルブが鼻咽腔より大き過ぎて鼻腔への呼気の流れを妨げる場合に生じる．

3) 混合性鼻声 hyper-hyponasality

上記開鼻声と閉鼻声の両方を含むものである．

c.　嗄声 hoarseness

口蓋裂患者にしばしばみられる．

d.　構音障害 articulation disorders

構音の習得過程で発話時に口腔内圧を高めることができないと，自己代償適応の結果として，構音障害を起こす．

口蓋裂にみられる構音障害は，大別して鼻咽腔閉鎖機能に関連のある構音障害と鼻咽腔閉鎖機能とは関連の少ない構音障害に分けることができる（岡崎2004）．

構音障害の頻度は岡崎ら（2011）によると，両側唇顎口蓋裂（72.5％），片側唇顎口蓋裂（51.7％），粘膜下口蓋裂（51.1％），口蓋裂単独（27.6％），全体で48.1％であったと報告している．

1) 鼻咽腔閉鎖機能不全に関連する構音障害

a) 呼気鼻漏出による子音の歪み nasal emission

鼻咽腔閉鎖機能不全があると，口腔内で音を産生する場合に，呼気の一部が鼻腔へ流れるために，産生された音は弱くなり，歪んだ音になる．特に高い口腔内圧を要する破裂音や摩擦音，破擦音にみられる．音の産生時に鼻雑音 nasal snort を伴うこともある．nasal emission は口蓋瘻孔があっても生じる（岡崎ら2011）．呼気の単なる鼻漏出は nasal escape という．

b) 声門破裂音 glottal stop

声門で呼気をいったん止めたあと，急に排出させるために生じる音で，声門破裂音といわれ，高い口腔内圧を要する無声の破裂音や破擦音が声門破裂音に置き換わることが多い．聴覚的には，のどを詰めたような音に聞こえる．声門破裂音は鼻咽腔閉鎖機能不全の状態で音の習得をする場合に，代償的に習得する構音障害である．構音訓練によって改善するが，鼻咽腔閉鎖機能が良好でない場合は，発現頻度が高く（岡崎ら2011），訓練を順調に進めることはできない．

c) 咽（喉）頭摩擦音 pharyngeal fricative

摩擦音 /s, ʃ/ は舌先と歯・歯茎部で作られるが，鼻咽腔閉鎖機能不全があると舌根が咽頭後壁に近接し，舌根または喉頭蓋と咽頭後壁のせばめを呼気流が通過するときに産生される気流雑音である．聴覚的には強い囁き声のように，のどの奥で出す摩擦音に聞こえる．/ts, tʃ/ の場合は咽（喉）頭破擦音ともいわれる．頻度は少ない．

d) 咽（喉）頭破裂音 pharyngeal stop

/k, g/ といった軟口蓋音は奥舌と口蓋で作られるが，鼻咽腔閉鎖機能不全があれば，舌根が咽頭後壁に接し，その位置で産生され，咽（喉）頭破裂音となる．聴覚的には正常な軟口蓋音に近いが，音の産生時に奥舌が挙上せず，舌が口腔の後方に引かれるので，弁別できる．頻度は少ない．

2) 鼻咽腔閉鎖機能に関連が少ない構音障害

a) 口蓋化構音 palatalized articulation

歯，歯茎部で作られる /s,ts,dz,t,d,n/ が舌の中央部と口蓋で作られて歪み音になるものを口蓋化構音という．口蓋前方部が狭く，浅い症例に起こりやすく（**図26-11-2**）（Okazaki ら1991），片側唇裂・口蓋裂の口蓋患側前方は高く，健側は低くなって舌のスペースを代償しているなど（Smahel ら2004）の形態，容積の変化によるものであろう．現在では，口蓋裂の構音障害のなかでは最も発現頻度が高く，裂型のなかでは唇顎口蓋裂に多い．3歳以降になって確認される（岡崎ら2011）．訓練によって改善するが，訓練が長期化することが多い．

b) 側音化構音 lateral articulation

これは口蓋正中で出す音が口蓋側方で出るための音の歪みで（加藤 1991），口蓋化構音に次いで多い（岡崎ら 2011）．日本語は音の産生時に呼気は口腔の正中部から流出するが，側音化構音になると，呼気は口腔の側方から流出し，頬部と臼歯部のあたりで音を作る．「い」列音に多くみられる．側音化構音は口蓋裂においても発現頻度は高いが，器質的疾患がないいわゆる機能性構音障害 functional articulation disorders に多くみられる．「し」は「ひ」に，「ち」は「き」に聞こえやすい．側方から流出する呼気は口唇に鼻息鏡を当てることで確認できる．

c) 鼻咽腔構音 nasopharyngeal articulation

鼻咽腔閉鎖部に作られる弱い雑音成分である（阿部 1987）．通常は，鼻咽腔を閉鎖して，口腔へ導かれた呼気で音を産生するが，鼻咽腔構音では舌が挙上して口腔への呼気を遮断し，呼気は鼻咽腔の位置で音を産生する．母音では「い」「う」に多く，これらの母音を後続母音とする音節，たとえば，「き」「ち」「り」などが鼻咽腔構音になりやすい．ほとんどの呼気が鼻に抜けるので，鼻孔を閉鎖すると音の産生ができなくなる．口蓋裂児も含めて，2〜3歳の幼児にみられるが，自然治癒することが多い．

d) 構音発達途上にみられる構音の誤り

聴力，知的能力，音韻能力，言語能力，などによる構音障害もある．

e) その他の置き換え，省略，歪み

子音の置き換え（例：サカナ→サタナ），子音の省略（例：パンダ→アンダ）

❷口蓋裂言語の評価

口蓋裂言語の評価にとって重要なのは，言語発達，鼻咽腔閉鎖機能，構音である．

a.　言語発達の評価

乳幼児の場合は，言語発達を独立に評価するのではなく，運動発達，認知の発達，情緒の発達などを総合的に評価することが必要である．直接，子供を観察して評価すると同時に養育者からの情報を得て総合的に判断する．他に合併症がない口蓋裂児の言語発達について，福田（1982）は，理解，表出の面共に，2歳代まで健常児群より遅れがみられたという．

また，出世（2011）は，口蓋裂児の知的障害の合併率は，12.2％であり，健常児より高い確立であったという．言語発達の遅れには，岡崎ら（2005）によれば，口蓋裂児の精神発達遅滞率は，正常児が 0.8％なのに対して 8.9％であることも影響しているという．

b.　鼻咽腔閉鎖機能の評価

ことばの評価をするため，基礎的検査として次のようなものを行う．

1) 視診

軟口蓋の長さ（口蓋骨，軟口蓋の長さ，咽頭壁との距離 1.5 cm 以内），軟口蓋，咽頭側壁の動き，瘻孔の有無や大きさ，歯列や咬合，＜あ＞発生時の軟口蓋の動きをみる．

2) blowing 検査

ラッパや，巻き笛を使っての hard blowing や，ストローでコップの水を泡立てる soft blowing を行い，ステンレス製の鼻息鏡を鼻孔下にあて，鼻孔からの呼気鼻漏出の有無と程度を調べる．

3) 音声言語 speech の聴覚評価

鼻雑音 nasal snort，鼻渋面 nasal grimace を含めて，開鼻声の有無と程度（なし呼気鼻漏出による子音の歪みの有無と程度（なし normal，軽度あり mild，中等度あり moderate，重度あり severe）を評価する．また，破裂音，摩擦音で呼気漏出による子音の歪みの有無をみる．

4) 器械的検査

a) X 線ビデオ cineradiograph

動的評価ができるとともに，ある程度の定量的評価も可能である．

b) 内視鏡検査 fiberscope

鼻咽腔ファイバスコープを使用して，発話時の鼻咽腔の閉鎖状態をみる．閉鎖の程度だけではなく，軟口蓋や咽頭側壁，後壁の動きの程度をみる．

c) 頭部 X 線規格写真 cephalogram

閉口時，＜あ＞，＜い＞発生時の状態を側面セファログラフで撮影する．発生時の軟口蓋と咽頭側壁の接触状態，軟口蓋の長さ，咽頭腔の深さなどがわかる．

d) ナゾメーター nasometer

短文などを発話させて，ナゾメーターにより経口音，経鼻音を別々に採取して経口音と経鼻音の総和に対する音圧比を求める．これを開鼻声度（nasalance）として，開鼻声の指標とする．

e) 動的舌口蓋接触計 electropalatograph

舌が口蓋に接触すると接触点が電気信号に変えられて，舌接触部が描出される．

f) 呼気流速計 flow nasality graph

鼻気流測定計である．

❸鼻咽腔閉鎖機能の総合評価

上記にあげた各種の検査を，対象の患者の年齢，鼻咽腔閉鎖機能の程度などを勘案して行う．『口蓋裂言語検査』（日本コミュニケーション障害学会 2007）では，鼻咽腔閉鎖機能を 4 段階（良好 competent，ごく軽度不全 borderline competent，軽度不全 borderline incompetent，不全 incompetent）に判定する．不全例は，その程度に応じて，口蓋の再手術の時期と方法を検討，境界例は，試験的訓練 trial therapy を一定期間行って，その後の方針を決める．

ごく軽度不全は日常のコミュニケーションに支障のない状態であるが，成長に伴い鼻咽腔閉鎖機能が悪化することがあるため，経過観察を行っていく．本人および家族の希望をよく聞いて治療方針を決める．

鈴木ら（2015）によると，術後1年目で90％以上良好で，その後も鼻咽腔機能は長期にわたり安定していたという．

❹構音の評価

系統的な構音検査が可能な年齢（3～4歳）であれば，単語検査，音節検査，単文検査，会話での検査を行い，構音障害の有無，その種類，構音障害の一貫性や披刺激性を調べる．構音障害ができない低年齢の子供や遅れのある子どものばあいは，遊びの場面での発話を記述し，また養育者から聞き取りに基づいて判定する．

構音の評価の重要な点は，少なくとも6ヵ月に1回は継続的に行うことである．それによって，構音障害の有無だけではなく，発達の過程で構音障害に変化があるのかどうかをみることが大切である．それによって，構音訓練が必要かどうか，また，行うとすればその時期をいつにするかを決定する．

❺耳鼻科的評価

口蓋裂児には，特に滲出性中耳炎が多発するので，言語聴覚士も日常のかかわりのなかで聴こえについてチェックする．また，中耳の状態，聴力，鼻腔の状態，嗅覚，について耳鼻咽喉科医の定期診察を受ける．

❻歯科的検査

近年は，顎発育を考慮した手術法が開発されつつあるが，現在も，口蓋裂患者の歯，顎発育の問題は解決してはいない．小児歯科医，矯正歯科医と連携を取りながら，歯牙，歯列，咬合の状況など矯正歯科的に評価する．

❼口蓋裂手術後の構音障害

構音障害の発現頻度は，対象の裂型，手術法，手術年齢，構音評価時の年齢，鼻咽腔閉鎖機能，瘻孔，知能，聴力，チームによる総合的ケアの有無などによって左右される．

昭和大学形成外科に於いて，1歳6ヵ月未満で口蓋裂手術を行い，5歳時に構音訓練や再手術を受けていない症例の構音障害の発現頻度は，48.1％であった **(表26-11-5)**．

手術法別では，粘膜骨膜弁法は，45～52％（吉増ら1986，Ainodaら1985，）粘膜弁法は47.2％（鈴木ら1989），Furlow法は25～33％（北野ら1994，木村ら2000）との報告がある．

二段階法では，硬口蓋の閉鎖が遅れるので構音障害の頻度が高いという．術前矯正としてのHotz床やPNAMの使用が構音障害の発現頻度を低下させるかについては結論が

表26-11-5　構音障害の発現頻度：裂型別（N＝925）

裂型	正常構音	構音障害	全体
両側唇顎口蓋裂	51（32.7）	105（67.3）	156
片側唇顎口蓋裂	197（48.4）	210（51.6）	407
口蓋裂単独	176（66.9）	87（33.1）	263
粘膜下口蓋裂	41（41.8）	57（58.2）	98
全体	465（50.3）	459（49.7）	924

昭和大学形成外科口蓋裂初回手術例（1980～1998）
発達遅滞，難聴例を除く．

（岡崎恵子：口蓋裂の言語臨床，第2版，医学書院，2005より引用）

出ていない．

裂型別では，裂の程度が重度であるほど，また，手術年齢が高くなるほど，構音障害の発現頻度が高くなる（岡崎ら1985，1992，北野ら1991）．

構音障害の種別では，口蓋化構音が最も多く，次いで側音化構音が多い．これらは上顎の歯列弓形態や口蓋形態との関連が強い構音障害である **(表26-11-6)**．

構音障害の発現頻度を，どのようにして抑制していくかが今後の検討課題である．それには，手術を担当する医師，聴力関係では耳鼻咽喉科医，矯正を担当する矯正歯科医，言語を担当する言語聴覚士などが連携して，構音障害に影響する因子を検討し，改善していく必要がある．そのためにも，口蓋裂治療のチームアプローチをさらに徹底させることが重要である．

❽口蓋裂患者の言語管理

唇裂口蓋裂による課題は，構音障害のみでなく，患者本人が日常生活において支障なくコミュニケーション能力を発揮するためには，良好な鼻咽腔閉鎖機能と正常構音の獲得が重要である．それには，術前から家族にたいする哺乳，摂食指導や聴力管理，言語環境の調査を含む育児支援を行って，乳児期の発生発語を促す必要がある．術後も定期的に言語発達と音声言語の評価を継続し，患児の年齢に応じた指導を行う．音声言語の問題に対しては，就学前に集中的な言語治療を行うことが望ましい．

なお唇裂口蓋裂のほかに，精神遅滞や軽度発達障害（PDD，ADHD，LDなど），難聴，吃音，症候群などの合併症を持つ症例に対しては，必要に応じて適切な治療，対応を行う．

註：唇裂口蓋裂患者は，注意欠陥多動症候群 attension-deficit hyperactivity disorder（ADHD）が一般の6％に比べて，18％と高く，学習障害 leraning disorder（LD）は，66％に比べて31％と低くみられているとの報告（Richmanら2004）もあり，言語学上の問題もみられる．

表26-11-6　構音障害別発現頻度（N＝460）

構音障害の内容	両側唇顎口蓋裂	片側唇顎口蓋裂	口蓋裂単独	粘膜下口蓋裂	合　計
呼気鼻漏出による子音の歪み	11	29	23	15	78
声門破裂音	21	26	20	32	99
咽（喉）頭摩擦音	1	0	2	0	3
口蓋化構音	63	104	12	1	180
側音化構音	21	65	25	3	114
鼻咽腔構音	2	8	12	5	27
その他の歪み	6	5	1	0	12
その他の置き換え	8	23	16	7	54
省　略	0	2	0	1	3
合　計	133	262	111	64	570

2つ以上の構音障害が認められる場合はそれぞれ独立に扱っている．

（岡崎恵子：口蓋裂の言語臨床，第2版，医学書院，2005より引用）

❾言語治療

　言語治療は狭義に解釈すると幼児以降に行われる構音訓練を指すが，広義には構音障害を予防し，正常な音声言語を獲得するための早期指導も含んでいる．

　口蓋裂の手術は，1歳頃行われるが，最初は，クーと音を出す cooing から母親語（motherese）との communication を通して，ブーブーといった一語分からママとかパパというように次第に単語が二語ぶんとなり，次第に言葉の数が増え，ことばや文として意味のあるものになっていくわけで，表26-11-3 にもあるように，最初から一度にことばを話すわけではない．

　有意味語を話し始める1歳頃に産生できる音の種類が健常児に比べて少なく，家族は，話ことばの発達が遅い事で不安になり，早期訓練を強く望む事がある．その場合は，ことばを育む上で大切なのは，家庭でのおしゃべりや遊びのなかにあることを伝え，患児に対して過度に指示的，訓練的にならないように親の指導も大切である．

　口蓋裂手術後の鼻咽腔閉鎖機能を早く高める方法として，家庭で簡便にできる方法を指導する．たとえば，呼気を鼻腔でなく口腔に導くように，こどもに合った遊びをする．羽根，紙切れを吹きとばす遊び，巻笛を吹いたり，ストローでミルクやジュースを吹いたり飲んだりする遊びとして訓練する．またテレビなどをみるときも，両親が，子供の要求をさとって，代わりの動作をすることは，ことばを発生する機会を失うことになるし，また無理に，ことばを矯正しようということは，患児を心理的に追いつめることになり，逆効果になりやすい．単に泣くこと自体も，筋運動練習になることを忘れてはならない．したがって，訓練ということを頭に入れてもよいが，実際は，自然と日常生活の動作のなかで行うことが大切である．

　口腔器官の運動性の向上には，CSS 機能（噛むこと chewing，吸うこと sucking，飲み込むこと swallowing）を

高めることが重要とされるが，これもそのための訓練をするのではなく，日々の食生活のなかで獲得していくので，多様な普通の食事形態をとることにつきる．

　口蓋裂手術後の患児は，裂のない患児に比べて構音獲得が遅れる傾向にあるが，難聴や言語発達遅滞などがない場合は，3歳頃から次第に追いついていく事が多い．4歳過ぎても話ことばが不明瞭な場合は，必要な検査を行って原因を調査し，再手術や構音訓練を実施する．

　鼻咽腔閉鎖機能不全に起因する開鼻声や呼気鼻漏出による子音の歪み，声門破裂音などの代償構音がある場合，鼻咽腔閉鎖機能不全の原因や重症度によって再手術か構音訓練のどちらを先行すべきか判断する．境界領域の鼻咽腔閉鎖機能不全では，試験的な訓練を短時間行ったうえで再手術が必要か判断する．

　構音訓練は，聴覚的語音弁別訓練と音の産生訓練を含む．代表的な方法は，始めに口形や舌運動の模倣から単音の正しい構音操作を教え，音節，単語，文，文章，日常会話へと段階的に進めていく系統的構音訓練で，言語臨床家が患者と1対1で実施する個別指導が原則である．

　訓練の進捗に影響する要因として，患児の発達段階や聴力，口蓋瘻孔や反対咬合など口腔形態の問題の有無，歯科治療による歯列形態の変化，家族の協力度などがあるので，これらを考慮しながら訓練を進める必要がある．

　なお，言語訓練は，通常1回30分，週1〜2回行うのが効果的とされているが，正常言語獲得には，異常構音の種類，数，本人の資質，家庭環境などで異なってくる．

❿言語管理の終了

　言語治療終了の指標は，次の項目が満足された時である．すなわち，

　①異常構音の表出がない．

　②鼻咽腔閉鎖機能が正常．

③本人，家族が満足．
④口腔内形態が良好．
⑤年齢的言語発達がみられる．
⑥聴力が良好．
⑦心理的状態も良好．

以上の条件が満たされれば，就学を節目として定期的な言語の経過観察をいったん終了にする事も可能であるが，音声言語の状態に変化が生じることもあり，学童期以降も定期的診察が望ましい．

26・12　唇裂・口蓋裂形成術の美容外科的検討
aesthetic consideration of cleft lip and palate surgery

唇裂初回手術のときにも問題になることであるが，特に二次手術の場合は，初回手術以上に，いろいろなことを考えて手術すべきである．

特に美容外科的検討は大切で，唇裂形成術を行う場合，まず，口唇・外鼻の形態を知っておかねばならない．

A. 口唇の正常形態

❶全体像
図26-12-1 のような複雑な形態をしている．

❷人中 philtrum
特に人中は，上口唇に彫の深さ，美しさ，可愛らしさを与えるために大切な解剖学的構造であり，著者が調査したところでは，日本人の約60％は，菱形を呈しており，残りの40％は，平行型の人中稜を有していた．

❸上口唇 (水平) 溝 upper lip horizontal groove
次に，上口唇溝も上口唇膨隆 pout を作る点で，口唇の美しさのポイントでもある．日本人には，ほぼ100％にみられ，その位置は，鼻下点と赤唇縁との下 1/3 にあり，陥凹の角度は147° という (酒井 1991) (図26-12-2, 図24-12-3).

これは，著者が，1970 年はじめて報告したもので，最初，上唇白線，上口唇線，上口唇溝と呼んでいたが，現在は上口唇溝で統一している．鎌田 (1994) は，これを解剖学的に証明した．小三角弁を挿入する目印であり，pout 作成のポイントでもある．

❹上口唇高 lip height (図26-12-3〜図26-12-5)

❺鼻唇溝三角部 nasolabial triangular area
これは，鼻唇溝，鼻翼基部，ひげの生え際で囲まれている部分で，唇裂の場合は小さくて短い．手術後もしまりのない感じを与える．

❻赤唇厚 vermilion thickness
赤唇部の薄い人，中等度，厚い人があるが，やはり中等度がよい．吉田 (1992) によると，現代日本人は薄くなりつつあるという (図26-12-6).

❼Cupid's bow の形態
Cupid's bow のほとんどないものから急峻なものまで様々であるが，男性は 130〜155°，女性は 145〜155°が多いという (吉田 1992) (図26-12-7).

❽鼻翼溝の深さ
鼻翼溝があまり深過ぎても，消失しても美容的にはいけない (図26-12-8).

❾鼻翼の大きさ alar size
鼻翼全体が小さいと貧相にみえるし，あまり大きくてもよくない (図26-12-9).

❿鼻孔の形態 nostril shape
鼻孔の形態は，人種，年齢，性別によって異なる．小児の鼻孔を成人のように作ってはバランスがこわれる (図26-12-10).

⓫鼻孔底の形態 sill shape (図26-12-11)

⓬鼻柱の幅 columella width
鼻柱の幅が細過ぎると貧相となり，幅広いと品がなくなる (図26-12-12).

⓭鼻柱の形
これは，鼻孔の形態とも関連するもので，鼻柱の幅は唇側が幅広いもの，鼻尖部が幅広いもの，両者同じ幅のものがある．鼻孔は子供では円形か楕円形，成人で八の字型になるような鼻柱形態が望ましい (図26-12-13, 図26-12-14).

⓮鼻翼の厚さ ala thickness
鼻翼の厚さは，厚いより薄いほうがよい (図26-12-15).

⓯鼻幅 nose width
鼻幅が広いとバランスがおかしくなる (図26-12-16).

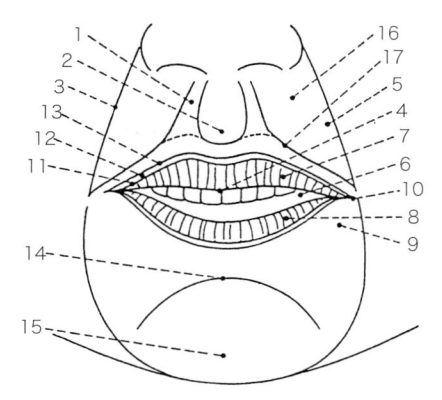

1：人中稜 philtral column
2：人中溝（陥凹部）philtral dimple
3：鼻唇溝 nasolabial groove
4：上口唇結節 upper lip tubercle
5：上口唇 upper lip
6：口裂 mouth fissure
7：上口唇赤唇部 upper lip vermilion
8：下口唇赤唇部 lower lip vermilion
9：下口唇 lower lip

10：唇交連（口角）mouth commissure
11：赤唇彩縁（赤唇縁）red line
12：移行帯 shift area
13：唇稜 vermilion column
14：オトガイ唇溝 mentolabial groove
15：オトガイ mentum
16：鼻唇溝三角部 nasolabial triangular area
17：上口唇溝 upper lip groove
注）1, 2, 16, 17は著者命名，11, 12, 13は著者英訳．

図 26-12-1　上口唇の複雑な形態

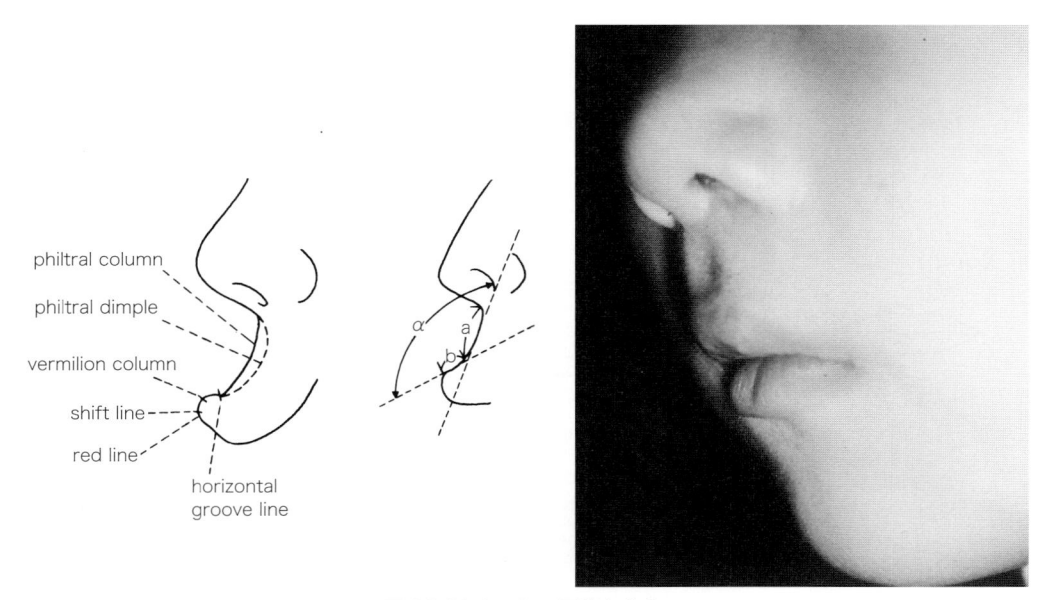

図 26-12-2　上口唇溝と人中
酒井ら（1990），宇佐美ら（1990）は日本人の96％に上口唇溝が存在し，これを8型に分け，その位置は下鼻点より12.0 mm，赤唇縁より4.3 mm，角度は147.4°で膨隆している人が多いという．
　　　　（Onizuka T et al：Aesthetic Plast Surg 10：127, 1986；Onizuka T et al：Ann Plast Surg 27：238, 1991 より引用）

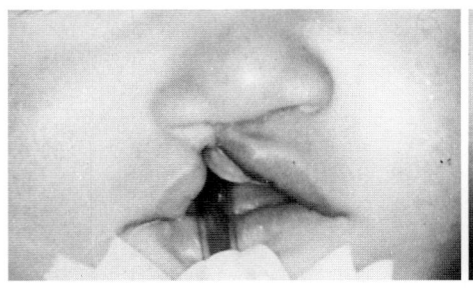
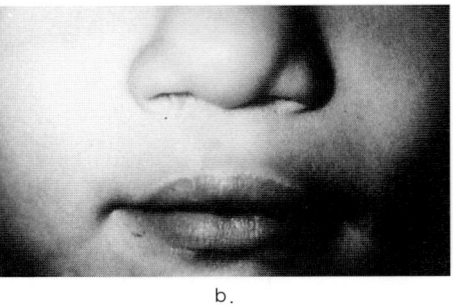

a.　　　　　　　　　　　　b.

図 26-12-3　上口唇溝形成例

(Onizuka T et al：Aesthetic Plast Surg10：127, 1986 より引用)

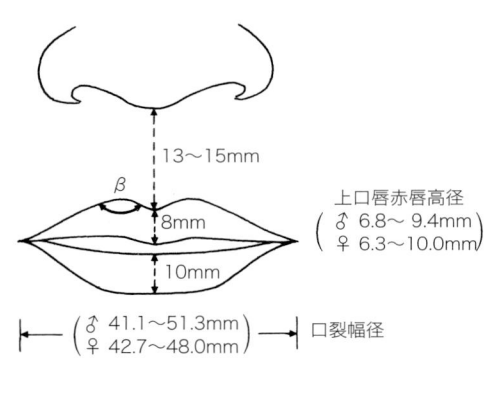

13～15mm

β

8mm

10mm

上口唇赤唇高径

$\left(\begin{array}{l}♂ 6.8\sim 9.4mm\\♀ 6.3\sim 10.0mm\end{array}\right)$

$\left(\begin{array}{l}♂ 41.1\sim 51.3mm\\♀ 42.7\sim 48.0mm\end{array}\right)$　口裂幅径

$\left(\begin{array}{l}β 角：♂130°\sim 155°\\♀145°\sim 155°\end{array}\right)$

図 26-12-4　上口唇高，赤唇高，Cupid's bow 角

括弧内は本邦報告例のまとめ

(吉田明広：昭和医会誌 52：129, 1992 より引用))

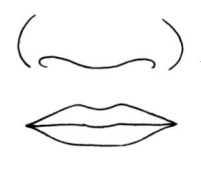
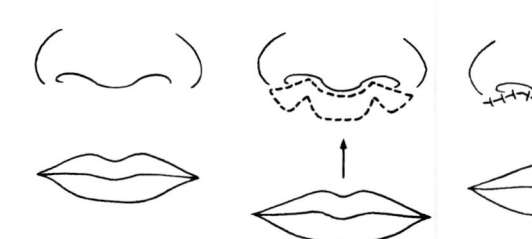

高い口唇 long lip の一修正法

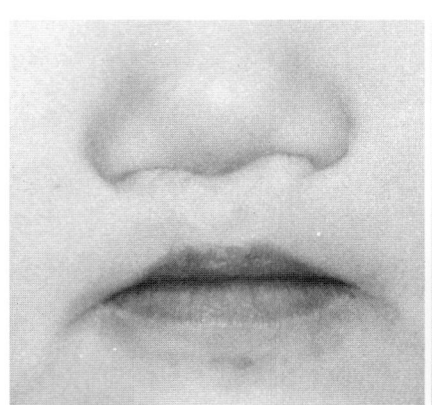
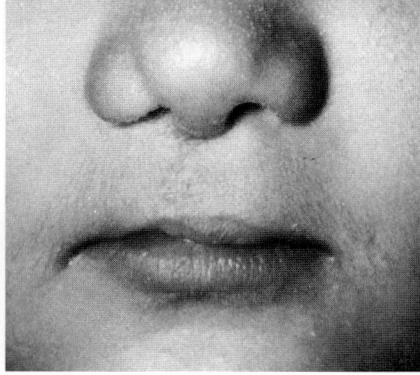
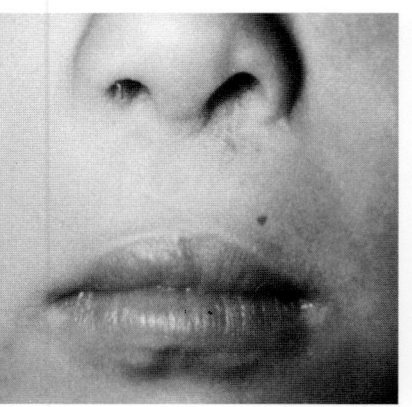

a：低い　　　　　　　　b：中等度　　　　　　　　c：高い

図 26-12-5　上口唇の高さ（唇裂症例）と修正法

(Onizuka T et al：Aesthetic Plast Surg 10：127, 1986 より引用)

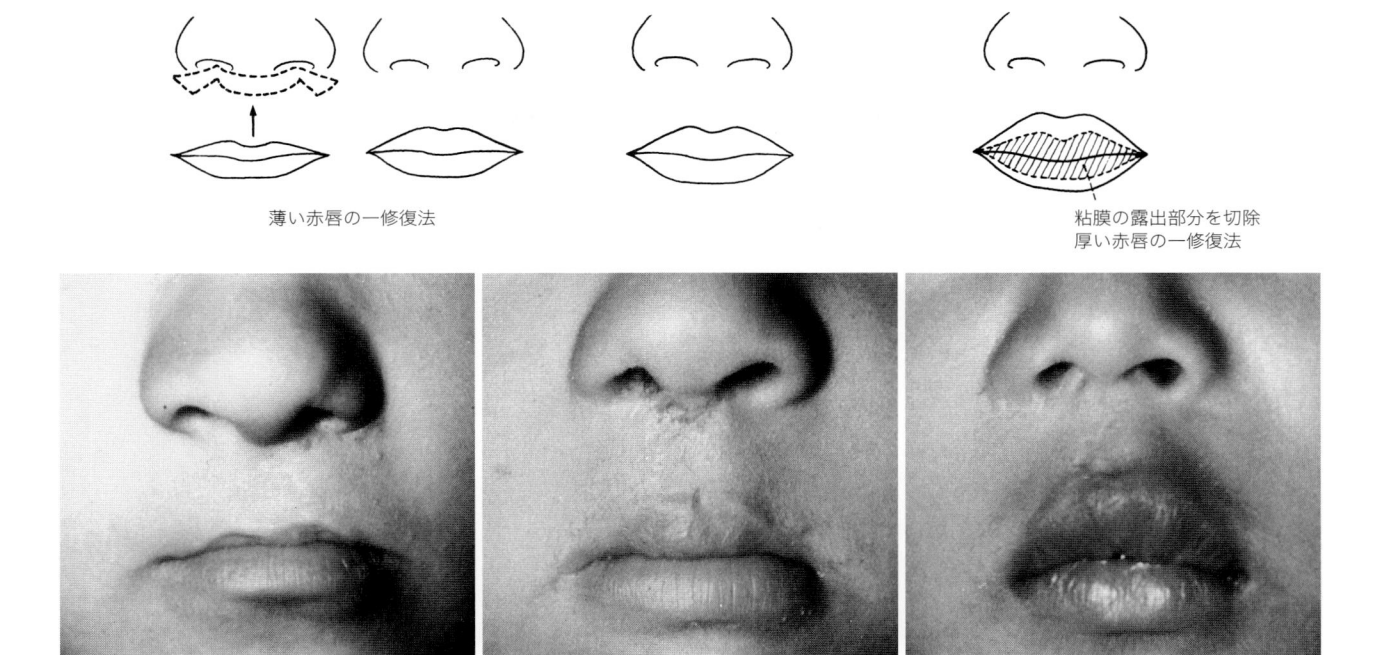

a：薄い　　　　　　　　　　b：中等度　　　　　　　　　　c：厚い

図 26-12-6　赤唇部の厚さ（唇裂症例）と修正法

（Onizuka T et al：Aesthetic Plast Surg 10：127, 1986 より引用）

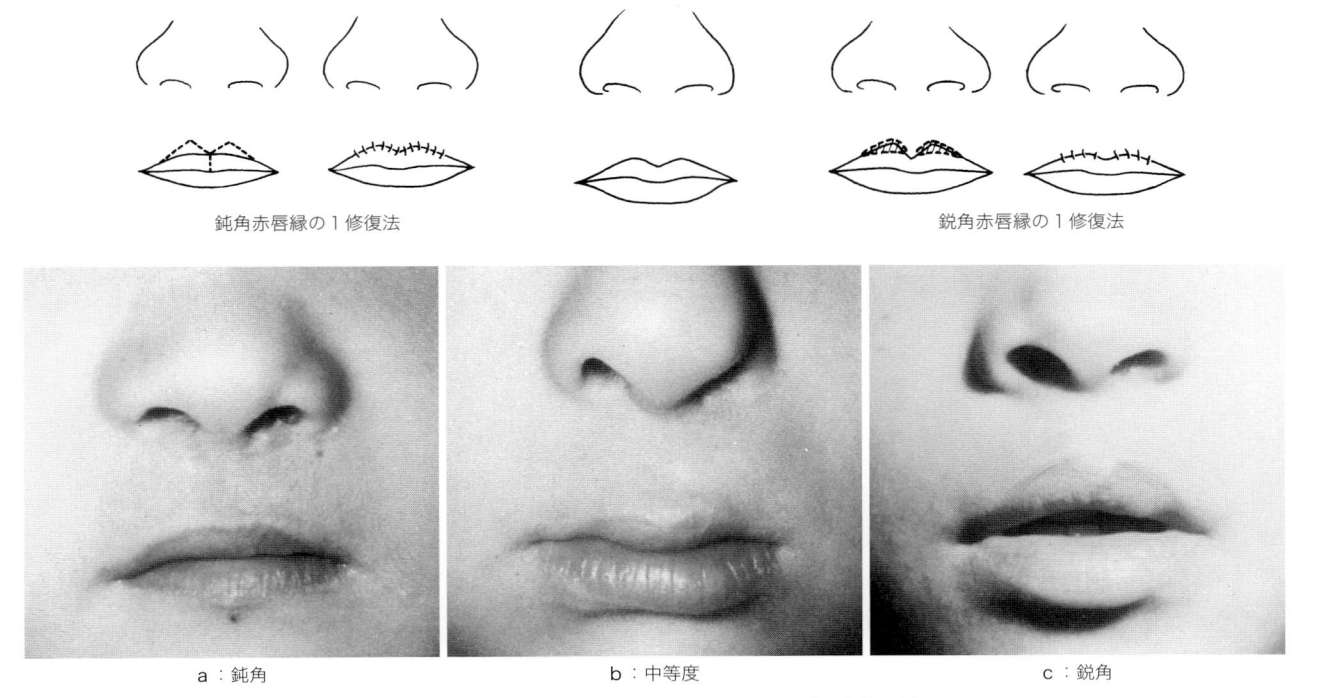

a：鈍角　　　　　　　　　　b：中等度　　　　　　　　　　c：鋭角

図 26-12-7　Cupid's bow 頂角（唇裂症例）と修正法

（Onizuka T et al：Aesthetic Plast Surg 10：127, 1986 より引用）

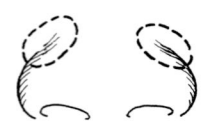

深い鼻唇溝の修正法は
組織移植

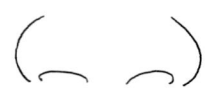

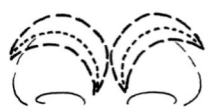

浅い鼻唇溝の修正法は鼻
翼軟骨前縁の切除と固定

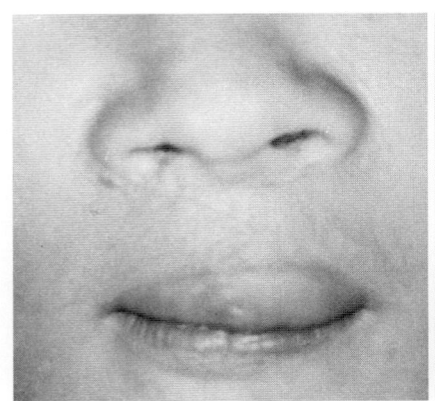

a：深い

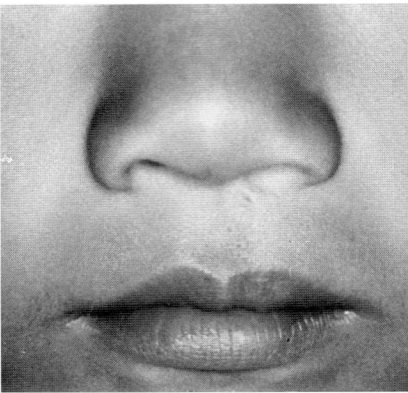

b：中等度

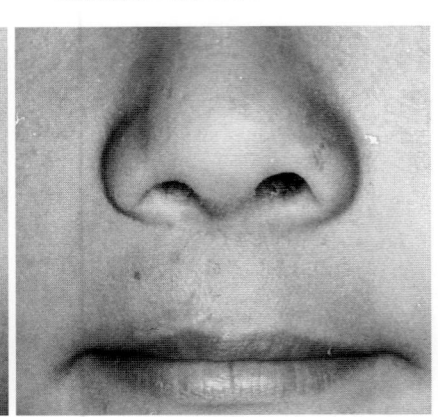

c：浅い

図 26-12-8　鼻翼溝の深さ（唇裂症例）

(Onizuka T et al：Aesthetic Plast Surg 10：127, 1986 より引用)

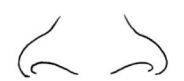

小さい鼻翼の修正法は図26-12-8

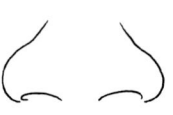

大きい鼻翼の修正法は図26-12-8

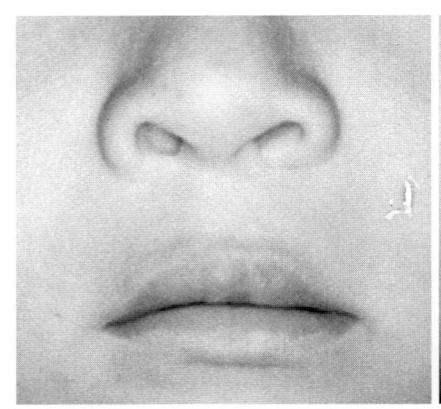

a：小さい

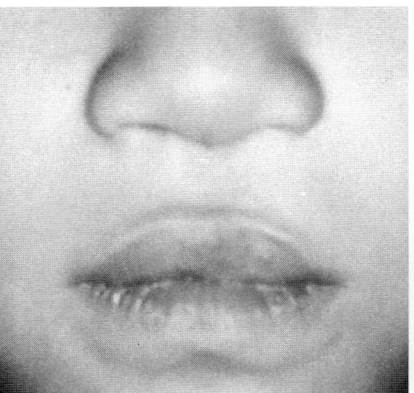

b：中等度

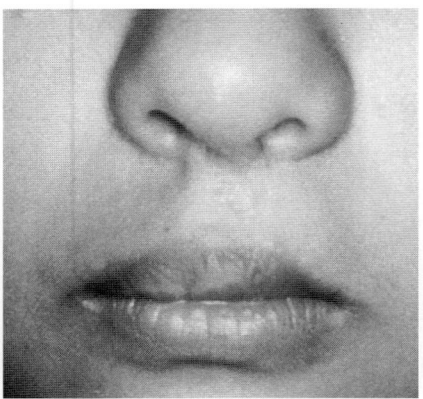

c：大きい

図 26-12-9　鼻翼の大きさ（唇裂症例）

(Onizuka T et al：Aesthetic Plast Surg 10：127, 1986 より引用)

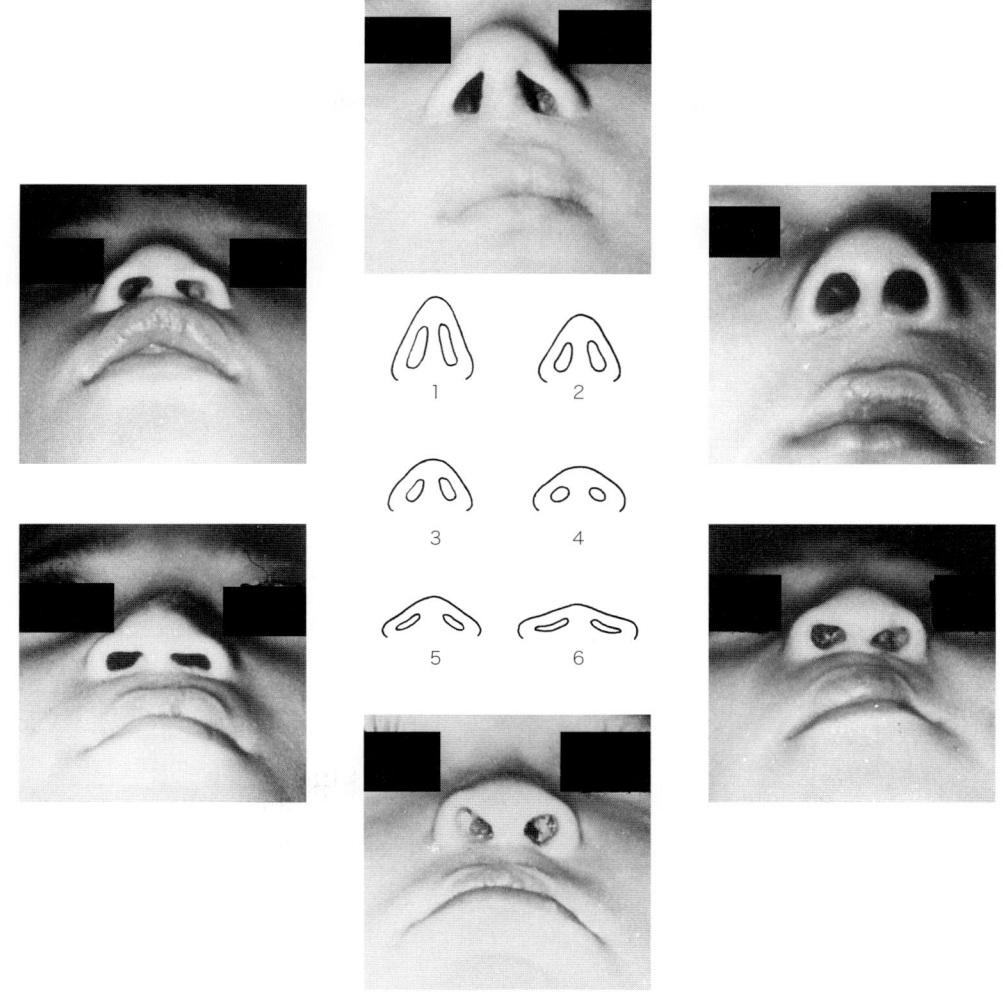

図 26-12-10　鼻孔形態（以上 6 症例は 10 歳の唇裂児である）(1, 2：白人　3, 4：東洋人)

日本人の場合 3, 4 で, 子供では 4 の形が多い. 最上段の症例は大人の鼻孔形態であり, 子供にはおかしい. 修正法
は上の症例は鼻翼基部, 鼻柱基部の切除, 最下段の症例は鼻孔上縁に W 形成術

(Onizuka T et al：Aesthetic Plast Surg 10：127, 1986 より引用)

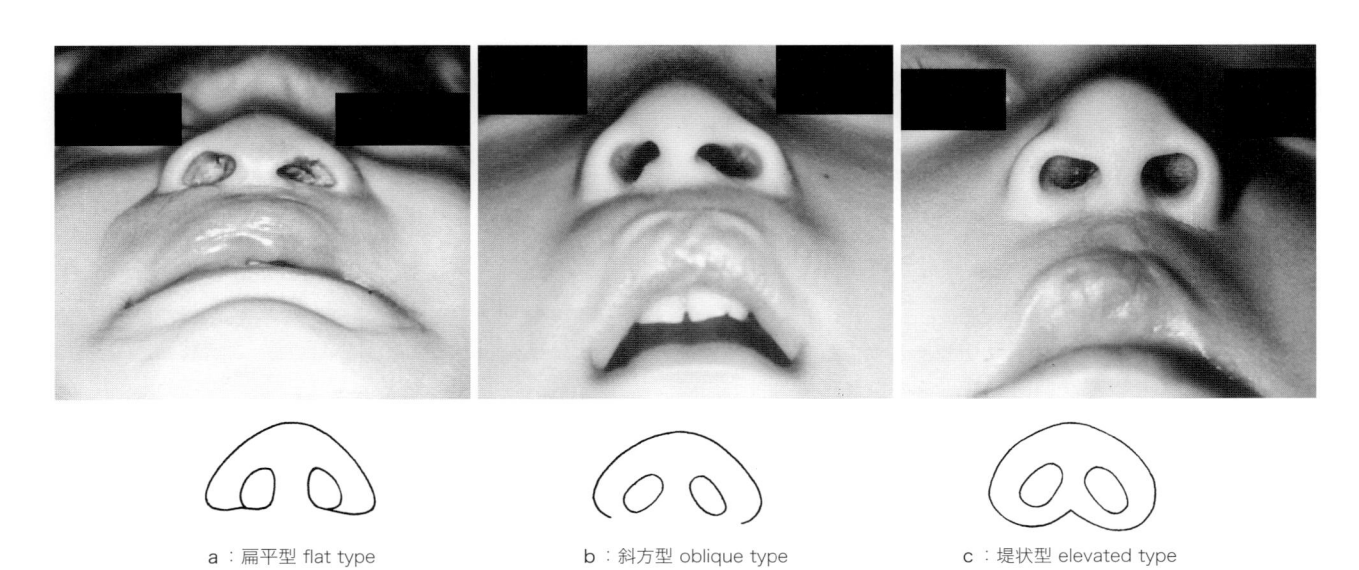

a：扁平型 flat type　　　　b：斜方型 oblique type　　　　c：堤状型 elevated type

図 26-12-11　鼻孔底 sill の形態

(Onizuka T et al：Ann Plast Surg 27：238, 1991a より引用)

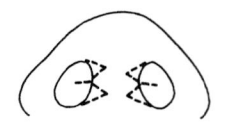

厚い鼻柱の修正法はW形成術

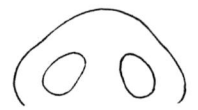

薄い鼻柱の修正法はV-Y法か，
鼻柱内に組織移植

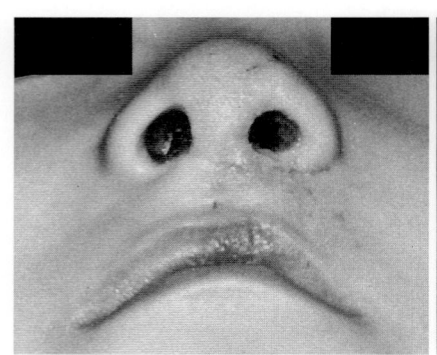

a：幅広い

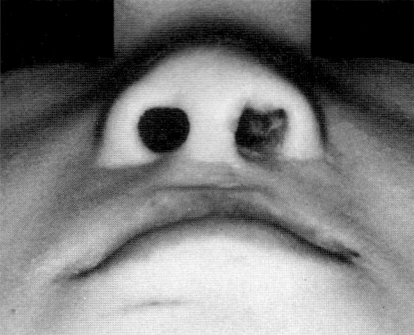

b：中等度

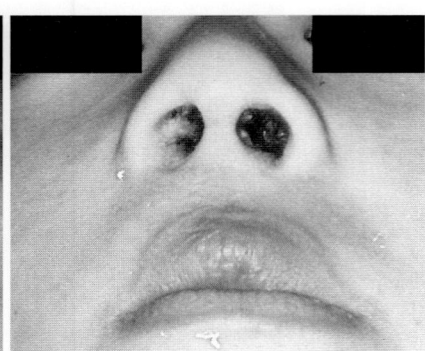

c：細い

図 26-12-12　鼻柱の幅（唇裂症例）

(Onizuka T et al：Aesthetic Plast Surg 10：127，1986 より引用)

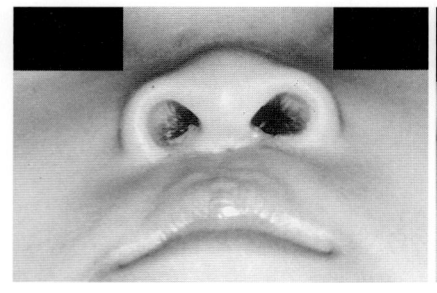

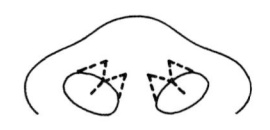

a：逆富士山型
修正法は鼻孔上縁にW形成術

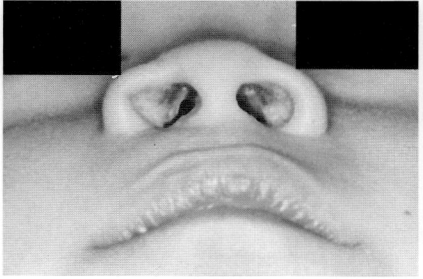

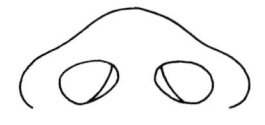

b：富士山型

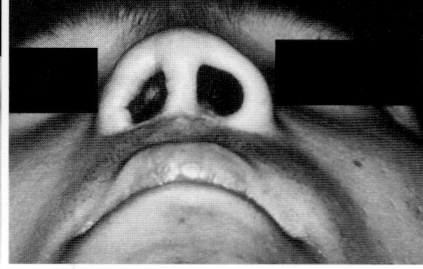

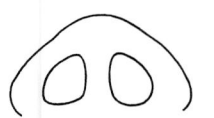

c：平行型
修正法は図26-12-14

図 26-12-13　鼻柱の型（唇裂症例）

⓰顔面全体のバランス facial balanace

　口唇・外鼻の個々の美しさも大切であるが，顔全体のバランスからみた美しさも念頭に入れて手術を考慮すべきである．

　なお，Toygar ら（2004）は片側唇顎口蓋裂では下口唇は小さく，labiomental groove も深く，上口唇だけでなく下口唇の形態にも留意すべきであると報告している．

B. 治療法

❶口唇・外鼻形成術

　唇裂・口蓋裂の美容外科的検討を行い，手術適応があれば図26-12-5，図 26-12-16 のような修正術を行う．

❷顔面形成術

　これは顔全体の美しさを強調することで，他人の注視を

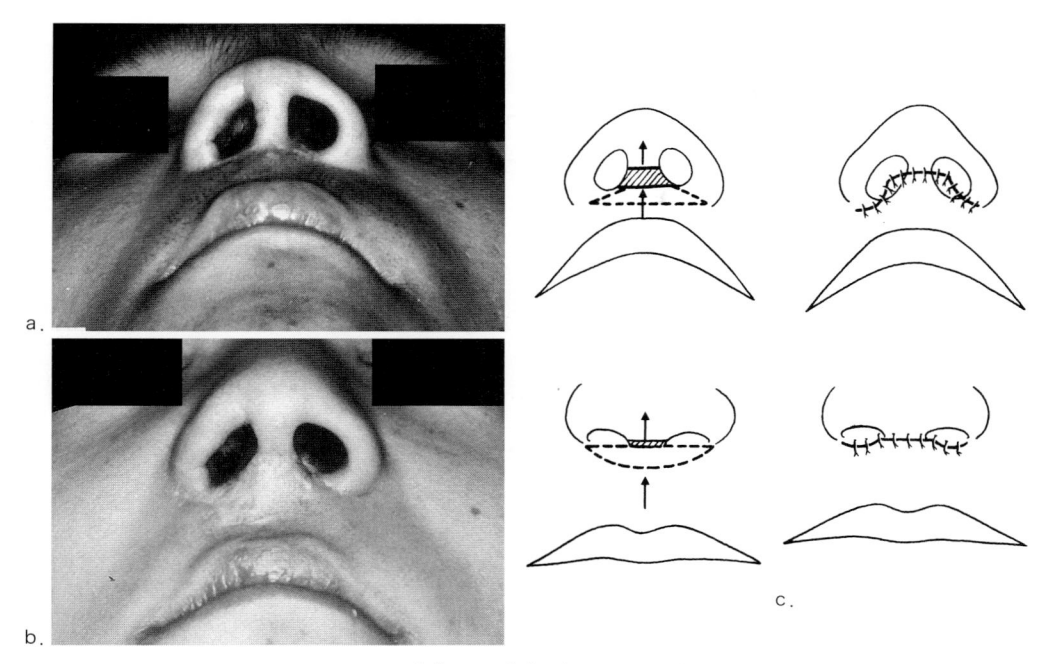

a：術前, b：術後3年, c：手術法

図 26-12-14 同じ幅の鼻柱の修正法

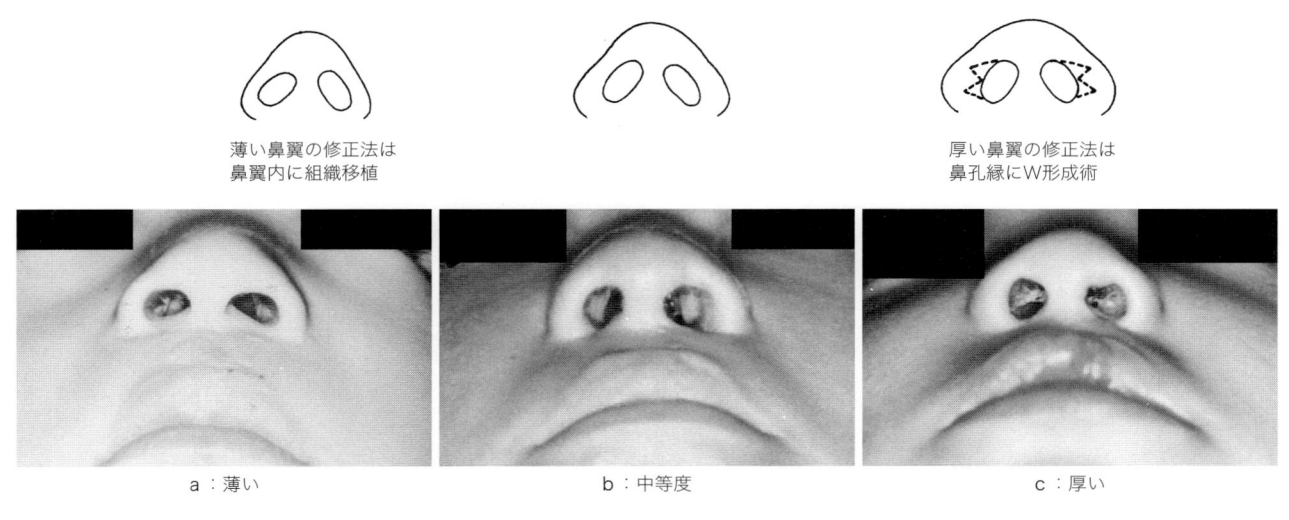

薄い鼻翼の修正法は
鼻翼内に組織移植

厚い鼻翼の修正法は
鼻孔縁にW形成術

a：薄い b：中等度 c：厚い

図 26-12-15 鼻翼の厚さ（唇裂症例）

(Onizuka T et al：Aesthetic Plast Surg 10：127, 1986 より引用)

口唇の瘢痕から遠ざけるようにする考え方で行われる.
（それぞれの部位の該当項, 参照）
　①前額形成術：扁平な額部を膨らます. 女性さの強調
　②頬骨形成術：頬骨の突出部を削骨する.
　③眼瞼形成術：二重瞼形成術など.
　④外鼻形成術：隆鼻術 augmentation rhinoplasty（図26-
　　12-17）

　⑤上下顎形成術：顎の前突症や異常陥凹の修正
　⑥下顎角：いわゆる『エラのはった』と表現される, 下
　　顎角の突出部を削骨する.
　⑦オトガイ形成術（図26-12-17）
　⑧その他の形成術

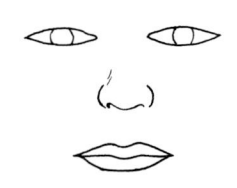
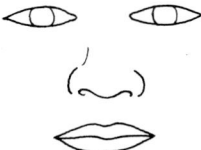
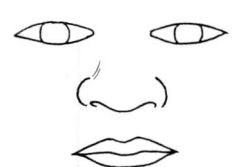

狭い鼻幅の一修正法は
鼻翼基部外側切除

広い鼻幅の一修正法は鼻翼
基部または鼻孔底切除

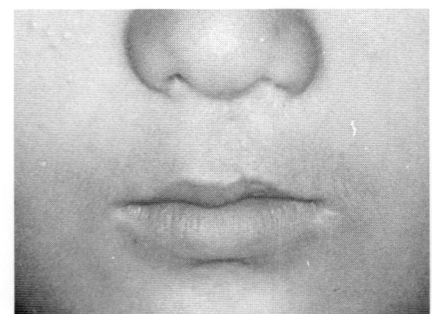
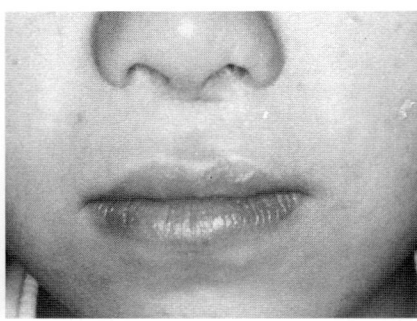
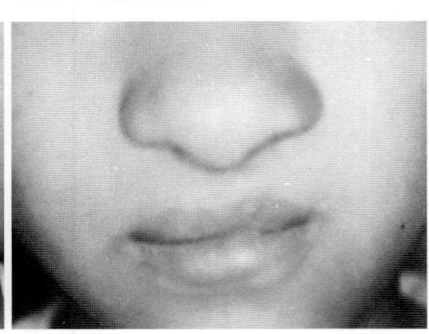

a：狭い　　　　　　　　　　　b：中等度　　　　　　　　　　　c：広い

図 26-12-16　鼻幅（唇裂症例）

(Onizuka T et al：Aesthetic Plast Surg 10：127, 1986 より引用)

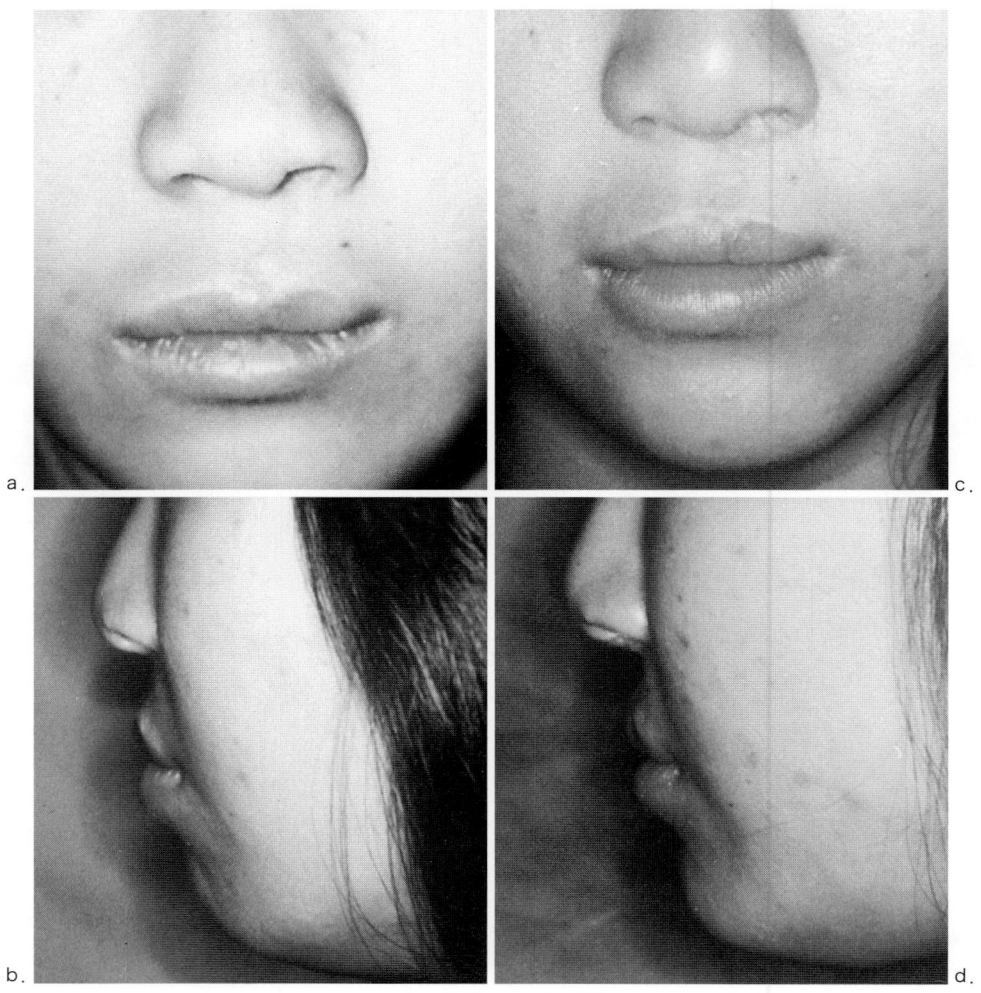

a，b：術前，c，d：術後

図 26-12-17　左唇裂に対し隆鼻術とオトガイ形成術施行例

(Onizuka T et al：Aesthetic Plast Surg 7：179, 1983 より引用)

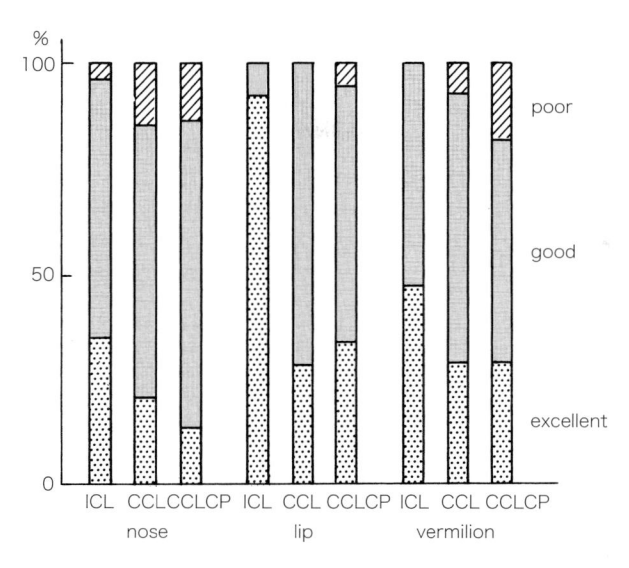

図 26-13-1　唇裂の手術成績を図式化したもの

表26-13-1　唇裂手術法と口蓋発育抑制

cleft lip
抑制小 (retardation decreases) ←M＜O＜S＜T→抑制大 (retardation increases)
cleft lip & palate
抑制小 (retardation decreases) ←O＜T＜S＜M→抑制大 (retardation increases)

S：straight method（直線法）， T：triangular method（三角弁法），
M：Millard's method（Millard法）， O：Onizuka's method（旧鬼塚法）

（Onizuka T et al：Cleft Palate J 12：444, 1975 より引用）

26・13　遠隔成績と評価
evaluation of the cleft lip and palate surgery

未手術患者の顔は，披裂部を除き，ほぼ正常な発育を行うことが Ortiz-Monasterio (1966)，Bishara (1976)，作田 (1978) らによって報告されているが，手術患者は，程度の差こそあれ，必ず上顎の変形を残す.

その原因としては，①先天性の発育不良，②口蓋裂，③手術による血行障害，④瘢痕拘縮，⑤口唇の緊張，⑥手術法，などが列挙されている.

Onizuka ら (1990) は，旧鬼塚法による初回術後 10 年以上経過した 238 例について調査を行い，完全唇顎口蓋裂の 82.2％，完全唇裂の 50.0％，不完全唇裂の 19.2％が何らかの歯科矯正を必要としたという.

しかし，唇裂口蓋裂の術後評価は，極めて難しく，体操の点数化法や，形態的分析（Duffy ら 2000），コンピューター解析（Yamada ら 1999），フーリエ Fourier 解析（1990），その他（Al-Omari ら 2005）など，いろいろな手法で評価されている.

また，Onizuka ら (1990) は，旧鬼塚法を用いた症例について，15 箇所の評価点をもうけ，オリンピックにおける体操競技の点数の付け方を参考に，手術成績を評価し，完全口唇口蓋裂は 87.4％が，完全口唇裂は 92.8％が，不完全唇裂では 98.7％が満足な結果を示した (図 26-13-1).

なお，そのためには 1〜4 回の再手術を必要としたという. しかも変形度の強いほど，また，口唇より外鼻のほうが，再手術率が高く，平均して再手術率としては 50％であり，2 例に 1 例が何らかの修正を必要としたと報告している.

さらに，Onizuka ら (1975) は，直線法，三角弁法，Millard 法，旧鬼塚法の唇裂手術法を，顎発育との関係で調べ，口蓋裂のない症例では，Millard 法は，顎発育に対する影響が少なく，旧鬼塚法が，これに次いでいたという (図 26-13-2, 表 26-13-1). また，口蓋裂を合併した症例では，旧鬼塚法は，臼歯部での抑制は強いが，全体として他の唇裂形成術に比べ最も抑制が少なかったと報告している.

最近，鬼塚 (2003) は，術後成績は，患者，術者，家族，友人などすべての人が満足しなければならないとしており，その一致率を求めているが (図 26-13-3)，すべてが一致して満足することは大変なことである. Excellent が，ほとん

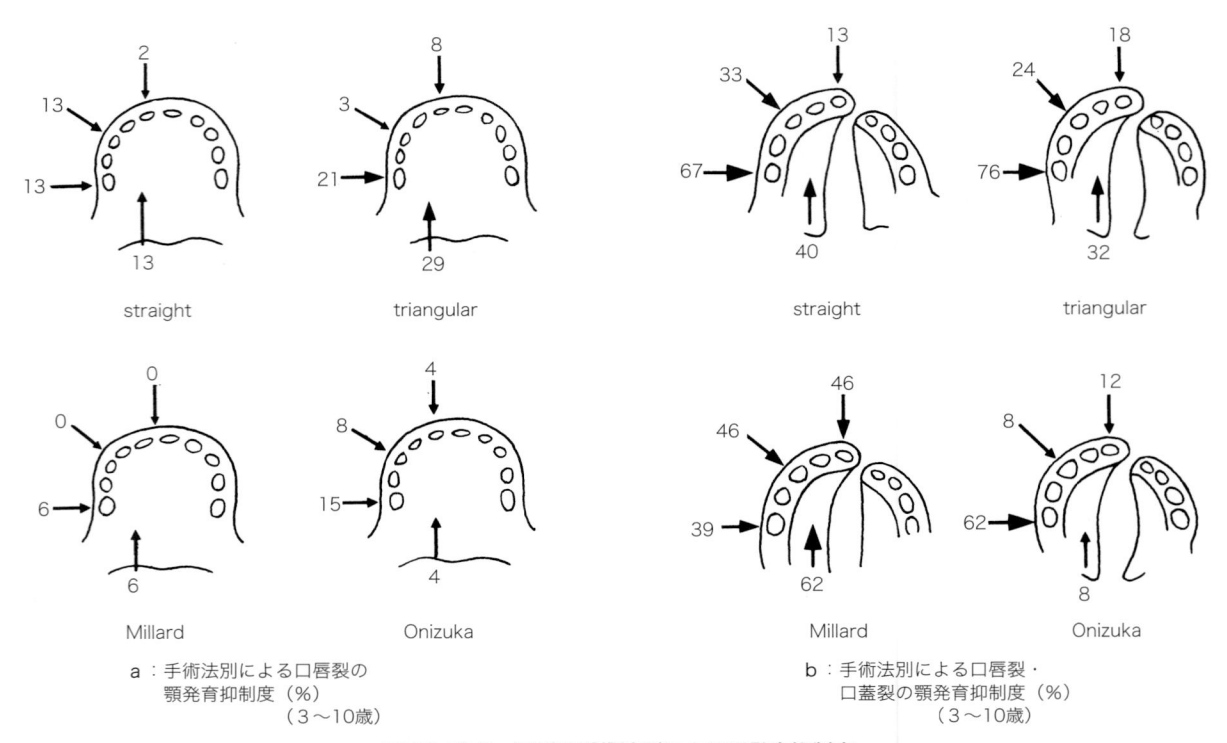

a：手術法別による口唇裂の
　顎発育抑制度（%）
　（3〜10歳）

b：手術法別による口唇裂・
　口蓋裂の顎発育抑制度（%）
　（3〜10歳）

図 26-13-2　唇裂の手術法別による顎発育抑制度
数字は 229 例中それぞれの披裂例に対する抑制された症例数の%.
(Onizuka T et al：Cleft Palate J 12：444, 1975；鬼塚卓弥：手術 29：669, 1975；Onizuka T：Cleft Lip and Palate：
Long Term Results and Future Prospects, Huddart A G et al ed, Manchester Univ Press, p183, 1990 より引用)

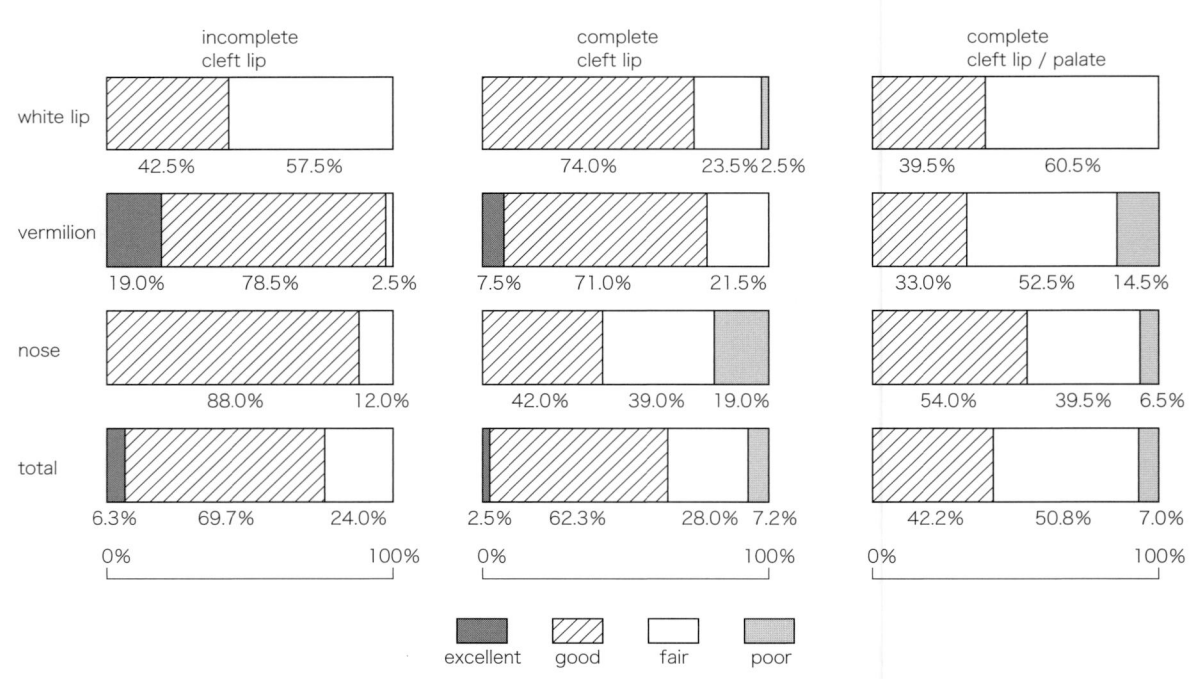

図 26-13-3　手術関係者すべてが一致して満足する割合

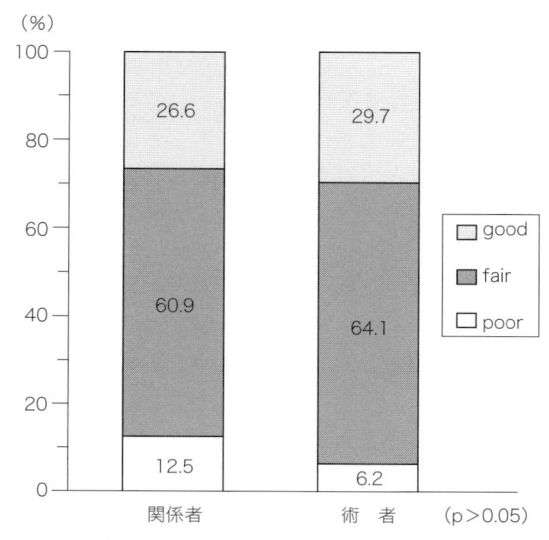

図16-13-4　術者と関係者による手術評価率

外科医はよいほうに評価しやすい.

(Lo LJ et al：Plast Reconstr Surg 110：733, 2002 より引用)

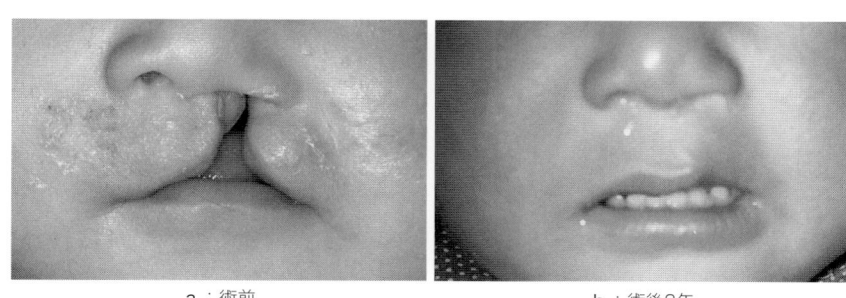

a：術前　　　　　　　　　　　　b：術後2年

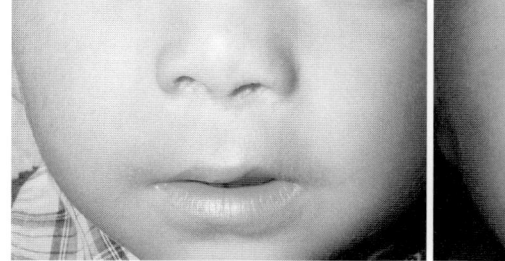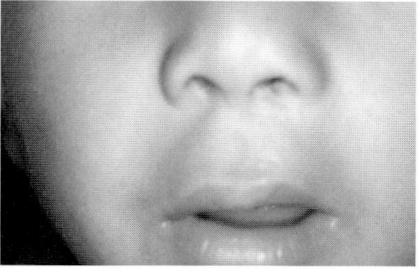

c：第1回術後3年（第2回術前外鼻形成施行前）　　d：第2回術後2年（鼻翼基部は上がり気味）

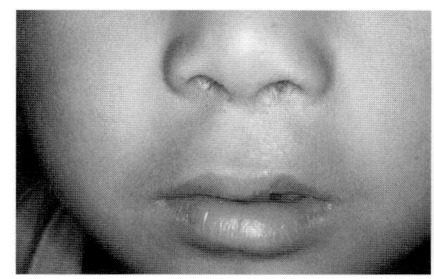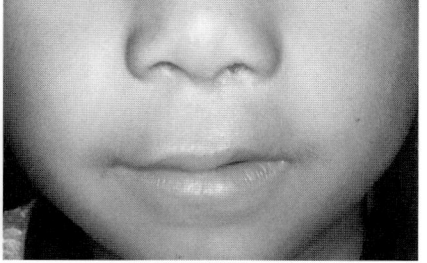

e：第2回術後3年（鼻翼基部の位置は下がり気味）　　f：第2回術後5年（鼻翼基部は正常位）

図26-13-5　術後の経過と評価

唇裂の術後成績はいつ評価するかでも異なる. 成長による変化, 顎変形, 歯による変形などによって変わる.

どなく，good では，かなりの線まで行っておるものの，今後の努力が必要であろう．

　Jun-Jou Lo ら (2002) は，術後成績を比較し，外科医は good ば 29.7％，fair が 64.1％，poor が 6.23％，一般人では，good が 26.6％，fair 60,9％，poor 12.5％と外科医と一般人との間で，評価に有意差はないというが，外科医に比べて患者の評価がきびしい傾向にある．

　また，鼻に関する調査では，外科医と患者との一致率は 6.5％であったと報告している（図 26-13-4）．

　これらの違いは，患者満足度と外科的ゴールの重要性を示すものである．

　極端な意見ではあるが，Ferrario ら (2003) は，正常人と患者を比較し，その成績は年齢，人種で異なり，手術だけでは正常な容貌を作れないとまで述べている．

　なお，図 26-13-5 のように，唇裂術後，口唇や顎発育，口蓋や歯列の変化で，変化するので，何時の時点で評価する

かの問題もある．

　Al-Omari ら (2005) は，手術成績の評価には，三次元あるいは四次元まで含めた国際的基準をもうけて評価すべきであると提案している．

　まとめとして，唇裂口蓋裂の術後評価については，手術から何時評価するかで変化し，しかも，数多くの評価項目があり，形成外科，口腔外科，耳鼻科，小児科，言語科，など，数科にわたり，さらに，修正手術で結果が複雑化し，また，成長を含めた 4 次元の評価を必要とするためと考えられる．また，誰が評価するかも大切で，患者，家族，医師，第 3 者など，により異なり，評価の甘い人，厳しい人，いい加減な人などがいて，現状では，難しいといわざるを得ない．時岡ら (2014) は，エビデンスレベルの高い論文は少ないと報告しているが，当然のことであろう．

　しかし，経験的にどの評価法を用いても正常とほとんど変わらない状態に再建できると自負している．

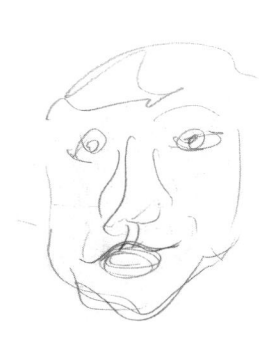

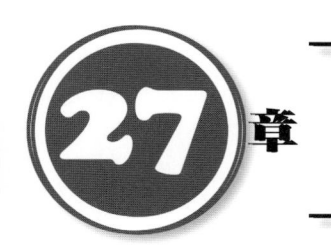

27章 耳介部形成術
otoplasty

27·1 耳介部の解剖学
anatomy of the auricle

A. 耳介部の形態解剖学
morphological anatomy of the auricle

耳介外側 lateral area は，耳介の外方，つまり凹凸のあるほうを指し，耳介内側 medial area は，後面の頭蓋に面しているほうを指す．耳介後部 retroauricular area は，耳介内側と相対する乳様突起部 postauricular area をいう（図27-1-1）．なお，耳介部は上下に耳介（耳珠切痕の上方）と耳垂（耳珠より下方）に分けられる（中村ら 2000）.

耳介結節（耳輪結節）は，ダーヴィン結節 Darwin tubercle ともいわれ，日本人で約3割の人に認められる．哺乳動物の長い耳介の名残りである.

❶皮膚

耳介の皮膚は極めて薄く（800μ），血行に富む．耳介の皮下組織は，前面では軟骨に密着して剝離しにくく，後面は粗な皮下組織のために剝離は容易である．しかし，耳垂では特殊な皮下組織の構造から，皮膚と皮下組織の分離は難しい．耳介の皮膚は，その薄さときめの点で，眼瞼の植皮の採皮部として選ばれる.

❷筋肉

耳介の筋肉の主なものは，耳介を中心に上耳介筋，下耳介筋（ほとんど消失），前耳介筋，後耳介筋と十字型に存在

している．筋肉としての働きはほとんどなく，大部分の人は，随意的に耳介を動かすことはできないが，音叉の振動に対する反射運動は，60〜70%に認められる（図27-1-2，図

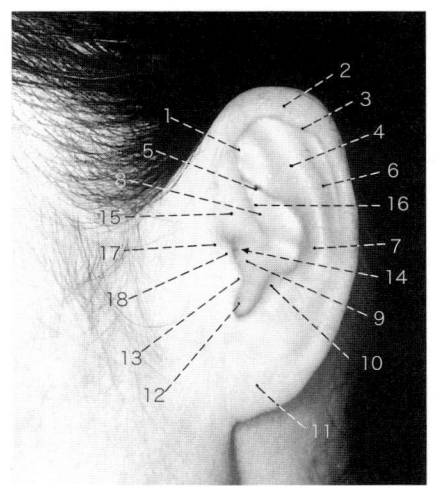

1： 三 角 窩 triangular fossa
2： 耳 輪 helix
3： 耳 介 結 節（Darwin 結節） auricular tubercle
4： 対耳輪上脚 superior crus of antihelix
5： 対耳輪下脚 inferior crus of antihelix
6： 舟 状 窩 scapha
7： 対 耳 輪 antihelix
8： 耳甲介舟 cymba of concha
9： 耳甲介腔 cavum of concha
10： 対 珠 antitragus
11： 耳 垂 lobule
12： 珠 間 切 痕 intertragic notch
13： 耳 珠 tragus
14： 外 耳 道 external auditory meatus
15： 耳 輪 脚 crus of helix
16： 耳 舟 脚 crus cymbae
17： 前 切 痕 anterior incisura
18： 珠 上 結 節 supratragic tubercle

図27-1-1 耳介各部の名称

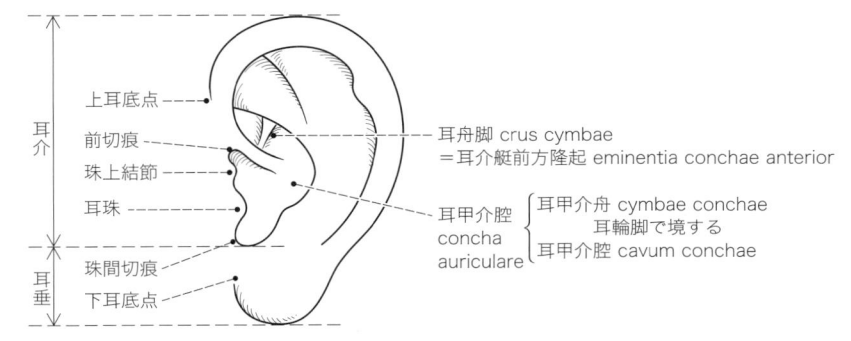

図27-1-2 耳介の細部
耳舟脚は佐藤（1959）によると日本人は 12.38 〜 15.71%にみられ，優性遺伝という．サルにはみられない.

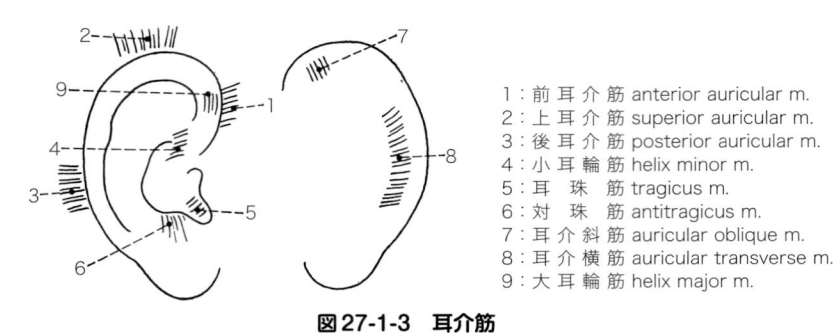

1：前 耳 介 筋 anterior auricular m.
2：上 耳 介 筋 superior auricular m.
3：後 耳 介 筋 posterior auricular m.
4：小 耳 輪 筋 helix minor m.
5：耳 珠 筋 tragicus m.
6：対 珠 筋 antitragicus m.
7：耳 介 斜 筋 auricular oblique m.
8：耳 介 横 筋 auricular transverse m.
9：大 耳 輪 筋 helix major m.

図 27-1-3　耳介筋
筋として存在するが，随意的に動かせる人は少ない．

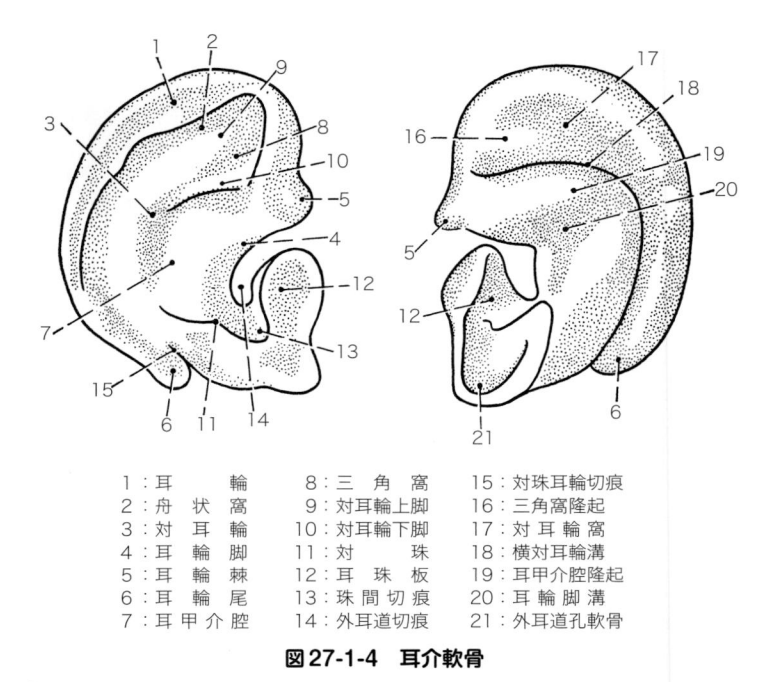

1：耳　　　　輪	8：三　角　窩	15：対珠耳輪切痕
2：舟　状　窩	9：対耳輪上脚	16：三角窩隆起
3：対　耳　輪	10：対耳輪下脚	17：対 耳 輪 窩
4：耳　輪　脚	11：対　　　珠	18：横対耳輪溝
5：耳　輪　棘	12：耳　珠　板	19：耳甲介腔隆起
6：耳　輪　尾	13：珠 間 切 痕	20：耳 輪 脚 溝
7：耳 甲 介 腔	14：外耳道切痕	21：外耳道孔軟骨

図 27-1-4　耳介軟骨

(Sercer A：Plastische Operationen an der Nase und an der Ohrmuschel, Georg Thieme, p316, 1962 より引用)

27-1-3)．その他の筋としては，耳介斜筋，大耳輪筋，小耳輪筋，耳介横筋，耳珠筋，対珠筋がある（長田 2005）．Bennett ら（2005）は，対耳珠筋と対耳輪との関係を記載している．耳介発生段階の顔面神経麻痺などで耳輪の形態異常を起こす．横筋，斜筋の異常で埋没耳，後筋の異常で立耳がみられるという（長田 2005）．

❸軟骨

　耳介軟骨は，弾性軟骨であり，**図 27-1-4** のように，薄く，しかも複雑な形態をしている．耳介形成術では，一般に，軟骨に手術的侵襲を加えないと目的を達することができない．また，耳介軟骨は，単独，または皮膚とともに複合移植 composite graft として，外鼻などに移植することもある．

❹脈管系

　耳介血行は，前面は浅側頭動脈 superficial temporal artery の前耳介枝 anterior or auricular branch，後面は後耳介動脈 posterior auricular artery の耳介枝 auricular branch からなり，それぞれ，互いに吻合して豊富な血管網を形成している（Park ら 1988, 1992, Yang ら 1998）．

　静脈のほうは，耳介前面では浅側頭静脈 superficial temporal vein へ，耳介後面は外頸静脈 external jugular vein へ流入する（**図 27-1-5**）．

　リンパは，第 1 鰓弓由来部分のリンパは，耳介前リンパ節に，第 2 鰓弓由来の部分は，耳介後リンパ節を経て，乳頭突起部にあるリンパ節に流入する（長田 2005）．

❺神経

　耳介前面は，下顎神経 mandibular nerve の枝である耳介側頭神経 auriculotemporal nerve に支配され，耳介後面は，大耳介神経 great auricular nerve，小後頭神経 lesser occipital nerve に支配されている．

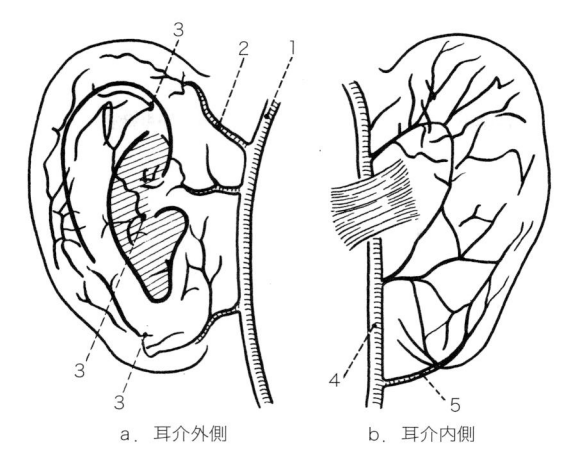

a．耳介外側　　　　　　b．耳介内側

1：浅側頭動脈　　3：穿通枝　　5：後耳介枝
2：前耳介枝　　　4：後耳介動脈

図27-1-5　耳介に分布する動脈

三角窩，円状窩の血管網は浅側頭動脈と三角窩の穿通枝，耳垂の穿通枝でできており，耳甲介は後耳介動脈の穿通枝による血管網でできている．

(Park C et al：Plast Reconstr Surg 90：38, 1992 より引用)

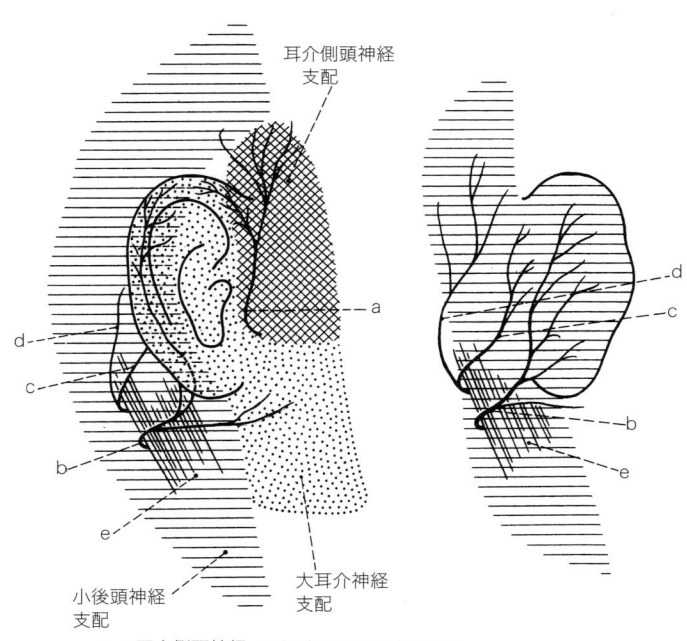

a：耳介側頭神経 auriculotemporal nerve
b：大耳介神経 greater auricular nerve
c：小後頭神経乳頭枝 mastoid branch of lesser occipital nerve
d：小後頭神経 lesser occipital nerve
e：胸鎖乳突筋 sternocleidomastoideus muscle

図27-1-6　耳介の神経

神経支配領域には変異もある．

　耳介前面と後面の神経支配が異なることは，局所麻酔の際大切となる．

　なお，耳介後面の神経は，耳介前面に穿通する場合もある**(図27-1-6)**．

❻耳介発生学 embryology of auricle

a. 耳介の発生

　耳介の発生学については，His (1885)，Streeter (1922) らに負うところが大きい．His によると，胎生5週頃，下顎 - 舌骨弓の鰓裂に，すなわち，第1鰓弓の後面に3個，第2鰓弓の前面に3個と，計6個の結節（小丘）ができ，第1結節

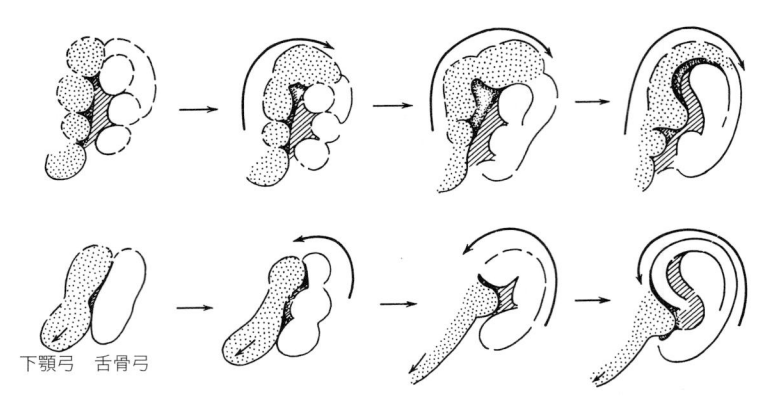

図27-1-7　耳介の発生模式図

上列は His, 下列は Wood-Jones の説, 見寺によると Wood-Jones の説が正しいというが,
最近では His 説も見直されている.

（西村秀雄：形成外科 17：453, 1974 より引用）

から耳珠 tragus が, 第2, 3結節から耳輪 helix, 第4結節から対耳輪 antihelix, 第5結節から対珠 antitragus, 第6結節から耳垂 ear lobe ができ, 7週頃には完成するという.

一方, 融合の方向が, **図27-1-7** のように, His (1885) とWood-Jones ら (1934), 西村 (1974), 見寺 (1982) とは逆になっているが, さらに米原ら (1994), 高戸ら (1999) は, 各結節は回転なしに増殖, 形成されるという. 定説がない.

また, Stark (1962) は, 下顎 - 舌骨弓のうち耳介形成には, 舌骨弓がその85％を作り, 耳輪, 舟状窩, 対耳輪, 耳甲介, 対珠, 耳垂を形成し, 下顎骨弓ができるのは, 耳珠と耳輪脚であると述べている.

b. 外耳道の発生

外耳道は, 第1および第2鰓弓間の第1鰓溝の背側部が, 内方へ管状にくぼんで発生し, 7ヵ月頃でき上がる.

c. 鼓膜の発生

鼓膜は外耳道底部へ上皮（外胚葉性）と鼓室壁上皮（内胚葉性）と両上皮間の中胚葉から生じる.

d. 中耳, 耳小骨

中耳は, 胎生4週頃に咽頭腸から生じた咽頭嚢から発生, 7〜8ヵ月で完成, 耳小骨は, 胎生4ヵ月ででき上がる. 第1鰓弓よりツチ骨とキヌタ骨が, 第2鰓弓からアブミ骨が形成される.

e. 内耳

内耳は, 胎生3週過ぎ, 菱脳胞の肥厚として始まり, さらに耳窩から耳胞となって5週頃に内リンパ管となっていく.

f. 耳介の先天異常

耳介の先天異常は, 胎生2ヵ月, 中耳, 外耳道は, 胎生7〜8ヵ月までの異常で生じる. また, 3〜7ヵ月頃の異常では, 耳小骨があって外耳道がない状態も起こる. 内耳は, 発生がまったく外耳, 中耳とは, 別であるため, 外耳の形態異常があっても内耳はほとんどその影響を受けない.

❼成長

耳介の成長は, 金子 (1954), Pellnitz ら (1958), Farkas (1974) によると, 耳長は16〜17歳, 耳輪は10歳前後になって, 男女とも終了し, 30〜40歳頃まで一定の大きさであるが, その後, 年とともに大きくなり, 60歳以後になると著しく増大するという. 実際には, 重力による組織の下垂である. 小西 (1977) の報告では, 耳長は9〜10歳, 耳輪は3〜4歳で成人の大きさになるという.

Adamson ら (1965) は, 3歳で85％にまで大きくなり, 耳長はその後も次第に大きくなるが, 耳幅や耳介 - 頭蓋間距離は, 10歳以後ほとんど変化がないと報告している.

なお, 耳介の成長については, 長田 (2005) が詳細な文献的考察を行っている.

❽外耳道

外耳道は, 外1/3が軟骨性で, 毛包, 皮脂腺, 耳道腺があり, 内2/3は骨性で, 毛包や皮脂腺はない. 耳道腺 ceruminous gland は, アポクリン腺で, その分泌物は脱落上皮と混じて, 耳垢 ear-wax となる.

耳垢には, 湿性と乾性とがあり, 前者は平均17％（11〜25％）で, 腋臭は約10％と相関関係がある（足立1973）. 松永 (1959) によると, 湿性耳垢は日本人で16.27％, 蒙古人約10％, 東南アジア50％以上, 白人や黒人は, ほとんど湿性である（吉岡ら1979）.

B. 耳介部の美容解剖学
aesthetic anatomy

❶耳介美

耳介は, 顔の側面に位置するうえに, 静的な存在であるため, 往々にして軽視される傾向にある. たとえば, 子供

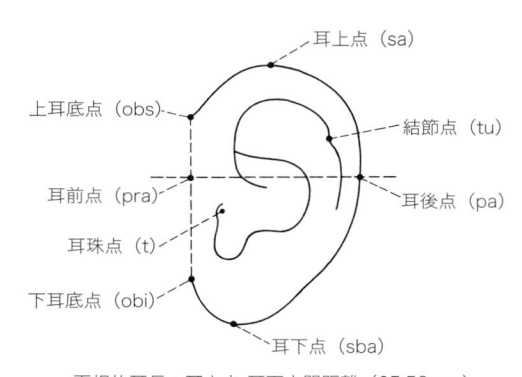

面相的耳長：耳上点-耳下点間距離（65.53mm）
面相的耳幅：耳前点-耳後点間距離（32.42）
形態的耳長：耳珠点-結節点間距離（31.02）
形態的耳幅：上耳底点-下耳底点間距離（51.39）

図27-1-8　耳介の大きさ
（括弧内数字は芝本英博ほか：日形会誌 11：775, 1991 より引用）

に顔の絵を描かせると，耳を描き忘れる子がいるくらいである．

しかし，年長者になると，かなり心理面の対象にもなり，日本では，大きい耳を福耳といって尊重し，小さい耳は貧乏耳という．

外国でも，耳輪の尖ったのは悪魔の耳とか，狐の耳とかいって嫌われているように，古今東西を通じて，耳輪がまるく，ふくよかなものが，美しい耳と考えられている．

❷耳介の形態

a.　耳径（図27-1-8）

1) 耳長

耳長は，次の4つに分類され，諸家の調査では62～65mm くらいである（相楽1957）．荻野ら（1989）の調査では，耳長は女性で55～65mm，男性で60～70mm という．

山崎（1943）の分類を以下に示す．現在は平均身長が伸びている割には，耳長は長くなっていない．加齢的に長くなる．老化のための下垂である．人種的にもアフリカ系で短く，西欧系で中等度，アジア系で長いという（福田2005）．

①過小耳 hypermikrot：54.9mm 以下

②小耳 mikrot：55.0～59.9mm

③中等耳 mesot：60.0～64.9mm

④大耳 makrot：65.0mm 以上

耳長は，小耳症形成術で問題になる．

2) 耳幅

諸家の調査で，耳幅は，男31～34mm，女29～33mm という．通常，耳幅といえば，面相的耳幅を指す（相楽1957，坂口1952）．

3) 耳垂高

耳垂高とは，対耳珠点より耳垂下端までの長さで，通常16mm前後といわれる（Rubin 1962）．

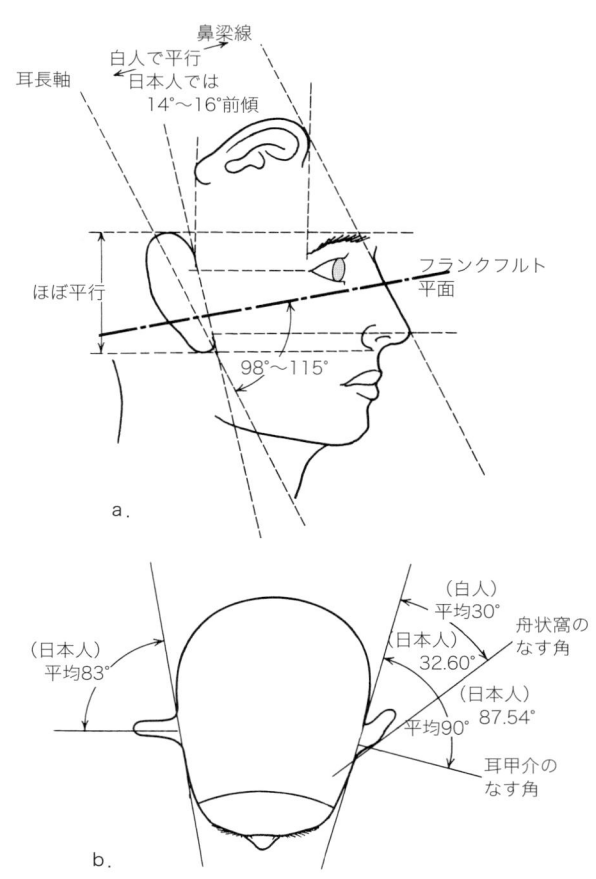

図27-1-9　耳介の位置と耳介頭蓋角
①耳介長軸と鼻梁線とは日本人では男性16.0°，女性14.6°（神山1985，行徳ら1986），男性16.8°，女性17.4°（芝本ら1991）
②耳介上縁は眉毛の高さ
③耳輪の付根は外眼角の高さ
④耳垂の付根は鼻尖部の高さ
⑤耳垂の下根は鼻翼基部の高さ
⑥耳輪・耳垂付根を結ぶ線は下顎枝に平行
⑦耳輪付根と外眼角との距離は耳の高さに等しい
（Grabb WC：Skin Flaps, Little, Brown, 1975 より引用）
（括弧内は芝本英博ほか：日形会誌 11：775, 1991 より引用）

4) 耳介付着度

これは，耳長軸と眼耳平面（フランクフルト平面）とのなす角度で，欧州人は95～108°，平均103°，日本人は95～115°，平均105°で，112°以上を斜耳という．一般に，耳長軸と鼻梁線とが白人ではほぼ平行といわれるが（McCarthyら1990），実際には耳介長軸と鼻背は平均14.9°（Skiles 1983），28°（Tolleth 1978）など報告されている．日本人では，14～16°前傾している（神山1985，行徳1986，芝本1991）（図27-1-9）．宮田ら（2008）は，すべての症例で前傾しており，小耳症ではバラバラであり，個々に検討して再建すべきであるという．

5) 耳介頭蓋角

Rubin（1962）の報告では平均30°，日本人は平均83°で，かなりの差がある．白人では，この角度の大きいものを聳

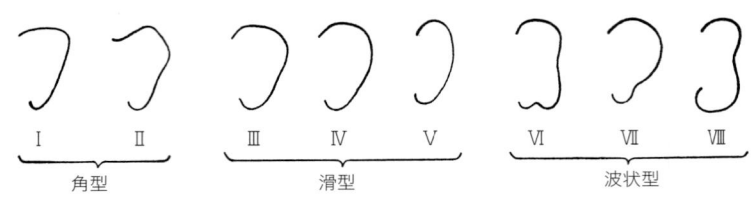

図27-1-10　耳介の形
(坂口敏之：熊大第一解剖論文集 12：1, 1952 より引用)

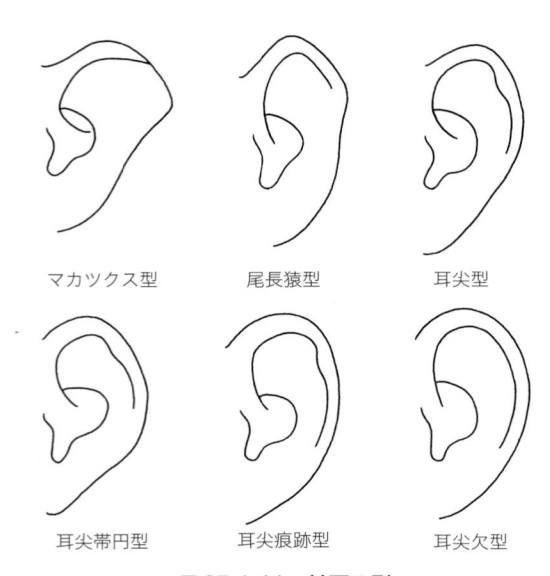

マカツクス型　　　　尾長猿型　　　　耳尖型

耳尖帯円型　　　　耳尖痕跡型　　　　耳尖欠型

図27-1-11　外耳の形
(山崎　清：顔の人類学, 天祐書房, p430, 1943 より引用)

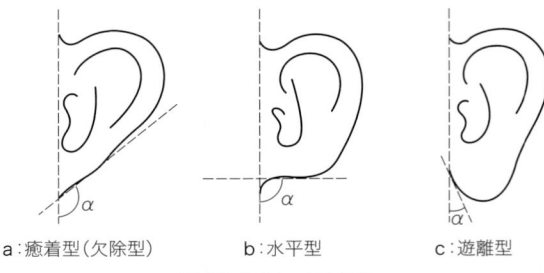

a：癒着型 (欠除型)　　　b：水平型　　　c：遊離型

図27-1-12　耳垂形
a：癒着型, ∠α =30 〜 70
b：水平型, ∠α =70 〜 110
c：遊離型, ∠α =110 〜 150
(石川隆夫ほか：日形会誌 5：539, 1985；赤石諭史ほか：形成外科 47：777, 2004 より引用)

耳と称して, 手術の対象にされる. その点, 日本人で問題にならないのは, 平均的日本人が聳耳のせいであろう (**図27-1-9**).

6) 耳珠切痕径

切痕幅：男女とも 7 mm 平均である (相良 1975, 坂口 1952).

切痕長径：男女とも平均 8 mm である. 耳珠切痕径は, 形成外科的にはピアス (イヤリング穴作成) の場合, 考慮される.

b.　耳介観

1) 耳輪の形

坂口 (1952) は, 耳輪の形を**図27-1-10**のように 8 型に分類し, IV型が過半数で, III型, V型の順に多いという. つまり滑型が大多数を占める.

2) 耳尖の形

耳尖の形は, 一般に 6 型に分類されているが, 坂口 (1952) によると, 耳尖欠型 (VI型) が最も多く, 全体の約 1/3 であるという (**図27-1-11**).

3) 耳甲介の形

耳甲介は, 最も複雑な形を呈しているが, 人為的にこの形を再建することは難しく, 形態の分類もまた難しい.

4) 耳垂の形

耳垂は, 遊離型と癒着型に二大別されるが, 石川ら (1985), 赤石ら (2004) は水平型を入れて 3 型に分類している. 癒着型には, 欠如型も含まれる. 耳垂は類人猿以上の高等動物にみられるといわれ, 耳介が退化過程にあるのと比較して興味がある (**図27-1-12**). 耳垂は, わずかではあるが, チンパンジー, ゴリラにみられる.

27·2　耳介部の外傷・瘢痕
trauma and scar of the auricle

A. 外傷

❶原因

耳介の外傷も, 他の身体部位と同じく, **表3-1-1** のように, いろいろな原因によるものがみられる. このうち特異的なものは, 凍傷, 咬傷 (田中ら 2002), 柔道耳などである. 耳介は露出し, しかも両面突出しているうえに薄く, 敏襞に

富むので，その体積に比して表面積が広いことから，凍傷を起こしたり，愛犬や接吻時の咬傷を受けたり，柔道耳のように外部の硬いものと頭蓋骨との間にはさまれて血腫を生じたあと，線維化して変形する．

Bardsley ら（1983）は，熱傷以外の耳介外傷の頻度として，ヒト咬傷 42％，転倒 20％，交通事故 16％，イヌ咬傷 14％と報告している．

❷新鮮創の治療

耳介新鮮創の治療は，一般新鮮外傷治療の原則に従う．特に感染に留意し，その予防，および治療を第一義に考えるべきである．一度，軟骨膜炎が起こると，治癒しがたく，容易に周囲に拡大，軟骨の融解，変形を起こすので，新鮮創の場合は，多少耳介の変形を生じても，創の洗浄郭清のあと，一次的に，創を閉鎖し，本格的形成術は二次的に行う（図 27-2-1）．

しかし clean cut で，状況が許せばできるだけ microsurgery の技術で吻合し再建を図る．血行がよいので subtotal amputation なら生着の可能性も大きい（巣瀬ら 2004）．静脈の吻合がなくても生着報告例がある（Schonauer ら 2004）．

①血腫：皮膚切開で血腫を除去し，ソフラチュールガーゼの圧迫固定を行う．これを怠ると柔道耳になりやすい．場合によっては，ドレーンの挿入を行う（松村 2010）．

②軟骨の露出がない場合は，皮膚縫合を行う．

③軟骨がわずかに露出している場合は，露出軟骨を切除して皮膚縫合を行う．

④軟骨が相当露出している場合は，耳介後方の側頭部皮膚を皮弁として用いる．筋膜弁と遊離植皮の組み合わせもあり，症例毎に検討する（Avelar ら 1998）．

⑤全耳介が剝脱された場合は，軟骨のみ耳後方頭皮下に埋没移植し，小耳症と同じような手術を行う．

⑥切断された耳介部分が小さいときは，Mladick ら（1971，1973）のように，皮膚の表皮を削皮しで側頭部皮下に埋没する．単なる複合移植より血行がよいという（図 27-2-2，図 27-2-3）．また，Baudet ら（1972）のように，切断耳介の表側の皮膚はそのままにし，裏側（耳後部）の皮膚を除去し，軟骨に窓を開けて側頭部に移植すると，この窓を通して血行回復が行われる．

⑦わずかに軟部組織を残して切断されたときは，いったん縫合してみて，血行の回復が思わしくなければ，直ちに⑤または⑥の処置をとる．わずかな pedicle とはいえ，耳介皮膚は血行がよいからである．

⑧熱傷の場合は，できるだけ早期に植皮を行い，創を閉鎖する．軟骨の処置は上と同様に行う．

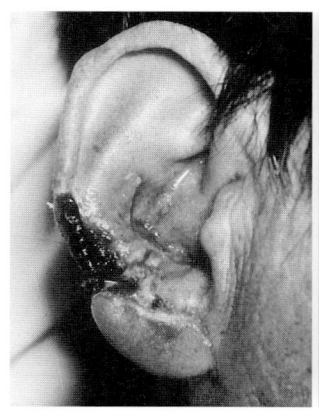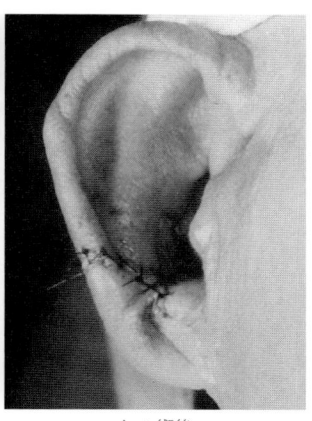

a：術前　　　　　　　b：術後

図 27-2-1　外傷性欠損
欠損部を縫縮しただけである．

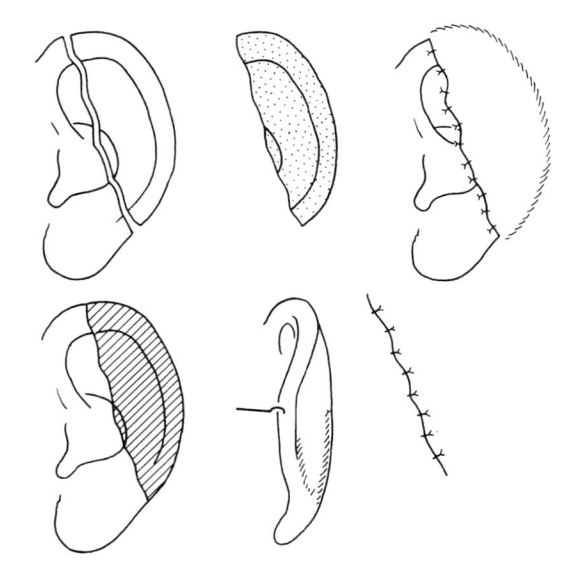

図 27-2-2　切断耳介の再接着
切断耳介の表皮を削皮，断端を縫合，切断耳介は側頭部皮下へ埋没固定，二次的に切断耳介の血行を確認，耳介を取り出し，表皮化を待つ，側頭部埋没部は縫合閉鎖

（Mladick RA et al：Plast Reconstr Surg 48：219，1971 より引用）

❸陳旧創

陳旧創の場合も，極力感染を予防治療し，創の閉鎖に努め，二次的に耳介形成術を行う．

B. 耳介の瘢痕・変形

耳介の外傷が治癒した後は，その原因がなんであれ，多少の瘢痕変形を起こすのが通常である．

❶線状瘢痕拘縮

耳介は，複雑な凹凸を有していることから，たとえ線状

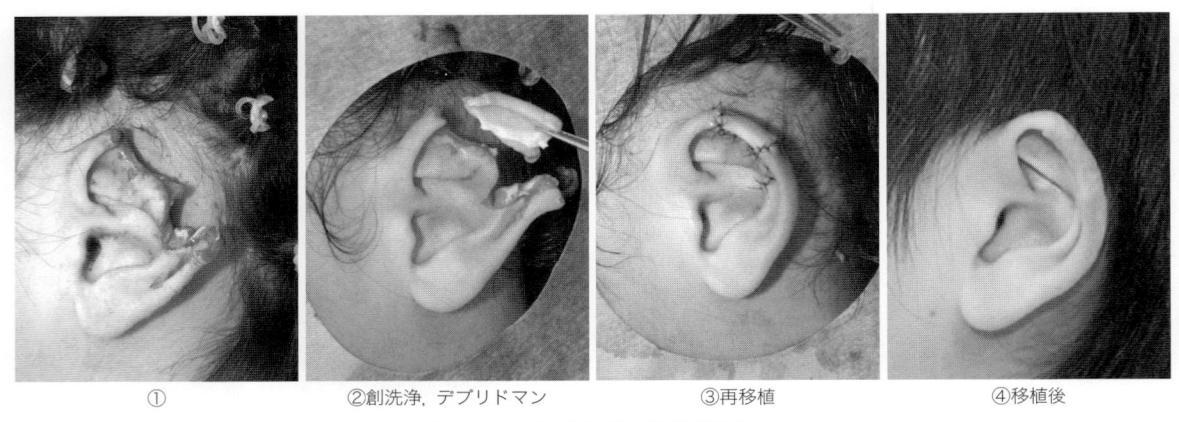

① ②創洗浄，デブリドマン ③再移植 ④移植後

図27-2-3 左耳介犬咬傷（4歳男児）

（宇佐美泰徳氏提供）

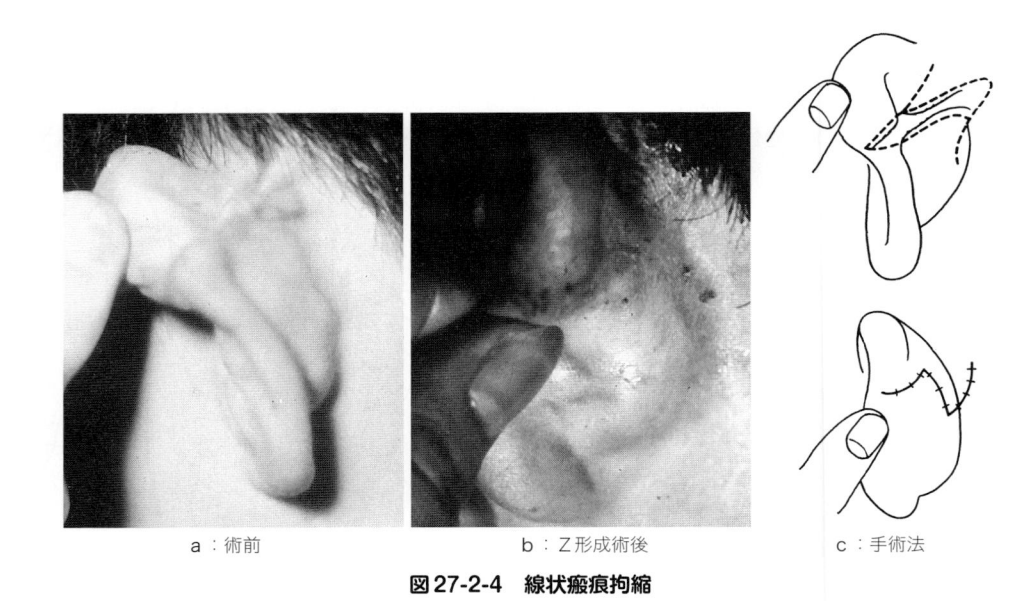

a：術前 b：Z形成術後 c：手術法

図27-2-4 線状瘢痕拘縮

瘢痕であっても，拘縮を起こしやすく，そのための変形も起こる．特に耳輪部での瘢痕は，拘縮のために耳輪の陥凹を起こして目立ちやすい．

治療は，皮膚のみの場合は，Z形成術，軟骨にわたるものでは，障害された軟骨を切除し，皮膚とともにZ形成術を行う（図27-2-4〜図27-2-6）．

❷耳介の瘢痕性癒着

耳介に変化が少ない場合は癒着を剥離し，皮膚欠損部に遊離移植する（図27-2-7，図27-2-8）．

❸耳輪のみの欠損

欠損部の位置によって，その形成術は，縦方向の皮弁に

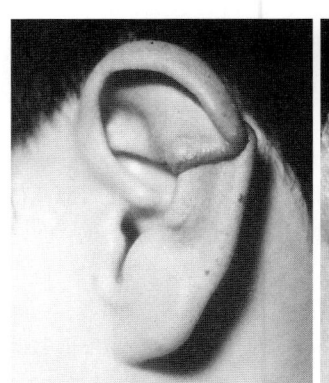
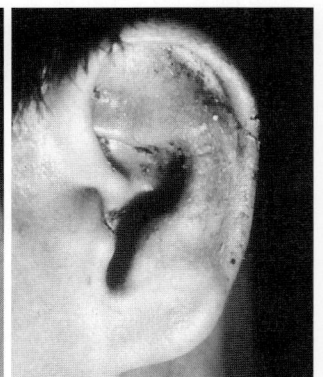

a：術前 b：連続Z形成術後

図27-2-5 線状瘢痕拘縮

耳介瘢痕部でずれがみられる．

（鬼塚卓弥ほか：交通医 22：116，1968より引用）

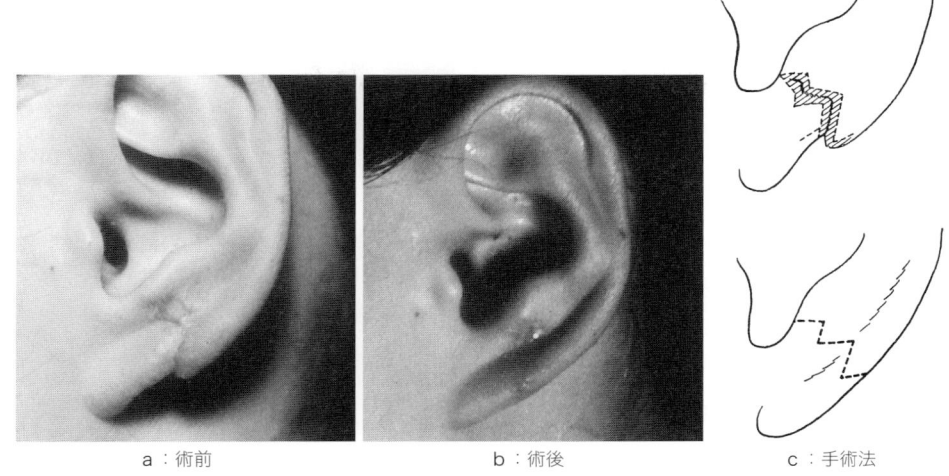

a：術前　　　　　　　　　　b：術後　　　　　　　　c：手術法

図27-2-6　線状瘢痕拘縮（縫合のずれ）

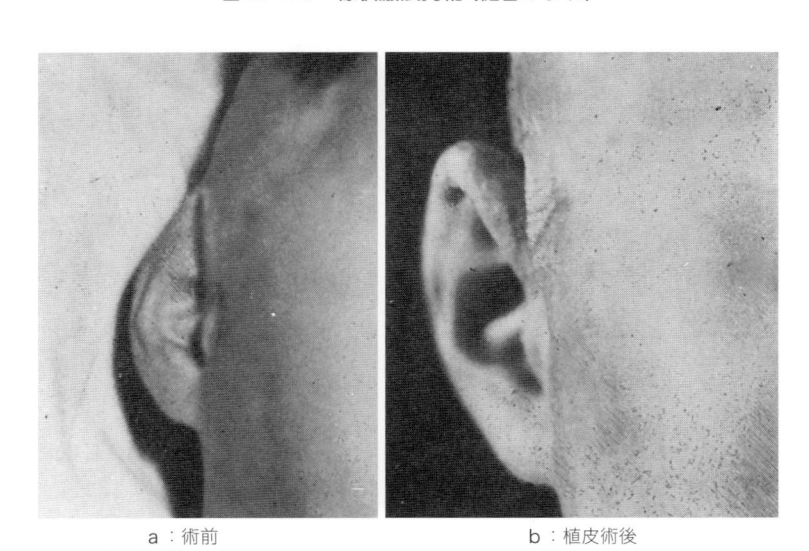

a：術前　　　　　　　　　　　　　　b：植皮術後
耳介軟骨には損傷がない.

図27-2-7　熱傷による耳介上半部癒着

（鬼塚卓弥ほか：交通医 22：116, 1968 より引用）

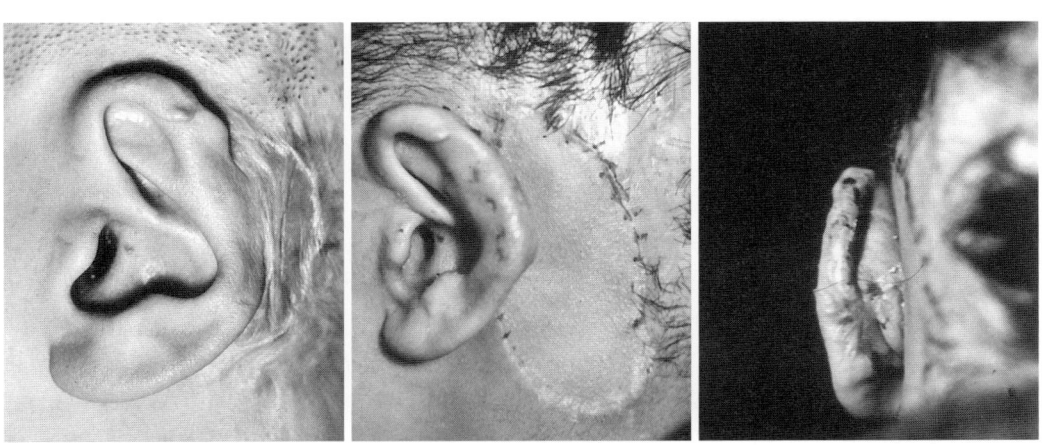

a：術前　　　　　　　　　b：植皮術後　　　　　　c：術後耳介後面
耳介軟骨の変形は少ない.

図27-2-8　耳介後部癒着

（鬼塚卓弥：交通医 22：116, 1968 より引用）

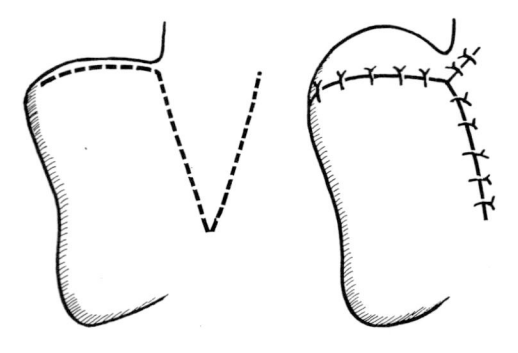

a：側頭部皮弁
　　耳後部，耳前部なども
　　同様に利用できる．

b：修復後

図27-2-9　耳輪上部の欠損

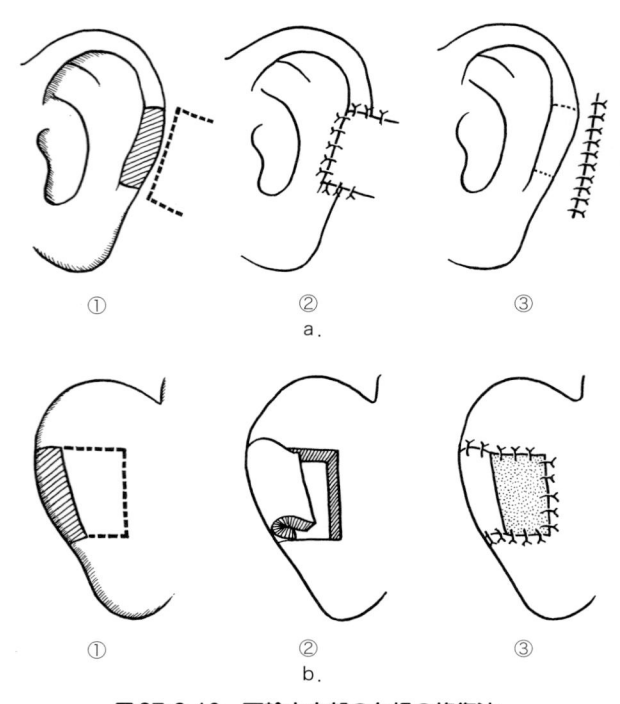

①　②　③
a．

①　②　③
b．

図27-2-10　耳輪中央部の欠損の修復法

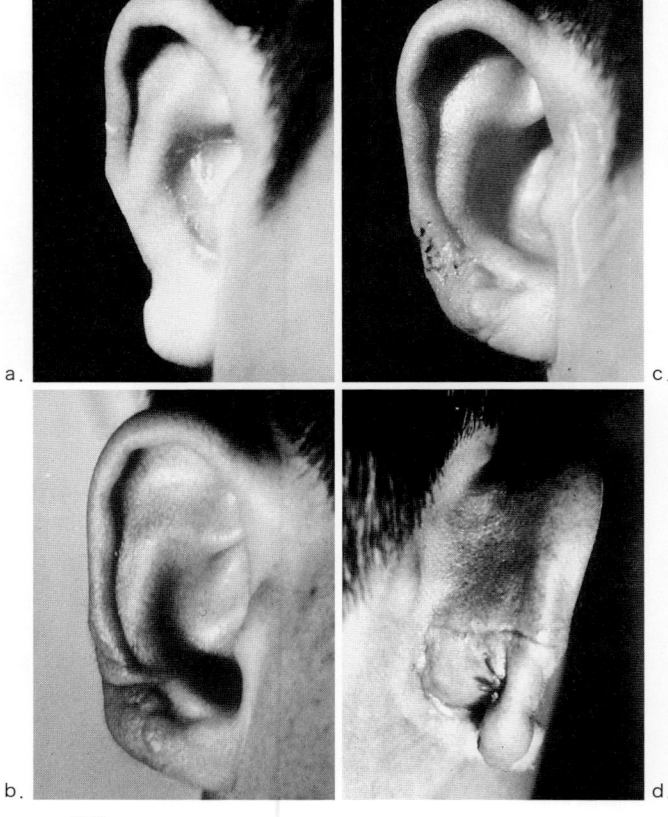

a．　b．　c．　d．

a：術前
b：耳介後部の皮膚を移動，採皮部に遊離植皮（☞図27-2-9bの方法を用いた）
c：辺縁瘢痕 marginal scar を Z 形成術で修正
d：術後4ヵ月

図27-2-11　耳輪欠損の修復法
（鬼塚卓弥：外科治療 26：519，1972 より引用）

膜を移植すると軟骨再生を起こし，耳輪を形成できるという．
⑤耳輪中央部および耳垂部の欠損：側頭部よりの横方向の皮弁法を用いる（図27-2-10，図27-2-11）．

❹耳輪と舟状窩，三角窩までの損傷

　この場合は，皮膚とともに軟骨の形成も考えなければならない．

a.　縫縮

　欠損部が小さい場合は縫縮する．多少，耳介が小さくなるが，簡単な方法である（図27-2-15，図27-2-16）．あるいは耳甲介腔よりの複合皮弁を用いる（図27-2-17）．

b.　複合移植 composite graft

　健側の耳介から皮膚，軟骨ともに採取し，遊離移植する方法である．

c.　側頭部皮弁と健側耳介軟骨

　耳介欠損が著明でない場合は，軽度小耳症の手術と同じく，健側耳介の耳甲介軟骨を，ときに肋軟骨を移植する（図

するか，横方向の皮弁にするかの2つに分けられる．すなわち，
　①耳輪脚および耳輪上部の欠損：側頭部よりの縦方向の皮弁法を用いる（図27-2-9）．
　②耳輪中央部および耳垂部の欠損：側頭部よりの横方向の皮弁法を用いる（図27-2-10，図27-2-11）．
　③耳輪全体の殻耳状欠損：耳後方側頭部の皮膚を用いるか（図27-2-12，図27-2-13），耳介前後に作成した tube を用いて耳輪とする（図27-2-14）．Iida ら（2003）は，耳甲介腔の軟骨移植を報告している．
　④軟骨膜移植法：Ohlsen（1978）の報告によると，軟骨

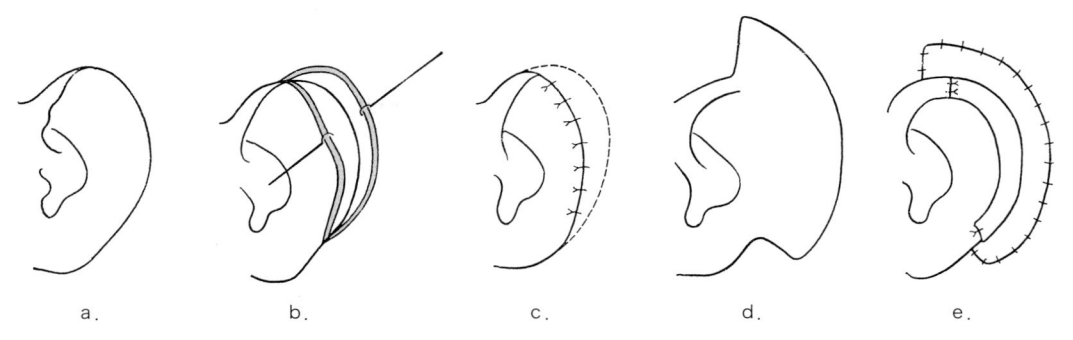

図27-2-12　耳輪欠損の修復法
（Converse JM：Reconstructive Plastic Surgery，Saunders，p1738，1977 より引用）

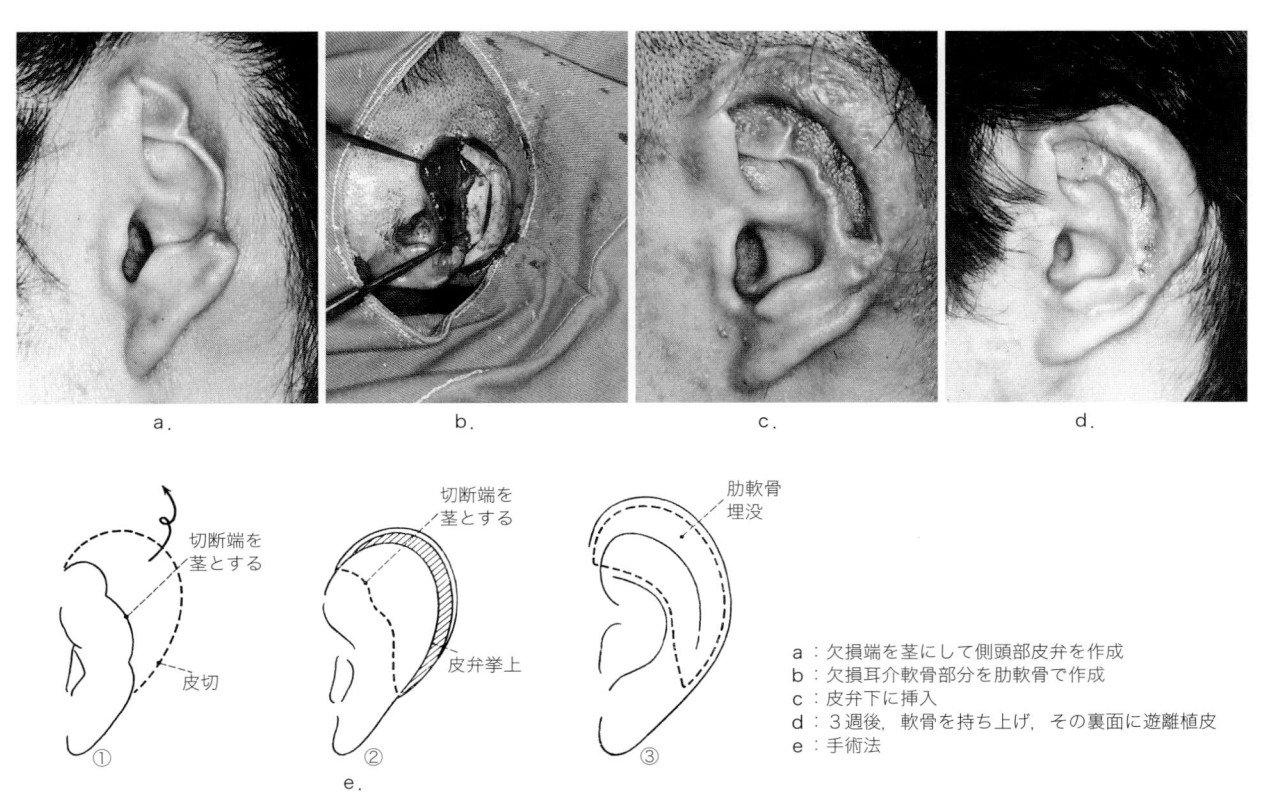

①
切断端を
茎とする

皮切

②
切断端を
茎とする

皮弁挙上

③
肋軟骨
埋没

a：欠損端を茎にして側頭部皮弁を作成
b：欠損耳介軟骨部分を肋軟骨で作成
c：皮弁下に挿入
d：3週後，軟骨を持ち上げ，その裏面に遊離植皮
e：手術法

図27-2-13　耳介欠損修復法

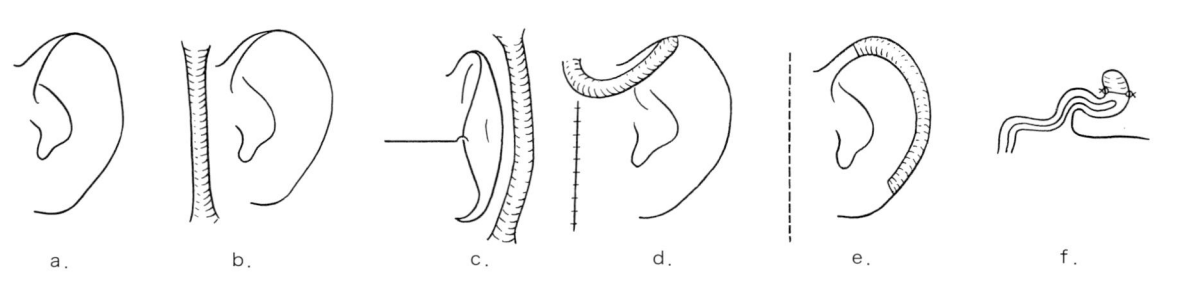

図27-2-14　耳輪欠損の修復法
（Converse JM：Reconstructive Plastic Surgery，Saunders，p1739，1977 より引用）

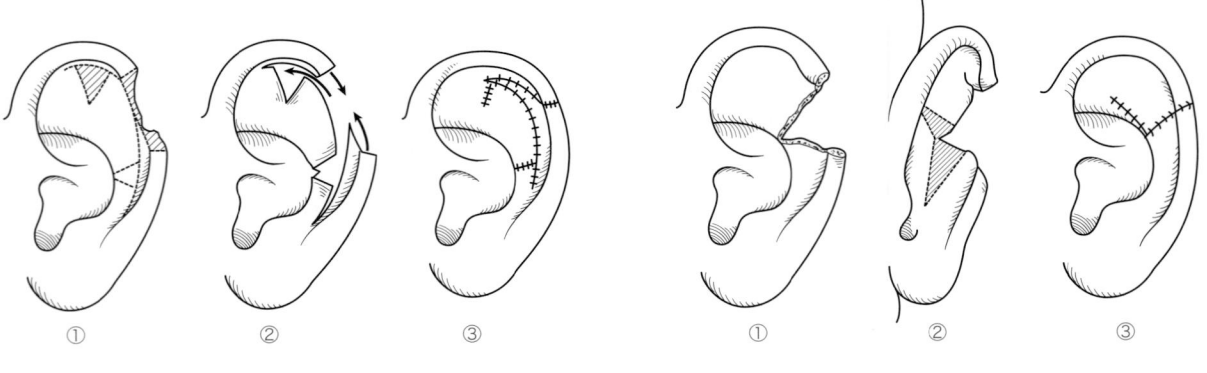

a：耳輪部欠損の修復例　　　　　　　　　　　　　　　b：楔状欠損の修復例

図27-2-15 耳輪裂創の修復
（塚田貞夫編著：最新形成再建外科，医歯薬出版，p228，1998 より引用）

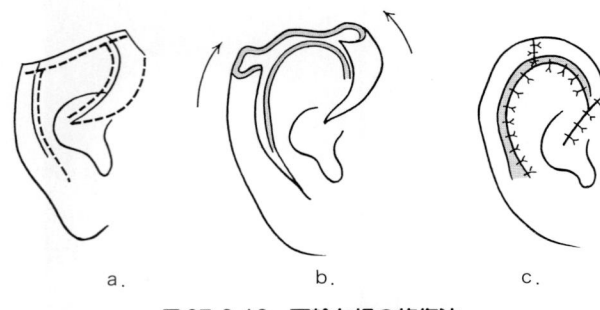

a.　　　　　　b.　　　　　　c.

図27-2-16　耳輪欠損の修復法
（Antia NH et al：Plast Reconstr Surg 39：472，1967 より引用）

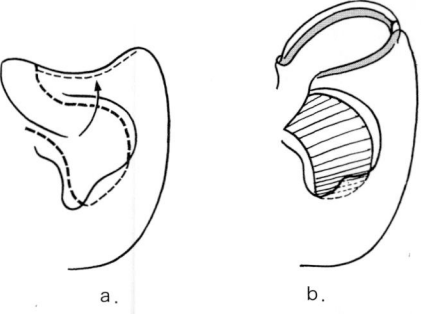

a.　　　　　　b.

図27-2-17　耳輪欠損の修復法（Davis1974）
（Converse JM：Reconstructive Plastic Surgery，Saunders，p1755，1977 より引用）

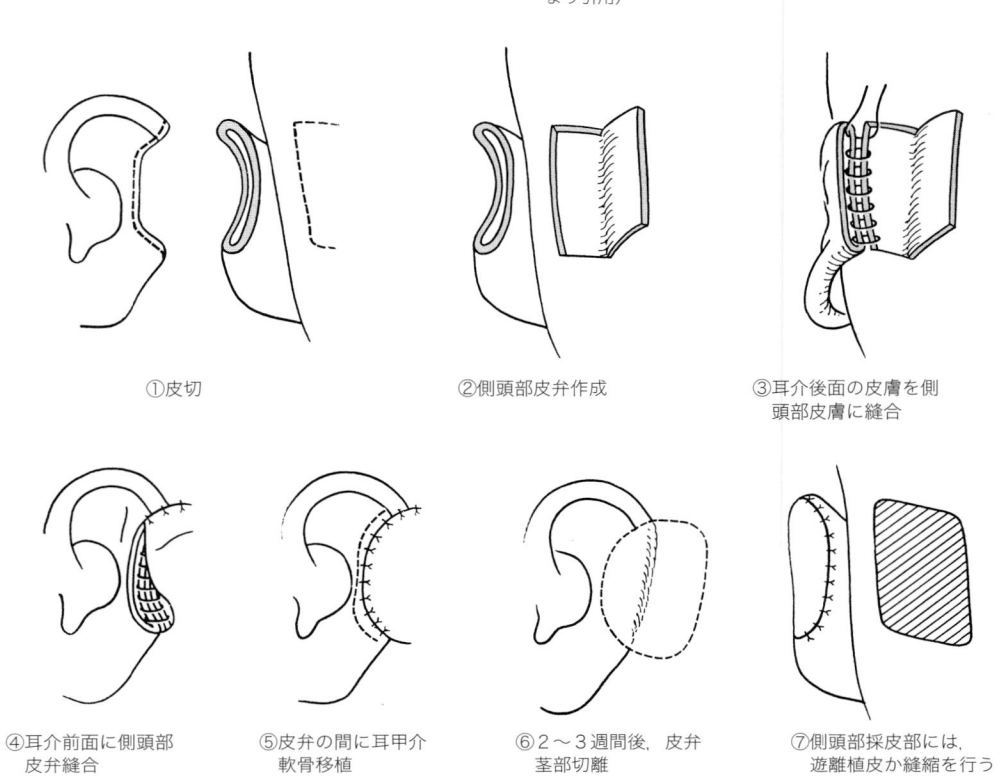

①皮切　　　　　　②側頭部皮弁作成　　　　　③耳介後面の皮膚を側
　　　　　　　　　　　　　　　　　　　　　　　　頭部皮膚に縫合

④耳介前面に側頭部　　⑤皮弁の間に耳甲介　　⑥2〜3週間後，皮弁　　⑦側頭部採皮部には，
　皮弁縫合　　　　　　　軟骨移植　　　　　　　茎部切離　　　　　　　遊離植皮か縫縮を行う

図27-2-18　耳介欠損の修復法

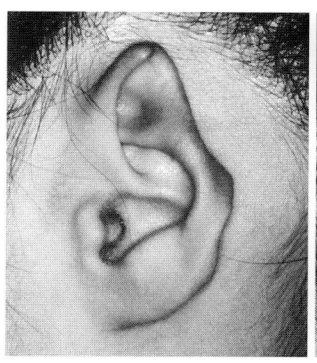 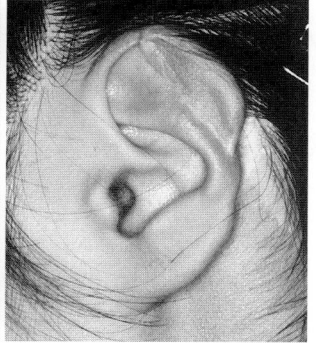

a：術前　　　　　　　　b：術後5年
図27-2-19　耳介欠損修復例
図27-2-17の方法を使用.

27-2-18, 図27-2-19).
d.　側頭部皮弁と肋軟骨移植
　小耳症の手術と同じ原理で，欠損部断端を側頭部に縫合し，その皮下に肋軟骨移植する．二次的に，耳介の挙上手術を行い，耳後部および採皮部に遊離植皮する．耳介欠損部の大きい場合の当然の適応である（図27-2-20）．また，肋軟骨の代わりに，Medpor porous plolyethlene を使用した報告もある（Wellisz 1993）が，やはり自家移植がよい．
e.　側頭筋膜と遊離植皮との併用法
f.　その他
　Chiang（2006）は，肋軟骨で組み立てた耳介枠を前腕に移植して，動静脈神経柄付きにして耳介部に移植した1例を報告している．

❺耳介穿孔 auricle perforation
　耳介中央部が欠損している場合，あるいは軟骨膜炎などで軟骨に変形をきたして切除したあと，穿孔状態になった場合は，次のような修復をする．
a.　小さい穿孔
　皮膚，軟骨ともに縫縮する．この方法で変形が著明にくれば次の方法に従う．
b.　比較的大きい穿孔
　周囲軟骨が健常な場合は，図27-2-21〜23のように，いろいろな修復法があるが，皮弁の茎部を denude して，途中のトンネルを通すようにすると手術回数を減らすことができる．複合移植 composite graft も検討する．
c.　大きい穿孔や周囲軟骨の変形症例
　Converse（1977）のように，耳介欠損部を側頭部に縫合し，二次的に軟骨移植を行う．

❻後天性耳垂裂 aquired ear lobe cleft
a.　完全耳垂裂
　イヤリングを強力に引っ張られたために起こる耳垂裂で

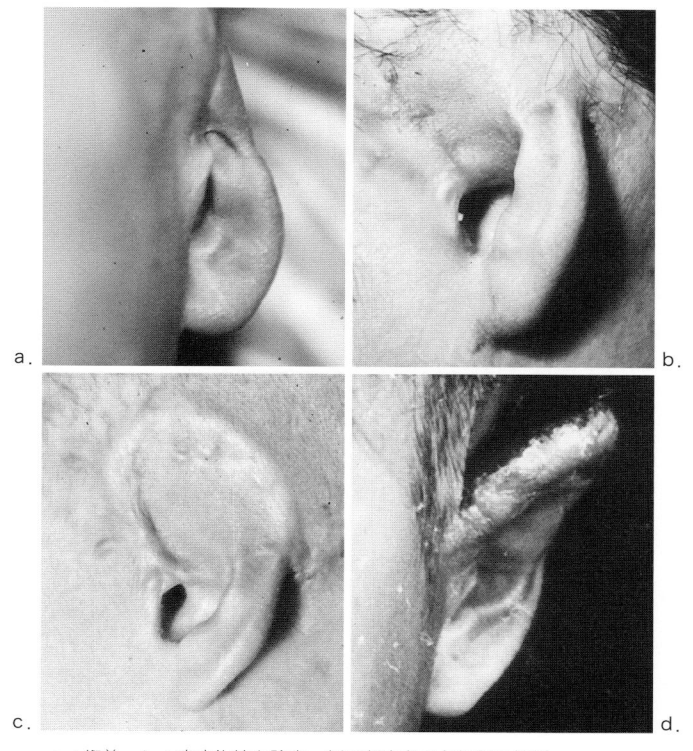

a：術前，　b：瘢痕拘縮を除去，側頭部皮弁で欠損部を被覆
c：肋軟骨移植，　d：耳介挙上後，耳介後面および側頭部に遊離植皮
図27-2-20　耳介軟骨欠損の修復法
（鬼塚卓弥ほか：交通医 22：116，1968 より引用）

若い人に多い．原因の87.5%を占める（赤石ら2004）．しかも，その原因として，Raveendran ら（2004）は，外傷や重いイヤリング以外に，金属アレルギーをあげている．
　治療は，縫縮であるが，術後の瘢痕拘縮を考えてZ形成術とW形成術の組み合せを行う．さらに耳垂の自由縁（輪郭線）に相当するところは，Z形成術を入れないとくびれの変形を起こす（図27-2-21〜図27-2-26）．なおピアスの穴の存続を希望する場合は，披裂上端を残しておき，穴に皮弁を移植する（合指症手術のパンタロン法と同じ）．
　文献的には，Khoo Boo Chai 法（1961）（図27-2-25），Pardue 法（1973），Blanco-Davil 法（図27-2-26）など報告されている．
　Khoo Boo Chai 法は，披裂縁をそのまま縫合するものであり，瘢痕拘縮によるくびれの変形を起こしやすく，また，瘢痕部に直接イヤリングの重みが加わる．Pardue 法は，イヤリングの穴に皮弁を挿入した点でより優れているが，手術法が複雑である．単純辺縁皮弁でよい．その他，多くの手術法がある（山田2005）が，外傷裂の形態は，周囲損傷を含め，様々で，症例毎に手術法を検討すべきである．
b.　不完全耳垂裂
　武藤（1977）によると，老人で重いイヤリングを長い間使用して，穴が縦に延びた状態になったものを不完全耳垂

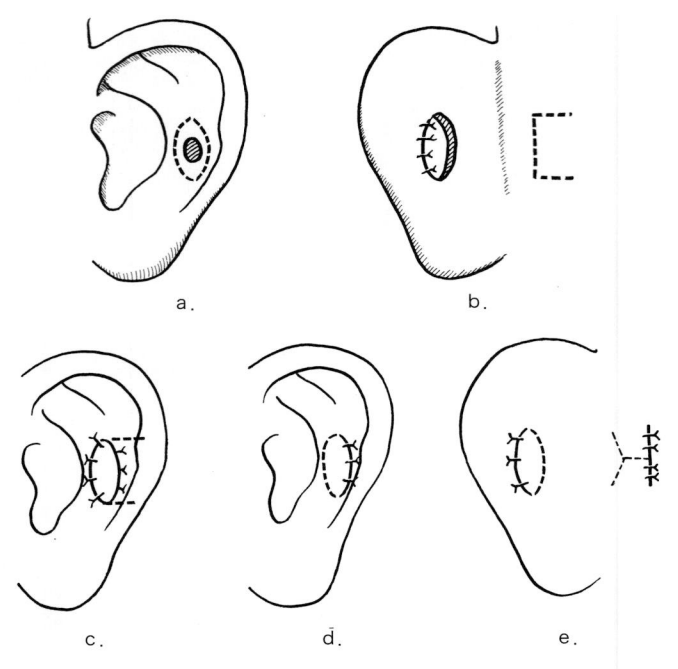

図27-2-21　耳介穿孔の修復法
（鬼塚卓弥ほか：交通医 22：116，1968 より引用）

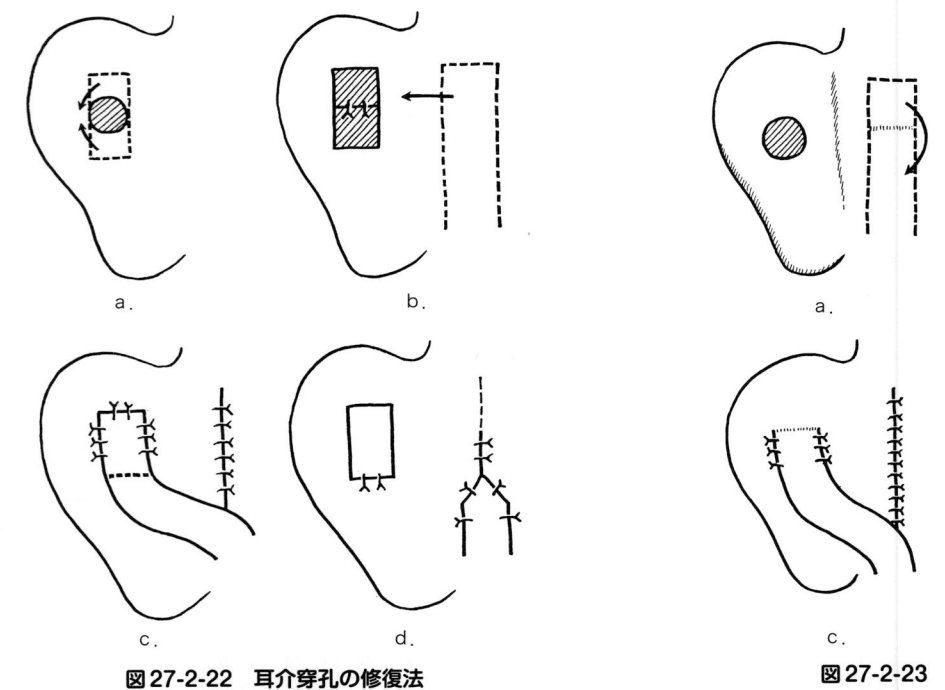

図27-2-22　耳介穿孔の修復法
（鬼塚卓弥ほか：交通医 22：116，1968 より引用）

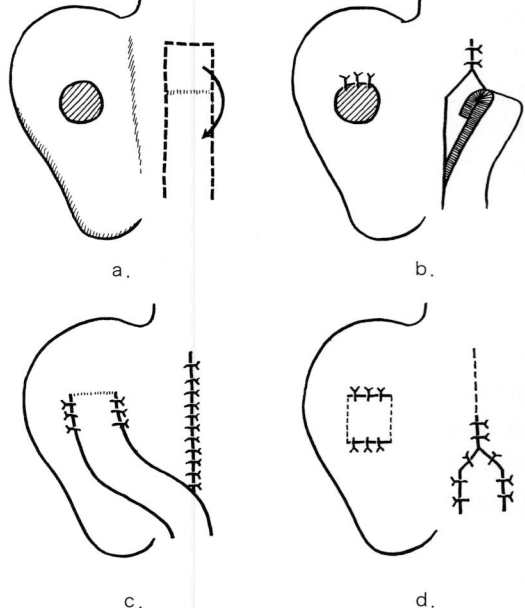

図27-2-23　耳介穿孔の修復法
（鬼塚卓弥ほか：交通医 22：116，1968 より引用）

裂と称し，穴から耳垂自由縁までを切開縫合する方法を報告している．

❼耳垂欠損 ear lobe defect, ear lobe abscence

　先天性に，耳垂がほとんどない場合や，咬傷などによっ

て耳垂が欠損する場合がある．

　手術法としては，いろいろあるが（鬼塚 1960，山田 2005），以下述べるように，いずれも耳介後方の皮弁を利用する点で同様であり，皮弁の採取法やその移動法に差があるに過ぎない（**図27-2-27**）．しかし，皮弁のみでの作成し

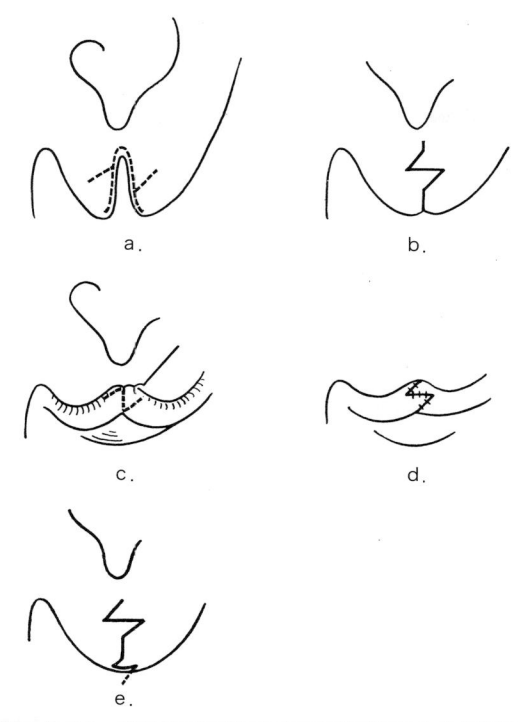

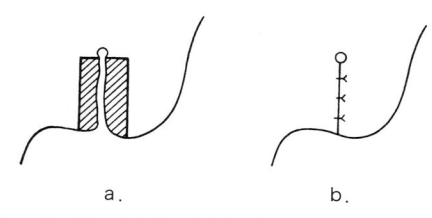

図27-2-25 後天性耳垂裂の修復法 (Khoo Boo Chai法, 1961)
(Khoo Boo Chai：Plast Reconstr Surg 28：681, 1961 より引用)

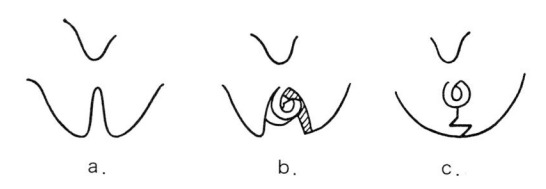

図27-2-26 後天性耳垂裂の修復法 (Pardue法, 1973)
(Pardue AM：Plast Reconstr Surg 51：472, 1973 より引用)

図27-2-24 後天性耳垂裂の二重Z形成術による修復法

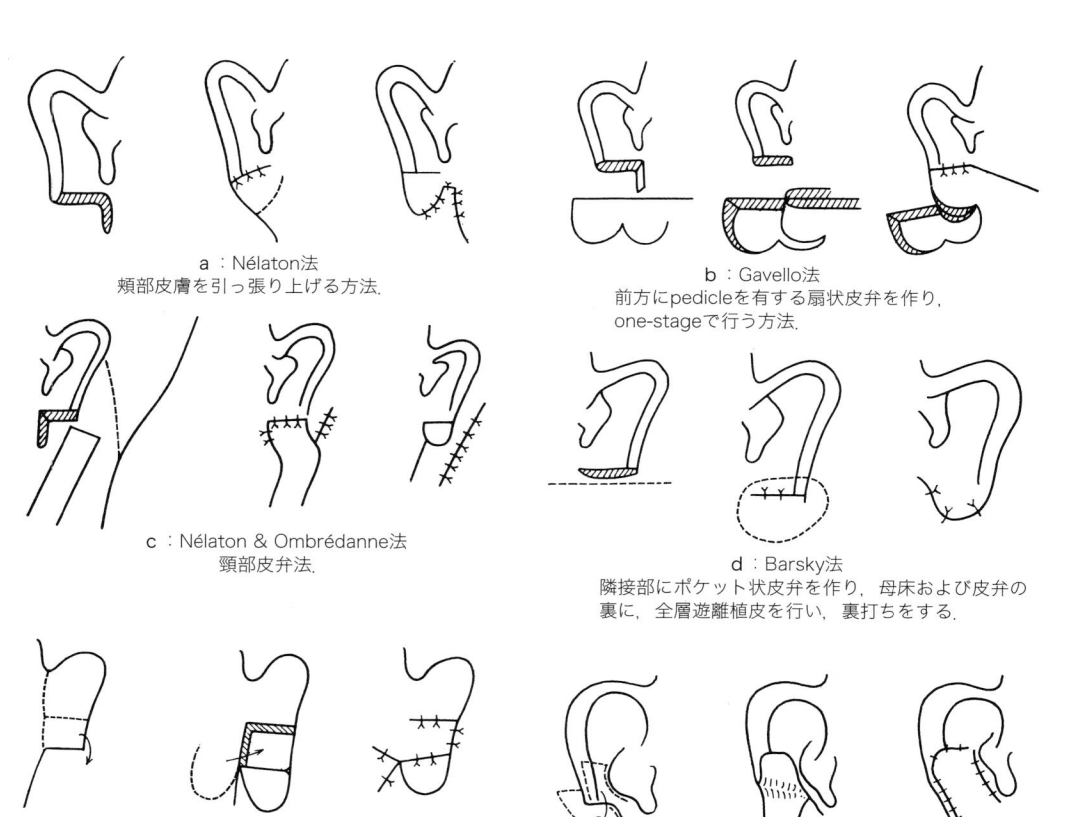

a：Nélaton法
頬部皮膚を引っ張り上げる方法.

b：Gavello法
前方にpedicleを有する扇状皮弁を作り,
one-stageで行う方法.

c：Nélaton & Ombrédanne法
頸部皮弁法.

d：Barsky法
隣接部にポケット状皮弁を作り, 母床および皮弁の
裏に, 全層遊離植皮を行い, 裏打ちをする.

e：Peer法ないしCarver法

f：Davis法

図27-2-27 耳垂欠損の修復法
a〜e：(Sercer A et al：Plastische Operationen an der Nase und an der Ohrmuschel, Georg Thieme, p403, 1962 より引用)
f：(Converse JM：Reconstructive Plastic Surgery, Saunders, p1765, 1977 より引用)

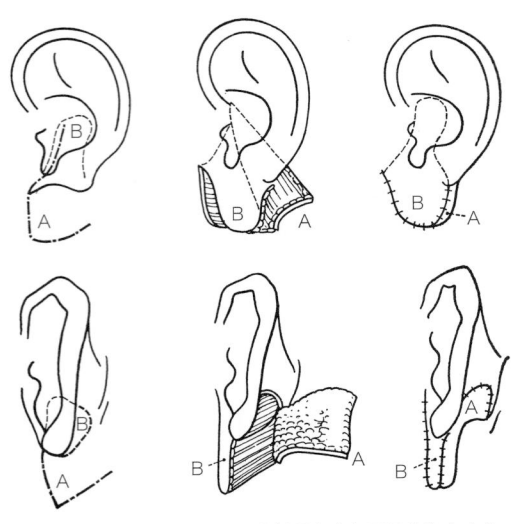

A：側頭部皮弁　　B：耳甲介軟骨を含む耳甲介複合皮弁

図27-2-28　耳垂再建法（鬼塚法）
（鬼塚卓弥ほか：形成外科 16：435，1973 より引用）

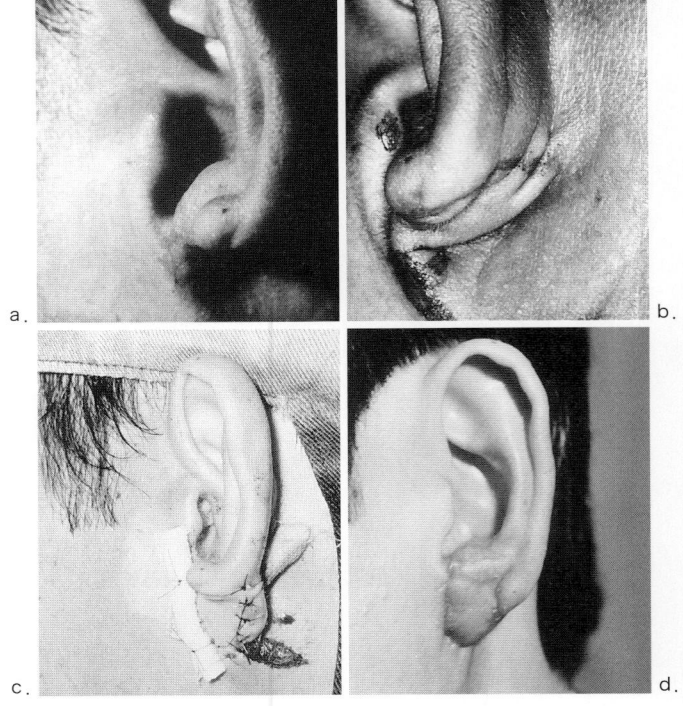

a：術前，b：手術のデザイン．手術法は図27-2-27
c：術中，d：術後7ヵ月

図27-2-29　耳垂欠損修復法
工作器械にはさまれて受傷．
（鬼塚卓弥ほか：形成外科 16：435，1973 より引用）

た耳垂は，瘢痕拘縮のため，団子状に丸くなりやすく，必ず，耳介軟骨の同時移植を必要とする．

a.　Nelatone法

頬部皮膚を単に引っ張りあげる方法である（Sercer 1962）．

b.　皮弁の折りたたみ法

Gavello 法，Nelaton&Ombredanne 法，Nelaton 法，Sanrenero-Rosselli- 法，Joseph 法，双葉皮弁（大島ら 1998）などがあるが，前述のように皮弁だけでは内部に瘢痕拘縮ができて丸くなりやすく，耳垂の再建には向かない．

c.　頭部皮弁と耳介皮弁との併用法

Carver 法，Peer 法（Sercer 1962）．

d.　皮弁と遊離植皮の併用法

Nelaton 法（Sercer 1962），Converse 法（Sercer 1977），Barsky 法（1964）などがある．

Barsky 法は，耳垂部にあたる頸部にポケットを作り，このなかにあらかじめ遊離植皮を行い，その断端を耳介本体に縫合し，植皮生着後に耳垂下端に相当するところを切離して耳垂を作る方法である．

e.　鬼塚法

耳垂再建に皮弁を用いる方法（1960）は，前述のように数多く報告されているが，皮弁法に共通していえることは，術後，皮弁内の瘢痕拘縮のため，再建部分がまるくなりやすいことである．これを防ぐために，鬼塚（1973）は，耳垂欠損縁を茎にして耳甲介腔軟骨，および耳介内側皮膚を一塊として反転，耳垂外側面を作り，残存皮膚欠損部は周囲局所皮弁にて被覆する方法を用いて好成績をおさめた（図27-2-28，29）．Savaci ら（2000）は，類似の方法を報告している．Bastidas ら（2013）は，耳介軟骨の代わりに，鼻中隔軟骨を利用している．

❽柔道耳・相撲耳，力士耳 cauliflower ear

これは，boxer's ear, wrestler's ear ともいわれ，柔道家，関取，レスラーなどに，しばしばみられるものである（図27-2-30）．

原因は，耳介に対する直接の繰り返される打撲の結果として軟骨膜軟骨間に出血 - 血腫 - 線維化を起こし，耳介の肥厚，瘢痕拘縮，ときに石灰化を起こしたものである．

一方，柔道耳の成因について，Skoog ら（1974）は，軟骨膜が剝離されると，軟骨再生を起こすが，血性漿液の貯留がさらに軟骨再生を起こすためという．いわゆる軟骨説である．Ohlsen（1978）は，軟骨説を実証した．

治療は，初期には出血 - 血腫の治療を行う．すなわち，出血を止め，血腫を出して圧迫固定を行う．耳介変形がすでに起こっている場合は，耳介皮膚を剝離，肥厚変形した軟骨を削り，薄く形成し直す．しかし，通常は，軟骨が肥厚す

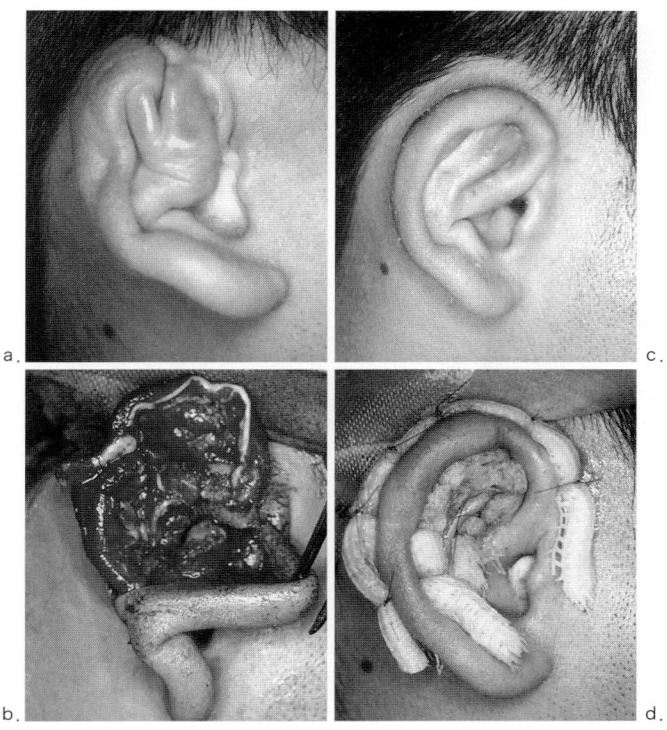

a：術前，b：変形軟骨切除
c：術後，d：術直後
図27-2-30　柔道耳修復例
（保阪善昭氏提供）

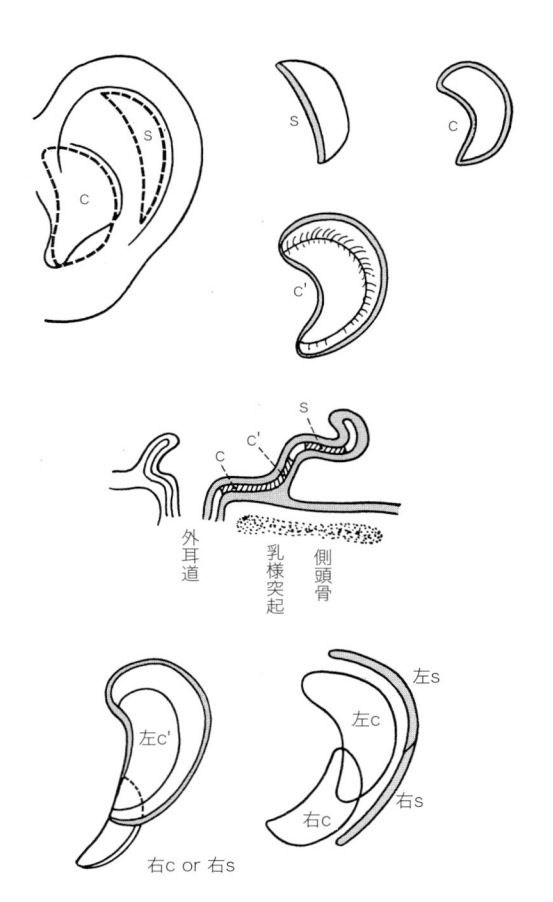

s：舟状窩軟骨
c：耳甲介腔軟骨扁平部（側頭骨と接着している部分）
c'：耳甲介腔軟骨垂直部
耳介の枠としてこれらの軟骨を使用するときは，耳介欠損の大きさによって，sのみ，cのみ，c'のみ用いることもあれば，図のように左右の残存したものを組み合わせる．しかし，同側のc'とsの場合は変形を生ずることがあるから，組み合わせ，また軟骨採取部の決定には注意を要する．
図27-2-31　耳介軟骨による耳枠組み立て法
（Converse JM：Reconstructive Plastic Surgery，Saunders，p1744，1977を参考に著者作成）

るとともに，全体の大きさが収縮して小さくなっているため，軟骨移植の必要なことも多く，また，耳介皮膚も瘢痕化していることがあり，実際には，この種の耳介形成術は，かなり難しく，小耳症形成術の諸方法を適宜利用しなければならない．

Maruglisら（2003）は，ピアスが耳介上方に行われるようになって，ピアス後の軟骨炎による耳介変形を起こす例が増加していると警告している．

治療は柔道耳に従う．

❾全耳介欠損

全耳介欠損は，重度小耳症の手術法に従う．

しかし，外傷の場合は，往々にして側頭部の皮膚まで瘢痕化しており，あらかじめ植皮しておかなければならないことが多い．このような場合には，軟骨移植に際して薄く剥離すると，植皮部の壊死をきたしやすい．通常，骨膜直上で剥離するが，深部組織まで障害されている場合は，Tanzer式の耳介形成術の適応はなく，側頭筋—筋膜と遊離移植の組み合わせ，他からの皮弁などによる修復，あるいは義耳が適当である．

熱傷などの場合は，瘢痕が綺麗であれば（平滑瘢痕），できるだけ瘢痕を保存したほうがよいことが多いが，この場合も皮膚の血行が悪く，Tanzer式の手術を行うにしても細心の注意が必要である（**図27-2-31**）．

しかし，Avelar（1981）の筋膜利用法，三木ら（2000）の前腕皮弁による再建例の報告がある．

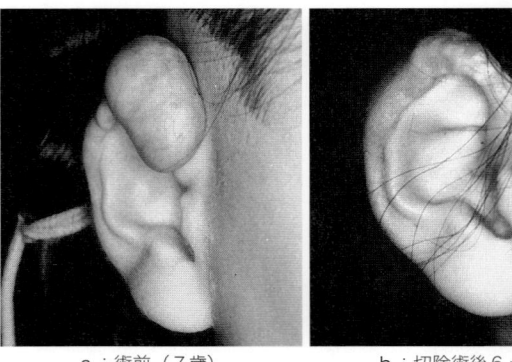

a：術前（7歳）　　　　　　　b：切除術後6ヵ月

図27-3-1　耳介上部ケロイド（埋没耳術後）

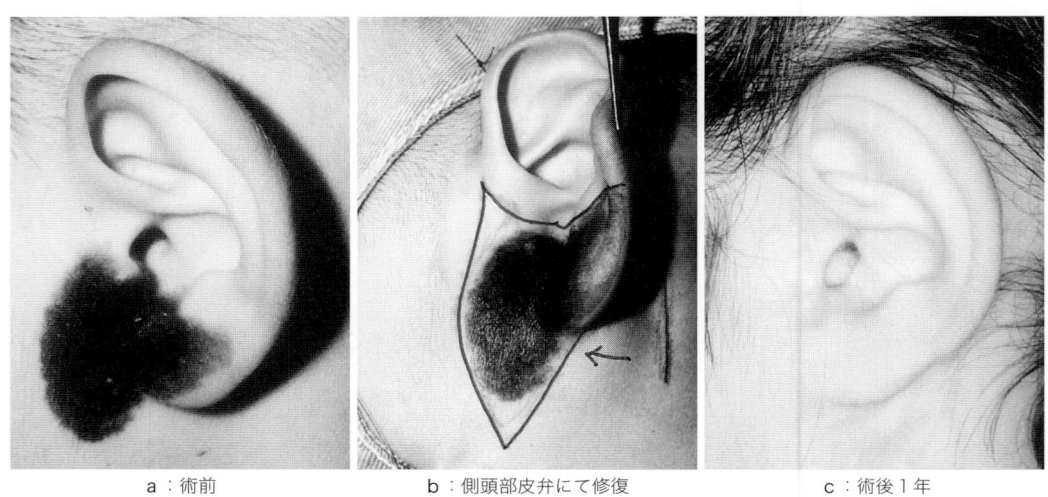

a：術前　　　　　b：側頭部皮弁にて修復　　　　　c：術後1年

図27-3-2　頬部から耳介にわたる母斑細胞母斑

27·3　耳介部の腫瘍
tumors of the auricle

　耳介の腫瘍は，他の身体部位のそれと同じく，良性腫瘍と悪性腫瘍に分けられるが，予測以上に数が多いものである（Vincent ら 1988，谷口ら 2000，向井ら 2000）.

A.　良性腫瘍　benign tumors of the auricle

　耳介の良性腫瘍および腫瘍様病変としては，ケロイド keloid（**図27-3-1**），母斑細胞母斑（色素性母斑）（**図27-3-2**），類上皮腫 epidermoid cyst（**図27-3-3**），皮様囊腫 dermoid cyst，老人性角化症 actinic keratosis，毛細血管拡張性肉芽腫 pyogenic granuloma，ベリリウム肉芽 beryllium granuloma，尋常性疣贅 verruca vulgaris，脂漏性角化症 seborrheic keratosis，血管腫 hemangioma，脂肪腫 lipoma，

平滑筋腫 leiomyoma，リンパ管腫 lymphangioma，軟骨種 chondroma，線維腫 fibroma などがある.

　耳介部，特に耳垂部はケロイドが発症しやすいところで，ピアス後のケロイドが増加傾向にある（向井ら 2000）.

　耳介ケロイドの治療については最近，Rosen（2007）の報告がある. 耳垂ケロイド予防に特殊な ear ring 装置も報告されている（吉田 2003）（「ピアス」の項参照）.

　良性腫瘍特有の治療法はなく，一般耳介欠損あるいは瘢痕の症例と同様の形成術を施行し，さらに腫瘍の一般的治療を併用する.

B.　悪性腫瘍　malignant tumors of the auricle

　耳介の悪性腫瘍は，Driver ら（1942）によると，皮膚の悪性腫瘍中 5.5％に，Paparella（1973）によると，6％にみられるという. Seltzer（1954），Conway（1957）は，有棘細胞

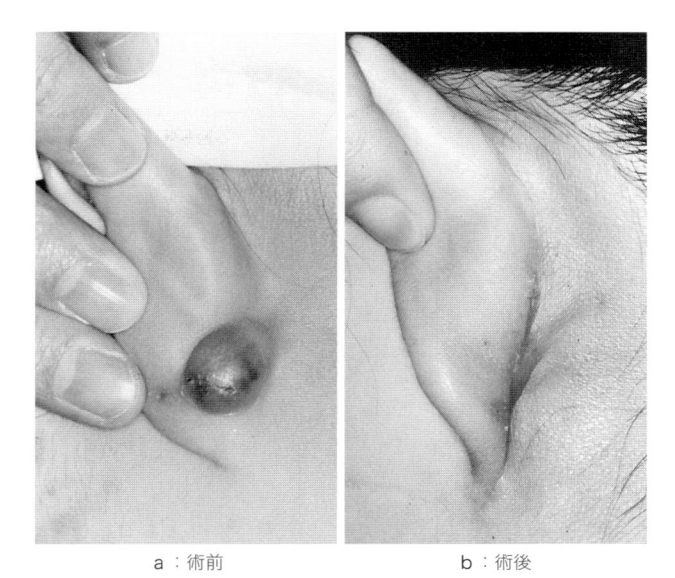

a：術前　　　　　　　　　　b：術後

図 27-3-3　耳介後部アテローム

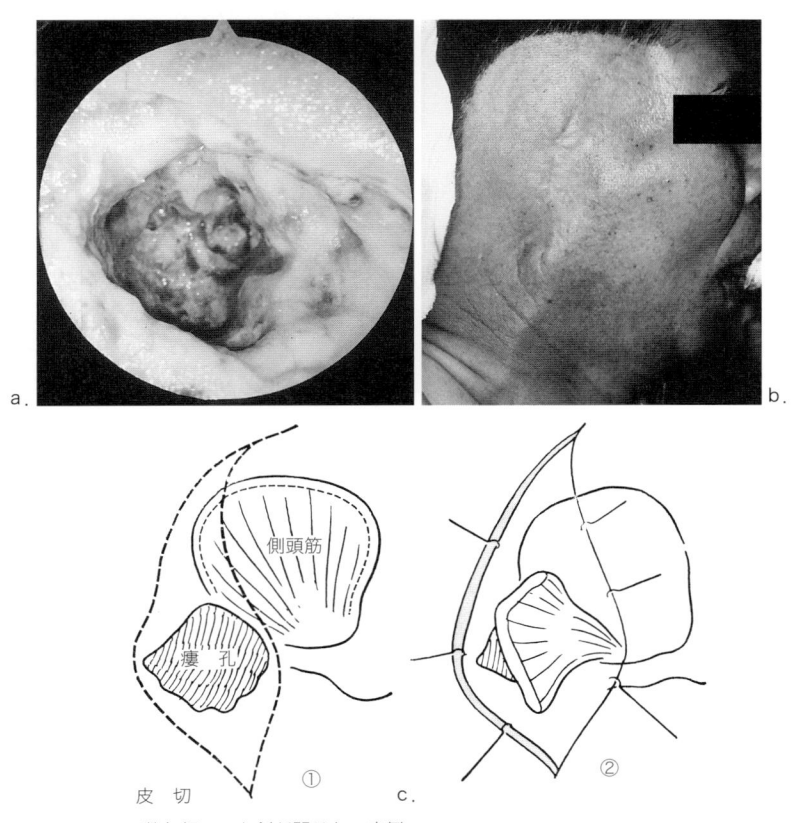

a：数年経っても創が閉じない症例
b：術後 1 年，耳介再建術前
c：手術法．側頭筋充塡術を行う．
　① 皮切：瘻孔周囲の皮膚を含めて切除，側頭筋を挙上．
　② 筋充塡：瘻孔を搔把したのち側頭筋を充塡し，皮膚を縫合閉鎖する．

図 27-3-4　中耳の扁平上皮癌根治術後

表27-3-1　耳介腫瘍の分布

	良性腫瘍	悪性腫瘍
耳　輪	10％	44％
耳後部	10	16
耳甲介腔（耳前・部）	24	12
耳後部	－	9
耳　珠	1	7
耳　垂	54	7
対耳輪	－	4
対耳珠	－	1

（Conway H：Plast Reconstr Surg 20：45, 1957；鬼塚卓弥：交通医 22：116, 1968；向井理奈ほか：日形会誌20：350, 2000を参考に 著者作成）

表27-3-2　外耳・中耳の悪性腫瘍

	組織型	例数（％）
癌腫	扁平上皮癌	11（46）
	腺癌	2（8）
	腺様嚢胞癌	2（8）
	基底細胞癌	2（8）
	耳垢腺癌	1（4）
	移行上皮癌	1（2）
	転移癌	2（8）
肉腫	骨肉腫	1（4）
	頸上皮肉腫	1（4）
	横紋筋肉腫	1（4）
計		24

（小宗静男：頭頸部腫瘍, 野村恭也ほか編, 中山書店, p327, 2000より引用）

癌が多く（約70％），耳介は，下口唇や鼻に次いで3番目に多いという．また，耳介のなかでは，耳輪が50％，耳介前面中央部が30％，後面が12％で，Conway（1957）は，**表27-3-1**のような分布を報告している．

聴器全体からみると，耳介癌のパーセンテージは，9〜84％で，**表27-3-2**のようなものがみられる．

年齢的には，ほとんどが61歳以上で，耳介癌は，比較的高年齢に発生するといわれる．

性別では，女性より男性に多く，Lewis（1960）は，92％が男性であったという．

原因については，不明であるが，誘因としてTowsonら（1950）は，慢性皮膚炎，外傷，凍傷，角化症，粉瘤，乳頭腫，慢性乳様突起炎，熱傷，psoriasis, lupus vulgaris などをあげている．

治療は，広範囲切除術であるが，耳介に限局する癌腫の予後は，比較的良好で，耳介から中耳や乳様蜂窩にまで達するものは，予後が悪く，Parpone（1954）のように，側頭骨を含めて全耳介，外耳道，中耳などの全摘を行われなければならない（**図27-3-4**）．

27・4　耳介部の先天異常
congenital abnomalies of the auricle

耳介の先天性異常として，いろいろな形を示すものがみられる（**表27-4-1**）．そのなかには，聳耳のように，日本では，一般に異常と考えられていないもの，あるいは大耳垂のように異常というより福耳として喜ばれるものが，欧米では手術の対象になるという場合もある．

耳介の先天性異常のなかには，耳介瘻孔や，耳前瘻孔，副耳，カップ耳のように優性遺伝のものもあれば，遺伝関係の不明確なものもある．一方，コップ耳と mandibulo-facial dysostosis との合併や，小耳症と口蓋裂や第一第二鰓裂症候群との合併，あるいは泌尿生殖器系の異常を合併していることがある（**表27-4-1**, **図27-4-2**）．

耳介の先天性異常には，形態の異常ばかりでなく，顔面における位置異常を起こすことも多く，低位置を起こしやすい（**図27-4-1**）．

小耳症もある程度遺伝性が認められ，しかも，多因性であるという．

環境因子については，stapedial artery の閉塞，風疹，サリドマイドなどの薬剤が報告されている．

夏井ら（1997）は，耳介の先天異常の頻度について**表27-4-2**のように報告している．これは宮城県の統計であるが，日本の統計としても参考になろう．

A. 先天性耳瘻孔　congenital fistula or pits

1864年 Heusinger が，最初の報告と考えられるが，1932年 Congdon（1932）の報告以降，数多くの発表がなされている（福田ら 2005）．Skokan（1957）は，**図27-4-2**のような分類をしているが，瘻孔のなかで，最も多いのが耳前瘻孔で，80-90％と最も多い（Gur ら 1998）．徳山ら，杠ら（2010）は，生下時 1.5-3％，両側性 20％と報告している．

❶耳前瘻孔 preauricular fistula

原因は，耳介原基である耳介結節の融合不全，あるいは第1鰓溝の残痕であるといわれる（**図27-4-3**）．中村ら（1993），福田ら（2005）の文献に詳しい．遺伝的関係が著明であるという．

瘻孔の頻度は，日本人 3.42％，欧州人 1.5％（吉岡ら 1979）であるが，飯田ら（2001）は 2.6％といい，わが国諸家の報告をまとめると 2〜3％で，そのうち感染の既往が 9％という．女性に多く，左右差はない（林ら 2000）．

部位別には，耳珠の前方，または上方で，耳輪の基部から耳輪脚の外側面にわたる部位に多く，寺岡ら（1979），飯田ら（2004）は，文献的に，耳輪脚前方約 60〜64％，耳輪前

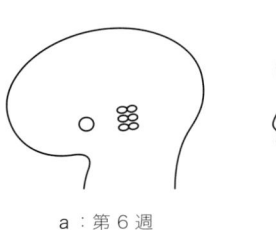 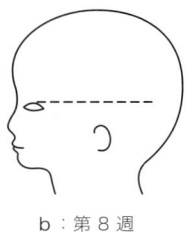 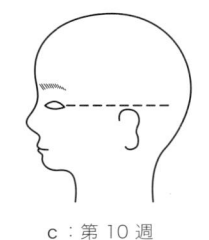 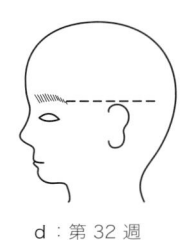

a：第6週　　　　b：第8週　　　　c：第10週　　　　d：第32週

図27-4-1　耳介の位置

表27-4-1　耳介の先天異常の分類

1．Streeter（1922）の分類
❶小耳症 microtia
❷たれ耳 lop ear：対耳輪の欠損
❸コップ耳 cup ear：耳甲介腔が深く，対耳輪の欠損
❹立ち耳 prominent ear

2．Tanzer の分類（Converse 1977）
❶無耳症 anotia
❷小耳症 complete hypoplasia（microtia）
　a：外耳道閉塞 with atresia of external auditory canal
　b：外耳道残存 without atresia of external auditory canal
❸耳介中1/3の形成不全 hypoplasia of middle third of the auricle
❹耳介上1/3の形成不全 hypoplasia of superior third of the auricle
　a：コップ耳 constricted（cup and lop）ear
　b：埋没耳 cryptotia
　c：耳介上1/3全体の形成不全 hypoplasia of entire superior third
❺聳耳 prominent ear

3．松本（1975）の分類
❶耳介構成組織成分の欠損または未発達による奇形：小耳症，無耳症，コップ耳
❷耳介の部分的異常：立ち耳，折れ耳

表27-4-2　疾患別の患者数，発生率

（1973年1月1日〜1992年12月31日）

	症例数	発生率（/10,000出生）
副　耳	591	10.2
埋没耳	167	2.9
小耳症	128	2.2
折れ耳	67	1.2
耳前瘻孔・耳介瘻孔	52	0.9
耳垂裂	44	0.8
コップ耳	29	0.5
Stahl耳	26	0.4
立ち耳	23	0.4

宮城県限定であるが，実態を反映している．

宮城県出生者579,766例中体表形態異常は3,698例の0.6%，外耳はその1/3の1,277例である．

（夏井　睦ほか：形成外科40：507，1997より引用）

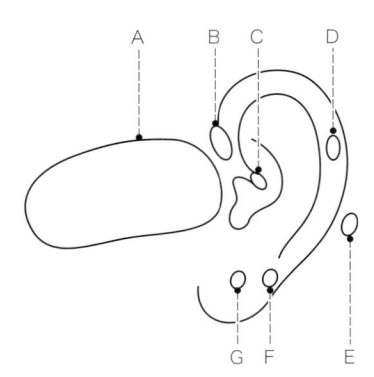

図27-4-2　耳瘻孔の開口部の位置

field A：pre-auricular type（前耳介型）
field B：marginal helicine type（耳輪前縁型）
field C：crural type（耳輪脚型）
field D：posterior helicine type（後耳輪型）
field E：post-auricular type（後耳介型）
field F：helico-lobular type（耳輪耳垂型）
field G：central lobular type（耳垂中央型）

（Congdon ED et al：Am J Anat 51：439，1932；Skokan W：Laryngoscope 67：858，1957より引用）

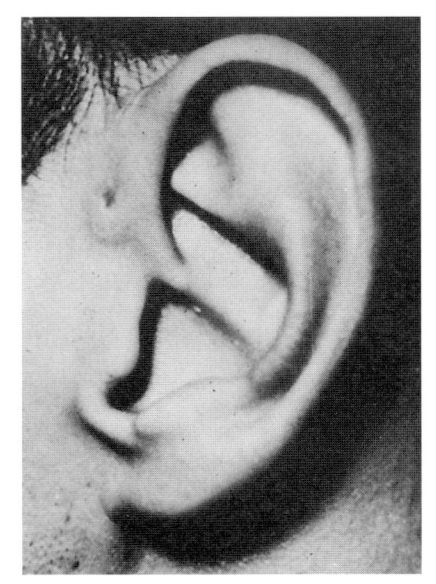

図27-4-3　先天性耳前瘻孔

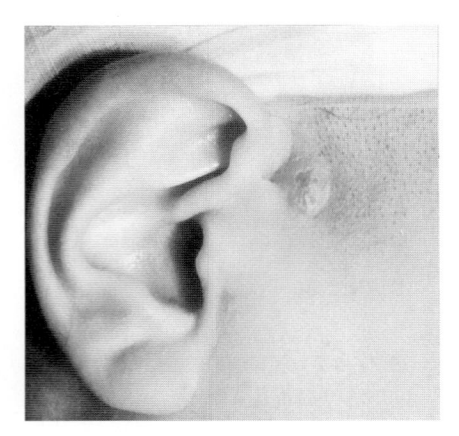

図27-4-4　化膿した耳前瘻孔

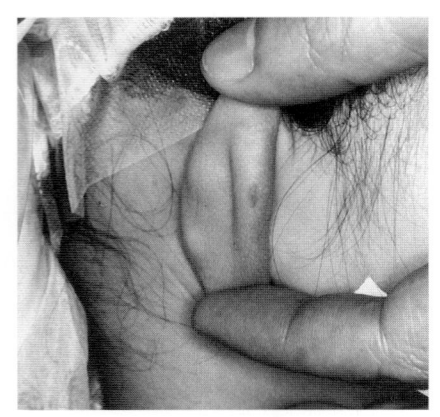

図27-4-5　耳輪の耳介瘻孔

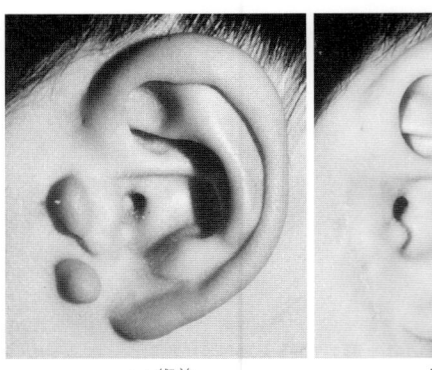

a：術前　　　　　　　　b：術後

図27-4-6　副耳

部27〜29%，耳輪脚9.0%の順である．

瘻孔の深さは，まちまちで，通常，盲端に終わるが，長いものでは外耳道上縁までのものもあり，ときに嚢胞を形成し，化膿を起こすことがある（**図27-4-4**）．

起炎菌は，嫌気性菌が多く，MRSAも検出されることもある（福田ら2004）．

治療は，瘻孔内にピオクタニンを注入してその位置を確かめたのち表皮組織を含めて全摘する．瘻管の先の線維状索状物も瘻管の遺残であるので全摘する．

表皮成分が残ると再発しやすい．Gurら（1998）は，再発率9.09%とのこと，経過観察が大切である．

❷耳後瘻孔 post-auricular fistula

耳瘻孔が耳後部に発生することは，極めてまれである（堀切ら2014）．古くは森田（1929）の報告がある．

❸耳介瘻孔 auricular fistula

耳前瘻孔に比べ少ない．耳介結節の融合不全によるといわれ，ときに，耳介頸瘻 cervical aural fistula といって咽頭部から側頸部に達するものもある（**図27-4-5**）．

治療は全摘である．

❹耳輪耳垂瘻 ear lobe fistula

和田ら（2014）の報告しているもので，耳輪と耳垂境界部にみられたまれな先天性の瘻孔である．Skokan（1959）の分類にはすでにみられる．

B.　副耳 accessory auricular appendage

❶耳前部副耳

副耳は胎生4〜5週，第1鰓弓が上下に2分，上下顎突起の原基となり，この癒合過程での異常によるもので（伊藤ら1988），副耳は，別名剰耳，軟骨性母斑などとも呼ばれ，ほぼ耳前部，耳珠付近から口角までの線上にみられる．大きさは，大小様々で皮膚のみの場合，軟骨を含むもの，筋組織の迷入するものなどがあり，ときに外耳の先天性異常，顔面裂などをも合併していることがある．

発生頻度は，約1.5%で，耳前瘻孔は80〜90%である（Gurら1998）．

なお，中村ら（1991, 1993）は副耳の定義について検討を加え，副耳珠が妥当ではないかと報告しているが，部位的にも副耳珠とするには無理な症例もあり，副耳のほうが適切であろう（福田ら2005）．

治療は，摘出であるが，軟骨を摘出しないと変形が残りやすい（**図27-4-6**）．

❷頸部副耳，頸耳 cervical auricle

副耳が頸部に発生したものを頸部副耳というが，最近では鰓性遺残物 branchial remnant と呼ばれている（福田ら2005）．耳前部副耳とは異なり，合併奇形も多く，第2鰓弓以下の由来と考えられる（向井ら2001）．（第29章「頸部形成術」の項参照）胸鎖乳突筋下1/3あたりにみられる．硝子軟骨，弾性軟骨との報告があるが，後者が多い．頸耳に

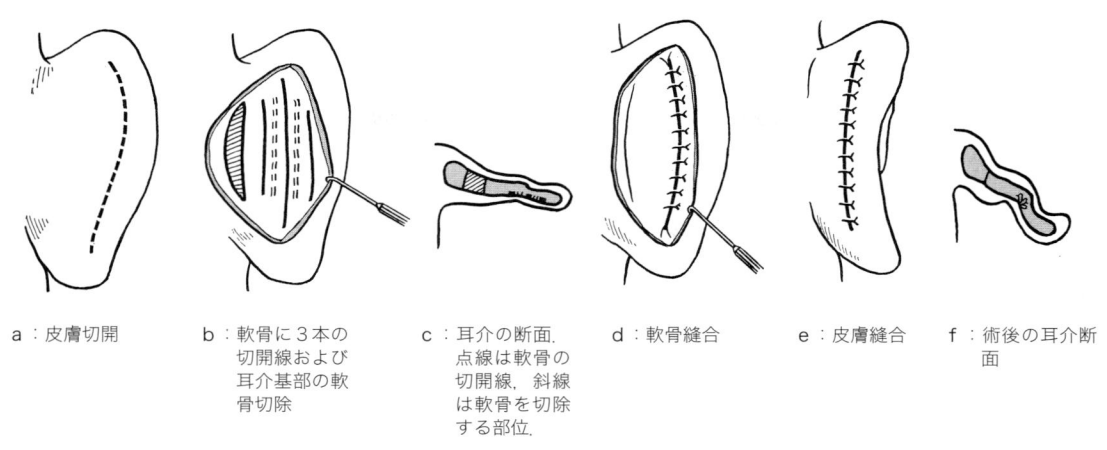

a：皮膚切開　　　b：軟骨に3本の　　c：耳介の断面．　　d：軟骨縫合　　　e：皮膚縫合　　　f：術後の耳介断
　　　　　　　　　切開線および　　　点線は軟骨の　　　　　　　　　　　　　　　　　　　　　　面
　　　　　　　　　耳介基部の軟　　　切開線，斜線
　　　　　　　　　骨切除　　　　　は軟骨を切除
　　　　　　　　　　　　　　　　　する部位

図27-4-7　聳耳の修復法　軟骨切除法（Barsky法）
(Barsky AJ et al：Principles and Practice of Plastic Surgery, McGraw-Hill, p300, 1964 より引用)

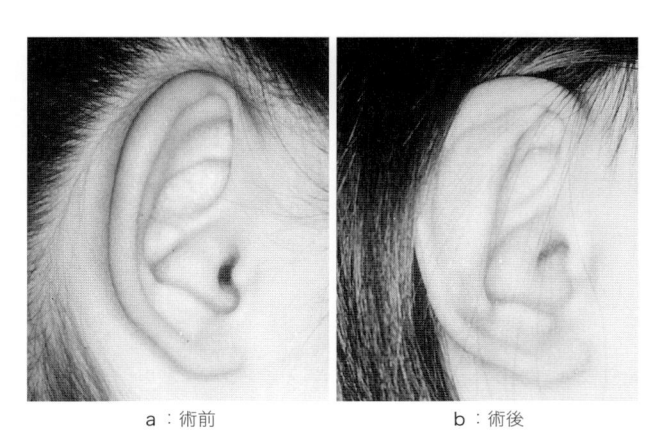

a：術前　　　　　　b：術後

図27-4-8　聳耳の修復例（Barsky法）

ついては，高田ら（2007）の興味ある報告がある．

C. 聳耳，立ち耳 prominent ear

　聳耳 prominent ear は，protruding ear，projecting ear，lop ear, bat ear, donkey ear などとも呼ばれ，欧米でもその名称に関して混乱しているが，一般に，耳介が後方に倒れないで側方にはりだしており，対耳輪の突出がほとんどないものを指している．舟状窩 scapha と耳甲介腔 concha との後面角は一般に 90～120°であるが，これ以上になると対耳輪も不明瞭となり聳耳となる．

　この原因として，佐藤ら（1986）は，出生直後には立耳が 0.9％なのに1年後には11％に増加していることから寝癖などの後天性のものではないかと報告している．

　治療は，就学前（Stenstroem 1979, Gosain ら 2004）手術的に対耳輪を作り，耳介を折り曲げて頭蓋骨に近づけることが必要であるが，その方法には様々なものが報告されている．Gosain ら（2004）は，3歳前に手術しても成長には大

きな影響はないという．

❶皮膚切除法

a. Morestin 法（1903）

　後頭耳介境界部 cephalo-auricular junction の皮膚を紡錘形に切除するのみで，軟骨には手を加えないので，耳介の形はそのままであり，再発しやすい（Ju 1963）．

❷軟骨切除法

a. Luckett 法

　対耳輪に相当する箇所を，皮膚，軟骨ともに紡錘形に切除する方法で，聳耳の手術は，この Luckett（1910）以来，対耳輪の形成に重点がおかれてきた．McDowell（1968）は亜鈴型に切除する．

b. Barsky 法（図27-4-7，図27-4-8）

　後頭耳介境界線より切開を加え，耳介後面を剝離，前面より対耳輪に相当するところに注射針を挿入，ピオクタニンで軟骨に刺青して，後面からその位置がはっきりわかるようにする．次に，このピオクタニンの印に沿って，軟骨に後面から3本の切開を加え，外側の切開線を互いに縫合し，さらに耳介根部で軟骨を三日月状に切除する．その結果として生じた皮膚の余剰分を切除して縫合する．術後は，マットレス縫合を行って対耳輪を固定する．抜糸は，1週間後に行うが，その後の数週間は，軟骨の切開部瘢痕が落ち着くまで，特に睡眠時に不当な圧迫を加えないように注意する（Barsky ら 1964）．

c. Converse 法（図27-4-9）

　この方法は，Barsky 法のように，1本の対耳輪を作るのではなく，対耳輪の上脚 superior crus，および下脚 inferior crus を作るとともに，軟骨を丸めて tube にする点が異なる．この際，軟骨が丸めにくいときは，軟骨を剝削して薄くする．その他の手術の原則は，Barsky 法に準ず

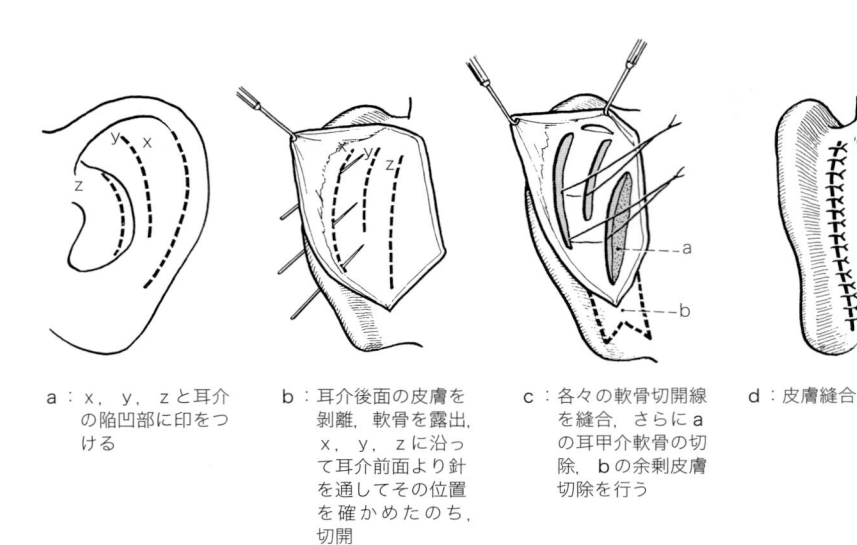

a：x，y，zと耳介
　の陥凹部に印をつ
　ける

b：耳介後面の皮膚を
　剥離，軟骨を露出，
　x，y，zに沿っ
　て耳介前面より針
　を通してその位置
　を確かめたのち，
　切開

c：各々の軟骨切開線
　を縫合，さらにa
　の耳甲介軟骨の切
　除，bの余剰皮膚
　切除を行う

d：皮膚縫合

図27-4-9　聳耳の修復法　軟骨切除法（Converse法）
（Converse JM et al：Plast Reconstr Surg 31：118，1963aより引用）

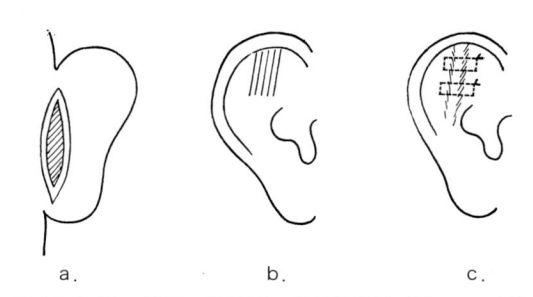

a.　　　　　　　b.　　　　　　　c.

図27-4-10　聳耳の修復法　軟骨切除法（Neuver法）
（Neuver O：Plast Reconstr Surg 47：111，1971より引用）

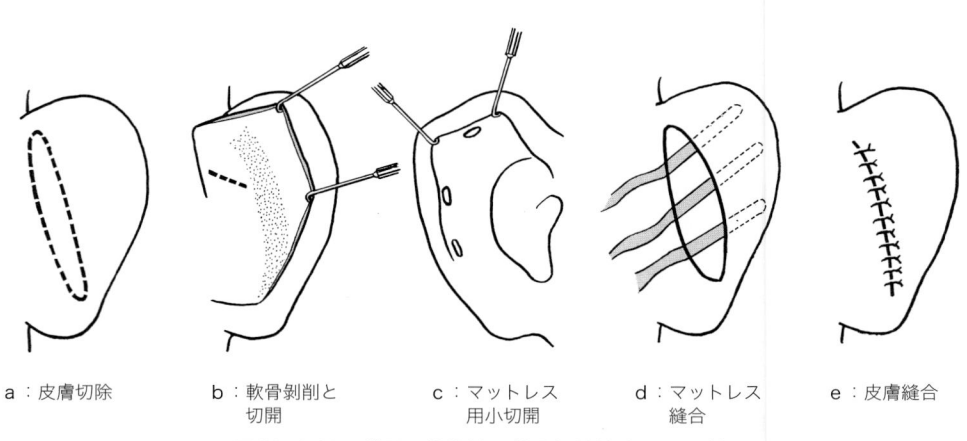

a：皮膚切除

b：軟骨剥削と
　切開

c：マットレス
　用小切開

d：マットレス
　縫合

e：皮膚縫合

図27-4-11　聳耳の修復法　軟骨切除法（Stark法）
（Stark RB：Plastic Surgery，Harper & Row，p244，1962より引用）

る（Converseら1963）．

d.　Neuver法（図27-4-10）

　耳介後面より，耳甲介腔壁を紡錘形に切除，後側より耳
介前面対耳輪部を皮下剥離，6枚の刃を重ねて軟骨に平行
に割を入れ，皮面よりマットレス縫合を行う（Neuver
1971）．

e.　Skoog法（1974）

　対耳輪の発育がよい場合は，耳甲介腔側壁を皮膚，軟骨，
皮膚と全層にわたって切除する．

　対耳輪の発育が悪い場合は，耳介後面切開より入り，軟
骨膜を剥離して，これを対耳輪が突出するように縫縮する．
縫縮して生じた死腔には，患者血液を注入して軟骨再生を

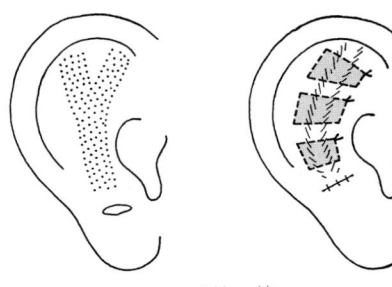

a：Kaye法
(Kaye BL：Plast Reconstr Surg 40：44，1967より引用)

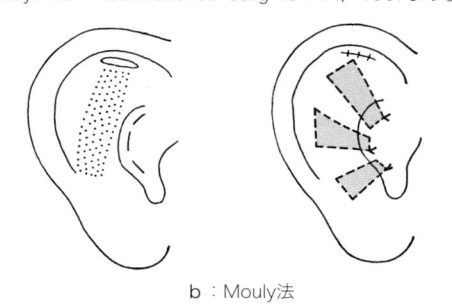

b：Mouly法

図27-4-12　聳耳の修復法（軟骨剝削法）
(Mouly R：Ann Chir Plast 16：55，1971より引用)

促す（Skoog ら 1972）．

　前述の両方の変形が合併している耳介では，両方の形成術をあわせ行う．

f.　森岡法（2015）

　耳介横筋の短縮法である．

❸軟骨剝削法

a.　Stark法（図27-4-11）

　これは，軟骨の切開は対耳輪下脚のみに行い，対耳輪本体および上脚は軟骨を剝削して薄くした後に丸める方法である（Stark 1962）．

b.　Stenstroem法

　Stenstroem（1963）は，耳介軟骨の表面を削ると，軟骨は反対側に屈曲するという実験から，耳介軟骨前面の対耳輪に相当するところを剝削するのみで，切開を加えない方法を用いている．

c.　Kaye法

　対耳輪下部の耳介前面に，小皮切を入れ，対耳輪軟骨を剝削したあと，対耳輪にマットレス縫合を行って軟骨を丸める（Kaye 1967）（図27-4-12a）．

d.　Mouly法

　Kaye法と逆に，対耳輪上端の皮切から対耳輪軟骨を剝削したあと，耳甲介腔よりマットレス縫合を行い，対耳輪を作る（Mouly 1971）（図27-4-12b）．

e.　その他

　その他，数多くの方法が発表されているが，要点は，対耳輪をつくる事と，耳介後部の余剰皮膚の切除にある．

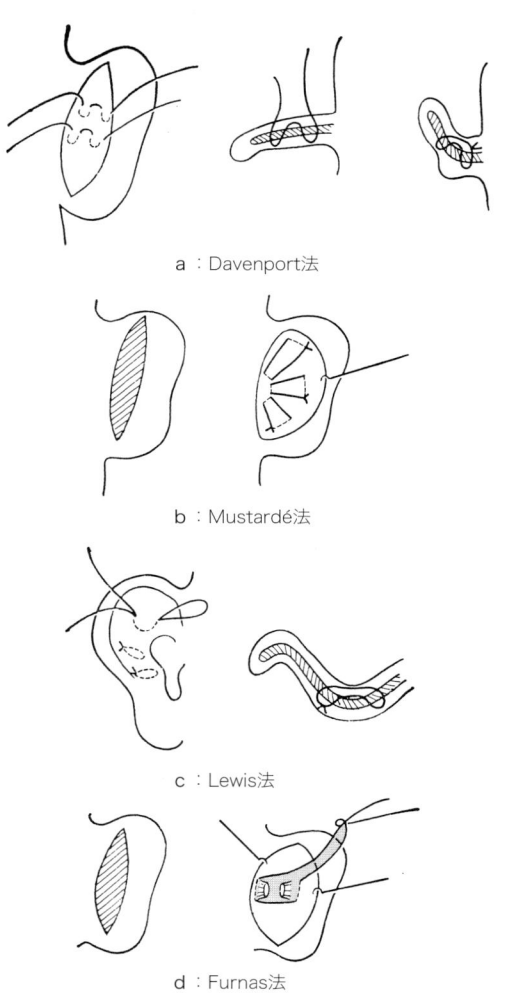

a：Davenport法

b：Mustardé法

c：Lewis法

d：Furnas法

図27-4-13　聳耳の修復法（縫合糸矯正法）
a：（Davenport G et al：Plast Reconstr Surg 36：91，1965より引用）
b：（Mustardé JC：Plast Reconstr Surg 39：382，1967より引用）
c：（Lewis JR：Atlas of Aesthetic Plastic Srugery，Little，Brown，1973より引用）
d：（Furnas DW：Plast Reconstr Surg 42：189，1968より引用）

❹縫合糸矯正法

　縫合糸聳耳形成術は，対耳輪軟骨をマットレス縫合で丸め，対耳輪を作る方法である．簡便な方法であるが，軟骨のバネが強いときには，ナイロン糸で軟骨が切れて再発することがある（図27-4-13）．

a.　Davenport法（1965）

　耳介後面の皮切から軟骨を露出し，対耳輪に垂直マットレス縫合を行う（Davenport ら 1965）．

b.　Mustard法（1967）

　対耳輪後面を1cm幅皮膚切除したあと，軟骨を露出し，軟骨をマットレス縫合する．

c.　Lewis法（1973）

　耳介前面より対耳輪軟骨を埋没縫合する．縫合糸の皮膚刺入，刺出点は同一にすると，皮切がなく，術後の瘢痕が

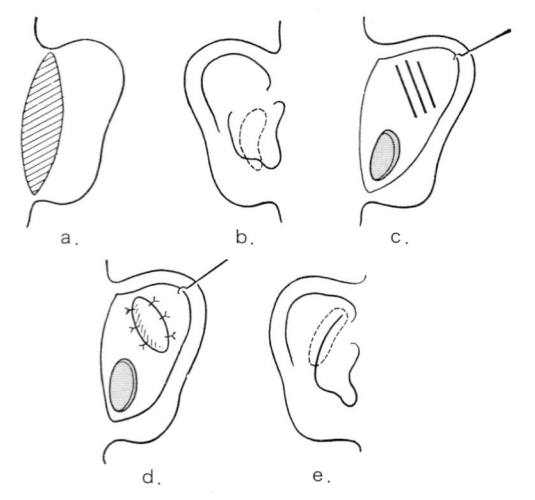

図27-4-14 鬼塚法，聳耳の修復法，軟骨移植法
(Onizuka T et al：Plast Reconstr Surg 62：734，1978より引用)

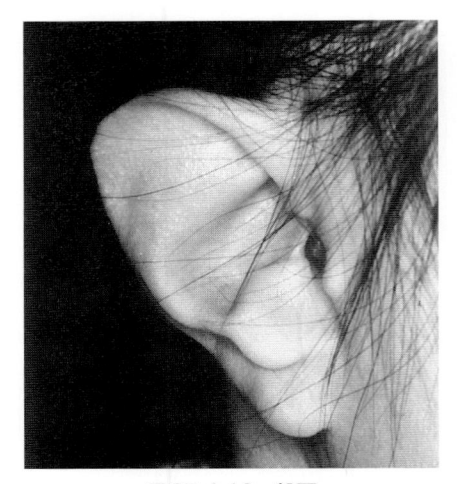

図27-4-16 殻耳

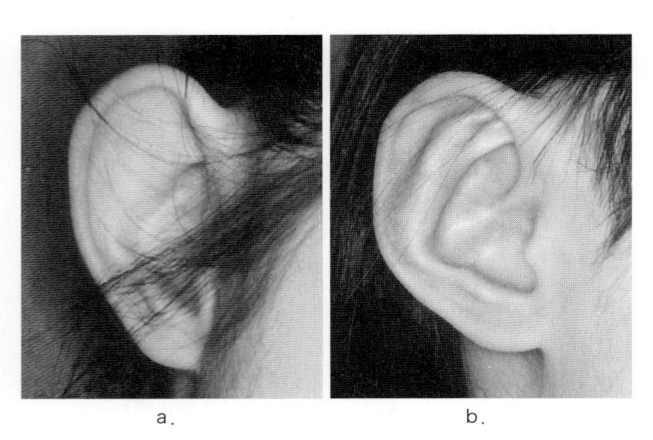

図27-4-15 聳耳の修復例 (図27-4-14の鬼塚法による)

目立たないが，軟骨部の刺入，刺出点を離さないと軟骨の
バネで縫合糸によって軟骨が切れ再発しやすい．

d. Furnas法 (1968)

　耳介後面の紡錘形皮膚切除から入り，後耳介筋を切除，
耳甲介腔軟骨と乳頭部骨膜とをナイロン縫合する．

❺鬼塚法 (1978)，軟骨移植法

　耳介後面切開より入り，必要があれば皮膚を切除，次に
軟骨を露出して耳甲介腔軟骨を切除，対耳輪部後面に割を
数条入れ，そこに切除軟骨を副子状にあてがって縫合移植
する．対耳輪の形を整え再発を防ぐためである（Onizuka
ら1978）**(図27-4-14，図27-4-15)**．

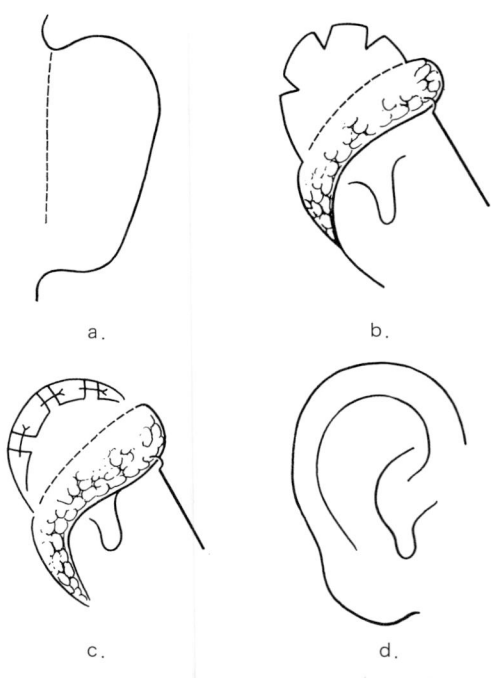

図27-4-17 聳耳手術法 Ducourtioux変法
(Ducourtioux JL：Ann Chir Plast 16：60，1971より引用)

D. 殻耳，扁平耳
shell ear, flat ear, scaphoid ear

　殻耳（仮称）は，聳耳と合併しやすいものであるが，耳輪
のまるみがなく，扁平化しており，ちょうどその形状が貝
殻に似ていることから，shell ear と名づけられている（図
27-4-16〜図27-4-18)．

　中村（1986）は，扁平耳（flat helix）なる名称を推奨して
いる．

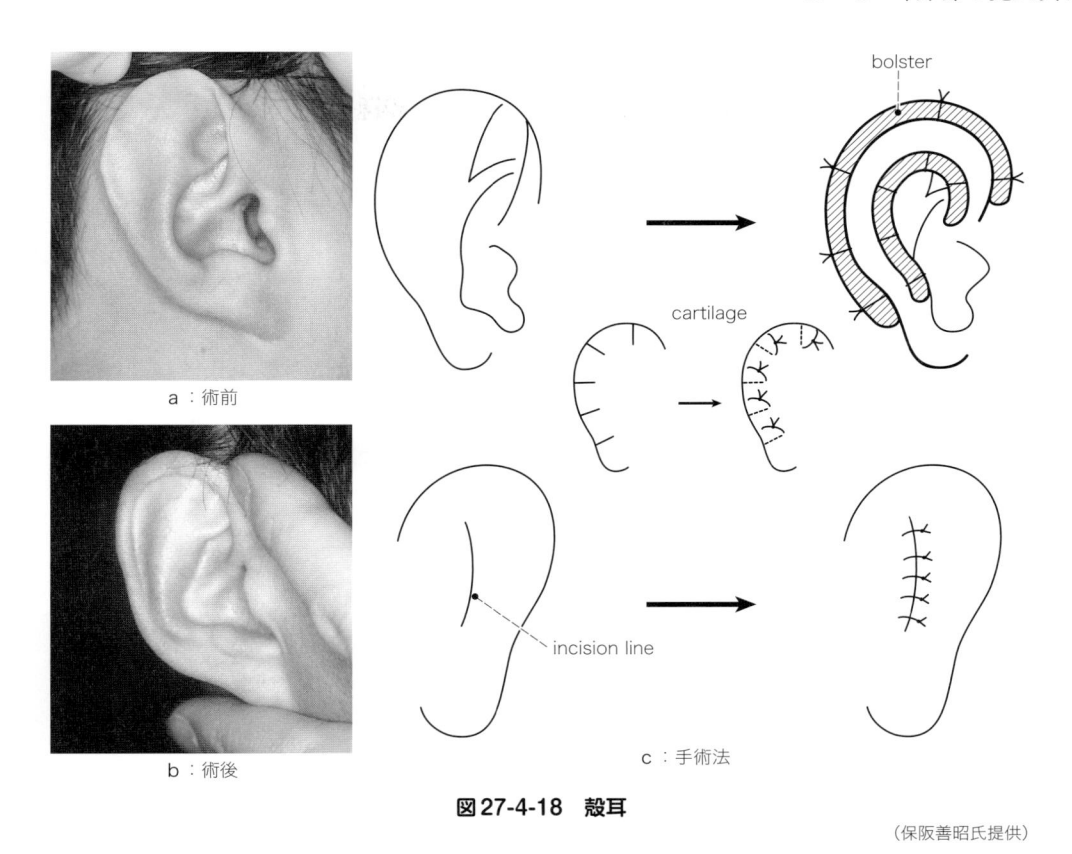

a：術前

b：術後

bolster

cartilage

incision line

c：手術法

図27-4-18　殻耳

（保阪善昭氏提供）

Davis（1987）によると，胎生期の第3，第4 hillock の発育不全であるという．（福田ら 2005）．

治療は，生後すぐであればガーゼを細長く巻いて耳輪にかぶせ，絆創膏固定などである程度改善できるが，本格的には，対耳輪を作るとともに，耳輪を丸めることにある．

Ducourtioux 法（1971）は，耳介後面の皮切から耳介軟骨を露出させ，耳輪軟骨に割を入れ，これを前方に折り曲げて互いに縫合し耳輪を作成する．なお，対耳輪は聳耳の形成術に従って作成する．

E. 耳輪縁陥凹変形

これは，耳輪の縁の中央が先天的に陥凹しているもので，しばしば絞扼耳，埋没耳，耳癒着症に合併してみられることが多い（大貫ら 2014）．これを独立奇形にみなすか問題のあるところである．耳輪癒着症と混同されやすいが，本症は，耳輪のみの陥凹で癒着はしていない．癒着の結果として合併はある．

治療は，Tanzer の banner flap 法（1975）をはじめとして，沢田らの banner flap 法，川島ら（1991）の double banner flap 法，耳甲介腔軟骨を含む複合移植法 composite graft 法（福田 1968），双茎皮弁 bipedicle flap 法（大貫ら 2014）などが報告されている．

F. 折れ耳　folded ear

折れ耳は，constricted ear, lop ear など，いろいろな名称で呼ばれているが，耳介上部が単に折れ曲がったもので，指で起こすと，通常の耳の大きさになる．この点で，次のコップ状耳とは区別される（図27-4-19，図27-4-20）．杠（2010）は，生下時 38.1％，であるが，1 歳までには 84％ が自然軽快するという．

治療は，耳介後面から皮膚および軟骨を紡錘形に切除するのみでよいが，著明な場合には，聳耳と同様な手術を行う．

G. 絞扼耳　constricted ear, cup ear

これは，耳介上部 1/3 の低形成を起こしたもので，耳輪のみの変形から，耳介がコップ状に全体としてまるく曲がった状態で，耳輪部の皮膚および軟骨が短縮しているものまで，様々である．

名称についても，コップ耳 cup ear, lop ear などがあり，また，聳耳や折れ耳と混同されることもあるが，聳耳では，耳介は曲がっていないし，折れ耳では組織の短縮がない．lop とは折れ曲がる意味であり，この点からも聳耳を lop ear というのは不適当である．最近は，constricted ear と

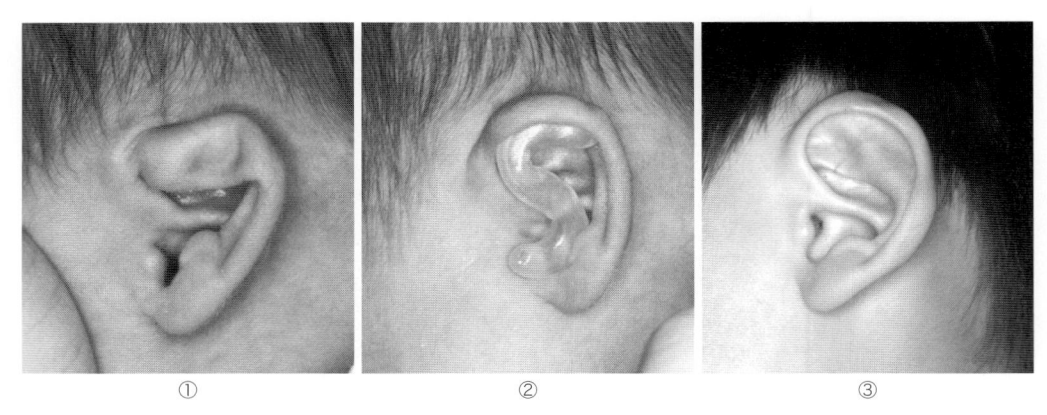

①　②　③

図27-4-19　左折れ耳（生後9日目男児）
①②：熱可塑性樹脂を細工して変形した耳介に固定，③：4歳時所見

（林雅裕氏提供）（林雅裕ほか；日形会誌，18：391，1998）

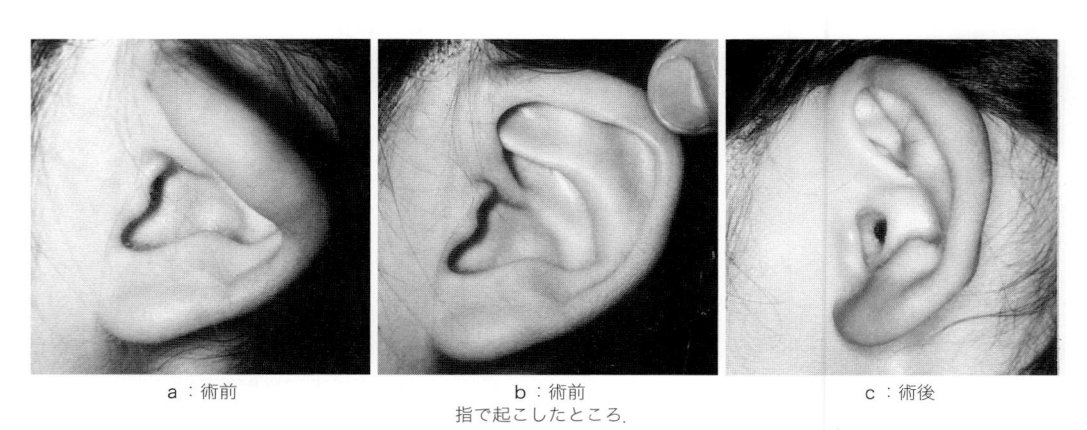

a：術前　b：術前
指で起こしたところ．　c：術後

図27-4-20　折れ耳
対耳輪に耳甲介腔軟骨を移植．

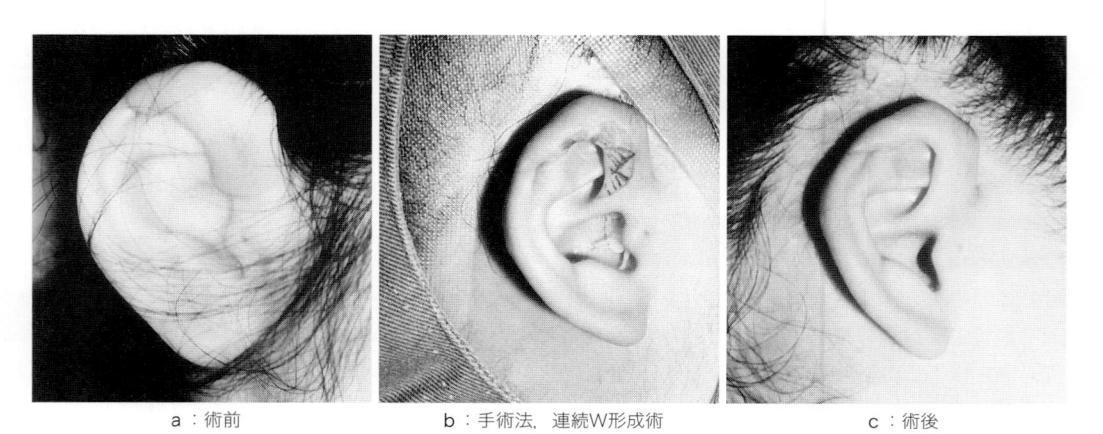

a：術前　b：手術法，連続W形成術　c：術後

図27-4-21　絞扼耳（I型）

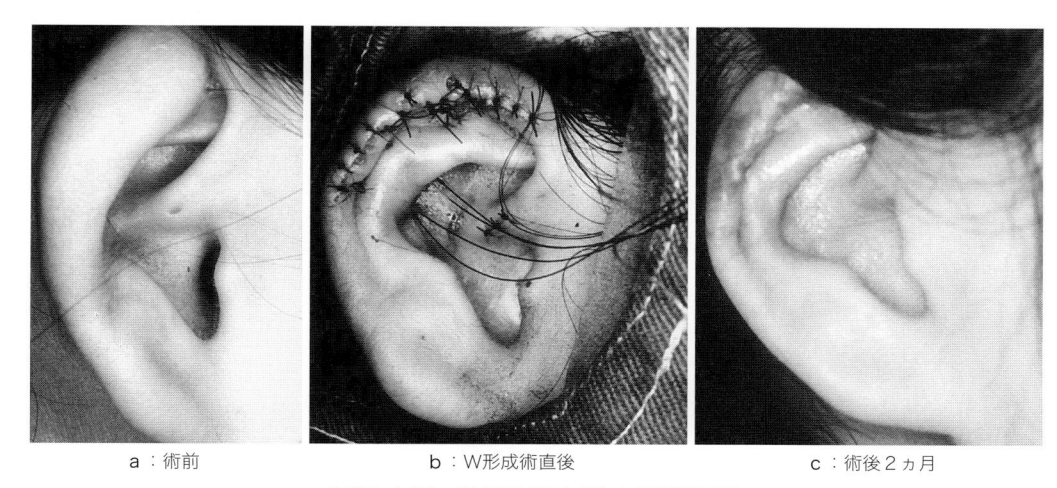

a：術前　　　　　　　b：W形成術直後　　　　　　c：術後2ヵ月

図27-4-22　絞扼耳（ⅡA型）と耳輪脚瘻孔

耳輪の外側皮膚に数個のW皮弁を作成．内側は，皮膚軟骨いっしょに割を入れて，その間にW皮弁を挿入移植する．

表27-4-3　絞扼耳 constricted ear の分類

分類	所　見
Ⅰ型	耳輪のみの変形
Ⅱ型	耳輪と舟状窩の変形
ⅡA型 ⅡB型	耳輪再建に皮膚の補充が不要 耳輪再建に皮膚の補充が必要
Ⅲ型	高度のコップ状変形（管状型） しばしば，耳介低位，前方偏位，外耳道狭窄，難聴を伴う

(Tanzer RC：Plast Reconstr Surg 55：406, 1975；Tanzer RC Transactions of the 6th International Congress of Plastic and Reconstructive Surgery, Marchac, D ed, Masson, p285, 1976；浜中孝臣ほか：形成外科35：511, 1992より引用)

呼ばれる．

　Tanzerら（Converse 1977）も，この耳の異常をconstricted earとも呼んでおり，その程度は様々で，GroupⅠ（耳輪のみ折れ曲がって幅広くなったような変形），GroupⅡ（対耳輪が消失，不完全で折れ曲がり，耳輪がhoodのようになったもの），GroupⅢ（とり貝のように筒状になったもの）に分類している（**図27-4-21〜図27-4-23**）（**表27-4-3**）．

　また，川嶋ら（1991）は，諸家の分類を**表27-4-4**のようにまとめており，本症を議論する際，現症と用語とを混同しないようにと述べている．

　頻度はMatsuoら（1990）によると，1,000人中，生下時38.1％であるが，自然治癒傾向が強く，1歳時には6.1％であるという．

　治療は，耳介の変形程度に応じていろいろな方法を考えて用いる（**図27-4-21〜図27-4-30**）．

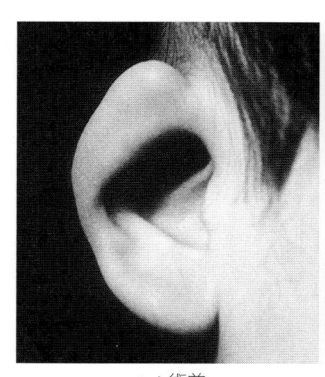

a：術前　　　　　　b：術後

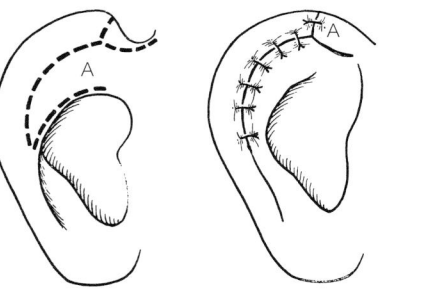

c：術前，術後のシェーマ

図27-4-23　絞扼耳（ⅡB型）の修復例（皮弁法）
（鬼塚卓弥ほか：形成外科13：150, 1970より引用）

❶Barsky法 (1964) (図27-4-24)

　耳輪脚から耳介後面に沿って切開を加え，皮膚を反転したのち，耳介軟骨に波状の切開を加え，切離された上下の軟骨片をずらして耳介軟骨全体の長さを長くするとともに，耳輪脚部の皮膚欠損は耳介後面に作った皮弁を回転移植して被覆する（Barskyら1964）．

　Pollet-Grotting法も，軟骨の切開法を除けばこれとほぼ同様の方法である（**図27-4-25**）．

表27-4-4　諸家の分類と慣用との関連について

Tanzer	Davis	Fukuda	Common Usage	著者の考え方
constricted ear, group Ⅰ	mild lop ear		lop ear	耳輪幅拡大
constricted ear, group ⅡA	moderate lop ear	microtia, Type 4 (cupped ear)	cup ear	コップ耳
constricted ear, group ⅡB	severe lop ear			
constricted ear, group Ⅲ	snail shell ear	microtia, Type 5 (severe cupped ear)	cockleshell ear （トリガイ）	軽度小耳症 小耳症

（川嶋孝雄ほか：形成外科34：787, 1991 より引用）

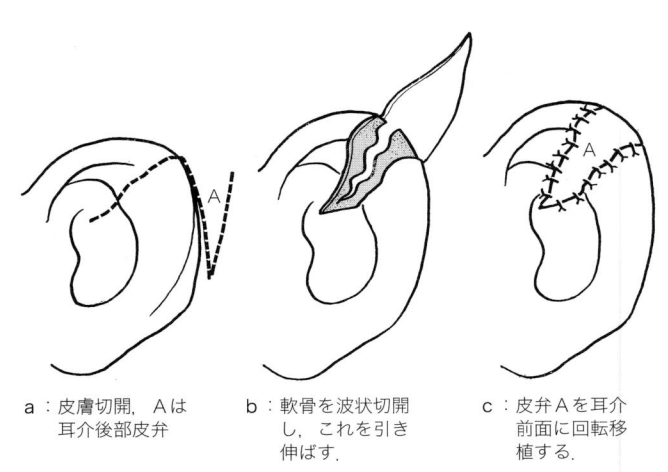

a：皮膚切開，Aは　　b：軟骨を波状切開　　c：皮弁Aを耳介
　耳介後部皮弁　　　　　し，これを引き　　　前面に回転移
　　　　　　　　　　　　伸ばす．　　　　　　植する．

図27-4-24　コップ耳の修復法（Barsky法）
（Barsky AJ et al：Principles and Practice of Plastic Surgery, McGraw-Hill, p307, 1964 より引用）

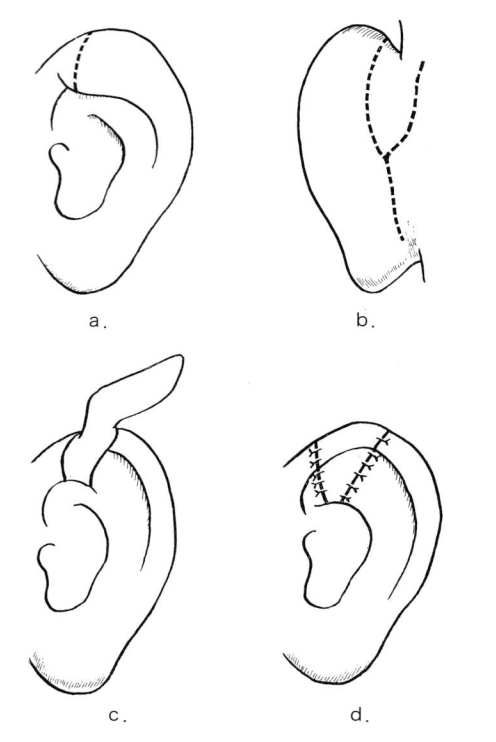

a.　　　　　　　b.

c.　　　　　　　d.

図27-4-25　コップ耳修復法（Pollet-Grotting法）
（Sercer A：Plastische Operationen an der Nase und an der Ohrmuschel, Georg Thieme, p359, 1962 より引用）

❷**Musgrave法**（1966）（図27-4-26）
　これは，耳輪の内側に沿って切開を加え，軟骨を菊花状に切開，変形を矯正したのち，耳甲介腔から軟骨片を採取し，これで花びら状に開いた軟骨端を固定，新耳輪を作る方法である（Musgrave1966）．

❸**Stephenson法**（1960）（図27-4-27，図27-4-28）
　この方法は，前述2法の併用法のようなもので，耳輪軟骨を菊花状に切開（Musgrave法のように別の軟骨で固定しない），対耳輪を3本の切開線を入れて作成，耳輪脚部の皮膚欠損部に耳介後部の皮弁を利用する（Stephenson1960）．

❹**複合皮弁法**
　コップ耳というより，小耳症に近い耳介変形の場合は，皮膚，軟骨ともに複合皮弁として形成術を行うと，小耳症のように肋軟骨移植を行わないでも，ある程度の手術成績をあげることができる（図27-4-29，図27-4-30）．

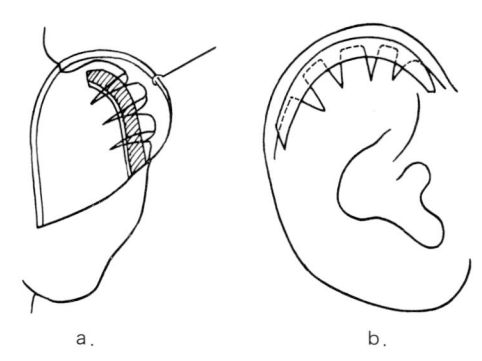

a.　　　　　　　　b.

図27-4-26　コップ耳修復法（Musgrave法）
(Musgrave RH：Plast Reconstr Surg 37：394，1966 より引用)

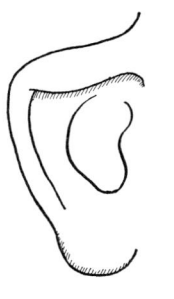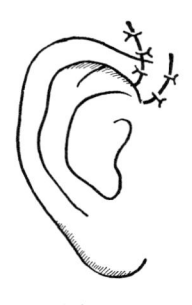

a：術前　　　b：耳介後面より軟　　c：皮膚欠損部を
　　　　　　　 骨に切開を加える　　 皮弁で補う

図27-4-27　コップ耳修復法（Stephenson法）
(Stephenson KL：Plast Reconstr Surg 26：540，1960 より引用)

H. Stahl耳, 第3耳輪脚変形

Stahl耳というのは，Stahlの報告した耳介奇形（Binder 1889）で，対耳輪が，後上方，Darwin結節の方向にのびて異常な軟骨隆起となったもので，対耳輪第3脚変形といわれる．英語で，crus antihelices tertium，あるいは tertiary crus，third crus of antihelix と呼ばれる．

Stahl's ear というのは Altmann（1951）の論文にあるぐらいという（山田ら1977）．その形状も，Binder（1889）は，3型に，山田ら（1977）は，4型に分けているが，著者はさらに1型を追加したほど複雑である．

❶第3耳輪脚変形の分類

①I型：第3脚が後上方へ向かうもの．これには，〈A〉第3脚の稜線が鋭角なもの，〈B〉鈍角なもの，〈C〉隆起が広いものがある．

②II型：第3脚の稜線が後下方へ向かうもの．

③III型：第3脚が耳甲介舟に向かうもの（Fischl 1976）．

❷原因

原因は不明で，胎生時発育異常と考えられている．Binder（1889）によると，その一部に遺伝関係が認められるという（Jampol ら1998）．

❸治療法

生後早期であれば，Matsuoら（1990）の報告しているような，非観血的治療も可能であるが，年長者には手術的療法を用いざるを得ない．

大森ら（1962）は，**図27-4-31** のように第3脚を切除縫合する方法を報告している．

著者は，耳介後面基部切開より入り，耳介の後面，および第3脚部の前面皮膚を剥離，第3脚を切除縫合して形を整え，副木のように耳甲介軟骨を移植し固定する．切除した第3脚軟骨が利用できればそれを利用する（**図27-4-32**

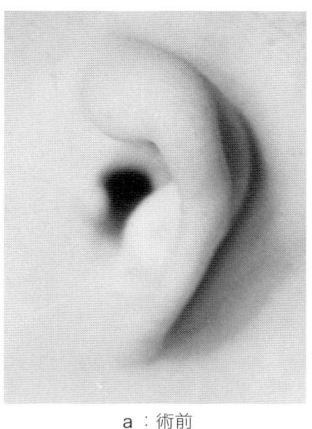

a：術前　　　　　　　　b：術後

図27-4-28　コップ耳，絞扼耳（III型）の修復例（Stephenson法）
(鬼塚卓弥ほか：交通医 21：506，1968a より引用)

〜**図27-4-38**）．

Skoog（1972）は，軟骨膜を移植，Nakayama（1986）や岩永ら（1984）は，骨膜紐を矯正位に保持するように用いた．

Nakajima ら（1984）は，軽度スタール耳には耳介後面にZ形成術を行う例を報告（**図27-4-39**），重度変形には軟骨反転法を用いる場合もある（吉村1992）．

Tsujiguchi ら（1992）は，スタール耳の変形部の軟骨を弁状にして耳輪側にずらす方法を報告している．

I.　対耳輪突出症　prominent antihelix

これは，ウイルデルムート耳 Wildermuth's ear ともいわれ，耳輪が小さく対耳輪の発育過剰を起こしたものである（荻野1978，李1997）．Wildermuth は，ドイツの精神科医の名前である．李によると，18番染色体長腕部分欠損で，対耳輪過成長，鯉の口（carp-shaped mouth），免疫グロブリン A の欠損，甲状腺機能低下症，などの症状を有する．

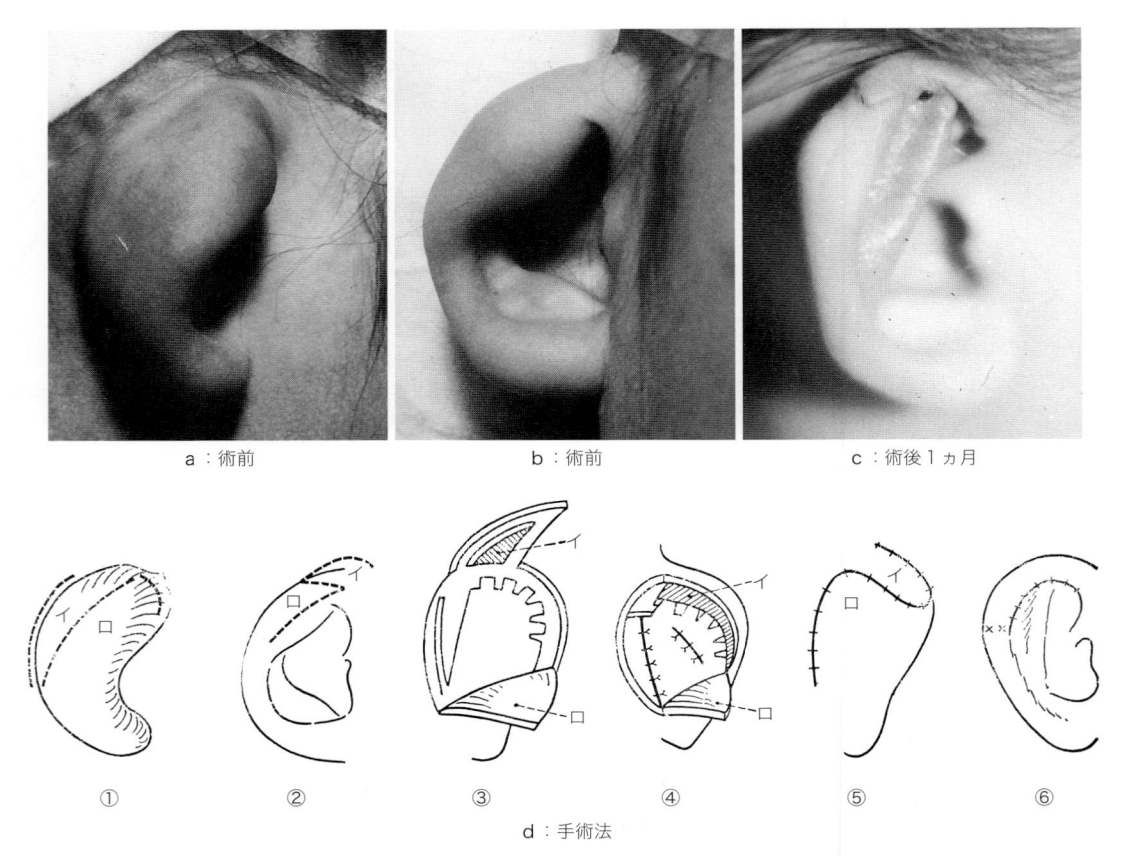

a：術前　　　　　　　b：術前　　　　　　　c：術後1ヵ月

① ② ③ ④ ⑤ ⑥

d：手術法

図27-4-29　コップ耳, 絞扼耳 (III型) の修復例

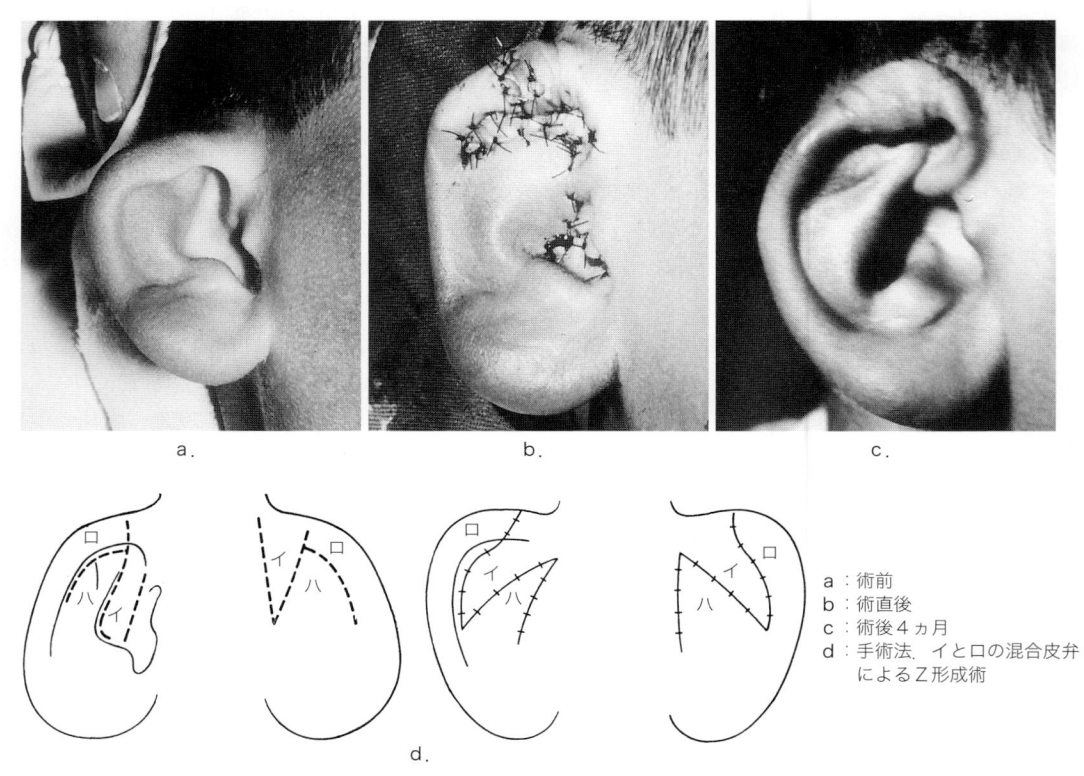

a.　　　　　　　b.　　　　　　　c.

a：術前
b：術直後
c：術後4ヵ月
d：手術法. イと口の混合皮弁
　　　によるZ形成術

d.

図27-4-30　コップ耳, 絞扼耳 (III型) の修復例

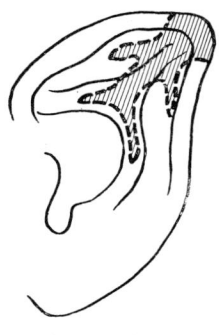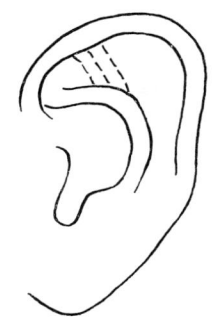

a：皮膚および軟骨切除　　　　b：術後

図27-4-31　第3耳輪脚変形修復法
点線は対耳輪を作るための軟骨切開線を施したことを示す.
（大森清一ほか：形成外科 5：212，1962 より引用）

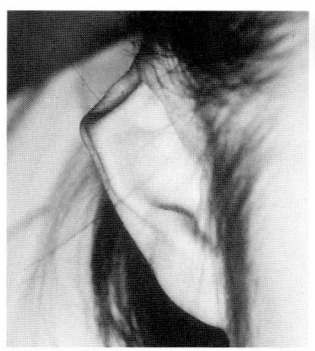

a：術前　　　　　　　b：術後5ヵ月

図27-4-32　第3耳輪脚変形（ⅠA型）

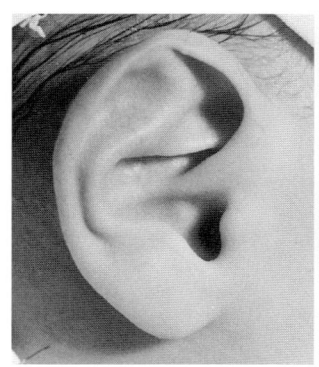

a：術前　　　　　　　b：術後3ヵ月

図27-4-34　第3耳輪脚変形（ⅠB型の修復例）

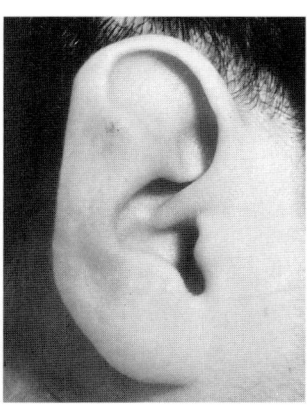

a：術前　　　　　　　　　b：術後

図27-4-33　第3耳輪脚変形（ⅠB型）
（鬼塚卓弥ほか：交通医 21：506，1968a より引用）

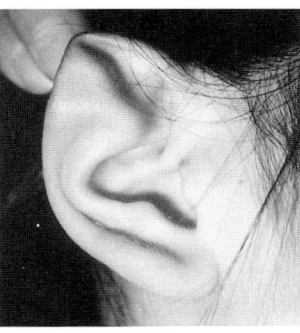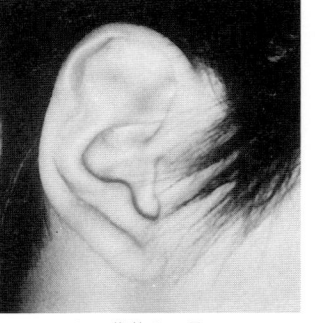

a：術前　　　　　　　b：術後6ヵ月

図27-4-35　第3耳輪脚変形（ⅠC型）
（鬼塚卓弥：小児科 19：1319，1978 より引用）

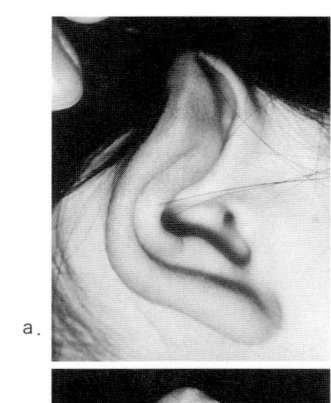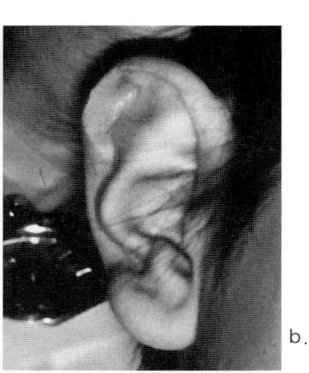
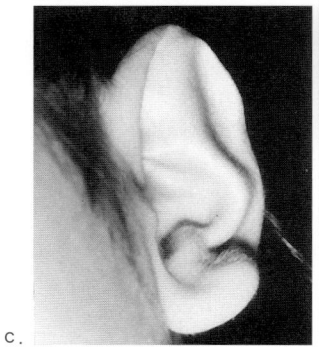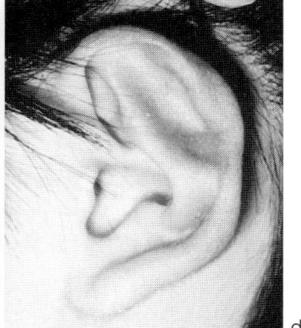

a：右第3耳輪脚変形ⅠC型
b：aの術後4ヵ月，耳甲介腔軟骨移植.
c：左第3耳輪脚変形ⅠB型
d：cの術後4ヵ月，耳甲介腔軟骨移植.

図27-4-36　第3耳輪脚変形ⅠB型およびⅠC型（両側）

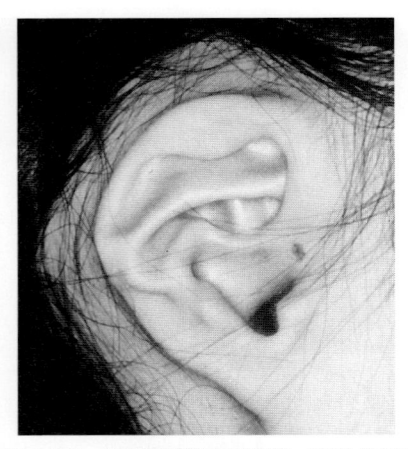

図27-4-37　第3耳輪脚変形Ⅱ型, Ⅲ型 (耳舟脚)
Stahl 耳の場合も第3脚があって, 耳輪のほうに向かうが, 本症では第3脚が耳輪脚のほうへ向かうものであり, 耳甲介舟脚とでも称すべきものであろう. なお, その他複雑な変形を合併している.

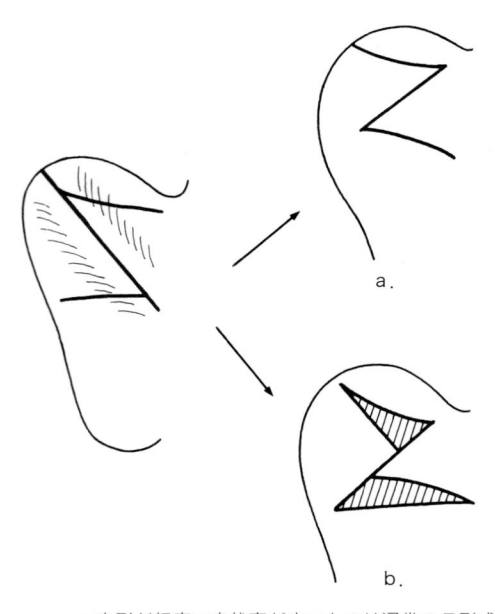

a : 変形が軽度で舟状窩が広いものは通常のZ形成を行う.
b : 舟状窩が狭くなるものでは, Zの皮弁の先端のみを縫合, 軟骨欠損部 (斜線) は放置するか, 凍結乾燥硬膜, 軟骨膜などを移植する.
図27-4-39　第3脚軟骨にZ形成を行う方法
(Nakajima N et al : Aesthetic Plast Surg 8 : 101, 1984 ; 吉村陽子ほか : 形成外科 35 : 501, 1992 より引用)

他に, Trisomy 11 q, 12 p, 13 p などの異常もある.
　治療は, 突出した対耳輪の軟骨を切除, 裏返して再移植する (李 1997).

❶尖耳 pointed ear
a.　後方尖耳 pointed ear
　Schwalbe (1989, 1998) は, 尖耳を6型に分類している (福田 2005).

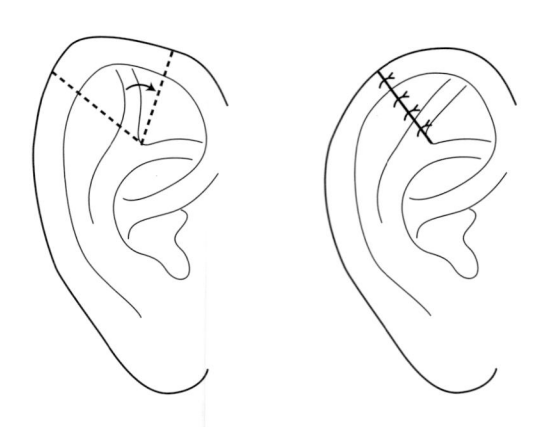

図27-4-38　第3耳輪脚変形修復法

①Ⅰ型 (Macacus ear)
　クロキツネザルの耳のように, 耳輪の巻き込みがなく, 三角型に尖ったもの.
②Ⅱ型 (cercopithecus ear)
　オナガザル, チンパンジーの耳のように, Macacus ear より下方が尖っているもの.
③Ⅲ型. (Darwin 結節, 耳輪結節, 耳介結節) Darwin's tubercle
　図27-4-40, 図27-4-41 のように, 耳尖の退化した残りと考えられており, 頻度は, 約20%で, 男性にやや多い (福田 2005). 耳輪に, 皮膚あるいは軟骨を含む突起があるが, 耳輪の巻き込みがある.
　手術例の報告もある (塩野目ら 1989).
④Ⅳ型 (耳輪内方突起型)
　Dawin の耳輪結節が前方に向いたもの.
⑤Ⅴ型 (軽度耳輪縁突起型)
　Ⅳ型の軽いもの.
⑥Ⅵ型 (正常型)
　Ⅴ型がさらに軽度のものである.

b.　サチロス耳 Satyrs ear
　ギリシャ神話にでてくる耳介がせまく耳介頂点が尖った耳, 西欧では悪魔の耳 devil ear といわれるが, わが国では俵屋宗達の風神雷神図にみられる.

J. モーツァルト耳 Mozart's ear

　これは, 定義が難しく, 福田 (2005) は, 諸家の意見をいろいろ引用しているが, モーツァルトが有していた耳介で, 耳輪脚と対耳輪がくっつき, 甲介艇のないもの, つまり耳甲介膨隆 lower conchal stria と表現するほうが適切という.

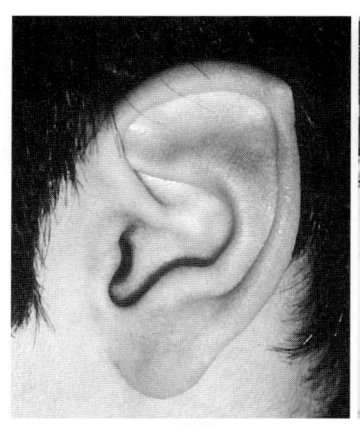
a：術前

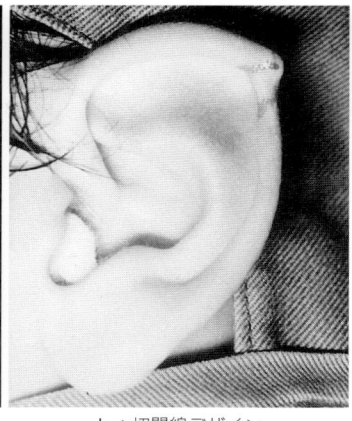
b：切開線デザイン

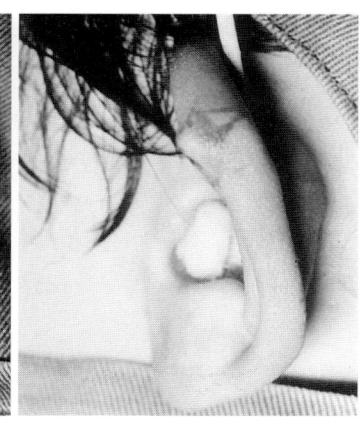
c：切開線デザイン

d：手術法

図27-4-40　Darwin 結節
術後患者との連絡とれず，結果不明．

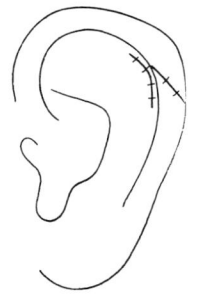

図27-4-41　Darwin 結節
（宇佐美泰徳氏提供）

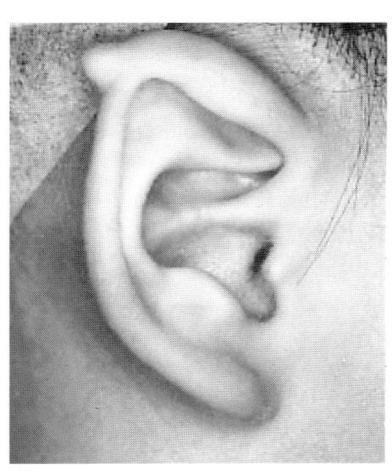

グループⅠ　　　グループⅡ　　　グループⅢ

図27-4-42　耳輪癒着症
（中村純次ほか：形成外科 34：805，1991 より引用）

K. 耳輪癒着症　congenital adhesion of the helix

耳輪が，対耳輪とくっつくような変形で，中村（1991）は，これを，3グループに分けている（**図27-4-42**）．欧米では，Satyrs ear に分類されている（福田 2005）．松尾（1988）は，埋没耳の不全型と考えている．

①グループⅠ：耳介後上方に小範囲癒着を認め，耳介全体の変形はほとんどないもの．

②グループⅡ：グループ「1」より広範囲の耳輪癒着症で，耳介は，全体として Satyrs 耳様の変形を示すもの．

③グループⅢ：耳輪癒着はさらに進み，耳介上方の形成不全を伴い，耳介上部は一部埋没様変形を示すもの．

本症については，Tanzer（1975）の constricted ear の軽症のものと考えられるが，対耳輪のまったくないコップ耳とは区別されるべきものである．

治療は症例に応じて helical sulcus を切開，耳甲介から composite graft する（福田ら 1973），耳介後面よりの皮弁

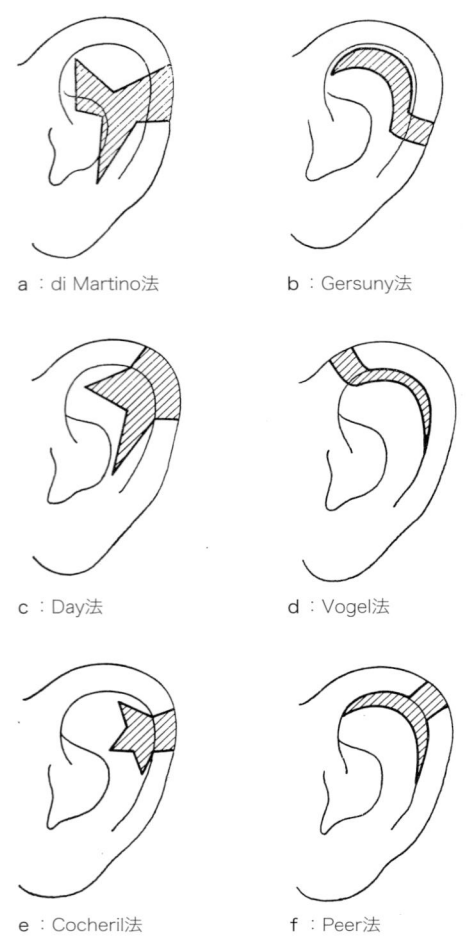

a：di Martino法 　　 b：Gersuny法

c：Day法 　　 d：Vogel法

e：Cocheril法 　　 f：Peer法

図27-4-43　大耳症の修復法各種
(Converse JM：Reconstructive Plastic Surgery, Saunders, p1718, 1977 より引用)

移植（中村ら1992）.

L. 耳輪脚異常 fusion of the helical crus

これは耳輪脚と対耳輪とがつながったような変形である.治療は変形の程度によって切除,脚の V-Y 移動,軟骨カーブの反転などの手術を行う.

M. 大耳症 macrotia

大耳症は,日本では,大耳垂とともに福耳といわれ喜ばれているが,片側性の場合には,欧米と同様に治療の対象になるようである.（本章耳介の形態の項参照）

治療法としては,次の方法がある（Converse1977,福田2005）**（図 27-4-43）**.

①耳介中央部を星状に切除する方法：Cocheril らの方法
②耳脚部から耳輪に沿って舟状窩の一部を切除する方

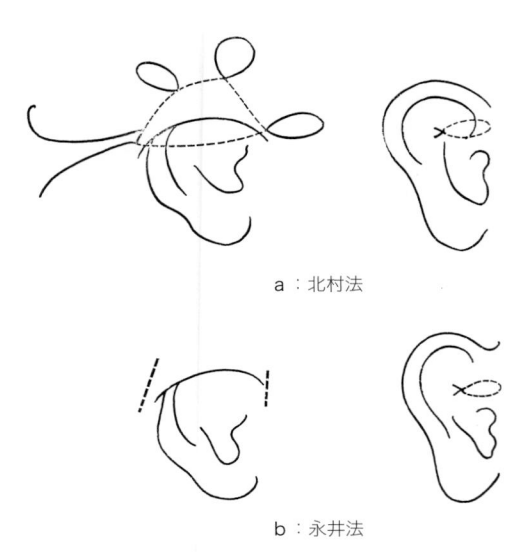

a：北村法

b：永井法

図27-4-44　埋没縫合法
（石井英男：形成美容外科 3：67, 1960 より引用）

法：Vogel らの方法
③耳輪後上方部および三角窩の一部を切除する方法：Peer, Smith らの方法
④耳垂の切除：日本では少ない.いろいろな方法がある.

N. 埋没耳, 袋耳 cryptotia, pocket ear

埋没耳とは,耳介上半分が側頭部皮膚に取り囲まれて,埋没した状態になったものであり,耳介を手で引っ張ると,耳介全体が現れるが,手を離すと元のように皮下にめりこんでしまう耳介変形である.しかも,耳介上部皮膚の量的不足,軟骨の変形,特に対耳輪上脚の屈曲が強く,耳長軸も前傾しているうえ,耳介全体として下方偏位していることが多く,耳介側頭溝もない.

新井ら（1974）は,対耳輪の方向で上,後上方,後方,下方に分けている.

広瀬ら（1988）は,対耳輪上脚の折れがひどいものを横筋型,下脚がひどいものを斜筋型とし,横筋,斜筋の異常によると分類している.

本症は,Wreden（1870）が,5 例報告したものが最も古い報告例で,手術例では,Sercer（1934）が,最初であるという.欧米では,まれな先天性異常のひとつであるが,わが国では,比較的多く,袋耳 Taschen Ohr は,久保（1930）のドイツ語訳名である.発生頻度は,種村（1935）は,0.26%,橘（1941）は,0.28% と報告している（約 400 人に 1 人の発生頻度）.男女比は 2.3：1,左右差は 1：2 で,一般に男性で右に多い（長谷田ら 1981）.

合併異常は,先股脱,にぎり母指変形,副耳などである（長谷田ら 1981）.

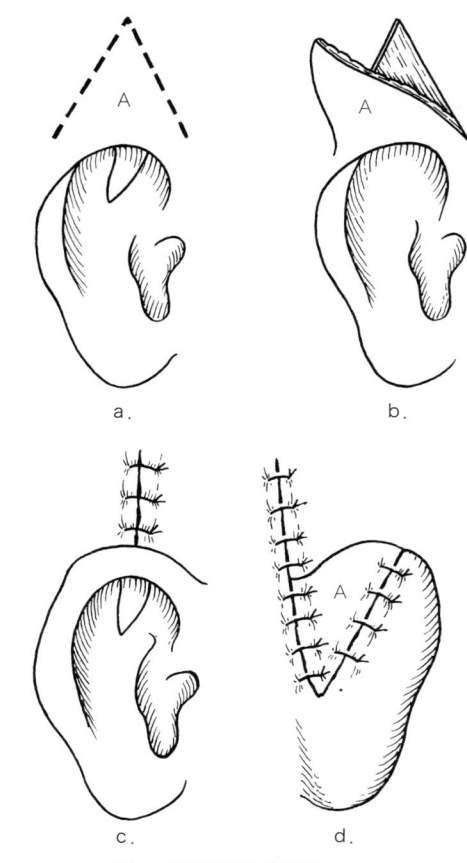

a：耳介上部後面に皮膚切開
b：皮弁Aを作製，これを耳介後面に移植
c：皮弁作製部は互いに縫合
d：耳介後面の皮弁移植部を示す

図27-4-45　埋没耳の修復法　久保法
（久保猪之吉：耳鼻咽喉 6：105, 1933 より引用）

本症治療の鍵は，埋没した耳介を挙上し，これが元に戻らないように挙上したまま固定することにある．

❶非観血的方法

a. 高木法（1919, 1925, 1927）
綿塊を耳介後面にあて，絆創膏で固定する方法であるが今日では用いられない．

b. 陰山法（1927）
矯正器の装着による方法．使用されない．

c. 秋山法（1970）
シリコン樹脂製矯正器による方法．
以上は，古典的な方法であるが，最近ではいろいろな矯正法が報告されている（橘ら1987，林ら1998，吉川ら2002）．
たとえば，綿花，シリコン，ネラトンチューブ，歯科用印象剤，形状記憶合金，その他．
これらの方法は，1歳未満で，しかも長期間装着しない

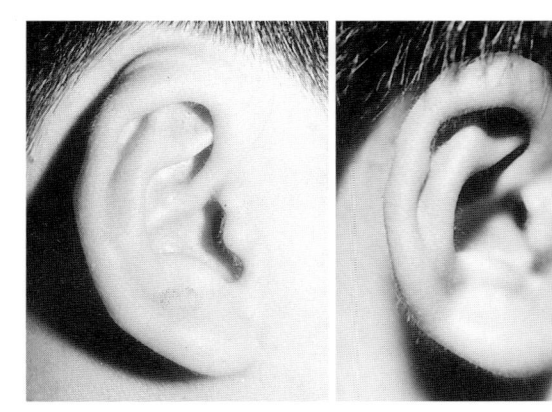

図27-4-46　久保法による埋没耳修復
対耳輪の変形が少ない場合は久保法もよい．

と効果がない．また，上石ら（1976）は，耳介発育不全のものには効果がないという．
林ら（1992），福田ら（2005），杠（2010）の文献的考察がある．

❷観血的方法
手術時期としては，5〜6歳頃がよい．外耳の大きさが大人に近くなり，軟骨に手術侵襲を加えても成長障害による変形が少ない．また，就学前であることもその理由のひとつである．場合によっては，乳児期に治療を希望するときは一時的にナイロン埋没縫合法を行う．

a. 埋没縫合法（図27-4-44）
これは，姑息的な方法で，耳輪脚のところ，および耳介付着部に沿って，ナイロン糸で埋没縫合する方法で，手術時期がくるまで耳介を一時的に聳立させることはできる．しかし，軟骨自体に手を加えるわけではないので，耳介の形態は悪く，皮膚の量的不足のあるときは，再埋没を起こすことがある．

1）北村法
ナイロン糸にて，耳介上部付着部を絞扼して耳介埋没を防ぐ方法で，付着部の組織を剥離しないので，再発しやすいが，一時的方法としてはよいこともある（石井1960）．

2）永井法
耳介前後に2つの切開を加え，耳介付着部の癒着を剥がしたあと，前後皮膚を寄せて再埋没しないようにする．前者に比べれば，癒着を剥離するだけ効果はある．しかし，埋没法自体の欠点をなくすことはできない（石井1960）

b. 皮弁法

1）久保法（transposed flap 法）
耳介上方，側頭部に逆V字型の皮弁を作成し，この皮弁を耳介後面に移植，採皮部は縫縮するもので，古典的方法である．今日でも原法，変法ともに，最も広く用いられて

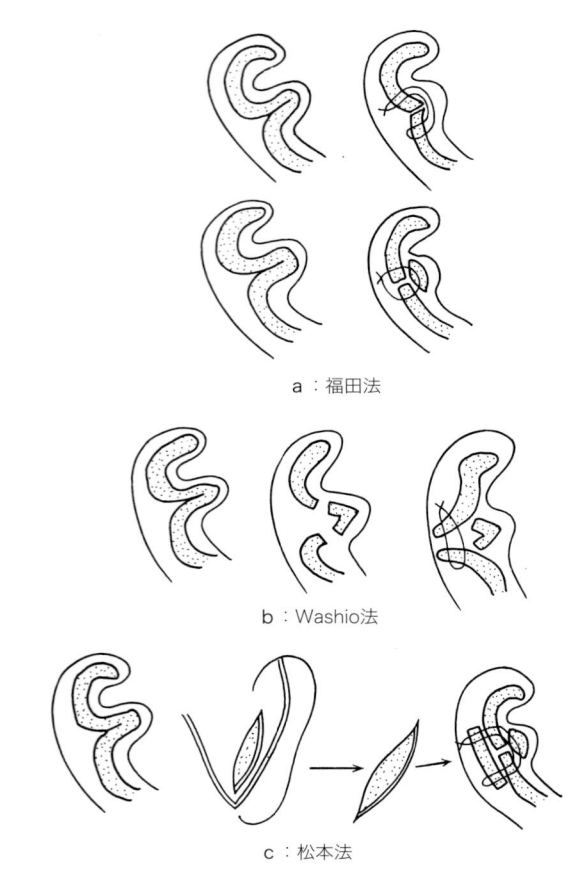

a：福田法

b：Washio法

c：松本法

図27-4-47　埋没耳の修復法
a：（福田　修：形成外科 11：117，1968 より引用）
b：（Washio H：Plast Reconstr Surg 52：648，1973 より引用）
c：（松本維明：形成外科 20：563，1977 より引用）

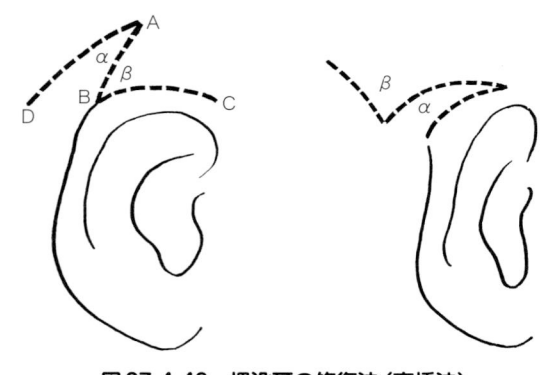

図27-4-48　埋没耳の修復法（高橋法）
（高橋康昭：形成外科 6：128，1963 より引用）

いるが，側頭部に切開が入るため，特に男性の髪形によっては，瘢痕性脱毛症が目立つことがある（久保 1930）（**図27-4-45，図27-4-46**）．

2) 福田法

久保法に類似しているが，耳介後面の切開線が長いこと，対耳輪に切開を入れて，ナイロン糸のマットレス縫合で，

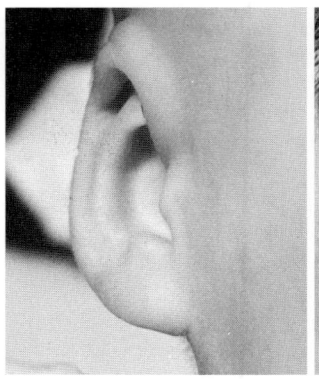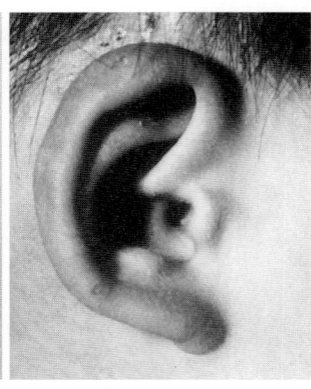

図27-4-49　Z形成術による埋没耳修復
対耳輪の変形が少ない．

屈曲が逆になるようにした点で異なる（福田 1968）．なお，最近，軟骨の変形を矯正するため，舟状窩に耳甲介より耳介全層を複合移植した（福田 1973）（**図27-4-47**）．

3) 大森法

福田法類似の方法であるが，耳介軟骨の剝離を耳甲介腔裏側まで行い，そこに，テフロンストリング Teflon string，大腿筋膜などをかけて上方に吊り上げ，側頭筋 - 筋膜に固定する点が異なる（Ohmori ら 1972）．

4) Cowan 法 (advancement flap 法)

耳後部の三角皮弁を耳介上部に伸展して，上部付着部を絞扼する方法である（Cowan 1961）．類似法に Sercer 法（1934），Holmes 法（1949），Cho ら（2005）法がある．

5) 高橋法 (Z 形成術)

耳介上部で Z 形成術を行う方法である．簡便であるが，耳介裏面の皮膚不足を補う意味で，側頭部生え際に沿った皮切を必要とする（高橋 1963）（**図27-4-48，図27-4-49**）．

6) 大原法 (straight advancement flap 法)

耳介後面から側頭部の皮膚を，耳介に向かって締め上げるように advance させる方法である（大原 1969）．

7) 西村法

いくつかの皮弁を組み合せる方法である（西村 1975）．

8) Nakajima 法

耳介上部の皮膚組織不足を，耳介下部の皮膚を皮下茎弁で移動し，補足する方法である（Nakajima ら 1991）．

9) 鬼塚法

埋没耳形成術で問題になるのは，耳介上部の皮膚欠損をいかにして補うかということと，軟骨，特に対耳輪上脚部の軟骨の変形をいかに矯正するかということである．

Onizuka（1978）は，Z 形成術を用いているが，Z の一片を側頭部生え際に沿う皮切にして皮弁を最大限に採取し，採皮部は広範囲に皮下剝離して伸展し，耳介根部の側頭骨骨膜にナイロン糸で固定する．これは，皮膚が元に戻ろうとする tension で，耳介が変形するのを防ぐため，側頭部皮膚を固定させるわけである．

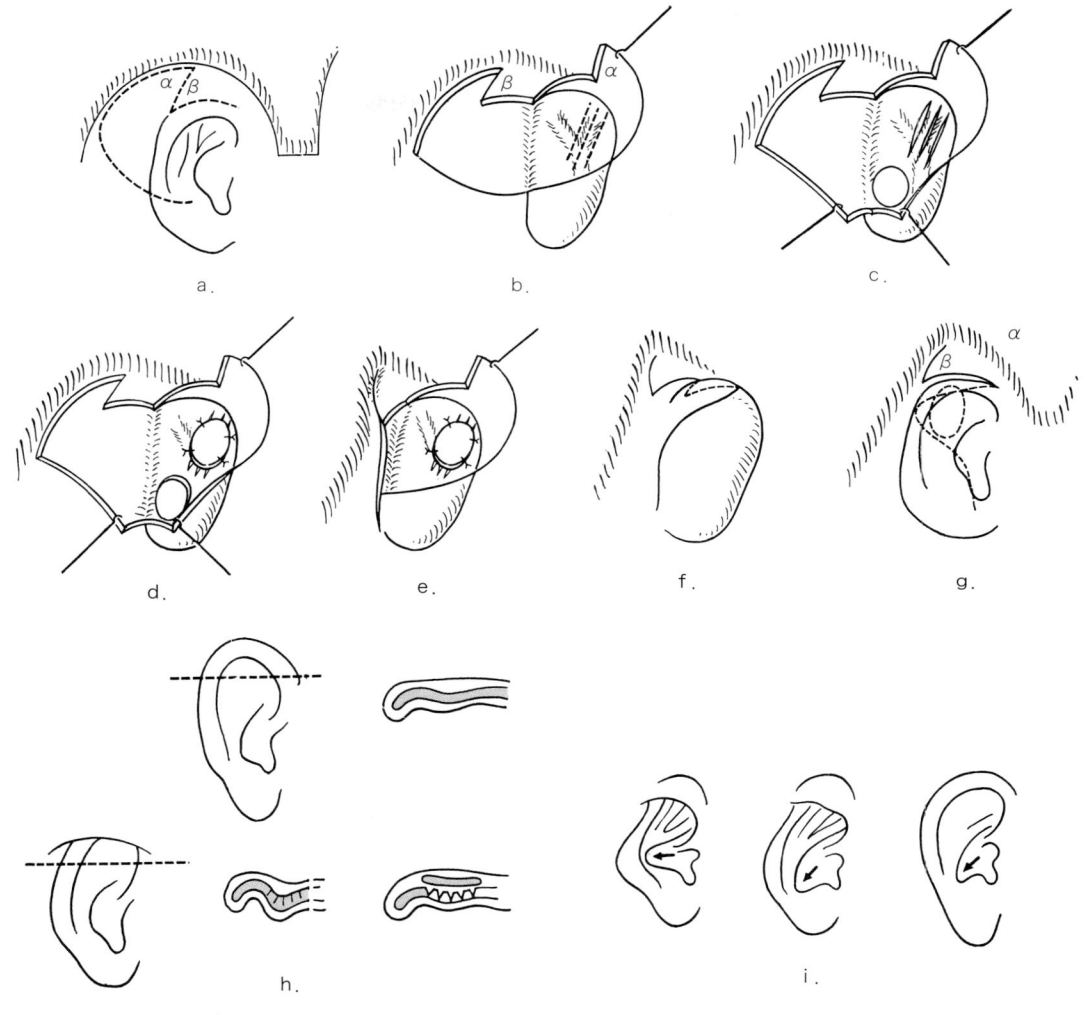

a ：皮切
b ：皮弁を反転，対耳輪軟骨に割を入れる．
c ：耳甲介腔より対耳輪に合わせて軟骨を採取
d ：採取軟骨を対耳輪に移植．対耳輪のカーブによっては採取軟骨をまるめて縫合したの
　　ち移植することもある．
e ：皮膚縫合は頭側の皮下を剥離したのち，これを引っ張ってきて耳根部骨膜に縫合，中縫
　　いを密にする．
f ：皮膚縫合終了
g ：皮膚縫合と移植軟骨の位置関係
h ：上段は正常耳介断面，下段は埋没耳と対耳輪軟骨に割を入れ，軟骨移植した断面
i ：埋没耳にみられやすい耳甲介腔の変形

図27-4-50　埋没耳の修復法（鬼塚法）
(Onizuka T et al : Plast Reconstr Surg 62：734, 1978 より引用)

　軟骨部には，対耳輪上脚に沿って割を入れ，軟骨のバネ
を除去したのち，同側耳甲介腔より，できるだけ大きい軟
骨片を採取して，これを対耳輪部に移植する．この処置に
よって対耳輪上脚の異常屈曲を除去し，しかも副子のよう
に軟骨移植してあるために，異常屈曲の再発を防ぎ，また
多少皮膚が不足していても，皮膚の tension による軟骨変
形を防ぐこともできる（**図27-4-50〜図27-4-53**）．

　さらに重要なのは，埋没耳の場合，多くは，耳甲介腔の
形が，**図27-4-50i** のように変形しているため，後面よりこ

の部分の軟骨に 3-0 ナイロン糸をかけて，これを側頭部骨
膜に固定して変形を矯正する必要がある．

10) 伸展弁（鬼塚）法

　耳介周囲皮膚を伸展し，耳根部骨膜に固定する方法（**図
27-4-54**）で，大原法に類似している．

11) tissue expansion 法

　Mutimer（1988），Tanino（1990）らの報告しているよう
に，側頭部皮膚を tissue expander で伸展する方法である．
2回の手術を要する欠点がある．なお，久保田ら（1992）は，

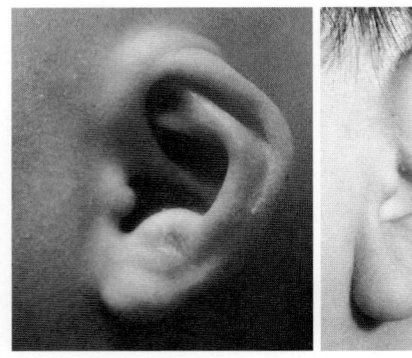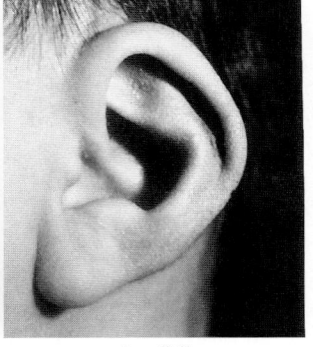

a：術前　　　　　　　　　b：術後

図27-4-51　左埋没耳の修復例

一見よさそうにみえるが，よくみると耳甲介腔が下方に偏位している．

術中に側頭部皮膚を伸展する intraoperative expansion を用いて一次再建を行っている．

12) 回転皮弁法

耳介後面から頭髪生え際に沿って耳介前部に至る回転皮弁で，埋没部の耳介後部と側面を覆う方法である．耳介頂点で dog ear を生じるのでこれを処理する（松尾ら 1987，鈴木ら 2000）．

c. 遊離植皮法

埋没耳の場合は，耳介上部の皮膚，軟骨の発育が悪く，前述の方法のみでは耳介の聳立が悪く，また，再埋没をきたすとき，この皮膚不足を遊離植皮で補足する方法である．しかし，遊離植皮後の色素沈着，きめの差で目立ちやすい欠点がある．

1) Peer 法（1961）

耳介を挙上したあと，皮膚欠損部に分層植皮する方法である．

2) 荻野法（1959，1963）

耳介周囲の皮弁を耳介根部に移植し，耳介聳立を確実にし，皮膚欠損部に遊離植皮する．皮弁を耳介後部に作成する場合と耳輪脚部に作る場合，両皮弁を作成する場合とがある．

3) 谷法（1963）

耳輪脚で Z 形成術を行い，耳介聳立後，皮膚欠損部に遊離植皮する．

d. 埋没耳治療法のまとめ

以上，いろいろな治療法があるが，松本ら（1992）は，これらの方法を文献的にまとめている．

著者の経験からいえば，観血的な方法が確実で，そのなかでも，久保法や Z 形成術およびその変法（鬼塚法）が最もよい．遊離植皮する方法は，術後に植皮片の色素沈着を起こしやすく，特に男性では好ましくない．植皮しなくても，十分に手術の目的を達することができる．

もちろん，どんな症例でも，耳介軟骨の変形を同時に修

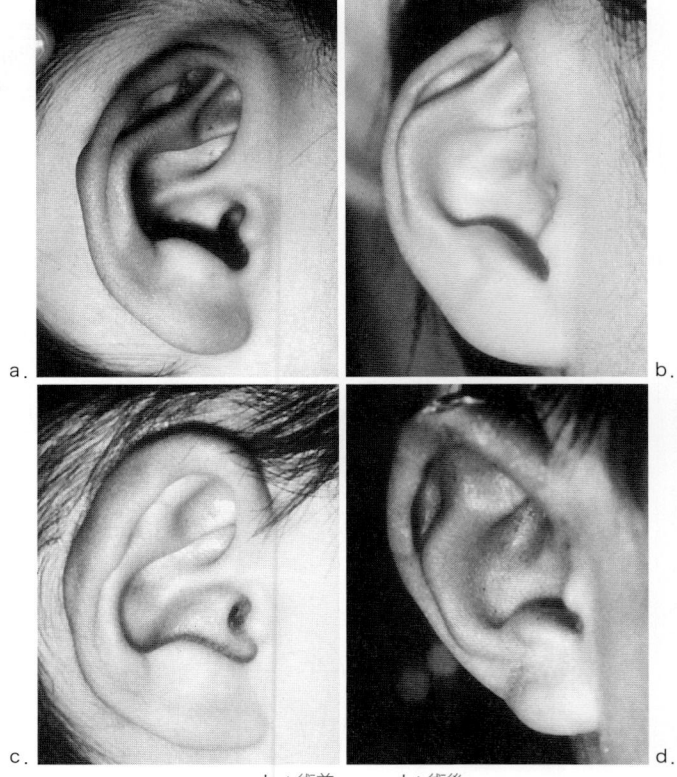

a，b：術前，　c，d：術後

図27-4-52　軟骨移植による埋没耳形成（鬼塚法）

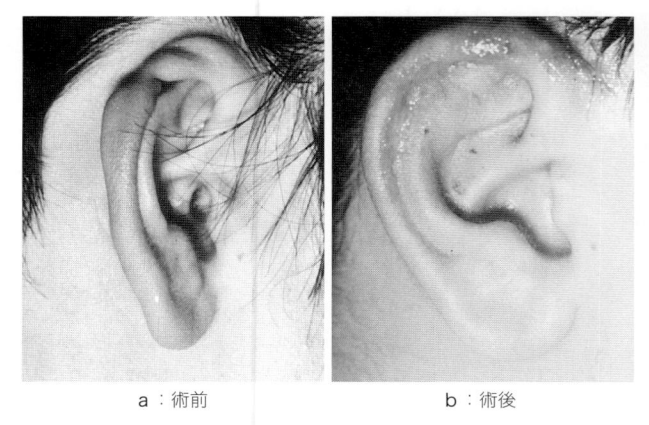

a：術前　　　　　　　　　b：術後

図27-4-53　軟骨移植による埋没耳形成（鬼塚法）

復しなければ，正常な耳介の形態を得ることはできない．

O. 小耳症 microtia

❶小耳症形成術の歴史

小耳症の歴史については，福田の論文（2000）に詳しい．醍醐ら（2007）は，小耳症患者の母親を対称とした心理調

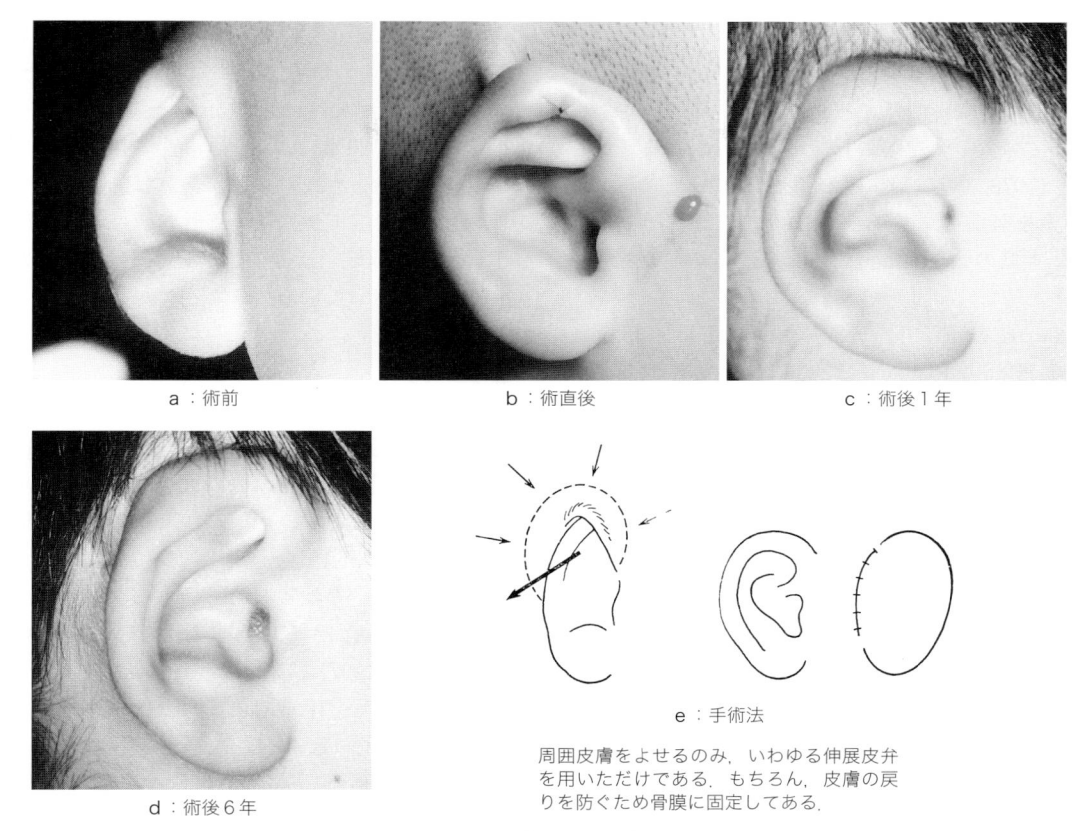

a：術前　　　　　b：術直後　　　　　c：術後1年

d：術後6年

e：手術法

周囲皮膚をよせるのみ，いわゆる伸展皮弁
を用いただけである．もちろん，皮膚の戻
りを防ぐため骨膜に固定してある．

図27-4-54　右埋没耳，伸展弁法

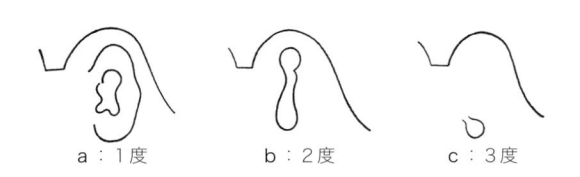

a：1度　　　b：2度　　　c：3度

図27-4-55　小耳症の分類
（鬼塚卓弥編：標準形成外科学，医学書院，p194，1975より引用）

査を行い，他の先天異常と同じような傾向があるという．

代表的小耳症形成術として，次のものが列挙されよう
（Walton ら 2002）．

a.　Tanzer法（1971）

第1次手術で耳垂移動，第6，7，8肋軟骨移植を行う．第
6，7肋軟骨で耳床と対耳珠を，第8肋軟骨で耳輪を作成，
第2次手術で耳介挙上と，耳甲介と耳珠を形成．

b.　Brent法（1980）

第1次手術で肋軟骨採取，挿入，残存耳介切除，耳垂作成，
第2次手術で耳垂挙上，耳甲介形成．第3次手術で耳珠作成．

c.　Nagata法（1993）

第1次手術で，耳垂移動と第6，7，8，9肋軟骨採取，第6，
7肋軟骨でベースを作り，第8肋軟骨で耳輪を，第9肋軟
骨で対耳輪および耳珠を作り，お互いをワイヤー固定，第

2次手術で，耳介挙上と耳甲介を作るため耳介根部に肋軟
骨を移植その上を側頭筋膜でカバー，さらに遊離植皮を行
う方法である．しかし，多量の軟骨をとることによる胸郭
変形，頭皮の瘢痕が目立つなどの短所もあるが，従来法に
比べ手術結果はよい（下記手術法参照）．

永田（2011）によると，Tanzer法やBrent法も，不完全
な耳甲介しか再建できないと批判しているが，そのために，
いろいろな手術法が改良され，報告されてきたのが，小耳
症の歴史でもある．

d.　その他

最近，矢永（2011）は，軟骨を培養，腹部に注入して，固
形化したあと，取り出して，耳介枠を細工して，小耳症を
形成する方法を報告している．

❷小耳症の形態と内耳と外耳道

小耳症は，わずかに耳介の小さいものから，まったく耳
介が欠損しているものまで，その程度は様々である（図27-
4-55）．

しかし，重度の小耳症でも通常，内耳は残存している．
発生過程が異なるからである．

外耳道は，正常に近いものから，盲管に終わるもの，欠
損するものなど，いろいろである

耳小骨は3個，2個，1個，まったくないものなどがある

が, 重度になるにつれて, たとえ耳小骨が存在していても, 変形したり, 癒着したりしている.

また, 外耳, 中耳の変形のほか, 患側の側頭骨, 下顎骨, 頬骨, 咀嚼筋まで発育不全を起こしている場合がある.

Converse ら (1973, 1974) は, 断層撮影によって全例に骨格の発育不全を証明しているが, Brent (1990) は, ほぼ半数の症例が, 半側の craniofacial microsomia の特徴を示すという.

ま た, Figueroa & Friede (1985), Bennun ら (1985), Jahrsdoerfer ら (1993), Rahbar ら (2001) は, 小耳症単独の症例は, hemifacial microsomia の最も程度の軽いものではないかと考えている.

Nauton & Vilvassori (1968), Reisner (1969) によると, 内耳にも dysplasia や hypoplasia がときどきみられるという.

松賀ら (1992) の報告によると, 小耳症患者の健側耳も正常より小さく, その両親の耳介も小さいという. Tessier 分類では, No.6, 7, 8 にみられる.

なお, 極めてまれであるが, 合併奇形として先天性頬部瘻孔が報告されている (梅沢ら 2015).

❸小耳症の分類 (図27-4-55)

a. 一般的分類

① 1 度 (軽度):程度の軽いもの
② 2 度 (中等度):最もよくみられるもの
③ 3 度 (重度):ほとんど耳の形をなさぬもの

b. 大森の分類

① type Ⅰ:耳甲介腔が残っていないもの
② type Ⅱ:耳甲介腔が残っているもの

c. 鬼塚の分類 (鬼塚1970)

①重度小耳症,
②軽度小耳症

d. 荻野 (1978) の分類

5 型に分類している.

❹発生頻度

小耳症は, 約 20,000 人に 1 人 (Holmes 1949), 6,000〜12,000 人に 1 人 (金子 2005) の発生率であるというが, Grabb (1965) は, 日本人は 6,000 人に 1 人で, Dupertius (1959) は, 男女比は 2 対 1 で男性に多く, 片側性:両側性は 6:1 で, 右:左:両側は 5:3:1 の比率という. 同胞罹患率は 0.17％である (菅谷ら 1984).

❺小耳症と難聴

乳幼児検査法として, 誘発耳音響放射 transient evoked oto-acoustic emission, 歪成分耳音響放射 distortion product oat-acoustic emission, 自動聴性脳幹反応 automatic auditory brainstem response, 遊戯聴力検査 play auditory, 条件詮索反応聴力検査 conditioned orientation response auditometry などがある (伊東ら 2002, 金丸ら 2005).

難聴の場合, 治療の必要があれば, 骨伝導補聴器を装着し, 症例によっては, 外耳道形成術, 鼓室形成術などを行う (金丸ら 2005). 最近, 朝戸ら (2011) は, 聴力を考慮した手術法を報告している.

❻手術時期

一般に, 小耳症形成術は 5〜6 歳より始め, 就学前に一応終了する予定で行われている (Tanzer 1959, Brent 1992).

しかし, 採取する肋軟骨の大きさや移植後の吸収, 変形など, 手術成績からいえば, 10 歳くらいの年長のほうが結果がよい (Brent 1974).

わが国でも, その時期で行われることが多く, また手術時期として, 胸囲が 60 cm 以上になるのを規準にしている.

Ohara ら (1997) によると, 10 歳以下では, 胸郭変形が 60％に生じるが, 10 歳以降では 20％に減少するという. 四柳ら (2011) は, 11〜12 歳を目安に手術するという.

寺田ら (1998) は, 超音波計測から肋軟骨形成に必要な条件は, 男性で 8.5 歳, 体重が 35kg, 胸囲が 63 cm, 女性では 13 歳, 胸囲が 68 cm を指針とするという.

❼小耳症形成術

小耳症の治療としては, その程度により従来から数多くの手術法が報告されてきたが, それぞれ一長一短があり, いまだに満足すべき方法がない.

今日の手術法は, Tanzer (1959), Converse (1958, 1963) らの方法が基礎になって, 様々な改良が加えられ, いろいろな方法が報告されてきた. 今日, Nagata (1993, 1994) の方法が基本的には同じであるも, よい成績が報告されている.

したがって, ここでは Nagata 法を中心に, 著者らの経験を加味した方法および expander を使用した方法について述べることにする. なお, 福田 (2005) は, 側頭部の皮膚不足を補うための遊離植皮は行っていない. 著者も同じである. 最近では, expander で皮膚を拡張しない人が多いという (四ツ柳ら 2016).

a. expander を使用しない方法

1) 第 1 回手術 (図 27-4-56)

a) 術前処置

①型取り:術前に, 健側耳介の形を透明なフィルムまたはセロファン紙に描いておく. OHP フィルムのような大きい透明フィルムを使い, 健側の耳介, 眉毛, 外眼角, もみあげなどの位置を描いておき, それを患側に写すと容易である. 歯科材料を用いると耳介の石膏

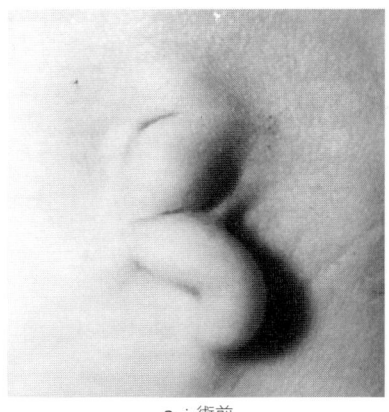

a：術前

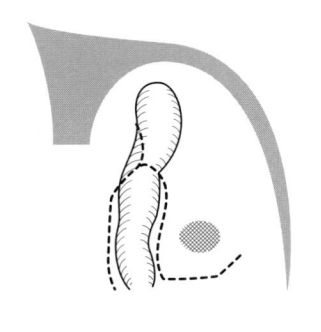

b：切開線
永田（1989）は血行改善のため
◈斜線のところを皮下茎にする.

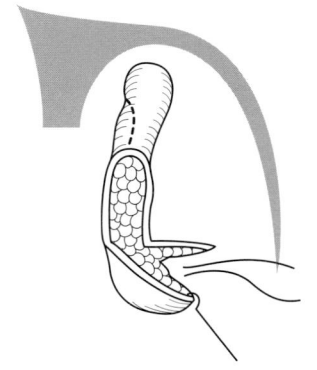

c：耳垂の回転移植

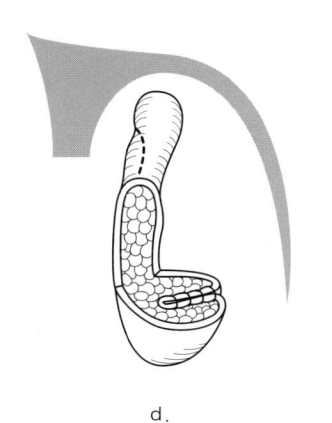

d.

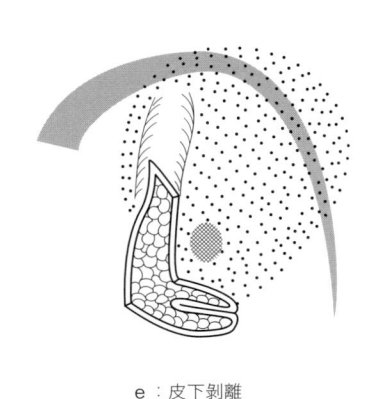

e：皮下剝離

f.

図27-4-56（1） 小耳症形成術

モデルは簡便に作成できる．また，熱硬化性粘土を使って肋軟骨フレームの模型を作成すると，立体的なイメージを持って手術に望むこともできる．滅菌した模型を使って，耳介ポケットを作成したときに挿入すれば，ポケットの剝離が十分か確認し，その模型がどのような耳を形作るか，シミュレーションもできる（鈴木2014）．

② 耳介の位置決定：前述のように，術中の体位の関係で，反対側耳介を観察しにくいので，術前に健側耳介の位置，形を患側にマジックで描いておく．患側耳介の位置決定のために，基準点を設定し，器具などを使って健側と同じ距離に患側耳介の位置を設定すると，craniofascial microsomia の軽症例と考えられることから，かえって不自然な位置になる可能性もある．

③ X線検査：外耳道形成を行う場合には，術前に頭蓋骨および乳突部の拡大写真，ときにはCT撮影を行って，乳様突起の発育状態や，中耳，内耳の骨異常などを検査する．発育不全，骨異常などがある場合は，外耳道形成は相当な危険を伴う．

b）切開線

切開線の原則では，遺残耳垂を後方に回転移植 switching，遺残耳介で耳輪脚および耳珠を作成するために図27-4-56（1）のように行う．しかも，症例によって，この切開線を適当に変化させる．さもないと耳垂が変形しやすい．その点 Nagata（1993）の切開線がよい．

c）剝離

剝離は，耳切痕底部を残して耳介に相当する面積の側頭部皮下を剝離する．

耳介切痕部を残すのは皮弁血行の確保であり，耳介切痕を目立たせるためである．また，大きな耳枠を挿入するので，皮膚が緊張して血行不全を起こしやすい．そのためには，軟骨を被覆する皮膚に余裕を持たせるため switching する耳垂の皮膚を可及的に細くしている．

剝離は切開線より後上方に向かって，予定耳介線の約1cm 外側まで行うが，壊死を起こさない程度にできるだけ薄くするのが剝離の要点で，これが厚いと形成された耳介が，よけい厚ぼったくみえるが血行には絶えず注意する．

d）外耳道作成 canal plasty

外耳道作成は，形成外科医としては行わないという人も

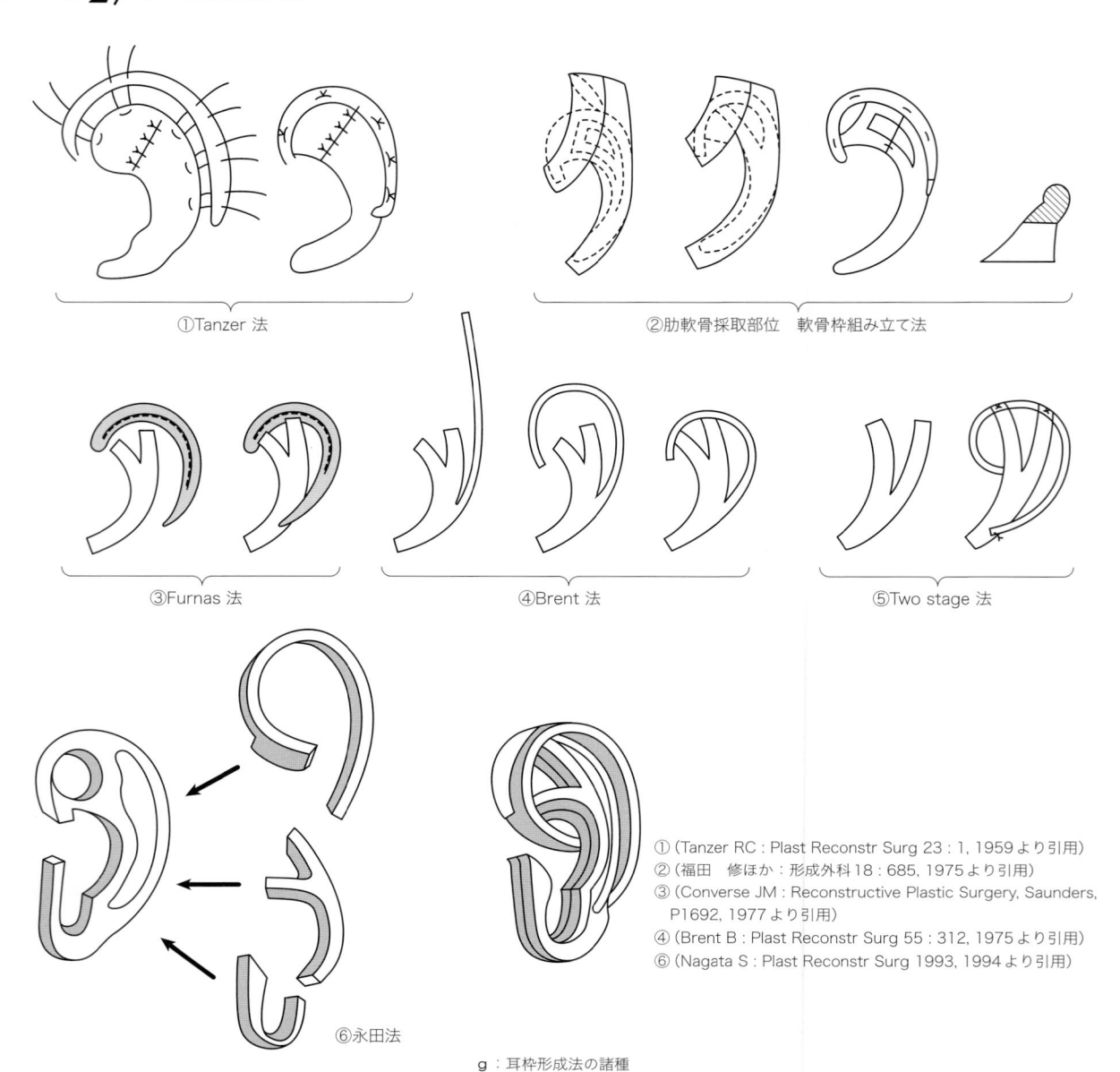

①Tanzer 法

②肋軟骨採取部位　軟骨枠組み立て法

③Furnas 法

④Brent 法

⑤Two stage 法

⑥永田法

① (Tanzer RC : Plast Reconstr Surg 23 : 1, 1959 より引用)
② (福田　修ほか : 形成外科 18 : 685, 1975 より引用)
③ (Converse JM : Reconstructive Plastic Surgery, Saunders, P1692, 1977 より引用)
④ (Brent B : Plast Reconstr Surg 55 : 312, 1975 より引用)
⑥ (Nagata S : Plast Reconstr Surg 1993, 1994 より引用)

g : 耳枠形成法の諸種

図 27-4-56 (2)　小耳症形成術

いるが，外耳道がまったくないのは，美容的にもよくないので，浅く行う場合もある．鼓室形成 tympanoplasty を行う場合は，機能的立場からも耳鼻科医との協力が必要である．

　外耳道作成は，顎関節後方を骨膜下に剝離すると，顎関節と上方の側頭線 linea temporalis との間に，痤瘡瘢痕のように，ぶつぶつと骨に小陥凹のある部位が現れる．ここを小丸のみで注意しながら少しずつ削っていくが，孔の周囲はできるだけ広いほうがよく，狭いと植皮術後の瘢痕拘縮で閉鎖しやすい．この操作で危険なのは，前方では顔面神経，上方は脳硬膜，後方は頸動脈であるが，美容的には約 1 cm の深さに削れば十分であり，この程度の深さでは，これらの重要な組織を損傷することは少ない．しかし，骨形成が不良な場合には，ときに脳硬膜が露出することがあ

るから注意すべきである **(図 27-4-56l)**．

e) 肋軟骨採取

　肋軟骨は一般に右第 6・7・8 肋軟骨を一塊として採取する．あるいは第 9 肋軟骨を採取する．本数が多い程術後の胸郭変形が強い．

　肋軟骨採取では胸側軟骨膜は残し，穿孔，胸郭変形を防ぐようにする **(図 27-4-56 (2))**．

　Converse (1963) は，患耳と反対側の肋軟骨から採取しており，軟骨膜があれば，その方向に軟骨が彎曲するためというが大差はない (福田 2005)．肋骨を彫刻する場合に，軟骨膜は損傷されやすく，しかもこの軟骨の術後変形よりは，それ以外の変形のほうが大きく，軟骨膜の有無はあまり問題にならない (肋軟骨採取法は第 16 章骨・軟骨移植の項参照)．

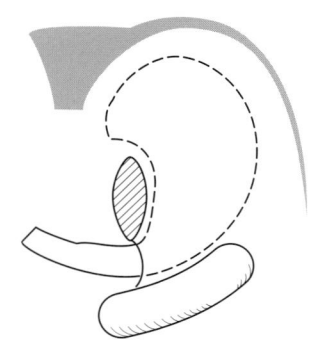
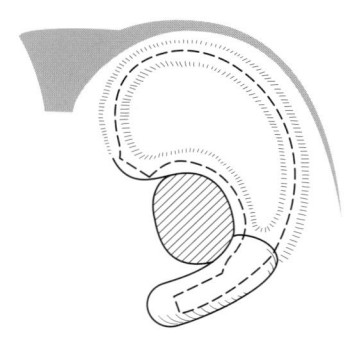
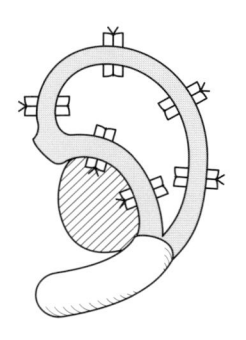
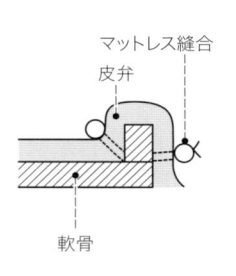

h：側頭部皮下に軟骨枠を挿入　　　　　i：挿入後　　　　　　　j：軟骨枠のマットレス縫合　　　k：マットレス縫合の方法
　するところ　　　　　　　　　　　　　　　　　　　　　　　　による固定，外耳道に遊離
　　　　　　　　　　　　　　　　　　　　　　　　　　　　　　植皮

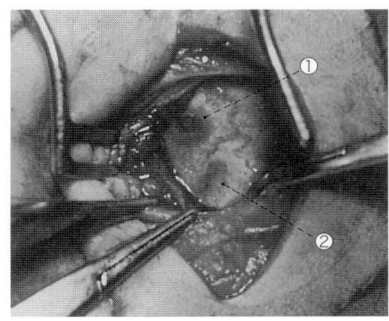
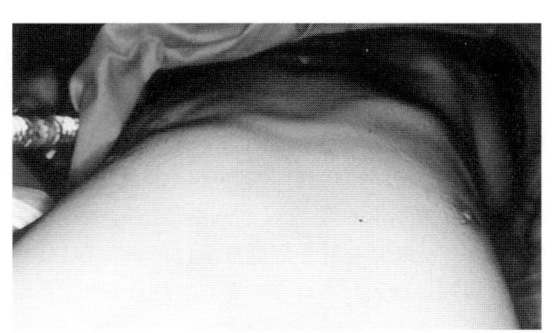

l：外耳道作成不可能例　　　　　　　　　　　　　　　　m：肋軟骨採取後の右胸郭変形
　左側が顎関節
①：硬脳膜露出例
②：静脈洞が青く透見できるところ

図27-4-56（3）　小耳症形成術

f) 肋軟骨の彫刻

　肋軟骨による耳介枠の組立は，Tanzer 法（1959），福田法（1975），Furnas 法（1977），Brent 法（1975），Nagata 法（1993, 1994）などの方法があるが，Nagata 法は複雑ではあるが優れている**（図27-4-56）**．しかし，残存軟骨の量，形によって独自工夫が行われている．

　肋軟骨の彫刻は，メスと鋏で行うが，やわらかいので，極めて容易である．しかし，20歳以上になると，石灰化がすすんでおり，骨細工用諸道具を必要とすることがある．

　彫刻する肋軟骨の形は，耳介のモデルに合わせてその大きさや彎曲度を適宜決定する．採取できる肋軟骨の大きさによって，肋軟骨が細過ぎたり，肋軟骨の接合部がうまくあわなかったり，モデルどおりの形ができない場合がある．

　耳枠の作成については，各術者が自分の方法をいろいろ工夫している（McGibbon 1977，伊藤ら 1987，Nagata 1994）．特に耳珠付きの耳枠の作成がポイントで，耳珠まで連続した一体型の軟骨枠を用いる．

　軟骨は，術後の変形が最も少ないように第 6, 7, 8 肋軟骨から軟骨板を作るが，土台がしっかりしていないと，耳介挙上後に作成耳介が皮膚の瘢痕拘縮により変形をきたしやすいからである．しかし，この場合は耳輪に相当するとこ

ろが浅くなり，皮弁をかぶせたあと，舟状窩が綺麗に出にくい欠点がある．

　したがって，残りの肋軟骨で対耳輪や対耳珠，耳珠および珠間を縁取る部分を作成する．著者は，8 番目の軟骨で耳輪を作成するが，不足が予定される場合は，第 9 肋軟骨も考慮する．

　軟骨の組み立て縫合は，No.36 のステンレスワイヤーや4-0, 5-0 白ナイロンを用いるが，ワイヤーでは，後日露出から感染などの危険があり，最近では吸収性縫合糸を用いている．今野ら（2014）も同様の結果を報告している．

g) 肋軟骨枠の挿入・固定

　肋軟骨の彫刻が終わったら，これを先に作成した側頭部のポケットに挿入する．この際，残存耳介軟骨は全部切除する．この操作では軟骨上の皮膚が緊張しないように注意しないと，壊死を起こしやすい．皮膚に緊張があるときは剝離を広げ，あるいは intraoperative expansion（第 4 章縫縮の項　参照）を行って皮膚を伸展する．血行を確認したら皮膚縫合を行う．

h) 外耳道の植皮

　現在では，外耳道形成術は行わないが，耳鼻科の必要性から外耳道を形成した場合は，鼠径部全層皮片か大腿より

の厚めの分層皮片を外耳道に挿入し，軟膏含有ガーゼを充塡して固定する．また，この際に，外耳道縁の一部に皮弁を挿入すれば，後日，瘢痕拘縮により，外耳孔が狭くなることを防げるし，美容的にも効果がある．

i) 固定

皮膚縫合後，持続吸引チューブを挿入したのち，吸引，皮下に陰圧をかけるのがコツで，耳介レリーフがはっきりする．次に軟骨移植部周囲をボルスターで固定し，さらにガーゼ，または綿花および弾性包帯を用いて軟骨上の皮膚を圧迫しないように軽く固定する (図 27-4-60)．

2) 第2回手術 (耳介挙上術)

第1回手術のあと，6ヵ月位して行う．

切開線は，耳輪周囲に沿って入れ，軟骨下を剝離する．剝離はできるだけ外耳孔縁近くまで行う (図 27-4-56)．耳介聳立後の欠損部には全層遊離植皮を行う．しかし，植皮片の収縮で聳立度が悪く，耳介の幅が短くなるので，皮弁を移植してこれを予防，一色 (1989)，Nagata (1993，1994) のように，支持として軟骨移植を行っている．そのため第1回目手術の際，余った軟骨を耳介周囲皮下に埋没保存しておき，これを耳根部に挿入して耳介を聳立させる (図 27-4-57)．軟骨の上には，側頭筋膜を移植して血行を確保，その上に全層遊離植皮，tie over を行って手術を終了する．

3) 第3回手術 (耳介細部の形成手術)

a) 耳軸の異常

鼻梁鼻背と異常方向にある耳軸は修正する．

b) 耳介聳立度の減少

耳介根部をさらに剝離，軟骨を再移植する．

c) 耳珠の作成

瘢痕拘縮で耳珠が小さくなったときは，耳珠上部または下部の皮弁を回転させ，生じる dog ear を利用するか，残余軟骨移植を行う．Brent (1981) は，健側耳介から複合移植により耳珠を作成している．

d) 耳輪および舟状窩の修正

正常耳介に比較して，耳輪が厚ぼったく，舟状窩が浅くなりやすいので，次のように修正する方法もあるが，満足なできばえにはならない．

① 舟状窩にあたるところに切開を加え，各創縁をそれぞれ耳輪と対耳輪に巻き込むようにし，残りの皮膚欠損部には遊離植皮する．

② 耳輪後部の皮膚をずらし，欠損部に再移植する．

③ 耳輪前面を切開，生じた皮弁を耳輪にする．

4) 症例 (図 27-4-58 ～図 27-4-62)

b. expander を使用する方法

1) 第1回手術

① expander の挿入

② 肋軟骨の採取および採取部皮下へ保存

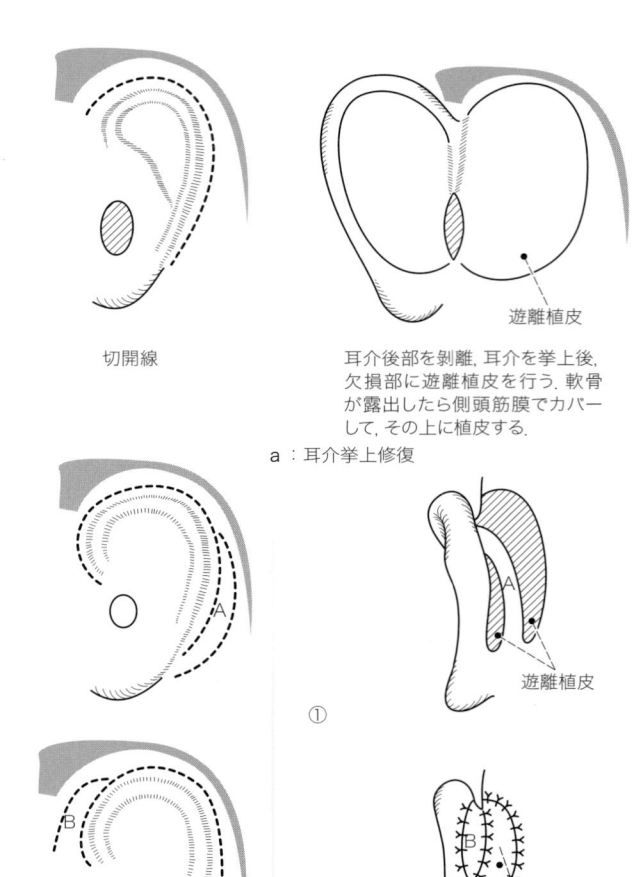

a：耳介挙上修復

耳介後部を剝離，耳介を挙上後，欠損部に遊離植皮を行う．軟骨が露出したら側頭筋膜でカバーして，その上に植皮する．

b：耳介挙上法
耳介部皮弁①あるいは耳介前部皮弁②を用いて耳介根部を固定する．

図27-4-57　耳介挙上修復および耳介挙上法

2) 第2回手術

① expander の摘出

② 耳垂の回転移植

③ 耳後部にポケット作成

④ 軟骨モデルをポケットへ挿入

3) 第3回手術

耳介挙上，耳介後面に植皮

4) 第4回手術

細部の調整手術

術前処置や切開線など，基本的なことは expander を使用しない場合と同じである．

5) 本法の長所，短所

expander の使用により，皮膚に余裕ができるのは長所であるが，手術回数が増えるのは短所になる．

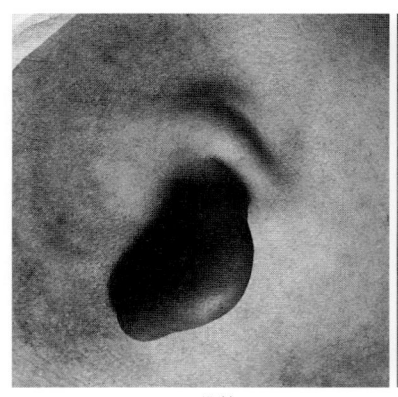
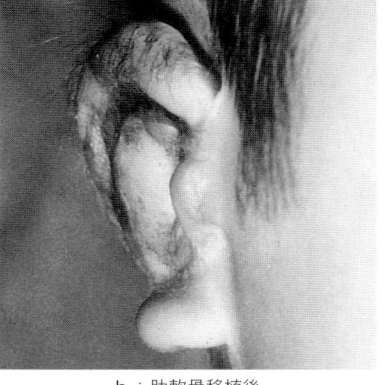

ａ：術前　　　　　　　　　　　　　　　　ｂ：肋軟骨移植後

図27-4-58　小耳症修復例

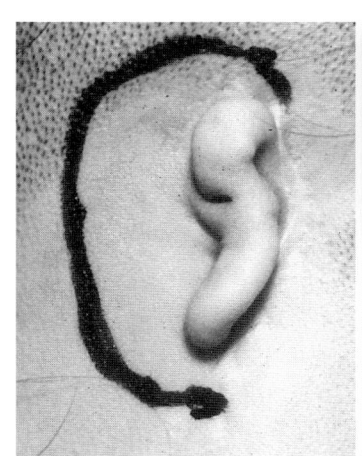
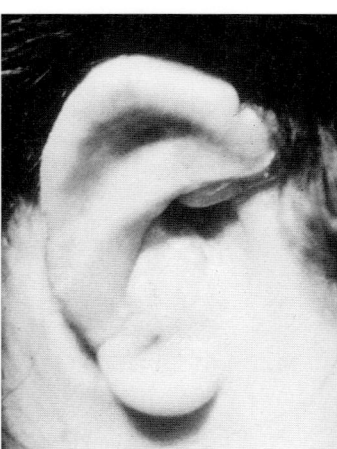
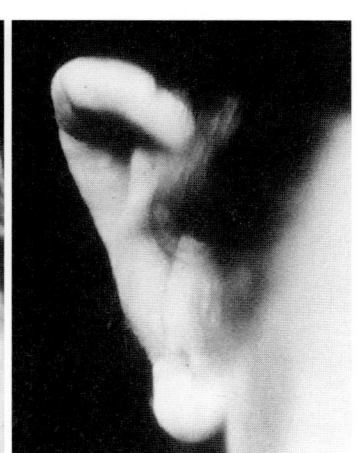

ａ：術前　　　　　ｂ：術後，耳介聳立度を眼鏡で矯正　　　　ｃ：術後

図27-4-59　小耳症修復例

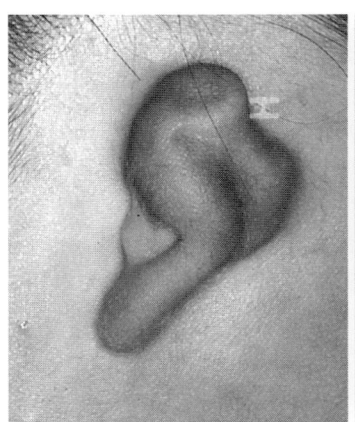
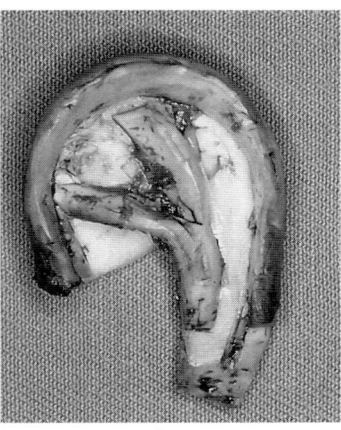
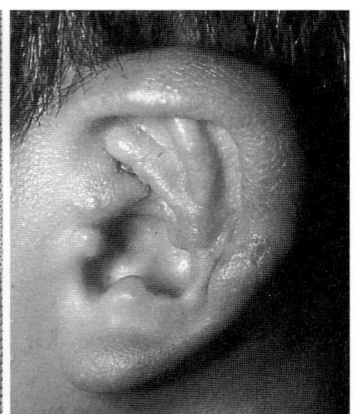

ａ．　　　　　　　　　　　ｂ．　　　　　　　　　　ｃ：術後1年

図27-4-60　小耳症修復例

（吉本信也氏提供）

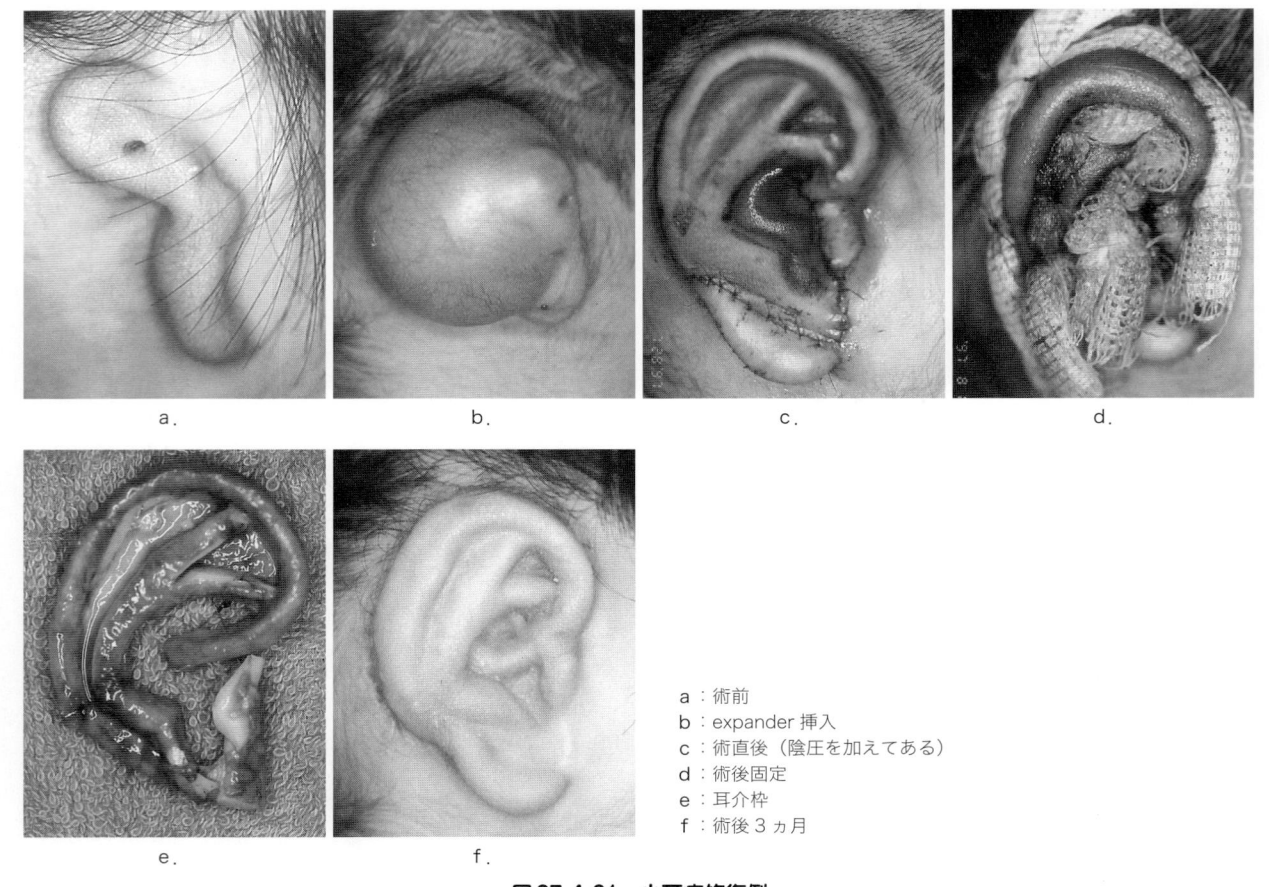

a：術前
b：expander 挿入
c：術直後（陰圧を加えてある）
d：術後固定
e：耳介枠
f：術後 3 ヵ月

図 27-4-61　小耳症修復例

（吉本信也氏提供）

❽術後の問題点

a.　合併症

①気胸, 軟骨露出, 感染, 血腫（第 16 章「骨軟骨移植」の項参照）

②ワイヤー露出

軟骨の移植後, 皮膚が圧迫されたり, 軟骨の吸収などでワイヤーが露出したら抜去する. 抜去部は軟骨が凹凸変形を起こす. まれに感染が広範囲に及ぶことがあり, 軟骨の変形をきたす. ワイヤーの使用は必要最低限度にし, 白ナイロン糸を用いるようにする.

b.　耳介の形態異常

作成した耳介は, 健常耳介に比べて輪郭, 細部のニュアンスすべてにわたって厚ぼったい. 正常耳介の弾性軟骨と肋軟骨の硝子軟骨との差や皮下の瘢痕などのためもあろう.

c.　小耳症の外耳道形成術, 鼓室形成術

小耳症の場合は, 外耳道はじめ中耳まで欠損していることが多く, 50～60 dB の伝音系難聴を呈するが, これに対して昔は側頭骨に穴を開け, 中耳まで露出し, そのうえに遊離植皮する方法が盛んに行われたが, 聴力の改善が 20～30 dB とあまり得られないわりには, 移植皮片の壊死を起こしやすく, さらに感染などを誘発し, 耳漏から乳突炎を起こすと, 完治が極めて難しくなり, 多少改善された聴力も悪くなる.

耳鼻咽喉科サイドからでも現在では両側小耳症以外で手術する施設は少ない（朝戸ら 2003）. また, 美容的にみても, 外耳道は, 耳珠に隔てられて正常ではみえにくく, 外耳道を作るよりは, むしろ耳珠を綺麗に作成するほうがより効果的である.

しかし, 1980 年代に入って, 中耳発達良好例には用いることもある（西村 1989）が, 真珠腫発生の危険もあり, 耳鼻咽喉科医との連携が必要である（金丸ら 2005）.

d.　術後耳介の成長

Tanzer（1978）, Thompson ら（1989）, Brent（1992）は, 手術耳介も正常耳介も同じ程度に成長するが, 6～7 歳で耳介形成術を行うときは, 約 2 mm 大きくしたほうがよいと述べている. また, Brent（1992）は, 5 年以上の経過観察の結果, 作成耳介の 48 ％ が健側耳介と同じ率で成長し, 41.6 ％ で数 mm 大きく, 10.3 ％ で数 mm 小さかったと述べている. この点, 著者は疑問に思っている. 重力の影響も無視できない. Osorno（2007）は, Brent 法による小耳症形成術で 20 年後の遠隔成績について報告している.

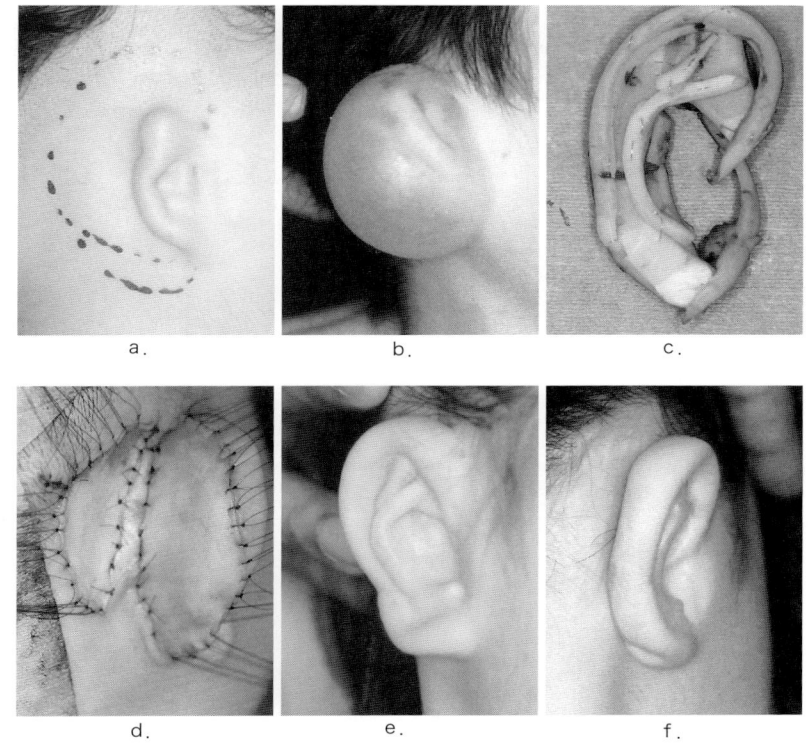

a：術前，b：expander で皮の拡張中，c：耳介枠，d：聳立手術，e，f：術後

図27-4-62　右小耳症

（保阪善昭氏提供）

e.　胸郭の変形

　肋軟骨採取部に相当して胸郭の陥凹変形を生じる（図27-4-56m）．

　また，それより上部の胸郭の突出をみることもある（Ohara ら 1997）．

　胸郭変形の理由として，年少児，腹直筋への侵襲，骨・軟骨移行部への侵襲などが考えられる．軟骨膜の裏面だけでも残しておくと予防によいという（福田 1975，2005，永田 2011）．

f.　耳介のバランス

　患側耳介の下方偏位，前傾傾向，耳介聳立など，バランス上の問題点がある（小原 1976）．

g.　頭髪

　頭髪生え際が下降していることが多く，耳枠を被覆する皮膚が不足し，頭髪が含まれると，その厚さの故に輪郭が出ない上に，感染の危険もある．術前に脱毛，筋膜や皮膚移植，expander 使用（秦ら 2001），などで皮膚領域を広げておく必要がある．

　脱毛法としては，有毛部をあらかじめ植皮で置き換えておく方法や，電気脱毛，また，耳介形成術の前または後のレーザーによる脱毛（Ono 2002）などがあり，意見が分かれている．

h.　脱毛症

　側頭筋膜を採取したあとの瘢痕が目立つことがある．

❾特殊な耳介形成術

a.　浅側頭筋膜弁による耳介再建

　適応は次のとおりである．

　①小耳症で hair line の下がったもの

　②初回手術でうまくいかないで再手術するもの

　③外傷，熱傷で皮膚の利用できないとき

　Fox ら（1976）により始まり，Tegtmeier ら（1977），Brent（1980），Colton（1983），Nagata（1993，1994）などは浅側頭筋膜を利用している．

　これは，側頭筋の筋膜を挙上反転し，肋軟骨を被覆，筋膜弁上に全層植皮する．

　短所は，浅側頭動脈が損傷されているときは使えない（高橋，荻野 1990）．

b.　シリコン樹脂枠の利用法

　Cronin（1966），大森（1974）は，前述の肋軟骨の代わりに，シリコン樹脂枠 silastic flame を用いているが，松永（1986）は，露出による抜去率が 30％と高く，また中井（1989）は10年以上経ってから突然，腫脹・排液をきたし，シリコン枠を抜去した例を数例経験し，その後，肋軟骨を用いるようになったと述べている．しかし，工夫が重ねられ，現在，

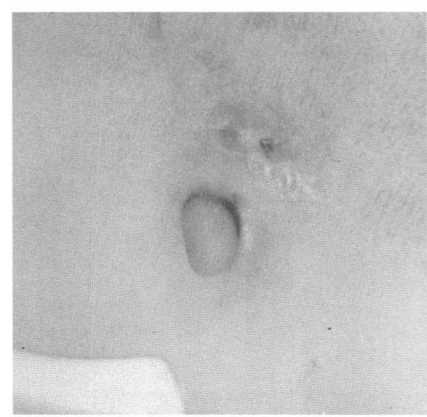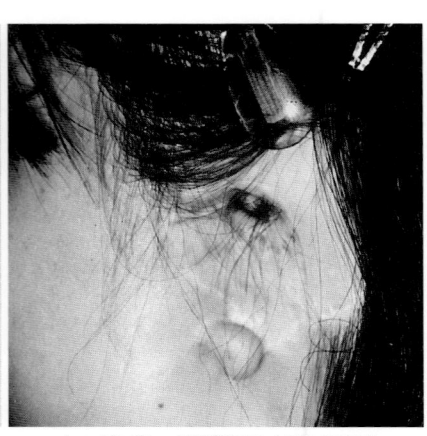

a：術前（某病院で部分的手術が行われている）　　　b：プロテーゼ装着用のくぼみを形成

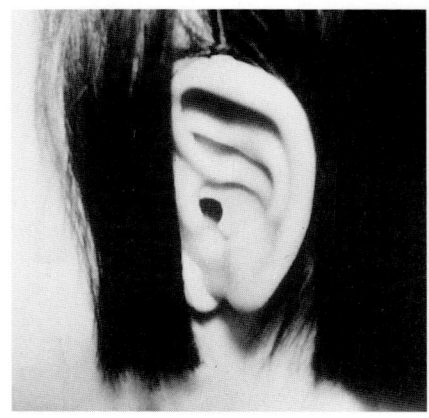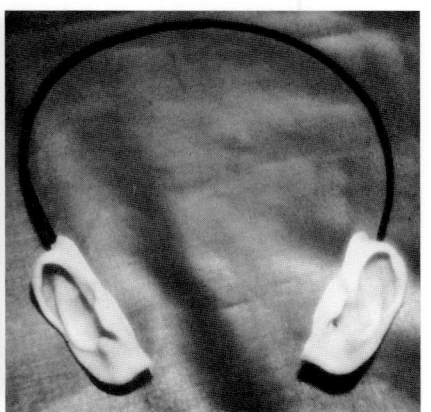

c：プロテーゼ装着　　　　　　　　　　d：プロテーゼ

図27-4-63　両側小耳症のためのプロテーゼ
今日では osseointegrated implant が用いられている.

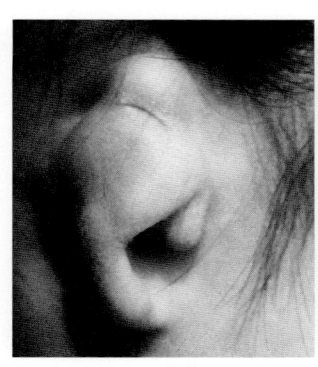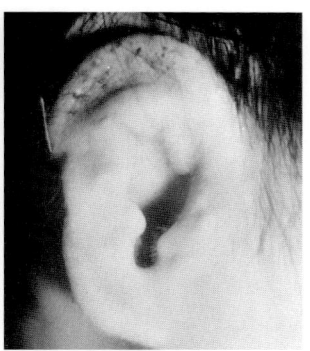

a：術前　　　　　　　　b：肋軟骨の移植

図27-4-64　軽度小耳症の修復例 肋軟骨移植法

porous polyethlene を使用している人もいる（Reinisch 1999）.

c. プロテーゼ（義耳）

1）エピテーゼ epithesis，固定型プロテーゼ

　手術を好まない場合は，プロテーゼをつけるが，その装着法として，レシーバー型で頭に固定する場合と，外耳道に固定する方法，眼鏡につけて固定する場合，あるいはFromm（1964）のように，穿たれた外耳口の入口に骨を移植して，これを皮膚で被覆し，プロテーゼをはめ込むようにする場合もある（**図27-4-63**）．しかし，固定性も問題であり，また，辺縁が目立つなどの理由から，あまり利用されていないのが現状である.

2）インプラント implant，植立型エピテーゼ，インプラント義耳 osseointegrated implant

　従来型に変わる義耳として，歯科用インプラントをヒントに開発されているものが，側頭骨に金属を埋め込み，簡単に義耳が取り付けられるようにしたインプラント義耳である（Tjellstrom 1990, Wilkes ら 1994, Thorne ら 2001, 福田ら 2005）.

❿軽度小耳症

　軽度小耳症として，耳介下部，すなわち耳垂，耳甲介腔，舟状窩の一部，耳珠などが残存している場合とした．また，耳介軟骨が残存，小耳症と埋没耳の中間的状態を示す場合

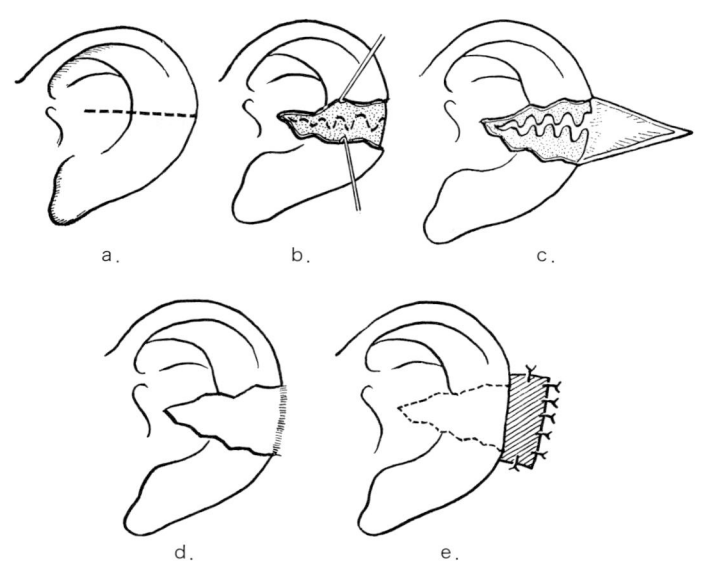

a：耳介中央部の切開，　b：軟骨の波状切開
c：上下軟骨をずらして耳介を大きくする，　d：側頭部皮弁で欠損部を被覆
e：術後，採皮部には遊離植皮

図27-4-65　軽度小耳症の修復法（Barsky法）
(Barsky A J et al：Principles and Practice of Plastic Surgery, McGraw-Hill, p307, 1964より引用)

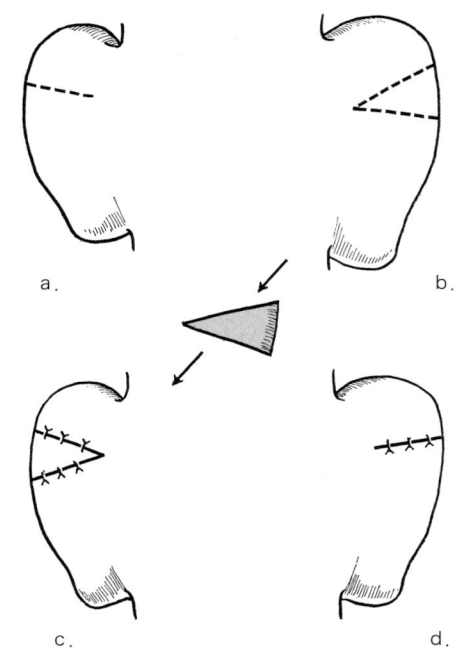

図27-4-66　軽度小耳症の修復法（複合移植法）

もある（野崎ら1990）.
　治療は，耳介の遺残度によって異なる.

a.　肋軟骨移植法
　前述の重度小耳症の場合と同様の手術を行う（図27-4-64〜図27-4-70）.

b.　Barsky法
　耳介軟骨中央部を横方向に波状に切開，これを上下方向にずらして耳介を拡大したうえ，皮膚欠損部に側頭部の皮弁を移植する方法である. この方法は，耳介がほぼ正常に近い場合に用いられるが，実際にはあまりよい結果は得られない（図27-4-65）.

c.　複合移植法
　この方法は，軽度の小耳症で他側の耳介が正常な場合に用いられる. 手術法は，複合移植の一般原則に従うが，採取皮膚軟骨片は，三角形または星形にするほうが，術後，両耳介の変形が少なくて済む（図27-4-66, 図27-4-67）. 移植の大きさに制限がある. 壊死を起こさないことが大切である.

d.　管状皮弁法
　Steffensen（1965）は，反対側の耳介軟骨を利用，耳輪を頸部からの管状皮弁で作成した. 耳介後部にtubeを作成して，これで耳輪を作る方法は今日では用いられない.

e.　耳甲介軟骨の利用
　耳介上部の欠損の場合は，健側耳甲介腔軟骨を移植，皮膚欠損部に耳介後部の皮弁を移植，二次的に耳介を挙上し，その後面に遊離植皮する. この後，移植軟骨の形によっては，耳輪の巻き込みが綺麗に出ない場合があるので，このときは耳介後頭境界部に管状皮弁を作って移植する（図27-4-68, 図27-4-69）.

f.　耳輪の移動法
　これは耳輪脚を上方に移動して移植し，その後の欠損部

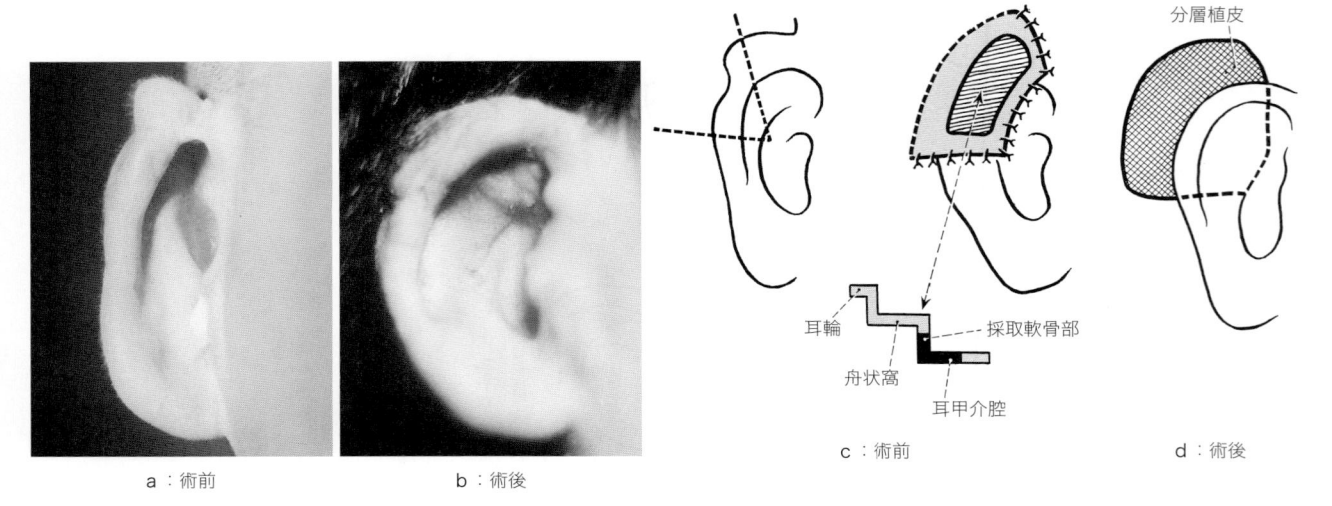

分層植皮

耳輪　　　　　採取軟骨部

舟状窩

耳甲介腔

c：術前　　　　　　　　　　d：術後

a：術前　　　　　　　　　　b：術後

図27-4-67　軽度小耳症の手術法　耳甲介軟骨移植例
側頭部皮弁切離後，耳介後部と側頭部皮膚欠損部に分層植皮.
（鬼塚卓弥ほか：形成外科 13：150，1970 より引用）

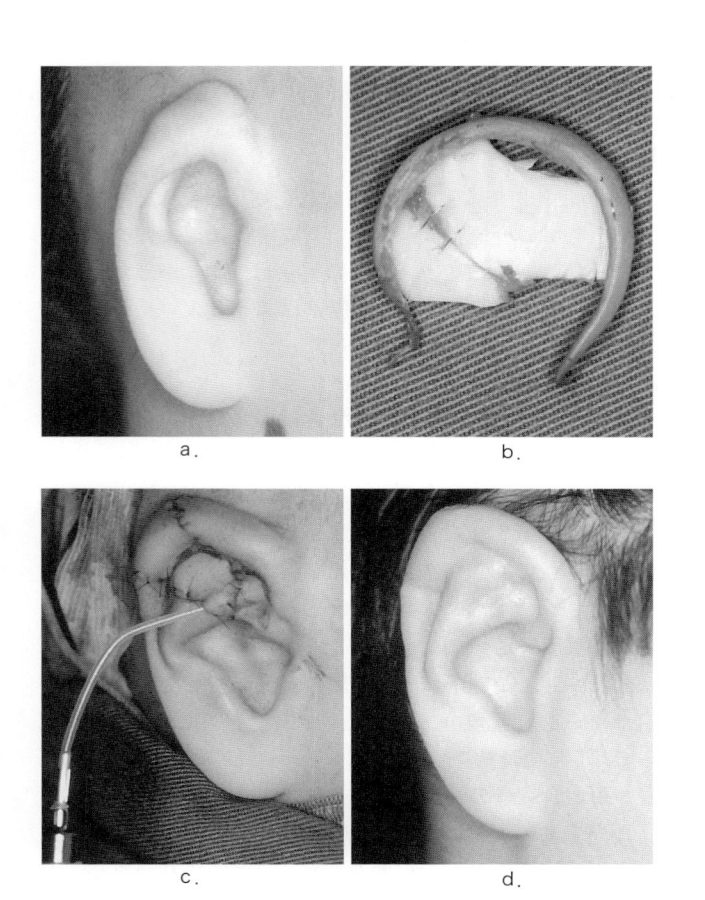

a.　　　　　　　　　　b.

c.　　　　　　　　　　d.

a：術前
b：耳枠
c：耳枠挿入後，吸引により耳輪部を明瞭化
d：術後

図27-4-68　軽度小耳症
（保阪善昭氏提供）

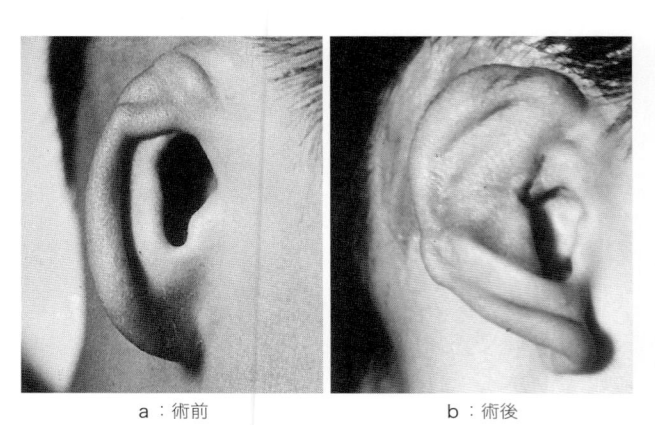

a：術前　　　　　　　　　b：術後

図27-4-69　Tanzer-Converse 式肋軟骨移植による軽度小耳症形成術

に耳介上方の皮弁を移植する方法であり，軽度の小耳症に用いられる.

g.　皮弁法

　軽度の小耳症ではあるが，むしろコップ状耳ともみなされる耳介変形である.したがって修正法は耳介後部の皮弁を耳介上部に移植する.

P.　先天性耳介裂 auricular cleft, coloboma auriculae, Fissura auris, question mark ear

　これは，Marx（1926）により，はじめて記載されたもので，わが国では，丹下（1970），Fumiiri ら（1983），黒沢ら（1985），末武ら（1987），福田（2005）などの報告があり，極めてまれである.

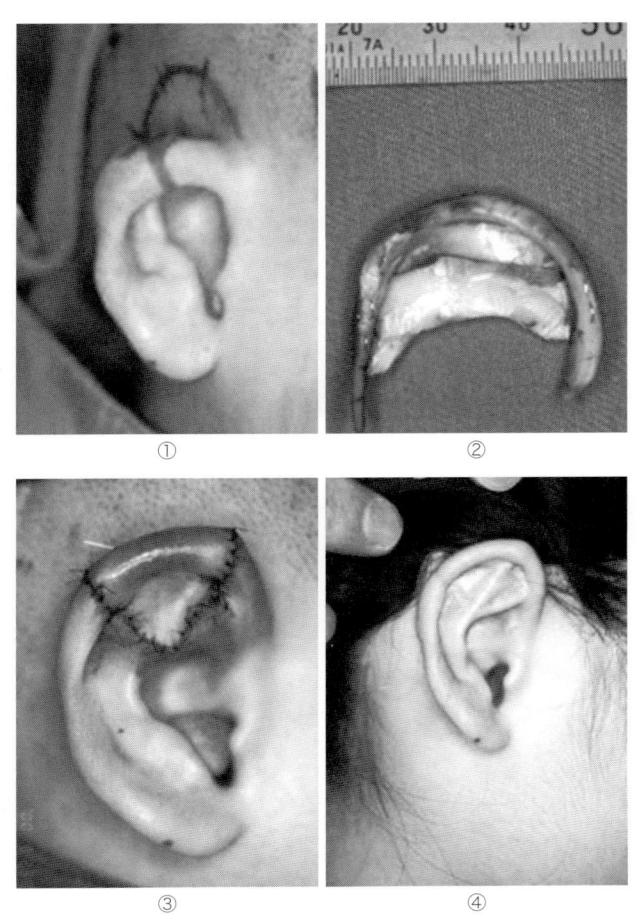

図27-4-70　軽度小耳症（30歳代女性）
①②：肋軟骨採取，耳枠形成，③：耳上部に割を入れ，軟骨移植，耳後方
の皮弁で被覆

（保阪善昭氏提供）

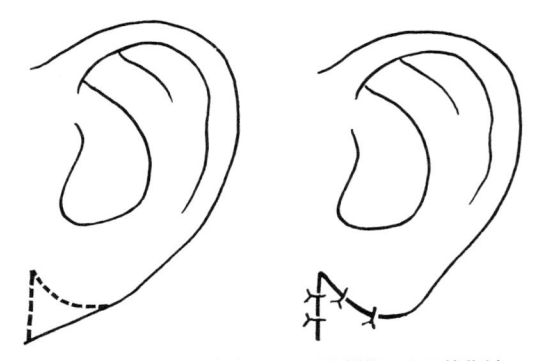

図27-4-72　耳垂癒合症のZ形成術による修復法
(Sercer A et al：Plastische Operationen an der Nase und an der
Ohrmuschel，Georg Thieme，p369，1962より引用)

先天性耳介裂は，耳垂の上で耳介がくびれているもので，
聴力は正常である．耳介結節の癒合不全と考えられている
（Cosman ら 1970，1984，黒沢 1985，太宰 1996）．

　2対1で男に多く，対称性が多い．泌尿器系，下顎の低形
成などの合併症がある．この耳介変形を横裂とすれば，縦
裂の耳介裂の報告もある（Marx 1926，Kurozumi ら 1982-

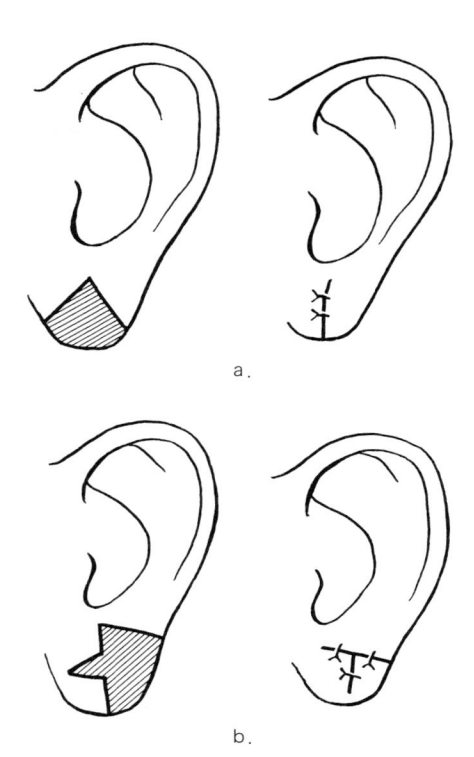

a.

b.

図27-4-71　大耳垂の修復法
(Sercer A et al：Plastische Operationen an der Nase und an der
Ohrmuschel，Georg Thieme，p367，1962より引用)

福田 2005，Jampol ら 1998，Priolo ら 2000）．

　治療は，症例に応じて，Z形成術，皮弁形成術を行う．前
者は，福田（2005）のいう裂としての考え方からの手術法
であり，後者は欠損としての手術法である．

Q. 耳垂の先天異常

❶大耳垂 large ear lobe
　大耳垂も，大耳症とともに，わが国では福耳と尊ばれ，
治療の対象になることは少ないが，欧米では手術的治療が
行われている（Mowlavi ら 2005）．
　手術法は，切除である（**図27-4-71**）．

❷耳垂癒合 ear lobe adhesion, pixie ear lobe
　これは，耳垂と頬部との切れ込みがない耳垂で，単に縫
縮するか，基本的にはZ形成術を行う（**図27-4-72**）．
Mowlavi ら（2005）は，これを pixie ear 小妖精の耳と呼ん
でいる．

❸耳垂裂 ear lobe cleft, cleft lobule, coloboma lobuli
　耳垂裂は，耳垂亀裂，耳垂破（披）裂症とも呼ばれ，先天
性のものと，イヤリングや咬傷その他外傷による後天性の
ものがある．後天性のものは，第27章-2-2「耳介部の外傷・

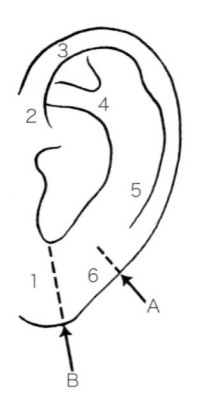

A：上方披裂型
B：下方披裂型．数字は
　発生学上の6個の耳
　介結節の位置

図27-4-73　耳垂披裂型の分類

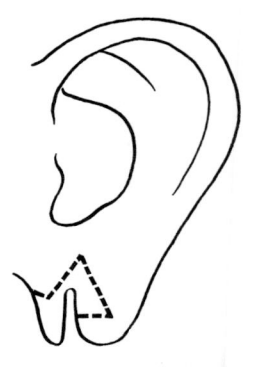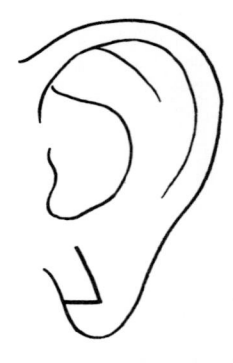

図27-4-74　耳垂裂の修復法（縫縮法）（Passow-Claus法）

（Sercer A et al：Plastische Operationen an der Nase und an der Ohrmuschel，Georg Thieme，p367，1962より引用）

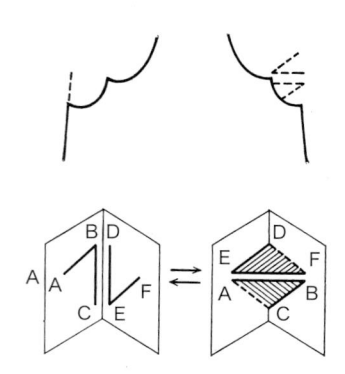

図27-4-75　耳垂裂の修復法（小倉法）

（小倉義郎：形成外科11：147，1968より引用）

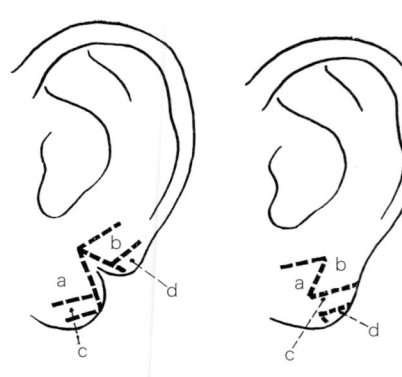

図27-4-76　耳垂裂の修復法（二重Z形成術）

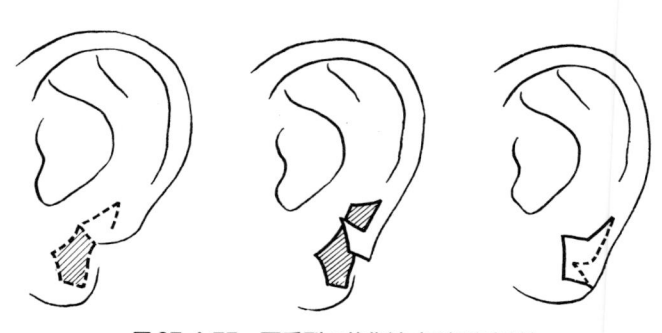

図27-4-77　耳垂裂の修復法（回転皮弁法）

（丹下一郎，鬼塚卓弥：形成外科7：207，1964より引用）

瘢痕」の項を参照されたい．
　①先天性耳垂裂 congenital ear lobe cleft は，先天性の耳介形成不全によるもので，1890年，すでにIsraelによって報告されているという（山田2005）．山田ら（1976）によると，女性に多く（76％），男女ともに左側に多いとしているが，北山ら（1980）は，男性で右側に多いと意見が分かれている．両側はまれである．
　②先天性耳垂裂の起こる部位は，**図27-4-73**のように，

上方型，下方型，混合型とがあり（丹下ら1964），発生学的に耳介結節の位置と相関している（Sercer 1962）．耳介結節間の融合不全，あるいは，結節の発育不全（丹下ら1964，山田ら1976），耳垂の局所壊死（北山ら1980）などの説がある．Davis（1987）によると，耳垂裂は，第6耳介結節と第1耳介結節との先天性披裂で，耳介裂は，第5耳介結節と第6結節との披裂であるというが，山田（2005）は，すべての耳垂裂を6-1の披裂

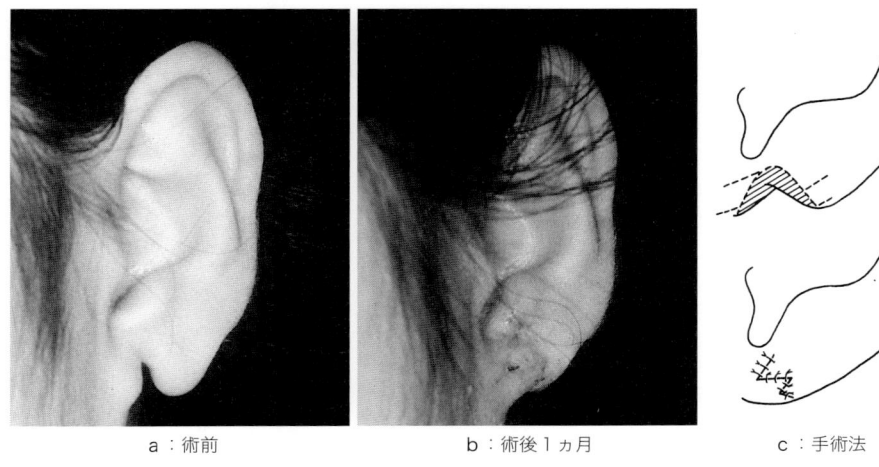

a：術前　　　　　　　　b：術後 1 ヵ月　　　　　c：手術法

図27-4-78　耳垂裂

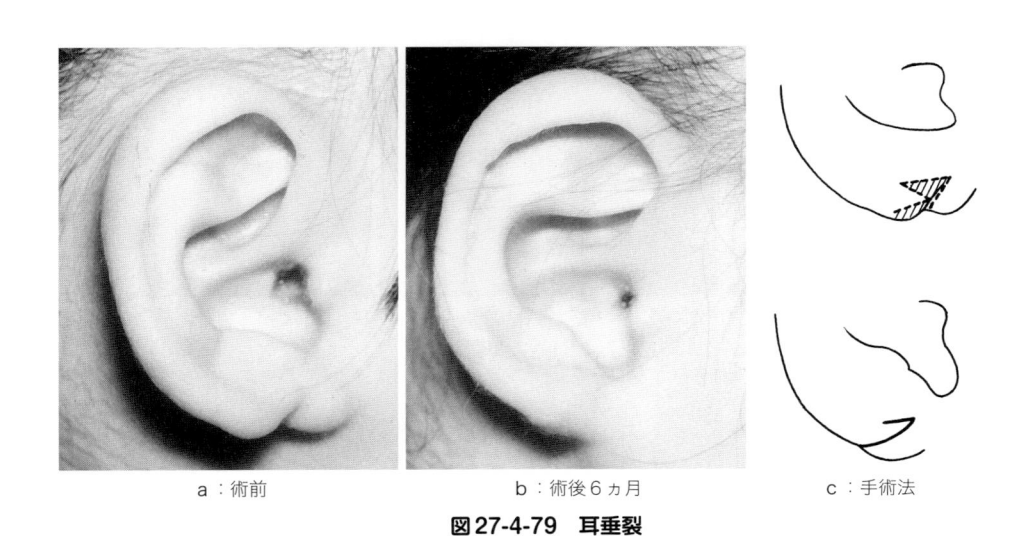

a：術前　　　　　　　　b：術後 6 ヵ月　　　　　c：手術法

図27-4-79　耳垂裂

とするには無理があるという.

③なお, 北山ら（1980）は, 縦型, 横型, 混合型, 欠損型の4型に分類している. また, 耳輪末端部の成長抑制が大きく, 耳介高位で披裂が起こった場合は, 先天性耳介裂となるという（末武ら 1987）.

④手術法としては, Passow-Claus 法（Sercer1962, **図27-4-74**）, 小倉法（1968）**（図27-4-75）**, Ruding 法（1960）, Nelaton & Ombredane 法（Barsky 1964, Feliciano ら 1994）などをはじめ, 多くの手術法がある（山田 2005）.

⑤著者（1960）は, 通常, 回転皮弁法, あるいは藤田法（1979）と同じく, 二重Z形成術 double Z-plasties **（図27-4-76）** を用いている. 回転皮弁法 **（図27-4-77）** では, 耳輪縁で小Z形成術を行わないと, この部分が陥凹しやすいが, 二重Z形成術ではその心配はない. しかし,

耳垂基部の皮膚を引っ張るようになるので, 症例によっては, ちょうど耳垂癒着症のような形態を残すことがある. 元の残存耳垂が癒着症の形をとらないものは, Z形成術を行っても, その形はほとんど崩れない. 症例によって, それぞれ区別すべきである（酒井ら 2015）**（図27-4-78〜図27-4-81）**.

❹**耳垂欠損** ear lobe defect

先天性耳垂欠損も, 外傷性耳垂欠損の修復法に準ずる**（図27-4-82）**（第27章 -2-B- ⑦「耳垂欠損」の項参照）.

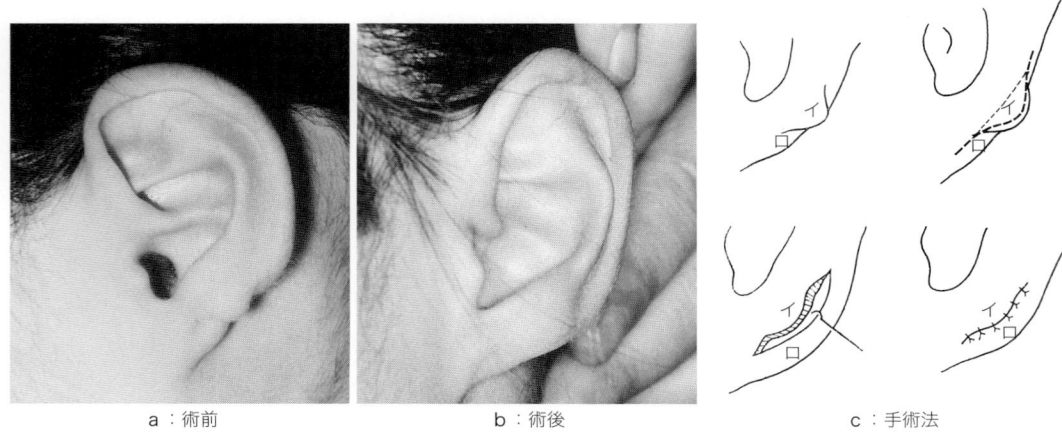

a：術前 b：術後 c：手術法

図27-4-80 耳垂裂症（双茎弁法）

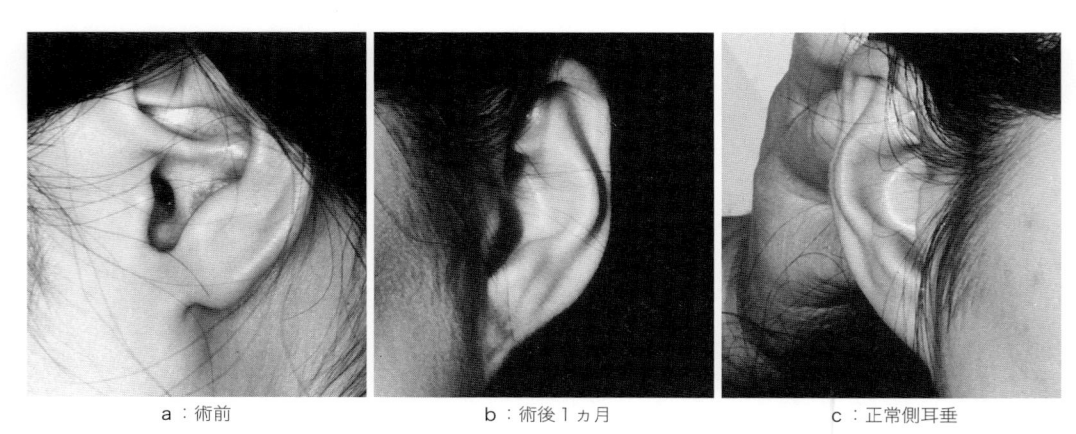

a：術前 b：術後1ヵ月 c：正常側耳垂

図27-4-81 左耳垂裂

右側耳垂が癒着型であるのでそれに合わせて左耳垂を形成，連続Z形成術を使用．

27·5 耳介部の美容外科
aesthetic surgery of the auricle

A. ピアス・イヤリング pierced earing

　ピアス・イヤリング（pierced earing）は，耳に小孔を開けて（ピアッシング piercing），装身具をつけることをいう．ピアスには，金属製，セラミック製，プラスチック製などがある．

❶耳垂ピアス ear lobe piercing
a. ピアス法

　イヤリングを差し込むための穴を，耳垂に開けることで，静注針18～21ゲージ（酒井ら 1991）や特殊な器械，たとえばDuffy鑷子や，パンチ式器具（ピアッサー）（阿部 2002）でイヤリングをpiercingと同時に装身具を装着する複雑

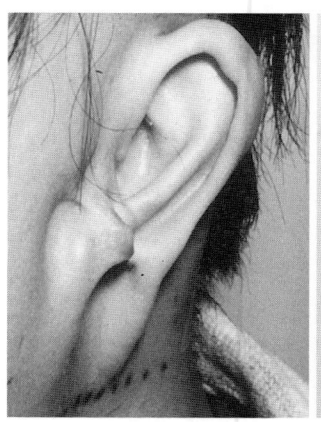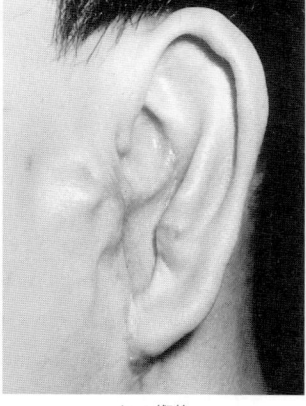

a：術前 b：術後

図27-4-82 耳垂異常

なものまである（**図27-5-1**）．

b. ピアスの位置

　①穴を開ける位置は，武藤（1977）によると，**図27-5-2**のように耳垂付着部（P）から耳垂幅の1/3，そこから耳

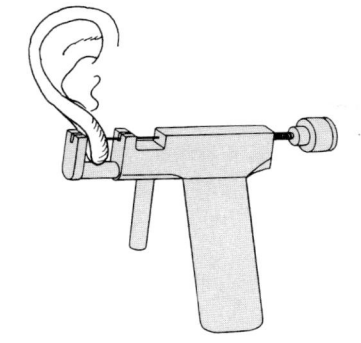

図27-5-1　パンチ式ピアス器具とその実際

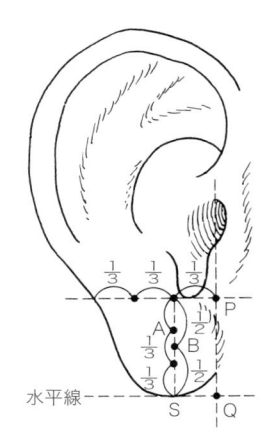

図27-5-2　ピアスの位置

垂長（PQ）の上から1/3のところ（A）が，最もよいと述べている．

②一方，衣笠ら（1988）は，耳垂の中央（B）がよいとしている．

③しかし，患者の希望するピアスの位置は流行に左右され，現在では，刺入点は，やや下目が好まれる傾向にある．

④1箇所だけ開ける場合は，中央よりやや内側，複数，刺入する場合は，一番下の刺入点が中央よりやや外側で，耳垂下端よりより5〜7mmが目安となろう．

c. 術後

穴を開けたあとは，ポストが直線的で十分な太さのあるステンレス製，チタン製，セラミック製，樹脂製ピアスとかシリコンチューブなどを挿入しておき，瘢痕性癒着を予防する．

d. 合併症

合併症としては，Biggar ら（1974）によると，34％にみられたという．また，高橋（2002）は，素人，未熟な医師による安全ピンや注射針での皮膚炎が31.5％で，専門家がピアッサーを用いた場合は，半数以下の頻度であったという．なお合併症としては，次のようなものが報告されている．

1）感染
2）接触性皮膚炎，肉芽腫形成，軟骨炎

①ピアス後，接触性皮膚炎や，感染による壊死反応を生じることがある．衣笠ら（1988）は，感染率51.4％，接触性皮膚炎22.9％が起こったと報告しているが，消毒液による接触性皮膚炎もあり，感染も接触性皮膚炎に続発することが多く，いずれの場合も，ピアスを樹脂製かシリコン製のものに交換し，抗菌薬加ステロイド軟膏を塗布する（図27-5-3，図27-5-4）．

②また，高橋ら（1997）によれば，ピアス経験者はピアス未経験者に比べ2倍強の金属アレルギーの陽性率があり，特に金に対しては10倍にも達したと報告している．このことから，ピアスをはじめて装着する場合は，ピアス孔が上皮化するまで，非金属製のピアスを装着す

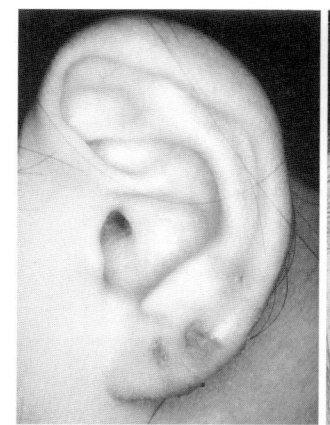
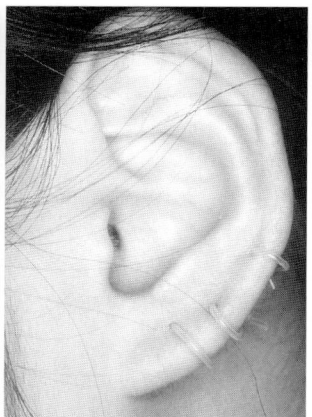

a：皮膚炎　　　　b：治癒後シリコンチューブ挿入

図27-5-3　ピアスによる接触性皮膚炎

（阿部浩一郎氏提供）

ることが好ましい．

③なお，金製ピアス型イヤリングにより，リンパ球腫様腫瘤や肉芽腫を生じた例などが報告されており（松本ら1987，松浦ら1991，加茂ら2003），十分な注意が必要である．

3）ピアスの組織内埋没
感染や接触皮膚炎に続発する場合が多い．

4）ケロイド形成

①合併症中の頻度は3％（Biggar ら1975），32％（Cosman ら1974）などである（図27-5-4，図27-5-5）．神保ら（2004）は，ピアス後のケロイドを4型に分類している．

②治療は，切除である．大きいものは皮弁による修正を行うが，術後の再発を予防することが大切である．ステロイド局注，圧迫，電子線照射，ドレニゾンテープ®固定，リザベン®投与などである．イアリング・クリップが効果的である．

耳垂ケロイド予防に特殊な ear ring 装置も報告されて

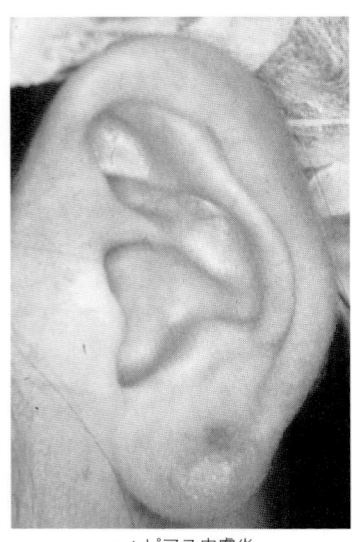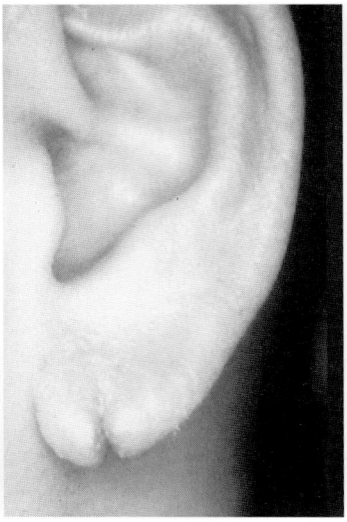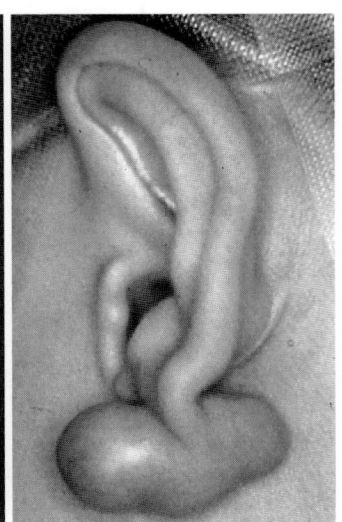

a：ピアス皮膚炎　　　　　　　　　b：耳垂裂　　　　　　　　　c：ケロイド発生

図27-5-4　ピアス後遺症

（原口和久氏提供）

いる（吉田 2003, 小川ら 2010）.

　尾崎ら（2010）によると，手術療法だけでは，再発率は26.7％であったが，放射線 15 Gy 照射療法との併用法では0％という．また，耳垂の再発率より，耳介後面，耳輪のほうが，再発率が高い傾向にあるという．

　ケロイド発生と，耳垂形態との関係では，癒着型に少なく他に多い（赤石ら 2004）．また，他の身体部位にケロイドがあれば，再発率が有意に高くなる（Murray 1994）.

5) ピアス性耳垂裂

　ピアスを引っ張られて耳垂が引き裂かれて生じる（**図27-5-4**）.

❷耳介ピアス high ear piercing

　耳介部のピアスは，この部位が血行に乏しく，感染を起こしやすい（Staley ら 1997）．また慢性的な炎症によって，軟骨の増生をきたすことがあるので，注意が必要である．More ら（1999）も，インフォームド・コンセントの重要性を指摘している．

　また，Maruglis ら（2003）も，最近ピアスが耳介上方に行われるようになって耳介軟骨炎のほか，治癒後の耳介変形が増えているという．

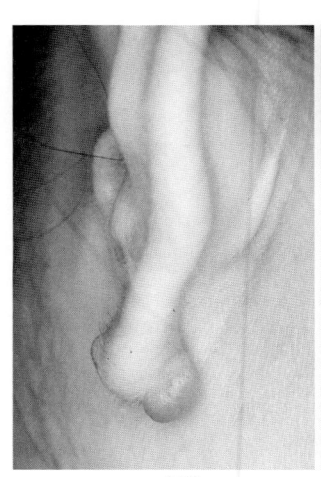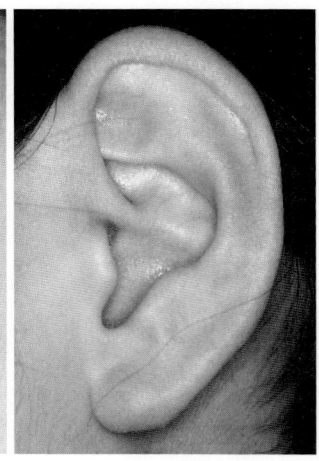

a：術前　　　　　　　　　b：術後

図27-5-5　耳垂ピアス後ケロイド

（岩波正陽氏提供）

B. 刺青

まれにみられるが，症例に応じて治療法が選択される．

文 献

註：Plastic Reconstructive Surgery は数が多く，PRS と略した．実際にも PRS と略して使用しているし，議論の際にも通じる

25章　口唇部・舌部形成術

1) Abbe R：M Rec **53**：477, 1898
2) 相原正記ほか：形成外科 **35**：957, 1992
3) Arnold J：Virchow's Arch **3**：136, 1888
4) Aytekin A et al：PRS
5) Bakamjian V：Brit J Plast Surg **17**：76, 1964
6) Balch CE：Plast Reconstr Surg **61**：457, 1978
7) Barsky AJ et al：Principles and Practice of Plastic Surgery, McGraw-Hill, New York, 1964
8) Benmeir P et al：Ann Plast Surg **28**：180, 1992
9) Briedis J et al：Brit J Plast Surg **34**：128, 1980
10) CAG de Mitchell et al：PRS **122**：1756, 2008
11) Chang Cheng-Jen et al：PRS **115**：1877, 2005
12) 千葉伸太郎：耳鼻展 **47**：53-59, 2004
13) 千葉伸太郎：東京都医師会誌 **58**：47, 2005
14) Converse JM：Plast Reconstr Surg **57**：442, 1976,
15) Converse JM：PRS **57**：442, 1977
16) Counronne (1819)：Ann Med Montpellier **107**：1819：Montroe CW (1966) より
17) Dermir Z et al：PRS **112**：423, 2003
18) Egyedi P et al：Dtsch Zahn Mund Kieferheil **41**：427, 1964
19) Erdogan B et al：PRS **86**：766, 1990
20) Edwards PD et al：PRS **115**：1906, 2005
21) Estlander JA：Arch Klin Chir **14**：622, 1993
22) Ewing J：Neoplastic Disease, 4th ed, Saunders, p1057, 1940
23) Felman G：Aesth Plast Surg **17**：291, 1993
24) Fox J：伊藤奈央ほか：日形会誌 **31**：84, 2011 より
25) Fujimori R：Br J Plast Surg **33**：340, 1980
26) 藤井勝善ほか：形成外科 **37**：83, 1994
27) 藤村大樹ほか：日頭顎顔誌 **23**：203, 2007
28) 藤田恒太郎：生体観察, 南山堂, 東京 ed, 1954
29) 深水秀一ほか：形成外科 **53**：407, 2010
30) 福屋安彦ほか：形成外科 **28**：230, 1985
31) 古川晴海：形成外科 **56**：1035, 2013
32) 兵藤伊久夫ほか：PEPARS **60**：39, 2011
33) Gillies H et al：The Principles and Art of Plastic Surgery, Little Brown, Boston, 1957
34) Gonzalez-Ulloa M：Brit J Plast Surg **9**：212, 1956
35) Grabb WC, Myers MB：Skin Flaps, p210, Little Brown, Boston, 1975
36) Grayson BH et al：CP **5**：139, 1999
37) Guerrero-Santos J et al：Plast Reconstr Surg **39**：478, 1967
38) Guerrissi JO et al：Plast Reconstr Surg **92**：1187, 1993
39) Guilleminaut C et al：Ann Rev Med **27**：465, 1976
40) 郡司裕則ほか：日形会誌 **14**：159, 1994
41) 花池泰徳ほか：米子医誌 **53**：162, 2002
42) 長谷川明ほか：国際歯科ジャーナル **6**：317, 1977
43) Hashikawa K et al：PRS **115**：388, 2005
44) Haworth RD：PRS **113**：2182, 2004
45) 林　周一：臨床医のための熱傷, p160, 金原出版, 東京, 1968
46) 広谷哲也：形成外科 **21**：230, 1978
47) Henriksson et al：Scan J Plast Reconstr Surg Hand Surg **39**：295, 2005
48) 広比利次：形成外科 **49**：651, 2006
49) 本田孝之ほか：形成外科 **55**：823, 2012
50) Huang Chih-Hung et al：PRS **114**：1704, 2004
51) Hunt HL：Olastic Surgery of the Head and Neck, Lea & Febiger, 1926
52) Hyslop VB：Plast Reconstr Surg **20**：315, 1957
53) 稲川喜一ほか：日形会誌 **20**：671, 2000
54) 井上健夫ほか：形成外科 **34**：261, 1991
55) 石田知良ほか：形成外科 **32**：601, 1989
56) 伊藤奈央ほか：日形会誌 **31**：84, 2011
57) Ivy RH et al：Manual of Standard of Practice of Plastic and Maxillo Facial Surgery, Saunders, Philadelphia, 1942
58) Jackson IT et al：Plast Reconstr Surg **84**：219, 1989
59) Jeng SF et al：PRS **113**：19, 2004
60) Jeng SF et al：PRS **115**：1830, 2005
61) Johnson HA：Plast Reconstr Surg **33**：481, 1964
62) 門松香一ほか：形外 **46**：S-103, 2003
63) 門松香一ほか：形外 **53**：S-85, 2010
64) Kaduk WMH et al：CP **40**：1, 2003
65) 鎌田　聡：日形会誌 **14**：197, 1994
66) 上條雍彦：口腔解剖学, 2. 筋学, アナトーム社, 東京, 1966
67) 香西達一ほか：日頭顎顔会誌 **28**：129, 2012
68) 柏谷　元ほか：日形会誌 **24**：104, 2004
69) 加藤勤弥：臨床歯科 **10**：3, 1938
70) 加藤秀輝ほか：日頭顎顔会誌 **30**：206, 2014
71) 嘉鳥信忠：PEPARS **112**：30, 2016
72) Kawai K et al：Scand **38**：137, 2004
73) Kawamoto HK：Plast Reconstr Surg **64**：315, 1979
74) Kazanjian VH et al：The Surgical Treatment of Facial Injuries, Williams & Wilkins, Baltimore, 1959
75) 菊地憲明ほか, 形成外科 **53**：545, 2010
76) 木村直弘ほか：日美外報 **15**：138, 1993
77) 木村得尚ほか：日形会誌 **24**：236, 2004
78) 小林真司ほか：日口蓋誌 **33**：34, 2008
79) 峪道代ほか：大阪府立母子保健綜合医療センター誌 **7**：67, 1991

320 文献

80）小室弘幸ほか：日形会誌 **22**：182，2002
81）今野昭義ほか：形成外科 **19**：491，1976
82）Kunitomo K：Z Morphol Anthropol **14**：339，1911
83）黒沢三良：形成外科 **22**：698，1979
84）黒住静之ほか：形成外科 **14**：35，1971
85）Kurth ME：Brit J Plast Surg **10**：156，1957
86）Lassus C：Aesth Plast Surg **16**：123，1992
87）Litton C et al：Plast Reconstr Surg **63**：372，1979
88）Magden O et al：PRS **114**：355，2004
89）Martin H：Surgery of Head and Neck Tumors，p199，Paul B. Hoeber，New York，1957
90）丸山雄一郎：小児科診療 **62**：1353，1999
91）松井瑞子ほか：形外 **46**：927，2003
92）Mavili MR et al：Cleft Palate J **30**：497，1993
93）May H：Reconstructive and Reparative Surgery，Davis，Philadelphia，1958
94）McGregor IA：Brit J Plast Surg **19**：253，1966
95）湊　祐廣ほか：整災外 **22**：523，1979
96）三沢正男ほか：日形会誌 **12**：687，1992
97）三沢典弘ほか：日形会誌 **21**：360，2001
98）Miskinyar SAC：Plast Reconstr Surg **72**：397，1983
99）de Mitchell CAG et al：PRS **122**：1756，2008
100）三川信之ほか：日形会誌 **24**：650，2004
101）Mixter RC et al：Plast Reconstr Surg **91**：1159，1993
102）三宅伊豫子ほか：日形会誌 **11**：493，1991
103）望月重巳ほか：口病誌 **28**：278，1961
104）Monroa CW：PRS S-312，1996
105）森田等ほか：耳鼻臨床 **68**：571，1975
106）本告武人：臨床歯科 **13**：954，1941
107）Mulliken JB et al：Plast Reconstr Surg **92**：395，1993
108）武藤靖雄：図説整容外科学，南山堂，東京，1977
109）永井　巌ほか：形成外科 **14**：35，1971
110）永竿智久ほか：こどものための形成外科 中島龍夫編，永井書店，p136，2005
111）中新美保子ほか：日口蓋誌 **38**：120，2013
112）中川達裕ほか：日形会誌 **15**：268，1995
113）中嶋英雄ほか：形外 **46**：891，2003
114）中島洋子：形外 **39**：745，1996
115）難波雄哉：外科治療 **7**：135，1962
116）Neuman E：Arch Heilk **12**：189，1871
117）Nicolau PJ：Br **36**：141，1996
118）日本頭頸部癌学会編：日本頭頸部癌診療ガイドライン，金原出版，2013
119）仁木寛ほか：日口腔外科 **46**：93，2000
120）成井浩司：東京都医師会雑誌 **58**：741，2005
121）Ninkovic M et al：PRS **119**：1472，2007
122）仁志田博司ほか：日小児学会誌 **105**：520，2001
123）西田正秋：顔の形態美，彰考書院，東京，1948
124）西嶋典夫ほか：信州医誌 **5**：387，1956
125）西嶋克己：国際歯科ジャーナル **5**：153，1977
126）O'Connor，GB et al：Plast Reconstr Surg **19**：5，1957
127）緒方　大ほか：形成外科 **53**：1253，2010
128）尾郷賢ほか：形成外科 **16**：431，1973
129）大島良夫ほか：皮膚臨床 **14**：308，1972
130）大浜洋一ほか：日新生児学会誌 **27**：345：1991
131）大守　誠ほか：日形会誌 **21**：454，2001

132）岡本伸彦：先天異常症候群，別冊日本臨床，領域別症候群シリーズ，No.33，日本臨床社，大阪，p263，2001
133）岡本泰岳ほか：形成外科 **34**：1183，1991
134）奥田良三ほか：日形会誌 **5**：1006，1985
135）鬼塚卓弥：形成外科 **6**：331，1963
136）鬼塚卓弥：交遊医 **19**：132，1965
137）鬼塚卓弥：形成外科 **9**：124，1966
138）鬼塚卓弥：手術 **21**：621，1967
139）鬼塚卓弥：交通医学 **22**：204，1968
140）鬼塚卓弥：唇裂，金原出版，1972
141）鬼塚卓弥：日美外報 **3**：100，1981
142）Onizuka T et al：Ann Plast Surg **27**：238，1991
143）小野　繁ほか：形成外科 **34**：245，1991
144）Orgel MG et al：J Trauma **15**：285，1975
145）Ostrom CA et al：PRS **97**：313，1996
146）Padgett EC：Plastic Surgery，Thomas，p436，1948
147）Park C et al：Plast Reconstr Surg **94**：268，1994
148）朴　修三ほか：日形会誌 **12**：117，1992
149）Pensler JM et al：Plast Reconstr Surg **75**：488，1985
150）Pers M：Plast Reconstr Surg **1**：37，1945
151）Peterson-Falzone S et al：CP **13**：354，1976
152）Pindborg JJ（高須淳ほか訳）：Oral cancer and precancer，p25-40，医歯薬出版，東京，1982
153）Pitts W et al：Plast Reconstr Surg **44**：471，1969
154）Raphael P et al：PRS **132**：543，2013
155）Reid DAC：Brit J Plast Surg **9**：106，1956
156）Rogers GF et al：PRS **120**：728，2007
157）Rudkin GH et al：PRS **111**：810，2003
158）酒井倫明ほか：日美外報 **12**：151，1990
159）Sakai T：Shinshu Igaku Zassi **3**：303，1954
160）榊原博樹：日医雑誌 **130**：1687，2003
161）Samiian MR：Plast Reconstr Surg **91**：162，1993
162）佐藤兼重ほか：形成外科 **24**：373，1981
163）佐藤研一ほか：形成外科 **37**：293，1994
164）佐山重敏ほか：形成外科 **22**：183，1979
165）Schwalbe E：Pathologie **36**：242，1904
166）関堂　茂ほか：形成外科 **55**：23，2012
167）Seng-Feng Jeng et al：PRS **113**：19，2004
168）清家卓也ほか：日形会誌 **26**：781，2006）
169）瀬野久和ほか：形外 **39**：807，1996
170）Shafer AD：Clinical Pediatrics **7**：357，1968
171）柴田佳子ほか：形外 **40**：611，1997
172）新橋　武ほか：形成外科 **30**：211，1987
173）島田信勝：日外会誌 **52**：345，1951
174）島田信勝：外科 **20**：932，1958
175）島田信勝：災害医学 **1**：8，1958
176）白壁征夫ほか：PERPARS **12**：72，2006
177）白壁征夫ほか：PERPARS **75**：90，2013
178）Siros M et al：PRS **93**：943，1994
179）Slaughter WB et al：Plast Reconstr Surg **26**：166，1960
180）Smith F：Plastic and Reconstructive Surgery，SaundersPhiladelphia，1950
181）Spira M et al：Plast Reconstr Surg **33**：39，1964
182）末高武ほか：東京歯大解剖学業績，**8**：Entr. 2（1-7），1958
183）杉原平樹ほか：形成外科 **28**：404，1985
184）薄丈夫：形成外科 **18**：164，1975

185）鈴木偉彦ほか：形成外科 **30**：637，1987
186）鈴木啓之ほか：日頭顎顔会誌 **22**：15，2006
187）橘佐和子ほか：形成外科 **31**：940，1988
188）高田　聡ほか：日形会誌 **32**：176，2012
189）高井克憲ほか：形成外科 **22**：690，1979
190）竹内正樹：形成外科 **53**：S-45．45，2010
191）滝　建志ほか：形成外科 **35**：1143，1992
192）多久嶋亮彦ほか：形成外科 **46**：881，2003
193）玉井一敬：形成外科 **56**：257，2013
194）田邊毅ほか：日形会誌 **23**：449，2003
195）田邊毅ほか：日形会誌 **24**：412，2004
196）田邊　毅：personal communication，2014
197）田中礼子ほか：形外 **43**：965，2000
198）巽　浩一郎：東京都医師会雑誌 **58**：729，2005
199）寺内雅美ほか：形成外科 **23**：100，1980
200）当山　護ほか：形成外科 **18**：643，1975
201）Thomson HG et al：Plast Reconstr Surg **35**：466，1966
202）Tomlinson JK et al：PRS **119**：992，2007
203）Torkut A et al：PRS **99**：885，1997
204）Trussler AP et al：PRS **121**：1024，2008
205）植村法子ほか：日頭顎顔誌 **23**：7，2007
206）内田準一：美容外科の実際，金原出版，東京，1958
207）内田準一：形成美容外科　金原出版，東京，1967
208）植村法子ほか：日頭顎顔誌 **23**：7，2007
209）鵜飼潤ほか：形外 **41**：65，1998
210）Vecchione TR：Plalt Reconstr Surg **63**：430，1979
211）Wagner JD：Cleft Palate J **31**：148，1994
212）Weber（1870）：Barsky AJ（1964）より
213）Werneck（1942）：Ivy RH et al（1926, p98）より
214）Wiedemann HR：J Genet Hum **13**：223，1964
215）Woo JK：Am J Anthropol **8**：81，1950
216）Xing Wang et al：PRS **112**：1549，2003
217）薮田良三ほか：耳鼻 **26**：568，1980
218）山崎　清：顔の人類学，天佑書房，東京，1943
219）山脇吉朗ほか：目頭顎顔会誌 **9**：12，1993
220）安村和則ほか：形成外科 **55**：15，2012
221）Yi Xin Zhang et al：PRS **121**：1589，2008
222）吉見訓雄ほか：形成外科 **19**：596，1976
223）吉村　久ほか：小児外科 **20**：607，1988
224）Yoshimura Y et al et al：BJ **45**：604，1992
225）吉岡郁夫，武藤浩：体表解剖学，南江堂，東京，1979
226）Yoskovitch A et al：PRS **112**：670，2003
227）Zarem HA et al：Plast Reconstr Surg **53**：310，1974
228）Zhao Z et al：Plast Reconstr Surg **116**：846，2005

26章　唇裂・口蓋裂形成術

1）Abb R：M ed Rev Ann **53**：477，1898：Millard DR Jr（1996）より
2）Abbott MM：PRS **130**：659，2012
3）阿部雅子：音声言語医学 **28**：239，1987
4）Abe M et al：CP **41**：474，2004
5）安部正志ほか：形成外科 **22**：52，1979
6）Abyholm FE et al：Scand J Plast Reconstr Surg **15**：127，1981
7）Agarwal R et al：PRS **192**：1350，1998
8）相野田紀子：日形会誌 **1**：49，1981
9）Ainoda N et al：Ann P Last Surg **15**：415，1985
10）赤田典子：日口蓋誌 **27**：54，2002
11）赤川徹弥：形成外科 **18**：367，1975
12）赤井秀実：personal communication，2004
13）Akal UK et al：Int J Oral Maxillofac Surg **29**：331，2000
14）赤坂庸子：人遺誌 **15**：35，1970
15）Al-Omari et al：Cleft Palate Craniofac J **42**：145，2005
16）Ames JR et al：Oral Surg **51**：588，1981
17）Anastassov GE et al：Br J Oral & Maxillof Surg **36**：416，1998
18）Antia NH：Brit J Plast Surg **19**：215，1966
19）Antia NH：Brit J Plast Surg **12**：215，1973
20）Arctander K et al：Scand j Plast Reconstr Surg Hnad Surg **39**：11，2005
21）Ardinger HM et al：Am J Hum Genet **45**：348，1989
22）Arief EM et al：Cleft Palate Craniofac J **42**：277，2005
23）Arnord WH et al：Cleft Palate Craniofac J **42**：197，2005
24）浅井良三：第16回日本医学会総会会誌 p260，1963
25）Ashley FL：Plast Reconstr Surg **15**：313，1955
26）Assuncao AGA：Brit J Plast Surg **45**：293，1992
27）Assuncao AGA et al：CP **42**：434，2005
28）Atack N et al：Eur J Orthod
29）Baek SM et al：PRS **83**：236，1980
30）Bakri S et al：J PSHS **46**：155，2012
31）Bardach J et al：Plast Reconstr Surg **73**：544，1984
32）Bardach J et al：Year Book Medical Publisher，1987
33）Bardach J et al：Plast Reconstr Surg **82**：31，1988
34）Barsky AJ et al：Principles and Practice of Plastic Surgery，Williams & Wilkins，Baltimore，1950
35）Barsky AJ et al：Principles and Practice of Plastic Surgery，McGraw-Hill，New York，1964
36）Baxter H：J Can Med Assoc **46**：322，1942
37）Bechard（1982）：Galanti S（1961）より
38）Becker M et al：Scand J Plast Surg Hand Surg **32**：387，1998
39）Becker M et al：Scand **34**：27，2000
40）Becker M et al：Scand **35**：387，2001
41）Beckwith JB：塚越卓ほか：日形会誌 **8**：261，1988より
42）Bekerecioglu M et al：Scan J Plast Reconstr Surg **39**：287，2006
43）Bennum RD et al：PRS **104**：616，1999
44）Bergland O et al：Cleft Palate J **23**：175，1986
45）Berkeley WT：Plast Reconstr Surg **23**：567，1959
46）Berkeley WT：PIast Reconstr Surg **44**：234，1969
47）Berkowitz S et al：PRS **113**：1，2004
48）Berkowitz S et al：PRS **115**：1483，2005
49）Bernstein L：Laryngoscope **78**：1510，1968
50）Bernstein L：Arch Otolaryngol **91**：11，1970
51）Besseling S et al：CP **41**：629，2004
52）Billroth T：Wien Klin Wschr **2**：241，1889，Clodius（1972）より
53）Binger T et al：CP **40**：561，2003
54）Bishara SE et al：Cleft Palate J **13**：238，1976
55）Bishop DVM et al：Br J Disord Commun **21**：321，1986
56）Blair VP：JAMA **84**：185，1925
57）Blair VP et al：Surg Genecol Obstet **51**：81，1930

58) Blocksma K：PRS **31**：268, 1963

59) Boon L et al：PRS **89**：11, 1992

60) Boyne PJ et al：J Oral Surg **30**：87, 1972

61) Boyne PL et al：Am J Orthod **70**：20, 1976

62) Boyne PJ：Curr Opin Dent **1**：277, 1991

63) Bozola AR et al：PRS **84**：250, 1989

64) Bralley RC et al：Cleft Palate J **14**：98, 1977

65) Brauer RO：Plast Reconstr Surg **11**：275, 1953

66) Brauer RO：Plast Reconstr Surg **51**：254, 1973

67) Brauer RO et al：Cleft Palate J **1**：31, 1964

68) Brauer RO et al：Plast Reconstr Surg **38**：27, 1966

69) Brauer RO：PRS **51**：254, 1973

70) Briedis J et al：Brit J Plast Surg **36**：141, 1983

71) Broadbent TR：Plast Reconstr Surg **20**：485, 1957

72) Broadbent TR et al：Ann Plast Surg **12**：216, 1984

73) Brothers DB et al：PRS **95**：969, 1995

74) Brown JB et al：Plast Reconstr Surg **63**：768, 1936

75) Brown JB：Surg Gynecol Obstet **70**：815, 1940

76) Brown JB et al：Ann Surg **114**：101, 1941

77) Browne D：Brit J Surg **20**：7, 1932

78) Buchholz RB et al：Plast Reconstr Surg **39**：554, 1967

79) Burwell CS et al：（今井啓介ほか：形成外科 **37**：271, 1994
より）

80) Byrd HS et al：PRS **106**：1276, 2000

81) Byung Chae Cho：PRS **114**：1032, 2004

82) Calnan JS：Brit J Plast Surg **6**：264, 1954

83) Calnan JS：Brit J Plast Surg **10**：89, 1957

84) Calnan JS：Brit J Plast Surg **24**：263, 1971

85) Calzolari E et al：CP **41**：244, 2004

86) Cannon B et al：PRS **11**：497, 1953

87) Carrara CFC et al：CP **41**：642, 2004

88) Carter CD：Incidence and Aetiology. Congenital
Abnormalities in Infancy（Norman AP ed）, Blackwell,
Oxford, 1971

89) Cerny M et al：Acta Chir Plast **30**：222, 1988

90) Chang HP et al：PRS **115**：687, 2005

91) Chen P Kuo-Ting et al：Plastic Surgery III：Ed by
Neligan PC, Elsevier Saunders, 2013

92) Chiang TB（江本栄）：昭医会誌 **51**：206, 1991

93) 茅野修史ほか：日形会誌 **25**：260, 2005

94) Cho BC et al：BJ **54**：588, 2001

95) Choudhary S et al：PRS **111**：576, 2003

96) Chuo CB et al：Cleft Palate Craniofac J **42**：272, 2005

97) Chuo CB et al：Cleft Palate Craniofac J **45**：633, 2008

98) Clarkson P：Brit J Plast Surg **7**：175, 1954

99) Clodius L：PRS **50**：71, 1972

100) Coccaro PJ et al：Plast Reconstr Surg **30**：43, 1962

101) Converse JM：Reconstructive Plastic Surgery, Saunders,
Philadelphia, p1355, 1964

102) Converse JM：Reconstructive Plastic Surgery, Saunders,
Philadelphia, 1977

103) Conway H：Plast Reconstr Surg **7**：214, 1951

104) Conway H et al：Plast Reconstr Surg **37**：51, 1966

105) Cosman B et al：Plast Reconstr Surg **35**：484, 1965

106) Cosman B et al：Cleft Palate J **17**：27, 1980

107) Croen LA et al：Am J Med Genet **79**：42, 1998

108) Crikelain GF et al：Plast Reconstr Surg **30**：426, 1962

109) Cronin TD：Plast Reconstr Surg **20**：474, 1957

110) Cutting CB et al：PRS **91**：37, 1993

111) Cutting BC et al：PRS **101**：630, 1998

112) Davalbhakta et al：Br J Plast Surg **53**：298, 1999,

113) 大門路子ほか：形成外科 **37**：579, 1994

114) Daskalogiannakis J et al：Cleft Palate Craniofac J **34**：455
1997

115) David LR et al：PRS **104**：897, 1999

116) Davies D：PRS **38**：129, 1966

117) Davis AL：Plast Reconstr Surg **8**：249, 1951

118) Davies D：Transactions of the fifth International Congress
of Plastic and Reconstructive Surgery, Butterworths,
Melbourne, 1971

119) Davies D et al：J S Afr Speech Hear Assoc **19**：3, 1972

120) De Haan CR：Repair of Bilateral Cleft Lip, Cleft Palate,
Multi Dicpline, Approcha, Stark RB, ed, Hover Med,
Division p128, 1968

121) De Lange C：Arch Med Eul **36**：713, 1933

122) DeMyer W et al：Pediatr **34**：256, 1964

123) Denecke HJ et al：Plastische Operationen an Kopf und
Hals, Springer, Berlin, New York, 1964

124) Denny AD et al：PRS **115**：383, 2005, Onstr Surg **36**：
165, 1965

125) DePalma AT et al：Plast Reconstr Surg **21**：448, 1958

126) Desprez JD et al：Plast Reconstr Surg **34**：483, 1964

127) Diffenbach JF（1828）：McCarthy JG et al（1990）より

128) Dingman RO et al：Plast Reconstr Surg **47**：239, 1971

129) Dixon VL et al：Plast Reconstr Surg **64**：77, 1979

130) Dorrance GM：ANN Surg **82**：208, 1925

131) Dorrance GM：The Operative Story of Cleft Palate,
Saunders, 1933

132) Drachter R：McCarthy, p2725, 1990

133) Duffy S et al：CP **37**：137, 2000

134) Dufourmental C et al：Ann Chir Plast **12**：119, 1967

135) Duque C et al：Cleft Palate Craniofac J，**41**：285, 2004

136) Dursy（1869）：高橋庄二郎（1996）より

137) Eckstein H：Berl Klin Wschr **39**：315, 1902

138) Edgerton MT Jr：Plast Reconstr Surg **36**：591, 1965

139) Edgerton MT et al：Plast Reconstr Surg **61**：204, 1978

140) Edizer M et al：PRS **111**：2176, 2003

141) 江口智明ほか：日形会誌 **23**：360, 2003

142) Eiselberg（1901）：Millard DR Jr（1990）より

143) Enemark MJ et al：Oral Mazillofac Surg **45**：913, 1987

144) Epker BN et al：J Oral Surg **34**：324, 1976

145) Eppley BL：Ann Plast Surg **29**：263, 1992

146) Ercocen AR et al：Cleft Palate Craniofac J **40**：91 **2003**

147) Essick GK et al：Cleft Palate Craniofac J **42**：178, 2005

148) Estlander JA：Arch Klin Chir **14**：622, 1872

149) 江崎哲雄：日美外報 **16**：167, 1994

150) Falconer DS, Ann Hum. Genet **29**：51, 1965

151) Farina R：Ann Chir Plast **3**：199, 1958

152) Fergusson W：Br Med J **1**：403, 1874

153) Ferrario UF et al：PRS **111**：2149, 2003

154) Ferrario UF et al：Cleft Palate Craniofac J **40**：544, 2003

155) Filho OGS et al：Cleft Palate J **31**：122, 1994

156）Fisher DM：PRS **101**：1448, 1998

157）Fisher DM：PRS **116**：61, 2005

158）Flanagin WS：Plast Reconstr Surg **17**：376, 1956

159）Fleischmann A：Morphol Jahrb **41**：615, 1910, 高橋庄二郎（1886）より

160）Fogh-Andersen P（1946）：鬼塚卓弥（1982）より

161）Fogh-Andersen P（1963）：Millard DR Jr（1976）より

162）Francis CS et al：PRS **131**：1107, 2013

163）Friel-Patti S et al：J Speech Hear Res **33**：188, 1990

164）Friede H et al（Scand J Plast Reconstr Surg Hand Surg **40**：261, 2006

165）藤井　徹ほか：日形会誌 **8**：1374, 1988

166）藤井　博ほか：形成外科 **6**：9, 1963

167）藤井　博ほか：臨床と研究 **43**：702, 1966

168）藤川平四郎ほか：日形会誌 **31**：219, 2011

169）藤村大樹ほか：日頭顎顔誌 **23**：203, 2007

170）冨士森良輔：形成外科 **22**：377, 1979

171）藤野豊美：形成外科 **22**：742, 1979

172）藤田馨一：形成外科 **2**：55, 1959

173）藤田研也ほか：日頭顎顔会誌 **23**：299, 2008）

174）深谷昌彦ほか：形成外科 **16**：189, 1973

175）福田　修ほか：形外 **13**：9, 1970

176）Fukuda K et al：Scand **37**：339, 2003

177）福田　修ほか：形成外科 **16**：355, 1973

178）福田雅幸ほか：日口蓋誌 **21**：156, 1996

179）福迫陽子ほか：耳鼻咽喉科 **44**：733, 1972

180）福重雅美ほか：日口蓋誌 **40**：13, 2015

181）船山美奈子：日本語の語音の種類と音声表記, 日本音声言語医学会, 言語委員会編著, 構音訓練のためのドリルブック, 協同医書, pp2-3, 2003

182）古里美幸ほか：日口蓋誌 **33**：42, 2008

183）Furlow LT Jr：In Millard DR Jr（Ed）, Cleft Craft, Vol 3, p519, Little Brown Co, Boston, 1980

184）Furlow LT Jr：Plast Reconstr Surg **78**：724, 1986

185）古川雅司ほか：形成外科 **33**：581, 1990

186）Galanti S：Ann Laryngol **60**：583, 　1961

187）Ganzer H：Berl Klin Wschr **57**：619, 1920：高橋庄二郎（1996）より

188）George J et al：Brit J Plast Surg **15**：349, 1962

189）Georgiade NG：Plast Reconstr Surg **34**：617, 1964

190）Georgiade NG et al：Cleft Palate J **1**：43, 1964

191）Georgiade NG：Cleft Palate J **7**：411, 1970

192）Georgiade NG：Plast Reconstr Surg **48**：318, 1971

193）Georgiade NG et al：Plast Reconstr Surg **56**：52, 1975

194）Gersuny R：Ztschr Heilk **2**：199, 1900

195）Gillies H et al：Brit Med J **1**：335, 1921

196）Gillies H et al：Lancet **2**：1369, 1932

197）Giraldes MJ：Millard DR Jr（1976）, p150 より

198）Goldstein MH：PRS **73**：768, 1984

199）Goodacre EE et al：CP **41**：603, 2004

200）後藤まゆきほか：日形会誌 **3**：454, 1983

201）Gorin RJ et al：Orig A T Series **8**：3, 1971

202）Goto M et al：J Mazillofac Surg **18**：74, 1990

203）後藤敏郎編：兎唇・口蓋裂の治療, 金原出版・東京, 1966

204）Grabb WC et al：Cleft Lip and Palate, p490, Little Brown, Boston, 1971

205）Graham MD：M S Thesis Sate Univ of Iowa, 1962

206）Grayson BH et al：PRS **92**：1422, 1933

207）Grayson BH et al：Cleft Palate Craniofac J **36**：486, 1999

208）Grayson BH et al：Cleft Palate Craniofac J **38**：193, 2001

209）Grayson BH et al：Clin Plast Surg **31**：149, 2004

210）Grayson BH et al：Plast Reconstr Surg **92**：1422, 1993

211）Griswold ML et al：Plast Reconstr Surg **37**：416, 1966

212）Gruss JS et al：Cleft Palate J **15**：275, 1978

213）Guerrero-Santos J et al：Plast Reconstr Surg **36**：111, 1965

214）Guerrero-Santos J et al：Plast Reconstr Surg **38**：123, 1966

215）Guilleminault, C et al：Pediatrics **73**：71, 1984

216）Gunther E et al：Cleft Palate Craniofac J **35**：546, 1998

217）Guyette TW et al：Cleft Palate Craniofac J **38**：199, 2001

218）Hagedorn W：Zentral Bl Chir **19**：281, 1982

219）浜本淳二ほか：形成外科 **33**：715, 1990

220）Hamilton R et al：Cleft Palate J **8**：1, 1971

221）花池泰徳ほか：米子医誌 **53**：162, 2002

222）Handzic-Cuk J et al：Int J Pediatr Otolaryngol **37**：227, 1996

223）Harada K et al：Scan J P S H S, **38**：277, 2004

224）Hardin-Jones MA：Cleft Palate Craniofac J **39**：157, 2002

225）Hardin-Jones MA：Cleft Palate Craniofac J **42**：7, 2005

226）原口和久：昭医会誌 **46**：819, 1986

227）長谷川明ほか：口科誌 **24**：363, 1975

228）Hata Y et al：Brit J Plast Surg **31**：145, 1978

229）林奈津子ほか：昭和学士会誌 **76**：29, 2016

230）秦　維郎：形成外科 **22**：93, 1979

231）秦　維郎ほか：手術 **35**：271, 1981

232）秦　維郎：口唇裂・口蓋裂最近の進歩, 上石弘編, pp14, 克誠堂, 1995

233）秦　維郎, 塚田貞夫編著, 最新形成再建外科 医歯薬出版, 1998

234）秦　維郎ほか：形外 **44**：309, 2001

235）早川　龍：中島龍夫編, 子どものための形成外科 永井書店, 大阪, 2005

236）林　　勲：日矯歯誌 **34**：33, 1975

237）林　雅裕：日形会誌 **11**：706, 1991

238）林　雅弘ほか：日形会誌 **18**：391, 1998

239）Helling ER et al：PRS **117**：2361, 2006

240）Herfert O：Brit J Plast Surg **16**：37, 1963

241）Hermann NV et al：CP **41**：424, 2004

242）平川　崇ほか：日口蓋誌 **29**：287, 2004

243）平本道昭：形成外科 **22**：384, 1979

244）平本道昭ほか：形外 547, 1997

245）平野　哲：日形会誌 **16**：693, 1996

246）平野吉子ほか：日口蓋誌 **32**：68, 2007

247）菱田桃子：日本口蓋裂学会誌 **32**：236, 2007

248）His（1901）：高橋庄二郎（1996）より

249）Holdsworth WG：Cleft Lip and Palate, Williams ＆ Heinemann, London, 1963

250）Holland S et al：PRS **119**：1302, 2007

251）本庄巌ほか：音声言語医学 **7**：10, 1966

252）Honjo I et al：Plast Reconstr Surg **53**：306, 1974

253）本庄巌：滲出性中耳炎の正しい取り扱い, 改訂第2版,

pp118, 1999

254) 堀地　悌：昭医会誌 **52**：272, 1992

255) 保阪善昭：周産期医学 **22**：811, 1992

256) Hotz MM：Cleft Palate **6**：368, 1969

257) Hotz MM et al：J Maxillofac Surg **7**：201, 1979

258) Hotz M et al：Early treatment of cleft lip and palate, p272-308, Hans Huber, Toronto, 1986

259) Hotz R：McCarthy, p2724, 1990

260) Hu H et al：Plast Reconstr Surg **91**：618, 1993

261) Huffman WC et al：Plast Reconstr Surg **4**：225, 1949

262) Hung LS：Asia Pac J Public HEALTH **12**：S-4, 2000

263) Hynes W：Brit J Plast Surg **3**：128, 1950

264) 市田祐之ほか：日形会誌 **23**：377, 2003

265) 井川浩晴ほか：PERPARS **11**：37, 2006

266) 飯野光喜ほか：日口蓋誌 **19**：22, 1994

267) 飯野光喜ほか：日口蓋誌 **24**：292, 1999

268) 飯野光喜ほか：日口蓋誌 **21**：2001

269) 飯野光喜ほか：日口外誌 **19**：22, 1994

270) Iino M et al：Scand J Plast Reconstr Sur Hand Surg **39**：15, 2005

271) 飯塚理八ほか：産婦の実際 **28**：527, 1979

272) 飯塚忠彦：形成外科 **22**：233, 1979

273) 一瀬正治：標準形成外科学（鬼塚卓弥編）, p221, 医学書院, 東京, 1975

274) 今井恵美子ほか：日頭顎顔会誌 **3**：119, 2014

275) 今村智子ほか：音声言語 **42**：145, 2001

276) 今村智子ほか：形外 **46**：69, 2003

277) 今村芳子ほか：日形会誌 **5**：289, 1985

278) 稲川喜一ほか：形外 **44**：341, 2001

279) 入江大元ほか：日口蓋裂会誌 **26**：16, 2001

280) 石川保之ほか：耳鼻臨床 **81**：711, 1988

281) Isshiki, N et al：Plast Reconstr Surg **55**：461, 1975

282) 一色信彦：形成外科 **18**：150, 1975

283) 一色泰成：唇顎口蓋裂の歯科矯正治療学, 医歯薬出版, 東京, 2003

284) 一色泰成：中島龍夫編, 子どものための形成外科 永井書店, 大阪, 2005

285) Itami J et al：Cancer **82**：104, 1998

286) 伊藤　仁：形成外科 **10**：276, 1967

287) 伊藤京逸ほか：形成外科 **2**：141, 1959

288) 伊藤芳憲ほか：日口蓋誌 **8**：123, 1983

289) 伊藤芳憲：昭医会誌 **45**：339, 1985

290) 伊藤芳憲ほか：形成外科 **33**：293, 1990

291) Ivy RH：Plast Reconstr Surg **30**：581, 1962

292) Ivy RH：Plast Reconstr Surg **41**：50, 1968

293) 岩平佳子ほか：日形会誌 **24**：771, 2004

294) Jackson B et al：Scan J Plast Reconstr Surg Hand Surg **8**：121, 1974

295) Jackson O et al：PRS **132**：613, 2013

296) Jigjinni V et al：Brit J Plast Surg **46**：681, 1993

297) Johanson B et al：Acta Chir. Scand **122**：112, 1961

298) Johanson B et al：Scand **8**：121, 1974

299) Jolleys A：Brit J Plast Surg **16**：134, 1963

300) Jolleys A et al：Brit J Plast Surg **25**：229, 1972

301) 門松香一ほか：日口蓋誌 **25**：181, 2000

302) Kaduk MH et al：CP **40**：1, 2003

303) Kaellen B et al：CP **40**：624, 2003

304) Kalaaji A et al：Plast：Reconstr Surg **93**：690, 1994

305) Kalaaji A et al：Scand **35**：35, 2001

306) 鎌田　聡：日形会誌 **14**：197, 1994

307) 上石　弘ほか：歯科ジャーナル **7**：173, 1978

308) 上石　弘：形成外科 **22**：790, 1979

309) 上石　弘：形成外科アトラスII：文光堂, p63, 1993

310) 上石　弘：形成外科 **43**：35, 2000

311) 上條雍彦：口腔解剖学, 1. 骨学, アナトーム社, 東京, 1966

312) 神谷則昭ほか：日形会誌 **14**：729, 1994

313) Kane AA et al：PRS **119**：1295, 2007

314) 金子剛ほか：形外 **43**：785, 2000

315) Kaplan EN：Cleft Palate J **12**：356, 1975

316) Kaplan EN：PRS **56**：129, 1975

317) Kaplan EN：Ann Plast Surg **326**, 加藤正子ほか：日形会誌 **7**：954, 1986

318) 加藤正子：音声言語医 **32**：18, 1991

319) 加藤正子ほか：音声言語医 **36**：298, 1995

320) 河合幹：日口腔外誌 **22**：872, 1976

321) 河合幹：歯界展望 **50**：957, 1977

322) Kawakami S et al：CP **41**：279, 2004

323) 川島弥：日本外科全書, 13巻, 金原出版, 東京, 1957

324) Kelly AB：J Laryngol Rhino Oto **25**：281, 1910

325) Kelsey JL et al：J Epidermiol Community Health **32**：102, 1978

326) Kernahan DA et al：PRS **22**：435, 1958

327) Kernahan DA et al：PRS **47**：469, 1971

328) Kevin C et al：PRS **105**：485, 2000

329) Khoo Boo Chai：PRS **38**：189, 1966

330) Khoo Boo Chai et al：PRS **41**：28, 1968

331) Khosla RK et al：Cleft Palate Craniofac J **45**：501, 2008

332) Kiehn CL et al：PRS **35**：123, 1965

333) Kim Seok-Kwan et al：**114**：1473, 2004

334) 木村　照：耳鼻臨床 **70**：597, 1977

335) 木村　照：耳鼻臨床 **75**：659, 1982

336) 木村得尚ほか：形外 **47**：593, 2004

337) 木村智江ほか：日口蓋誌 **25**：277, 1994

338) 喜多陽子：形成外科 **40**：199, 1997

339) Kitagawa T et al：CP **41**：519, 2004

340) 北野市子ほか：日口蓋誌 **29**：1, 2004

341) 北野市子ほか：日口蓋誌 **40**：197, 2015

342) 北野市子ほか：日口蓋誌 **19**：16, 1994

343) 北野市子ほか：形成外科 **34**：687, 1991

344) 北野幸恵ほか：日形会誌 **11**：47, 1991

345) Knox G et al：Arch Dis Child **38**：66, 1963

346) Ko EW et al：J Craniofac **10**：312, 1999

347) 洪　本栄：昭和医会誌 **51**：206, 1991

348) Koenig F：Hirschwald Berlin, 1893, 高橋庄二郎（1996）より

349) Kobayashi Y：Hum Genet **3**：73, 1958

350) 小林真司ほか：日口蓋誌 **33**：34, 2008

351) 小林善和ほか：日口蓋誌 **40**：23, 2015

352) 児玉浩憲：遺伝子がよくわかる本, pp14-16, PHP研究所,

353) 近藤昭二ほか：日形会誌 **19**：495, 1999

354) Kondo S et al：Nat Genet **32**：285, 2002

355) 幸地省子ほか：日口外誌 **33**：2152, 1991

356）幸地省子ほか：日口蓋誌 **13**：26, 1988

357）幸地省子ほか：日口外誌 **39**：735, 1993

358）幸地省子ほか：日口蓋誌 **20**：59, 1995

359）幸地省子ほか：日口蓋誌 **24**：313, 1999

360）幸地省子ほか：形成外科 **44**：349, 2001

361）幸地省子：日口蓋誌 **32**：1, 2007

362）幸地章子：日口外誌 **32**：1, 2007

363）Koudoumnakis E et al：Ear Nose Throat J **91**：E33, 2012

364）Kraus BS et al：Am J Obstet Gynecol **86**：321, 1963

365）Kriens OB：Plast Reconstr Surg **43**：29, 1969

366）Kriens OB：Cleft Palate J **7**：27, 1970

367）Kriens OB：Clin Plast Surg **2**：261, 1975

368）Krimer（1827）：高橋庄二郎（1996）より

369）Kuehn DP et al：CP **41**：584, 2004

370）Kummar AW et al：Plast Reconstr Surg **91**：608, 1993

371）熊谷公明：先天異常 **11**：113, 1971

372）雲井健雄：形成外科 **19**：430, 1976

373）国吉京子ほか：形成外科 **48**：271, 2005

374）国吉京子ほか：形成外科 **51**：1383, 2008

375）倉片　優：形成外科 **57**：339, 2014

376）栗原邦弘：形外 **43**：25, 2000

377）黒川正人ほか：形成外科 **31**：449, 1988

378）黒住静之ほか：形成外科 **7**：9, 1964

379）Lane WA：Cleft Palate Clin J **5**：65, 1897

380）LaRossa D et al：Clin PS **31**：243, 2004

381）Larson M et al：Scand **32**：185, 1998

382）Larsson J et al：J PS Hand Surg **47**：524, 2013

383）Latham RA：Cleft Palate J **6**：404, 1969

384）Latham RA：Brit J Plast Surg **26**：1, 1973

385）Latham RA：Cleft Palate J **17**：227, 1980

386）Latham RA：CP **17**：227, 1980

387）Lazarus DDA et al：PRS **103**, 1624, 1999

388）LeMesurier AB：PRS **4**：1, 1949

389）Levitt T et al：Cleft Palate Craniofac J **36**：398, 1999

390）Lewin ML：Plast Reconstr Surg **33**：383, 1964

391）Lexer E：McCarthy, p2725, 1990

392）李　寧袁：日口蓋誌 **17**：65, 1992

393）Liao YF et al：PRS **130**：1289, 2012

394）Liou EJ W et al：PRS **113**：818, 2004

395）Lim AA et al：J Craniofac Surg **23**：1061, 2012

396）Little J et al：CP **41**：381, 2004

397）Lo LJ et al：PRS **110**：733, 2002

398）Lohmander A et al（Scand J Plast Reconstr Surg Hand Surg **40**：267, 2006

399）Longacre JJ et al：Plast Reconstr Surg **38**：555, 1966

400）Longaker MT et al：J Oral Maxillofac Surg **48**：714, 1990

401）Longenecker CG et al：Plast Reconstr Surg **35**：548, 1965

402）Losken HW et al：Cleft Palate Craniofac J **48**：312, 2011

403）Luce EA et al：Plast Reconstr Surg **60**：602, 1977

404）Lukash F et al：Ann PS **40**：321, 1998

405）Lux CJ et al：CP **41**：304, 2004

406）Lynch JB et al：Plast Reconstr Surg **38**：552, 1966

407）待田順治：口唇裂口蓋裂文献集，永井書店，1973

408）前田華郎ほか：形成外科 **16**：453, 1973

409）Maeda K：PRS **79**：888, 1987

410）槙浩太郎：personal communication

411）Manchester WM：Brit J Surg **52**：878, 1965

412）Manchester WM：PRS **52**：878, 1970

413）Marchac D：Plast Reconstr Surg **63**：726, 1979

414）円林義一ほか：日口腔外会誌 **28**：196, 1982

415）Marcks KM et al：Plast Reconstr Surg **12**：392, 1953

416）Marcks KM et al：Plast Reconstr Surg **34**：176, 1964

417）Mason R et al：J Oral Surg **38**：752, 1980

418）Massengill R Jr et al：Ann Otol Rhinol Laryngol **79**：853, 1970

419）Mathews DN：Brit J Plast Surg **21**：153, 1968

420）Mathews DN, Mustard JC：Plastic Surgery in Infancy and Childhood, p1, Livingstone, Edinburgh, 1971

421）Matic DB et al：PRS **121**：1343, 2008

422）松田健史：歯科ジャーナル **7**：143, 1978

423）松田美鈴ほか：日口蓋誌 **41**：17, 2016

424）松永和秀ほか：PERPARS **11**：23, 2006

425）松中枝理子ほか：日口蓋誌 **41**：181, 2016

426）松尾清ほか：信州医学雑誌 **34**：575, 1986

427）Matsuo K et al：Plas Reconstr Surg **73**：38, 1984

428）Maull D et al：CP Craniofac J **36**：391, 1999

429）Mazaheri M：Plast Reconstr Surg **30**：663, 1962

430）McCarthy JG et al ed：Plastic surgery. WB Saunders, P2555, 1990

431）McCash CR：Brit J Plast Surg **9**：235, 1957

432）McCollum DW et al：Handbook of Congenital Malformations, p114, Saunders, Philadelphia, 1967

433）McComb H：Plast Reconstr Surg **55**：596, 1975

434）McComb H：Plast Reconstr Surg **75**：791, 1985

435）McGregor IA：Brit J Plast Surg **16**：46, 1963

436）McKindoe AH：Lancet **1**：607, 1938

437）McNeil K：Dent Res **70**：126, 1950

438）McWilliams BJ et al：PRS **98**：610, 1996

439）Meazzini MC et al：PRS **119**：1527, 2007

440）Mehendale FV：PRS **114**：307, 2004

441）Meulen JC：Plast Reconstr Surg **89**：1060, 1992

442）Millard DR Jr：Transactions of the First International Congress of Plastic Surgeons, Williams & Wilkins, 1957

443）Millard DR Jr：Transactions of the Second International Congress of Plastic Surgeons, Williams & Wilkins, p50, 1960

444）Millard DR Jr：Plast Reconstr Surg **25**：595, 1960

445）Millard DR Jr：Brit, J Plast Surg **17**：22, 1964

446）Millard DR Jr：Plast Reconstr Surg **38**：330, 1966

447）Millard DR Jr：Plast Reconstr Surg **39**：59, 1967

448）Millard DR Jr：Cleft Craft I, p449-486, Little Brown, Boston, 1976

449）Millard DR Jr：Cleft Craft **2**, Little Brown, Boston, 1977

450）Millard DR Jr：Cleft Palate Craniofac J **25**：403, 1988

451）Millard DR Jr：Cleft Craft **3**, Little Brown, Boston, 1977

452）Millard DR Jr et al：PRS **86**：856, 1990

453）Millard DR Jr et al：PRS **102**：1331, 1999

454）Millard DR Jr et al：PRS **103**：1630, 1999

455）Millard DR Jr et al：PRS **105**：1609, 2000

456）Mishima K et al：Cleft Palate Craniofac J **37**：185, 2000

457）三村　保：PEPARS **11**：61, 2006

458）三川信之ほか：形成外科 **47**：801, 2004

459）三浦不二夫ほか訳：モイヤース歯科矯正学ハンドブック．第一版．医歯薬出版，東京，1976, 212-237, 277-279, 286-305, 479-482

460）Miyamoto S et al：PRS **120**：517, 2007

461）宮崎晴代：中島龍夫編，子どものための形成外科 永井書店，大阪，2005

462）宮崎正ほか：医学のあゆみ **103**：1009, 1978

463）宮崎正：口蓋裂−その基礎と臨床，医歯薬出版，1982

464）宮崎正ほか：日口蓋誌 **10**：191, 1985

465）宮崎正：日口蓋誌 **12**：75：1987

466）Molina F et al：PRS **101**：951, 1998

467）Moller P et al：Acta Otolaryngol **92**：521, 1981

468）Monroe CW：Plast Reconstr Surg **35**：512, 1965

469）Moore KL：The Developing Human, Saunders, 1977

470）Moore KL：瀬口春道監訳，ムーア人体発生学，医歯薬出版，p250, 2003

471）森　浩ほか：形成外科 **43**：989, 2000

472）森和歌子ほか：日形会誌 **34**：247, 2014

473）森本正紀：日耳鼻全書，5巻，p37，金原出版，東京，1954

474）森岡大地ほか：第58回日本形成外科学会総会，2015年4月

475）森田圭一ほか：日口蓋誌 **29**：298, 2004

476）Morley ME：Cleft Palate and Speech, Livingstone, Edinburgh, 1958

477）Morselli PG：CP **37**：130, 2000

478）Muir IFK：Brit J Plast Surg **19**：30, 1966

479）Mulliken JB：PRS **75**：477, 1985

480）Mulliken JB：PRS **96**：9, 1995

481）Mulliken JB：PRS **108**：181, 2001

482）Mulliken JB et al：PRS **111**：1000, 2003

483）Mulliken J B：Plast Reconstr Surg **116**：1623, 2005

484）Mulliken J B：Plast Reconstr Surg **129**：491, 2012

485）Murthy R et al：Cleft Palate Craniofac J **42**：99, 2005

486）宗内　巌ほか：日頭顎顔面誌 **19**：110, 2003

487）村田孝次：幼児のことばと発達，培風館，東京，1970

488）Mutou Y：et al：BJ **25**：285, 1972

489）永淵正昭ほか：形成外科 **21**：120, 1978

490）永井　巌：手術 **15**：179, 1961

491）長尾由理ほか：日形会誌 **23**：458, 2003

492）内藤　浩ほか：日形会誌 **22**：491, 2002

493）中新美保子ほか：日口蓋誌 **31**：285, 2006）

494）中後忠男ほか訳：グレーバー歯科矯正学（上）．第一版，医歯薬出版，東京，1976, 45-60, 154-160, 181-19

495）中島龍夫ほか：口唇口蓋裂の早期綜合治療，pp61-91，医歯薬出版，東京，1994

496）中島龍夫：中島龍夫編，子どものための形成外科 永井書店，大阪，2005

497）中島龍夫：目で見る口唇裂手術 全日本病院出版会，東京，2010

498）中島敏子ほか：音声言語医学 **45**：187, 2004

499）中島敏子ほか：日口蓋誌 **27**：292, 2002

500）Nakakita N et al：Brit J Plast Surg **43**：452, 1990

501）中村　潔ほか：日美容外会誌 **6**：42, 1984

502）中村友季恵ほか：日頭顎顔会誌 **31**：57, 2015

503）中野洋子：中島龍夫編，子どものための形成外科 永井書店，大阪，2005

504）中新美保子ほか：日口蓋誌 **31**：285, 2006

505）中山凱夫ほか：形成外科 **14**：482, 1981

506）難波雄哉：形成外科 **31**：783, 1988

507）難波祐三郎：形成外科 **57**：57, 2014

508）成毛二郎：歯科学報 **67**：180, 1967

509）成井浩司：日医雑誌 **130**：1693, 2003

510）Natsume N et al：Oral Surg **63**：421, 1987

511）Natsume N et al：BJ Oral & Maxillofac Surg **26**：232, 1988

512）Neel JM：Am J Hum Genet **10**：398, 1958

513）Neuner O：PRS **37**, 111, 1966

514）Nicolan PJ：BJ **36**：141, 1983

515）西原一秀：日口蓋誌 **18**：251, 1993

516）西久保舞ほか：日口蓋誌 **32**：57, 2007

517）西村秀雄ほか：ホルモンと臨床 **16**：563, 1968

518）西村二郎ほか：形成外科 **31**：830, 1988

519）Nishimura Y et al：Brit J Plast Surg **31**：222, 1978

520）西村順太郎ほか：日口蓋誌 **38**：42, 2013

521）Noordhoff MS et al：Plast Reconstr Surg **91**：996, 1993

522）Nordgaard JO et al：Plast Reconstr Surg **64**：84, 1979

523）野瀬謙介ほか：日頭顎顔誌 **21**：187, 2005

524）小浜源郁：日口蓋誌 **16**：151, 1991

525）Obwegeser HL：Oral Surg **10**：677, 1957

526）O'Connor GB et al：Surg Gynecol Obstet **116**：503, 1968

527）荻野洋一，倉田喜一郎，牧野惟男編：形成外科学入門，南山堂，東京，1978

528）荻野洋一編：唇裂鼻の治療，臨床像と手術，克誠堂，2001

529）王舎輝彦ほか：日医雑誌 **119**：S-8, 2003

530）大庭知子ほか：日口蓋誌 **29**：16, 2004

531）大原鐘敏ほか：日口蓋誌 **17**：148, 1992

532）大久保文雄ほか：形成外科 **34**：121, 1991

533）大久保文雄ほか：形外 **44**：327, 2001

534）大久保文雄ほか：日形会誌 **28**：1, 2008

535）大湊　麗ほか：日口蓋誌 **41**：24, 2016

536）大湊　麗ほか：日口蓋誌 **41**：173, 2016

537）大森郁朗：日歯医学会報，**6**：24, 1980

538）大森清一ほか：形成外科 **5**：100, 201, 1962

539）大祢廣伸：昭医会誌 **46**：249, 1986

540）大隅昇ほか：日形会誌 **10**：478, 1990

541）大田原俊輔：小児内科 **39**：651, 2007

542）大隅昇ほか：形成外科 **35**：1529, 1992

543）大塚純正ほか：日口蓋誌 **7**：66, 1982

544）大塚純正ほか：臨床医のための矯正，Year Book，クインテッセンス出版，p171, 2002

545）岡　博昭ほか：形成外科 **51**：1031, 2008

546）岡田厚夫ほか：日形会誌 **26**：314, 2006

547）岡　博昭ほか：形成外科 **49**：49, 2006

548）岡崎恵子：日形会誌 **2**：164, 1982

549）岡崎恵子ほか：形成外科 **25**：525, 1982

550）岡崎恵子ほか：日口蓋誌 **10**：161, 1985

551）Okazaki K et al：Ann Plast Surg **26**：156, 1991

552）岡崎恵子ほか：音声言語 **32**：178, 1991

553）岡崎恵子ほか：形成外科 **35**：1467, 1992

554）岡崎恵子ほか：音声言語 **35**：266, 1994

555）岡崎恵子ほか：口蓋裂の言語臨床，医学書院，pp122, 1997

556）岡崎恵子：口蓋裂言語，岡崎恵子ほか編，口蓋裂の臨床，医学書院，2004

557) 岡崎恵子ほか編：口蓋裂の言語臨床，第2版，医学書院，2005
558) Oldfield MC：Brit J Surg 37：178, 1949
559) Oldfield MC：Brit J Plast Surg 17：1, 1964
560) 鬼塚卓弥：形成外科 7：295, 1964
561) 鬼塚卓弥：形成外科 9：268, 1966
562) 鬼塚卓弥：形成外科 10：127, 206, 1967
563) 鬼塚卓弥：形成外科 11：163, 256, 1969
564) 鬼塚卓弥ほか：交通医 24：92, 639, 1970
565) 鬼塚卓弥：形成外科 13：529, 1970
566) 鬼塚卓弥：形成外科 14：373, 1971
567) Onizuka T：Transactions of the Fifth International Congress of Plastic Surgeons Butterworths, p175, 1971
568) 鬼塚卓弥：唇裂，金原出版，東京，1972,
569) Onizuka T：Br J Plastic Surg 25：33, 1972
570) Onizuka T：Br J Plastic Surg 26：181, 1973
571) Onizuka T et al：Cleft Palate J 12：444, 1975
572) Onizuka T：Plast Reconstr Surg 56：522, 1975
573) 鬼塚卓弥：標準形成外科学，医学書院，東京，1975
574) 鬼塚卓弥：手術 29：669, 1975
575) 鬼塚卓弥ほか：形成外科 21：199, 1978
576) Onizuka T et al：Plast Reconstr Surg 62：842, 1978
577) 鬼塚卓弥：形成外科 22：801, 1979
578) Onizuka T：Ann Plast Surg 6：516, 1980
579) 鬼塚卓弥：手術 35：263, 1981
580) 鬼塚卓弥：現代外科学手術体系，V-5，顔面の手術 中山書店 p219, p225, 1982
581) Onizuka T et al：Aesth Plast Surg 6：85, 1982
582) Onizuka T et al：Aesth Plast Surg 7：179, 1982
583) 鬼塚卓弥ほか：日美外報 6：23, 1984
584) Onizuka T：Thai J Surg 6：61, 1985, Aesth Plast Surg 11：241, 1987
585) 鬼塚卓弥ほか：日顎顔面 2：1, 1985
586) Onizuka T et al：Aesth Plast Surg 10：127, 1986
587) 鬼塚卓弥：形成外科 29：2811986
588) Onizuka T et al：Aesth Plast Surg 11：241, 1987
589) 鬼塚卓弥ほか：日美外報 10：102, 1988
590) 鬼塚卓弥ほか：医事新報，3332号，グラビア，1988
591) Onizuka T et al：Aesth Plast Surg 14：207, 1990
592) Onizuka T et al：Huddart AG et al (Ed), Cleft Lip and Palate：Long-term results and future prospects, p183, Manchester Univ Press, Manchester & NY, 1990
593) Onizuka T et al：Ann Plast Surg 27：238, 1991
594) Onizuka T et al：Cleft Palate J 28：293, 1991
595) 鬼塚卓弥ほか：日形会誌 13：68, 1993
596) 鬼塚卓弥：形成外科手術書第3版，南江堂，1996
597) Onizuka T et al：Ann Plast Surg 37：457, 1996
598) 鬼塚卓弥ほか：東京都医師会雑誌 50：631, 1997
599) 鬼塚卓弥：形外 42：489, 1997
600) 鬼塚卓弥：形外 44：899, 2001
601) 鬼塚卓弥：形外 44：1059, 2001
602) 鬼塚卓弥：形外 45：3, 2002
603) Onizuka T：Key-knote speech：The fifth meeting of Asian Pacific Cleft Lip and Palate Conference, October, 2003
604) 大場創一ほか：形成外科 57：37, 2014
605) Orticochea M：Plast Reconstr Surg 41：323, 1968
606) Ortiz-Monasterio F et al：Plast Reconstr Surg 38：36, 1966
607) 大槻祐喜ほか：日口蓋誌 40：7, 2015
608) Oyama T et al：PRS 118：469, 2006
609) Oyama T et al：J Craniofac Surg 19：1705, 2008
610) 小崎健次郎：中島龍夫，こどものための形成外科 永井書店，大阪，2005
611) 尾崎正美：昭医会誌 51：651, 1991
612) 小住和徳：形外 42：1019, 1999
613) Padgett EC：Plastic and Reconstructive Surgery, Thomas, Springfield, 1948
614) Paul R et al：J Speech Hear Res 36：1055, 1993
615) Paulino AC et al：Cancer 83：457, 1998
616) 朴 修三ほか：日形会誌 22：810, 2002
617) 朴 修三ほか：日形会誌 23：89, 2003
618) 朴 修三：形成外科 48, 387, 2005
619) 朴 修三ほか：日形会誌 26：1, 2006
620) 朴 修三：PERPARS 11：1, 2006
621) 朴 修三ほか：日形会誌 32：294, 2012
622) Paulin G et al：J C raniomaxillofac Surg 16：2, 1988
623) Paradise JL et al：Pediatrics 44：35, 1969
624) Pare A (1564)：McCarthy JG et al (1990) より
625) Passavant G：Verb Dtsch Ges Chir 7：128, 1878
626) Passos-Bueno MR et al：Cleft Palate Craniofac：J 41：387, 2004
627) Patten BM (1963, 1971)：高橋庄二郎 (1996) より
628) Paul R et al：J Speech Hear Res 36, 1055, 1993
629) Peet E：PRS 28：282, 1961
630) Peifer TM et al：CP 39：26, 2002
631) Pennisi VR et al：Cleft Palate J 6：141, 1969
632) Perko M：J Maxillofac Surg 2：40, 1974
633) Perko M：J Maxillofac Surg 7：76, 1979
634) Perry CW et al：Plast Reconstr Surg 116：736, 2005
635) Perthes H (1912)：McCarthy JG et al：(1990) より
636) Peterson RA et al：Plast Reconstr Surg 38：109, 1966
637) Phillipis JH et al：PRS 115：681, 2005
638) Pfeifer TM et al：Cleft Palate Craniofac J 39：26, 2002
639) Pfolsprundt H (1460)：Millard DR Jr (1976) p82 より
640) Phillips JH et al：PRS 115：681, 2005
641) Plessier PI (1930)：Millard DR Jr (1976) より
642) Pohlmann FE：Morphal Sb 41：617, 1010
643) Polley JW et al：PRS 102：1360, 1998
644) Pool R et al：Ann Plast Surg 32：243, 1994
645) Posnick JC et al：PRS 93：682, 1994
646) Posnick JC et al：Plast Reconstr Surg 94：51, 1994
647) Posnick JC et al：PRS 94：431, 1994
648) Pribaz J et al：Plast Reconstr Surg 90：421, 1992
649) Pruzansky S：Cleft Palate J 1：164, 1964
650) Pruzansky S et al：Trans Europ Orthodont Soc 43：365, 1967
651) Ramana YV et al：Cleft Palate Craniofac J 42：570, 2005
652) Randall P：Plast Reconstr Surg 23：331, 1959
653) Randall P：Plast Reconstr Surg 35：371, 1965
654) Randall P：PRS 23：331, 1959
655) Randall P：PRS 35：371, 1965

656) Randall P et al：Symposium on Manegment of Cleft Lip and Associated Deformities, Mosby, p291, 1974
657) Randall P et al：PRS 77：569, 1986
658) Ranta R：Orthodontic Treatment Alternatives for Unilateral Cleft Lip and Palate Patients, Bardach et al ed, Saunders, p637, 1990
659) Rayne J：Brit J Plast Surg 19：124, 1966
660) Rees TM：Plast Reconstr Surg 30：651, 1962
661) Rees TD et al：Plast Reconstr Surg 37：47, 1966
662) Rehrmann A：Modern Trends in Plastic Surgery, Vol 1, p50, Butterworths, London, 1964
663) Rehrmann AH et al：Cleft Palate J 7：206, 1970
664) Reidy JR：Brit J Plast Surg 15：261, 1962
665) Reidy JR：Brit J Plast Surg 17：389, 1964
666) Richman LC et al：CP 41：351, 2004
667) Rogers BO：Plast Reconstr Surg 39：1, 1967
668) Rohleder NH et al：PRS 132：172, **2013**
669) Rohrich RJ et al：PRS 106：413, 2000
670) Rohrich RJ et al：PRS 113：350, 2004
671) Rose E et al：PRS 110：392, 2002
672) Rose RB Cleft Palate J 7：37, 1970
673) Ross RB, Johnston MC：Cleft Lip and Palate, Williams & Wilkins, Baltimore, 1972
674) Rosenstein SW et al：PRS 87：664, 1991
675) Rosenstein SW：PRS 111：1, 2003
676) Rosenthal W：Z Chir 51：1621, 1924
677) Ross RB：Cleft Palate J 37, 1970
678) Ross RB et al：Cleft and Palate, William &Wilkins, 1972
679) Ross RB：Cleft Palate J 24：33, 1987
680) Ross RB：Cleft Palate J 31：68, 1994
681) Roux PJ：Univ Su Med 15：356, 1819：Morel-Fatio D (197
682) Roux PJ (1825)：Calnan (1954) より：
683) Ruberg RL et al：Plast Reconstr Surg 57：335, 1976
684) 斉藤ちひろほか：日形会誌 19：515, 1999
685) 酒井倫明：日美外報 12：151, 1991
686) 坂井靖夫ほか：日形会誌 11：199, 1991
687) 榊原博樹ほか：日医雑誌 130：1687, 2003
688) 櫻井淳ほか：日形会誌 10：716, 1990
689) Salomonson J：Scand 30：111, 1996
690) Salyer KE：Plast Reconstr Surg 77：558, 1986
691) Salyer K et al：PRS 118：193, 2006
692) 真田武彦ほか：形外 45：117, 2002
693) 真田武彦ほか：形外 46：41, 2003
694) 三邊武幸ほか：Audiology 22：34, 1979
695) Santiago PE et al：CP 35：77, 1998
696) 佐々木元賢：日口蓋誌 18：148, 1972
697) 佐々木了：形成外科 51：1013, 20087
698) Sato Y et al：Presented at the annual meeting of the American Cleft Palate Craniofacial Association：Seattle, Washington, May **2002**, pp186, 克誠堂, 1995
699) Sato Y et al：Plast Reconstr Surg 121：1356, 2008
700) 佐藤友紀 − 山本：personal communicstion **2002**
701) 佐藤友紀：personal communication, 2004
702) Satoh K et al：CP 41：355, 2004
703) 佐藤友紀：形成外科 48：255, 2005
704) 佐藤康守：形成外科 48：281, 2005

705) 佐藤美奈子ほか：こどものための形成外科 中島龍夫編, 永井書店, 2005
706) 佐藤康守：形成外科 48：281, 2005
707) 佐藤兼重ほか：形成外科 37：139, 1994
708) 佐藤兼重ほか：形外 40：779, 1997
709) 作田守：日口蓋誌 37：139, 1978
710) 作田守：医歯学誌 5：32, 1986
711) Saunders DE et al：PRS 77：227, 1986
712) 沢田正樹ほか：片側変治唇裂における鼻中隔CT像ならびに鼻腔通気度, 第2回 日本口蓋裂総会講演, 1978
713) 沢田正樹ほか：耳鼻臨床 82：301, 1989
714) 沢田正樹ほか：口唇口蓋裂の治療最近の進歩, 波利井清紀監修,
715) Schmid E：Langenbeck Arch Klin Chir 295：868, 1960
716) Schmid E：Transaction of the Third International Congress of Plastic Surgery, Amsterdam, 1964
717) Schrudde J et al：Fortschr Kiefer Gesichit 5：247, 1959
718) Schultz LW：Plast Reconstr Surg 1：338, 1946
719) Schwartz C et al：J Maxillofac Surg 4：40, 1976
720) Schweckendiek H：Klin Wochenschr 34：823, 1956
721) Schweckendiek H：Cleft Palate J 15：268, 1978
722) Schweckendiek H：McCarthy, p2724, 1990
723) 清家卓也ほか：日頭顎顔誌 29：1, 2013
724) 関川和男：日口腔外会誌 31：2706, 1985
725) Shapiro RN et al：Am J Surg 96：396, 1958
726) Shaw GM et al：Am J Hum Genet 58：551, 1996
727) Shaw GH et al：Am J Hum Genet 58：551, 1996
728) Shealan P et al：CP 41：364, 2004
729) 新川詔夫ほか：遺伝カウンセリングマニュアル, 改訂第2版, 126, 南江堂, 2003
730) 出世富久子：精神遅滞を伴う症例, 岡崎恵子ほか編, 口蓋裂の言語臨床, 医学書院, p125, 2004
731) 柴崎好伸：形成外科 22：241, 1979
732) 重原岳雄：日美外報 13：193, 1991
733) 新橋　武ほか：形外 42：103, 1999
734) Sirois M et al：Plast Reconstr Surg 93：943, 1994
735) Shute EV：J Obst Gynecol Br Eup 64：390, 1957
736) Skoog T：Am J Surg 95：223, 1958
737) Skoog T：Plast Reconstr Surg 35：34, 1965
738) Skoog T：Scand J Plast Reconstr Surg 3：109, 1969
739) Skoog T：Plastic Surgery, p45, p57, Almqvist & Wiksell, Stockholm, 1974
740) Slaughter WB：Surg Clin North Am 32：165, 1952
741) Slaughter WB et al：Plast Reconstr Surg 13：341, 1954
742) Slaughter WB：Pediatr. Clin North Am 3：1029, 1956
743) Slaughter WB et al：Plast Reconstr Surg 26：160, 1960
744) Smahel Z et al：Cleft Palate Craniofac J 41：416, 2004
745) Smartt Jr JM：PRS 131, 841, 2013
746) Smith JW：PRS 26：40, 1960
747) 添田周吾：形成外科 18：289, 1975
748) 曽我部いずみほか：日口蓋誌 39：7, 2014
749) Solmonson：Scand J Plast Reconstr Surg 30：111, 1996
750) Spriestersback DC：PRS 30：336, 1962
751) Standoli L et al：Scand J Plast Reconstr Surg 21：129, 1987
752) Stark RB：PRS 12：41, 1953

753) Stark RB：PRS **13**：20, 1954
754) Stark RB：Plastic Surgery, P421, Harper & Row, New York, 1954
755) Stark RB：Plast Reconstr Surg **32**：75, 1963
756) Stark RB et al：Plast Reconstr Surg **26**：378, 1960
757) Stenstrm SJ et al：Plast Reconstr Surg **35**：160, 1965
758) Straith RE et al：Plast Reconstr Surg **16**：125, 1955
759) Subtelny JD：Plast Reconstr Surg **19**：49, 1957
760) Subtelny JD：Plast Reconstr Surg **30**：56, 1962
761) 菅野貴世史ほか：日形会誌 **21**：690, 2001
762) 杉原平樹ほか：形外 **31**：21, 1988
763) Sulik KK et al：Am J Anatomy **166**：257, 1983
764) Sulik KK et al：Development (Suppl), p103, 213, 1988
765) Sullivan DA：Plast Reconstr Surg **27**：31, 1961
766) Sultz RC：Plast Reconstr Surg **33**：120, 1964
767) 角谷徳芳ほか：日形会誌 **6**：941, 1986
768) 砂川昌代ほか：日口蓋誌 **33**：25, 2008
769) Suri S et al：CP **41**：225, 2004
770) 須佐美隆史ほか：日口蓋誌 **32**：34, 2007
771) 鈴木　藍ほか：日口蓋誌 **39**：17, 2014
772) 鈴木　藍ほか：日口蓋誌 **40**：38, 2015
773) 鈴木恵子ほか：日口蓋誌 **14**：123, 1989
774) 鈴木恵子ほか：形成外科 **48**：247, 2005
775) 鈴木正幹：医学研究 **30**：336, 1960
776) 鈴木裕一ほか：形外 **47**：909, 2004
777) 鈴木啓之ほか：日頭顎顔面誌 **22**：15, 2006
778) Swennen G et al：J Craniofac **10**：117, 1999
779) 田所丈嗣ほか：形成外科 **35**：997, 1992
780) Tai CC et al：J Oral Maxillofac Surg **58**：1241, 2000
781) Tajima S et al：PRS **60**：256, 1977
782) 高橋庄二郎, 口唇裂, 口蓋裂の基礎と臨床 日本歯科評論社. 1996
783) 高橋庄二郎：形成外科 **22**：255, 1979
784) 高橋　良：形成外科 **2**：71, 1959
785) 高橋　良：形成外科 **4**：193, 1961
786) 高見薫ほか：形外 **40**：411, 1997
787) 高田健治訳：プロフィットの現代歯科矯正学, クインテッセンス出版, 東京, 2004
788) 高木律男ほか：日頭顎顔面誌 **23**：263, 2007
789) 高木憲次：グレンツゲビート **4**：4, 1930
790) 高橋新次郎：新編歯科矯正学. 末長書店, 京都・東京, 1971, p62-65, p236-245
791) 高橋　良：形成外科 **4**：193, 1961
792) 滝沢良之：日口蓋誌 **13**：31, 1988
793) 多久嶋亮彦ほか：形成外科 **57**：369, 2014
794) Tan SPK et al：PRS **129**：1347, 2012
795) 田邊裕美ほか：日頭顎顔面誌 **19**：134, 2003
796) 田邊　毅ほか：日形会誌 **36**：446, 2016
797) 田邊　毅ほか：日口蓋誌 **41**：39, 2016
798) Tanna N et al：PRS **127**：802, 2011
799) 丹下一郎：形成外科 **7**：121, 1964
800) 丹下一郎：形外 **8**：118, 1965
801) 丹下一郎：形成外科 **9**：263, 1966
802) 丹下一郎：耳鼻臨床 **62**：9, 1969
803) 丹下一郎：形成外科 **35**：249, 1992
804) 丹下一郎：順天堂医学 **39**：163, 1993

805) Tanaka SA：PRS **129**：511e, 2012
806) Tennison CW：Plast Reconstr Surg **9**：115, 1952
807) Thoma KH：Oral Surgery, Ed, 5, p1205, Mosby Co, St Louis, 1969
808) Thompson JE：Surg Gynecol Obstet **14**：498, 1912
809) Thompson, N et al：Brit J Plast Surg **14**：66, 1961
810) Tndury G：Acta Anat (Basel) **11**：399, 1950
811) 富樫真二ほか：日形会誌 **31**：525, 2011
812) 時岡早苗ほか：日形会誌 **27**：283, 2007
813) 時岡一幸ほか：形成外科 **57**：5, 2014
814) 鳥飼勝行ほか：PERPARS **11**：31, 2006
815) 鳥飼勝行ほか：形成外科 **54**：991, 2011
816) Torre JI et al：CP **37**：234, 2000
817) 土佐泰祥ほか：形成外科 **59**：1039, 2016
818) Toygar TU et al：CP **41**：485, 2004
819) 塚田貞夫ほか：形成外科 **21**：128, 1978
820) 塚田貞夫：形成外科 **31**：41, 1988
821) 塚田貞夫編著：最新形成再建外科 医歯薬出版, 1998
822) 塚越　卓：日形会誌 **11**：371, 1991
823) Turvey TA et al：Am J Orthod **86**：244, 1984
824) 鶴切一三：日美外報 **19**：87, 1997
825) 鶴切一三：形外 **42**：1009, 1999
826) 筒井賢一ほか：形成外科 **31**：426, 1988
827) Tulenko JF：Plast Reconstr Surg **41**：35, 1968
828) 内田崇之ほか：日形会誌 **21**：118, 2001
829) Uchida J：Plast Reconstr Surg **47**：454, 1971
830) 内田健志ほか：日口蓋誌 **37**：187, 2012
831) 宇田宏一ほか：形成外科 **57**：347, 2014
832) 上村哲司：日形会誌 **13**：55, 1993
833) 宇佐美泰徳ほか：日美外報 **12**：163, 1990
834) 碓井桂子ほか：日口腔外会誌 **51**：233, 2005
835) 碓井由紀子ほか：日口蓋誌 **32**：283, 2007
836) 宇田川晃一ほか：形成外科 **48**：377, 2005
837) 宇田川晃一：PERPARS **11**：7, 2006
838) Van der Woude et al：Am J Human Gen **6**：244, 1954
839) Veau V et al：J Chir **20**：113, 1922
840) Von Graefe CF (1817)：McCarthy JG et al (1990) より
841) Von Langenbeck B：Ach Klin Chir **2**：205, 1861, McCarthy JG et al (1990) より
842) Wang MKH：PRS **30**：329, 1962
843) Wallace AF：Brit J Plast Surg **16**：32, 1963
844) Ward CM：PRS **64**：68, 1979
845) Wardill WEM：Proc R Soc Med **5**：178, 1927
846) Wardill WEM：Brit J Surg **16**：127, 1928
847) Wardill WEM：Brit J Surg **25**：117, 1937
848) Warren DW：Plast Reconstr Surg **33**：148, 1964
849) Washio H：Plast Reconstr Surg **51**：497, 1973
850) 渡邊克益ほか：日形会誌 **11**：557, 1991
851) 渡邊克益ほか：形成外科 **51**：1021, 2008
852) Weatherley-White RCA et al：Plast Reconstr Surg **49**：297, 1972
853) Wiedel AP et al：J Plast S urg Hand Surg **50**：63, 2016
854) Widmaier W：Der Chirurg **30**：274, 1959
855) Wiedemann HR：J Genet Hum **13**：223, 1964
856) Wiedemann HR：Eur J Pediatr **141**：129, 1983
857) Wilhelmsen HR et al：Cleft Palate J **3**：223, 1966

858) Wilhelmi BJ et al：PRS **107**：315，2001
859) Wilson DI et al：J Med Genet **30**：892，1993
860) Witt PD：PRS **99**：1287，1997
861) Witzel MA et al：Cleft Palate J **14**：176，1977
862) Witzel MA et al：Cleft Palate J **21**：263，1984
863) Wolfe SA：PRS **114**：1，2000
864) Wolford LM et al：CP **26**：119，1989
865) Wynn SK：Plast Reconstr Surg **26**：509，1960
866) Wynn SK：Plast Reconstr Surg **35**：613，1965
867) Wynn SK：Am. Plast Surg **3**：129，1979
868) Wyszynski DF et al：Teratology **53**：309，1996
869) Xing Wang et al：PRS **112**：1549，2003
870) 山田　敦ほか：形外 **31**：12，1988
871) Yamada T et al：J Maxillofac Surg **27**：345，1999
872) 山田　大ほか：日形会誌 **25**：96，2005
873) 山本　忠：日口蓋誌 **1**：1，1976
874) 山本友紀ほか：日口蓋誌 **38**：285，2013
875) 山脇吉朗ほか：日形会誌 **14**：116，1994
876) 山脇吉朗ほか：形成外科 **57**：27，2014
877) Yin N et al：PRA **115**：1239，2005
878) Yoon Young-Jooh et al：CP **41**：256，2004
879) 吉田明広：昭医会誌 **52**：129，1992
880) 吉田　優ほか：日口蓋誌 **39**：28，2014
881) Yoshikawa A et al：Showa J Med Science **8**：47，1996
882) 吉増秀美ほか：日口蓋誌 **11**：62，1986
883) 吉増秀実：日口科誌 **46**：479，1997
884) 吉村浩太郎ほか：形成外科 **57**：377，2014
885) Yu-Ray Fang Liao et al：J Craniofac **41**：410，2004
886) Yuzuriha S et al：PRS **108**：452，2001
887) 杠　俊介ほか：形成外科 **49**：483，2006
888) Zeiger JS et al：Cleft P alate Craniofac J **42**：58，2005

27章　耳介形成術

1) Adamson JE et al：Plast Reconstr Surg **36**：466，1965
2) 足立文太郎：東京人類学雑誌 **16**：181，1901，吉岡（1979）より
3) 赤石諭史ほか：形外 **47**：777，2004
4) 秋山太一郎：手術 **11**：540，1957
5) 秋山太一郎：形成外科 **14**：283，1970
6) Altmann F：Arch Otolaryngol **54**：115，1951
7) Antia NH et al：Plast Reconstr Surg **39**：472，1967
8) Apfelberg DB et al：J Trauma **17**：847，1977
9) 新井克志ほか：形成外科 **17**：502，1974
10) 朝戸裕貴ほか：形成外科 **46**：779，2003
11) 朝戸裕貴ほか：形成外科 **54**：261，2011
12) Avelar JM：Ann Plast Surg **6**：464，1981
13) Avelar JM et al：Worldplast **2**：16，1998
14) Balasubramaniam S：Brit J Oral **12**：208，1953
15) Bardsley AF et al：Br J Plast Surg **36**：455，1983
16) Barsky AJ et al：Principles and Practice of Plastic Surgery，Williams & Wilkins，Baltimore，1950
17) Barsky AJ et al：Principles and Practice of Plastic Surgery，McGraw-Hill，1964
18) Bastidas et al：PRS **131**：760，2013
19) Baudet J et al：Ann Chir Plast **17**：67，1972
20) Bennett SPH et al：PRS **115**：1266，2005
21) Bennun RD et al：Plast Reconstr Surg **76**：859，1985，Bigger RJ et al：NY State J Med **75**：1460，1975
22) Binder：Arch Psychiatr **20**：514，1889
23) Blanco-Davila F et al：Ann Plast Surg **33**：677，1994
24) Borges AF：PRS **63**：411，1979
25) Brent B：PRS **53**：619，1974
26) Brent B：PRS **55**：312，1975
27) Brent B：PRS **66**：1，1980
28) Brent B：Clin Plast Surg **8**：211，1981
29) Brent B：Plastic Surgery. Vol.3 ed. By JG McCarthy，p2094-2152，Philadelphia，1990
30) Brent B：Plast Reconstr Surg **90**：355，1992
31) Buchan NG：Brit J Plast Surg **28**：296，1975
32) Chen PKT et al：Plast Reconstr Surg **94**：933，1994
33) Chiang YC：PRS **117**：1292，2006
34) Chin DT et al：Plast Reconstr Surg **4**：189，1967
35) Chiang YC：PRS **117**：1292，2006
36) Cho Byung Chae et al：PRS **115**：1570，2005
37) Cloutier AM：Plast Reconstr Surg **28**：412，1961
38) Congdon ED et al：Am J Anat **51**：439，1932
39) Converse JM：Plast Reconstr Surg **22**：230，1958
40) Converse JM et al：Plast Reconstr Surg **31**：118，1963
41) Converse JM et al：Plast Reconstr Surg **32**：425，1963
42) Converse JM：Reconstructive Plastic Surgery，p1084，Saunders，Philadelphia，1964
43) Converse JM：Trans Am Acad Ophthalmol Otolaryngol **72**：955，1968
44) Converse JM et al：Plast Reconstr Surg **52**：221，1973
45) Converse JM et al：Plast Reconstr Surg **54**：413，1974
46) Converse JM：Reconstructive Plastic Surgery，Saunders，Philadelphia，1977
47) Conway H：Plast Reconstr Surg **20**：45，1957
48) Cosman B et al：PRS **46**：454，1970
49) Cosman B et al：PRS **53**：540，1974
50) Cosman B：PRS **73**：572，1984
51) Cosman B Clin Plast Surg **5**：389，1978
52) Cowan RJ：PRG **27**：209，1961
53) Crikelair GF：PRG **17**：438，1956
54) Cronin TD：PRS **37**：399，1966
55) Crossman AR：PRS **33**：192，1964
56) 醍醐佳代ほか：形成外科 **50**：197，2007
57) Davenport G et al：Plast Reconstr Surg **36**：91，1965
58) Davis J：Aesthetic and Reconstructive Otoplasty，pp1-581，Springer Verlag，New York，1987
59) 太宰聖志ほか：形成外科 **39**：1267，1996
60) DellaCroce FJ et al：PRS **108**：1479，2001
61) Driver JR et al：Am J Roentgenol **48**：66，1942
62) Ducourtioux JL：Ann Chir Plast **16**：60，1971
63) Dunton EF et al：Plast Reconstr Surg **34**：247，1964
64) Dupertius SM et al：Plast Reconstr Surg **23**：361，1959
65) Farkas LG：Clin Plast Surg **5**：401，1978
66) Farina R：Brit J Plast Surg **15**：194，1962
67) Feliciano Blanco-D vila et al：Ann Plast Surg **33**：677，1994
68) Figueroa AA et al：J Craniofac Genet Dev Biol Suppl **1**：167，1985

69) Fischl R : Plast Reconstr Surg **58** : 192, 1976
70) Fox JW et al : PRS **58** : 663, 1976
71) Fromm BE et al : Plast Reconstr Surg **34** : 252, 1964
72) 藤野豊美 : 形成外科 **15** : 209, 1972
73) 藤田晋也 : 形成外科 **22** : 47, 1979
74) 藤田恒太郎 : 生体観察, 南山堂, 東京, 1954
75) 藤田恒太郎, 寺田春水 : 生体観察, 南山堂, 東京, 1976
76) 福田　修 : 形成外科 **5** : 62, 1962
77) 福田　修 : 形成外科 **11** : 117, 1968
78) 福田　修ほか : 形成外科 **16** : 380, 1973
79) 福田　修ほか : 形成外科 **18** : 685, 1975
80) 福田　修 : 形外 **43** : 383, 2000
81) 福田　修 : 日形会誌 **48** : 203, 2005
82) 福田　修ほか編 : 耳介の形成外科 克誠堂, 2005
83) Fukuda O : PRS **35** : 458, 1974
84) Fukuda O et al : Clin Plast Surg **5** : 351, 1978
85) Fumiiri M et al : PRS **71** : 249, 1983
86) Fur nas DW : Plast Reconstr Surg **42** : 189, 1968
87) Gosain AK et al : PRS **114** : 1042, 2004
88) 後藤満治ほか : 美容整形手術学, 南江堂, 東京, 1957
89) Grabb WC, Myers, M. B : Skin Flaps, Little Brown, Boston, 1975
90) Grabb WC : Plast Reconstr Surg **36** : 485, 1965
91) Greeley PW : US Naval Med Bull **62** : 1323, 1944
92) Gur E et al : PRS **102** : 1405, 1998
93) 行徳博英ほか : 昭医会誌 **46** : 663, 1986
94) 浜中孝臣ほか : 形成外科 **35** : 511, 1992
95) 長谷田泰男ほか : 日形会誌 **1** : 290, 1981
96) 秦　維郎 : 形成外科 **35** : 523, 1992
97) 秦　維郎ほか : 形外 **44** : 757, 2001
98) 林いずみほか : 形外 **43** : 397, 2000
99) 林れい子ほか : 形成外科 **35** : 483, 1992
100) 林　雅裕ほか : 日形会誌 **18** : 391, 1998
101) Heusinger R : Virchow's Archires Path Anat Phys, **29** : 358, 1864, 福田　修ほか (2005) より
102) Herman GT et al : J CompAssist Tomog **1** : 155, 1977
103) 広瀬毅ほか : 新外科学大系, 29C, 形成外科 3 (福田編), p149, 中山書店, 東京, 1988
104) His W : Trisieme Cong Internal D'otologie Comp, Rend BALE, P149, 1885 : Wood-Jones F et al (1934) より
105) Holmes EM : Arch Otolaryngol **49** : 243, 1949
106) 堀切将ほか : 日形会誌 **34** : 554, 2014
107) 飯田政弘ほか : JOHNS **17** : 1256, 2001
108) Iida N et al : Ann Plast Surg **82** : 82, 2003
109) 井上真一ほか : 日頭顎顔面誌 **31** : 281, 2015
110) 入江和美ほか : 耳鼻臨床 **89** : 1207, 1996 より
111) 石田正成ほか編 : 美容外科プラクテイス, I, pp **110** ~ 113, 文光堂, 東京, 2000
112) 石原康裕ほか : 日形会誌 **31** : 748, 2011
113) 石井英男 : 形成美容外科 **3** : 67, 1960
114) 石井英男 : 最新医学 **12** : 254, 1957
115) 石川隆夫ほか : 日形会誌 **5** : 539, 1985
116) Israel O : Virchows Arch Pathol Anat Physiol, **119** : 241, 1890 : 山田敦 (2005) より
117) 一色信彦 : 形成外科 **32** : 909, 1989
118) 伊東信久ほか : 日形会誌 **22** : 609, 200

119) 伊藤芳憲ほか : 形成外科 **30** : 503, 1987
120) 伊藤嘉恭ほか : 形成外科 **31** : 468, 1988
121) 岩永正彦ほか : 形成外科 **32** : 811, 1989
122) Jahrsdoerfer RA et al : Arch Otolaryngol Head Neck Surg **119** : 95, 1993. Jaqmpol M et al : Am j Med Genet **75** : 449, 1998
123) Jampol M et al : Am J M ed Genet **75** : 449, 1998
124) 神保好夫ほか : 形成外科 **47** : S-279, 2004
125) Ju DMC : PRS **32** : 283, 1963
126) 陰山　宋 : 医器械誌 **5** : 435, 1928
127) 陰山　宋 : 東京医誌 **51** : 2229, 1927
128) 開発忠雄 : 十全医誌 **47** : 1778, 1942
129) 上石　弘ほか : 形成外科 **19** : 7, 1976
130) 上條雍彦 : 口腔解剖学, 2, 筋学, アナトーム社, 東京, 1966
131) 上條雍彦 : 口腔解剖学, 3. 脈管学, アナトーム社, 東京, 1967
132) 神山五郎ほか : 昭和医誌 **45** : 371, 1985
133) 加茂理英 : Derma **81** : 177, 2003
134) 金子慶久ほか : 人類学輯報 **9** : 1, 1954
135) 金丸真一ほか : 次回の形成外科 福田修ほか編, 克誠堂, 2005
136) Kaseff, L. G : Plast Reconstr Surg **39** : 282, 1967
137) 川上重彦ほか : 日頭顎顔面誌 **4** : 1, 1988
138) 川村太郎 : 日本皮膚科全書, 7巻, 金原出版, 東京, 1957
139) 川島達雄ほか : 耳鼻咽喉科 **31** : 591, 1957
140) 川島孝雄ほか : 形成外科 **34** : 785, 1991
141) Kaye BL : Plast Reconstr Surg **40** : 44, 1967
142) Khoo Boo Chai : PRS **28** : 681, 1961
143) 衣笠哲雄ほか : 日美外報 **10** : 120, 1988
144) 北山吉明ほか : 形成外科 **23** : 663, 1980
145) 小宗静男 : 頭頸部腫瘍, 野村恭也ほか編, 中山書店, P327, 2000
146) 小西静雄 : 耳鼻と臨床 **23** : 433, 1977
147) 今野暁子ほか : 日形会誌 **34** : 326, 2014
148) 久保猪之吉 : 耳鼻咽喉科 **3** : 727, 1930
149) 久保猪之吉 : 耳鼻咽喉科 **6** : 105, 1933
150) 久保田潤一郎ほか : 形成外科 **35** : 607, 1992
151) 黒沢三良ほか : 日形会誌 **5** : 34, 1985
152) Kurosawa N et al : Br J Plast Surg **35** : 181, 1982
153) Lewis JS : Laryngoscope **70** : 551, 1960
154) Lewis JR : Atlas of Aesthetic Plastic Surgery, Little Brown, Boston, 1973
155) 李　節 : 形外 **40** : 839, 1997
156) Longenecker CG et al : Plast Reconstr Surg **35** : 303, 1965
157) Luckett WH : Surg Gynecol. Obstet **10** : 635, 1910
158) Maruglis A et al : PRS **111** : 891, 2003
159) Marx H : 福田修ほか (2005) より
160) 松賀一訓ほか : 日形会誌 **12** : 10, 1992
161) 松村　一 : 形成外科 **51** : S-106, 2010
162) 松本維明 : 標準形成外科学 (鬼塚卓弥編), 医学書院, 東京, 1975
163) 松本維明 : 形成外科 **20** : 563, 1977
164) 松本維明ほか : 形成外科 **30** : 148, 1987
165) 松本維明ほか : 形成外科 **35** : 489, 1992
166) 松永　英 : 人類誌 **67** : 171, 1959
167) 松永　喬 : 耳鼻臨床 **79** : 1563, 1986

332 文 献

168) Matsuo K et al：Clin Plast Surg **17**：383, 1990
169) 松尾　清：日形会誌 **8**：1250, 1988
170) 松尾　清：信州医学雑誌 **35**：345, 1987
171) 松浦慎太郎ほか：形成外科 **34**：847, 1991
172) McCarthy SJ：Plastic Surgery, Saunders, 1990
173) McDowell AJ：PRS **41**：17, 1968
174) McEvitt WG：PRS **2**：481, 1947
175) McGibbon B：Plast Reconstr Surg **60**：262, 1977
176) 見寺絢子：日形会誌 **2**：1, 1982
177) 宮島　哲ほか：形成外科 **36**：275, 1993
178) 宮田弥千代ほか：日形会誌 **28**：680, 2008
179) Mladick RA et al：PRS **48**：219, 1971
180) Mladick RA et al：PRS **51**：584, 1973
181) More DR et al：Pediat Energ Care **15**：189, 1999
182) Morestin H：Rev Orthopedie **14**：289, 1903
183) Mouly R：Ann Chir Plast **16**：55, 1971
184) Mowlavi A et al：PRS **115**：1165, 2005
185) 向井理奈ほか：日形会誌 **20**：350. 2000
186) 向井理奈ほか：日形会誌 **21**：542, 2001
187) Murray JC：Dermatol Clin **11**：697, 1994
188) 村上　睦ほか：耳鼻咽喉科 **31**：435, 1959
189) Musgrave RH：Plast Reconstr Surg **37**：394, 1966
190) Mustarde JC：Brit J Plast Surg **16**：170, 1963
191) Mustarde JC：Plast Reconstr Surg **39**：382, 1967
192) 武藤靖雄：図説整容外科学, 南山堂, 東京, 1977
193) 永田　悟：形成外科 **32**：931, 1989
194) Nagata S：Plast Reconstr Surg **92**：187, 1993
195) Nagata S：Plast Reconstr Surg **93**：221, 1994
196) Nagata S：PRS **93**：231, 1994
197) Nagata S：PRS **93**：243, 1994
198) Nagata S：Plast Reconstr Surg **93**：254, 1994
199) 永田　悟：形成外科 **54**：279, 2011
200) 中井啓裕：形成外科 **32**：947, 1989
201) Nakajima N et al：Aesth Plast Surg **8**：101, 1984
202) 中村純次ほか：形成外科 **6**：268, 1986
203) 中村純次ほか：形成外科 **34**：805, 1991
204) 中村純次ほか：日形会誌 **35**：469, 1992
205) 中村純次ほか：形成外科 **36**：1205, 1993
206) 中村元信ほか：日美外報 **22**：35, 2000
207) Nakayama T：PRS **77**：222, 1986
208) 夏井　睦ほか：形外 **40**：507, 1997
209) Nauton R et al：Laryngology **78**：1041, 1968
210) Navabi A：PRS **33**：77, 1964
211) Neuver O：Plast Reconstr Surg **47**：111, 1971
212) 西田正秋：顔の形態美, 彰考書院, 東京, 1948
213) 西村秀雄：形成外科 **17**：453, 1974
214) 西村善彦：形成外科 **18**：696, 1975
215) 西村善彦：形成外科 **32**：969, 1989
216) 野崎忍ほか：形成外科 **33**：1005, 1990
217) 小川真希子ほか：形成外科 **53**：338, 2010
218) 荻野洋一：形成外科 **2**：334, 1959
219) 荻野洋一ほか：美容形成外科 **3**：13, 1960
220) 荻野洋一：第16回日本医学会総会シンポジウム, 1963
221) 荻野洋一ほか：形成外科 **6**：79, 134, 1963
222) 荻野洋一, 倉田喜一郎, 牧野惟男編：形成外科学入門, 南山堂, 東京, 1978

223) Ogino Y：Congenital Anomalies, **24**：429, 1984
224) 荻野洋一ほか：形成外科 **32**：891, 1989
225) 荻野洋一：福田　修ほか編, 耳介の形成外科 p46, 2005, 克誠堂
226) 小倉義郎：形成外科 **11**：147, 1968
227) Ohara K et al：PRS **99**：1030, 1997
228) 小原一則：形成外科 **19**：13, 1976
229) 大原義雄：形成外科 **12**：263, 1969
230) Ohlsen L et al：Scand J Plast Surg **9**：34, 1975
231) Ohlsen L：Plast Reconstr Surg **62**：507, 1978
232) 大守　誠ほか：日形会誌 **22**：741, 2002
233) 大森清一ほか：形成外科 **5**：212, 1962
234) 大森清一ほか：形成外科治療の実際, 南山堂, 東京, 1963
235) 大森清一ほか：形成外科 **6**：160, 1963
236) 大森清一ほか：形成外科 **17**：484, 1974
237) Ohmori S et al：Plast Reconstr Surg **49**：33, 1972
238) Ohmori S et al：Plast Reconstr Surg **53**：555, 1974
239) 大島良夫ほか：形外 **41**：157, 1998
240) 鬼塚卓弥：形成外科 **3**：152, 1960
241) 鬼塚卓弥ほか：交通医 **21**：506, 1968
242) 鬼塚卓弥ほか：交通医 **22**：116, 1968
243) 鬼塚卓弥ほか：形成外科 **13**：150, 1970
244) 鬼塚卓弥：外科治療 **26**：519, 1972
245) 鬼塚卓弥ほか：形成外科 **16**：435, 1973
246) 鬼塚卓弥編：標準形成外科学, 医学書院, 東京, 1975
247) Onizuka T et al：PRS **62**：734, 1978
248) 小野一郎ほか：形成外科 **36**：861, 1993
249) Ono I：Ann. Plast Surg **48**：115, 2002
250) 長田光博：耳介の形成外科 福田修ほか編, 克誠堂, 2005 より
251) Osorno G：PRS **119**：1447, 2007
252) 尾崎裕次郎ほか：形成外科 **53**：1003, 2010
253) Padgett EC et al：Plastic and Reconstructive Surgery, p528, Thomas, Springfield, 1948
254) Paparella MM et al：Otolaryngology, p36, Saunders, 1973
255) Pardue AM：Plast Reconstr Surg **51**：472, 1973
256) Park C et al：PRS **82**：498, 1988
257) Park C et al：PRS **90**：38, 1992
258) Parpone H et al：Cancer **7**：995, 1954
259) Peer LA：Congenital anomalies of the ear, Otolaryngol. Vol. 1, WF Prior, 1961
260) Pegram M et al：PRS **18**：305, 1956
261) Pellnitz D：Arch Ohr Nas Kehlk Hk **171**：334, 1958
262) Pick JF：Surgery of Repair, Lippincott, Philadelphia, 1949
263) Priolo M et al：Clin Dysmorphol **9**：277, 2000
264) Quinn JH：J Oral Surg **35**：321, 1977
265) Rahbar R et al：Arch Otolaryngol. Head Neck Surg **127**：265, 2001
266) Raveendran SS et al：PRS **114**：1903
267) Reinisch, J：Abstract and presentation at the **78**th Annual Meeting the American Association of Plastic Surgeons, Colorado Springs, Colo, May 5, 1999
268) Reisner K：Radiology **92**：11, 1969
269) 李　節：形成外科 **40**：839, 1997
270) Rosen DJ：PRS **120**,：1395, 2007

271）Rubin LR：PRS **29**：360, 1962
272）Rubin LR et al：PRS **32**：502, 1963
273）Ruding R：PRS **26**：646, 1960
274）相良繁典：熊本医誌 **31**：1243, 1957
275）坂口敏之：熊大第一解剖論文集 **12**：1, 1952
276）酒井成身ほか：日美外報 **13**：218, 1991
277）酒井成身ほか：日美外報 **37**：33, 2015
278）佐藤尚夫：日耳鼻 **62**：799, 1959
279）佐藤れい子ほか：形成外科 **29**：560, 1986
280）Savaci N et al：Scand J Plast Surg Hand Surg **34**：173：2000
281）Schendel SA et al：PRS **94**：919, 1994
282）Schonauer F et al：Scand **38**：177, 2004
283）Schwalbe G：A nat A nz **4**：176, 1889
284）Schwalbe G：Handbuchs der Anatomie des Menschen, p113, 福田修ほか編（2005）より
285）Seltzer AP：Arch Otolaryngol **60**：487, 1954
286）Sercer A：Acta Otolaryngol **20**：59, 1934
287）Sercer A et al：Plastische Operationen an der Nase und an der Ohrmuschel, Georg Thieme Verlag, Stuttgart, 1962
288）Sexton RP：Plast Reconstr Surg **15**：419, 1955
289）芝本英博ほか：日形会誌 **11**：775, 1991
290）Simplot TC et al：Am J Otolaryng **19**：305, 1998
291）新崎博文ほか：口科誌 **38**：627, 1989
292）塩野目ひずるほか：形成外科 **32**：847, 1989
293）Siegert R et al：Plast Reconstr Surg **91**：248, 1993
294）Skiles MS et al：PRS **72**：133, 1983
295）Skokan W：Laryngoscope **67**：850, 1959
296）Skoog T et al：Scand J Plast Reconstr Surg **6**：123, 1972
297）Skoog T：Plastic Surgery：New Methods and Refinements, Almqvist & Wiksell, Stockholm, 1976
298）Smith F：Plastic and Reconstructive Surgery：A Manual of Management, Saunders, Philadelphia, 1950
299）Spina V et al：Plast Reconstr Surg **26**：405, 1960
300）Spira M et al：Plast Reconstr Surg **63**：501, 1979
301）Staley R et al：Pediatrics **99**：610, 1977
302）Stark RB：Plastic Surgery, Harper & Row, New York, 1962
303）Stark RB et al：Brit J Plast Surg **15**：385, 1962
304）Steffensen WH：Plast Reconstr Surg **10**：186, 1952
305）Steffensen WH：Plast Reconstr Surg **36**：97, 1965
306）Stenstroem SJ：PRS **32**：509, 1963
307）Stenstroem SJ：Deformities of the ears, Plastic Surgery, （3rd Ed）, edited by Grabb WC and Smith JW, p440-450, Little Brown, Boston, 1979
308）Stephenson KL：Plast Reconstr Surg **26**：540, 1960
309）Streeter GL：Carnegie Contrib Embryo **14**：111, 1922
310）末武茂樹ほか：形成外科 **30**：144, 1987
311）菅谷良男ほか：日形会誌 **4**：899, 1984
312）巣瀬忠之ほか：日形会誌 **24**：655, 2004
313）鈴木啓之ほか：美容外科プラクチス2000, 文光堂, 104：2000
314）鈴木啓之：personal communication
315）橘　光治：耳鼻臨床 **36**：167, 1941
316）橘佐和子ほか：形成外科 **30**：68, 1987

317）田嶋定夫：顔面骨骨折の治療, p70-94, 克誠堂, 東京, 1979
318）丹下一郎ほか：小児外科・内科 **2**：919, 1970
319）田中　聡ほか, 日形会誌 **20**：322, 2000
320）高田亜希ほか：日頭顎顔誌 **23**：20, 2007
321）高木憲次：日外会誌 **21**：104, 1919
322）高木憲次：日外会誌 **21**：104, 1920
323）高木憲次：東京医誌 **2452**：59, 1926
324）高木憲次：東京医誌 **2551**：2229, 1927
325）高木憲次：東京医誌 **2551**：39, 1927
326）高橋康昭：形成外科 **6**：128, 1963
327）高橋博和ほか：形成外科 **33**：377, 386, 1990
328）高橋知之ほか：アレルギーの領域 **4**：43, 1997
329）高橋知之：Derma **67**：154, 2002
330）高田亜希ほか：日頭顎顔誌 **23**：20, 2007
331）高森等ほか：日口外誌 **27**：1164, 1981
332）高戸　毅ほか：形外 **32**：509, 1989
333）種村竜夫：耳鼻咽喉科 **8**：401, 1935
334）丹下一郎ほか：形成外科 **7**：207, 1964
335）丹下一郎ほか：形成外科 **7**：207, 1964
336）谷太三郎ほか：形成外科 **6**：121, 1963
337）谷口由紀ほか：日形会誌 **20**：311, 2000
338）谷野隆三郎ほか：形成外科 **31**：585, 1988
339）Tanino R et al：Clin Plast Surg **17**：339, 1990
340）Tanzer RC：Plast Reconstr Surg **23**：1, 1959
341）Tanzer RC：Plast Reconstr Surg **30**：236, 1962
342）Tanzer RC：Plast Reconstr Surg **31**：16, 1963
343）Tanzer RC：Plast Reconstr Surg **35**：355, 1965
344）Tanzer RC：Plast Reconstr Surg **47**：523, 1971
345）Tanzer RC：Plast Reconstr Surg **55**：406, 1975
346）Tanzer RC：Plast Reconstr Surg **61**：161, 1978
347）Tanzer RC：Microtia Clin Plast Surg **5**：317, 1978
348）Tegtmeier RE et al：PRS **60**：406, 1977
349）寺田伸一ほか：日形会誌 **18**：587, 1998
350）Thompson HG et al：Plast Reconstr Surg **84**：908, 1989
351）Thorne CH et al：Plast Reconstr Surg **107**：1241, 2001
352）Tjellstrom A：Clin Plast Surg **17**：355, 1990
353）徳山英二郎ほか：PEPARS **42**：14, 2010
354）Tolleth H：Clin Plast Surg **5**：337, 1978
355）Towson CE et al：Arch Otolaryngol **51**：724, 1950
356）Tsujiguchi K et al：Ann Plast Surg **28**：373, 1992
357）塚田貞夫編著：最新形成再建外科 医歯薬出版, p228, 1998
358）梅澤和也ほか：日頭顎顔面誌 **31**：287, 2015
359）Vincent JM et al：Ann Plast Surg **21**：550, 1988
360）和田尚子ほか：形成外科 **57**：435, 2014
361）Walton RL et al：PRS **110**：234, 2002
362）Washio H：PRS **52**：648, 1973
363）渡邊彰二：日美外報 **16**：63, 1994
364）Wellisz T：PRS **91**：811, 1993
365）Wilkes GH et al：Plast Reconstr Surg **93**：967, 1994
366）Mowlavi A et al：PRS **115**：1165, 2005
367）Wood-Jones F et al：J Anat **68**：525, 1934
368）Wreden R：Monatshcr Ohrenh **4**：21, 1870
369）山田敦ほか：形成外科 **19**：171, 1976
370）山田敦ほか：形成外科 **20**：590, 1977
371）山田敦ほか：形成外科 **19**：171, 1976
372）山田敦ほか：形成外科 **22**：175, 1979

334　文　献

373) 山田　敦：福田修ほか編, p109, 克誠堂, 2005
374) 山崎　清：顔の人類学, 天佑書房, 東京, 1943
375) 矢永博子：形成外科 **54**：297, 2011
376) Yang D et al：Ann Plast Surg **40**：28, 1998
377) 米原啓之ほか：日形会誌 **14**：507, 1994
378) 吉田益喜：形外 **46**：76, 2003
379) 吉川哲哉ほか：日頭顎顔面誌 **18**：249, 2002
380) 吉村陽子ほか：形成外科 **35**：501, 1992
381) 吉岡郁夫, 武藤浩：体表解剖学, 南江堂, 東京, 1979
382) 四ツ柳高敏ほか：形成外科 **54**：235, 2011
383) 四ツ柳高敏ほか：PEPARS **115**：11, 2016
384) 杠　俊介ほか：**42**：14, 2010
385) 杠　俊介ほか：PEPARS **42**：8, 2

索 引

形成外科手術書（改訂第5版）：実際編②　　　　　　　　5分冊（分売不可）

1969 年 7 月 1 日　　第 1 版第 1 刷発行	著　者　鬼塚卓彌
1975 年 6 月 20 日　　第 1 版第 4 刷発行	発行者　小立鉦彦
1982 年 12 月 20 日　　第 2 版第 1 刷発行	発行所　株式会社　南　江　堂
1988 年 2 月 20 日　　第 2 版第 4 刷発行	✉113-8410　東京都文京区本郷三丁目 42 番 6 号
1996 年 2 月 25 日　　第 3 版第 1 刷発行	☎(出版)03-3811-7236　（営業）03-3811-7239
2002 年 8 月 20 日　　第 3 版第 3 刷発行	ホームページ http://www.nankodo.co.jp/
2007 年 6 月 20 日　　第 4 版第 1 刷発行	印刷・製本　大日本印刷
2018 年 5 月 30 日　　改訂第 5 版発行	

Operative Plastic and Aesthetic Surgery, 5th Edition
© Nankodo Co., Ltd., 2018

定価はケースに表示してあります．　　　　　　　　　　　Printed and Bound in Japan
落丁・乱丁の場合はお取り替えいたします．　　　　　　　ISBN978-4-524-26535-0
ご意見・お問い合わせはホームページまでお寄せください．